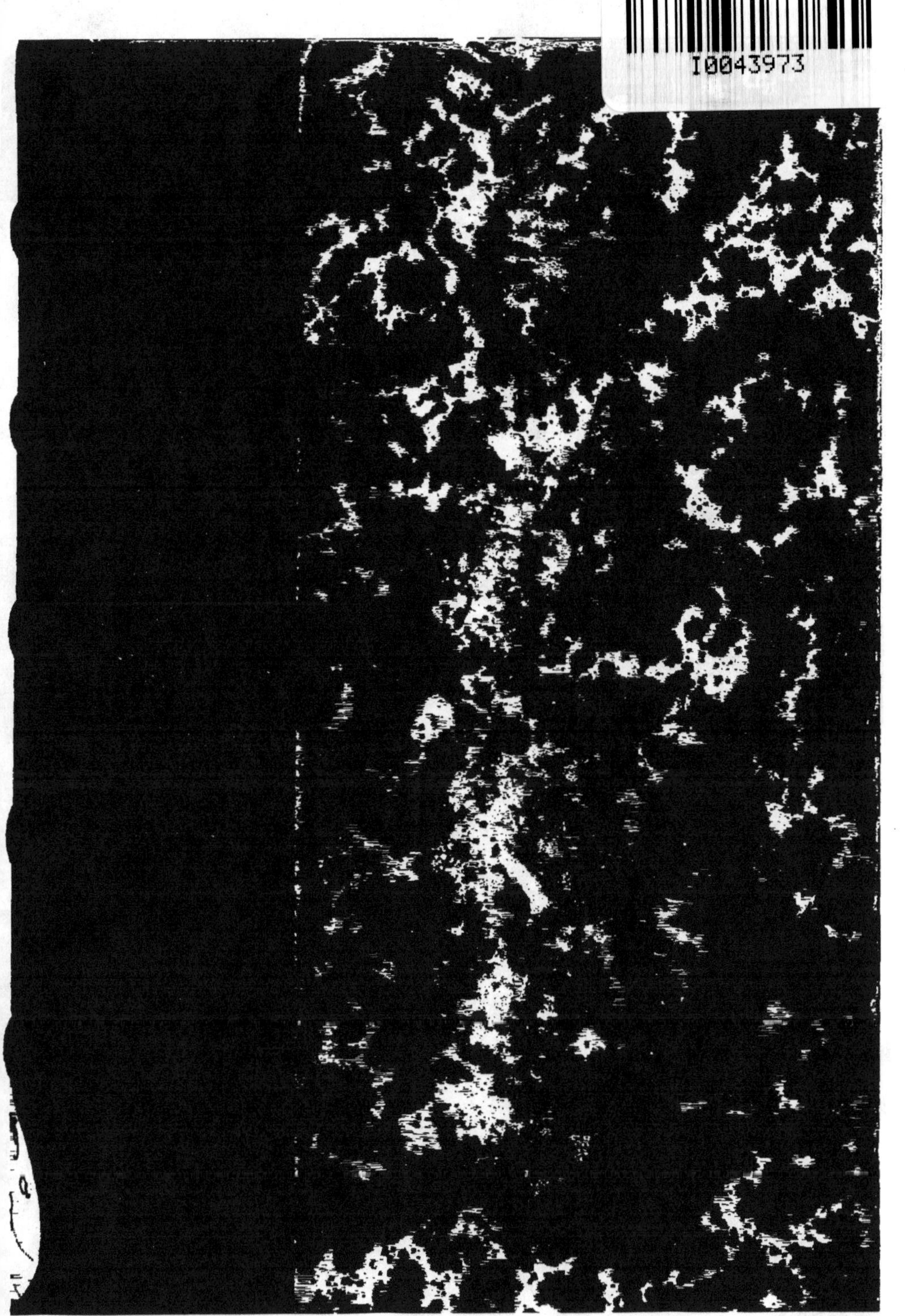

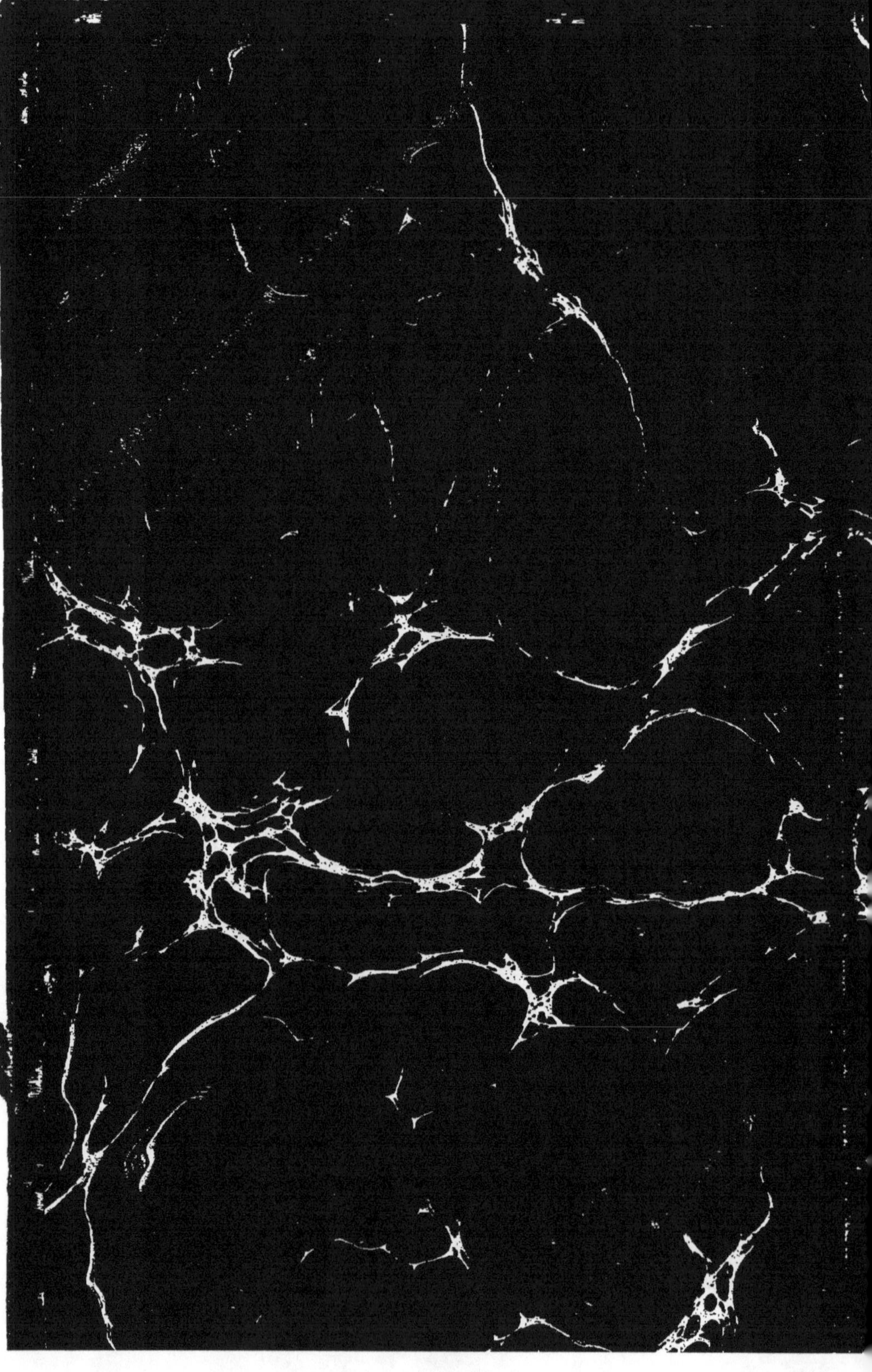

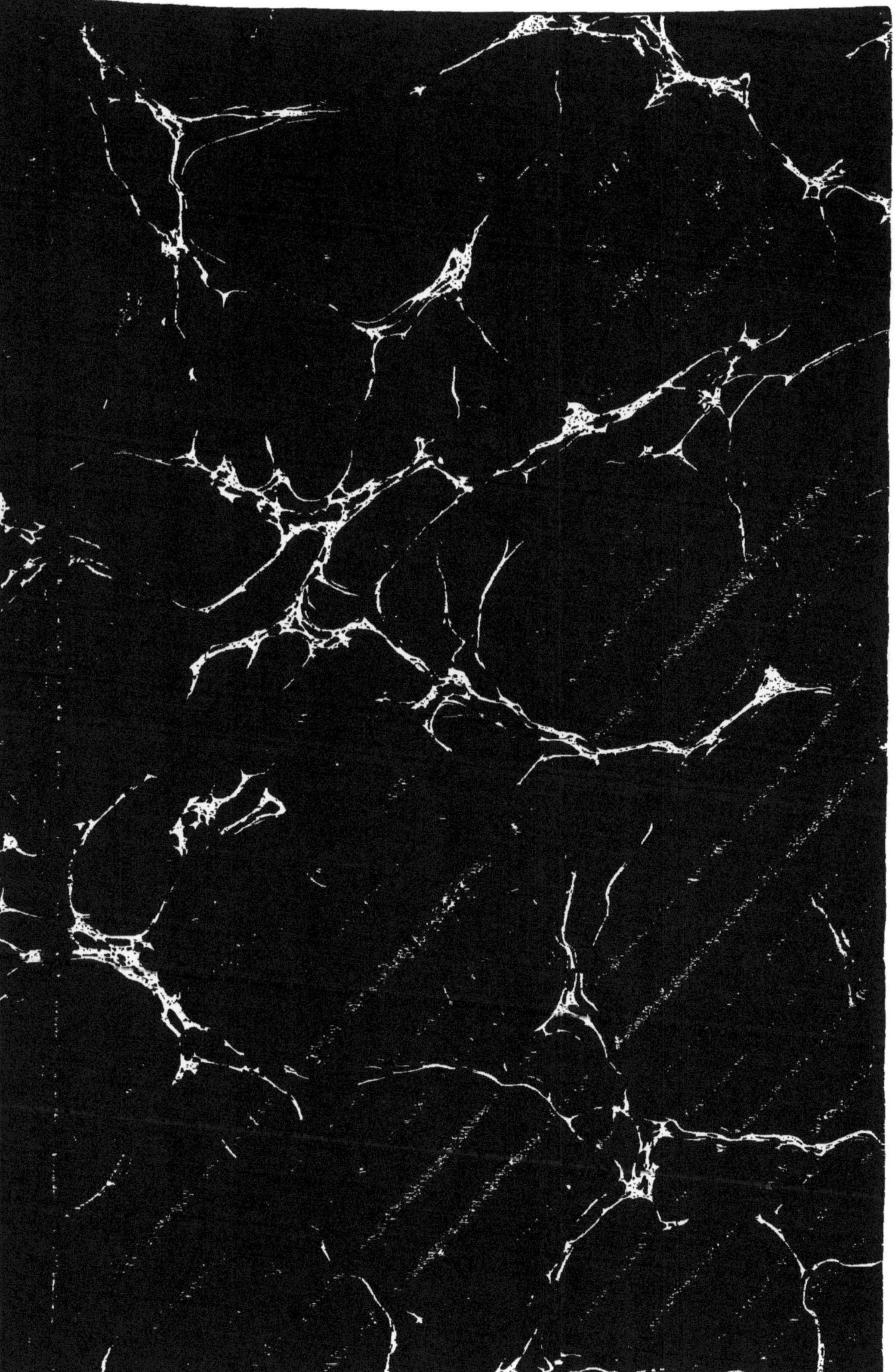

ANATOMIE DESCRIPTIVE

ET

DISSECTION

CONTENANT

Un Précis d'Embryologie,
La Structure microscopique des Organes et celle des Tissus,
Avec des Aperçus physiologiques et pathologiques

PAR

J.-A. FORT

Docteur en médecine des Facultés de Paris, de Montevideo
et de Santiago du Chili, professeur libre d'anatomie et d'opérations chirurgicales
à l'École pratique de la Faculté de médecine de Paris,
Directeur de la *Revue chirurgicale des maladies des voies urinaires.*

Cinquième Édition, revue, corrigée et augmentée

AVEC 1,276 FIGURES INTERCALÉES DANS LE TEXTE

TOME III

SPLANCHNOLOGIE ET ORGANES DES SENS

PARIS
OCTAVE DOIN, ÉDITEUR
8, PLACE DE L'ODÉON, 8
1892

ANATOMIE

DESCRIPTIVE

ET DISSECTION

REVUE CHIRURGICALE

DES MALADIES DES VOIES URINAIRES

Paraissant le 1er et le 15 de chaque mois.

Dr J.-A. FORT

RÉDACTEUR EN CHEF ET DIRECTEUR.

Prix de l'abonnement, pour la France et l'Étranger : **8** fr. — Les abonnements partent du 1er janvier. — Bureaux, 3, rue Christine. Rédaction chez M. FORT, 31, rue François Ier.

Notre *Revue chirurgicale* s'occupe de la chirurgie générale, plus particulièrement de la chirurgie des voies urinaires, et spécialement des rétrécissements uréthraux et œsophagiens.

Son but est de prouver, par des observations bien prises, que notre procédé d'*électrolyse linéaire*, d'*uréthrolyse*, dans le traitement des rétrécissements, est infiniment préférable aux autres méthodes de traitement, c'est-à-dire à la dilatation, à la divulsion, et surtout à l'uréthrotomie interne.

L'uréthrotomie interne, incision du point rétréci, est une opération dangereuse, qui a causé la mort d'un grand nombre de malades. Elle est presque toujours suivie de récidive.

L'électrolyse, déjà employée, n'avait pas donné les résultats qu'on était en droit d'espérer, à cause de l'imperfection des instruments employés. Depuis l'invention de notre *uréthrolyseur*, instrument des plus simples, le traitement des rétrécissements est devenu des plus bénins.

L'*électrolyse linéaire* consiste à porter sur le point rétréci une lame de platine analogue à celle de l'uréthrotome, mais qui n'est pas coupante. Cette lame, mise en communication avec le pôle négatif d'une pile à courant continu, opère une destruction *linéaire* sur le rétrécissement. Cette opération, indolore, rapide et inoffensive, est de courte durée, de quelques secondes à trois minutes. Sur plus de mille opérations, nous n'avons jamais eu un accident sérieux.

Notre procédé étant violemment combattu par quelques chirurgiens, nous nous mettons à la disposition des personnes qui désirent constater *de visu* les résultats parfois extraordinaires de nos opérations.

ANATOMIE DESCRIPTIVE

ET

DISSECTION

CONTENANT

Un Précis d'Embryologie,
La Structure microscopique des Organes et celle des Tissus,
avec des Aperçus physiologiques et pathologiques,

PAR

J.-A. FORT

Docteur en médecine des Facultés de Paris, de Montevideo
et de Santiago du Chili, professeur libre d'anatomie et d'opérations chirurgicales
à l'École pratique de la Faculté de médecine de Paris,
Directeur de la *Revue chirurgicale des maladies des voies urinaires.*

Cinquième Edition, revue, corrigée et augmentée

AVEC 1,276 FIGURES INTERCALÉES DANS LE TEXTE

TOME III

SPLANCHNOLOGIE ET ORGANES DES SENS

PARIS
OCTAVE DOIN, ÉDITEUR
8, PLACE DE L'ODÉON, 8
1892

PREMIÈRE PARTIE

SPLANCHNOLOGIE

La splanchnologie comprend l'étude des viscères, c'est-à-dire des organes contenus dans les trois cavités crânienne, thoracique et abdominale. L'encéphale est ordinairement décrit avec la névrologie, et l'usage veut que la splanchnologie s'occupe seulement des viscères des cavités thoracique et abdominale.

Les viscères se réunissent par groupes pour former des appareils, ou, si l'on veut, pour concourir à une même fonction. Par exemple, le tube digestif et ses annexes se groupent pour concourir à la fonction de la digestion.

Nous étudierons successivement l'appareil de la respiration, l'appareil de la digestion, l'appareil urinaire et l'appareil génital.

CHAPITRE PREMIER.

APPAREIL DE LA RESPIRATION.

Cet appareil est formé par la réunion d'un grand nombre d'organes qui concourent, chacun pour leur part, au grand phénomène de la respiration, et, pour mieux parler, à l'hématose, c'est-à-dire à la transformation du sang veineux en sang artériel.

Les organes qui constituent cet appareil peuvent être divisés en trois groupes :

Le premier groupe est formé par la *cage thoracique*, par des muscles qui en ferment complètement les interstices, et par d'autres muscles (dits *respirateurs*) qui font mouvoir cette cage en la dilatant et en la resserrant alternativement à la manière d'un soufflet.

Le deuxième groupe est formé par une succession de cavités de formes différentes, qui constituent par leur réunion l'*arbre respiratoire*, le *tube aérien*.

Le troisième groupe comprend uniquement l'organe essentiel de la respiration, c'est-à-dire le *poumon*, et une membrane d'enveloppe, la *plèvre*.

C'est dans l'ordre que nous venons d'indiquer que nous décrirons les organes de cet appareil. Nous ne nous occuperons pas de la cage thoracique, qui a été décrite avec l'ostéologie et la myologie. Nous commencerons immédiatement l'étude de l'arbre respiratoire.

L'*arbre respiratoire, tube aérien*, est destiné à porter l'air aux poumons. Cet arbre, étendu des narines aux dernières ramifications bronchiques et aux lobules du poumon, ne se ramifie que vers le milieu de la poitrine, à la partie inférieure de la trachée. De haut en bas, le tronc de l'arbre respiratoire est formé par les narines, les fosses nasales, la partie supérieure du pharynx, le larynx, la trachée, les bronches et les ramifications bronchiques. Les narines seront décrites avec le nez ; les fosses nasales ont été étudiées avec l'ostéologie ; nous examinerons le pharynx avec l'appareil de la digestion. Le larynx est donc la partie qui se présente tout d'abord à notre description.

ARTICLE PREMIER.

LARYNX.

Dissection. — On peut préparer les rapports du larynx, sa conformation intérieure, les muscles qui entrent dans sa composition, les vaisseaux et les nerfs.

1° *Rapports du larynx.*

On fait une incision médiane sur la peau, depuis l'os hyoïde jusqu'au sternum, et deux incisions horizontales aux extrémités de la première, de manière à circonscrire deux lambeaux quadrilatères pouvant être renversés à droite et à gauche On dissèque les muscles sterno-hyoïdiens et omo-plato-hyoïdiens que l'on rejette en haut. On dissèque également les muscles sterno-thyroïdien et thyro-hyoïdien, qu'on renverse après les avoir divisés au niveau de la corde fibreuse du larynx. On débarrasse le larynx du tissu cellulaire qui le recouvre. De chaque côté de cet appareil, on prépare l'artère carotide primitive et la veine jugulaire interne. Si l'on veut préparer complètement les rapports, on coupe la trachée et l'œsophage vers le milieu du cou, on renverse en haut ces deux organes, et l'on fend la paroi postérieure du pharynx comme dans le cas où l'on veut préparer les muscles postérieurs du larynx.

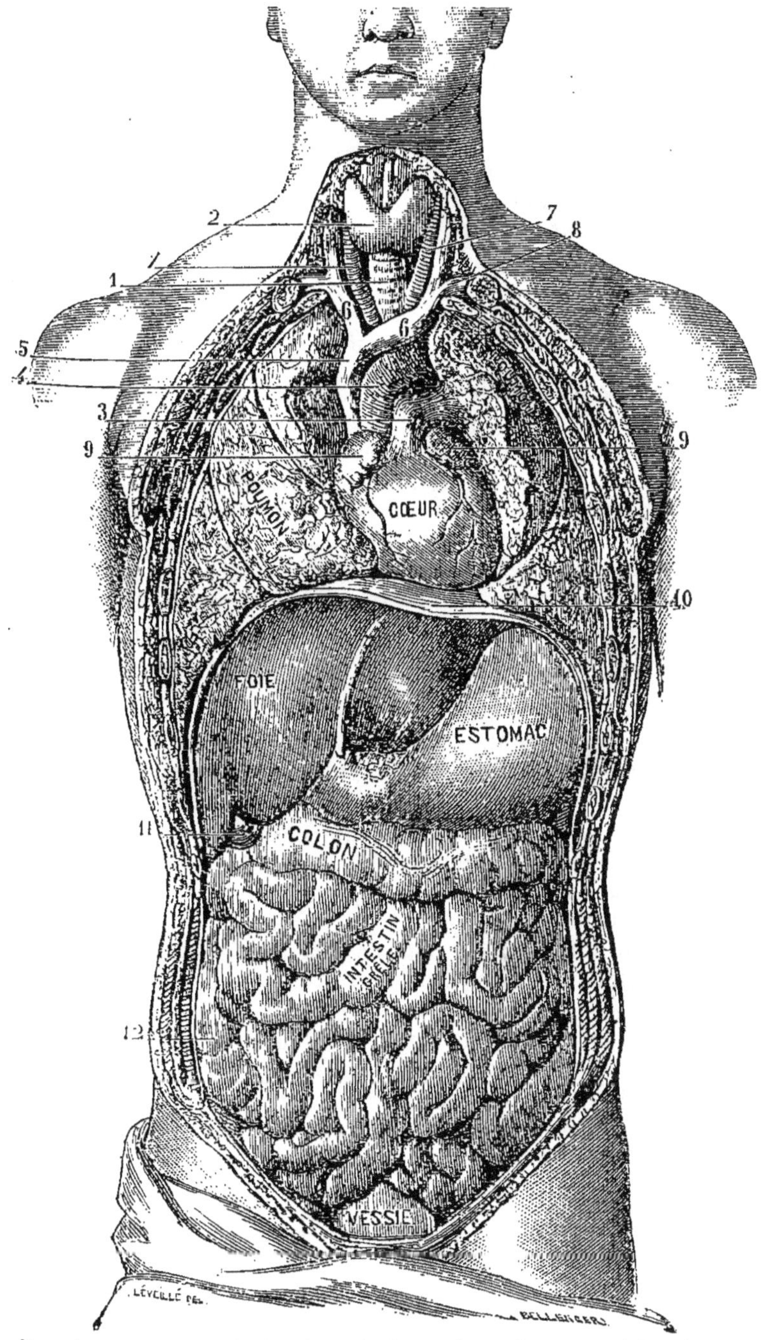

FIG. 1. — Vue générale des viscères thoraciques et abdominaux (rapports).

1. Trachée-artère. — 2. Corps thyroïde. — 3. Artère pulmonaire. — 4. Artère-aorte. — 5. Veine cave supérieure. — 6, 6. Tronc veineux brachio-céphalique. — 7, 7. Carotides primitives et jugulaires internes. — 8. Veine sous-clavière. — 9, 9. Oreillettes. — 10. Diaphragme. — 11. Vésicule biliaire. — 12. Côlon ascendant.

2° *Conformation intérieure du larynx.*

Deux larynx sont nécessaires. L'un est séparé avec soin de tous les organes voisins, il sert à explorer la glotte par les orifices supérieur et inférieur du larynx ; l'autre est incisé sur la ligne médiane d'avant en arrière. Dans cette dernière préparation, on laisse en place l'une des moitiés sur laquelle on voit les cordes vocales et le ventricule du larynx ; l'autre moitié est enlevée. On peut, dans cette coupe, faire en même temps la section d'une portion de la trachée, de l'œsophage, du pharynx, de l'os hyoïde et de la langue.

3° *Muscles du larynx.*

Pour préparer les muscles intrinsèques du larynx, il faut, après avoir séparé le larynx de l'os hyoïde, de la trachée et du pharynx, enlever de sa face antérieure le corps thyroïde et les muscles sous-hyoïdiens qui y adhèrent. C'est ainsi qu'on prépare le *crico-thyroïdien*. En soulevant la muqueuse pharyngienne qui tapisse la face postérieure du larynx, on met à découvert le *crico-aryténoïdien postérieur* et l'*ary-aryténoïdien*. Mais la chose n'est plus aussi aisée lorsqu'il s'agit de découvrir les deux muscles latéraux. Pour les préparer, il faut faire sur la ligne médiane du thyroïde une incision verticale, non pas sur la ligne médiane même, mais à deux ou trois millimètres en dehors d'elle, sur la moitié du thyroïde qui recouvre les deux muscles dont on veut étudier la préparation (voy. fig. 9). L'incision faite, il faut renverser en arrière et en dehors, ou enlever complètement la moitié du thyroïde qui recouvre les deux muscles latéraux, dont on aperçoit alors la face externe. L'incision du cartilage thyroïde doit être faite avec une grande précaution, afin de ne rien intéresser au-dessous de lui ; il est évident que la plus petite des deux portions du cartilage divisé est celle qu'on doit rejeter en dehors. On peut arriver au même résultat en incisant la muqueuse pharyngienne sur la face postérieure du larynx, verticalement, au niveau et au-dessous de l'un des aryténoïdes. Après avoir fait l'incision, on détache d'arrière en avant le lambeau externe de la muqueuse en soulevant aussi la moitié correspondante du thyroïde.

Aux élèves qui ne pourraient pas se procurer de larynx ou qui éprouveraient de la difficulté dans leur étude, nous recommandons les pièces artificielles d'Auzoux, sur lesquelles on voit merveilleusement la conformation et la structure du larynx. Ces pièces représentent le larynx considérablement grossi ; elles peuvent être disséquées, pour ainsi dire, pièce par pièce.

4° *Vaisseaux et nerfs.*

Les *artères laryngées* supérieure et inférieure, branches de la thyroïdienne supérieure, sont situées au-devant des membranes thyro-hyoïdienne et crico-thyroïdienne. La première est située au-dessous du muscle de même nom ; elle est accompagnée par le nerf *laryngé supérieur*, qui suit le même trajet et qui fournit sur le côté du larynx le *laryngé externe*, rameau descendant vers le muscle crico-thyroïdien. L'artère *laryngée infé-*

rieure se porte transversalement au-devant de la membrane crico-thyroïdienne, en passant au-dessous du muscle sterno-thyroïdien. L'artère *laryngée postérieure*, venue de la thyroïdienne inférieure, se porte à la partie postérieure et inférieure du larynx.

Le nerf *récurrent*, ou *laryngé inférieur*, est situé en arrière et sur les côtés de la trachée. Il faut, pour le préparer, enlever le larynx du sujet et fendre le pharynx; on trouve le laryngé sous la muqueuse qui tapisse la face postérieure du larynx vers les bords de cette face, en dedans des bords postérieurs du cartilage thyroïde (voy. fig. 15).

Définition. — On donne le nom de larynx à un petit appareil de structure très compliquée, qui surmonte la trachée et qui sert, d'une part, au passage de l'air de la respiration, d'autre part, à la production des sons. Ce double usage du larynx est remarquable, car il ne peut remplir en même temps les deux fonctions.

Situation. — Le larynx est situé dans l'épaisseur des parties molles du cou, en avant de la colonne vertébrale dont il est séparé par le pharynx, au-dessous de l'os hyoïde et de la base de la langue. Cette situation profonde du larynx est cause de la presque impossibilité où l'on est d'explorer à l'œil nu la portion supérieure de cet appareil, et de l'invention des laryngoscopes, sortes de miroirs qu'on plonge dans la cavité pharyngienne pour examiner l'intérieur du larynx.

Mobilité, moyens de fixité. — Le larynx est fixé, dans la région qu'il occupe : 1° par la membrane thyro-hyoïdienne qui suspend cet organe à la base de la langue; 2° par le pharynx, qui s'insère en partie sur ses faces latérales et postérieure.

Quoiqu'il soit ainsi maintenu au-dessous de l'os hyoïde, au-devant de la colonne vertébrale, le larynx est très mobile, et présente surtout deux sortes de mouvements : 1° un mouvement vertical dans lequel le larynx peut monter vers la langue dans une étendue de 2 à 3 centimètres (ce mouvement est déterminé par la contraction du pharynx); 2° un mouvement en avant, peu prononcé et déterminé par le bol alimentaire qui soulève le larynx en traversant la cavité pharyngienne située immédiatement en arrière.

Forme. — Le larynx a la forme d'une pyramide triangulaire à base dirigée en haut, pyramide dont l'une des faces serait postérieure. Sur l'angle antérieur de cette pyramide, se trouve une saillie beaucoup plus marquée dans le sexe masculin : c'est la *pomme d'Adam*.

Dimensions. — Dans les premières années, le larynx est très peu développé. Il prend de l'accroissement, surtout à l'époque de la puberté, en même temps que les organes génitaux, et ses dimensions sont plus considérables chez l'homme que chez la femme.

Selon Sappey, les dimensions moyennes du larynx d'un homme adulte sont les suivantes :

Diamètre vertical, 44 millimètres ; diamètre transversal, 43 millimètres ; diamètre antéro-postérieur, 36 millimètres.

Le larynx de la femme adulte présente en moyenne :

Diamètre vertical, 36 millimètres ; diamètre transversal, 41 millimètres ; diamètre antéro-postérieur, 26 millimètres.

On voit par ces chiffres que le larynx de l'homme l'emporte sur celui de la femme de 8 millimètres en hauteur, de 2 millimètres en largeur et de 10 millimètres d'avant en arrière. Cette différence dans le diamètre antéro-postérieur du larynx et la saillie plus grande du corps thyroïde expliquent pourquoi la pomme d'Adam est peu marquée chez la femme.

Conformation extérieure et rapports.

Nous avons déjà vu que le larynx a la forme d'une pyramide triangulaire à base supérieure. De ses trois faces, l'une est postérieure et les deux autres latérales ; ses bords sont antérieur et latéraux.

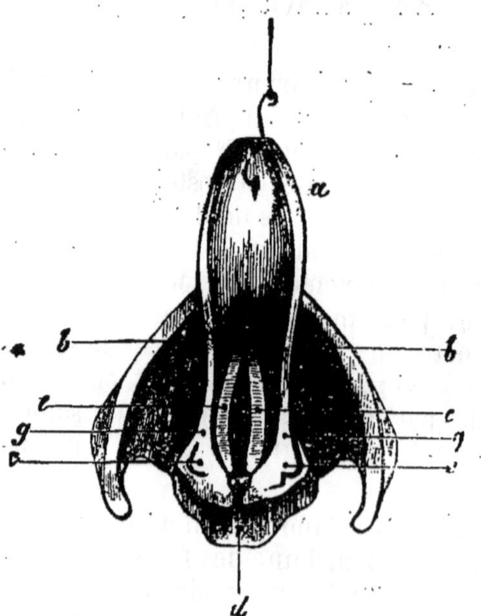

Fig. 2. — Larynx vu par son orifice supérieur.

a. Épiglotte. — *b*, *b*. Gouttière intermédiaire à l'épiglotte et au cartilage thyroïde. — *c*, *c*. Cartylage aryténoïde. — *d*. Face postérieure du larynx. — *e*, *e*. Cordes vocales supérieures. — *g*, *g*. Replis aryténo-épiglottiques.

La *base* de la pyramide que représente le larynx est située en arrière de la base de la langue et de l'os hyoïde, et présente l'orifice supérieur du larynx ouvert dans le pharynx. Sur cette base, on voit la muqueuse du larynx se porter sur la langue en avant et sur le pharynx en arrière et sur les côtés. L'orifice supérieur du larynx présente en avant un couvercle qui le protège pendant la déglutition : c'est l'épiglotte (fig. 2).

Le *sommet* du larynx se confond avec la trachée; il correspond au corps de la sixième vertèbre cervicale et, dans l'extension de la tête, à celui de la quatrième.

La *face postérieure* forme une partie de la paroi antérieure du pharynx ; elle est recouverte par la muqueuse pharyngienne.

Les *faces latérales* droite et gauche sont identiques, puisque le larynx est impair et symétrique. Elles sont formées par le cartilage cricoïde et surtout par le thyroïde. Elles sont recouvertes par les lobes du corps thyroïde, par les muscles sterno-thyroïdiens et thyro-hyoïdiens profondément, et par les muscles sterno-mastoïdiens superficiellement. L'artère thyroïdienne supérieure longe la partie postérieure de ces faces pour se porter au corps thyroïde.

Le *bord antérieur* du larynx, qui présente à sa partie supérieure la *pomme d'Adam*, est recouvert en haut par la ligne blanche cervicale antérieure, dépendance de l'aponévrose cervicale superficielle, et plus bas par l'isthme du corps thyroïde.

Les *bords latéraux* sont placés contre la colonne vertébrale. Ils sont en rapport en dehors avec les lobes du corps thyroïde et l'artère carotide primitive, et sur un plan plus éloigné avec la veine jugulaire interne et le nerf pneumogastrique.

Ajoutons qu'on trouve au-dessus de la pomme d'Adam, sur la face postérieure de l'os hyoïde, une bourse séreuse assez développée, signalée par Malgaigne, et qui sert au glissement du larynx sur l'os hyoïde.

Conformation intérieure.

Lorsqu'on examine la cavité du larynx, on voit un point rétréci vers le milieu de cette cavité, et deux dilatations séparées par ce point rétréci. La partie étroite constitue la *glotte*, la portion élargie qui est au-dessus s'appelle *vestibule* de la glotte ou portion *sus-glottique* de la cavité laryngienne, et la portion élargie qui est au-dessous est connue sous le nom de portion *sous-glottique* de la même cavité.

Le *vestibule de la glotte*, ou portion sus-glottique, est une vaste cavité en forme d'entonnoir, s'ouvrant largement en haut dans le pharynx et se rétrécissant peu à peu sur ses côtés vers la glotte.

Cette cavité est limitée en haut par l'épiglotte, en arrière par les cartilages aryténoïdes et le muscle ary-aryténoïdien, et sur les côtés par la face interne du cartilage thyroïde doublée du repli aryténo-épiglottique.

La *portion sous-glottique* est cylindrique et se continue directement avec la trachée. Vers la glotte cette portion se rétrécit insensiblement.

Glotte. — La glotte est la portion rétrécie de la cavité du larynx qui sépare les deux portions précédentes, ou mieux, la glotte est *l'espace compris entre les deux cordes vocales inférieures.*

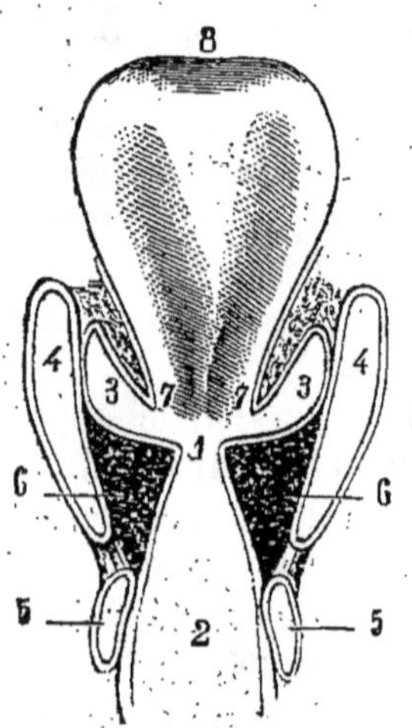

Fig. 3. — Coupe verticale et transversale du larynx.

1. Glotte et bord libre des deux cordes vocales inférieures. — 2. Portion sous-glottique de la cavité du larynx. — 3, 3. Coupe des ventricules du larynx remontant entre la corde vocale supérieure et le cartilage thyroïde. — 4, 4. Coupe du cartilage thyroïde. — 5, 5. Coupe du cricoïde. — 6, 6. Coupe du muscle thyro-aryténoïdien et de la corde vocale inférieure qu'il double. — 7, 7. Bord libre des cordes vocales supérieures. — 8. Epiglotte.

La glotte a une *forme* à peu près triangulaire sur le vivant, et ovalaire sur le cadavre, à cause du relâchement des cordes vocales. Le triangle isocèle que représente cet espace a sa base tournée en arrière et son sommet en avant. Ce triangle s'élargit au niveau de sa base pendant le repos du larynx et pendant la production des sons graves, tandis qu'il se rétrécit pendant la phonation et surtout dans la production des sons aigus.

Les *dimensions* de la glotte varient dans les deux sexes.

Chez l'homme, le diamètre antéro-postérieur est de 20 à 24 millimètres, tandis que chez la femme il n'est que de 16 à 18.

La base du triangle varie, selon le degré d'ouverture de la glotte, depuis 2 millimètres jusqu'à 15 chez l'homme, et 10 chez la femme.

A l'état de repos, cette base est de 5 millimètres chez la femme et de 8 chez l'homme.

La glotte n'occupe pas seulement l'interstice des cordes vocales, mais aussi l'interstice qui sépare les deux cartilages aryténoïdes, d'où la division de la glotte en deux parties : la glotte *inter-ligamenteuse* ou glotte vocale, et la glotte *inter-cartilagineuse* ou glotte respiratoire.

Cordes vocales. — Les cordes vocales sont des replis ligamenteux au nombre de quatre, se portant de l'angle rentrant du cartilage thyroïde à la partie antérieure des cartilages aryténoïdes. On distingue deux cordes vocales supérieures, droite et gauche, et deux cordes vocales inférieures, droite et gauche.

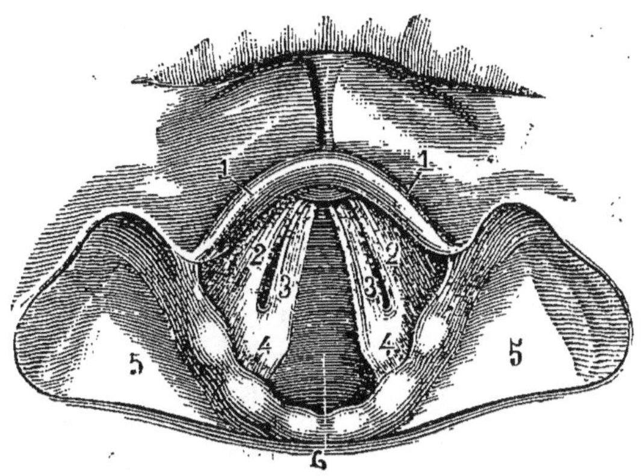

FIG. 4. — Cavité du larynx vue au laryngoscope.

1, 1. Partie antérieure. — 2, 2. Cordes vocales supérieures. — 3, 3. Cordes vocales inférieures. — 4, 4. Cartilages aryténoïdes. — 5, 5. Gouttières latérales du larynx. — 6. Cavité de la glotte.

Pour bien voir les cordes vocales et les ventricules du larynx, il faut diviser un larynx sur la ligne médiane et d'avant en arrière ; on voit sur chaque moitié deux cordes vocales et l'ouverture d'un ventricule.

Les *cordes vocales supérieures* s'insèrent par leur extrémité antérieure à l'angle rentrant du cartilage thyroïde, à 3 millimètres au-dessus des cordes vocales inférieures, tandis que leur extrémité postérieure se fixe dans une dépression qu'on remarque à la face antérieure de l'aryténoïde. Elles représentent deux replis minces, formant la paroi interne du ventricule du larynx. Leur bord libre, inférieur, forme le bord supérieur de l'orifice du ventricule.

Les *cordes vocales inférieures* sont plus épaisses que les supérieures et plus rapprochées de la ligne médiane. Ces cordes sont des reliefs de la surface interne du larynx plutôt que des replis. Leur extrémité antérieure s'insère à 3 millimètres au-dessous des supérieures, dans l'angle rentrant du cartilage thyroïde, sur un tubercule cartilagineux commun à la corde droite et à la corde gauche. Leur extrémité postérieure s'insère à l'apophyse interne ou antérieure du cartilage aryténoïde. La corde vocale inférieure est en rapport par sa face externe avec le muscle thyro-aryténoïdien.

Les cordes vocales sont disposées de telle façon qu'on aperçoit deux triangles isocèles superposés lorsqu'on regarde le larynx par son orifice supérieur, tandis qu'on n'aperçoit qu'un seul triangle quand on regarde cette cavité par l'orifice inférieur du larynx. Les cordes vocales inférieures étant plus rapprochées de la ligne médiane que les supérieures, et le courant d'air phonateur venant de bas en haut et rencontrant les cordes inférieures,

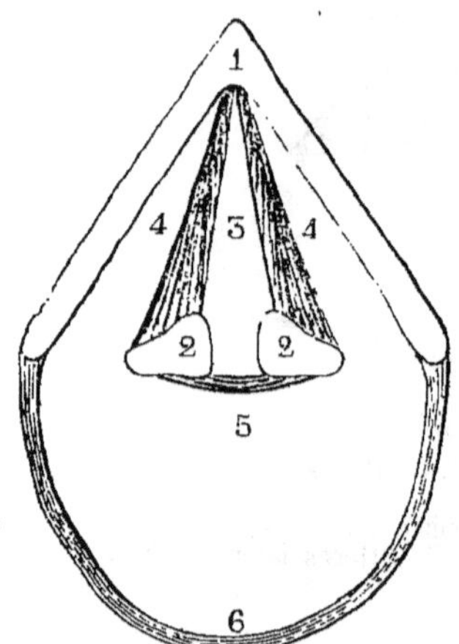

Fig. 5. — Glotte. Coupe horizontale du larynx et du pharynx au niveau de la glotte.

1. Coupe du cartilage thyroïde. — 2, 2. Coupe de la base des aryténoïdes séparés par la glotte inter-cartilagineuse. — 3. Glotte inter-ligamenteuse. — 4, 4. Muscles thyro-aryténoïdiens doublant la corde vocale inférieure. — 5. Muscle ary-aryténoïdien limitant la glotte en arrière. — 6 Coupe du pharynx s'insérant au cartilage thyroïde.

on comprend que seules elles entrent en vibration dans la production des sons, et que le nom de glotte ait été réservé à l'espace qui les sépare.

Nous verrons bientôt qu'un appareil musculaire est annexé aux cordes vocales, soit pour les rapprocher et fermer la glotte, soit pour les écarter et dilater la glotte, soit pour tendre les cordes vocales. Cet appareil est constitué par les muscles du larynx, qu'on peut encore désigner sous le nom de muscles des cordes vocales, ou muscles de la phonation.

Ventricules du larynx. — De chaque côté de la glotte, entre es cordes vocales supérieure et inférieure du même côté, se trouve une cavité connue sous le nom de *ventricule* du larynx, ou ventricule de Morgagni, cavité qui présente un orifice en forme de boutonnière antéro-postérieure, limité par les deux cordes vocales du même côté. Elle se prolonge en haut et s'insinue entre la face postérieure du cartilage thyroïde et le repli fibreux élastique qui constitue la corde vocale supérieure. Ce prolongement est plus ou moins profond selon les individus. De sa présence, il résulte que les deux cordes vocales n'ont pas la même forme et que la supérieure a la forme d'un repli mobile, tandis que l'inférieure est un simple relief de la face interne du larynx. Inutile de dire que ce ventricule communique avec la cavité du larynx et qu'il est revêtu dans toute son étendue par la muqueuse laryngée.

Structure.

Le larynx est composé : 1° d'un *squelette* cartilagineux dont les pièces sont séparables ; 2° d'*articulations* qui unissent ces pièces entre elles et avec les parties voisines ; 3° d'une *couche fibreuse élastique* qui recouvre la surface interne du larynx ; 4° de *muscles* qui déterminent les mouvements de quelques-uns de ces cartilages, ou mieux des modifications dans la conformation de la glotte ; 5° d'une *membrane muqueuse* qui en tapisse toute la cavité ; 6° de *vaisseaux* et de *nerfs*.

A. — *Cartilages du larynx.*

Le squelette du larynx se compose de pièces cartilagineuses qui sont au nombre de neuf, trois paires, trois impaires. Les cartilages impairs sont, en procédant de haut en bas : l'*épiglotte*, le cartilage *thyroïde* et le cartilage *cricoïde*. Les cartilages pairs sont : les cartilages *aryténoïdes*, les cartilages *corniculés de Santorini* et les cartilages de *Wrisberg*.

Épiglotte. — L'épiglotte est un fibro-cartilage situé en avant de l'orifice supérieur du larynx, qu'il surmonte, et sur lequel il s'applique lorsque la base de la langue se porte en arrière pendant la déglutition.

Ce fibro-cartilage est une lamelle mince, élargie à sa partie supérieure, rétrécie à sa partie inférieure.

Le *sommet* s'insère dans l'angle rentrant du cartilage thyroïde, au moyen du ligament thyro-épiglottique, au-dessus des cordes vocales supérieures.

La *base* est libre. Elle est séparée de la base de la langue par un sillon transversal.

La *face antérieure* est concave de haut en bas, convexe transversalement. Dans sa moitié inférieure, elle est séparée de l'os hyoïde et de la membrane thyro-hyoïdienne par un paquet graisseux connu sous le nom de *glande de Morgagni*. Dans sa moitié supérieure, elle est libre et présente trois replis étendus de l'épiglotte à la langue, un médian et deux latéraux (*replis glosso-épiglottiques*).

La *face postérieure* est concave transversalement et convexe de haut en bas. Cette face présente de nombreux pertuis qui sont les orifices des glandes épiglottiques.

Les *bords* donnent insertion aux replis aryténo-épiglottiques et à deux replis muqueux qui se portent en dehors vers le pharynx.

Cartilage thyroïde. — Le plus volumineux des cartilages du larynx, le thyroïde, a la forme d'une lame quadrilatère pliée sur la ligne médiane. On peut le comparer à un livre demi-ouvert dont l'ouverture regarderait en arrière.

La *face antérieure* de ce cartilage présente sur la ligne médiane et en haut la saillie connue sous le nom de *pomme d'Adam*. De chaque côté, cette face s'incline en arrière et en dehors et présente une corde fibreuse, sorte de ligament dirigé de bas en haut et d'avant en arrière, et inséré par ses deux extrémités sur deux tubercules du cartilage thyroïde. Cette corde fibreuse donne insertion par sa lèvre inférieure au muscle sterno-thyroïdien, et par sa lèvre supérieure au thyro-hyoïdien.

La *face postérieure* du thyroïde présente sur la ligne médiane un angle rentrant sur lequel s'insèrent de haut en bas : le sommet de l'épiglotte, les cordes vocales supérieures, les cordes vocales inférieures et le muscle thyro-aryténoïdien. Les parties latérales de cette face postérieure sont en rapport avec les ventricules du larynx.

Le *bord supérieur* est sinueux et présente sur la ligne médiane, au-dessus de la pomme d'Adam, une échancrure très profonde. Ce bord peut être comparé à deux S réunies sur la ligne médiane; il donne insertion à la membrane thyro-hyoïdienne.

Le *bord inférieur*, sinueux aussi, est beaucoup moins étendu que le bord supérieur. Il présente sur la ligne médiane une échancrure arrondie peu profonde, et de chaque côté, en procédant de dedans en dehors : 1° un tubercule sur lequel s'insère l'extrémité inférieure de la corde fibreuse que nous avons signalée sur la face antérieure du cartilage; 2° une échancrure; 3° les petites cornes du thyroïde.

Les *bords postérieurs* ou *latéraux* regardent la colonne vertébrale dont ils sont séparés par un petit intervalle. Ces bords donnent insertion à l'aponévrose du pharynx et aux muscles constricteur moyen du pharynx, pharyngo-staphylin et stylo-pharyngien. Légèrement sinueux, les bords postérieurs du cartilage thyroïde se terminent à leurs extrémités par deux prolongements. Le prolongement supérieur, *grande corne* du cartilage thyroïde, présente 1 centimètre 1/2 à 2 centimètres de longueur ; il s'articule avec la grande corne de l'os hyoïde. Le prolongement inférieur, ou *petite corne* du thyroïde, présente une longueur de 6 à 7 millimètres. Cette petite corne s'incline un peu en dedans et présente à son sommet une facette articulaire qui regarde en dedans et en bas, et qui s'articule avec les faces latérales du cartilage cricoïde.

Cartilage cricoïde. — Ce cartilage est placé au-dessous du précédent ; il forme la partie inférieure du larynx. On l'a com-

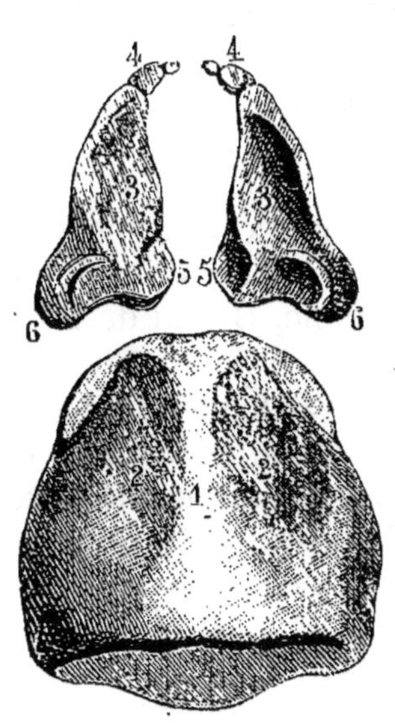

Fig. 6. — Cartilages du larynx vus en arrière.

1. Crête médiane de la face postérieure du cricoïde. — 2. Dépression pour l'insertion du crico-aryténoïdien postérieur. — 3, 3. Aryténoïdes. — 4, 4. Cartilages corniculés. — 5, 5. Apophyse interne du cartilage aryténoïde. — 6, 6. Apophyse externe.

paré à une bague dont le chaton serait placé en arrière. Il présente en effet, comme un anneau, une surface intérieure, une surface extérieure, un bord supérieur et un bord inférieur.

La *surface intérieure* fait suite à celle de la trachée ; elle est recouverte par la muqueuse laryngée.

La *surface extérieure* présente : 1° en avant, une crête médiane de chaque côté de laquelle s'insère le sommet du muscle crico-thyroïdien ; 2° en arrière, une crête médiane de chaque côté de laquelle s'insère, au niveau d'une dépression, la base du muscle crico-aryténoïdien postérieur ; 3° de chaque côté, une surface articulaire plane pour les petites cornes du cartilage thyroïde.

Le *bord supérieur* est incliné de haut en bas et d'arrière en avant. Ce bord donne insertion en avant à la membrane crico-thyroïdienne, et sur les côtés au muscle crico-aryténoïdien latéral. A la partie postérieure de ce bord se trouve, de chaque côté de la ligne médiane, une surface articulaire, pour l'articulation du cartilage aryténoïde. Les parties latérales de ce bord présentent une épaisseur plus considérable que les autres parties.

Le *bord inférieur* du cartilage cricoïde est horizontal. Il s'articule avec le premier anneau de la trachée ; il présente une saillie en avant et deux saillies en arrière, de chaque côté de la ligne médiane.

Cartilages aryténoïdes. — Les cartilages aryténoïdes, au nombre de deux, sont situés à la partie postérieure du bord supérieur du cartilage cricoïde. Ils concourent à limiter en arrière l'orifice supérieur du larynx.

(*L'étude complète de ces cartilages et la connaissance exacte de leurs rapports sont indispensables pour se rendre compte de l'action des divers muscles du larynx. C'est sur ces cartilages que s'insèrent les quatre cordes vocales.*)

L'aryténoïde a la forme d'une pyramide triangulaire qui surmonte le cartilage cricoïde, et dont le sommet s'incline vers la ligne médiane. On lui décrit une base, un sommet, trois faces et trois bords.

La *base* s'articule avec le bord supérieur du cricoïde; elle est concave d'avant en arrière, et se place sur le cricoïde *comme un homme sur un cheval*, de sorte qu'une portion de cette base fait saillie dans la cavité du larynx, tandis que l'autre portion fait saillie en dehors. La portion de la base de l'aryténoïde saillante dans la cavité laryngée constitue l'*apophyse interne* ou *antérieure* de l'aryténoïde, tandis que la portion située en dehors est connue sous le nom d'*apophyse externe* ou *postérieure* de l'aryténoïde. Sur l'apophyse antérieure ou interne, s'insère la corde vocale inférieure, tandis que l'apophyse postérieure ou externe donne attache aux muscles crico-aryténoïdien postérieur et crico-aryténoïdien latéral. Nous rappellerons que l'apophyse antérieure ou interne, de même que la corde vocale qui s'y insère, est plus rapprochée de la ligne médiane que l'apophyse postérieure ou externe.

Le *sommet* de l'aryténoïde s'incline en dedans vers celui du côté opposé. Il est surmonté par le cartilage corniculé de Santorini.

La *face postérieure* de ce cartilage est lisse et concave; elle donne insertion aux fibres du muscle ary-aryténoïdien.

La *face interne*, lisse et concave également, est recouverte par la muqueuse laryngée. Elle limite la glotte inter-cartilagineuse ou glotte respiratoire.

La *face antérieure* est un peu irrégulière ; elle présente, vers la partie moyenne et un peu en dehors, une dépression sur laquelle s'insère la corde vocale supérieure.

Les *bords* de l'aryténoïde séparent les faces. Le seul qui mérite une mention est le bord externe, convexe, sur lequel s'insère le muscle thyro-aryténoïdien.

Les cartilages aryténoïdes jouissent d'une très grande mobilité. Sous l'influence des muscles, ils exécutent toutes sortes de mouvements. Ils s'inclinent en avant, en arrière et de chaque côté ; de plus, ils peuvent se rapprocher l'un de l'autre. Parmi tous ces mouvements, il en est un très important : c'est un mouvement de bascule, dans lequel l'une des apophyses de la base du cartilage se porte en sens inverse de l'autre. Pour parler un autre langage, nous dirons : *Lorsque l'apophyse externe du cartilage se porte en bas, l'interne se porte en haut ; lorsqu'elle se porte en dedans, l'interne se porte en dehors*, etc.

Cartilages corniculés de Santorini. — Ce sont deux petits noyaux cartilagineux, de la grosseur d'un grain de semoule ou d'un grain de millet, articulés avec le sommet du cartilage aryténoïde et souvent soudés avec ce cartilage.

Cartilages de Wrisberg. — Ces cartilages ne sont pas constants. Lorsqu'ils existent, ils sont représentés par deux noyaux situés dans l'épaisseur des replis aryténo-épiglottiques, au milieu de leur bord libre.

Structure des cartilages du larynx. — Les *cartilages* thyroïde, cricoïde et aryténoïdes sont des *fibro-cartilages* entourés de *périchondre*. Ils s'incrustent souvent de sels calcaires chez le vieillard, rarement chez l'adulte ; ils prennent alors une consistance dure et résistante, presque osseuse. On ne peut cependant pas dire qu'ils se soient ossifiés ; il est impossible de retrouver dans leur tissu modifié l'élément caractéristique du tissu osseux, l'ostéoplaste. La carie et la nécrose peuvent frapper les cartilages calcifiés et déterminer des abcès de la région du cou, ainsi que l'œdème de la glotte. On rencontre fréquemment des gouttes grasses dans les cellules cartilagineuses. La structure de ces cartilages est la même que celle que nous avons donnée des cartilages permanents (voy. *Tissu cartilagineux*, dans le premier volume).

Le *cartilage thyroïde* offre *sur la ligne médiane* une portion verticale losangique, formée de *tissu élastique*. Elle est disposée de telle façon que les deux cordes vocales inférieures s'insèrent par un seul tubercule sur cette portion élastique ; lorsqu'il y a fracture verticale du cartilage thyroïde, la lésion siège toujours à l'union de cette portion élastique et d'une des moitiés de ce cartilage, de sorte que les deux cordes vocales inférieures ne sont jamais séparées. Cette disposition a été signalée par Rambaud.

L'*apophyse antérieure* de la base du *cartilage aryténoïde*, et quelquefois le *sommet* de ce cartilage, sont formés de *fibro-cartilage élastique réticulé*. Les cavités de cartilage mesurent ici de 25 à 50 μ (voy. *Fibro-cartilage élastique réticulé*, dans le premier volume).

L'*épiglotte*, le *cartilage de Wrisberg*, le *cartilage sésamoïde*, petit noyau cartilagineux que Luschka a signalé sur le bord externe de l'aryténoïde, et le *cartilage de Santorini*, sont formés de fibro-cartilage élastique.

B. — *Articulations du larynx.*

Les diverses pièces cartilagineuses qui constituent le larynx sont mobiles et articulées entre elles. De plus, elles sont articulées avec des organes voisins. On appelle articulations *intrinsèques* les articulations des diverses pièces du larynx entre elles ; les autres sont les articulations *extrinsèques*. Dans les premières, nous trouvons les articulations crico-thyroïdienne et crico-aryténoïdienne. Les articulations trachéo-cricoïdienne et thyro-hyoïdienne constituent les secondes.

Articulation crico-thyroïdienne. — Le thyroïde et le cricoïde s'articulent sur la ligne médiane et sur les parties latérales.

1° *Sur la ligne médiane* se trouve une membrane fibreuse élastique, qui s'étend du bord supérieur du cricoïde au bord inférieur du thyroïde. Cette membrane crico-thyroïdienne, de forme triangulaire, est traversée par l'artère laryngée inférieure, et par les filets terminaux du nerf laryngé externe.

2° *Sur les parties latérales*, les petites cornes du thyroïde s'articulent avec les facettes articulaires latérales du cricoïde pour former une arthrodie. Ces facettes articulaires sont pourvues de cartilages, lubrifiées par la synovie, et sont maintenues en rapport par des fibres irrégulièrement disséminées autour de l'articulation ; ces fibres constituent principalement un ligament antérieur et un ligament postérieur, étendus de la petite corne du thyroïde à la face latérale du cricoïde.

Articulation crico-aryténoïdienne. — Cette articulation est formée par les facettes articulaires de la base du cartilage aryténoïde et du bord supérieur du cricoïde. La base de l'aryténoïde est concave d'avant en arrière, et se moule sur la facette convexe du cricoïde. Ces deux facettes articulaires sont pourvues de cartilage et ne forment nullement, comme le disent quelques auteurs, une articulation par emboîtement réciproque. Cette articulation est pourvue d'une synoviale. Autour d'elle on trouve une capsule fibreuse, très lâche, qui permet aux aryténoïdes des mouvements extrêmement étendus.

Articulation trachéo-cricoïdienne. — Le cricoïde s'articule avec le premier anneau cartilagineux de la trachée. Les trois saillies du bord inférieur du cricoïde s'articulent directement avec la portion médiane et avec les extrémités de l'anneau trachéal. Entre les trois saillies du cricoïde existent trois petits espaces qui sont comblés par une membrane fibreuse élastique.

Articulation thyro-hyoïdienne. — L'os hyoïde et le cartilage thyroïde s'articulent sur la ligne médiane et sur les parties latérales.

1° Ces deux organes sont réunis sur la *ligne médiane* par la *membrane thyro-hyoïdienne*, membrane étendue du bord supérieur du thyroïde au bord supérieur de l'os hyoïde. Cette membrane, formée de tissu fibreux et de tissu élastique, présente 2 à 3 centimètres de hauteur et 4 à 5 centimètres de largeur. Elle est en rapport, en arrière, avec l'épiglotte et une certaine quantité de tissu graisseux; en avant, avec la face postérieure de l'os hyoïde, dont elle est séparée par une bourse séreuse, avec les muscles thyro-hyoïdiens, les vaisseaux et les nerfs laryngés supérieurs.

2° Sur les parties latérales, l'os hyoïde et le cartilage thyroïde sont unis par deux ligaments de 2 à 3 centimètres de longueur, étendus de la grande corne de l'os hyoïde à la grande corne du cartilage thyroïde. Ces deux ligaments, qui ne sont que l'épaississement des bords latéraux de la membrane thyro-hyoïdienne, sont connus sous le nom de ligaments *thyro-hyoïdiens latéraux*.

C. — *Couche fibreuse élastique du larynx.*

Cette couche existe dans le larynx, entre la muqueuse et les cartilages, de sorte que le larynx offrirait de dedans en dehors un tube muqueux, un tube fibreux élastique et un tube musculo-cartilagineux. De bas en haut, cette couche recouvre le périchondre du cricoïde et se confond avec la face profonde de la muqueuse, très adhérente à ce niveau; un peu plus haut, elle se confond avec la membrane crico-thyroïdienne, s'épaissit et forme la *corde vocale inférieure*, composée presque uniquement de tissu élastique, et contenant à peine quelques fibres de tissu conjonctif. Elle s'enfonce ensuite dans les ventricules du larynx et forme une couche élastique très mince, qui double la muqueuse du ventricule. Ensuite, on la voit s'épaissir de nouveau, mais moins que précédemment, pour constituer la *corde vocale supérieure*. Celle-ci, quoique moins élastique que l'inférieure, renferme néanmoins une quantité considérable de fibres élastiques fines, anastomosées en réseau.

Les éléments des deux cordes vocales se confondent, à leur extrémité postérieure, avec le tissu conjonctif et les fibres élastiques du périchondre. En avant, ceux de la corde vocale inférieure se fixent sur la portion élastique médiane du thyroïde, tandis que ceux de la corde vocale supérieure se portent, partie sur le périchondre et partie sur cette même portion élastique. Les cordes vocales supérieures sont recouvertes par de l'épithélium à cils vibratiles, tandis que les cordes vocales inférieures, les *vraies cordes vocales*, ont un *épithélium pavimenteux stratifié*.

Sur un point un peu plus élevé, cette couche se porte dans l'épaisseur du repli aryténo-épiglottique, après avoir recouvert le périchondre de la partie supérieure du thyroïde, et forme le ligament aryténo-épiglottique, où l'on trouve un mélange à parties égales de tissu conjonctif et de tissu élastique. En avant, elle laisse l'épiglotte et se confond avec la face postérieure de la membrane thyro-hyoïdienne, un peu moins riche en éléments élastiques que la membrane crico-thyroïdienne; elle soulève la muqueuse à ce niveau, offre moins de fibres élastiques et forme les replis connus sous les noms de *replis glosso-épiglottiques médian* et *latéraux*. En arrière, au niveau du muscle ary-aryténoïdien, elle s'amincit et se confond avec la face profonde de la muqueuse.

D. — *Muscles du larynx.*

On trouve dans le larynx des *muscles extrinsèques*, c'est-à-dire qui se portent du larynx aux parties voisines, et des *muscles intrinsèques*, qui font partie intégrante du larynx, et qui s'insèrent par leurs deux extrémités aux pièces cartilagineuses de cet appareil. Les muscles extrinsèques ont été décrits avec la région sous-hyoïdienne, leur étude sera complétée par celle des muscles du pharynx. Nous décrirons seulement ici les muscles intrinsèques.

Les muscles intrinsèques du larynx sont au nombre de neuf, dont un impair et quatre pairs. Le muscle impair est placé en arrière : c'est *l'ary-aryténoïdien*. Les muscles pairs sont ainsi disposés : en avant est placé le *crico-thyroïdien;* en arrière, le *crico-*

aryténoïdien postérieur ; sur les côtés, le *crico-aryténoïdien latéral* et le *thyro-aryténoïdien.*

Les dénominations des muscles du larynx sont quelquefois une difficulté pour les élèves. Cependant, il est facile de la vaincre. Pour cela, il suffit de remarquer que, d'après la nomenclature de Chaussier, les muscles, de même que les ligaments et les vaisseaux du larynx, portent les noms des cartilages sur lesquels s'insèrent les uns, entre lesquels passent les autres. Il faut, en un mot, se rappeler seulement les dénominations *épiglotte, thyroïde, cricoïde* et *aryténoïde,* avec lesquelles on construit les noms de tous les muscles, ligaments et vaisseaux du larynx, en combinant de diverses façons les noms des cartilages.

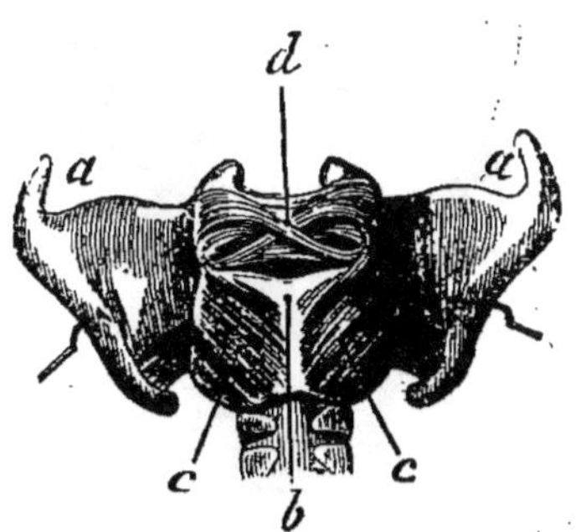

Fig. 7. — Face postérieure du larynx ; les bords postérieurs du cartilage thyroïde sont écartés.

a, a. Grandes cornes du thyroïde. — *b.* Face postérieure du cricoïde. — *c, c.* Muscle crico-aryténoïdien postérieur. — *d.* Muscle ary-aryténoïdien.

Les muscles intrinsèques du larynx sont d'un petit volume, souvent de forme triangulaire. Ils sont composés de fibres striées, et sont soumis aux mêmes lois physiologiques et pathologiques que les autres muscles striés. Tous ces muscles ont pour but la dilatation ou la constriction de la glotte, c'est-à-dire l'écartement ou le rapprochement des cordes vocales. Aussi, les voyons-nous tous, moins un, prendre leur insertion mobile sur le cartilage aryténoïde, cartilage d'une extrême mobilité, sur lequel s'insèrent les quatre cordes vocales. Par l'étude de ces muscles, nous verrons que l'un d'eux est dilatateur de la glotte, tandis que tous les autres sont constricteurs.

Pour bien saisir l'action de ces muscles et tirer parti de leur étude, il est indispensable d'avoir bien présente à l'esprit la description de la glotte et des cordes vocales.

1° **Ary-aryténoïdien** (fig. 7). — Appelé aussi aryténoïdien postérieur, ce muscle est situé à la face postérieure des deux aryténoïdes, et s'étend horizontalement de l'un à l'autre.

Insertions. — Il s'insère sur la face postérieure et sur le bord externe de ces deux cartilages.

Structure. — Deux espèces de fibres entrent dans la constitution de ce muscle : des fibres profondes transversales, qu'Albinus décrivait séparément sous le nom de muscle *aryténoïdien transverse*, et des fibres superficielles obliques, que le même anatomiste appelait *aryténoïdien oblique*. Ces fibres obliques se portent de la base du cartilage droit au sommet du cartilage gauche, et *vice versâ*. Elles s'entre-croisent en sautoir sur la ligne médiane, et l'on peut voir, vers le sommet des aryténoïdes, quelques fibres se porter dans l'épaisseur du repli aryténo-épiglottique, où elles se mélangent à d'autres fibres venues du thyro-aryténoïdien. L'ensemble de ces fibres constitue un petit muscle spécial, très développé chez quelques animaux, étendu du bord externe de l'aryténoïde à l'épiglotte, et connu sous le nom de *muscle aryténo-épiglottique*. Ce muscle est situé dans l'épaisseur du repli qui porte le même nom.

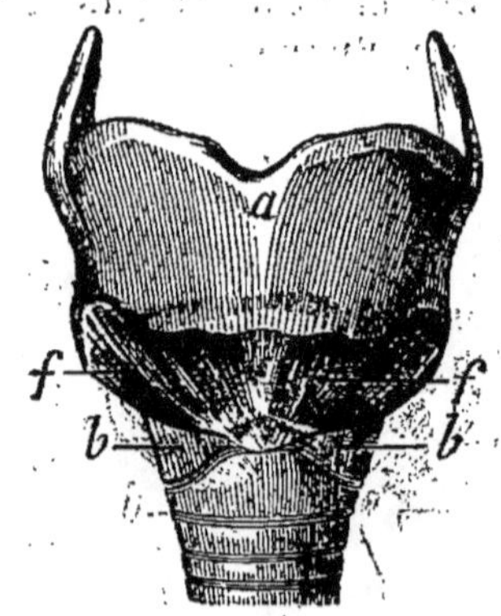

Fig. 8. — Face antérieure du larynx.

a. Cartilage thyroïde. — b, b. Cartilage cricoïde. — f, f. Muscle crico-thyroïdien.

Rapports. — Ce muscle forme la partie postérieure de l'orifice supérieur du larynx. Sa face antérieure est recouverte par la muqueuse laryngée, qui se réfléchit sur son bord supérieur et sur sa face postérieure, qu'elle recouvre aussi ; là, cette muqueuse fait partie de la muqueuse du pharynx.

Action. — Selon Cruveilhier, ce muscle ferait pivoter les aryténoïdes sur leur axe, et serait ainsi dilatateur de la glotte. Les expériences de Longet, parfaitement concluantes, démontrent que le muscle ary aryténoïdien, rapprochant l'un de l'autre les deux aryténoïdes, est constricteur de la glotte.

2° Crico-thyroïdien (fig. 8). — Petit muscle triangulaire pair, situé à la face antérieure du larynx, et dirigé de bas en haut et de dedans en dehors.

Insertions. — Ce muscle prend son *point fixe* sur la face antérieure du cricoïde, à côté de la crête médiane. De là, il se porte en haut et en dehors en s'élargissant, et s'insère par son *point mobile* à la petite corne, au bord inférieur et un peu à la face postérieure du thyroïde.

Rapports. — Recouvert par le muscle sterno-hyoïdien et la glande thyroïde, ce muscle recouvre la membrane crico-thyroïdienne et l'artère laryngée inférieure.

Action. — Tenseur des cordes vocales et, par conséquent, un peu constricteur de la glotte. Longet a mis ce fait hors de doute. En effet, lorsque le nerf qui anime ce muscle est coupé, les cordes vocales se relâchent, et la voix devient rauque. Si alors, au moyen d'une pince, on porte en avant le thyroïde, on simule l'action du muscle crico-thyroïdien, et la voix reprend son timbre normal.

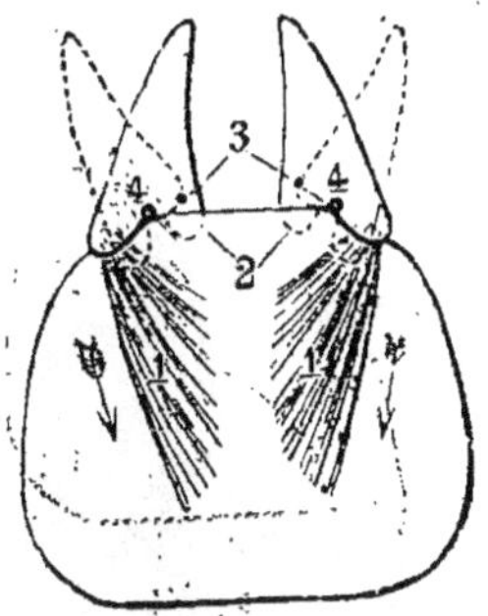

Fig. 9. — Action du crico-aryténoïdien postérieur (figure schématique).

1, 1. Muscle crico-aryténoïdien postérieur. — 2. Apophyse antérieure des aryténoïdes lorsque le muscle crico-aryténoïdien est au repos. — 3. Position des mêmes apophyses pendant la contraction du muscle (l'intervalle qui les sépare est augmenté). — 4, 4. Point central autour duquel semble pivoter le cartilage pendant l'action de ce muscle.

3° Crico-aryténoïdien postérieur (fig. 9). — Plus volumineux et de même forme que le précédent, ce muscle, pair, est situé à la face postérieure du larynx, au-dessous de la muqueuse pharyngienne.

Insertions. — Il prend son *point fixe* dans une grande étendue, sur la face postérieure du cricoïde, de chaque côté de la crête

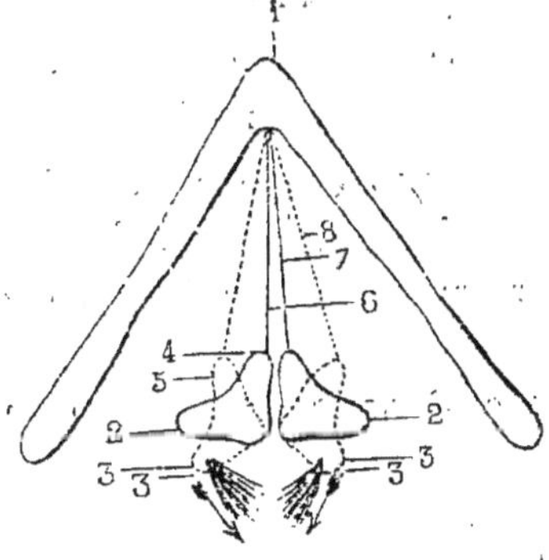

Fig. 10. — Coupe horizontale du larynx au niveau des cordes vocales inférieures et de la base des cartilages aryténoïdes (figure schématique).

1. Pomme d'Adam. — 2, 2. Apophyse externe de l'aryténoïde lorsque la glotte est fermée. — 3, 3. Apophyse externe de l'aryténoïde lorsque la glotte est dilatée ; l'apophyse est déplacée par le muscle crico-aryténoïdien postérieur se contractant dans le sens de la flèche. — 4. Apophyse interne de l'aryténoïde, la glotte étant fermée. — 5. Apophyse interne, la glotte étant dilatée. — 6, 7. Cordes vocales inférieures, la glotte étant fermée. — 8. Les mêmes cordes vocales, dans la dilatation de la glotte.

médiane. De là, ses fibres se portent en dehors et se réunissent pour s'insérer à l'apophyse externe ou postérieure de l'aryténoïde qui constitue le *point mobile.*

Action. — Ce muscle est le seul dilatateur de la glotte. C'est lui qui maintient l'écartement des cordes vocales pendant la respiration et pendant la phonation. C'est un des principaux muscles inspirateurs. Lorsqu'il se contracte, il attire en bas et en dedans l'apophyse externe de l'aryténoïde, et porte, par conséquent, en dehors et en haut l'apophyse interne (voy. *Cartilage aryténoïde*). La paralysie de ce muscle entraîne rapidement l'asphyxie (voy. *Nerfs du larynx*).

4° Crico-aryténoïdien latéral. — Ce muscle, pair, triangulaire, est situé sur les côtés du larynx, entre la face postérieure du thyroïde et la couche fibreuse élastique qui tapisse la surface intérieure du larynx. Pour le découvrir, il faut diviser le cartilage thyroïde en dehors de la ligne médiane, et rejeter en arrière la plus petite des deux moitiés du cartilage.

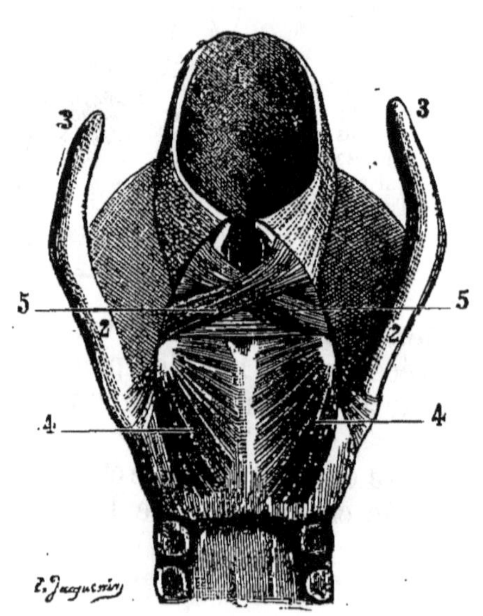

FIG. 11. — Muscles du larynx vus en arrière.

1. Epiglotte. — 2, 2. Bords postérieurs du thyroïde. — 3, 3. Cornes supérieures du thyroïde. — 4, 4. Muscles crico-aryténoïdiens postérieurs. — 5, 5. Muscle ary-aryténoïdien.

Insertions. — Par son point *fixe*, ce muscle s'insère sur les parties latérales du bord supérieur du cricoïde et sur les bords de la membrane crico-thyroïdienne. De là, ses fibres se portent en haut et en arrière pour s'insérer, par un seul faisceau, à l'apophyse externe ou postérieure de l'aryténoïde qui constitue son *point mobile*.

Action. — Ce muscle rapproche les cordes vocales : il est donc constricteur de la glotte. Dans son action, il porte en bas et en avant l'apophyse externe, tandis que l'apophyse interne se porte en haut et en arrière vers celle du côté opposé.

5° Thyro-aryténoïdien. — Ce petit muscle, pair, a la forme d'un ruban étendu d'avant en arrière. Il est situé immédiatement au-dessus du précédent, avec lequel il paraît se confondre, entre la face postérieure du thyroïde et la corde vocale inférieure.

Insertions. — Il prend son point d'*insertion fixe* dans l'angle rentrant du cartilage thyroïde, immédiatement au-dessus des fibres du muscle précédent. De là, il se porte en arrière, se place en dehors de la corde vocale inférieure sans s'y insérer, et se fixe au bord externe de l'aryténoïde, au-dessus du crico-aryténoïdien latéral. Ce point constitue son insertion mobile. Il est facile, dans les descriptions, de séparer ce muscle du crico-aryténoïdien latéral ; mais, lorsqu'on le dissèque, on voit que les deux muscles latéraux du larynx se confondent et ne forment qu'un seul et même muscle qu'on pourrait appeler thyro-crico-aryténoïdien.

Action. — Ce muscle a la même action que le précédent.

Structure des muscles du larynx. — Les muscles du larynx sont formés de fibres striées; ils se contractent comme les muscles striés, c'est-à-dire brusquement et volontairement ; ils sont animés par des nerfs de la vie animale, et il est probable que les deux muscles de même nom fonctionnent en même temps.

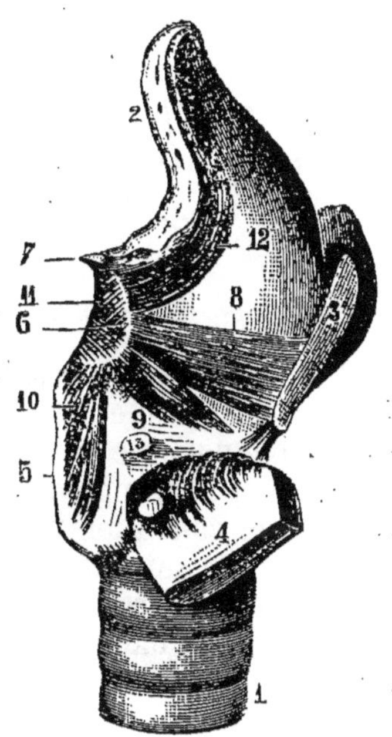

FIG. 12. — Muscles latéraux du larynx.

1. Trachée-artère. — 2. Epiglotte. — 3. Coupe du cartilage thyroïde. — 4. Portion latérale du thyroïde renversée ; on y voit la partie supérieure du muscle crico-thyroïdien. — 5. Face postérieure du cricoïde. — 6. Bord externe de l'aryténoïde. — 7. Cartilage corniculé de Santorini. — 8. Muscle thyro-aryténoïdien. — 9. Muscle crico-aryténoïdien latéral. — 10. Muscle crico-aryténoïdien postérieur. — 11. Muscle ary-aryténoïdien. — 12. Muscle aryténo-épiglottique. — 13. Surface articulaire du cricoïde pour les petites cornes du thyroïde.

Le *crico-thyroïdien* naît par un petit tendon, dont les fibres se confondent avec celles du périchondre sur le cartilage cricoïde ; à l'autre extrémité du muscle, il n'y a pas de tendon, et les fibres musculaires adhèrent directement au périchondre du thyroïde. Le *crico-aryténoïdien postérieur* et le *crico-aryténoïdien latéral* se comportent de même ; leurs tendons se réunissent sur l'apophyse externe de l'aryténoïde, en mélangeant leurs fibres aux fibres du périchondre, et par l'extrémité charnue ils adhèrent au périchondre du cricoïde. Le *thyro-aryténoïdien* n'a pas de tendons ; dirigés d'avant en arrière, et placés entre le thyroïde et la corde vocale inférieure, ses faisceaux primitifs adhèrent, en avant, au périchondre du thyroïde, tandis qu'en arrière ils se fixent sur la face externe du ligament élastique qui forme la corde vocale inférieure, jusqu'au bord externe du cartilage aryténoïde. *L'ary-aryténoïdien* adhère par ses deux extrémités au périchondre de la face postérieure des deux aryténoïdes. Le muscle *aryténo-épiglottique* se continue en arrière avec des fibres de l'ary-aryténoïdien, du crico-aryténoïdien postérieur, double la face externe du ligament aryténo-épiglottique, et adhère en avant à ce ligament et au bord de l'épiglotte, sans intermédiaire de tendons.

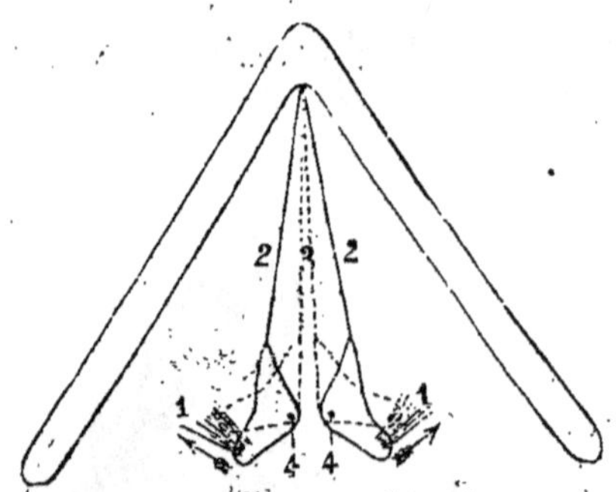

Fig. 13. — Action du crico-aryténoïdien latéral.

1, 1. Muscle crico-aryténoïdien latéral portant l'apophyse externe de l'aryténoïde dans le sens de la flèche. — 2, 2. Position des cordes vocales le muscle étant dans le relâchement, la glotte est dilatée. — 3. Position des cordes vocales pendant la contraction des muscles, la glotte est rétrécie. — 4, 4. Point autour duquel l'aryténoïde semble pivoter pendant l'action du crico-aryténoïdien latéral.

E. — *Membrane muqueuse du larynx.*

Le larynx est recouvert, dans toute l'étendue de sa surface intérieure, par une membrane muqueuse qui se continue en bas avec la muqueuse de la trachée, et en haut avec les muqueuses buccale et pharyngienne. La muqueuse laryngée est lisse et présente une coloration rosée.

Si nous la suivons de bas en haut, nous la voyons recouvrir la surface intérieure du cricoïde, la corde vocale inférieure, et pénétrer ensuite dans le ventricule du larynx, qu'elle tapisse dans toute son étendue. Elle recouvre plus haut la corde vocale supérieure, puis le vestibule de la glotte, c'est-à-dire la face postérieure de l'épiglotte, la face antérieure du muscle ary-aryténoïdien, du cartilage aryténoïde, et la face interne des replis aryténo-épiglottiques. La muqueuse arrive à l'orifice supérieur du larynx et se confond à ce niveau avec les muqueuses buccale et pharyngienne. En se réfléchissant de la face antérieure de l'épiglotte à la base de la langue, elle forme trois replis, *glosso-épiglottique médian* et *glosso-épiglottiques latéraux*. En passant de la face antérieure du muscle ary-aryténoïdien à la face postérieure du même muscle, elle forme la partie antérieure de la muqueuse du pharynx. Enfin, en se réfléchissant sur le bord libre des replis aryténo-épiglottiques, elle s'applique à la face externe de ces replis, se confond avec la muqueuse pharyngée, et tapisse le fond d'une gouttière située en dehors de ces replis, entre eux et la grande corne du cartilage thyroïde.

Structure. — La muqueuse laryngée est formée de deux couches, de glandes, de vaisseaux et de nerfs.

Derme. — Il peut être divisé en deux couches : l'une est située immédiatement au-dessous de l'épithélium, c'est la *couche réticulée* ; l'autre, située plus profondément, contient les glandes de la muqueuse, c'est la *couche glandulaire*.

La *couche sous-épithéliale, ou réticulée,* est formée d'un fin tissu réticulé qui présente tous les caractères du tissu lymphoïde ou adénoïde. Dans ses mailles sont enserrés de nombreux leucocytes et des *follicules clos* (Coyne). Ces follicules sont très abondants dans la muqueuse des cordes vocales inférieures. Ils peuvent s'ulcérer dans la fièvre typhoïde pour donner lieu aux graves symptômes du laryngo-typhus ; ils peuvent être le point de départ des tumeurs adénoïdes du larynx.

C'est encore aux dépens de la couche réticulée du derme que se forment les *papilles*, dont l'existence a donné lieu à tant de discussions. Ces *papilles*, vasculaires ou nerveuses, rappellent absolument, par leur structure, les papilles de la peau. Elles sont très abondantes au niveau du bord libre des cordes vocales inférieures, mais rares dans les autres régions du larynx.

Dans cette couche réticulée, se trouvent des capillaires sanguins et lymphatiques très nombreux, qui rampent dans les mailles du tissu adénoïde et entourent de leurs anastomoses les follicules clos de la muqueuse.

La terminaison des nerfs dans les papilles n'est pas connue d'une façon précise.

La *couche glandulaire* du derme contient des glandes en grappes nombreuses, plongées dans un tissu fibro-élastique assez épais, offrant des loges pour recevoir les culs-de-sac glandulaires.

On distingue les glandes *épiglottiques, aryténo-épiglottiques, aryténoïdiennes, glottiques*. Dans toutes ces variétés, les culs-de-sac renferment un épithélium cylindrique ; le canal excréteur est revêtu d'un épithélium pavimenteux.

Les glandes *aryténoïdiennes* et *glottiques* méritent une mention spéciale.

Les glandes *aryténoïdiennes* occupent la partie interne des cartilages aryténoïdes. Elles forment dans leur ensemble un L, dont les branches embrassent dans leur ouverture le cartilage de Wrisberg. Ces branches représentent chacune une glande en grappe allongée, qui unit son canal excréteur avec celui de sa congénère pour former un conduit commun.

Les *glandes glottiques*, distribuées de manière à lubrifier les deux faces du bord libre des cordes vocales inférieures, forment deux groupes. Le premier s'ouvre au niveau de la face supérieure de la corde vocale, par des canaux excréteurs à trajet plus ou moins oblique ; le deuxième est situé au-dessous du bord libre des mêmes cordes vocales, au voisinage de la région papillaire.

Épithélium. — La *membrane vitrée,* qui supporte les cellules épithéliales, est très nette; elle forme comme une membrane limitante qui sépare l'épithélium de la couche réticulée Les cellules qui forment l'épithélium ne présentent pas la même structure dans toutes les portions du larynx.

Au niveau des cordes vocales inférieures, on trouve un *épithélium pavimenteux stratifié* à plusieurs couches. C'est la région du larynx où se produit la voix, et c'est à son niveau seulement que l'on a observé plusieurs fois le développement du champignon du *muguet.*

Tout ce qui reste de la muqueuse laryngée (face postérieure de l'épiglotte, replis aryténo-épiglottiques, ventricules) est recouvert par un *épithélium cylindrique à cils vibratiles* (fig. 14). Au-dessous des cellules cylindriques ciliées, on peut constater l'existence de cellules sphériques ou polyédriques, disposées sur plusieurs couches. Elles sont destinées à remplacer les cellules les plus superficielles après leur chute.

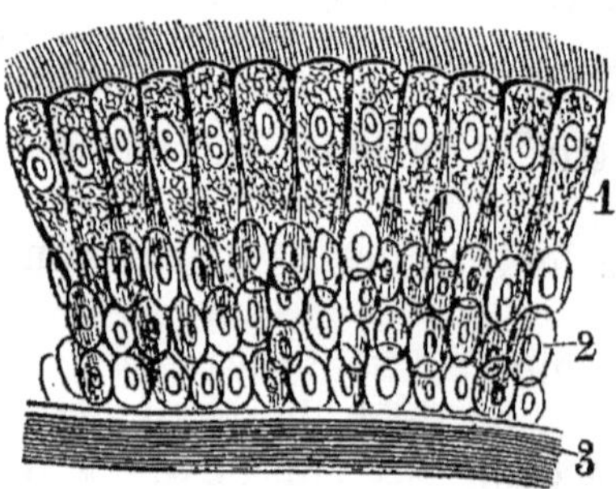

Fig. 14. — Épithélium cylindrique à cils vibratiles stratifié du larynx et de la trachée.

1. Cellules cylindriques développées avec leurs cils. — 2. Cellules incomplètement développées. — 3. Derme.

Différences entre les diverses portions de la muqueuse laryngée. — Nous avons déjà vu que la muqueuse laryngée ne présentait pas la même *structure* dans la région des cordes vocales inférieures et dans les autres régions.

Il existe encore des degrés dans son *adhérence* avec les tissus sous-jacents. Elle adhère très intimement aux parties qui la supportent, quand elle recouvre la face postérieure de l'épiglotte, la face supérieure et le bord libre des cordes vocales inférieures. L'adhérence est beaucoup plus lâche au niveau de l'orifice supérieur du larynx, surtout sur les replis aryténo-épiglottiques, dans les ventricules et à la région interaryténoïdienne. On observe fréquemment à leur niveau des infiltrations qui donnent lieu aux symptômes de l'*œdème de la glotte*.

F. — *Vaisseaux et nerfs du larynx.*

Nous devons étudier ici les *artères laryngées*, les *veines laryngées*, les *lymphatiques du larynx* et les deux nerfs du larynx, *laryngé supérieur* et *laryngé inférieur* ou *récurrent*.

1° Artères laryngées. — Ces artères sont au nombre de trois de chaque côté, laryngée supérieure, inférieure et postérieure.

La *laryngée supérieure* ou *thyro-hyoïdienne* provient de la thyroïdienne supérieure, au moment où cette artère est en regard de la membrane thyro-hyoïdienne. Elle se porte en avant, passe entre cette membrane et le muscle thyro-hyoïdien qui la recouvre, perfore la membrane thyro-hyoïdienne sur les côtés, et se distribue à la partie supérieure du larynx.

La *laryngée inférieure* ou *crico-thyroïdienne* vient aussi de la thyroïdienne supérieure, au niveau de sa terminaison dans le corps thyroïde. Cette artère passe sous le muscle crico-thyroïdien et s'anastomose souvent avec celle du côté opposé, pour former une arcade artérielle, de laquelle partent des rameaux qui perforent la membrane crico-thyroïdienne et se ramifient dans les parties profondes et inférieures du larynx.

La *laryngée postérieure* est un petit rameau venu de la thyroïdienne inférieure, qui se porte à la face postérieure du larynx et s'y distribue.

2° Veines laryngées. — Elles suivent le trajet des artères et sont, comme celles-ci, au nombre de trois. Elles présentent un volume beaucoup plus considérable que celui des artères, et se jettent dans la veine jugulaire interne.

3° Lymphatiques du larynx. — Ils naissent à la surface de la muqueuse laryngée, surtout sur les replis aryténo-épiglottiques. De là, ils se portent en dehors et suivent la veine laryngée supérieure. Ils traversent les côtés de la membrane thyro-hyoïdienne et vont, au nombre de trois ou quatre troncs, se jeter dans les ganglions lymphatiques situés sur les côtés du larynx, autour de l'artère carotide primitive.

4° Nerfs laryngés. — *Dissection.* — 1° Pour préparer le *laryngé supérieur*, procédez de la même manière que pour les muscles sous-hyoïdiens. Soulevez le thyro-hyoïdien en le détachant à l'une de ses extrémités ; vous trouverez au-dessous de lui, et en avant de la membrane thyro-hyoïdienne, le nerf laryngé supérieur qui pénètre dans le larynx. Pour suivre ses divisions, il faut enlever la portion de membrane thyro-hyoïdienne qui est au-dessus de ce nerf et l'os hyoïde ; on peut suivre alors ses ramifications dans l'épaisseur de la muqueuse du larynx jusqu'à la base de la langue. Pour préparer le laryngé externe, il faut suivre le laryngé supérieur d'avant en arrière, au-devant de la membrane thyro-hyoïdienne. On le voit naître à deux ou trois centimètres du point où le nerf perfore la membrane, et se porter en bas et en avant.

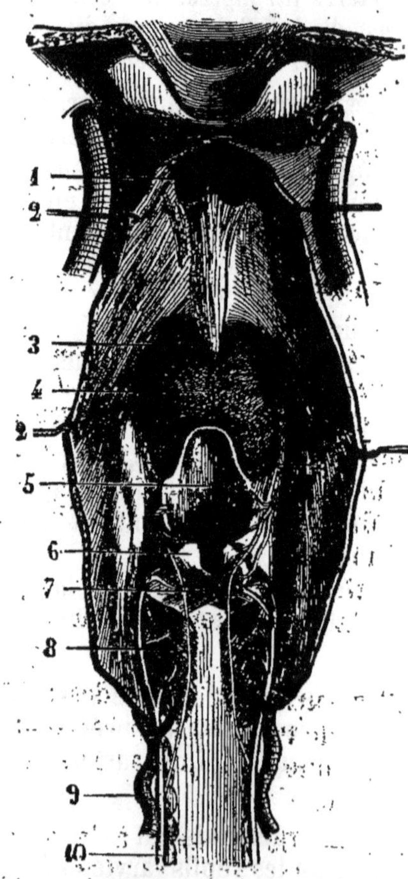

FIG. 15. — Face postérieure du larynx et du voile du palais. Nerfs du larynx.

1. Orifice postérieur des fosses nasales. — 2. Bords de la division du pharynx soulevés par des crochets. — 3. Luette. — 4. Base de la langue. — 5. Épiglotte. — 6. Cartilage aryténoïde. — 7. Muscle aryténoïdien. — 8. Muscle crico-aryténoïdien postérieur. — 9. Artère thyroïdienne inférieure. — 10. Nerf récurrent. Entre 5 et 6, on voit la terminaison du nerf laryngé supérieur.

2° Pour préparer le nerf *récurrent*, on fait sur les côtés du cou une incision verticale en dehors de la trachée ; on gratte ensuite la face latérale de la trachée jusqu'à sa partie postérieure, et l'on trouve un tronc nerveux : c'est le récurrent. On suit ce nerf vers la partie supérieure, on incise le muscle constricteur inférieur du pharynx, sous lequel il passe pour se distribuer ensuite aux muscles du larynx. Pour apercevoir ses filets terminaux, il suffit de soulever la muqueuse pharyngienne qui tapisse la face postérieure du larynx.

Nerf laryngé supérieur. — Ce nerf, né de la face interne du ganglion plexiforme du pneumogastrique, se porte en bas et en avant sur la face externe de la membrane thyro-hyoïdienne, qu'il perfore pour se distribuer à la muqueuse des parties supérieures du larynx et de la base de la langue. Avant de pénétrer dans le larynx, ce nerf fournit un petit rameau, le *laryngé externe*, qui se porte directement au muscle crico-thyroïdien, auquel il donne quelques filets, et perfore ensuite d'avant en arrière la membrane crico-thyroïdienne pour se distribuer à la muqueuse de la portion sous-glottique du larynx.

Nerf laryngé inférieur ou récurrent. — Né du pneumogastrique à son entrée dans le thorax, ce nerf, ascendant, se place sur les côtés de la trachée et s'insinue au-dessous du constricteur inférieur du pharynx, pour se distribuer à tous les muscles du larynx, moins le crico-thyroïdien, et s'anastomose par un petit filament avec le laryngé supérieur (voy. *Pneumogastrique*).

Physiologie.

Le larynx sert de conduit à l'air de la respiration; il a pour fonction spéciale de *produire des sons* pendant l'expiration. La production des sons purs exige l'intégrité des cordes vocales, des muscles destinés à les mouvoir et des articulations crico-aryténoïdiennes. Dès qu'il existe une altération quelconque de ces parties, la voix est altérée. Il est parfaitement reconnu que les sons se produisent au niveau des cordes vocales inférieures. Lorsqu'on examine un larynx avec le laryngoscope, on voit manifestement le rapprochement des cordes vocales et leurs vibrations pendant la production des sons. Lorsqu'on coupe à un animal les cordes vocales inférieures, il n'a plus de voix.

Toute la glotte ne sert pas également à la production de la voix. Les physiologistes sont d'accord pour diviser cette région en deux parties ayant chacune un rôle différent. La partie antérieure, située entre les insertions des cordes vocales inférieures sur le cartilage thyroïde, sert surtout à la phonation; c'est la *glotte vocale*: la partie postérieure, comprise entre les deux cartilages aryténoïdes, est destinée à la respiration; c'est la *glotte respiratoire*.

La production des sons se fait pendant l'expiration, et l'air de l'expiration détermine de bas en haut les vibrations des cordes vocales.

Le larynx produit des sons aigus et des sons graves: les sons aigus se font entendre lorsque les cordes vocales inférieures sont fortement tendues et rapprochées. L'état contraire existe dans la production des sons graves.

Les *cordes vocales supérieures* et le ventricule du larynx servent à renforcer les sons.

Les *cartilages* du larynx ont pour usage de limiter une cavité béante pour la respiration, et de donner insertion aux muscles intrinsèques du larynx. Parmi les cartilages, il en est un qui remplit un usage spécial : c'est l'épiglotte. Pendant la respiration, l'épiglotte est relevé et sa base regarde en haut ; pendant la déglutition, l'épiglotte s'abaisse sur l'orifice supérieur du larynx, afin de protéger sa cavité contre l'introduction des matières alimentaires.

Les *muscles* du larynx agissent sur ces cartilages et, par leur intermédiaire, sur les cordes vocales.

Les *nerfs* laryngés ont pour usage de donner la sensibilité à la muqueuse du larynx et le mouvement aux muscles.

Qui ne connait les belles expériences de Legallois, de Magendie et de Longet sur l'action du nerf récurrent ? Voici la plus concluante. Legallois, fatigué d'entendre les aboiements incessants d'un petit chien dans son laboratoire, résolut de le rendre aphone par la section du récurrent. Ce qui fut résolu fut exécuté ; mais aussitôt après, l'animal périt asphyxié et ne donna plus signe de vie. L'expérience a été répétée par Longet sur des animaux de tout âge : ce physiologiste éminent a remarqué que les animaux très jeunes périssent tous d'asphyxie, tandis que les vieux continuènt à vivre, mais sont aphones. Voici la cause de ce phénomène. Chez les animaux jeunes, les cartilages aryténoïdes sont peu développés, et, à la suite de la paralysie du seul muscle dilatateur de la glotte, le *crico-aryténoïdien postérieur*, les cartilages aryténoïdes et les cordes vocales inférieures ferment complètement la glotte. Chez les animaux âgés, au contraire, les aryténoïdes, très développés et quelquefois ossifiés, deviennent anguleux à leur base ; de sorte qu'après la section des récurrents, il reste toujours entre les aryténoïdes, dans la glotte inter-aryténoïdienne, un petit espace qui permet le passage de l'air de la respiration.

Dans quelques actes physiologiques, la glotte joue un certain rôle. C'est ainsi qu'elle se ferme complètement pour emprisonner l'air dans les poumons pendant le phénomène de *l'effort*. La glotte entre en vibration dans des actes autres que la production des sons : par exemple, dans le phénomène de la toux, dans le hoquet, dans le sanglot, dans le rire. Le bruit est toujours produit par les vibrations des cordes vocales inférieures, soit que l'air pénètre dans le larynx de haut en bas, comme dans le hoquet, soit qu'il le traverse de bas en haut, comme dans les autres actes que je viens d'énumérer.

Développement du larynx après la naissance. — Le larynx s'accroît après la naissance comme les autres organes, dans les mêmes proportions, chez la fille et chez le garçon. Mais à l'époque de la puberté, alors que les organes génitaux se recouvrent de poils et que les mamelles se développent chez la jeune fille, le larynx prend tout à coup un accroissement rapide, beaucoup plus marqué chez le garçon. Dans le sexe masculin, en effet, la glotte double de longueur et de largeur, et la pomme d'Adam se dessine. C'est à cet âge que se montre la mue de la voix, c'est-à-dire que la voix prend un son plus grave, en rapport avec les modifications de la glotte. Mais alors les muscles du larynx ou phonateurs, n'étant pas habitués à cette disproportion de l'organe vocal, se contractent irrégulièrement, avec inhabileté, pour ainsi dire, et produisent des sons peu harmonieux qui sont un des principaux caractères de la mue de la voix. Une chose digne de remarque, c'est que, si l'on pratique la castration sur un enfant, le larynx ne se développera jamais, et l'enfant conservera toujours sa voix puérile. Tout le monde connaît la voix des eunuques.

ARTICLE DEUXIÈME

TRACHÉE.

Dissection. — La trachée doit être préparée dans le cou et dans le thorax en même temps. On enlève avec précaution les muscles sous-hyoïdiens, en laissant en place le corps thyroïde ; on prépare les vaisseaux situés sur les côtés de la trachée ; on soulève aussi ce conduit pour préparer les parties latérales de l'œsophage et le nerf récurrent qui l'accompagne, puis on enlève la paroi antérieure du thorax avec la moitié interne des deux clavicules. On écarte avec des érignes le bord antérieur des deux poumons, et l'on s'occupe de la dissection des vaisseaux qui recouvrent la partie inférieure de la trachée. Ces derniers étant très nombreux et gênants, on peut, après les avoir disséqués, porter deux ligatures à l'union des deux troncs veineux brachio-céphaliques, et les écarter pour ne s'occuper que de la dissection des vaisseaux artériels de cette région. Il est toujours facile de conserver le plexus veineux thyroïdien, situé entre la face antérieure de la trachée et les muscles sous-hyoïdiens.

La trachée est un canal béant, étendu du larynx aux bronches, et destiné à être parcouru par l'air de la respiration.

Situation. — Elle est située en partie dans le cou, en partie dans le thorax, aussi divise-t-on ce conduit en deux portions : *portion cervicale* et *portion thoracique*.

Direction. — La trachée est dirigée verticalement dans le cou, mais elle s'incline un peu à droite vers son extrémité inférieure.

Forme. — Elle est cylindrique à sa partie antérieure, et cette forme est due à la présence d'anneaux cartilagineux incomplets. Elle est aplatie sur sa face postérieure, à cause de l'absence d'anneaux cartilagineux en arrière. De là, la division de la trachée en deux parties : une *portion cartilagineuse* en avant, et une *portion membraneuse* en arrière; les deux bronches offrent la même conformation. Ce conduit représente donc un cylindre dont on aurait enlevé le quart postérieur. Vers la partie inférieure, la trachée est un peu aplatie d'avant en arrière, et le diamètre transversal est un peu plus considérable que dans le reste de l'étendue de ce canal.

Limites. — La trachée est limitée en haut par le corps de la sixième vertèbre cervicale, et de la quatrième lorsque la tête est étendue sur le cou. Ce point constitue aussi la limite de l'œsophage du larynx et du pharynx. La limite inférieure est indiquée par le bord inférieur de la troisième vertèbre dorsale.

Dimensions. — La longueur de la trachée est de 12 à 13 centimètres. Son diamètre transversal est en moyenne, chez l'homme, de 22 millimètres, et chez la femme, de 18. L'antéro-postérieur est, chez l'homme, de 18 millimètres, et de 15 chez la femme. Les dimensions transversales et antéro-postérieure de la trachée sont en rapport avec le volume des poumons. La trachéite et la bronchite chronique augmentent son calibre.

La trachée est susceptible d'un raccourcissement de 3 à 4 centimètres, pendant les efforts de toux, par exemple ; elle s'allonge, au contraire, dans la déglutition, pendant que le larynx est élevé.

Rapports. — 1° *Dans la portion cervicale* on trouve :

En avant de la trachée et immédiatement appliqués sur ce conduit, de haut en bas, l'isthme du corps thyroïde, le plexus veineux thyroïdien et l'artère thyroïdienne de Neubauër, quand elle existe. Plus superficiellement, on trouve les muscles sterno-thyroïdiens, et plus superficiellement encore, les muscles sterno-hyoïdiens. Entre les muscles sterno-thyroïdien et sterno-hyoïdien droits et les mêmes muscles du côté gauche, on trouve, sur la ligne médiane, la ligne blanche cervicale antérieure, portion d'aponévrose cervicale située en avant de la trachée.

En arrière de la trachée, se trouve l'œsophage, qui lui est uni par un tissu cellulaire un peu dense, et qui la déborde un peu du côté gauche.

Sur les côtés, la trachée est en rapport avec les lobes du corps thyroïde, avec l'artère carotide primitive, en dehors de laquelle se trouve la jugulaire interne. Le nerf récurrent est situé aussi sur les côtés de la trachée ; seulement, il faut remarquer que celui du côté gauche est placé dans l'angle qui sépare la trachée de l'œsophage, tandis que celui du côté droit se cache derrière la partie droite du canal aérien. Les artères thyroïdiennes inférieures sont placées aussi au voisinage de la trachée.

2° *Dans la portion thoracique*, la trachée présente les rapports suivants. *En avant* et de haut en bas, elle est en rapport avec la terminaison du tronc veineux brachio-céphalique gauche et avec le tronc artériel brachio-céphalique. *En arrière*, elle est en

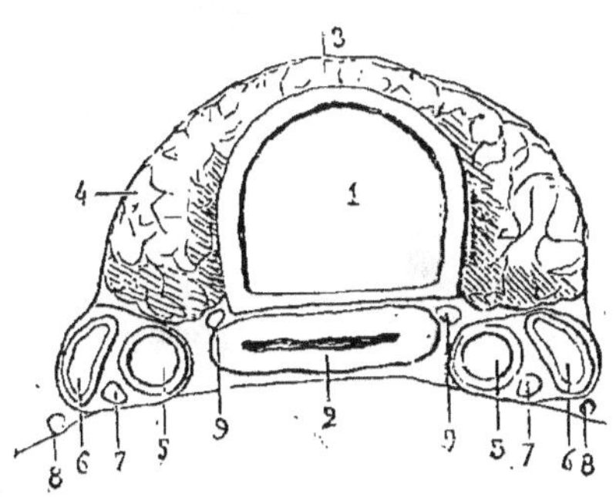

Fig. 16. — Rapports de la trachée-artère dans le croup (figure schématique).

1. Trachée. — 2. Œsophage. — 3. Isthme du corps thyroïde. — 4. Lobe gauche du corps thyroïde — 5, 5. Artères carotides primitives. — 6, 6. Veines jugulaires internes. — 7, 7. Nerfs pneumogastriques. — 8, 8. Nerfs grands sympathiques. — 9, 9. Nerfs récurrents.

rapport avec l'œsophage, dont la sépare un tissu cellulaire assez lâche. L'œsophage déborde un peu à gauche la trachée pour se mettre en rapport avec la bronche gauche. *Sur les côtés*, la trachée est en rapport, à droite, avec la plèvre médiastine et le poumon droit ; à gauche, avec la crosse de l'aorte et le nerf récurrent gauche. Au *niveau de sa bifurcation*, la trachée affecte des rapports importants. Elle a, en avant d'elle et un peu au-dessous, la bifurcation de l'artère pulmonaire ; au-dessous, le péricarde et les oreillettes du cœur. Elle est entourée par les nombreuses ramifications du pneumogastrique et du grand sympathique qui constituent le plexus pulmonaire. Elle est en rapport de tous côtés avec des ganglions lymphatiques. Enfin, on trouve à son angle de bifurcation entre les deux bronches, un petit ligament triangulaire qui remplit cet angle et qui semble destiné à prévenir le trop grand écartement des deux bronches.

Structure. — La structure de la trachée diffère selon qu'on examine ses trois quarts antérieurs, portion cartilagineuse, ou son quart postérieur, portion membraneuse.

Portion cartilagineuse. — Cette portion est formée de haut en bas par une série d'anneaux cartilagineux séparés par des annéaux membraneux. Les anneaux cartilagineux manquent en arrière et représentent les trois quarts antérieurs d'un anneau complet. Ils présentent tous une face antérieure et une face postérieure, un bord supérieur, un bord inférieur et deux extrémités. Ils sont bifurqués et ils peuvent présenter des irrégularités sur leurs bords. Le dernier de ces anneaux a une disposition spéciale (fig. 17); son bord inférieur se porte en bas et en arrière en forme d'éperon; il a la forme d'un triangle dont le bord supérieur forme le dernier anneau de la trachée et dont les bords latéraux constituent le premier anneau des bronches. Entre les anneaux cartilagineux, on voit les zones fibreuses qui se dédoublent au niveau des cartilages pour les envelopper, de telle sorte que ces cartilages peuvent être considérés comme situés dans l'épaisseur d'un tube étendu du larynx aux bronches.

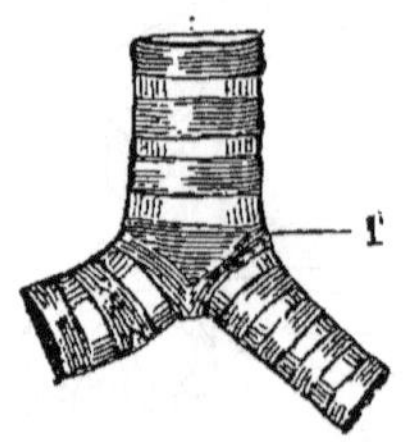

Fig. 17. — Partie inférieure de la trachée et origine des bronches.

1. Dernier anneau cartilagineux de la trachée formant le premier anneau de chaque bronche.

Portion membraneuse. — Cette portion de la trachée est dépourvue de cartilage ; elle est formée, d'arrière en avant : 1° par une couche fibreuse élastique mince, se continuant sur ses bords avec les bords de la portion cartilagineuse ; 2° par une couche de fibres musculaires lisses, dirigées transversalement et insérées par leurs deux bouts aux extrémités des anneaux de la trachée ; 3° enfin, par quelques faisceaux longitudinaux élastiques soulevant la muqueuse, et situés entre la couche musculaire et la couche muqueuse.

Si nous réunissons les parties cartilagineuse et membraneuse de la trachée, nous voyons que ce conduit est formé de dedans en dehors : 1° par une couche muqueuse ; 2° par une couche musculeuse ; 3° par une couche fibro-élastique et cartilagineuse, dans lesquelles on trouve des vaisseaux et des nerfs.

Les bronches ayant la même structure, nous les décrirons en même temps.

Couche muqueuse. — La muqueuse de la trachée et des bronches offre environ 1/2 millimètre d'épaisseur ; elle est très adhérente. Le *derme* est séparé des parties profondes par une couche de tissu conjonctif ordinaire, d'un quart de millimètre. Il se compose de deux couches, qui constituent chacune la moitié environ de son épaisseur : la couche profonde, d'un peu plus d'un quart de millimètre, est formée de *tissu conjonctif* ; la couche superficielle, un peu plus mince, est constituée presque exclusivement de *fibres élastiques*. Ces fibres sont fines, dirigées longitudinalement et anastomosées en réseau ; ce sont des faisceaux élastiques longitudinaux qu'on aperçoit à la surface de la muqueuse, dans la portion membraneuse de la trachée et des bronches sous forme de lignes jaunes qui se bifurquent au niveau des bronches.

En arrière, la couche que nous venons de décrire est souvent recouverte d'une mince couche de tissu conjonctif mêlé à des fibres élastiques fines, couche d'une épaisseur de 60 μ environ. L'épithélium de la trachée est un épithélium cylindrique à cils vibratiles.

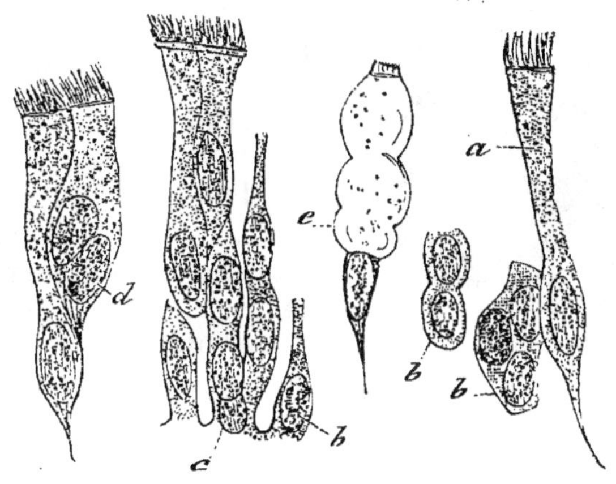

FIG. 18. — Cellules épithéliales de la trachée de l'homme.

a. Grande cellule ciliée. — *b*, *c*. Petites cellules en voie de développement, appartenant à la couche profonde. — *d*. Cellule de la couche superficielle, avec deux noyaux — *e*. Cellule caliciforme.

La muqueuse de la trachée et des bronches renferme des *glandes en grappes*, dont le liquide humecte la surface de la muqueuse. *Celles qui correspondent à la portion cartilagineuse* de la trachée sont un peu différentes de celles qui occupent la portion membraneuse ; elles sont petites, nombreuses, et n'atteignent pas un millimètre ; elles sont situées dans la couche de tissu conjonctif de la muqueuse, et occupent seulement les interstices des anneaux cartilagineux, où elles sont disposées en séries linéaires horizontales. Les *glandes de la portion membraneuse*, plus volumineuses, peuvent atteindre jusqu'à 3 millimètres ; elles sont disséminées au-dessous de la muqueuse, entre les fibres musculaires, et sous la couche musculaire. Sappey a donné de ces glandes une bonne description ; il fait observer avec raison que les glandes intra-musculaires sont les plus nombreuses. Ces glandes ont nécessairement un conduit excréteur plus long que les autres ; il est recouvert d'une couche d'épithélium plat. Comme les glandes du larynx, celles de la trachée ont leurs culs-de-sac tapissés d'une seule couche d'épithélium cylindrique. Mais les glandules les plus petites, situées dans l'épaisseur de la muqueuse, ont des culs-de-sac très longs, en forme de vésicules allongées et étroites.

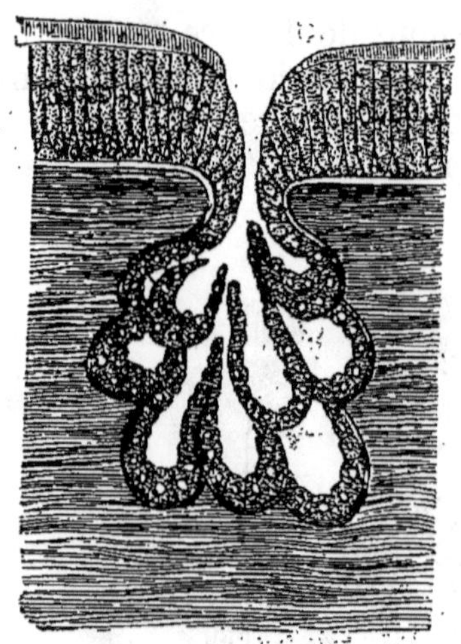

FIG. 19. — Glande en grappe de la trachée, d'après Leydig.

L'*épithélium cylindrique à cils vibratiles* est *stratifié* comme celui du larynx, auquel il ressemble complètement, de sorte que la description de celui-ci peut être appliquée à celui de la trachée. Il repose sur une couche homogène, membrane vitrée ou limitante, de 10 μ environ, qui sépare le derme de l'épithélium.

Couche musculeuse. — Située en dehors de la muqueuse, cette couche n'existe qu'en arrière, dans la portion membraneuse de la trachée. Elle est formée de fibres musculaires lisses, et mesure trois quarts de millimètre d'épaisseur. Ces fibres transversales sont de moyen volume : 70 μ de longueur sur 6 μ de largeur ; elles forment des faisceaux qui s'insèrent, par de petits *tendons de tissu élastique*, sur les extrémités des anneaux cartilagineux, ou sur la membrane fibreuse élastique qui sépare ces anneaux. Quelques faisceaux longitudinaux de fibres musculaires existent à la face externe de cette couche de fibres transversales (Kölliker).

Couche fibro-élastique et cartilagineuse. — La couche fibro-élastique et cartilagineuse forme un tube complet, un peu plus mince en arrière, sur la partie membraneuse de la trachée et des bronches, où elle mesure 200 μ environ. En avant, elle se dédouble au niveau des anneaux cartilagineux, auxquels elle tient lieu de périchondre, et l'on voit des anneaux membraneux entre les anneaux cartilagineux. Elle est formée de tissu fibreux serré, contenant une quantité considérable de fibres élastiques fines anastomosées. La face profonde correspond au tissu conjonctif sous-muqueux, et, en arrière, à la couche musculaire. La face superficielle est entourée de tissu conjonctif lâche qui l'unit aux organes voisins, et qui renferme des fibres élastiques. En haut, elle se confond avec le périchondre du cartilage cricoïde; en bas, elle se continue sur les divisions bronchiques.

Les anneaux cartilagineux forment les trois quarts d'un cercle. Il en existe de 16 à 18 pour la trachée, 12 pour la bronche gauche, et 6 pour la droite. Ils ont la structure des cartilages vrais, comme ceux du larynx; la membrane fibro-élastique leur sert de périchondre; ils ne s'ossifient pas comme les cartilages du larynx, excepté chez les oiseaux et les serpents, où ces cartilages, ainsi que ceux des bronches, s'ossifient fréquemment.

Vaisseaux et nerfs. — Les *artères* de la trachée, venues des thyroïdiennes inférieures, de la bronchique droite et des thymiques, forment un réseau capillaire dans l'épaisseur de la muqueuse, principalement autour des glandules. Dans chaque espace intercartilagineux, il y a deux veinules, qui se portent à droite et à gauche, pour se jeter dans une ou deux petites *veines* latérales sous-muqueuses et verticalement dirigées; celles-ci traversent la couche fibro-élastique pour se jeter dans l'une des veines voisines, le plus souvent dans les veines thyroïdiennes inférieures (Sappey). Les *lymphatiques* ont été injectés par Sappey dans toute l'étendue de la muqueuse trachéale; du réseau que forment leurs radicules, naissent de tous côtés de petits troncs qui se portent à droite et à gauche, comme les veinules, et qui se jettent dans des troncs principaux sous-muqueux, dirigés verticalement, comme les veines. Ces troncs traversent la couche fibro-élastique pour se jeter dans les nombreux ganglions qu'on trouve sur les côtés de la moitié inférieure de la trachée (Sappey). Les *nerfs* viennent du pneumogastrique et du grand sympathique. Les premiers se détachent du nerf récurrent, du gauche principalement, parce qu'il est plus long, et du plexus pulmonaire. Les filets venus du grand sympathique se détachent des rameaux que les premiers ganglions thoraciques envoient au plexus pulmonaire; ils sont beaucoup moins nombreux que les autres.

Pathologie. — La plupart des applications pathologiques découlent directement des rapports qu'affecte la trachée avec les organes du voisinage.

Le rapport intime du **corps thyroïde** qui entoure la trachée rend compte des phénomènes de suffocation, et même de l'asphyxie, qui peuvent s'observer chez les malades affectés de *goître*. La présence du **plexus veineux thyroïdien** sur la face antérieure de la trachée gêne ordinairement l'opérateur qui pratique la *trachéotomie*. Ce sont ces veines qui fournissent le sang pendant l'opération. Cette *hémorrhagie*, comme on le sait, n'a rien d'inquiétant, attendu qu'elle s'arrête presque toujours spontanément dès que la respiration se rétablit. Il est prudent, cependant, de les écarter du fond de la plaie au moment où l'on pratique l'opération. La présence possible de l'**artère thyroïdienne de Neubauër** doit rendre l'opérateur circonspect, et lui fait un devoir d'explorer la face antérieure de la trachée avant de procéder à l'ouverture de ce conduit. La disposition des muscles sterno-hyoïdien et sterno-thyroïdien sur la face antérieure de la trachée trace, pour ainsi dire, au chirurgien la ligne qu'il doit suivre pendant l'opération. Cette opération se fait, par le procédé ordinaire, sur la face antérieure de la trachée, depuis le cartilage cricoïde jusqu'à 2 centimètres au-dessus du sternum. En étudiant les rapports de la trachée à ce niveau, nous avons vu que l'instrument tranchant doit traverser la peau, le tissu cellulaire sous-cutané, où l'on trouve quelquefois la veine jugulaire antérieure, l'aponévrose cervicale superficielle entre les muscles sterno-hyoïdiens, enfin le plexus veineux thyroïdien et la trachée.

Les rapports de la trachée avec l'**œsophage** nous expliquent la suffocation qui peut survenir lorsqu'un *corps étranger* s'arrête dans l'œsophage. Ce corps déprime la portion membraneuse de la trachée, et gêne plus ou moins la respiration.

Nous avons vu, il y a un instant, le rétrécissement de la trachée produit par la compression du corps thyroïde. On peut voir aussi ce conduit se rétrécir à la suite de lésions de la muqueuse par suite de la *rétraction du tissu cicatriciel.*

Les *tumeurs du médiastin* exercent aussi leur action sur la trachée. C'est ainsi qu'on voit les tumeurs des ganglions lymphatiques, *tuberculeuses, cancéreuses,* comprimer la trachée, et donner naissance à un *bruit de souffle* tout spécial, sur lequel insiste Barth, bruit de souffle qui se produit pendant le passage de l'air dans ce conduit. Les *anévrysmes de la crosse de l'aorte* et du tronc *brachio-céphalique* compriment aussi la trachée, la rétrécissent plus ou moins complètement, et peuvent, après avoir ulcéré ses parois, s'ouvrir dans la trachée et déterminer la mort du malade par *hémoptysie.*

La trachée est sujette à l'inflammation. La *trachéite,* ou simple rhume, peut exister seule ou accompagner la bronchite. C'est à son niveau que les malades ressentent la *douleur rétrosternale* de la bronchite. Cette douleur est évidemment produite par les tiraillements de la trachée, que soulève le larynx, pendant les efforts de la toux.

ARTICLE TROISIÈME

BRONCHES.

Dissection. — Pour préparer les bronches, on retire du thorax la trachée, les bronches, les deux poumons, l'œsophage et le cœur. Dans ce but, après avoir enlevé la paroi thoracique antérieure, on divise la trachée et l'œsophage à la partie inférieure du cou, et on tire la partie inférieure de la trachée et l'œsophage en avant et en bas, de manière à entraîner tous les viscères thoraciques. S'il n'existe pas d'adhérences entre les poumons et les plèvres, ces organes se laissent facilement extraire de leur cavité. On donne ensuite un coup de bistouri sur la partie inférieure de l'œsophage et de l'aorte, au moment où ils s'engagent à travers le diaphragme, et le tout est placé sur une table.

On dissèque alors les bronches et la trachée par la face postérieure, on conserve l'œsophage et ses adhérences à la trachée et à la bronche gauche, on prépare les nerfs pneumogastriques et le plexus pulmonaire placés en arrière des bronches ; enfin, on sépare avec soin la crosse de l'aorte et les vaisseaux pulmonaires. Il faut ensuite écarter la partie postérieure des deux poumons pour montrer la préparation.

Les bronches sont deux tubes étendus de la bifurcation de la trachée au hile du poumon.

Situation. — Ces conduits sont situés au-dessus des oreillettes, et correspondent à l'espace qui sépare la troisième vertèbre dorsale de la quatrième.

Direction. — Les bronches se dirigent obliquement de haut en bas et de dedans en dehors. L'obliquité est plus marquée sur la bronche gauche que sur la droite, qui est presque horizontale.

Dimensions. — La longueur des deux bronches n'est pas la même. Celle du côté gauche est double de celle du côté droit. En effet, elle a une longueur de 4 à 5 centimètres, tandis que celle du côté droit n'a que 2 ou 3 centimètres. Le calibre de la bronche droite est beaucoup plus considérable que celui de la gauche. La première est presque aussi large que la trachée, tandis que la seconde est d'un tiers plus étroite.

Forme. — Les bronches ont la forme de la trachée, c'est-à-dire qu'elles sont cylindriques en avant et aplaties en arrière.

Rapports. — Ces deux canaux présentent des rapports communs. De plus, chaque bronche affecte des rapports particuliers avec quelques organes.

1° *Rapports communs aux deux bronches.* — Les bronches se

portent au hile du poumon, et, dans le trajet qu'elles parcourent, elles affectent des rapports avec les organes qui forment avec elles le pédicule du poumon : artère et veines pulmonaires, artère et

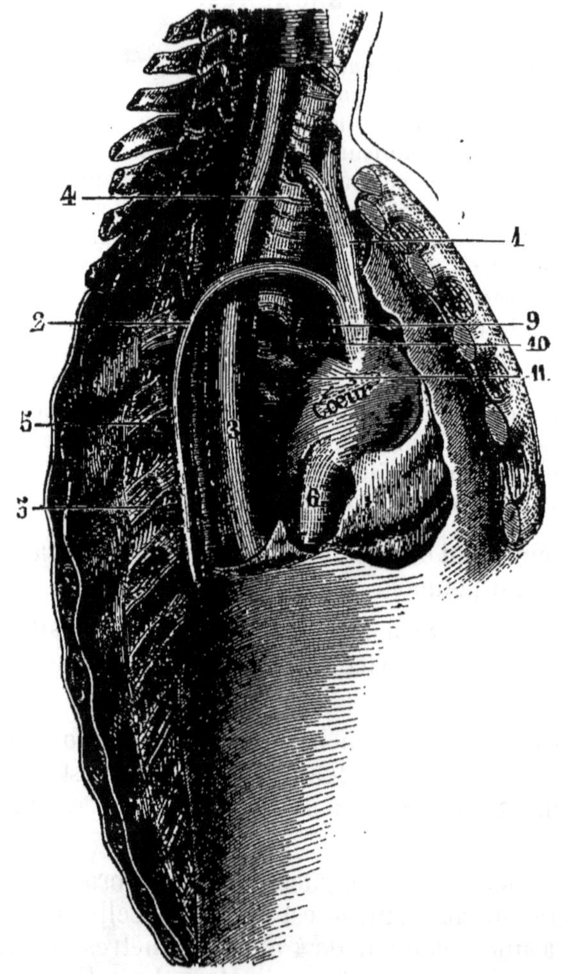

FIG. 20. — Rapports de la bronche droite et du pédicule du poumon droit.

1. Veine cave supérieure. — 2. Grande veine azygos. — 3. Œsophage. — 4. Trachée — 5, 5. Veines intercostales droites. — 6. Veine cave inférieure. — 9. Branche droite de l'artère pulmonaire. — 10. Bronche droite. — 11. Veines pulmonaires droites.

veines bronchiques, ganglions lymphatiques, nerfs, tissu cellulaire, plèvre.

L'artère pulmonaire, née de la bifurcation du tronc pulmonaire, se porte en dehors et en haut, en passant d'abord en avant, puis au-dessus de la bronche correspondante.

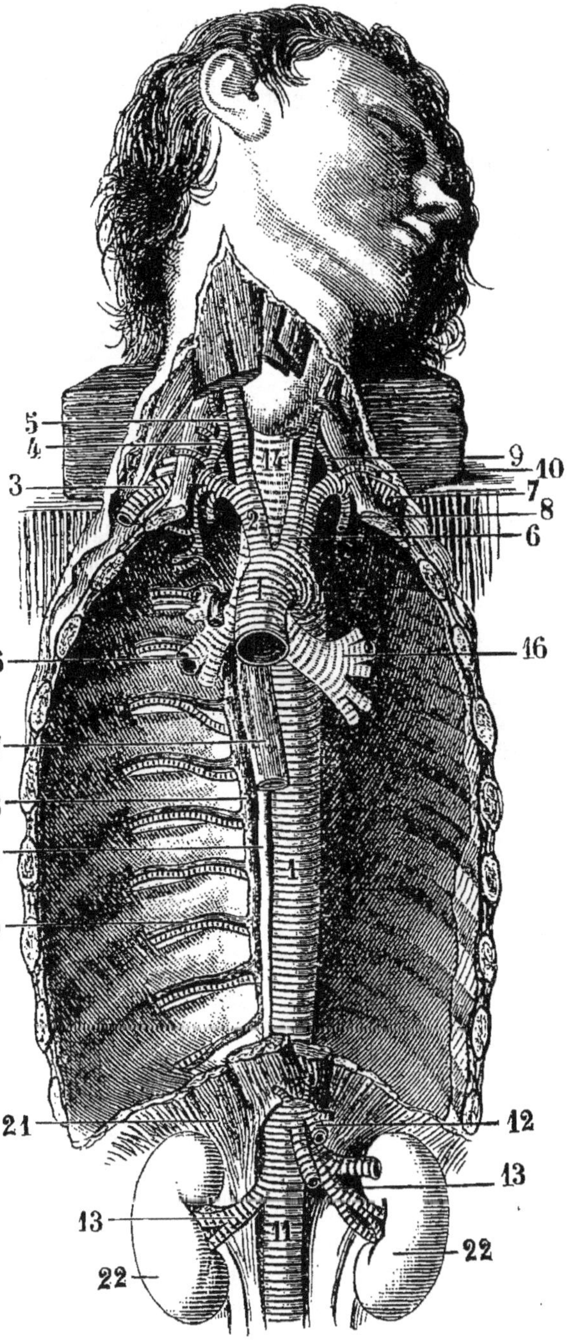

FIG. 21. — Trachée et bronches ; rapports.

1, 1. Aorte thoracique. — 2. Tronc brachio-céphalique. — 3. Artère sous-clavière droite. — 4. Tronc commun aux artères thyroïdienne inférieure et scapulaire supérieure. — 5. Carotide primitive droite. — 6. Carotide primitive gauche. — 7. Sous-clavière gauche. — 8. Mammaire interne divisée. — 9. Thyroïdienne inférieure. — 10. Scapulaire supérieure. — 11. Aorte abdominale. — 12. Tronc cœliaque. — 13, 13. Artères rénales. — 14. Trachée-artère. — 15. Bronche droite. — 16. Bronche gauche. — 17. Œsophage. — 18. Grande veine azygos. — 19. Canal thoracique. — 20. Nerf et vaisseaux intercostaux. — 21. Pilier droit du diaphragme. — 22, 22. Reins.

Les veines pulmonaires, au nombre de deux pour chaque poumon, passent aussi au-devant de la bronche correspondante, pour se porter dans l'oreillette gauche.

L'artère et la veine bronchiques suivent la face postérieure de la bronche correspondante.

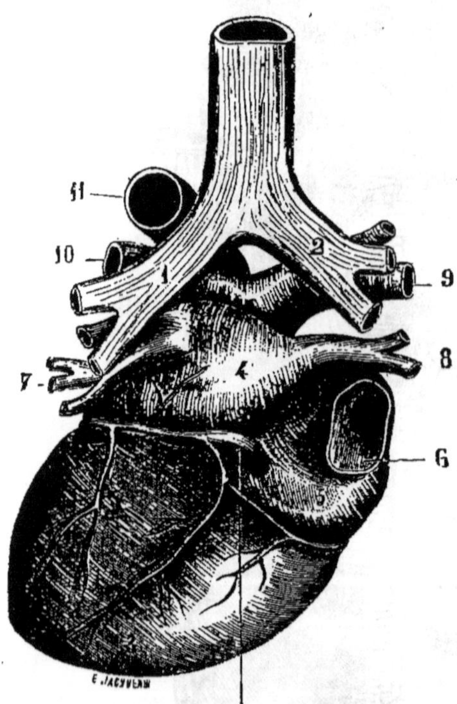

FIG. 22. — Face postérieure des bronches ; leurs rapports avec les gros vaisseaux de la base du cœur.

1. Face postérieure de la bronche gauche. — 2. Bronche droite. — 3. Ventricules du cœur. — 4. Oreillette gauche. — 5. Oreillette droite. — 6. Valvule d'Eustachi et embouchure de la veine cave inférieure. — 7. Veines pulmonaires du côté gauche. — 8. Veines pulmonaires du côté droit. — 9. Artère pulmonaire droite. — 10. Artère pulmonaire gauche. — 11. Crosse de l'aorte divisée. — 12. Veine coronaire.

Les vaisseaux lymphatiques, venus du poumon, suivent la surface externe des bronches, et se jettent dans les ganglions nombreux qui entourent ces canaux.

Les nerfs du poumon, venus du pneumogastrique et du grand sympathique, entourent les bronches et pénètrent avec elles dans le poumon. Ajoutons que le tronc du pneumogastrique croise de haut en bas la face postérieure de la bronche correspondante.

Tous les organes qui constituent le pédicule du poumon sont réunis entre eux par du tissu cellulaire, qui établit une communication entre celui du médiastin et celui qui entoure les divisions bronchiques et les lobules pulmonaires.

Enfin, la plèvre forme autour de tous ces organes, constituant le pédicule du poumon, une gaine séreuse qui établit la continuité du feuillet pariétal et du feuillet viscéral de cette membrane.

2° *Rapports particuliers à chaque bronche.* — Deux canaux veineux sont en rapport avec la bronche droite : la *veine cave supérieure,* qui croise de haut en bas sa face antérieure, et la *grande veine azygos,* qui se jette dans la veine cave supérieure, après avoir contourné de bas en haut les parties postérieure et supérieure de la bronche droite.

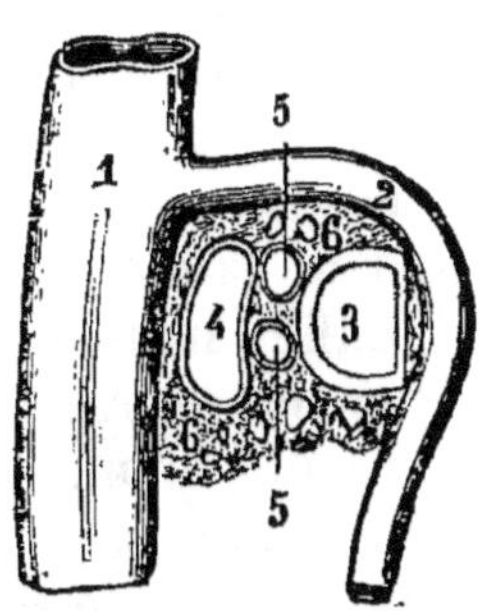

Fig. 23. — Coupe verticale et antéro-postérieure de la bronche droite, avec ses rapports (figure schématique).

1. Veine cave supérieure. — 2. Grande veine azygos. — 3. Coupe de la bronche droite. — 4. Coupe de l'artère pulmonaire droite. — 5, 5. Coupe des veines pulmonaires droites. — 6, 6. Tissu conjonctif, vaisseaux et nerfs.

Deux organes sont aussi en rapport avec la bronche gauche : la *crosse de l'aorte*, qui croise d'avant en arrière sa face supérieure, au moment où elle se sépare de la trachée, et l'*œsophage,* qui croise de haut en bas la face postérieure du même conduit, également au moment où il quitte la trachée. De plus, le *canal artériel* et le plexus cardiaque sont situés en avant de la bronche gauche.

Structure. — La structure des bronches est la même que celle de la trachée. On y trouve aussi des cerceaux cartilagineux incomplets, des fibres musculaires, une membrane fibreuse et élastique, des faisceaux élastiques sur la portion membraneuse et la même membrane muqueuse (voy. *Trachée*).

Les *artères* des bronches sont formées par les bronchiques, les *veines* se jettent dans les veines bronchiques. Les *nerfs* viennent du plexus pulmonaire et du récurrent gauche.

Pathologie.

De même que pour la trachée, les applications pathologiques de ces conduits découlent de leurs rapports. Le voisinage immédiat de la **crosse de l'aorte** rend compte de la compression des bronches par les *anévrysmes* de cette artère, du bruit de souffle spécial qui annonce cette compression, et enfin de l'ulcération de ces conduits par la tumeur anévrysmale, qui peut s'ouvrir dans leur cavité et déterminer une hémorrhagie foudroyante. Ces tumeurs anévrysmales peuvent oblitérer complètement, en l'aplatissant, l'une des bronches, et supprimer le murmure vésiculaire du poumon correspondant.

Les **ganglions** qui entourent les bronches dans l'épaisseur du pédicule pulmonaire et au niveau du hile deviennent fréquemment le siège de tubercules chez les enfants. Dans cette maladie, connue sous le nom de *phthisie bronchique*, et pouvant être indépendante de la phthisie pulmonaire, on voit les ganglions augmenter de volume, et souvent former de grosses masses qui exercent une compression plus ou moins considérable sur les bronches, au point d'amener l'asphyxie.

Les *tumeurs du médiastin*, cancéreuses, fibreuses, etc., peuvent agir de la même façon et gêner la respiration.

Enfin, nous ferons remarquer que la différence de calibre des bronches entraine une différence sensible dans le *bruit respiratoire* des deux poumons. La bronche droite, étant plus volumineuse que la gauche, admet une plus grande quantité d'air ; tout le monde sait que le murmure vésiculaire, à l'*état normal*, est plus marqué à droite. Il n'est pas rare de voir des médecins annoncer l'invasion du poumon droit par des tubercules pulmonaires, parce qu'ils prennent pour une respiration rude l'exagération normale du murmure au sommet du poumon droit.

ARTICLE QUATRIÈME

POUMONS.

Dissection. — On peut préparer le poumon de deux manières, selon qu'on désire étudier l'organe à l'état frais sur le sujet, ou préparer une pièce sèche.

Dans tous les cas, il faut prendre des poumons exempts de maladies, et surtout d'adhérences de la plèvre.

Pour l'étudier à l'état frais, il est bon d'avoir plusieurs pièces. D'un côté, on enlève la paroi antérieure du thorax, en prenant la précaution de ne point blesser l'organe qu'on désire préparer. De l'autre, on retire les viscères thoraciques de leur cavité, comme nous l'avons dit avec la préparation des bronches.

On insuffle ensuite ces organes sur les deux préparations par la trachée, on place une ligature qui empêche l'air de sortir, et l'on écarte avec des érignes le bord antérieur des poumons préparés sur le sujet Cette dernière préparation sert à l'étude des rapports ; l'autre, à celle du volume, de la conformation, de l'élasticité, etc.

Si l'on veut faire du poumon une pièce sèche, on peut y arriver de plusieurs manières : 1° on peut simplement faire dessécher l'organe insufflé pour y pratiquer plus tard des coupes ; cette méthode réussit admirablement pour la conservation des poumons de petits animaux, comme les batraciens ; 2° on peut aussi l'insuffler et le faire dessécher en conservant ses rapports avec le diaphragme, les organes du médiastin et la colonne vertébrale ; on le peint, puis on le vernit d'après les procédés que nous avons indiqués à l'article : *Préparation des pièces*, t. II ; 3° il est bon de préparer les cavités bronchiques par des injections à corrosion, et de varier les injections du système vasculaire du poumon, d'après les règles générales que nous avons posées (voy. *Injections*, t. II). De même que pour les autres viscères, il est utile d'hydrotomiser le sujet ou l'organe qu'on étudie avant de procéder aux injections (voy. *Hydrotomie*).

Les poumons sont deux organes spongieux, éminemment élastiques, essentiels à la respiration. C'est dans le poumon, au fond des lobules pulmonaires, que se passe le phénomène de l'hématose, c'est-à-dire la transformation du sang veineux en sang artériel.

Les poumons sont situés dans la cavité thoracique, au-dessus du diaphragme. Ils sont séparés l'un de l'autre par une cloison antéro-postérieure et verticale, très épaisse, qui s'étend de la face postérieure du sternum à la colonne vertébrale. Cette cloison, qui porte le nom de *médiastin*, intercepte toute communication entre les deux côtés de la poitrine. Elle peut être comparée à une muraille, dont le cœur, l'aorte, l'artère pulmonaire, les veines caves, la trachée, les bronches, etc., représenteraient les pierres, tandis que le tissu cellulaire qui réunit ces organes entre eux, de manière à former une cloison solide, tiendrait lieu du mortier qui réunit les pierres de la muraille.

Volume. — Le poumon est un organe très volumineux, qui présente les dimensions suivantes, considérées d'une manière absolue sur un poumon isolé.

D'après Sappey, chez un homme dont la poitrine est de moyenne capacité :

Le diamètre vertical postérieur est de 26 à 27 centimètres ;

Le diamètre antéro-postérieur, étendu du bord antérieur au bord postérieur, est de 16 à 17 centimètres ;

Le diamètre transversal est de 7 à 10 centimètres.

Par suite de la direction oblique en bas et en arrière de la base du poumon, il résulte que le diamètre vertical de cet organe est beaucoup moins étendu en avant.

Le volume des poumons varie selon l'âge, le sexe, les individus, les maladies, l'état d'inspiration ou d'expiration. De plus, les deux poumons n'ont pas le même volume.

Les poumons sont un peu plus petits chez la femme. On trouve quelques différences individuelles peu importantes. Certaines maladies diminuent le volume du poumon, tandis que d'autres l'augmentent. Le poumon est plus volumineux pendant l'inspiration. Nous n'avons pas à nous occuper de ces questions en ce moment (voy. plus loin) ; mais nous voulons, dès à présent, examiner la différence de volume du poumon selon les âges, et celle qui existe entre les deux poumons.

1° *Différence de volume du poumon selon l'âge.* — Il est évident que le poumon augmente de volume à mesure que l'individu se développe, depuis la naissance jusqu'à l'âge adulte. Mais ce qu'il importe de connaître, c'est la différence de volume qui existe entre les poumons d'un enfant qui n'a pas encore respiré et ceux d'un enfant qui a respiré.

Chez le premier, le poumon est réduit à une petite masse rougeâtre refoulée au sommet du thorax par le diaphragme, qui remonte quelquefois jusqu'à la troisième côte. Au moment de la naissance, le poumon, se dilatant sous l'influence des muscles inspirateurs, et recevant du sang et de l'air, augmente considérablement de volume, refoule le diaphragme en bas, et détermine, au bout de quelques heures seulement, la voussure de la paroi antérieure du thorax.

2° *Différence de volume entre les deux poumons.* — Les deux poumons ne sont pas égaux en volume. Le poumon droit présente un diamètre vertical plus court que celui du poumon gauche. Le poumon gauche présente un diamètre transversal plus court que celui du poumon droit. En tenant compte de ces différences, on peut constater que le poumon droit est un peu plus volumineux que le gauche. Il est facile d'apprécier les causes de ces différences de diamètre. En effet, le diamètre vertical du poumon droit est plus court parce qu'il est refoulé par le foie, tandis que le diamètre transversal du poumon gauche est diminué par la projection du cœur vers ce côté.

Couleur. — La couleur des poumons varie avec l'âge ; nous l'examinerons chez le fœtus, chez le nouveau-né, chez l'enfant, chez l'adulte et chez le vieillard. Les différences de coloration tenant aux maladies seront examinées plus loin.

1° *Couleur des poumons chez le fœtus.* — Avant la naissance, le poumon, à peu de chose près, représente la couleur du foie ; il est d'un rouge foncé, et cette couleur coïncide avec une consistance assez considérable de l'organe et avec un volume très petit.

2° *Couleur des poumons chez le nouveau-né.* — Au moment de la naissance, l'air, en pénétrant dans la poitrine, dilate subitement les poumons, qui augmentent de volume et de poids absolu, en même temps qu'ils diminuent de poids spécifique. La couleur change également, et, sous l'influence de l'air et du sang pénétrant dans le poumon, cet organe prend une couleur rouge vif qu'il conserve pendant quelque temps. Cette couleur diminue peu à peu d'intensité, et, après plusieurs jours de respiration, le poumon du nouveau-né est rouge clair.

3° *Couleur des poumons chez l'enfant.* — Chez l'enfant, après les premiers mois, le poumon prend une teinte rosée, qui diminue à mesure qu'il avance en âge, teinte qui disparaît insensiblement jusqu'à l'adolescence, époque à laquelle cet organe commence à se revêtir de la couleur qu'on pourrait appeler normale.

4° *Couleur des poumons chez l'adulte.* — A cet âge, le poumon est d'un gris cendré. Cependant, au niveau du bord postérieur, cet organe est presque toujours coloré en rose ou en rouge vineux. Il n'est pas bien certain que cette coloration soit due à la stase sanguine chez les cadavres, qu'on a l'habitude de placer, après la mort, dans le décubitus dorsal.

5° *Couleur des poumons chez le vieillard.* — Chez l'adulte, on voit déjà se montrer, sous forme de pointillé, de lignes ou de taches, une matière noire à la surface du poumon. Cette matière augmente avec l'âge, de sorte que les poumons des vieillards ont une couleur presque noire. Cette matière noire n'est autre chose que du charbon transporté dans les voies respiratoires et pénétrant de proche en proche à travers le tissu pulmonaire qu'il colore. La distribution du charbon pulmonaire n'est pas irrégulière. Il se dépose en premier lieu dans les lignes polygonales que les lobules forment à la surface du poumon en se comprimant réciproquement. Il constitue là des lignes noires, s'entre-croisant et formant des polygones dont les côtés s'étendent insensiblement et finissent par former à la surface pulmonaire de larges taches noires. M. Robin a démontré que la matière noire envahit quelquefois le tissu même du poumon, et qu'à ce niveau quelques petites bronches sont détruites.

Poids absolu des poumons. — Nous distinguerons avec soin, parce qu'ici cette distinction a une grande importance, le poids absolu et le poids spécifique.

Le poids absolu du poumon présente une foule de variations en rapport direct avec les variations de volume. Examinons la différence de poids des poumons aux divers âges et la différence de poids qui existe entre les deux poumons.

1° *Différence aux divers âges.* — Sans parler des nombreux cas pathologiques qui déterminent une augmentation dans le poids de cet organe, nous dirons que le poids normal des deux poumons réunis est de 1,000 grammes à 1,200 grammes (Sappey). Il est important de connaître la différence de poids qui existe entre les poumons d'un enfant nouveau-né et ceux d'un enfant qui n'a pas respiré. En effet, chez l'enfant qui n'a pas respiré, les poumons pèsent environ de 60 à 65 grammes, poids qui équivaut à la cinquantième partie du poids du corps. Chez l'enfant qui a respiré, la quantité considérable de sang, arrivant aux poumons par l'artère pulmonaire, augmente le poids de ces organes, qui, porté à 94 grammes, égale la trente-quatrième partie du poids du corps [1].

Le mode d'évaluation du poids absolu du poumon, comparé au poids du corps, est employé en médecine légale pour savoir si un enfant a respiré ou n'a pas respiré ; il est, depuis Ploucquet, connu sous le nom de *docimasie pulmonaire par la balance.*

2° *Différence de poids entre les deux poumons.* — Souvent les deux poumons sont égaux en poids ; lorsqu'il existe une différence, elle est à l'avantage du poumon droit, qui peut dépasser de 2 à 3 onces le poids du poumon gauche.

Poids spécifique du poumon. — Les poumons sont plus légers que l'eau. Ils surnagent à la surface de ce liquide. Beaucoup de maladies diminuent ou augmentent ce poids spécifique. Mais il existe une différence de poids spécifique qu'il importe au médecin légiste de bien connaître : je veux parler de celle qu'on trouve entre les poumons d'un enfant qui n'a pas respiré et ceux d'un enfant qui a respiré. Chez le premier, les poumons, peu volumineux, durs, d'un rouge foncé, n'ont jamais reçu d'air ; si vous les placez dans l'eau, ils s'enfoncent comme le ferait un morceau de foie ; leur poids spécifique est de 1,068 en moyenne, en prenant 1,000 pour le poids de l'eau (Sappey). Chez l'enfant qui a respiré, les poumons augmentent de volume, passent de la couleur rouge-brun au rouge vif, ils augmentent de poids absolu, et, si vous placez ces poumons dans l'eau, ils surnagent ; leur poids spécifique n'est plus en moyenne que de 0,490. Schrœger a appliqué à la médecine légale ce mode d'évaluation du poids spécifique des poumons, connu sous le nom de *docimasie pulmonaire hydrostatique.*

1. Ces chiffres, indiqués par Sappey, diffèrent un peu de ceux de Cruveilhier. Ce dernier admet que, chez l'enfant qui n'a pas respiré, le poids des poumons égale la 60e partie du poids du corps, tandis qu'il n'égale que la 30e partie chez celui qui a respiré.

Propriétés du tissu pulmonaire. — Nous désignons sous cette dénomination commune la consistance, l'élasticité, la cohésion, la résistance et la crépitation des poumons.

1° *Consistance.* — Le tissu du poumon est mou et présente une consistance analogue à celle d'une éponge. Telle est la consistance du poumon de l'adulte et de l'enfant qui a respiré. Chez l'enfant qui n'a pas respiré, cette consistance est augmentée, et le poumon présente une certaine fermeté.

2° *Élasticité.* — L'élasticité du tissu des poumons est la principale de ses propriétés. En effet, cette élasticité (voy. plus loin) joue un grand rôle dans une foule de phénomènes physiologiques et pathologiques. Pour le démontrer, il suffit d'insuffler fortement un poumon et de le livrer ensuite à lui-même. On le voit se réduire à son volume primitif par la seule élasticité de son tissu, qui, en revenant sur lui-même, chasse l'air contenu dans l'organe. On peut le démontrer encore en ouvrant la plèvre d'un animal vivant ou celle d'un cadavre. Aussitôt que cette cavité est ouverte, on voit le poumon revenir sur lui-même et obéir à son élasticité. Pour comprendre cette expérience, il est bon de se rappeler que, sur le vivant comme sur le cadavre dont les parois thoraciques sont intactes, le poumon est maintenu dans un état de dilatation permanente par le vide que tend à former la cavité de la plèvre, et que dans cet état l'air atmosphérique presse de dedans en dehors la surface intérieure des poumons. Mais lorsqu'on ouvre la plèvre, l'air, en pénétrant dans la cavité de cette séreuse, exerce une pression à la surface externe du poumon et fait équilibre à la pression qu'il exerce à l'intérieur de l'organe. Dès lors, le poumon, obéissant à son élasticité, revient sur lui-même, uniquement parce qu'il est élastique et non par la pression que l'air exerce à sa surface externe.

3° *Cohésion, résistance et crépitation.* — Le tissu pulmonaire est doué d'une grande cohésion. Il se déchire difficilement lorsqu'il est sain, même sous l'influence d'efforts considérables.

Il présente une grande résistance à l'insufflation, et l'on admet généralement aujourd'hui qu'il est impossible de déchirer les cellules du poumon sain par l'insufflation.

Lorsqu'on presse entre deux doigts le tissu pulmonaire, on éprouve la sensation d'une crépitation particulière, qui est attribuée par la plupart des auteurs à la rupture de parois de cellules du poumon. Cette explication me paraît invraisemblable, parce que les parois des cellules pulmonaires sont très résistantes, et que la moindre pression avec la pulpe du doigt suffit pour produire la crépitation. Il me semble qu'il est plus logique d'admettre que ce bruit est déterminé par le passage brusque de l'air d'une vésicule dans les vésicules voisines, à travers des espaces plus ou moins comprimés, pendant qu'on exerce la pression des doigts sur le tissu du poumon.

Forme, régions et rapports (fig. 24 et 25). — Les poumons présentent la forme d'un cône aplati sur les côtés. Chacun de ces organes offre à l'étude une face interne, une face externe, un bord antérieur, un bord postérieur, une base et un sommet.

Face interne. — La face interne est concave ; la concavité du poumon gauche est plus marquée que celle du poumon droit.

On trouve sur la face interne le *hile* du poumon; il donne attache au pédicule pulmonaire. Le hile est situé à égale distance du sommet et de la base, un peu plus près du bord postérieur que du bord antérieur. Il a 3 centimètres de hauteur, sur 2 de largeur.

C'est au niveau du hile qu'est situé le pédicule pulmonaire, ou *racine du poumon*, formé par les organes qui pénètrent dans le poumon, artères, nerfs et bronches; par ceux qui en sortent, veines, lymphatiques, et par une gaine séreuse qui entoure tous ces organes et qui constitue le seul moyen de communication entre le feuillet viscéral et le feuillet pariétal de la plèvre.

La face interne du poumon est en rapport avec le médiastin. Le cœur et le péricarde séparent les deux poumons ; en arrière du cœur, se trouvent l'artère aorte et l'œsophage. Au-dessus du cœur, les rapports ne sont pas les mêmes des deux côtés. A ce niveau, la face interne du poumon gauche est en rapport, un peu au-dessus du hile, avec la crosse de l'aorte qui se creuse sur elle un sillon courbe à concavité inférieure, avec l'origine de l'artère sous-clavière gauche et de la carotide primitive gauche. La face interne du poumon droit est en rapport direct avec la face droite de la trachée, l'œsophage, la veine cave supérieure et la terminaison de la grande veine azygos. Ajoutons, pour terminer, que le nerf pneumogastrique et le nerf phrénique sont aussi en rapport avec la face interne des deux poumons dans toute leur étendue.

Face externe. — La face externe du poumon est convexe et lisse. On y trouve les scissures interlobaires qui divisent cet organe en plusieurs portions ou lobes. Sur le poumon gauche, il existe une seule scissure, oblique de haut en bas et d'arrière en avant, qui le divise en deux lobes. Sur le poumon droit, il existe deux scissures ayant la même direction. Elles sont confondues en arrière et séparées en avant. Elles divisent l'organe en trois lobes, supérieur, moyen et inférieur.

Toutes les scissures interlobaires pénètrent profondément jusqu'à la racine du poumon, et l'on voit la plèvre qui en tapisse les deux faces se réfléchir au fond de la scissure, d'un lobe sur l'autre.

La face externe du poumon est en rapport, par l'intermédiaire de la plèvre, avec la face interne des côtes et des muscles intercostaux internes.

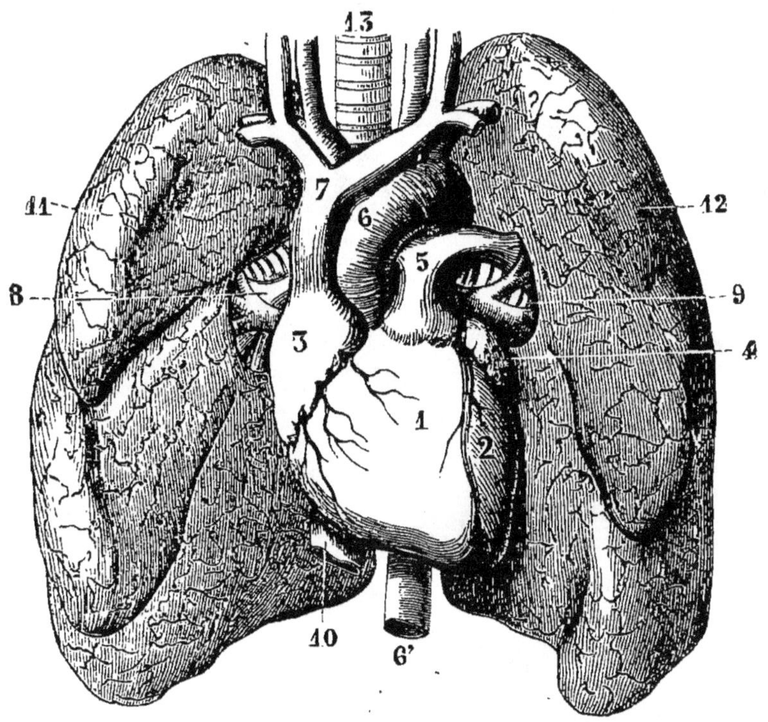

Fig. 24. — Rapports du cœur, des poumons e des gros vaisseaux du médiastin.

1. Ventricule droit. — 2. Ventricule gauche. — 3. Oreillette droite. — 4. Oreillette gauche. — 5. Artère pulmonaire. — 6. Artère aorte. — 7. Veine cave supérieure. — 8. Branche droite de l'artère pulmonaire. — 9. Bronche gauche. — 10. Veine cave inférieure. — 11, 12. Poumons. — 13. Trachée-artère.

Bord antérieur. — Ce bord est mince et tranchant. A l'état normal, il s'avance un peu sur la face antérieure du cœur, qu'il recouvre en partie. Il est en rapport, en avant, avec les cartilages costaux, les bords du sternum et les vaisseaux mammaires internes. Celui du côté droit est à peu près vertical, celui du côté gauche est oblique en bas et en dehors; il est refoulé par le cœur. Ajoutons qu'il existe au-devant des gros vaisseaux du cœur une languette de tissu pulmonaire.

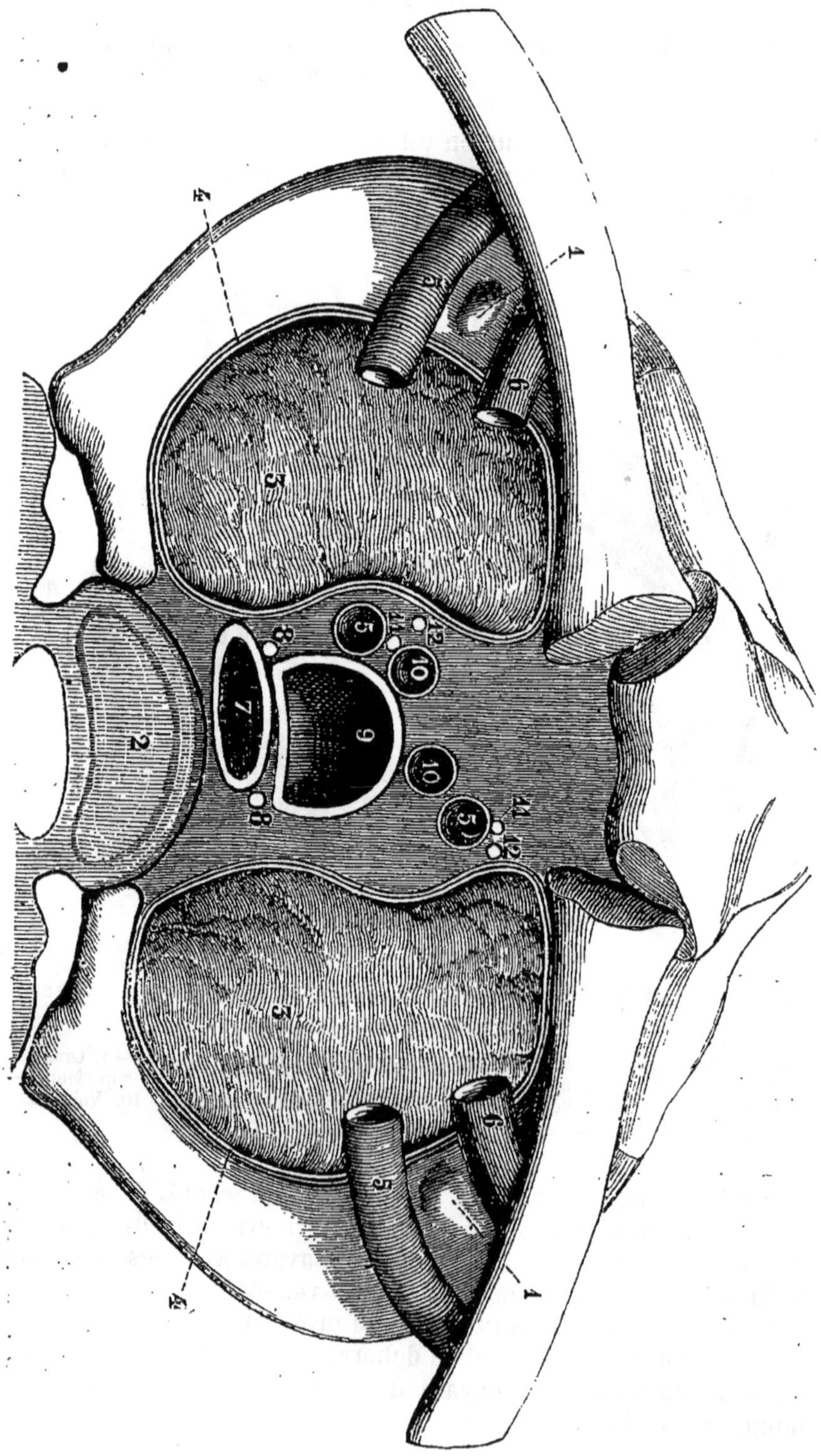

1
2
3
4
5
6
7
8
9
10
11
12

Fig. 25. — Orifice supérieur du thorax, avec les organes qui le traversent (coupe transversale).

1, 1, Tubercule du scalène antérieur ou de Lisfranc, séparant l'artère sous-clavière de la veine. — 2. Première vertèbre dorsale. — 3, 3. Coupe du sommet des poumons. — 4, 4. Coupe du cul-de-sac supérieur de la plèvre. — 5, 5, 5, 5. Artères sous-clavières. — 6, 6. Veines sous-clavières. — 7. Œsophage. — 8, 8. Nerfs récurrents. — 9. Trachée. — 10, 10. Artères carotides primitives. — 11, 11. Nerfs phréniques. — 12, 12. Nerfs pneumogastriques.

Bord postérieur. — Beaucoup plus long que l'antérieur, ce bord est étendu depuis la première côte jusqu'à la onzième, tandis que l'antérieur descend jusqu'à l'appendice xiphoïde du sternum. Le bord postérieur est très épais, et logé dans la concavité que présente le thorax de chaque côté de la colonne vertébrale. Il est en rapport, par l'intermédiaire de la plèvre, et de dedans en dehors, avec la face latérale de la colonne vertébrale, le nerf grand sympathique, les vaisseaux et nerfs intercostaux, la face interne du muscle intercostal externe et la face interne des côtes.

Base. — La base du poumon est très large et moulée sur la convexité du diaphragme. Cette base est oblique de haut en bas et d'avant en arrière; elle est bordée par une languette du poumon qui la contourne, et qui s'insinue dans le cul-de-sac circulaire que forment par leur réunion le diaphragme et la face interne des côtes. Elle est en rapport, par l'intermédiaire du diaphragme et de la plèvre, avec le foie pour le poumon droit, avec le foie et la rate pour le poumon gauche. De plus, à sa partie postérieure, qui est la plus déclive, le poumon gauche est en rapport, par l'intermédiaire du diaphragme, avec le rein gauche et la capsule surrénale gauche.

Sommet. — Le sommet du poumon s'élève au-dessus de l'orifice supérieur du thorax, qu'il déborde d'une hauteur qui varie avec les sujets Il vient se placer en arrière de la clavicule, et il n'est pas rare de le voir déborder cet os de 1 à 2 centimètres. La première côte, par son bord interne, imprime ordinairement sur lui un sillon circulaire.

Au-dessus de la première côte, il est en rapport : en avant, avec le bord postérieur de la clavicule et le muscle sterno-cléido-hyoïdien ; en arrière, avec le col de la première côte, le ganglion cervical inférieur du nerf grand sympathique, l'artère intercostale supérieure et le premier nerf dorsal, au moment où il monte au-dessus de la première côte; en dehors, avec l'insertion du scalène antérieur ; en dedans et à gauche, avec l'origine de la carotide primitive et de la sous-clavière qui contourne le sommet du poumon ; en dedans et à droite, avec le tronc brachio-céphalique et l'origine de la sous-clavière qui le contourne. De plus, la veine sous-clavière et l'origine du tronc veineux brachio-céphalique passent au-dessus et un peu en avant du sommet des deux poumons.

Tous ces rapports se font par l'intermédiaire du cul-de-sac supérieur de la plèvre. Ajoutons, pour terminer, que le sommet du poumon présente, à sa partie la plus culminante, un point dur qui n'existe que chez les vieillards, et qui est dû probablement à la condensation du tissu pulmonaire à ce niveau.

Structure du poumon.

Dans la structure du poumon, nous avons à étudier : 1° les ramifications bronchiques; 2° le tissu propre du poumon; 3° le tissu conjonctif du poumon et la matière noire pulmonaire; 4° les vaisseaux sanguins; 5° les vaisseaux et les ganglions lymphatiques; 6° les nerfs; 7° le feuillet séreux qui le recouvre, et que nous étudierons plus loin en décrivant la plèvre.

1° Ramifications bronchiques. — En passant à travers le hile du poumon, la bronche gauche se divise en deux branches qui pénètrent dans les deux lobes, tandis que la bronche droite se divise en trois pour les trois lobes du poumon droit. Chaque division bronchique s'enfonce dans le lobe correspondant et se subdivise irrégulièrement. Il est à remarquer que les grosses divisions naissent dichotomiquement, tandis que d'innombrables petites divisions naissent sans régularité sur les divisions principales.

Ces divisions successives rappellent les ramifications du canal excréteur d'une glande en grappe, telle que le pancréas.

Les ramifications bronchiques deviennent de plus en plus petites, et elles conservent la même structure jusqu'à ce qu'elles atteignent un demi-millimètre de diamètre. Au-dessous de ce diamètre, leur structure change. On les désigne sous les noms de *bronchioles*, bronches *sus-lobulaires* et lobulaires.

Trois couches forment les ramifications bronchiques : une externe, qui fait suite à celle de la trachée et qui est constituée, comme celle-ci, par une membrane fibro-élastique et du cartilage; une moyenne ou musculaire; une interne ou muqueuse.

La *membrane fibro-élastique* (couche externe) s'amincit insensiblement, à mesure que les divisions bronchiques diminuent de calibre; arrivée aux bronches sus-lobulaires, elle se confond avec leur paroi. Elle est formée de tissu conjonctif, contenant un grand nombre de fibres élastiques fines, isolées ou anastomosées entre elles. Des cartilages sont placés dans son épaisseur, comme

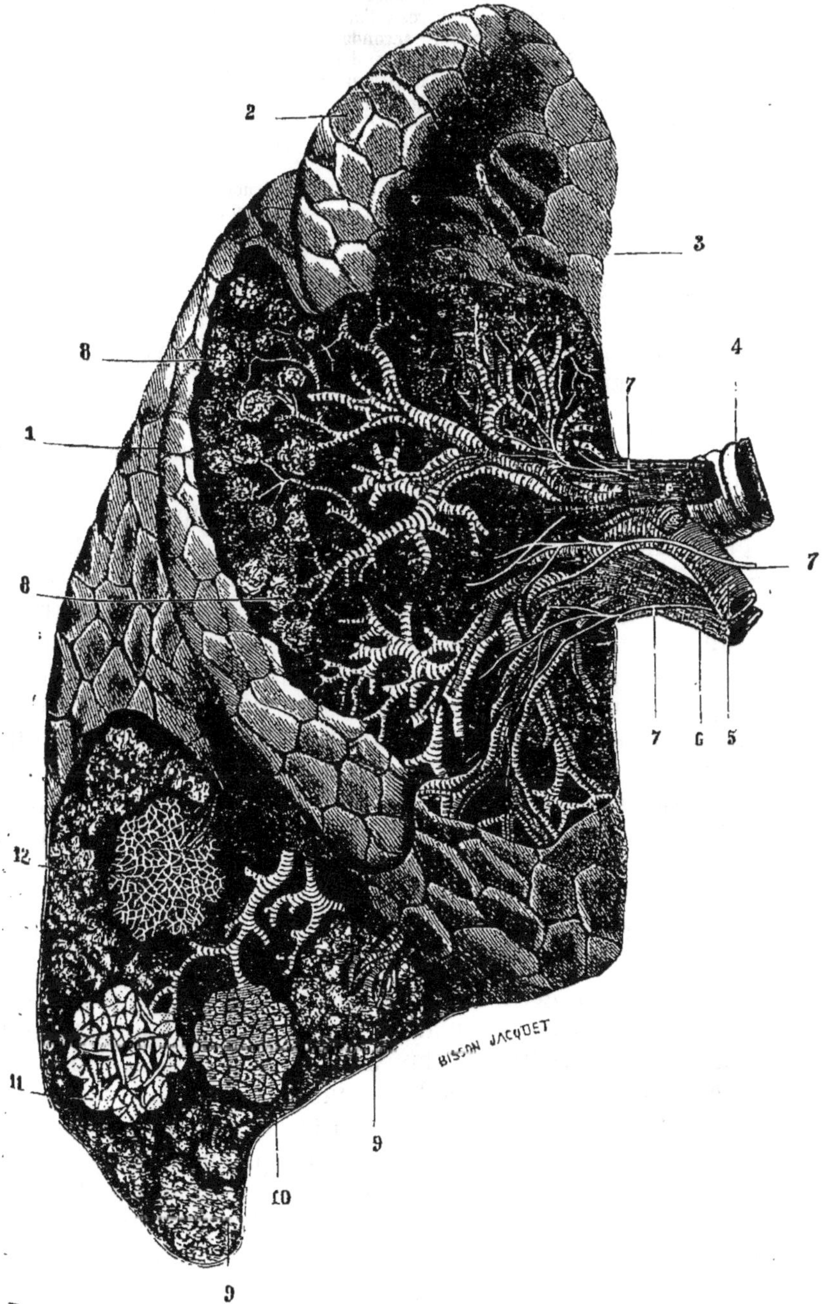

FIG. 26. — Conformation extérieure, conformation intérieure et structure du poumon (poumon droit, figure demi-schématique).

1. Scissure inférieure du poumon. — 2. Surface extérieure du poumon et lignes polygonales, limitant les lobules secondaires. — 3. Face médiastine du poumon. —

4. Bronche. — 5. Artère pulmonaire; on aperçoit plus haut la coupe d'une de ses branches. — 6. L'une des veines pulmonaires ; l'autre est au-dessus. — 7, 7, 7. Nerfs pulmonaires. — 8, 8. Plusieurs lobules secondaires situés aux extrémités des divisions bronchiques. — 9, 9. Surface extérieure de deux lobules primitifs considérablement grossis. — 10. Autre lobule grossi et ouvert pour montrer les cellules épithéliales. — 11. Autre lobule grossi et ouvert pour montrer les cloisons et les vésicules pulmonaires qu'elles séparent. — 12. Autre lobule grossi et ouvert pour montrer le réseau capillaire supposé vu au microscope. Entre ces lobules grossis, on voit des mamelons formés par des lobules de dimensions normales.

Cette figure est destinée à expliquer l'ensemble de la structure des poumons ; ce n'est pas là qu'il faut chercher les détails, pour chacun desquels on trouvera plus loin d'autres figures.

au niveau de la trachée; seulement, ils sont disposés différemment, afin de permettre aux divisions bronchiques de se dilater pendant l'inspiration et de se rétrécir pendant l'expiration. Au lieu de représenter les trois quarts d'un anneau comme ceux de la trachée, les cartilages des bronches constituent des anneaux complets, avec cette particularité que ces anneaux sont divisés en plusieurs fragments anguleux, susceptibles de s'écarter les uns des autres pendant l'inspiration et de se rapprocher pendant l'expiration. Ces anneaux cartilagineux, très serrés dans les grosses divisions, s'écartent de plus en plus à mesure que les tuyaux bronchiques diminuent de calibre, puis on ne les trouve plus que sous forme de petites lamelles cartilagineuses isolées, seulement au point où se détachent des ramuscules bronchiques. Ils disparaissent complètement sur les petites bronches, qui ont de un demi-millimètre à un millimètre. Comme ceux de la trachée, ces cartilages ont la structure du cartilage vrai.

La *couche musculaire*, au lieu d'être partielle comme sur la trachée, est totale, et forme une membrane complète entre la muqueuse et la fibro-élastique, à laquelle elle est très adhérente. Les fibres musculaires lisses qui la constituent sont disposées en faisceaux circulaires, continus depuis les plus grosses ramifications jusqu'aux bronches lobulaires. Ces muscles lisses sont désignés sous le nom de *muscles de Reisseissen*. Dans les bronches lobulaires, la couche musculaire n'est plus continue. On y trouve de petits sphincters lisses, compris entre la membrane fibro-élastique externe et le derme de la muqueuse.

La *muqueuse* fait suite à celle de la trachée, dont elle a d'abord l'épaisseur et la structure. Elle s'amincit insensiblement jusqu'aux plus fines ramifications bronchiques. Son *derme*, de même que celui de la trachée, contient une certaine quantité de faisceaux élastiques longitudinaux, qui font saillie à la face interne de la muqueuse, à laquelle ils donnent un aspect strié caractéristique, surtout vers les petites divisions. Le tissu fibro-élastique est tellement développé que certains auteurs désignent cette couche du derme par le nom de *membrane fibro-élas-*

tique interne. La portion sous-épithéliale, ou derme, est une mince couche homogène de 4 à 7 μ, sur laquelle repose l'épithélium. Des *glandules* tout à fait analogues à celles de la trachée existent dans l'épaisseur de la muqueuse; elles sont moins nombreuses et un peu plus petites ; on n'en trouve plus sur les divisions bronchiques de 2 à 3 millimètres de diamètre[1].

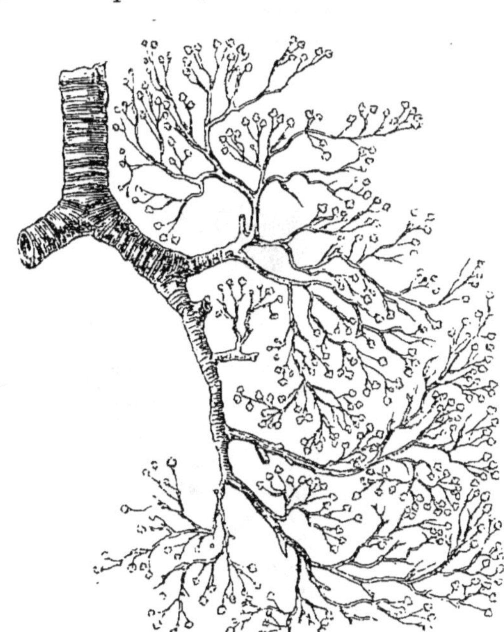

FIG. 27. — Disposition générale des divisions bronchiques et des lobules. On voit les lobules pulmonaires aux extrémités des dernières divisions. L'ensemble représente les acini des glandes en grappe et leurs conduits.

L'*épithélium* est exactement semblable à celui de la trachée, jusqu'aux bronches de 2 à 3 millimètres : c'est un *épithélium cylindrique stratifié, à cils vibratiles;* au-dessous de ce point, il se réduit peu à peu à une seule couche et passe à l'état d'*épithélium cylindrique simple à cils vibratiles*. Au point où les petites ramifications bronchiques se continuent avec les bronches lobulaires, lorsqu'elles offrent de un demi-millimètre à un millimètre, l'épithélium vibratile est remplacé par un épithélium pavimenteux.

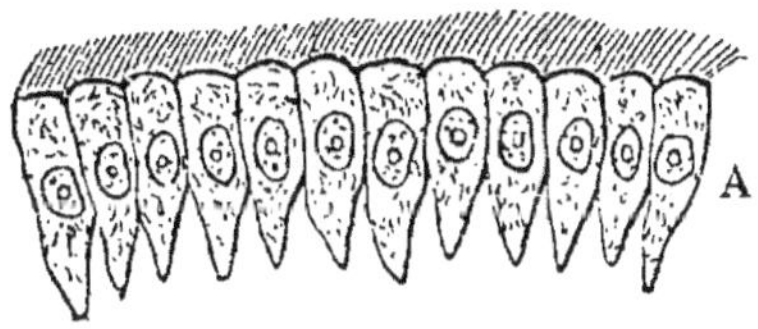

FIG. 28. — Cellules d'épithélium cylindrique simple à cils vibratiles.

1. D'après Remak, on trouverait des glandes dans la muqueuse des divisions bronchiques, jusqu'au voisinage des lobules.

2° Tissu propre du poumon. — Le tissu propre du poumon est représenté par la réunion d'un nombre considérable de petits organes similaires, dont chacun peut être considéré, en quelque sorte, comme l'*unité anatomique* du viscère. Ces organes, appendus aux dernières ramifications de l'arbre bronchique, comme les culs-de-sac d'une glande en grappe à leurs canalicules

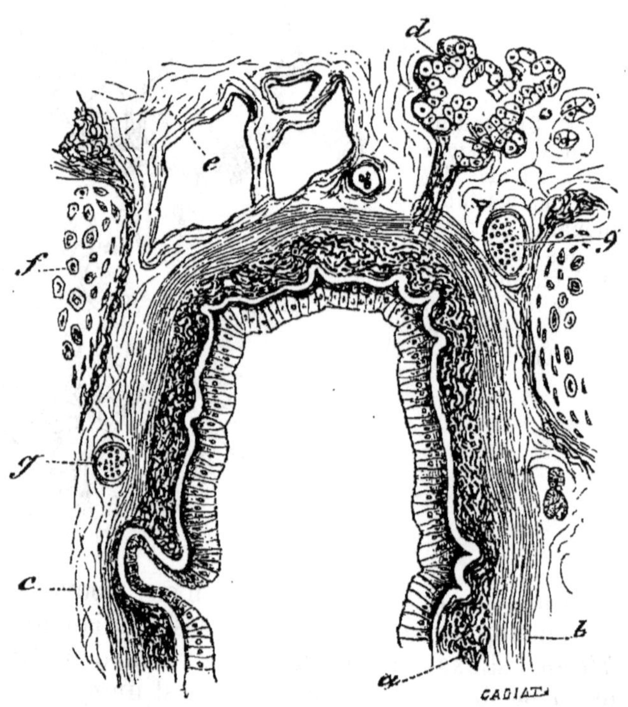

FIG. 29. — Coupe d'une bronche sus-lobulaire au voisinage d'un lobule.

a. Trame élastique de la muqueuse. — *b.* Couche de fibres lisses. — *c.* Tissu conjonctif sous-muqueux. — *d.* Glande sous-muqueuse. — *e.* Vaisseaux sanguins. — *f.* Noyaux cartilagineux de la paroi bronchique. — *g*, *g*. Nerfs (Cadiat).

excréteurs, sont les *lobules pulmonaires*. Ils représentent un poumon complet en miniature. L'étude détaillée d'un de ces organes nous fera donc comprendre la structure du tissu pulmonaire.

Du lobule pulmonaire.

Chaque lobule pulmonaire possède une *bronche* et une *artère terminales*, qui lui sont *propres* ; il est limité par une *membrane enveloppante*, qui lui est *spéciale* ; c'est donc bien un organe individualisé. En pénétrant intimement dans l'étude anatomique de cet organe, on constate qu'il est formé lui-même de lobules plus petits ou lobulins, les *acini*. Cette courte description rend encore plus frappante la comparaison du poumon avec une glande en grappe. Chaque lobule ainsi formé d'éléments plus petits,

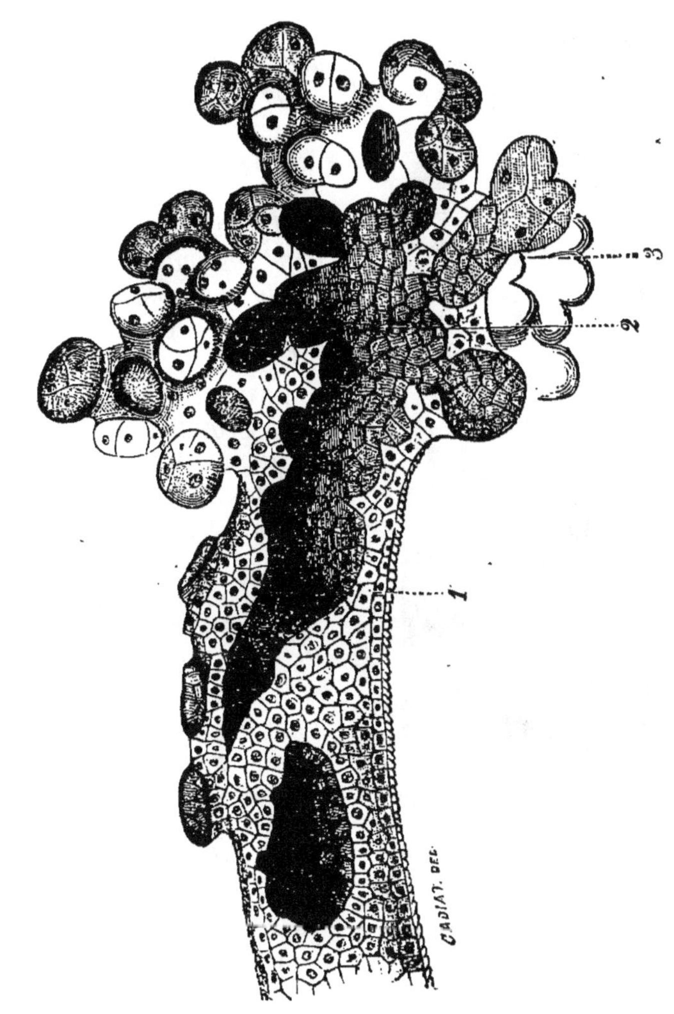

FIG. 30. — Terminaison d'une bronche.

1. Bronche sus-lobulaire. — 2. Bronche intra-lobulaire. — 3. Bronchiole acineuse.

représente, en quelque sorte, l'ensemble des culs-de-sac sécréteurs, réunis autour du canalicule terminal d'une glande en grappe composée.

Les dernières ramifications bronchiques sont comme le squelette du lobule pulmonaire. Les plus petites bronches donnent naissance à un conduit qui lui sert de pédicule, la *bronche sus-lobulaire*; celle-ci prend le nom de *bronche lobulaire ou intra-lobulaire* en pénétrant dans l'intérieur de l'organe, et elle se divise enfin, dichotomiquement, en un certain nombre de petites branches terminales excessivement fines, les *bronchioles acineuses*.

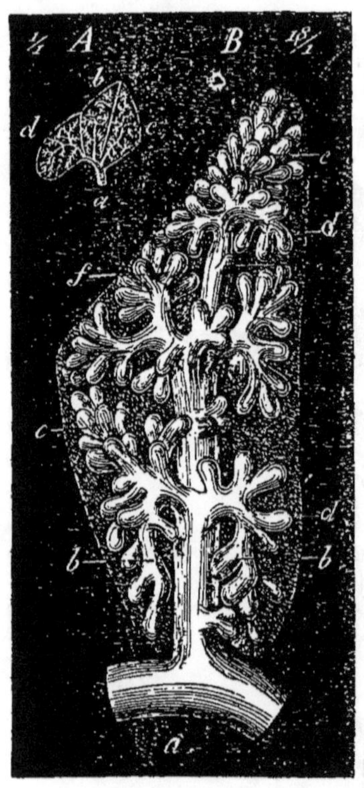

Fig. 31. — Lobule secondaire et canalicule respirateur.

A. Un lobule, dimensions normales. — *a*. Bronche sus-lobulaire. — *b*, *c*, *d*. Limites du lobule.

B. Lobule grossi 18 fois. — *a*. Dernière ramification bronchique sur laquelle naît la bronche sus-lobulaire. — *b*, *b*, *c*. Groupes de bronchioles acineuses. — *d*, *d*. Acini pariétaux. — *e*. Acinus terminal.

De l'acinus. — La bronchiole acineuse préside à la construction de l'acinus, ou, si l'on aime mieux, l'acinus n'est *qu'un bourgeonnement et une dilatation systématiques de la bronchiole acineuse* (Grancher). A celle-ci succède une première dilatation, le *vestibule;* il donne naissance, en s'évasant, à trois ou six *canaux alvéolaires ou respirateurs*, terminés eux-mêmes par les *infundibula*. L'*infundibulum* est formé par l'assemblage de petits culs-de-sac excessivement fins, terminaux, les *alvéoles*. Dans son ensemble, il a l'aspect d'*un petit sac cloisonné*.

Dans la structure de l'acinus, nous devons distinguer : la *membrane fibro-élastique*, qui lui donne sa forme ; les *éléments musculaires; l'épithélium de revêtement*.

La membrane fibro-élastique représente, en quelque sorte, le squelette de l'acinus. Elle est formée par un tissu conjonctif fibrillaire, riche en cellules, et par des fibres élastiques disposées en faisceaux réguliers. L'orifice, par lequel le *vestibule* se continue avec l'*infundibulum*, est entouré par un premier faisceau élastique. Dans les alvéoles, on peut distinguer trois sortes de fibres élastiques : 1° les *fibres d'orifice*, qui entourent l'ouverture de l'alvéole ; 2° les *fibres du sac*, qui entourent le cul-de-sac alvéolaire; 3° les *fibres communes*, qui unissent entre eux les alvéoles d'un même infundibulum (Grancher). Cette richesse de l'alvéole en tissu élastique nous explique la facilité avec laquelle l'air inspiré dilate le cul-de-sac, qui, en vertu de cette même élasticité, revient aisément sur lui-même pour chasser l'air qui doit être expiré.

Les *éléments musculaires* sont rares dans l'acinus; ils sont représentés par un petit sphincter contractile qui entoure la bronchiole acineuse au point où elle se dilate pour former le vestibule. Cadiat regardait ce sphincter comme destiné à régler l'entrée de l'air dans les lobules.

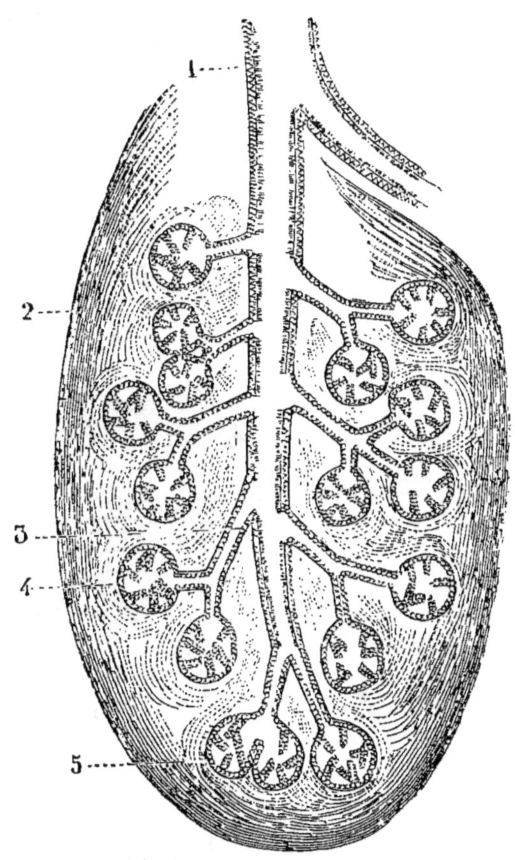

FIG. 32. — Schéma montrant la constitution du lobule pulmonaire.

1. Bronche sus-lobulaire. — 2. Limite périphérique du lobule. — 3. Bronchiole acineuse. — 4. Infundibulum. — 5. Tissu conjonctif intra-lobulaire.

L'*épithélium* alvéolaire est formé chez l'adulte de cellules épithéliales pavimenteuses. Chez le fœtus qui n'a pas encore respiré, ces mêmes cellules sont cylindriques, et, au centre de la cavité qu'elles limitent, on trouve des cellules granuleuses, destinées, d'après certains auteurs, à maintenir béants les alvéoles. On s'accorde généralement aujourd'hui à regarder l'épithélium alvéolaire comme une modification de l'épithélium bronchique, qui aurait perdu ses cils vibratiles et se serait mécaniquement aplati, au moment de la première inspiration.

Formation du lobule pulmonaire par les acini. — Les acini, en se groupant autour de la bronche intra-lobulaire, par l'intermédiaire des bronchioles acineuses, forment le lobule pulmonaire. Parmi les acini, les uns s'implantent, au nombre de huit à dix, sur la continuité de la bronche, ce sont les *acini pariétaux* : ceux qui s'abouchent à l'extrémité de la bronche sont les *acini terminaux*; il y en a de trois à cinq. La bronche intra-lobulaire ne pénètre donc pas jusqu'à la périphérie du lobule. Ainsi que la bronche sus-lobulaire, cette ramification bronchique est recouverte par un épithélium cylindrique dépourvu de cils vibratiles.

Le lobule pulmonaire est entouré de tous côtés par du tissu fibro-élastique qui se continue avec les couches des parois alvéolaires et le rend ainsi indépendant des lobules voisins.

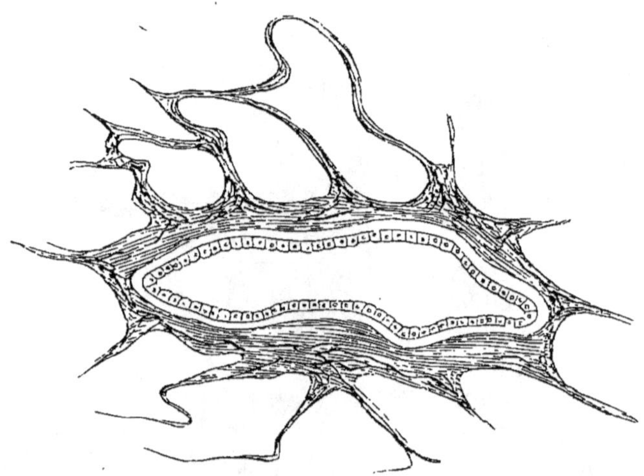

Fig. 33. — Coupe transversale d'un canal de transition, montrant la membrane fibro-élastique de la bronchiole acineuse et son épithélium cubique.

Il est facile de voir le fond des lobules pulmonaires les plus superficiels, quand on examine un poumon. Tous ces lobules sont délimités par des traînées noirâtres que nous retrouverons en étudiant les lymphatiques. Elles ont la forme de polygones plus ou moins réguliers.

Réseau capillaire du lobule. — Le *réseau capillaire* [1], que nous retrouverons avec les vaisseaux du poumon, est situé à la face interne du lobule; il repose sur les éléments élastiques, au-des-

1. Le réseau capillaire est facile à injecter. On devra se servir de poumons conservés dans des liquides, et faire ensuite l'injection par l'artère pulmonaire, en ayant soin de lier les veines pulmonaires et les vaisseaux bronchiques, qui laisseraient fuir l'injection, si elle est pénétrante.

Kölliker conseille, pour étudier les capillaires du poumon chez les amphibies, de chasser le sang des vaisseaux par un courant d'eau, et de les remplir ensuite de gélatine incolore.

sous de la couche épithéliale; quelques éléments de tissu conjonctif réunissent les vaisseaux. Les mailles de ce réseau sont arrondies, quadrilatères ou ovalaires, chez l'homme ; sur des pièces fraiches, ces mailles ont de 4 à 18 μ (Kölliker), et les vaisseaux capillaires eux-mêmes varient de 5 à 11 μ. Le réseau

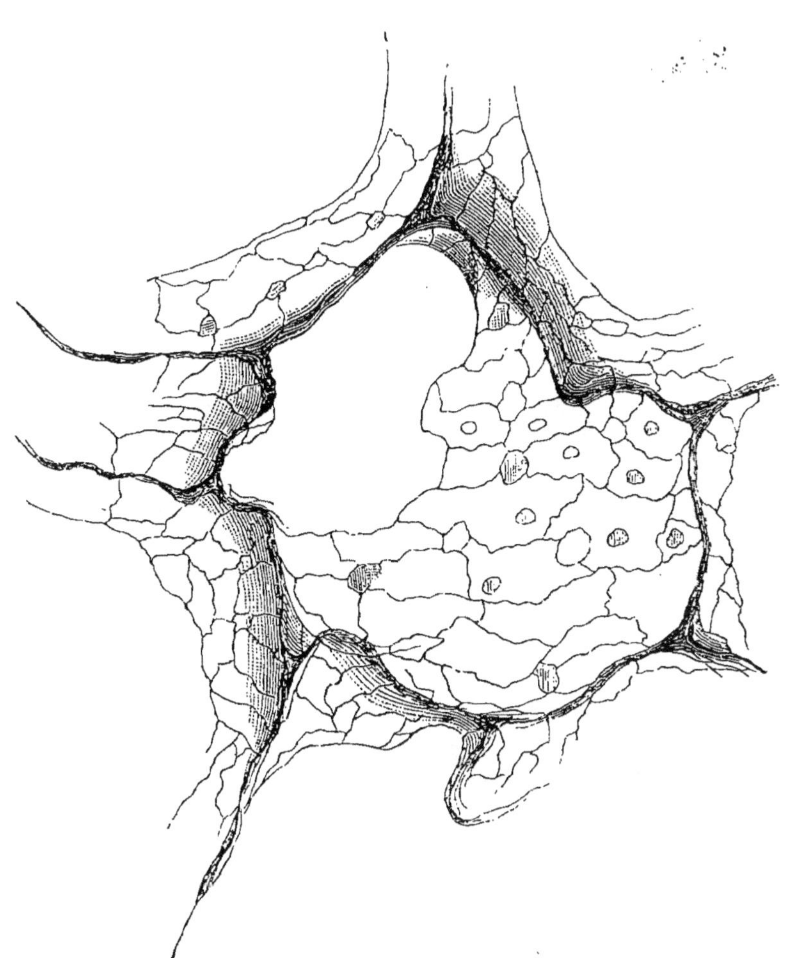

Fig. 34. — Épithélium alvéolaire mis en évidence par le nitrate d'argent.

capillaire change d'aspect pendant la dilatation et le retrait du lobule. Lorsque le lobule est dilaté, les capillaires sont droits, et les mailles ont la largeur que nous venons d'indiquer ; lorsque le lobule revient sur lui-même, les mailles se rétrécissent et les capillaires proéminent dans la cavité en décrivant des sinuosités et des anses. Les capillaires d'un alvéole communiquent au moyen d'anastomoses avec ceux des alvéoles du même acinus.

Le lobule seul est considéré comme possédant un *réseau terminal*, ne s'anastomosant pas avec les vaisseaux des lobules voisins.

Il est facile de découvrir les cellules épithéliales des parois de ces capillaires, en injectant une solution de nitrate d'argent dans un poumon de grenouille.

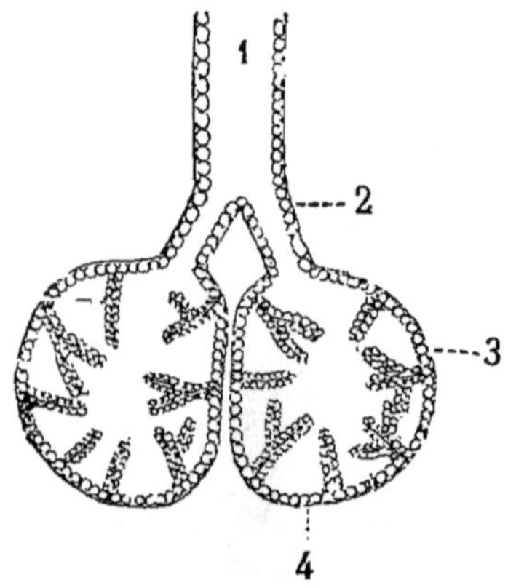

Fig. 35. — Deux acini grossis.

1. Bronchiole acineuse. — 2. Canal alvéolaire. — 3. Infundibulum. — 4. Alvéole.

Les rapports de l'épithélium alvéolaire et du réseau capillaire sont intéressants à connaître, car ils permettent de comprendre le mécanisme intime de l'hématose. L'échange gazeux devant

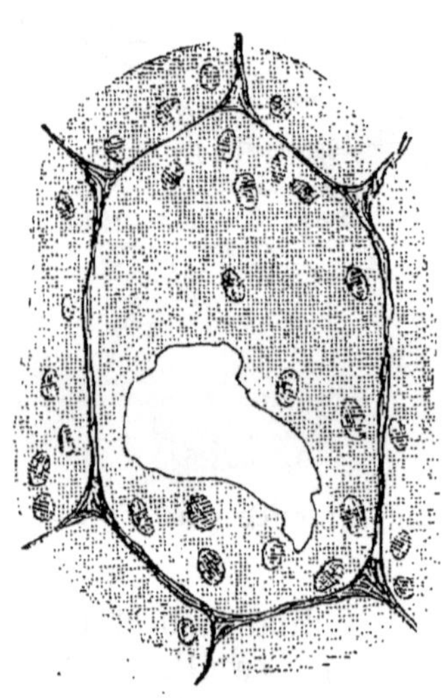

Fig. 36. — Membrane fibro-élastique d'un acinus dont les noyaux ont été mis en évidence par la coloration avec l'hématoxyline.

s'accomplir à travers les cellules épithéliales des alvéoles, celles-ci sont aplaties, seulement au niveau des capillaires. Dans les points où elles ne sont pas en contact avec eux, leur protoplasma se trouve refoulé, de sorte que, sur une coupe, la cellule épithéliale parait effilée dans une de ses parties et renflée dans l'autre.

C'est à la face interne des lobules et des alvéoles que se passent les phénomènes d'absorption et d'exhalation du poumon ; l'oxygène de l'air pénètre dans le sang à travers la paroi des

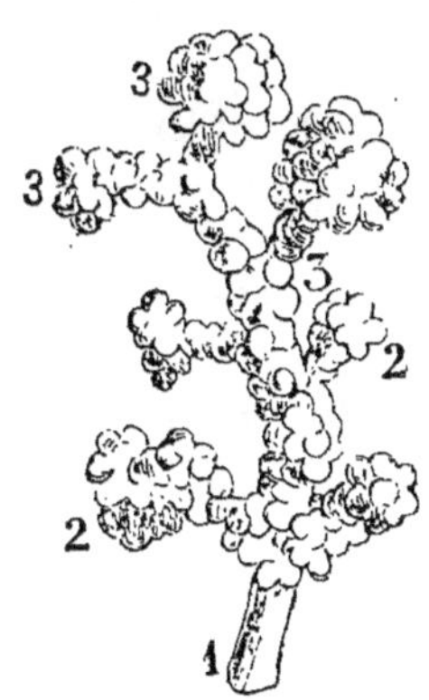

Fig. 37. — Moule de plusieurs acini réunis autour d'une bronche intra-lobulaire (préparation par corrosion).

1. Bronche sus-lobulaire. — 2, 2. Acini latéraux. — 3, 3. Acini terminaux.

capillaires ; cette paroi est encore traversée de dehors en dedans par l'éther et le chloroforme dans la chloroformisation, par une foule de matières absorbables, et même par des corpuscules pulvérulents et par des corpuscules organiques. C'est à ce niveau

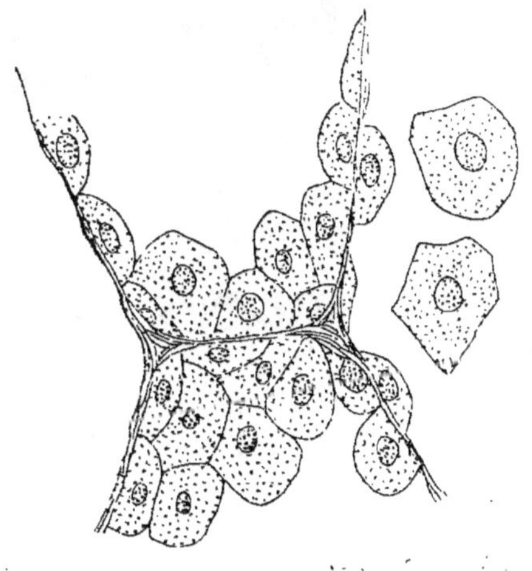

Fig. 38. — Cellules épithéliales alvéolaires chez un veau. Ces cellules sont encore séparables les unes des autres (Cadiat).

que se font l'absorption des miasmes, l'inoculation d'une foule de maladies infectieuses. Le réseau capillaire du poumon est l'une des voies les plus certaines de l'intoxication saturnine. Lorsque l'homme séjourne au milieu de gaz infects, il en conserve l'odeur pendant un certain temps : c'est que son sang s'est imprégné de ces gaz par la voie des capillaires du poumon, ce qui se voit particulièrement après certaines autopsies. C'est aussi à

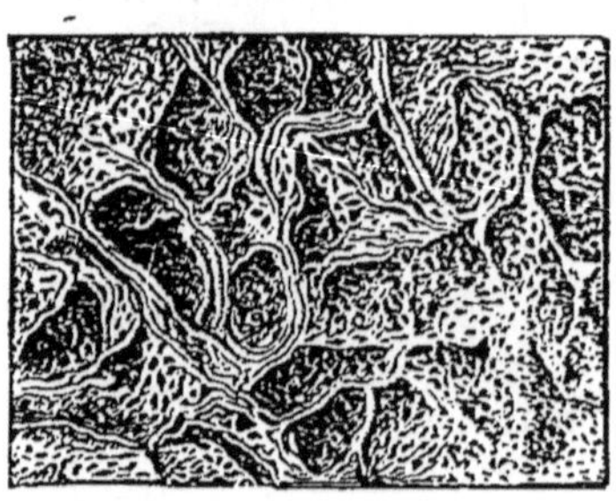

Fig. 39. — Réseau capillaire étalé à la surface interne des lobules pulmonaires.

travers la paroi des capillaires du poumon qu'est exhalé l'acide carbonique du sang veineux. Le réseau capillaire est encore la

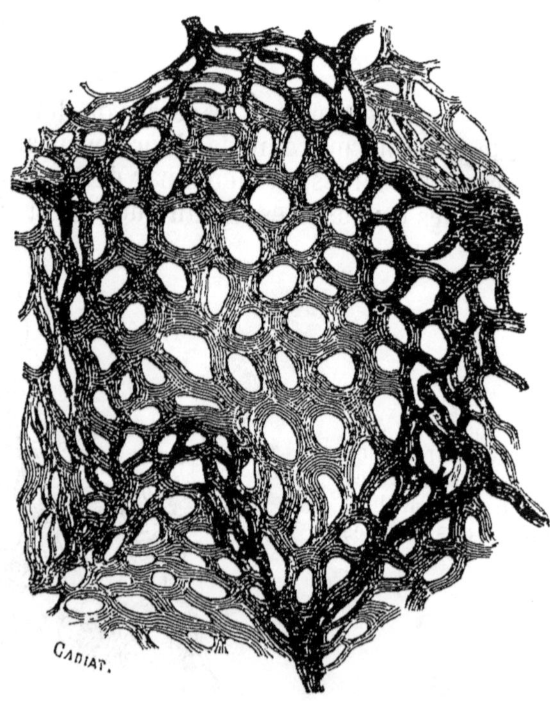

Fig. 40. — Réseau capillaire des alvéoles, vu à un plus fort grossissement (Cadiat).

voie d'élimination d'une certaine quantité d'azote, de la vapeur d'eau, de la matière organique spéciale excrétée par le poumon, et aussi de toutes les substances volatiles introduites dans le sang par le tube digestif ou par l'inhalation. C'est des capillaires du poumon que vient l'odeur infecte des personnes qui ont mangé de l'ail, de l'oignon ou qui ont absorbé des boissons alcooliques.

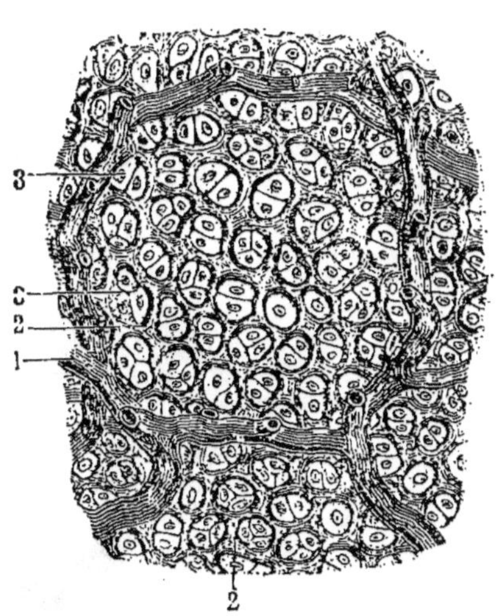

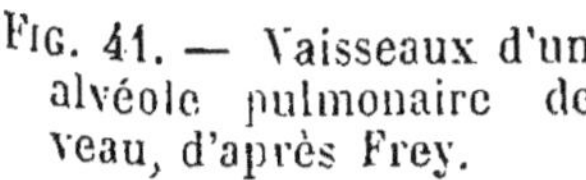
Fig. 41. — Vaisseaux d'un alvéole pulmonaire de veau, d'après Frey.

1. Tronc vasculaire. — 2. Capillaires. — 3, 3. Cellules épithéliales.

3° Tissu conjonctif du poumon et matière noire pulmonaire.

Le *tissu conjonctif* n'est pas très abondant dans le poumon; cependant il forme une enveloppe continue à l'arbre aérien jusqu'à la périphérie des lobules. Il communique au niveau du hile avec celui du médiastin, il entoure les principales ramifications bronchiques et les gros vaisseaux, et fournit l'enveloppe des ganglions bronchiques. A ce niveau, il renferme un certain nombre de vésicules graisseuses. En se rapprochant des petites bronches, auxquelles il forme une gaine continue ainsi qu'aux vaisseaux, il se condense de plus en plus, et l'on ne trouve plus dans son épaisseur aucune cellule adipeuse. Il arrive dans le parenchyme du poumon et s'insinue entre les lobules qu'il réunit les uns aux autres; il passe même entre les acini, et les unit d'une manière si intime qu'on ne peut réussir à les séparer que chez l'enfant. Ce *tissu conjonctif interlobulaire* se continue, d'une part, à la surface des lobules, qu'il entoure complètement, et, d'autre part, avec le tissu conjonctif du feuillet viscéral de la plèvre, d'où l'union intime du poumon et de la séreuse qui le recouvre.

C'est du tissu conjonctif ordinaire qui existe autour des grosses divisions bronchiques; à mesure qu'il gagne les petites bronches, ce tissu se mélange à des fibres élastiques fines qui deviennent de plus en plus abondantes, en sorte qu'elles sont extrêmement nombreuses dans le tissu conjonctif interlobulaire qui renferme la matière noire pulmonaire.

Charbon pulmonaire. — Chez l'adulte de 35 à 45 ans, on voit se montrer, sous forme de pointillé, de lignes ou de taches, une matière noire à la surface du poumon. Cette matière augmente avec l'âge, de sorte que les poumons de certains vieillards ont une couleur presque noire. On la rencontre aussi chez certains

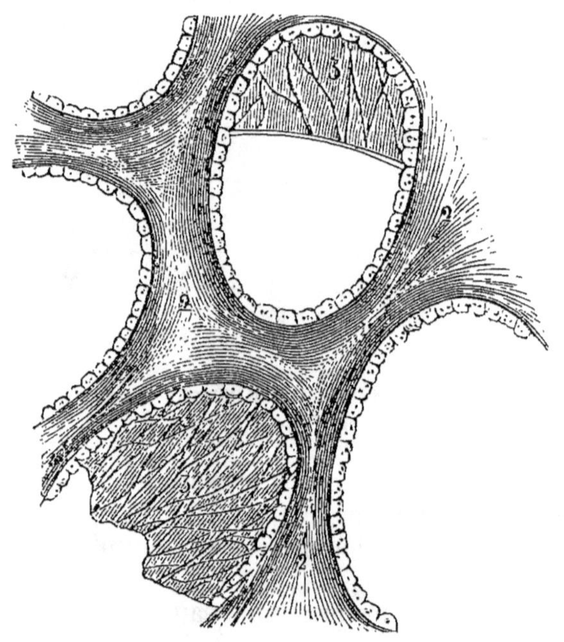

FIG. 42. — Alvéoles pulmonaires à un fort grossissement.

2, 2, 2. Cloisons fibro-élastiques séparant les alvéoles. — 3, 3, 3. Alvéoles et leur épithélium.

animaux domestiques, le chien, par exemple, jamais chez le bœuf et le cheval. Cette substance noire n'est autre chose que du charbon transporté dans les voies respiratoires et pénétrant de proche en proche, à travers le tissu pulmonaire, jusqu'à la surface du poumon qu'il colore. Cette pénétration se fait de l'intérieur du lobule vers l'extérieur ; l'épithélium est traversé d'abord, puis la paroi élastique. Le charbon vient se déposer dans le tissu conjonctif interlobulaire et sous-pleural ; on en trouve un peu dans la paroi même des lobules. La distribution du charbon pulmonaire n'est pas irrégulière. Il se dépose, en premier lieu, dans les lignes polygonales que les lobules forment, à la surface du poumon, en se comprimant réciproquement. Ils constituent des lignes noires, s'entre-croisant et formant des polygones, dont les côtés s'étendent insensiblement et finissent par former, à la surface pulmonaire, de larges taches noires. Robin a démontré que la matière noire envahit quelquefois le tissu même du poumon, et qu'à ce niveau quelques petites bronches sont détruites.

La matière noire pulmonaire est du charbon mélangé à des granulations calcaires et graisseuses qui se développent sur place.

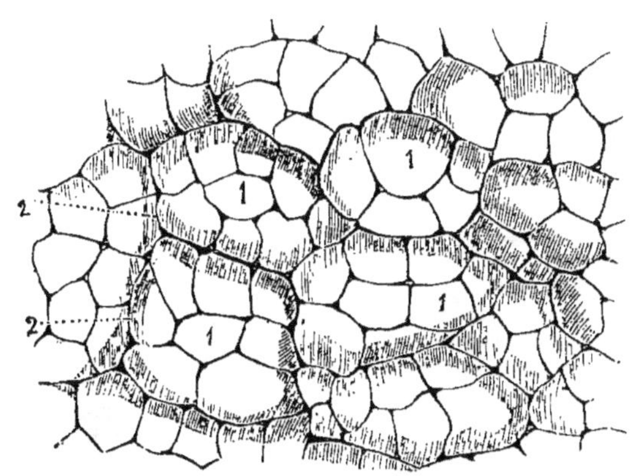

Fig. 43. — Surface extérieure d'un poumon de vache (Rossignol).

1, 1. Lobules pulmonaires. — 2, 2. Charbon pulmonaire.

Les corpuscules noirs se montrent sous forme de granulations brunes à contour irrégulier, de 1 à 3 μ. Le chlore est sans action sur ces grains noirs, qui résistent également à l'action des acides minéraux concentrés, ce qui fait dire à Sappey qu'on ne saurait les considérer comme du pigment.

4° Vaisseaux sanguins du poumon.

En raison des fonctions qu'il est appelé à remplir, le poumon offre un système vasculaire particulier. L'*artère pulmonaire*, chargée des matériaux de sécrétion gazeux, va former le réseau capillaire, à la face interne des lobules, où le sang se débarrasse de ces matériaux et reprend une couleur rutilante, au contact de l'oxygène. Les *veines pulmonaires* rapportent ce sang au cœur. Voilà les *vaisseaux d'hématose et de sécrétion*. Une artère, portant du sang noir, ne pouvait nourrir les tissus qui entrent dans la constitution du poumon, il fallait donc des *vaisseaux de nutr tion* : ce sont l'*artère* et la *veine bronchiques*. Nous verrons qu cette distinction, excellente pour l'étude, n'est pas rigoureusement exacte.

a. Vaisseaux d'hématose et de sécrétion. — L'*artère pulmonaire*, unique dans chaque poumon, accompagne les divisions bronchiques en arrière et au-dessous desquelles elle est ordinairement située. Elle se divise plus souvent que les canaux bronchiques, de sorte qu'elle diminue plus rapidement de calibre. *Elle ne fournit aucune division aux parois bronchiques*, et elle se termine par de petites branches qui accompagnent les divisions bronchiques jusqu'à leur terminaison. Chaque petite artère accompagne une bronche sus-lobulaire et pénètre avec elle au centre du lobule pulmonaire, où elle devient *artère lobulaire*. Ce rapport continu entre les tuyaux bronchiques et les branches de l'artère pulmonaire est constant chez l'homme et les mammifères.

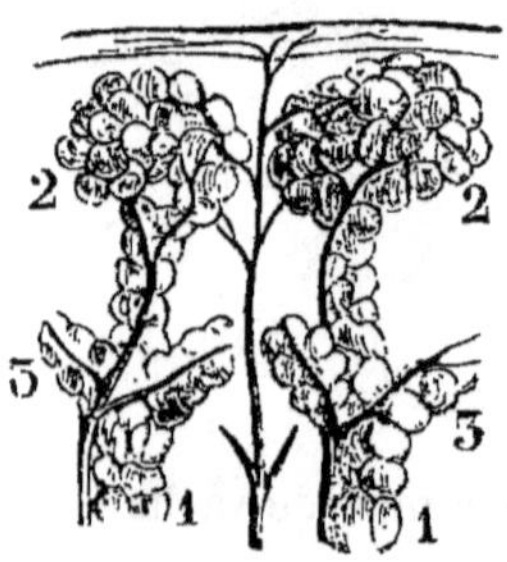

FIG. 44. — Deux acini et leurs vaisseaux.

1, 1, 3, 3. Bronchioles acineuses. — 2, 2. Acini.

L'artère lobulaire se divise en autant de rameaux qu'il y a de bronchioles acineuses, et va former, sous l'épithélium des alvéoles, le réseau sous-épithélial dont nous venons de parler.

Les *veines pulmonaires*, ordinairement au nombre de deux pour chaque poumon, rapportent au cœur le sang qui s'est débarrassé de ses produits de sécrétion et qui est devenu le sang artériel en s'oxygénant. Elles naissent des capillaires dans les parois des alvéoles et forment un réseau veineux communiquant avec celui des lobules voisins, de sorte que les veines pulmonaires, à leur origine, entoureraient le poumon entier d'un vaste réseau (Sappey). Les veinules, nées des capillaires des lobules, passent dans le tissu cellulaire interlobulaire, s'anastomosent et donnent naissance à des troncs veineux qui suivent la direction des canaux bronchiques. Les veines pulmonaires sont situées ordinairement sur le côté de la bronche, opposé à celui qu'occupe l'artère, mais souvent elles s'écartent des divisions bronchiques, suivent un trajet indépendant et affectent avec elles des rapports beaucoup moins intimes que ceux de l'artère. Elles sont dépourvues de valvules.

Indépendamment du sang de l'artère pulmonaire, les veines pulmonaires reçoivent le sang que la portion terminale de l'artère bronchique a fourni aux petites bronches. Ce sang est rapporté par des veinules connues depuis Meckel, mais bien étudiées par L. Lefort, qui leur a donné le nom de *veines broncho-pulmonaires*. Ce n'est point du sang veineux qu'elles contiennent, mais du sang artériel, parce que les capillaires terminaux de l'artère bronchique subissent l'influence de l'oxygène et jettent du sang oxygéné dans les veines.

b. Vaisseaux de nutrition. — L'*artère bronchique* est destinée à nourrir le poumon. Elle accompagne les divisions bronchiques jusqu'à leur terminaison ; elle leur est destinée en grande partie, et elle fournit à chaque division bronchique, si petite qu'elle soit, un rameau qui se porte jusqu'aux lobules où elle se termine (Sappey).

Dans son trajet, elle donne des *branches collatérales* aux parois bronchiques, aux ganglions lymphatiques, aux parois des vaisseaux pulmonaires et au tissu conjonctif. Les *artères des parois bronchiques* sont nombreuses, elles abandonnent quelques capillaires à la membrane fibro-élastique, un peu plus à la couche musculaire et le plus grand nombre à la muqueuse, où les capillaires, à direction flexueuse comme dans la muqueuse intestinale, forment un réseau des plus riches. Les *artères des ganglions* sont volumineuses, elles augmentent de volume dans l'hypertrophie ganglionnaire. Les *artères des vaisseaux pulmonaires* constituent leurs vasa vasorum, elles sont peu développées, et on les observe aussi bien sur les parois de la veine que sur celles de l'artère. Dans le *tissu conjonctif*, les capillaires affectent la disposition ordinaire. Les branches artérielles que l'artère bronchique fournit, dans son trajet, au tissu conjonctif, sont très longues et très grêles ; elles serpentent entre les lobules et arrivent jusqu'au tissu cellulaire sous-pleural. Ce sont ces branches qui se développent, selon N. Guillot, dans la phthisie pulmonaire, alimentent les parois des cavernes et s'anastomosent avec les artères intercostales à travers les fausses membranes. Indépendamment de ces branches, l'artère bronchique en fournit quelques-unes, au moment où elle pénètre dans le poumon : celles-ci se portent à la face profonde de la plèvre viscérale, principalement à la face interne du poumon et sous la plèvre qui tapisse les lobes, au niveau des scissures du poumon.

Les *branches terminales* des artères bronchiques sont intéressantes à étudier. Elles forment, dans les petites bronches, un réseau capillaire très superficiel qui subit l'influence du contact de l'air, de sorte que, si le sang perd ses propriétés essentielles par le fait de la nutrition, il tend aussi incessamment à les reprendre en empruntant de l'oxygène à l'air. Ce sang passant dans les veines à l'état de sang artériel, il était naturel qu'il prît la voie des veines pulmonaires, qui portent du sang artériel (Sappey). Il résulte de ce qui précède que la sphère de distribution des branches terminales de l'artère bronchique est beaucoup plus étendue que la sphère d'origine de la veine.

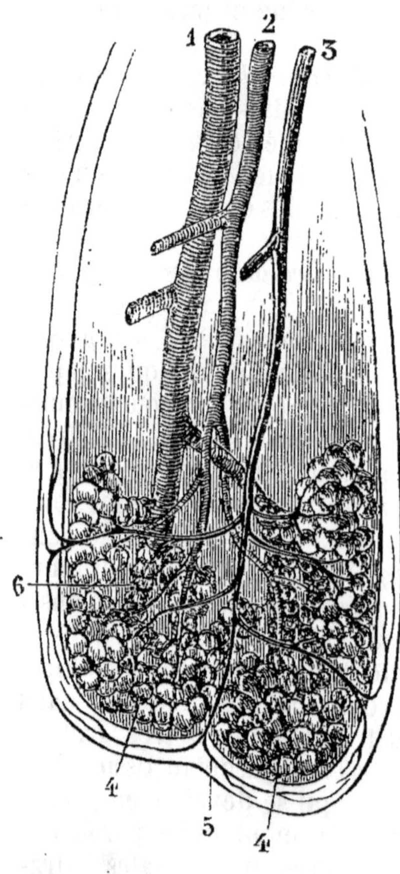

Fig. 45. — Dessin schématique de la structure du poumon, d'après Lefort. On y voit la disposition des lobules aux extrémités des bronches, et leurs rapports avec les vaisseaux du poumon.

1. Bronche donnant naissance à deux canalicules principaux. — 2. Artère pulmonaire se portant aux lobules en suivant les divisions bronchiques. — 3. Veine accompagnant l'artère. — 4, 4. Surface bosselée des lobules du poumon. — 5. Veine naissant dans la plèvre. — 6. Bronche sus-lobulaire.

Les *veines bronchiques*, dépourvues de valvules, comme les veines pulmonaires, prennent naissance au niveau des capillaires de l'artère bronchique, excepté dans les petites bronches, dont le sang apporté par l'artère bronchique se jette, comme nous venons de le voir, dans les veines pulmonaires.

La veine bronchique naît principalement des parois des divisions bronchiques, excepté des plus petites. Les ramuscules veineux se dirigent vers le hile, et forment par leur réunion un tronc qui accompagne l'artère bronchique et qui se place, vers la racine du poumon, en arrière de la bronche. Elle reçoit dans son trajet : 1° des veines très longues et très grêles, qui naissent dans le tissu conjonctif sous-pleural ; 2° des veinules émanées de tous les points du tissu conjonctif interlobulaire et de celui qui entoure les divisions bronchiques et les vaisseaux ; 3° les vasa vasorum veineux qui naissent des parois de l'artère et des veines pulmonaires ; 4° les veines venues des ganglions lymphatiques, qui se jettent dans la veine bronchique, près de sa terminaison.

c. *Anastomoses entre les vaisseaux pulmonaires et bronchiques.* — Il se produit entre ces vaisseaux des anastomoses nombreuses et sur lesquelles les anatomistes ne se sont pas toujours entendus. *L'artère pulmonaire et l'artère bronchique ne s'anastomosent pas entre elles.* Chacune d'elles se réunit, cela va sans dire, avec la veine de même nom ; mais ce qui est remarquable, ce sont les *nombreuses anastomoses* qui existent *entre la veine bronchique et les veines pulmonaires.* Ces anastomoses se font au niveau des petites bronches, où les *veines broncho-pulmonaires* de L. Lefort, qui se jettent dans les veines pulmonaires, *communiquent largement avec les veines bronchiques.* Ces anastomoses expliquent pourquoi une injection poussée par les veines pulmonaires reflue par la veine et l'artère bronchique ; c'est pour cela qu'on lie cette dernière pour injecter les capillaires des lobules par les veines pulmonaires. Quoique l'artère pulmonaire ne communique pas avec l'artère bronchique, on peut voir une injection fine passer de la première dans l'autre. Voici l'explication : le liquide injecté ne passe pas directement dans l'artère bronchique, mais dans les veines pulmonaires, qui le portent ensuite dans l'artère bronchique, par les anastomoses des veinules pulmonaires avec l'origine de la veine et de l'artère bronchique (Sappey).

5° Vaisseaux et ganglions lymphatiques du poumon.

Les *ganglions* qui reçoivent les lymphatiques du poumon sont très nombreux ; ils s'enfoncent à une profondeur de 2 à 4 centimètres dans le hile, et ils entourent les principales divisions bronchiques : ce sont les *ganglions bronchiques.* Les plus profonds, plus petits, prennent le nom de *ganglions pulmonaires* et peuvent être situés plus loin. Les ganglions bronchiques ont généralement une couleur noirâtre, due à la pénétration du charbon pulmonaire.

Les notions précises que nous possédons aujourd'hui sur les vaisseaux lymphatiques du poumon, sont dues aux travaux de MM. Grancher, Renault et Pierret.

La distribution du système lymphatique pulmonaire est intimement liée à celle du tissu conjonctif dans le poumon. Les vaisseaux lymphatiques forment, pour ainsi dire, deux systèmes: 1° le système *aérien*, qui entoure les lobules pulmonaires; 2° le système *vasculaire*, qui accompagne les vaisseaux sanguins.

Les *vaisseaux lymphatiques du système aérien* entourent chaque lobule pulmonaire. Ils forment dans ces organes des réseaux *péri-alvéolaires, péri-acineux et péri-lobulaires*. Tous les lobules communiquent largement entre eux par leur système lymphatique; de plus, les lymphatiques des lobules sous-pleuraux communiquent avec ceux de la plèvre. Les voies lymphatiques sont donc, dans le poumon, les chemins les plus certains des infections microbiennes; les lymphatiques sont aussi le siège du dépôt de charbon pulmonaire, que nous avons signalé dans le tissu conjonctif des lobules.

Le *système lymphatique vasculaire* a été étudié d'abord par Jarjavay et Sappey. Les vaisseaux qui le constituent sont en rapport intime avec les divers vaisseaux sanguins qui vont aux poumons ou qui en reviennent. Nulle part cependant, on ne trouve les *gaînes lymphatiques* décrites jadis par Robin. Ils naissent dans le tissu cellulaire, comme les vaisseaux lymphatiques du système aérien, et forment des troncs de plus en plus volumineux, à mesure qu'ils se rapprochent des ganglions situés vers le hile pulmonaire.

Les deux systèmes lymphatiques du poumon communiquent largement entre eux. Ceci nous permet de comprendre pourquoi les infections peuvent envahir à la fois toutes les partiesde l'arbre respiratoire.

Enfin, les rapports intimes des lymphatiques du lobule avec l'épithélium pulmonaire au-dessous duquel ils sont situés, nous permettent de dire que si le sang veineux s'artérialise au contact de l'oxygène, celui-ci pénètre également dans la lymphe qu'il vivifie.

6° Nerfs du poumon.

Ils viennent du *plexus pulmonaire* situé à la bifurcation de la trachée, et formé par des rameaux du pneumogastrique et par des rameaux du grand sympathique. Ces nerfs accompagnent les divisions bronchiques; quelques-uns sont placés sur les parois de l'artère pulmonaire, et quelques rares filaments sur les veines pulmonaires et les vaisseaux bronchiques. Ils semblent se terminer dans la muqueuse bronchique. N'est-il pas probable qu'un certain nombre se portent aux parois vasculaires et aux fibres musculaires des divisions bronchiques? Quoi qu'il en soit, on ne sait rien de leur terminaison. Remak (*Muller's Arch.* 1844) a décrit des ganglions microscopiques sur les nerfs du poumon, le long des divisions bronchiques; tout dernièrement, Schiff en a rencontré sur des filets nerveux situés au voisinage des plus petites bronches.

Développement du poumon.

Un caractère, tiré de son développement, rapproche le poumon des glandes en grappe. Il naît, vers le deuxième mois de la vie intra-utérine, par un bourgeon qui se forme aux dépens de la cavité pharyngienne. Ce premier bourgeon se divise lui-même,

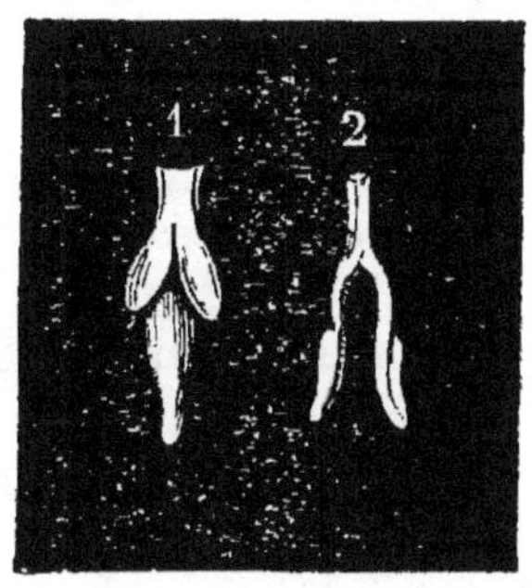

FIG. 46. — Développement du poumon.

1. Bronche droite donnant trois bourgeons qui doivent former plus tard les trois lobes. — 2. Trachée donnant deux bourgeons qui formeront les deux bronches, et plus tard les deux poumons.

plus tard, en deux bourgeons secondaires qui représentent les poumons et sont rattachés à un pédicule commun, formé par un cordon plein, destiné à former plus tard la trachée. Ce cordon se creuse d'une cavité, et se divise en bourgeonnant pour donner naissance aux bronches.

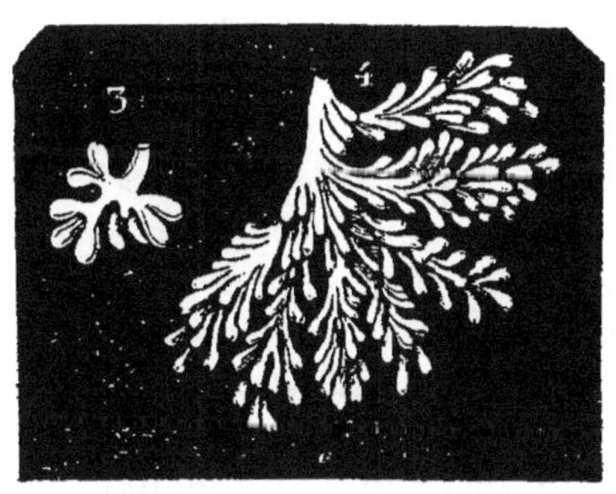

FIG. 47. — Développement du poumon.

3 et 4. Développement plus avancé. — 3. Bourgeonnement d'une bronche. — 4. Ramifications de ces bourgeonnements devant former plus tard les lobules pulmonaires, d'après J. Müller.

Les bronches, pleines d'abord, creuses ensuite, bourgeonnent à leur tour, et ces bourgeonnements vont sans cesse en se multipliant, jusqu'à ce que le poumon soit constitué par une foule de cavités ou lobules.

En même temps que ce bourgeonnement s'opère, il se développe, à la surface intérieure de la paroi des lobules, des cloisons qui en divisent la cavité en petits compartiments. Les glandes en grappe se développent de la même manière, c'est-à-dire par bourgeonnement, depuis le canal jusqu'aux culs-de-sac.

Physiologie.

Le poumon, qui compose le trépied vital avec le cœur et le cerveau (Bichat), sert à l'importante fonction de la respiration. C'est au fond des lobules pulmonaires et des bronchioles acineuses que se passe le phénomène le plus essentiel, l'hématose. C'est là, en effet, que l'air de la respiration vient se mettre en contact avec le réseau capillaire du poumon, c'est là que se passe le phénomène d'endosmose gazeuse du sang vers l'air atmosphérique et de l'air vers le sang.

Phénomènes mécaniques de la respiration. — Nous avons déjà vu que l'air est apporté aux poumons par l'arbre respiratoire qui est toujours béant ; nous avons étudié, dans la myologie, les muscles qui agrandissent la cavité thoracique, muscles inspirateurs. Ils concourent simultanément à produire le phénomène de l'inspiration.

L'*inspiration*, en dilatant la poitrine, détermine le vide dans les cavités du poumon, vide que remplit instantanément l'air atmosphérique obéissant à son propre poids.

L'inspiration a donc pour but de mettre en contact l'air extérieur avec le sang qui circule dans les capillaires du poumon ; c'est là que se passent les phénomènes physiques et chimiques de la respiration, dont nous parlerons bientôt. Mais, auparavant, je veux rappeler en deux mots le dernier temps des phénomènes mécaniques de la respiration, c'est-à-dire l'expiration.

L'*expiration* est destinée à chasser du poumon l'air qu'il contient et qui a déjà servi à l'hématose. Ce phénomène diffère de l'inspiration : 1° par sa durée ; 2° par le bruit que détermine l'air en traversant de bas en haut le tube respiratoire. La *durée de l'expiration* est d'un tiers plus longue que celle de l'inspiration. Le *bruit de la respiration*, ou murmure vésiculaire, se fait entendre dans l'expiration comme dans l'inspiration, seulement ce bruit ne se produit que dans les deux premiers tiers de la durée de l'expiration. Dans l'expiration normale, qui se produit à l'état de repos, pendant le sommeil, par exemple, il n'existe pas de puissance musculaire déterminant le retrait de la cavité thoracique, et l'expiration se fait simplement par le retour à leur état primitif des organes qui constituent les parois de la cavité thoracique et de ceux qui y sont contenus. En effet, les côtes, les cartilages costaux et par-dessus tout le poumon, sont élastiques. Lorsque les muscles inspirateurs se contractent, ils augmentent activement la capacité du thorax; dès qu'ils cessent de se contracter, les parties déplacées reviennent à leur forme primitive en vertu de leur élasticité. Quoique toutes ces parties soient élastiques, il faut bien reconnaître que leur élasticité est dominée par

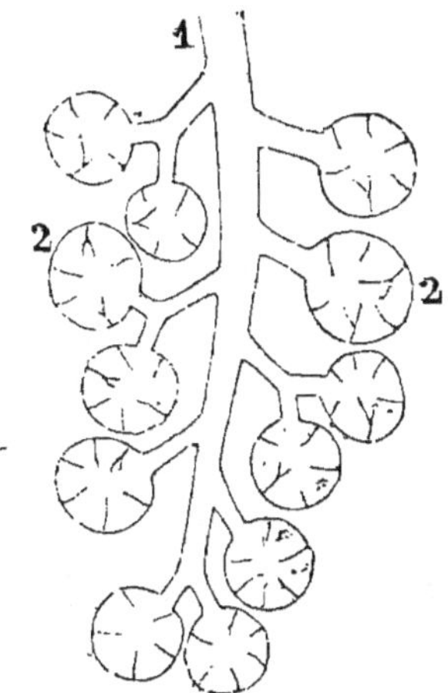

Fig. 48. — Montrant la coupe d'un groupe de lobules, pendant l'inspiration.

1. Bronchiole acineuse. — 2, 2. Acini.

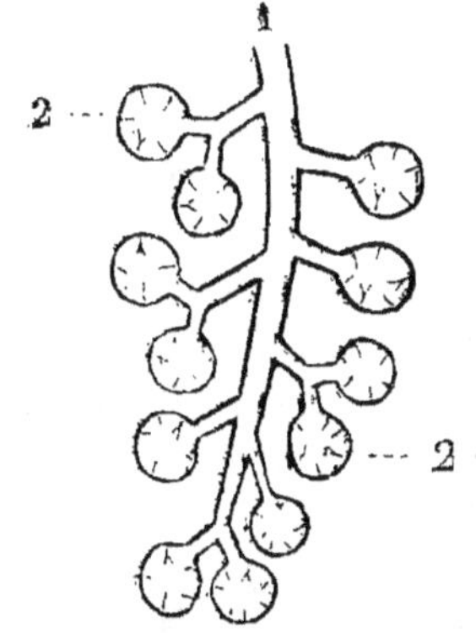

Fig. 49. — Montrant le même groupe de lobules, pendant l'expiration.

1. Bronchiole acineuse — 2, 2. Acini revenus sur eux-mêmes.

celle du poumon, et l'on peut dire que l'expiration se fait par la seule élasticité de cet organe. Des expériences nombreuses démontrent cette élasticité.

Ce que nous venons de dire s'applique simplement, comme nous l'avons déjà fait remarquer, à l'expiration normale et lente qui se produit pendant le repos. Mais il faut bien distinguer de cette expiration ce qu'on désigne habituellement sous le nom d'expiration forcée. L'*expiration forcée* consiste dans l'expulsion brusque de l'air contenu dans la cavité thoracique, comme, par exemple, dans la toux. Dans la production de ce phénomène, l'élasticité du poumon, propriété inhérente au tissu pulmonaire sur laquelle la volonté n'a pas d'influence, obéit simplement à une loi physique. Aussi les muscles, puissances actives sur lesquelles la volonté a une influence, se contractent-ils pour rétrécir la cage thoracique et précipiter le retour du poumon sur lui-même. Ce sont les muscles expirateurs.

Lorsqu'on veut faire un *effort*, on commence par faire une inspiration profonde, généralement proportionnée au degré de la résistance à vaincre ; puis, les muscles expirateurs se contractent à leur tour avec énergie. Mais, au moment où ces derniers muscles entrent en action, les lèvres de la glotte se rapprochent par la contraction de leurs muscles constricteurs, et le conduit aérien se trouve fermé. Les muscles expirateurs, tendant à diminuer les divers diamètres de la poitrine, pressent sur les gaz contenus dans le poumon. La cage thoracique, pressée ainsi entre la résistance élastique des gaz contenus dans les poumons et la puissance active des muscles expirateurs, se trouve solidement fixée, et le tronc fournit un point d'appui solide aux muscles qui doivent se contracter pour surmonter la résistance.

La *fixation* de la cage thoracique, sur laquelle s'insèrent le plus grand nombre des muscles du tronc et une partie des muscles des membres supérieurs, est ce qu'il y a de plus essentiel dans le phénomène de l'effort. L'occlusion *absolue* de l'ouverture glottique ne s'observe que dans les efforts violents. Au moment de l'effort, l'air comprimé dans les poumons sort avec bruit par la glotte, toutes les fois que celle-ci n'est pas fermée (Béclard).

Phénomènes physico-chimiques de la respiration. — Les phénomènes physico-chimiques de la respiration consistent dans les modifications qui surviennent dans l'air inspiré et dans le sang, lorsque ces deux éléments sont en contact.

L'air inspiré et supposé pur est formé de 79,1 d'azote et de 20,9 d'oxygène, sur 100 parties, en volume. En poids, l'air renferme 76,9 d'azote et 23,1 d'oxygène. Nous faisons abstraction de la petite quantité d'acide carbonique et de vapeur d'eau contenus dans l'air.

Au contact du sang et de l'air dans les lobules pulmonaires, il se fait des échanges gazeux (bien entendu au travers de la paroi des capillaires et de l'épithélium qui tapisse le lobule). Cet échange de gaz, endosmose et exosmose, consiste dans deux courants en sens opposés, l'un d'acide carbonique, qui se porte du sang vers l'air, et l'autre d'oxygène, qui va de l'air vers le sang. Ajoutons qu'avec l'oxygène on voit certaines substances volatiles s'introduire également dans le sang. De même, avec l'acide carbonique exhalé par le sang, on voit s'échapper certains principes volatils, tels que aldéhyde, éther, principe odorant de l'ail, etc.

Il existe un rapport constant entre la quantité d'oxygène absorbée par le sang et celle de l'acide carbonique qu'il exhale. Il est admis que pour 4,87 d'oxygène absorbé par le sang, il y a 4,26 d'acide carbonique exhalé. L'excès d'oxygène sur l'acide carbonique est destiné à former de l'eau en se combinant avec l'hydrogène naissant dans le système circulatoire.

Si nous examinons l'air expiré, nous verrons qu'il diffère complètement de ce qu'il était auparavant : 1° il y a moins d'oxygène et plus d'acide carbonique, comme nous venons de le voir ; 2° on y trouve un peu d'azote provenant de la décomposition de matières azotées ; 3° on y trouve une matière organique, décelée par l'acide azotique qui la colore en jaune, lorsqu'on fait traverser ce liquide par un courant d'air expiré ; décelée aussi par la solution d'azotate d'argent, qui se colore en rose par la même expérience ; cette matière organique donne une odeur fétide à l'air confiné dans lequel on a longtemps séjourné ; 4° on trouve encore dans l'air expiré une certaine quantité de vapeur d'eau, d'autant plus abondante que la respiration se fait plus lentement et que l'air ambiant est plus sec ; 5° la température de l'air expiré est augmentée et se rapproche d'autant plus de la température du corps, qu'elle peut égaler, que la respiration est plus lente.

La quantité d'air de chaque inspiration est évaluée en moyenne à 1/2 litre, tandis qu'elle peut atteindre 3 et 4 litres dans une forte inspiration.

Une foule de causes peuvent faire varier la proportion d'acide carbonique exhalé et d'oxygène absorbé ; *mais le rapport entre ces deux gaz reste toujours le même.*

Les *animaux plus petits que l'homme*, eu égard à leur poids, absorbent une plus grande quantité d'oxygène et exhalent une plus grande quantité d'acide carbonique ; il en est de même pour l'enfant.

Cette exhalation et cette absorption gazeuses sont beaucoup amoindries par le *froid*, par le *sommeil*, par l'*alimentation insuffisante* et l'*inanition*, et par la *vitesse* de la respiration.

Mais la cause la plus curieuse qui fait varier cette proportion, c'est l'influence du *sexe*. Il résulte des expériences d'Andral et de Gavarret que, chez l'homme, l'exhalation de l'acide carbonique augmente graduellement depuis huit jusqu'à trente ans. A cette époque, elle se maintient pendant quelque temps stationnaire, puis elle décroît insensiblement jusqu'à l'extrême vieillesse, où l'exhalation de l'acide carbonique devient à peu près ce qu'elle était chez l'enfant de huit ans. Chez la femme, ce phénomène se comporte comme chez l'homme, si ce n'est pendant la période de la vie où elle est réglée. En effet, quand la menstruation apparaît, l'exhalation d'acide carbonique reste stationnaire jusqu'à l'époque de la ménopause, c'est-à-dire pendant vingt-cinq à trente-cinq ans. Phénomène bien singulier : lorsque la menstruation est suspendue soit par accident, soit naturellement par la grossesse, on voit momentanément le chiffre de l'acide carbonique s'élever dans les mêmes proportions que chez l'homme.

Le poumon est une glande en grappe ; il fonctionne comme une glande, avec cette différence qu'il excrète des gaz et non un liquide [1].

Parmi tous les auteurs qui se sont occupés de la structure du poumon, plusieurs ont dit que le poumon présente une certaine analogie avec une glande en grappe. Un seul, Mandl parle un peu plus longuement de cette analogie et considère la fonction du poumon comme une excrétion. Ce savant a surtout étudié l'analogie qui existe entre le poumon du fœtus et une glande en grappe. Dans sa description, Mandl a négligé à peu près complètement le côté physiologique de la question. Cependant, il faut

1. C'est une glande qui est destinée à prendre dans le sang toutes les parties gazeuses ou volatiles dont celui-ci doit se débarrasser : acide carbonique, azote, vapeur d'eau, matière organique venue du sang, pour les matériaux de sécrétions journaliers ; principe volatil de l'ail, de l'oignon, éther, chloroforme, alcool plus ou moins modifié, et des gaz divers, pour les matériaux de sécrétion accidentels.

L'esprit de routine aveugle certains hommes : il n'est pas possible de ne pas voir dans le poumon une glande en grappe. Qu'est-ce qui constitue une glande ? C'est sa fonction ; si un organe sécrète, cet organe est une glande. Quant à la structure, toutes les glandes donnant des liquides, ayant par conséquent des fonctions identiques, doivent avoir une structure identique ; aussi les glandes à sécrétion liquide sont toutes construites sur le même plan ; l'acinus possède un réseau vasculaire d'où la partie liquide du sang s'extravase pour traverser la paroi propre de l'acinus et procéder à la dissolution des grosses cellules intérieures.

La nouvelle glande que nous proposons, le poumon, ne sécrète pas un liquide, mais des gaz et des substances volatiles ; ces substances n'auraient jamais pu traverser la paroi élastique, presque imperméable, des lobules pulmonaires ; il fallait bien que le sang ne fût séparé de l'air que par une membrane organique mince, accessible à l'endosmose gazeuse. Le poumon n'aurait jamais pu remplir ses fonctions s'il avait eu ses vaisseaux capillaires en dehors des acini. Du reste, si nous sommes dans l'erreur, nous le sommes en bonne compagnie, car la plupart des micrographes les plus distingués admettent l'identité du poumon et d'une glande en grappe composée.

Une foule d'autres raisons anatomiques et physiologiques doivent nous faire considérer le poumon comme une glande. Voyez le développement de cet organe : il se fait exactement comme celui des glandes en grappe. Ainsi, la trachée est d'abord un canal plein qui se creuse d'une cavité, comme le canal excréteur des glandes en grappe.

Les bronches, pleines d'abord, creuses ensuite, bourgeonnent à leur tour, et ces bourgeonnements vont sans cesse en se multipliant, jusqu'à ce que le poumon soit constitué par une foule de cavités ou lobules.

En même temps que ce bourgeonnement s'opère, il s'élève, à la surface intérieure de la paroi des acini, de minces cloisons qui en divisent la cavité en petits compartiments. Les glandes en grappe se développent de la même manière, c'est-à-dire par bourgeonnement, depuis le canal jusqu'aux culs-de-sac.

reconnaitre qu'après la lecture de son travail, on est persuadé que l'auteur soupçonnait et aurait pu démontrer l'excrétion pulmonaire.

En somme, nous croyons pouvoir dire en toute vérité que l'on ne trouve dans les ouvrages de physiologie que des idées vagues sur les poumons considérés comme organes de sécrétion. Longet [1], dans un passage de son ouvrage, parle de l'excrétion de l'eau par le poumon ; Béclard [2] semble y faire allusion. Enfin, Robin [3] en parle plus longuement dans un article sur l'haleine; mais aucun de ces auteurs n'étudie l'excrétion pulmonaire comme une excrétion particulière. Et pour preuve de ce que nous avançons, nous ne craindrons pas d'affirmer qu'après la lecture des ouvrages d'anatomie et de physiologie que les médecins et les élèves ont entre les mains, aucun ne peut être amené à soupçonner une glande dans le poumon et une excrétion dans le phénomène de l'expiration.

C'est en nous inspirant des travaux des auteurs qui nous ont précédé, et en les complétant par nos propres observations, que nous avons rédigé cet article. Si nos idées sur ce point sont justes, nous avons la conviction de placer la question sur un nouveau terrain, d'où les observateurs pourront partir pour envisager une foule de phénomènes et de lésions morbides inconnus ou mal connus jusqu'ici.

Il est évident que toutes les glandes possèdent la même structure. Or, il est facile de démontrer que la structure du poumon est identique à celle d'une glande en grappe, et que l'appareil respiratoire ne diffère pas d'un appareil de sécrétion. Si nous prouvons, au point de vue anatomique, ce que nous avançons ici, on ne se refusera point à admettre la structure glandulaire du poumon.

Analogie entre les voies aériennes et les voies d'excrétion des glandes. — Si nous comparons l'appareil de la respiration à un appareil de sécrétion, nous voyons d'abord que les voies aériennes, étendues des narines à l'extrémité des bronches, sont des canaux analogues aux canaux excréteurs des glandes en grappe, aux canaux biliaires, salivaires, pancréatique, par exemple. Cependant, il semble au premier abord qu'il y ait de grandes différences. C'est précisément à cause de ces différences, plutôt apparentes que réelles, qu'on a, pour ainsi dire, méconnu l'identité de

1. Longet, *Traité de physiologie*, 1860, t. .
2. Béclard (1867), *Traité élémentaire de physiologie.*
3. Robin (1867), *Leçons sur les humeurs normales et morbides du corps de l'homme*, p. 791.

structure de ces deux appareils et, partant, l'identité de leurs fonctions. Voici quelles sont ces différences. D'abord, les canaux excréteurs des poumons ont des parois rigides et béantes. Ensuite, ces canaux changent fréquemment de calibre vers les parties supérieures. Enfin, leur structure diffère complètement à l'extérieur des poumons ou dans l'épaisseur de ces organes. Ce sont précisément ces différences qui nous portent à voir une identité parfaite entre ces canaux excréteurs et ceux d'une glande en grappe. Si cet appareil de sécrétion était placé au fond de la cavité abdominale et qu'il ne servît pas à deux fonctions, certainement la structure de ces conduits ne serait nullement modifiée. En effet, si les parois de ces conduits excréteurs sont rigides, cela tient à la destination physiologique du poumon qui doit recevoir l'air pendant l'inspiration. Supposons ces parois membraneuses et souples comme celles des conduits biliaires. Au moment de l'inspiration, c'est-à-dire pendant que le vide se fait dans le poumon, en même temps que la poitrine se dilate, ces parois s'appliqueraient sur elles-mêmes, et l'air ne pénétrerait point dans le thorax. Cette rigidité des parois des conduits excréteurs des poumons était nécessaire, autant que le tissu fibreux de la région cervicale, qui maintient béantes les veines jugulaires et empêche leur affaissement pendant l'inspiration (car le phénomène de l'inspiration précipite en même temps vers la poitrine le courant de l'air et du sang veineux).

Les voies d'excrétion du poumon sont fréquemment modifiées dans leur calibre vers leur partie supérieure. Nous voyons, en effet, un rétrécissement au niveau du larynx, et une conformation spéciale du tube vocal, qui est formé tantôt par la bouche, tantôt par les fosses nasales. Ces modifications, dans la conformation des canaux excréteurs des poumons, tiennent au rôle que joue le phénomène de la respiration dans la production de la voix et dans l'articulation des sons, puisque la voix se fait entendre au moment où le courant d'air expirateur fait fibrer les cordes vocales inférieures, et que l'articulation des sons se produit dans la cavité buccale, pendant le passage du même courant d'air expirateur. Par conséquent, les différences que présentent les conduits excréteurs du poumon sur les divers points de leur trajet n'impliquent pas que ces conduits ne soient identiques aux conduits excréteurs des autres glandes; ces différences montrent seulement qu'un même appareil peut servir à plusieurs fonctions.

Les conduits excréteurs des poumons présentent une structure différente, au centre de ces organes et en dehors d'eux. Hors des poumons, les conduits excréteurs sont formés de parois rigides qui permettent à peine le rétrécissement et l'élargissement de leur calibre. Dans l'épaisseur du poumon, au contraire, ces conduits ont une structure telle qu'ils peuvent se dilater ou se rétrécir, selon que le poumon se dilate ou se rétracte. Pourquoi cette différence qui n'existe point dans les conduits excréteurs des glandes en grappe ordinaires? Cette différence s'explique précisément par la fonction spéciale qui est dévolue au poumon, indépendamment de la fonction de sécrétion. En effet, pendant l'inspiration, cet organe élastique ne pourrait point se dilater aisément et suivre les parois thoraciques, si les tuyaux bronchiques auxquels adhère le tissu pulmonaire ne participaient point en partie à ce mouvement d'expansion.

En résumé, en ce qui concerne la portion excrétante des glandes en grappe, il nous paraît évident qu'il y a une analogie complète entre la disposition des canaux excréteurs des glandes en grappe et celle des canaux excréteurs du poumon.

Analogie entre la portion sécrétante du poumon et celle d'une glande en grappe. — Si nous comparons la portion sécrétante des glandes en grappe avec celle du poumon, nous trouvons encore, non plus une analogie, mais une identité parfaite entre ces organes. Nous verrons ensuite que la différence qui existe entre la portion sécrétante d'une glande en grappe et la portion excrétante, se rencontre aussi entre les portions sécrétante et excrétante de la glande pulmonaire.

Prenons la glande : que trouvons-nous dans la portion qui sécrète? 1° une grande quantité de petits tubes étendus des radicules des conduits excréteurs aux acini; 2° à l'extrémité de chaque petit tube, une dilatation présentant plusieurs culs-de-sac dont la cavité communique avec celle de la dilatation. Cette portion dilatée, ou acinus, constitue l'élément glandulaire, tandis que les tubes forment les tubes sécréteurs. De sorte qu'une glande en grappe, dans la partie qui sécrète, est formée d'àcini et de tubes. Ces tubes, ces acini ont une structure identique dans toutes les glandes, c'est-à-dire qu'ils sont tous formés par trois couches : une intérieure, épithéliale; une moyenne, de tissu propre, presque toujours amorphe; une extérieure, vasculaire.

Nous savons bien que l'épithélium des acini se modifie en prenant une part active dans la sécrétion, tandis que l'épithélium pulmonaire ne subit aucune modification, qu'il a un rôle passif. Cette différence était indispensable pour la fonction, l'épithélium des acini devant se dissoudre pour former le liquide, celui des lobules devant se laisser traverser par des gaz.

A. *Bronchioles acineuses identiques aux canaux sécréteurs des glandes.* — Dans le poumon, comme dans la glande en grappe, il existe une portion sécrétante formée : 1° de petits tubes (bronchioles acineuses) étendus des dernières ramifications bronchiques (canaux excréteurs) aux lobules pulmonaires (acini); 2° de dilatations (lobules pulmonaires, acini) placées aux extrémités terminales des petits tubes. Les tubes sécréteurs du poumon sont donc représentés par les bronchioles acineuses, et les acini par les lobules pulmonaires. Les culs-de-sac des acini ne sont autre chose que les cellules ou vésicules pulmonaires.

B. *Le lobule pulmonaire est identique à l'acinus des glandes en grappe.* — De même que dans une glande en grappe, il existe une identité parfaite de structure entre la bronchiole acineuse et le lobule pulmonaire. Nous verrons que cette structure diffère totalement de celle des conduits excréteurs.

De même que dans la glande en grappe, les tubes sécréteurs de la glande pulmonaire et les renflements qui représentent les acini sont revêtus à l'intérieur par une couche d'épithélium pavimenteux, variété que l'on rencontre presque toujours dans les glandes en grappe. Il existe également ici une paroi propre, spéciale à la glande pulmonaire, et une couche vasculaire.

Au premier abord, on pourrait se laisser induire en erreur, car le poumon diffère des glandes par deux côtés. D'abord, il existe une différence entre la nature de la paroi propre de la portion sécrétante du poumon et celle de la glande en grappe; ensuite, le réseau capillaire est situé en dehors de la paroi propre dans les autres glandes en grappe, tandis qu'il est placé entre l'épithélium et la paroi propre dans la glande pulmonaire. Ces différences trouvent leur explication dans les fonctions mêmes des poumons. En effet, si les parois des tubes sécréteurs et des acini de cette glande sont formées uniquement de fibres de tissu élastique, c'est pour permettre l'ampliation de l'organe pendant l'inspiration et son retrait pendant l'expiration. Comment le poumon pourrait-il remplir ses fonctions s'il n'était point élastique? S'il eût été nécessaire, pour les besoins de la vie, que le pancréas ou le foie fussent soumis à des alternatives de dilatation et de resserrement, certainement leur tissu eût été un tissu élastique. Du reste, le tissu élastique des parois des tubes sécréteurs et des acini, de même que la fonction de sécrétion du poumon, nous fait entrevoir pourquoi le réseau capillaire est placé, dans cette glande, entre l'épithélium et la paroi propre. Loin de voir, dans cette différence de siège du réseau capillaire, un motif de distinction entre le poumon et les glandes en grappe, nous la regardons, au contraire, comme une preuve de la ressemblance entre ces organes; en voici la preuve physiologique. Les éléments élastiques se laissent difficilement traverser par les liquides et par les gaz, lorsque ces éléments forment une paroi continue;

de sorte que, si les capillaires sanguins étaient situés à la surface extérieure de cette paroi, l'exhalation pulmonaire se ferait difficilement.

Mais voici une raison plus péremptoire : les produits de la sécrétion pulmonaire sont gazeux ; il n'est pas douteux que ces produits ne soient exhalés avec plus de facilité à travers une simple couche épithéliale à cellules aplaties, extrêmement minces, qu'ils ne pourraient l'être à travers une paroi double formée d'une couche

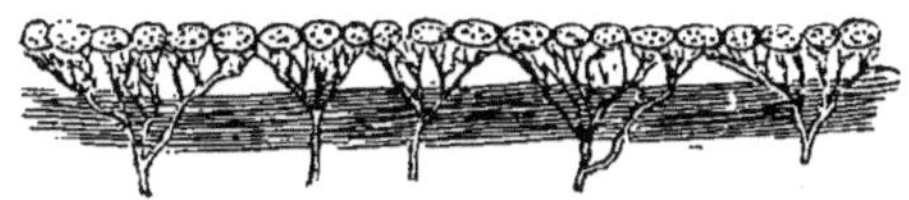

FIG. 50. — Paroi étalée des lobules du poumon.

On y voit les vaisseaux, entre la paroi propre et l'épithélium, tandis que, dans la membrane des glandes, c'est la paroi qui est placée au milieu, comme on le voit dans la figure suivante.

de tissu élastique et d'une couche de cellules d'épithélium. En résumé, les mouvements du poumon et la nature des produits de l'excrétion pulmonaire expliquent suffisamment la structure élastique du poumon et le siège sous-épithélial du réseau capillaire.

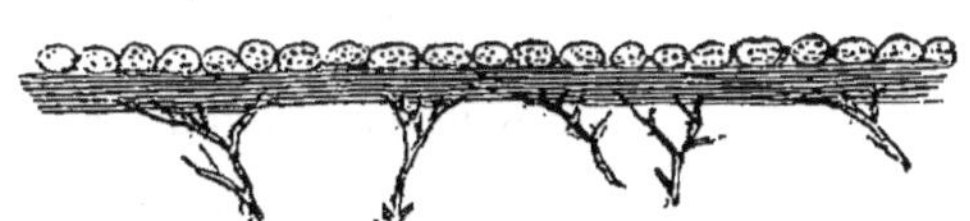

FIG. 51. — Paroi étalée des acini des glandes en grappe.

Les vaisseaux se ramifient sur la face opposée à celle que recouvre l'épithélium.

Portions sécrétante et excrétante du poumon analogues à celles des glandes en grappe. — On trouve encore des rapports intimes entre le poumon et une glande en grappe, lorsqu'on vient à comparer la portion sécrétante de la glande avec la portion excrétante. Dans une glande en grappe, l'épithélium des canaux sécréteurs et des acini diffère toujours de celui qui recouvre les canaux excréteurs. Dans le poumon, l'épithélium des canaux sécréteurs et des acini est pavimenteux, celui des canaux excréteurs est cylindrique et pourvu de cils vibratiles. Dans une glande en grappe, les tubes sécréteurs et les acini ont une paroi propre, mince, formant un seul feuillet, tandis que les canaux excréteurs sont formés de plusieurs couches. Dans le poumon, les tubes sécréteurs et les acini ont une paroi propre, mince, formant une seule couche, tandis que les canaux excréteurs sont formés de plusieurs feuillets. Dans le poumon, les vaisseaux qui se rendent aux tubes sécréteurs et aux acini sont différents de ceux qui se distribuent aux canaux excréteurs : c'est ce qui explique la différence qui existe entre les maladies des canaux excréteurs et celles du tissu pulmonaire proprement dit.

Pour compléter cette comparaison entre le poumon et une glande en grappe, nous dirons :

1° Que les acini du poumon, comme ceux des glandes en grappe, sont séparés les uns des autres par une trame celluleuse plus ou moins serrée ;

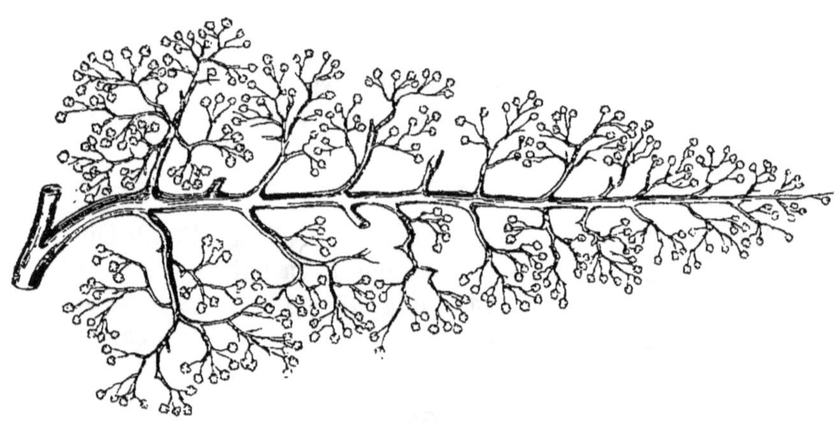

Fig. 52. — Schéma du pancréas (glande en grappe).

On y voit les acini, les tubes sécréteurs et les canaux excréteurs qui forment, par leur réunion, le canal principal ou de Wirsung. On y voit aussi la réunion de ce canal avec le canal cholédoque à leur terminaison. — Analogie de cette glande en grappe avec une grappe de raisin et un poumon.

2° Que les acini, en se groupant, forment de petites masses, comme cela se voit dans les glandes en grappe ;

3° Que les acini et les conduits sécréteurs des poumons et des autres glandes en grappe sont disposés aux extrémités des conduits excréteurs de la même manière que les grains de raisin et leur pédoncule sont disposés aux extrémités des ramifications de l'axe d'une grappe ;

4° Que la disposition générale de l'appareil de la respiration, de même que celle d'une glande en grappe, offre la plus grande analogie avec la disposition d'un raisin dont l'axe principal et les ramifications représenteraient les canaux excréteurs des poumons ou des autres glandes en grappe, tandis que les grains de raisin et leur petit pédoncule seraient représentés par les acini et les conduits sécréteurs des glandes en grappe ;

5° Enfin, que le poumon, de même que les glandes en grappe, est entouré, limité par une couche celluleuse, couche qui est doublée, dans cet organe particulier, d'une membrane séreuse, indispensable aux mouvements étendus de glissement du poumon sur les parois de la cavité thoracique.

En dernier lieu, nous pourrions comparer la structure des conduits excréteurs du poumon avec celle des autres glandes en grappe. Dans tous, il existe un épithélium intérieur, des fibres de tissu conjonctif et des fibres de tissu élastique dans l'épaisseur des

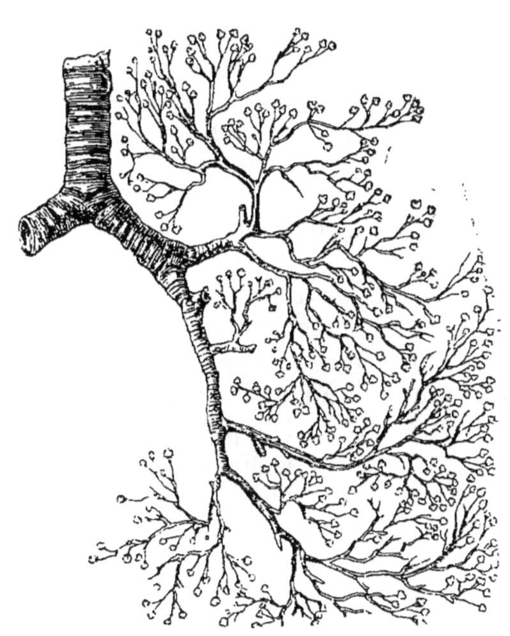

Fig. 53. — Trachée, bronches et ramifications bronchiques du poumon gauche.

On voit les lobules pulmonaires aux extrémités des dernières divisions. L'ensemble représente les acini des glandes en grappe et leurs conduits.

parois et, dans presque tous les cas, des fibres musculaires. Enfin, dans les canaux excréteurs des poumons, on trouve, comme dans quelques autres, des glandes sous-muqueuses sécrétant un liquide en rapport avec la fonction de la glande.

De l'excrétion du poumon.

Nous avons établi l'analogie de structure de l'appareil respiratoire et d'un appareil de sécrétion; nous allons maintenant prouver que le poumon fonctionne à la manière d'une glande.

Ce qui distrait l'esprit de l'observateur en considérant l'appareil de la respiration, c'est l'importance de la haute fonction que remplit le poumon. Depuis longtemps on est habitué à confondre tous les actes pulmonaires sous le nom de respiration; cette confusion de langage jette un nuage sur la physiologie de cet appareil.

Le poumon sert à deux fonctions. — D'après nos observations, nous sommes convaincu que le poumon est chargé de deux fonctions qu'il remplit alternativement et qui sont intimement liées l'une à l'autre. L'état anatomique du poumon est disposé de telle sorte qu'il ne peut exécuter en même temps ces deux fonctions, qui sont la respiration et la sécrétion.

De même que le larynx sert au passage de l'air de la respiration et en même temps à la phonation; de même que le pharynx sert tour à tour à la déglutition et à la respiration, de même aussi le poumon sert à la respiration et à l'excrétion.

Si nous étudions la sécrétion de la glande pulmonaire, nous remarquons qu'elle ne diffère pas des autres.

La sécrétion du poumon est une vraie excrétion, et, à ce titre, la glande pulmonaire se rapproche du rein et des glandes sudoripares dont les conduits excréteurs s'ouvrent à l'extérieur, comme les narines.

Moment de l'excrétion pulmonaire. — L'excrétion du poumon est essentiellement intermittente et intimement liée à la respiration, si intimement, que l'une est la conséquence forcée de l'autre. Cette fonction a donc lieu de 16 à 18 fois par minute, 1,020 fois par heure, 24,480 fois par jour. Le moment où le poumon excrète est celui qui correspond à l'expiration, tandis que celui de l'inspiration représente à lui seul le phénomène de la respiration.

Nature de l'excrétion pulmonaire. — L'excrétion du poumon est toute spéciale; elle est gazeuse, et il est évident que cet organe est la glande destinée à éliminer du sang les gaz qui y sont contenus. Nous verrons, en effet, que ses produits sont des vapeurs, des gaz ou des substances volatiles.

Certainement, dans l'étude de la respiration, on parle de l'exhalation de l'acide carbonique et de la vapeur d'eau; mais cela prouve-t-il que cette exhalation ne soit pas une excrétion? L'élimination de quelques substances volatiles: principe volatil de l'ail, éther, chloroforme, alcool, ne prouve-t-elle pas qu'il y a là autre chose que l'acte respiratoire?

Mécanisme de l'excrétion. — La structure du poumon et des glandes étant la même, le mécanisme de la sécrétion doit être le même. En effet, le sang veineux prend dans les capillaires les produits de l'absorption intestinale et une partie de ceux de la désassimilation des tissus qui composent notre corps. Ces produits de désassimilation rendent le sang impur, et doivent, pour la plupart, être rejetés par les glandes sous forme d'excrétion. Parmi eux, il s'en trouve de gazeux, comme l'acide carbonique qui sature le sang veineux. Il existe aussi dans le sang une matière organique, volatile, résultant de la désassimilation de nos tissus, et en même temps toutes les substances volatiles que la digestion introduit dans le sang : principe volatil de l'ail, de l'oignon, éther, chloroforme, alcool, etc. Toutes ces substances gazeuses ou volatiles ne peuvent être excrétées par les glandes sudoripares, par les glandes rénales, etc. ; aussi est-il naturel de penser que le poumon est une glande spécialement destinée à ces substances, qui sont toujours éliminées par cette voie.

Le sang, chargé des matériaux de désassimilation et de ceux qu'il a pris par l'absorption intestinale, circule dans les veines, les artères et les capillaires. Dans la course circulaire qu'il décrit au sein de nos tissus soixante-dix fois par minute, le sang se débarrasse après chaque inspiration, c'est-à-dire seize fois par minute, d'une partie de ses produits gazeux.

Les capillaires de la glande pulmonaire forment un réseau très serré au-dessous de l'épithélium des cellules du poumon, entre la paroi propre de l'épithélium ; à ce niveau, le sang n'est donc séparé de l'air que par la paroi du vaisseau et par la couche épithéliale, fort mince. En vertu d'une propriété de tissu probablement inhérente à l'épithélium des lobules pulmonaires, les gaz et les substances volatiles traversent, de dedans en dehors, la mince paroi qui les recouvre.

Cette propriété du tissu pulmonaire est analogue à celle du tissu rénal qui permet à l'urée de le traverser, et qui ne se laisse point traverser par certaines autres substances.

Produits d'excrétion. — Les produits d'excrétion du poumon sont gazeux ou volatils. Les uns sont accidentels, les autres permanents. Ces derniers sont les gaz azote et acide carbonique, la vapeur d'eau et une matière organique particulière exhalée par le poumon. Les produits accidentels sont toutes les substances gazeuses et volatiles, introduites dans le sang par les voies de l'absorption intestinale, cutanée ou pulmonaire, telles que alcool, éther, camphre, etc. Toutes ces substances traversent la paroi des capillaires et la couche épithéliale, qui séparent le sang de l'air contenu dans les vésicules pulmonaires.

A. On trouve, dans les produits d'excrétion de la glande pulmonaire, une fort petite quantité d'*azote*, en rapport avec celle qui est prise par la glande pendant l'inspiration. Que cet azote provienne des inspirations précédentes, ou qu'il soit un produit des transformations organiques des matières azotées de notre corps, ce qui parait probable, peu importe à notre sujet.

B. L'*acide carbonique* est un des nombreux produits de désassimilation de nos tissus, un produit gazeux. Il est pris par les capillaires au sein des organes, et il est porté au poumon par le système circulatoire du cœur droit, par le sang veineux. Arrivé au niveau des capillaires de la glande pulmonaire, il se dégage et passe dans les vésicules du poumon et dans les divisions bronchiques, d'où il sera bientôt expulsé.

Les lois de l'endosmose gazeuse nous apprennent que cette excrétion de l'acide carbonique marche, en général, de front avec l'absorption de l'oxygène, que l'une diminue quand l'autre diminue, et qu'elles augmentent également en même temps. La séparation de l'acide carbonique du sang nécessite donc l'intervention de l'oxygène, et c'est, à coup sûr, pour cette raison que le poumon a été chargé de ces deux fonctions de respiration et d'excrétion. Dans cet échange gazeux, se trouvent liées de la manière la plus intime la respiration et l'excrétion du poumon.

Si, ordinairement, l'exhalation de l'acide carbonique augmente ou diminue dans les mêmes rapports que l'absorption de l'oxygène, il ne faut voir dans ces deux phénomènes que deux phénomènes de nutrition, et il est naturel de penser que l'organisme doit prendre dans l'air un aliment dont les effets nutritifs soient en rapport avec les déperditions qu'il subit sans cesse.

En un mot, nous ne voyons, dans ces deux phénomènes, qu'une succession de deux fonctions se portant mutuellement secours, et une foule de faits se présentent à l'esprit du physiologiste pour lui prouver que l'un de ces actes peut continuer pendant que l'autre cesse complètement ou à peu près complètement. Malgré l'affinité qui existe entre les phénomènes produits par ces deux courants gazeux, on ne doit point les croire inséparables ; nous allons le démontrer.

D'abord, *l'absorption de l'oxygène peut continuer, l'excrétion de l'acide carbonique étant suspendue*, dans les cas suivants, par exemple :

1° Vierordt et Duchek ont démontré que la quantité d'acide carbonique exhalé diminue au bout de peu de temps, après l'ingestion d'une certaine quantité d'alcool. Introduit dans le sang par l'absorption intestinale, l'alcool se transforme en aldéhyde, qui est excrété par le poumon, tant qu'il en existe dans les vaisseaux. Lorsque cette substance a complètement disparu du liquide sanguin, on voit l'acide carbonique, qui avait considérablement diminué et presque disparu, revenir à son état normal. Et cependant, tandis que le poumon se débarrassait de l'aldéhyde, il absorbait l'oxygène comme à l'état normal.

2° Les cholériques absorbent de l'oxygène et n'excrètent que fort peu d'acide carbonique.

On peut voir, au contraire, *l'excrétion de l'acide carbonique*

continuer, *pendant que l'absorption de l'oxygène est interrompue.*
Dans le cas d'asphyxie par l'acide carbonique, par exemple dans le cas où un homme respire l'acide carbonique provenant d'un brasier ardent, ou bien dans le cas où un homme respire dans une pièce trop étroite, l'oxygène diminue rapidement, et il arrive un instant où la quantité de ce gaz absorbé par le patient est presque nulle. A ce moment, cependant, l'excrétion de l'acide carbonique n'a pas cessé, et ce gaz vient s'ajouter à celui que l'air contenait déjà. On peut répéter facilement cette expérience en privant d'oxygène certains animaux, tels que les grenouilles. Elles continuent à vivre pendant plusieurs jours, et excrètent de l'acide carbonique.

Donc, absorption d'oxygène et excrétion d'acide carbonique pouvant avoir lieu séparément dans certaines conditions déterminées ; nous croyons devoir conclure que ces deux phénomènes sont le résultat de deux fonctions intercalées, et qu'ils ne sont pas chacun le *sine quâ non* de l'autre.

C. En même temps que l'acide carbonique se dégage et qu'il est remplacé par l'oxygène, une certaine quantité d'*eau* passe du sang dans l'air, à l'état de vapeur. Si la sortie de l'acide carbonique ne s'opère le plus souvent que pendant l'entrée de l'oxygène, il n'en est plus de même pour la vapeur d'eau qui sort naturellement du poumon, comme l'eau de l'urine sort par les tubes urinifères.

Comment pourrait-on refuser le nom de sécrétion à ce phénomène qui sépare l'eau du sang de la glande pulmonaire ?

D. Pendant que la nutrition s'opère au sein de nos tissus, une *matière organique* particulière passe dans le sang ; elle est transportée par les veines dans le poumon. Là, cette matière passe, comme la vapeur d'eau, à travers la paroi des capillaires et la couche épithéliale qui les recouvre ; elle se mélange aux autres produits d'excrétion. Cette substance, qui détermine la mauvaise haleine de quelques personnes, est inconnue dans son essence, mais son existence peut être prouvée. Il suffit, en effet, de faire passer, par l'intermédiaire d'un tube, les gaz excrétés par les poumons à travers une solution de nitrate d'argent ou de l'acide azotique. La première se colore en rose, et le second prend une coloration jaunâtre. Or, ces colorations ne sont produites dans ces liquides que par les matières organiques.

Si le poumon n'était pas véritablement un organe de sécrétion, comment pourrait-on admettre, dans les produits de l'expiration, une substance qu'on ne rencontre pas dans l'air de l'inspiration ?

Action élective du poumon sur les substances introduites dans le sang. — *Produits accidentels.* — D'autres substances gazeuses ou volatiles se rencontrent dans les produits d'excrétion du poumon. Cette glande possède une action élective analogue à celle des autres glandes. Ainsi, le foie prend dans le sang des substances qui y ont été introduites sous forme de médicaments, de poisons, etc., les sels de plomb et le phosphore, par exemple; le rein extrait du sang le nitrate de potasse, l'iodure de potassium, etc.; les glandes salivaires choisissent les sels mercuriaux. Aucune glande ne prendrait la partie volatile des substances introduites dans le corps? Aucune glande n'excrèterait les gaz? Cependant, notre organisme se débarrasse de substances volatiles gazeuses, de même qu'il se débarrasse de substances liquides contenant ou non des matières en dissolution. Eh bien! les organes chargés de l'élimination de ces substances gazeuses sont les poumons et les glandes sudoripares. Ingérez de l'ail dans l'estomac; ayez soin d'enlever, au moyen de lavages, tous les débris qui ont pu s'arrêter dans la bouche, cette cavité n'exhale aucune odeur alliacée; mais une heure après, deux heures après, lorsque l'ail a été digéré et pris par l'absorption, à la surface des villosités intestinales, et qu'il est passé dans le torrent de la circulation, une odeur très pénétrante se manifeste et persiste pendant 24 heures, 48 heures même, selon que la quantité de cette substance a été plus ou moins considérable. Que s'est-il passé? L'ail a été absorbé avec les autres matériaux de la digestion. A chaque expiration, le sang, imprégné de cette substance, se débarrasse d'une certaine quantité de son principe volatil en traversant le poumon, et cette excrétion persiste tant que dure la présence de l'ail dans les vaisseaux.

Il est facile de s'assurer qu'une personne qui a ingéré de l'ail n'exhale cette odeur qu'au moment de l'excrétion pulmonaire (expiration), et qu'elle peut supprimer volontairement cette odeur en retenant sa respiration.

Ce que nous venons de dire de l'ail s'applique à toutes les substances possédant une matière volatile, telles que l'éther, le camphre, le musc, le chloroforme et les liquides alcooliques. Tout le monde sait que l'odeur vineuse exhalée par un homme en état d'ivresse vient du poumon, et que cette odeur se manifeste surtout au moment de l'expiration.

En 1811, Nysten fit de nombreuses expériences sur l'injection des substances gazeuses dans le sang. Il injecta de l'air, de l'oxygène, de l'hydrogène sulfuré et d'autres gaz encore. On pouvait constater la présence de ces gaz dans les produits de l'expiration.

Des expériences récentes de Cl. Bernard, reproduites dans ses *Leçons de physiologie expérimentale*, ont conduit ce savant à conclure que le poumon excrète tous les gaz que l'on injecte dans le sang.

Rôle de l'épithélium cylindrique à cils vibratiles des voies aériennes, des fibres musculaires des bronches. — On croit généralement que les *cils vibratiles* des voies aériennes et que les fibres musculaires bronchiques sont destinés à chasser les mucosités en les poussant de bas en haut. Cette explication nous paraît erronée, et pour deux raisons : 1° les cils existent aussi bien à la partie supérieure des voies aériennes (fosses nasales) qu'à la partie inférieure, et dans les fosses nasales, qui sont dirigées horizontalement, d'avant en arrière, les mucosités, pour être rejetées, n'ont pas besoin d'être soulevées par les cils; 2° la muqueuse broncho-laryngée, lorsqu'elle est saine, ne fournit pas une grande quantité de mucus. Les glandes de cette muqueuse sécrètent un liquide, il est vrai, mais un liquide fort peu abondant, destiné seulement à humecter la surface muqueuse, et à empêcher son dessèchement par le courant gazeux qui va et vient incessamment dans les voies aériennes. Ces cils seraient-ils destinés à évacuer les mucosités pathologiques? Nous ne le croyons pas, car le mucus qui se produit pendant l'existence d'une bronchite, etc., est expulsé par la toux, c'est-à-dire par un mouvement de retrait extrêmement brusque de la poitrine, qui chasse avec force les gaz du poumon et les force à balayer la muqueuse bronchique, comme le ferait un violent coup de vent.

Il nous paraît rationnel de penser que les cils vibratiles répandus sur toute l'étendue des voies aériennes, depuis les narines jusqu'aux dernières ramifications bronchiques, ont pour usage d'expulser la poussière venue de l'extérieur et le mucus. En effet, en réfléchissant à la division et à la subdivision des bronches, on arrive à comparer le poumon à une foule de petites cavités, dans lesquelles conduisent des canaux d'un calibre extrêmement petit, presque entièrement revêtus de petits poils, et l'idée d'un *tamis* recouvrant l'ouverture des lobules pulmonaires rend parfaitement notre pensée. Ces cils, à ce niveau, sont comparables aux poils qui protègent l'entrée du conduit auditif externe, l'entrée des fosses nasales, l'ouverture des paupières. Les cils vibratiles des voies aériennes seraient donc destinés à retenir les poussières, les corpuscules étrangers qui pénètrent dans les bronches avec l'air de la respiration.

Si l'air impur, que l'on respire si souvent, pénétrait jusqu'à la surface interne des lobules, on comprend que les impuretés contenues dans ce fluide s'accumuleraient rapidement dans la portion sécrétante du poumon, et formeraient à la surface épithéliale des lobules une couche plus ou moins épaisse qui gênerait extrêmement les phénomènes d'endosmose gazeuse.

Leur rôle est double. Non seulement les cils retiennent les corpuscules de l'air, mais encore ils les rejettent au dehors, et c'est pour cela qu'ils sont doués d'un mouvement d'inclinaison et de redressement. Nous comprenons maintenant pourquoi les cils vibratiles existent dans toute l'étendue des voies aériennes; on les trouve partout où l'air de la respiration entre en contact avec une muqueuse. C'est pour cette raison que la portion supérieure ou nasale du pharynx en est également pourvue, tandis que la portion inférieure n'en présente pas.

Certains phénomènes pathologiques servent à expliquer l'action des cils vibratiles.

Nous sommes convaincu, quoique ce point n'ait pas encore été étudié, que la poussière charbonneuse qui se dépose dans les voies aériennes surtout chez les personnes vivant dans une atmosphère remplie de poudre de charbon, s'arrête sur les cils des dernières ramifications bronchiques, et que l'obstruction de la petite bronche précède l'affaissement des vésicules pulmonaires correspondantes [1]. Si la poussière charbonneuse pénétrait jusqu'à la face interne de la portion sécrétante des poumons, elle s'y accumulerait rapidement et ne permettrait pas au malade une longue existence, tandis que les sujets peuvent vivre dix, vingt et trente ans dans une telle atmosphère. Le même phénomène se passerait dans les maladies graves du poumon que l'on rencontre chez les mouleurs en cuivre, chez les ouvriers des fabriques de meules, des fabriques d'armes, etc. Chez tous ces hommes, la poussière pénètre, avec le courant d'air de la respiration, dans les voies aériennes, et s'arrête sur les cils auxquels elle adhère. Cette poussière est tellement abondante, que les cils sont impuissants à la repousser au dehors : elle s'accumule dans les petites divisions bronchiques, les obstrue, et, à la longue, finit par déterminer des lésions pulmonaires graves, offrant des symptômes qui ne manquent pas d'une certaine analogie avec ceux de la phtisie pulmonaire.

On a dit et l'on répète que les fibres musculaires des bronches sont destinées à chasser le mucus des bronches. Or, nous venons de dire qu'il n'existe point, à l'état normal, de mucus bronchique en assez grande quantité pour être expulsé. Si l'on peut admettre que les fibres musculaires aient la propriété de faire passer le mucus des petites divisions bronchiques dans les grandes, il est

1. Cette oblitération des bronches et des vésicules a été indiquée par plusieurs auteurs : Desayvres, Tardieu, etc.

impossible de voir le même phénomène se produire au niveau des grosses bronches, à cause du calibre considérable de ces conduits. Nous croyons plus rationnel de dire que les fibres musculaires des voies aériennes sont comparables à celles des canaux excréteurs des glandes, qu'elles se contractent pendant l'excrétion du poumon pour favoriser le retrait de cet organe élastique et, par conséquent, l'évacuation des produits d'excrétion. Supposons, en effet, le thorax dilaté par l'inspiration. La dilatation du poumon n'a pas été déterminée seulement par l'expansion du tissu propre du poumon, mais aussi par l'augmentation du calibre des divisions bronchiques. Cette dilatation générale de l'organe détermine l'excitation des fibres contractiles circulaires, qui forment une couche régulière dans l'épaisseur des divisions bronchiques. Les fibres se contractent, et, par leur contraction, elles aident au retrait du tissu pulmonaire, en même temps qu'elles concourent à l'expulsion des produits de l'expiration.

Pathologie.

La fréquence de nombreuses maladies qui affectent le poumon nous fera pardonner, je l'espère, la longueur de ce chapitre. Nous sommes certain que l'élève le lira avec fruit, après avoir étudié l'anatomie et la physiologie de cet organe important. Ferais-je mieux de prendre tour à tour la forme, la couleur, le volume, le poids et la structure du poumon, afin de montrer de quelle manière les maladies du poumon les altèrent ? Dois-je plutôt prendre une à une les maladies de cet organe, et en présenter à l'élève un aperçu ? J'aime mieux suivre ce dernier plan, qui m'exposera moins que le premier à de fréquentes répétitions, et qui permettra au lecteur de voir, d'un seul coup d'œil, toutes les maladies qui affectent le poumon. Est-il besoin de dire que nous ne parlerons que des phénomènes pathologiques qui découlent directement de la description anatomique et physiologique qui précède ?

Cet organe est sujet à un grand nombre de maladies.

Les unes affectent les divisions bronchiques, d'autres les lobules pulmonaires. Quelques-unes affectent l'ensemble des éléments qui constituent le poumon ; d'autres n'occupent que le tissu cellulaire. On en trouve enfin quelques-unes qui siègent uniquement dans le système nerveux de cet organe.

La *bronchite*, ou inflammation des bronches, de même que la *dilatation* des bronches, affecte les ramifications bronchiques.

La bronchite siège sur les grosses ou sur les petites bronches.

L'épaississement peu considérable de la muqueuse de ces conduits ne détermine aucun phénomène bien important lorsque l'inflammation envahit les grosses divisions; mais, quand la phlegmasie atteint les petites bronches (bronchite capillaire), l'épaississement de la muqueuse suffit pour oblitérer en partie ces conduits, et empêcher la libre circulation de l'air entre les divisions bronchiques et les lobules. Cet obstacle au passage de l'air dans les lobules nous explique la dyspnée intense qui accompagne la bronchite capillaire, et la cyanose de la face, qui in-

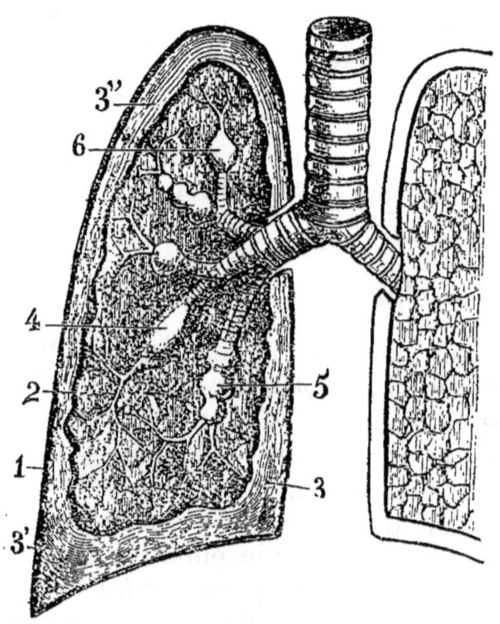

Fig. 54. — Dilatation des bronches survenue à la suite d'une pleurésie chronique.

1. Feuillet pariétal de la plèvre. — 2. Feuillet viscéral. — 3, 3', 3''. Fausse membrane réunissant les deux feuillets. — 4. Dilatation fusiforme. — 5. Dilatation moniliforme. — 6. Dilatation globuleuse.

dique une hématose incomplète. Dans l'inflammation des bronches pendant les premiers jours, une petite quantité de mucus est exhalée à la surface de la muqueuse bronchique, et donne lieu au *râle sibilant*, bruit de sifflement perçu par l'oreille du médecin au moment de l'inspiration et de l'expiration et déterminé par le passage de l'air au travers de ces mucosités épaissies. Quelques jours plus tard, les mucosités étant plus abondantes, on trouve un *râle muqueux* avec mélange de *râle sous-crépitant*, surtout à la base du poumon.

Les bronches sont quelquefois affectées de dilatation, dilatation qui peut se montrer sur un seul point ou sur plusieurs points à la fois. La dilatation des bronches siège tantôt au milieu du poumon, tantôt à la base, tantôt au sommet. Les portions dilatées se remplissent de mucosité ou de muco-pus que le malade expectore de temps en temps. Ces mucosités peuvent être assez abondantes pour faire croire à une *vomique* au moment où elles sont rejetées. On peut constater à leur niveau tous les symptômes des cavernes pulmonaires.

Une seule maladie affecte spécialement le lobule pulmonaire : c'est l'*emphysème vésiculaire*, qui coïncide ordinairement avec une bronchite, et qui est caractérisé par la dilatation des culs-de-sac constituant les lobules pulmonaires. Dans cette maladie, la paroi du lobule perd de son élasticité, elle devient plus blanche et plus dense, et l'on voit souvent la cavité d'un lobule considérablement augmentée par la dilatation de ses culs-de-sac. Cette

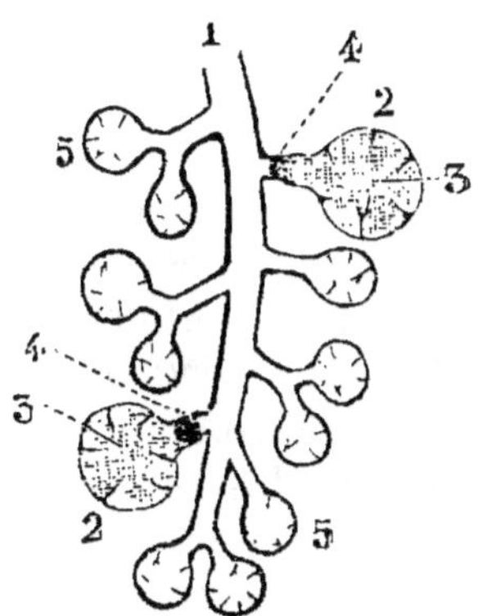

FIG. 55. — Deux lobules dilatés par l'air emprisonné, et devenant emphysémateux.

1. Bronche. — 2, 2. Lobules dilatés par l'air emprisonné. — 3, 3. Intérieur du lobule rempli d'air. — 4, 4. Bouchon formé par le mucus bronchique. — 5, 5. Lobules revenus sur eux-mêmes pendant l'expiration.

maladie affecte surtout le bord antérieur et le sommet du poumon. Elle détermine la dilatation du poumon, et consécutivement la voussure partielle ou générale du thorax. On constate, à l'auscultation, une diminution du murmure vésiculaire, surtout vers le sommet du poumon; le malade est souvent pris d'accès de suffocation.

Ces accès tiennent le plus souvent à une bronchite concomitante, quelquefois aussi à un élément nerveux, l'asthme; et c'est précisément la combinaison de ces maladies qui fait que les médecins s'entendent si peu sur l'emphysème.

Souvent, l'*emphysème vésiculaire* du poumon se développe sous l'influence de la bronchite. Lorsqu'une bronchite existe à l'état chronique, ou bien encore lorsqu'un sujet est fréquemment affecté de bronchite aiguë, il se produit à la surface muqueuse des bronches une sécrétion exagérée de mucus, qui obstrue plus ou moins complètement les petites divisions bronchiques. Pendant l'effort de l'inspiration, mouvement actif qui détermine l'entrée de l'air dans le poumon, le courant d'air traverse les mucosités et pénètre dans les culs-de-sac de la glande. L'expiration, au contraire, se fait ordinairement sans le secours des muscles expirateurs; elle n'a lieu que sous l'influence de l'élasticité du poumon et des parties environnantes, qui reprennent la place qu'elles occupaient avant l'inspiration. Les muscles expirateurs ne se contractent que dans les expirations forcées, comme dans la toux, le rire, etc. Le retrait du poumon, pendant l'expiration, est bien suffisant pour chasser les produits gazeux d'excrétion de la glande pulmonaire, à condition que les voies d'excrétion soient libres; mais, si les gaz excrétés trouvent un obstacle dans le mucus qui oblitère les petites bronches, ces gaz n'ont pas la force suffisante pour soulever cet obstacle; ils sont retenus dans le lobule pulmonaire et les petites bronches. Pendant ce temps, le poumon revient sur lui-même, excepté au niveau des lobules où l'air a été emprisonné (fig. 55). Ceux-ci restent dilatés pendant un temps variable, et, comme ce phénomène doit se renouveler incessamment dans une grande quantité de lobules, on comprend qu'à la longue ils finissent par se dilater et perdre leur élasticité. Cette théorie de l'emphysème, indiquée par Laënnec, a été soutenue par Beau.

Le tissu pulmonaire peut être affecté par la *congestion*, l'*apoplexie*, la *pneumonie*, la *gangrène*, le *cancer*, les *tubercules*.

Nous dirons un mot cependant du *tubercule*, produisant une des variétés les plus fréquentes de la phtisie pulmonaire. La conception de la *tuberculose pulmonaire* est absolument modifiée depuis les remarquables travaux de Koch. Les *tubercules* ne se développent pas dans le poumon sans le bacille de la tuberculose. Le microbe s'arrête généralement au niveau des petites bronches, dont les éléments anatomiques irrités s'enflamment d'abord, puis dégénèrent et forment un amas plus ou moins dur, jaune ou gris, le *tubercule*.

Le siège de prédilection des tubercules pulmonaires est le sommet du poumon; mais ils peuvent se développer en tout autre point de l'organe. Ils subissent peu à peu une sorte de ramollissement et de fonte purulente. Ces modifications se manifestent cliniquement par des râles humides et de l'expectoration purulente; et anatomiquement, par la formation d'anfractuosités plus ou moins étendues, les *cavernes*. Il est ordinaire de voir se développer en même temps, sur la plèvre, des tubercules qui finissent par produire des adhérences plus ou moins considérables entre les poumons et les parois thoraciques.

1° Des *douleurs réflexes* (douleurs siégeant dans les nerfs au voisinage des organes lésés; cette expression n'a point la même signification qu'en physiologie) s'observent dans les muscles qui entourent le thorax; 2° la *toux* existe, symptôme commun à toutes les maladies du poumon; 3° la *dyspnée* est due à la présence des tubercules développés dans le poumon, à la congestion qui accompagne ordinairement le tubercule, et souvent aussi à un trouble nerveux survenu dans les organes de la cavité thoracique; 4° l'*hémoptysie* (crachement de sang) du début est due au travail de congestion qui accompagne la formation du tubercule, et celle de la fin est due, dit-on, à l'ulcération des vaisseaux pulmonaires par les tubercules ramollis; 5° le *défaut de dilatation* des parois thoraciques est dû à l'adhérence du poumon à ces parois et à la perte

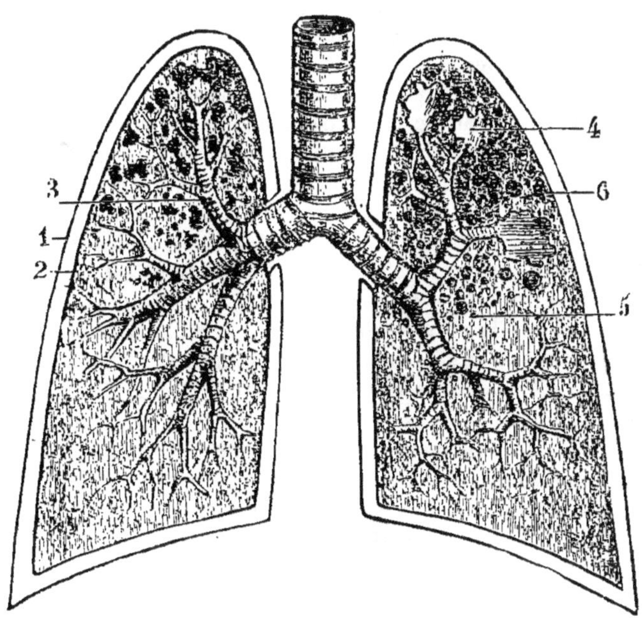

FIG. 56. — Tubercules pulmonaires et cavernes.

1. Feuillet pariétal de la plèvre. — 2. Feuillet viscéral. — 3. Division bronchique. — 4. Caverne communiquant avec une bronche. — 5. Granulation tuberculeuse. — 6. Tubercule en voie de ramollissement.

d'élasticité du poumon; 6° le *rétrécissement du thorax*, la saillie des clavicules et des omoplates, l'augmentation des fosses sus-claviculaires et sous-claviculaires, la saillie antérieure du sternum, toutes ces altérations dans la conformation extérieure du thorax sont la suite de la destruction du poumon. Il faut savoir, en effet, que, par suite de l'ulcération de ce tissu et de la production des cavernes, le poumon se rétracte, diminue considérablement de volume, et attire, pour ainsi dire, vers le centre de la poitrine les parois de cette cavité qui cèdent à la pression atmosphérique; 7° l'*augmentation des vibrations thoraciques*, surtout dans la fosse sous-claviculaire, est due à l'induration du poumon par les tubercules; 8° la *matité*, plus marquée aussi au sommet du poumon, est due à la même cause.

ARTICLE CINQUIÈME

PLÈVRES.

Dissection. — « Il faut choisir pour ce genre de préparation un sujet « qui n'ait pas d'adhérences dans la poitrine ; on se gardera donc de « prendre un phtisique ; en général, les sujets les plus propres à cet effet « sont ceux dont la poitrine résonne également bien partout.

« Dans la préparation des plèvres, il faut enlever une portion des parois « latérales de la poitrine, sans cependant endommager les séreuses. A cet « effet, on divise la peau de la poitrine depuis la partie inférieure du cou « jusqu'au creux de l'estomac ; on dirige une incision transversale le long « des clavicules, et des incisions obliques le long du bord inférieur de « cartilages des fausses côtes ; puis, après avoir enlevé la peau et les « muscles grand et petit pectoral, on incise les muscles intercostaux dans « le troisième espace intercostal, qui ordinairement est le plus large. Cette « incision doit être faite avec beaucoup de précaution, pour ne pas piquer « en même temps la plèvre ; on enlève de dessus cette membrane une « portion des muscles intercostaux, en s'aidant des doigts et du manche « du scalpel, qu'on fait agir très doucement. De cette manière, on continue « à passer les doigts entre la plèvre et la quatrième côte, et, après en avoir « effectué la séparation jusqu'à sa partie antérieure, en poussant douce« ment la membrane en dedans, on coupe le cartilage de la côte près du « sternum, et l'on divise la côte à sa partie postérieure au moyen de te« nailles incisives. On enlève de la même manière les deux côtes placées « au-dessus et les deux placées au-dessous, afin d'obtenir un espace suf« fisant pour étudier la plèvre. Il est à observer que cette membrane ne « doit pas être détachée en avant plus loin que jusqu'à l'extrémité des « cartilages des côtes ; on la laissera attachée au sternum pour pouvoir « étudier la disposition du médiastin antérieur. Une préparation semblable « sera faite du côté opposé.

« Le sac de la plèvre s'étendant plus haut que la première côte, il faut, « pour bien voir cette disposition, désarticuler en avant une clavicule, et « la scier près de l'omoplate ; on dissèque ensuite avec soin, au-dessus « de la première côte, les vaisseaux sous-claviers, dont les rapports avec « la plèvre sont importants à connaître ; on détache enfin cette membrane « de la première côte, en employant le procédé que nous avons indiqué « précédemment ; mais il est à observer que la plèvre y est ordinaire« ment plus adhérente qu'aux autres côtes. Cette première côte servant de « mesure pour connaître la hauteur à laquelle s'élève la plèvre, on fera « bien de la laisser en place. Du côté opposé, on tâchera de faire une pré« paration analogue, mais en laissant en position la clavicule et le muscle « sterno-cléido-mastoïdien.

« Pour étudier ensuite la plèvre, on l'insuffle en y faisant une petite ou« verture, et l'on observera ainsi la forme de ce sac membraneux ; on re« marquera en même temps que la plèvre du côté opposé reste affaissée, « parce que les deux sacs ne communiquent pas entre eux. On incise en-

« suite la portion costale des plèvres, afin de voir comment elles se réflé-
« chissent su la ligne médiane pour former le médiastin et pour envelop-
« per les poumons. Si l'on soulève le sternum sans rien déranger à la pré-
« paration, et qu'on place le médiastin contre le jour, on jugera du peu
« d'épaisseur de cette cloison par sa diaphanéité.

« Pour voir ensuite les parties logées entre les lames des médiastins, il
« suffit d'inciser la plèvre d'un côté de la cloison, et de disséquer le tissu
« cellulaire qui s'y trouve. » (Lauth.)

Si l'on voulait préparer une pièce sèche, on se comporterait de même, en ayant soin de se conformer aux règles générales que nous avons données au commencement du tome II.

Les plèvres sont des membranes séreuses situées dans la cavité thoracique, indépendantes l'une de l'autre, et destinées à faciliter le glissement des poumons dans cette cavité. Les plèvres sont séparées par la cloison nommée médiastin. Ces deux membranes étant identiques, nous allons procéder à l'étude de l'une d'elles.

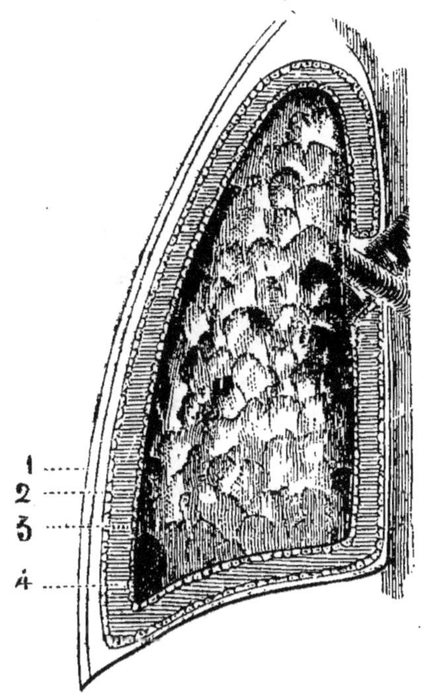

FIG. 57. — Figure schématique de la plèvre.

1. Ligne indiquant la paroi du thorax. — 2. Feuillet pariétal de la plèvre. — 3. Feuillet viscéral de la plèvre. — 4. Cavité de la plèvre.

La plèvre représente un sac sans ouverture qui recouvre le poumon et qui se réfléchit sur le pédicule pulmonaire, auquel il forme une gaine, pour tapisser ensuite la surface interne de la cavité qui contient le poumon. Cette membrane est partout continue et présente deux surfaces : l'une superficielle ou libre qui limite la cavité de la plèvre ; l'autre profonde ou adhérente qui adhère à la surface du poumon, à la face supérieure du diaphragme, à la face interne des côtes, etc.

Comme toutes les séreuses, la plèvre présente deux feuillets : l'un *viscéral*, appliqué sur le poumon ; l'autre *pariétal*, tapissant la paroi de la cavité. Nous étudierons ces deux feuillets et la cavité qu'ils limitent.

1° Feuillet viscéral. — La plèvre viscérale ou pulmonaire (fig. 57) recouvre le poumon dans toute son étendue. Elle est transparente et adhère intimement au tissu de l'organe, de manière qu'il est impossible de l'en séparer. C'est elle qui donne au poumon son aspect lisse et poli. Elle ne présente nulle part, à la surface du poumon, d'adhérence avec la plèvre pariétale, de sorte que le poumon sain peut glisser avec facilité dans la cavité thoracique. Elle tapisse les faces des lobes du poumon qui limitent les scissures interlobaires et se réfléchit d'un lobe à l'autre au fond des scissures.

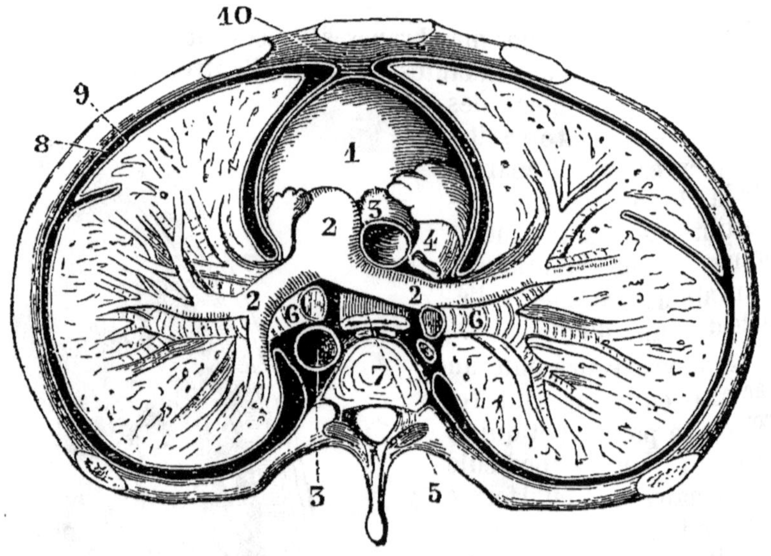

FIG. 58. — Coupe transversale et horizontale du thorax. On y voit les plèvres et les organes du médiastin.

1. Cœur. — 2. Artère pulmonaire. — 3, 3. Coupe de l'aorte. — 4 Coupe de la veine cave supérieure — 5. Coupe de l'œsophage ; en arrière de cet organe, on voit la coupe du canal thoracique et de la grande veine azygos. — 6. Bronches. — 7. Corps de la troisième vertèbre dorsale. — 8. Feuillet pariétal de la plèvre. — 9. Feuillet viscéral de la plèvre. — 10 Péricarde.

2° Feuillet pariétal. — La plèvre pariétale recouvre la face interne des côtes, le médiastin et le diaphragme, et comme elle est partout continue à elle-même, elle constitue deux culs-de-sac, l'un supérieur qui forme une sorte de calotte au-dessus du sommet du poumon, l'autre inférieur qui entoure la circonférence de la base du poumon, et qui est situé entre la face supérieure du diaphragme et les dernières côtes. La plèvre pariétale présente un aspect et des rapports différents dans les divers points de son étendue ; elle diffère sur les côtes, sur le diaphragme et sur le médiastin, et dans ces points elle prend les noms de *plèvre costale*, *plèvre diaphragmatique* et *plèvre médiastine*.

La *plèvre costale* est épaisse et doublée d'un feuillet aponévrotique qui la sépare de la face interne des côtes. Ce feuillet lui donne une grande épaisseur et permet de la séparer des parties sous-jacentes dans toute son étendue. En augmentant l'épaisseur de la plèvre, il altère aussi sa transparence, qui n'est plus aussi nette que celle de la plèvre viscérale. La plèvre costale est en rapport avec la face interne des côtes et les muscles intercostaux internes. A la partie postérieure des côtes, elle recouvre les muscles intercostaux externes dont elle est séparée par le nerf et les vaisseaux intercostaux ; elle recouvre aussi la tête des côtes et le nerf grand sympathique, pour se réfléchir sur les côtés de la colonne vertébrale et se continuer avec la plèvre médiastine. Au moment où celle du côté gauche se réfléchit sur la colonne vertébrale, elle recouvre l'aorte thoracique. A la partie antérieure des côtes, la plèvre costale recouvre les cartilages costaux et, vers les trois ou quatre premières côtes, elle se prolonge jusqu'à la face postérieure du sternum, où elle s'adosse à celle du côté opposé, après avoir tapissé les vaisseaux mammaires internes et le muscle triangulaire du sternum. La plèvre gauche est, dans sa partie antérieure et inférieure, refoulée un peu à gauche par le cœur.

La *plèvre diaphragmatique* tapisse la face supérieure du diaphragme, auquel elle adhère intimement. A ce niveau, elle est mince et ne peut être séparée que difficilement du muscle qu'elle recouvre.

La *plèvre médiastine* tapisse le médiastin [1] et forme la paroi interne de la cavité qui contient le poumon. Elle se continue en haut avec le cul-de-sac supérieur de la plèvre, en bas avec la plèvre diaphragmatique, en avant et en arrière avec la plèvre costale. Elle présente une certaine épaisseur et se continue au niveau du pédicule du poumon avec le feuillet viscéral par la gaine séreuse qu'elle forme aux organes qui constituent le pédicule.

1. Le *médiastin* est une cloison verticale, étendue du sternum à la colonne vertébrale et du cou au diaphragme. Elle sépare les deux plèvres qui tapissent ses deux faces. On trouve dans le médiastin : le cœur et les gros vaisseaux qui y adhèrent, la trachée, l'œsophage, les veines azygos, le canal thoracique, les nerfs pneumogastriques et phréniques, enfin tous les organes qui sont situés entre les deux poumons. Quelques auteurs appellent *médiastin antérieur* la portion du médiastin qui se trouve en avant de la trachée, et *médiastin postérieur* celle qui est en arrière. D'autres divisent le médiastin en *supérieur* et *inférieur*, établissant la limite au niveau des artères de la base des ventricules. Ces divisions n'ont aucune importance, nous n'admettons qu'un médiastin.

La plèvre médiastine affecte les rapports suivants : celle du côté droit recouvre, d'avant en arrière, le péricarde et le cœur dont elle est séparée par le nerf phrénique et les vaisseaux diaphragmatiques supérieurs, la veine cave supérieure, la trachée, l'œsophage, le tronc brachio-céphalique, la face droite de la colonne vertébrale, et à la partie supérieure le nerf pneumogastrique. Celle du côté gauche recouvre, d'avant en arrière, le péricarde et le cœur, le nerf phrénique et les vaisseaux diaphragmatiques supérieurs comme celle du côté droit, le tronc de l'artère pulmonaire, la face gauche de la crosse de l'aorte et de l'aorte thoracique, le côté gauche des gros vaisseaux qui partent de la crosse de l'aorte, l'œsophage, le nerf pneumogastrique gauche dans toute son étendue.

Le *cul-de-sac supérieur de la plèvre* déborde la première côte et forme au sommet du poumon un couvercle membraneux immédiatement appliqué sur lui et affectant les mêmes rapports. Parmi ces rapports, je signalerai celui qu'il affecte avec les vaisseaux sous-claviers en contact avec lui, rapport qui explique pourquoi il est quelquefois arrivé aux chirurgiens d'ouvrir la plèvre en pratiquant la ligature de l'artère sous-clavière en dedans des scalènes.

Le *cul-de-sac inférieur de la plèvre* forme une gouttière interposée à la face supérieure du diaphragme et à la face interne des côtes. Ce cul-de-sac inférieur, beaucoup plus déclive en arrière qu'en avant, correspond : en avant, à l'extrémité antérieure de la septième côte ; sur les côtés, à l'extrémité des huitième, neuvième et dixième côtes ; en arrière, au bord supérieur de la douzième. Cependant, sur les côtés, un intervalle de 3 centimètres environ sépare ce cul-de sac de l'extrémité antérieure des côtes, tandis qu'en avant il est séparé de la septième côte par un intervalle de 2 centimètres.

La plèvre costale et la plèvre diaphragmatique, qui forment le cul-de-sac inférieur, s'écartent l'une de l'autre pendant l'inspiration, car en ce moment le poumon, se dilatant et augmentant d'étendue dans tous les sens, s'insinue entre ces deux feuillets par la circonférence de sa base. Pendant l'expiration, la base du poumon remonte de 7 centimètres environ, selon les recherches de Sappey, et les plèvres diaphragmatique et costale s'adossent l'une à l'autre dans toute cette étendue.

Ces détails font entrevoir comment tous les organes de cette région changent de rapports pendant les deux temps de la respiration. Ils nous font comprendre, entre autres choses, comment un instrument piquant, introduit en arrière, dans le onzième espace intercostal, atteindra successivement la plèvre, la base du poumon, le diaphragme, le péritoine et les viscères abdominaux. Si cet instrument est introduit horizontalement pendant l'expiration, le poumon ne sera pas blessé.

Mode de communication entre les deux feuillets. — Le feuillet viscéral, après avoir recouvert le tissu pulmonaire et tapissé les deux faces des scissures interlobaires, atteint le hile du poumon, et là il se porte autour des organes qui constituent le pédicule pulmonaire, pour leur former une gaine complète. Cette gaine se confond, de l'autre côté, avec la plèvre médiastine. C'est à l'intérieur de cette gaine que se trouvent la bronche, les vaisseaux pulmonaires artériels, veineux et lymphatiques, les vaisseaux et les ganglions bronchiques, les nerfs pulmonaires et une certaine quantité de tissu cellulaire qui réunit tous ces organes. Ce tissu cellulaire établit une communication entre celui qui est contenu dans le médiastin et celui qui entoure les divisions bronchiques dans le tissu pulmonaire. Ceci explique comment l'emphysème interlobulaire du poumon peut arriver jusqu'au tissu cellulaire sous-cutané du cou, en passant par le pédicule pulmonaire et le médiastin.

Le *ligament du poumon* constitue aussi un moyen de communication entre les deux feuillets. On désigne ainsi un repli de la plèvre situé entre le pédicule pulmonaire et le diaphragme d'une part, le médiastin et la face interne du poumon, d'autre part. Ce repli, analogue aux ligaments triangulaires du foie, est simplement un adossement de la plèvre médiastine sur elle-même, se confondant avec le feuillet viscéral de la face interne du poumon.

Cavité de la plèvre. — Comme la cavité de toutes les séreuses, celle-ci n'existe qu'à l'état virtuel, et ne se montre réellement que lorsqu'elle devient le siège d'un épanchement gazeux ou liquide, ou bien lorsqu'on l'insuffle. Les deux feuillets, pariétal et viscéral, sont toujours en contact et glissent l'un sur l'autre. Un liquide très peu abondant facilite ces glissements. Venu par exhalation des vaisseaux de la plèvre, ce liquide, à l'état normal, n'est jamais assez abondant pour pouvoir être recueilli en certaine quantité.

La *sérosité pleurale* est citrine et contient toujours en suspension quelques leucocytes pâles, peu grenus, devenant quelquefois granuleux ; on y trouve aussi quelques cellules épithéliales en suspension. La cavité pleurale est partout limitée par la couche épithéliale de la séreuse.

Structure. — La plèvre est formée de deux couches. L'une, *épithéliale*, limite la cavité virtuelle de la séreuse et facilite le glissement des deux feuillets l'un sur l'autre. Elle est constituée par des cellules *endothéliales* plates, polygonales, régulièrement disposées et s'écartant par place pour former des *puits lymphatiques* ou *stomates*.

L'autre couche, de nature *conjonctive*, diffère suivant chaque feuillet.

1° Sur le *feuillet viscéral*, cette couche est formée de fibres conjonctives fines et délicates, mélangées de fibres élastiques rares ; elle se continue avec le tissu conjonctif qui sépare les lobules pulmonaires les plus superficiels ; elle adhère intimement au poumon dont on ne peut pas la séparer.

2° Le *feuillet pariétal* possède un tissu conjonctif plus épais et plus compact, des fibres élastiques plus nombreuses et plus développées. Il contracte des adhérences lâches avec le tissu cellulaire du médiastin, la face interne des côtes, des muscles intercostaux, et de tous les organes qui concourent à la formation des parois thoraciques.

Les *artères* de la plèvre viennent des artères diaphragmatiques supérieures et inférieures pour la plèvre diaphragmatique. La plèvre médiastine les reçoit des artères médiastines postérieures, du tronc de la diaphragmatique supérieure, directement de la mammaire interne sous le nom de médiastines antérieures, et de quelques rameaux des artères bronchiques. Les artères intercostales fournissent à la plèvre costale. Quant à la plèvre pulmonaire, elle n'offre pas de vaisseaux.

Les *veines* suivent le trajet des artères.

Les *lymphatiques* du feuillet pariétal sont très nombreux et communiquent avec les vaisseaux lymphatiques sous-jacents. Ceux du feuillet viscéral, également très nombreux, sont intimement unis aux lymphatiques pulmonaires.

Cette continuité lymphatique nous explique pourquoi les lésions pulmonaires s'accompagnent constamment de lésions du feuillet viscéral de la plèvre.

On ne connaît pas les *nerfs* de la plèvre viscérale ; cependant Kölliker a suivi des rameaux qui accompagnaient l'artère bronchique jusqu'à la plèvre ; ces rameaux, de 73 μ de largeur, étaient formés de tubes minces et moyens, présentaient sur leur trajet des *cellules* ganglionnaires et paraissaient venir du pneumogastrique ; ceux de la plèvre pariétale viennent du pneumogastrique, du phrénique et du grand sympathique (Luschka).

Usages. — La plèvre a pour fonction : 1° de faciliter les mouvements du poumon par le glissement du feuillet viscéral sur le feuillet pariétal ; 2° d'attirer vers tous les points de la cavité thoracique la surface du poumon. Cette attraction du tissu pulmonaire est uniforme sur toute la surface de cet organe, et déterminée par le vide qui tend à se faire entre les deux feuillets.

Pathologie.

Les considérations médicales et chirurgicales se pressent en foule sous la plume après la description de la plèvre ; elles sont tellement importantes, que nous ne pouvons nous dispenser de *dire quelques mots* de la plupart d'entre elles. Parmi les maladies qui affectent la plèvre, il en est quelques-unes dont l'étude est singulièrement facilitée par l'examen préalable de la description anatomique de cette séreuse. Nous jetterons les yeux surtout sur les perforations et sur les épanchements gazeux de la plèvre, sur ses épanchements liquides ; nous examinerons aussi l'inflammation de cette séreuse.

Avant de commencer l'exposé succinct des maladies, je veux parler des conséquences pathologiques qui résultent des rapports de la plèvre.

1° Les rapports de la plèvre viscérale nous expliquent la facilité avec laquelle la phlegmasie du poumon se communique à la plèvre pour constituer une pleuropneumonie.

2° Les rapports des deux feuillets entre eux nous expliquent comment des fausses membranes, développées dans la cavité de la plèvre, peuvent faire adhérer les deux feuillets et gêner considérablement les mouvements de glissement du poumon.

3° Les rapports de la plèvre pariétale nous expliquent la fréquence de la *pleurésie* dans la fracture des côtes, l'inflammation de cette membrane consécutive aux *abcès* de la paroi thoracique, la *perforation* par un abcès de ces parois, comme cela est arrivé au fils de J.-L. Petit, qui avait un abcès du creux axillaire. Ils nous expliquent aussi ces cas dans lesquels on a vu des abcès du foie, des kystes du foie, après avoir déterminé des adhérences du péritoine, s'ouvrir dans la plèvre et déterminer la formation d'une pleurésie. On comprend que le poumon adhère aussi au diaphragme, et que le liquide soit évacué par la bouche à la suite d'ulcération du tissu pulmonaire, comme cela s'est vu quelquefois.

On est à peu près d'accord aujourd'hui pour admettre que les gaz ne se développent pas spontanément dans la cavité pleurale, et qu'ils proviennent du dehors, soit par une perforation du poumon, soit par une plaie du thorax ; cet épanchement gazeux constitue le *pneumothorax*.

Lorsqu'il existe une *perforation des poumons*, elle se fait de la plèvre vers le poumon ou du poumon vers la plèvre. Dans le premier cas, rare, c'est le liquide de la pleurésie qui exerce une action *ulcérative* sur le tissu pulmonaire, et qui, après avoir atteint une ramification bronchique, est rejeté au dehors. Dans le second cas, c'est le plus souvent une caverne pulmonaire qui s'ouvre dans la plèvre. Le pneumothorax n'existe pas toujours seul ; fréquemment, on trouve au fond de la plèvre un épanchement plus ou moins abondant ; la maladie prend alors le nom d'*hydropneumothorax* ou de pyopneumothorax ; le premier est

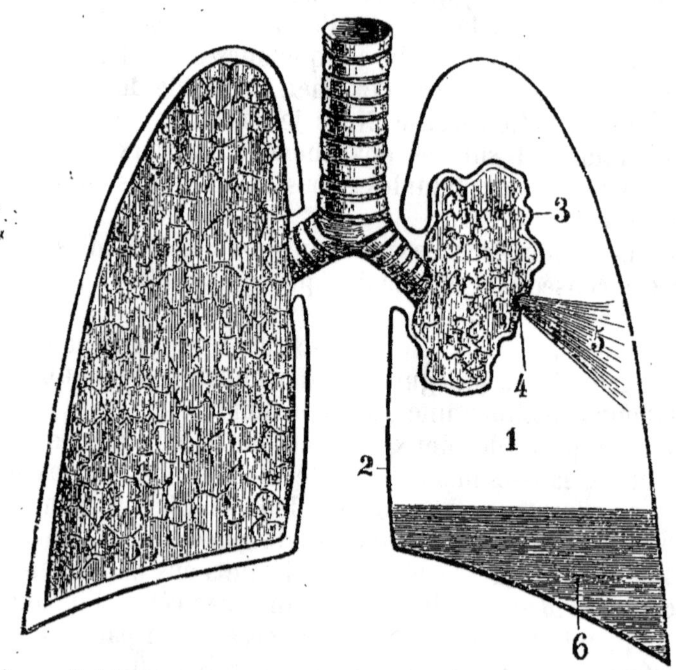

Fig. 59. — Schéma de la formation de l'hydropneumothorax, lorsqu'il n'y a pas d'adhérences de la plèvre.

1. Cavité de la plèvre qui se remplit d'air. — 2 Feuillet pariétal. — 3. Feuillet viscéral. — 4. Perforation du poumon, fistule par laquelle passe le courant d'air 5. — 6. Épanchement à la partie déclive de la plèvre.

formé de sérosité et d'air, l'autre de pus et d'air. Dans la perforation du poumon, les symptômes sont une conséquence forcée de la suppression subite de la fonction de l'organe pulmonaire. En effet, dès que cette perforation a lieu, l'air pénètre dans la plèvre par la perforation, et le poumon, élastique, revient sur lui-même et s'affaisse. La respiration ne se fait plus de ce côté, ce qui explique la *dyspnée extrême* de ces malades immédiatement après la perforation, de même que la *cyanose de la face* et la *respiration supplémentaire* du côté sain. La cavité pleurale se remplissant d'air, on comprend la *résonnance* tympanique de ce côté du thorax, l'absence du murmure vésiculaire et des vibrations thoraciques. S'il y a hydropneumothorax, la succussion du thorax donne un bruit particulier de *fluctuation* analogue à celui que l'on obtient en agitant une bouteille à moitié pleine de liquide. Un symptôme spécial à la perforation du poumon consiste dans le *tintement métallique* perçu à l'auscultation. Ce phénomène est dû probablement au sifflement que détermine l'air en pénétrant dans la plèvre à travers la perforation, et en faisant vibrer les lèvres de l'ouverture. Ceci indique que ce bruit n'est perçu que pendant l'inspiration. Disons, avant de passer aux plaies pénétrantes, qu'un signe important de la rupture d'un foyer tuberculeux du poumon dans la plèvre consiste dans une *douleur extrêmement aiguë* et subite qui surprend les malades au moment de l'accident et qui se montre au niveau de la perforation.

Si la connaissance de ces symptômes découle naturellement des études anatomiques et physiologiques que nous venons de faire, il faut dire qu'il en existe un sur lequel insistait Aran, et qui est d'une explication bien difficile : je veux parler de l'anesthésie qui se montre sur la peau du thorax, dans le point correspondant à l'épanchement gazeux.

Si c'est une *plaie* qui a déterminé la perforation de la plèvre, cette plaie peut être *étroite* ou *large*. Dans le premier cas, il peut arriver que les lèvres de la plaie se rapprochent complètement et ne permettent pas à l'air de pénétrer dans le thorax ; ou bien, la plaie ne se ferme pas complètement, et l'air pénètre dans le thorax en faisant entendre un sifflement au niveau de l'ouverture à chaque inspiration. Dans le cas de plaie large, la plèvre est pourvue d'une grande ouverture, qui donne accès à une quantité considérable d'air. Alors, l'air qui vient presser le poumon fait équilibre à celui qui existe dans sa cavité ; le tissu pulmonaire, obéissant à son élasticité, s'affaisse rapidement.

Une plaie de la plèvre peut être produite pendant un effort violent. D'après l'étude du mécanisme de l'effort, on doit comprendre que, dans ce cas, si le poumon n'est pas perforé, cet organe fait immédiatement issue au dehors de la poitrine et constitue une *hernie du poumon*.

Épanchement liquide de la plèvre. — Une hydropisie de la plèvre, *hydrothorax*, une inflammation, *pleurésie*, une *hémorrhagie*, donnent les mêmes symptômes locaux. Dans tous ces cas, nous avons dans la cavité pleurale un liquide interposé entre le feuillet pariétal et le feuillet viscéral de la plèvre. Ce liquide agit sur les parois qui le contiennent, et comme le poumon se laisse plus facilement refouler que la paroi costale, il agit sur cet organe qu'il comprime. Les phénomènes locaux dépendent donc ici, et de la suppression de la respiration du côté malade, et de la présence d'un liquide dans la cavité de la plèvre.

La compression du poumon explique la *dyspnée* qui accompagne les épanchements pleuraux, la *cyanose* de la face, l'*asphyxie* imminente si l'épanchement est double et abondant, et l'exagération du murmure vésiculaire du côté sain.

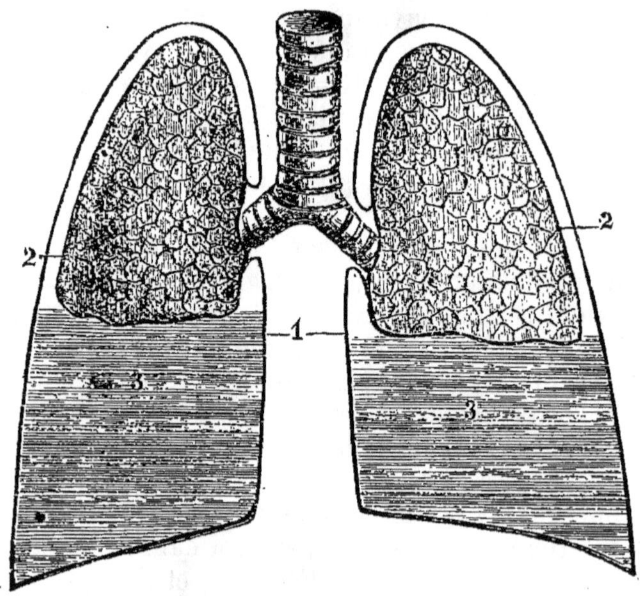

FIG. 60. — Schéma de la formation des épanchements pleuraux lorsqu'il n'y a pas d'adhérences de la plèvre.

1. Feuillet pariétal de la plèvre. — 2, 2. Poumons refoulés par le liquide de l'épanchement. — 3. Liquide épanché, contenant de l'albumine en dissolution et se montrant le plus ordinairement des deux côtés.

La présence de ce liquide nous explique la *dilatation* du thorax lorsque l'épanchement est abondant; la *voussure* des muscles intercostaux refoulés par le liquide chez les personnes amaigries; la *matité* absolue au niveau du liquide occupant les parties les plus déclives, quelle que soit la position du malade, excepté dans les cas où l'épanchement est limité par des fausses membranes qui empêchent son déplacement. Ces épanchements expliquent encore l'absence du murmure vésiculaire au niveau du liquide, l'absence de *vibrations thoraciques*, et la présence du *souffle bronchique* et de l'*égophonie* qui peuvent quelquefois faire défaut. Le *bruit skodique*, signalé par Skoda, et caractérisé par une sonorité exagérée de la région sous-claviculaire du côté où siège l'épanchement, est attribué aujourd'hui au refoulement du poumon vers le sommet de la cage thoracique et à la respiration supplémentaire qui s'accomplit à ce niveau.

Inflammation de la plèvre. — Lorsque la plèvre s'enflamme, le premier phénomène qui se passe, phénomène analogue à celui de la péritonite, consiste dans la *desquamation* du point enflammé. En même temps, la surface libre de la plèvre devient poisseuse et comme *chagrinée*. Elle devient le siège d'une exha-

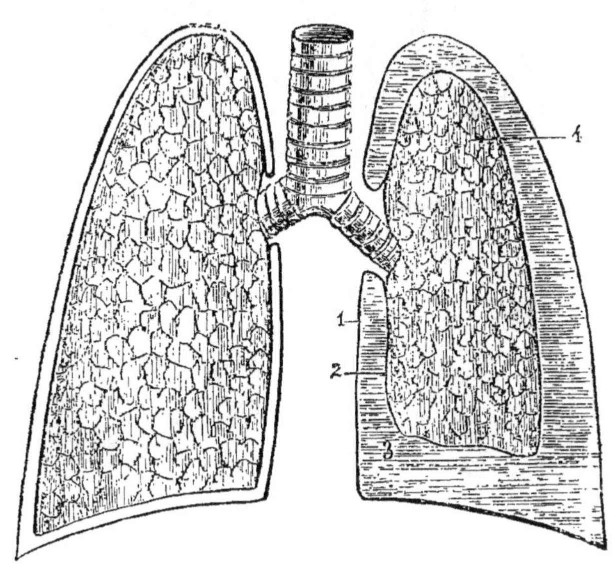

Fig. 61. — Schéma d'une pleurésie au moment où l'épanchement commence à se former, lorsque les adhérences de la plèvre n'apportent pas d'obstacle à la formation libre de l'épanchement.

1. Feuillet pariétal de la plèvre. — 2. Feuillet viscéral. — 3. Liquide albumino-fibrineux entourant le poumon. — 4. Poumon comprimé.

lation de lymphe plastique, et, si on ausculte la poitrine du malade à ce moment, on perçoit un *bruit de frottement* correspondant à l'inspiration et à l'expiration ; la plèvre se vascularise, elle devient le siège d'abondantes arborisations vasculaires, et l'exhalation du liquide fibrineux augmente considérablement pour constituer l'épanchement pleural. La fibrine se dépose sur les parois de cette cavité et constitue les *fausses membranes*, se montrant aussi bien sur le feuillet pariétal que sur le feuillet viscéral, et plus épaisse dans la partie déclive de la plèvre. Quelquefois, le liquide est presque nul, les fausses membranes existent seules et constituent une *pleurésie sèche*. — La pleurésie détermine une douleur de côté très vive, *point pleurétique*, attribué par quelques auteurs à une névralgie intercostale, tandis que Beau, affirmant avoir trouvé les nerfs intercostaux rouges, injectés, augmentés de volume, dit que cette douleur appartient à la névrite.

Lorsque l'inflammation affecte la plèvre qui recouvre le diaphragme (pleurésie diaphragmatique), il existe une douleur ex-

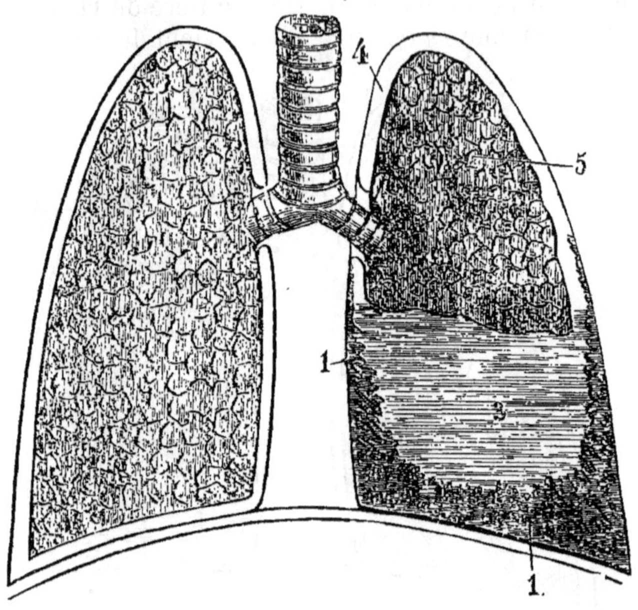

Fig. 62. — Schéma d'une pleurésie dont l'épanchement occupe la moitié inférieure de la plèvre gauche.

1, 1. Fausses membranes déposées sur les parois de la cavité pleurale. — 3. Épanchement albumino-fibrineux refoulant le poumon. — 4. Partie supérieure de la cavité pleurale. — 5. Poumon comprimé par l'épanchement et refoulé vers le cul-de-sac supérieur de la plèvre.

trêmement vive à la région épigastrique, au-dessous du sternum Cette douleur, qui correspond à l'épaule du côté correspondant, accompagne une dyspnée intense.

Il se produit des phénomènes importants lorsque la pleurésie passe à l'état chronique. Le poumon est refoulé par l'épanchement pleural en haut et en dedans. Des fausses membranes entourent le poumon revenu sur lui-même et s'organisent à sa surface; elles deviennent fibreuses, cartilagineuses, voire même calcaires. Pendant que ces fausses membranes s'organisent à la surface du poumon, le tissu de cet organe s'altère et perd en partie ses propriétés; il perd surtout l'extensibilité, et par conséquent l'élasticité dont il jouissait autrefois. On prévoit la conséquence de ces modifications lorsque l'absorption ou l'évacuation du liquide aura lieu. Il y aura une tendance au vide dans la plèvre ; ce vide devra être comblé ou par l'air ou par les tissus voisins. Si l'air pénètre dans la plèvre pendant l'évacuation du liquide, on aura un pneumothorax ou un hydropneumothorax ; mais, le plus souvent, surtout lorsque l'absorption du liquide est spontanée et graduelle, c'est la paroi thoracique qui se laisse déprimer par la pression atmosphérique, et qui se porte au-devant du poumon ; de sorte que la dépression latérale du thorax est une des meilleures preuves de l'existence d'une pleurésie chronique dont le liquide a diminué.

Voilà ce que nous voulions dire des maladies de la plèvre. Nous sommes forcé d'être bref, un livre de la nature de celui-ci ne comportant pas des descriptions pathologiques. Nous croyons cependant en avoir dit assez pour que l'élève puisse se faire une bonne idée de ces maladies, si faciles à reconnaître depuis qu'Avenbrugger, Laënnec et Piorry ont fait faire de si grands progrès à la percussion et à l'auscultation.

ARTICLE SIXIÈME

CORPS THYROIDE.

Le corps thyroïde est une glande vasculaire sanguine, située au-devant de la partie supérieure de la trachée.

La partie moyenne rétrécie, qu'on appelle *isthme*, réunit les deux parties latérales ou *lobes* ; ceux-ci se prolongent en haut et en bas et forment, par ces prolongements, les *cornes*.

Rapports. — D'une couleur rouge terne, d'une consistance un peu ferme, cette glande est recouverte, au niveau de l'isthme, par les deux muscles sterno-thyroïdiens et le feuillet aponévrotique qui les réunit. Elle recouvre à ce niveau les premiers anneaux (quatre à cinq) de la trachée et souvent le cartilage cricoïde. Les lobes se portent de chaque côté de la trachée. S'ils sont peu développés, ils se placent devant la carotide primitive et la jugulaire interne ; s'ils sont volumineux, ils déplacent quelquefois ces vaisseaux pour s'interposer entre eux et la trachée. Ils sont recouverts par les muscles sterno-thyroïdiens, sterno-hyoïdiens, omoplato-hyoïdiens, et sur les côtés par le sterno-cléido-mastoïdien ; ils s'appuient contre la colonne vertébrale, dont ils sont séparés par la carotide et la jugulaire.

Cet organe présente au bord supérieur de l'isthme un petit prolongement, *pyramide de Lalouette,* qui se porte vers l'os hyoïde, quelquefois plus haut. Ce prolongement, qui manque parfois, a été l'objet de nombreuses recherches, car beaucoup d'auteurs s'imaginaient trouver à son centre un canal excréteur qui n'a jamais pu être démontré.

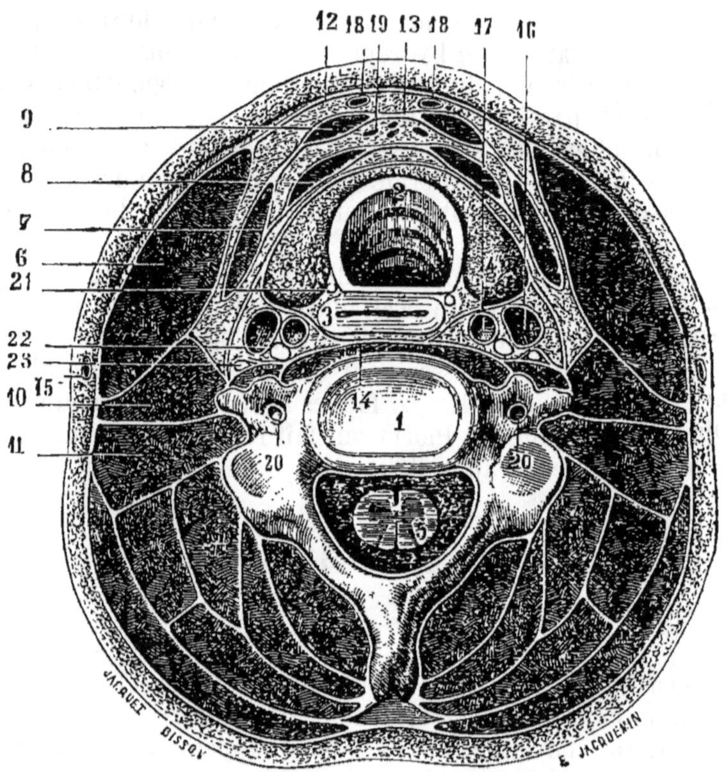

Fig. 63. — Coupe du cou au niveau du corps thyroïde.

1. Corps de la 4ᵉ vertèbre cervicale. — 2. Trachée. — 3. Œsophage. — 4. Corps thyroïde. — 5. Moelle épinière. — 6. Sterno-cléido-mastoïdien. — 7. Omoplato-hyoïdien. — 8. Sterno-thyroïdien. — 9. Sterno-cléido-hyoïdien. — 10 Scalène antérieur. — 11. Scalène postérieur. — 12. Aponévrose cervicale superficielle se dédoublant sur le sterno-cléido-mastoïdien. — 13 Aponévrose cervicale moyenne se dédoublant sur les muscles sous-hyoïdiens. — 14. Aponévrose cervicale profonde ou prévertébrale (les intervalles qui séparent les muscles sont remplis de tissu cellulo-graisseux). — 15. Veine jugulaire externe ; l'appliquer par la pensée contre l'aponévrose sur le peaucier. — 16. Veine jugulaire interne. — 17. Artère carotide primitive. — 18, 18. Veines jugulaires antérieures. — 19. Veinules non constantes. — 20, 20. Artère vertébrale — 21. Nerf récurrent. — 22. Nerf pneumogastrique. — 23. Nerf grand sympathique. En arrière, on voit la coupe des muscles de la nuque et leurs aponévroses d'enveloppe.

Le corps thyroïde, moins volumineux chez l'homme, concourt à arrondir le cou de la femme et à lui donner une forme gracieuse, lorsque le développement n'en est pas trop considérable. Lorsqu'il s'hypertrophie, il constitue une maladie, endémique dans certaines vallées, le *goître.*

Structure. — Le corps thyroïde est formé de vésicules closes, d'un tissu conjonctif qui constitue la trame du corps thyroïde, de vaisseaux et de nerfs.

1° *Vésicules closes.* — Les vésicules closes du corps thyroïde, l'élément le plus important de cet organe, diffèrent des véritables follicules des organes lymphoïdes en ce qu'elles sont bien nettement formées d'une paroi et d'un contenu liquide ; cependant, on ne peut pas dire qu'il existe une limite bien tranchée entre les follicules pleins et les véritables follicules clos comme ceux du corps thyroïde.

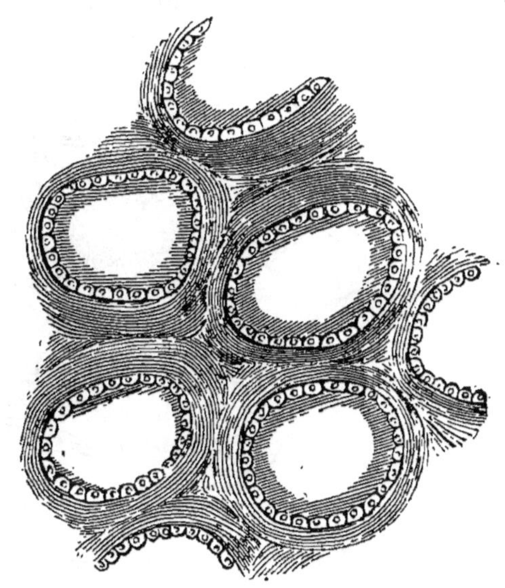

Fig. 64. — Plusieurs vésicules glandulaires de la glande thyroïde d'un enfant. On y voit l'épithélium, la cavité centrale et le tissu conjonctif qui sépare les vésicules (grossissement 250). (Kölliker.)

Cet organe étant d'une étude difficile, et les vésicules closes s'altérant fréquemment, on conçoit que les auteurs ne soient pas d'accord sur tous les points de leur structure.

Les vésicules closes sont sphériques, d'un *diamètre* variant de 45 à 110 μ selon Kölliker (40 à 90 μ, Frey ; 100 à 500 μ, Sappey ; 100 μ à un millimètre, Robin). On voit que les auteurs s'entendent peu sur le volume des vésicules. D'après Robin, elles sont plus volumineuses chez les femmes qui ont eu des enfants. Les vésicules closes thyroïdiennes sont à peine développées chez le nouveau-né ; elles croissent assez rapidement avec les progrès de l'âge.

Leur structure est la suivante : elles ont une paroi et un contenu. La *paroi* est une membrane propre doublée d'un épithélium, membrane homogène et transparente qui offre une épaisseur de près de 2 μ. Elle est gonflée par les alcalis caustiques. L'*épithélium* qui tapisse sa face interne est formé de cellules polygonales, granuleuses, qui ont la même dimension que les globules blancs du sang (Kölliker).

Le *contenu* de la vésicule close est un liquide visqueux et transparent, tenant en dissolution une substance albuminoïde. Selon Robin, il renferme des cellules analogues aux précédentes et nageant dans le liquide; on y trouverait aussi de ces corps particuliers que nous avons décrits dans le premier volume sous le nom de *sympexions*. Cet épithélium détaché et ces sympexions n'indiqueraient-ils pas un commencement d'altération ?

Les *rapports* des vésicules entre elles sont des plus simples : elles se groupent en nombre variable comme les vésicules grais-

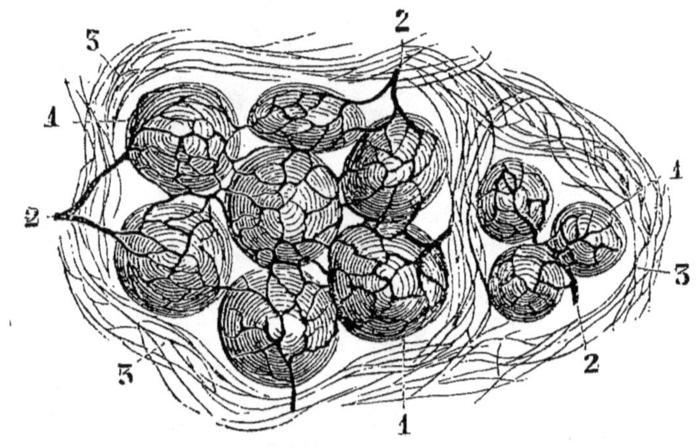

FIG. 65. — Deux lobules du corps thyroïde.

1, 1, 1. Vésicules closes. — 2, 2, 2. Leurs vaisseaux. — 3, 3, 3. Cloisons celluleuses entourant les lobules.

seuses, et forment des *lobules* arrondis ou polyédriques, dont les dimensions varient de un demi-millimètre à un millimètre et demi. Ces lobules se réunissent en masses un peu plus considérables, incomplètement séparées par des cloisons de tissu conjonctif; enfin, la glande est formée par la réunion de tous les lobules. Les vésicules se laissent facilement séparer du tissu conjonctif auquel elles adhèrent.

Les *altérations* des vésicules closes sont fréquentes, elles se modifient de si bonne heure que, chez le nouveau-né, on rencontre déjà des parties altérées de la glande. Les vésicules se remplissent d'une substance molle, homogène, *substance colloïde*; elles augmentent de volume, et atteignent jusqu'à 2 millimètres, constituant alors de véritables *kystes*. Cette matière colloïde, distendant les vésicules, se rencontre souvent chez les animaux;

Leydig l'a constatée chez les poissons, les amphibies et les oiseaux, et il ne croit pas qu'on doive la considérer comme une formation pathologique.

Ce sont ces vésicules à contenu colloïde qui se développent démesurément dans le *goître vésiculaire* ou *glandulaire*.

Les altérations des vésicules closes sont si fréquentes, qu'on doit prendre en considération cette observation de Poincaré, professeur à l'École de médecine de Nancy, que la seule présence d'un liquide dans les vésicules est un signe de dégénérescence; d'après cet auteur, les vésicules closes du fœtus seraient complètement remplies de noyaux.

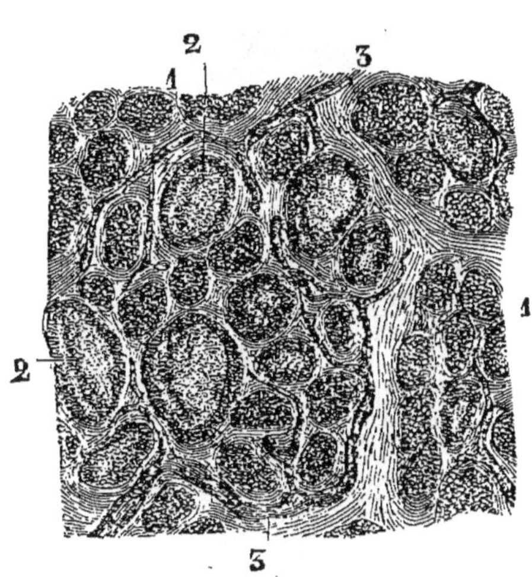

Fig. 66. — Lymphatiques du corps thyroïde (Frey).

1, 1. Cloisons de tissu conjonctif. — 2, 2. Canaux lymphatiques entourant un certain nombre de vesicules. — 3, 3. Deux vésicules remplies de matière colloïde.

2° *Tissu conjonctif.* — Le tissu conjonctif du corps thyroïde est entremêlé de fibres élastiques ; c'est un tissu conjonctif fibreux, assez lâche, contenant au milieu de ses éléments, et seulement dans l'enveloppe extérieure de la glande, quelques vésicules graisseuses. Il forme à la glande une enveloppe très mince, mais très résistante, qui permet d'apercevoir la couleur de la substance glandulaire. De la face interne de cette enveloppe partent des prolongements qui s'insinuent dans l'épaisseur de la glande, et qui deviennent de plus en plus minces, à mesure qu'on se rapproche des plus petits lobules. Nous avons vu, en effet, que les plus petits lobules sont formés par des vésicules en contact les unes avec autres, et qu'eux-mêmes sont séparés les uns des autres par des cloisons souvent incomplètes de tissu conjonctif. Naturellement, c'est dans les cloisons de tissu conjonctif que cheminent les vaisseaux et les nerfs.

3° *Vaisseaux et nerfs.* — Les *artères* thyroïdiennes supérieures et inférieures, et la thyroïdienne moyenne lorsqu'elle existe, se terminent dans le corps thyroïde; leurs ramifications s'insinuent dans les cloisons de tissu conjonctif et arrivent aux plus petits lobules. Chaque lobule reçoit plusieurs artérioles qui se divisent en fins *capillaires;* ceux-ci forment *autour de chaque vésicule un magnifique réseau*, à mailles arrondies ou ovalaires, de 25 à 30 μ de largeur. Ils rappellent les capillaires des lobules pulmonaires, par le diamètre des vaisseaux, de 7 à 10 μ, et par l'aspect général du réseau.

Les *veines* naissent de ce réseau capillaire, cheminent dans les cloisons du tissu conjonctif et ne suivent pas régulièrement le trajet des artères; elles n'ont pas de valvules.

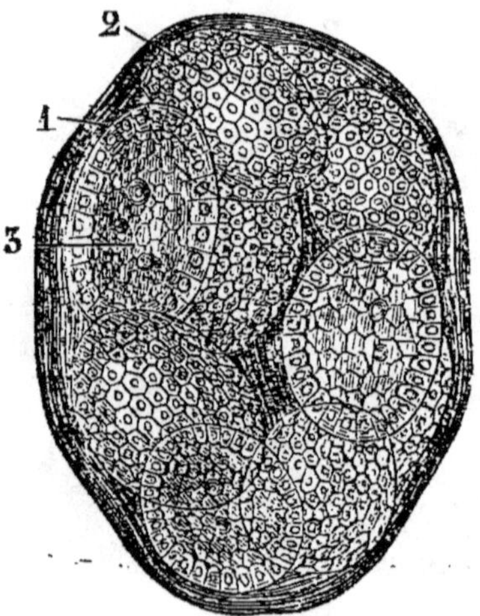

FIG. 67. — Glande thyroïde protée (*Proteus anguinus*).

1. Tissu qui forme la charpente de la glande. — 2. Vésicule ouverte. On distingue nettement l'épithélium.

Les *lymphatiques*, d'après les recherches de Frey, naissent de *canaux lymphatiques* (voy. ce mot), autour des lobules secondaires, où ils forment un réseau à larges mailles. Ces canaux enverraient des lymphatiques capillaires en forme de culs-de-sac, jusqu'aux vésicules. De ces canaux lymphatiques partent des vaisseaux qui s'insinuent au milieu des cloisons de tissu conjonctif, pour se jeter dans de gros troncs qui sillonnent la surface de l'organe. Ceux-ci se dirigent en haut et en bas, vers des ganglions situés au-devant du larynx et au-dessus de la fourchette du sternum.

Les *nerfs* viennent de la portion cervicale du grand sympathique et se terminent avec les artères, on ne sait de quelle manière. On a fait justice des filets que Berres faisait naître du grand hypoglosse.

On ne connait rien des *fonctions* de cet organe. Peut-être forme-t-il des cellules lymphatiques, et par conséquent des globules blancs.

Chez les vertébrés inférieurs, le corps thyroïde contient un amas de vésicules sans tissu conjonctif interposé ; la surface extérieure de la glande est bosselée. Chez quelques animaux, le corps thyroïde est formé uniquement par un petit nombre de vésicules closes. Trois vésicules entourées de capillaires forment tout le corps thyroïde de la grenouille; il y en a de trois à huit chez le protée, comme on peut le voir dans la figure 67.

Usages. — On considère aujourd'hui le corps thyroïde comme une glande hématopoiétique, détruisant les leucocytes et formant des hématies.

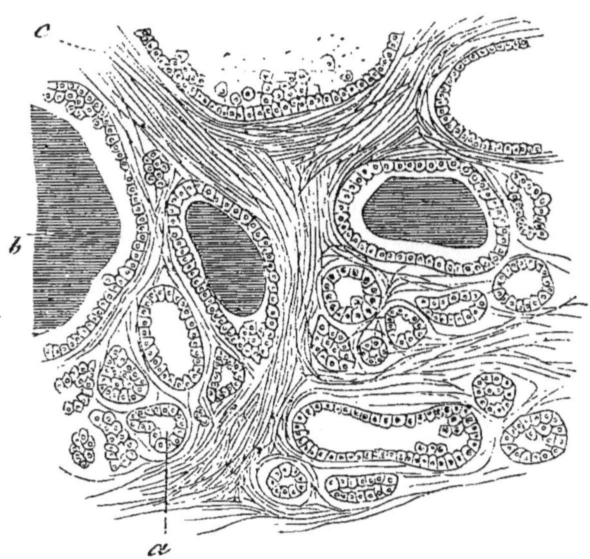

Fig. 68. — Coupe d'un fragment de glande thyroïde de l'homme.

a. Petites vésicules closes tapissées par un épithélium cubique. — *b*. Masses colloïdes dilatant les vésicules. — *c*. Tissu conjonctif rempli de vaisseaux sanguins. Grossissement 250 (Cadiat).

D'autre part, en raison de sa situation dans la région cervicale et de ses rapports intimes avec l'appareil circulatoire, on lui accorde un rôle important dans la circulation cérébrale dont elle forme une sorte de soupape.

Pathologie.

Le corps thyroïde peut être affecté d'inflammation, de cancer, de tubercules, etc.; mais ces maladies s'y développent rarement. Celles qu'on y trouve surtout sont le goître, les kystes du corps thyroïde. Un moyen de diagnostic applicable à toutes les tumeurs du corps thyroïde consiste dans l'adhérence intime de cette glande au larynx et dans les mouvements d'ascension et de descente de ces tumeurs accompagnant le larynx pendant les mouvements de déglutition.

Le goitre est caractérisé par l'hypertrophie des éléments du corps thyroïde ; il est fréquent dans certains pays, où il se montre à l'état endémique. Dans quelques contrées, en Italie, en Suisse, dans certaines vallées des Pyrénées, les habitants sont atteints en même temps de *goître* et d'*idiotie*. Tout le monde sait aujourd'hui que leur réunion constitue le *crétinisme*. Le goîtreux et l'idiot sont deux malades distincts, et le goîtreux idiot est un crétin.

Il se développe dans le corps thyroïde des *kystes* plus ou moins volumineux simulant le goitre. Ces kystes ont ceci de singulier, que lorsqu'on évacue le liquide qu'ils contiennent, leur surface interne exhale du sang en grande quantité et peut déterminer des hémorrhagies inquiétantes.

On pratique assez volontiers de nos jours l'ablation du corps thyroïde, la *thyroïdectomie*. Il faut avoir soin de décortiquer la membrane d'enveloppe avant d'enlever la glande. La thyroïdectomie est le point de départ fréquent d'une cachexie spéciale, le *myxœdème*.

ARTICLE SEPTIÈME

THYMUS.

Nous dirons de cet organe, comme du corps thyroïde, que la connaissance de sa structure laisse encore à désirer, et, de plus, que sa fonction est complètement inconnue.

Situé dans le médiastin, en arrière du sternum, le thymus est un organe lymphoïde, spécial au fœtus ; il rentre, comme le corps thyroïde, dans le groupe des glandes vasculaires sanguines.

Le thymus, de couleur rosée, se présente sous la forme d'une masse en forme de fer à cheval, située dans la partie supérieure du médiastin antérieur.

Il acquiert son plus grand développement chez l'enfant de un à deux ans, s'étend du milieu de l'espace qui sépare la trachée des muscles sous-hyoïdiens jusqu'à une très petite distance de la partie moyenne du sternum. Placé en arrière du sternum et de la plèvre médiastine, il recouvre par sa face postérieure concave la partie droite et supérieure du péricarde, le tronc de l'artère pulmonaire, la partie antérieure de la crosse de l'aorte, les troncs veineux brachio-céphaliques et le tronc artériel de même nom.

Souvent, il émet un prolongement mince qui s'étend au-devant du conduit aérien. L'organe est formé de deux *lobes*, représentés par chacune des branches du fer à cheval; ces lobes sont décomposables eux-mêmes en lobes plus petits ou lobules primitifs. On lui décrit une *enveloppe*, un *tissu propre*, des *vaisseaux* et des *nerfs*.

1° Enveloppe. — Le thymus est entouré par une membrane de tissu conjonctif lâche, qui émet des cloisons fibreuses de plus en plus minces à mesure qu'on se rapproche du centre de l'organe. Ces cloisons se rendent à un cordon fibreux, *cordon central*, qui parcourt le thymus suivant le plus grand axe de ses deux lobes. Elles limitent des cavités, sur les parois desquelles reposent les éléments cellulaires du tissu propre.

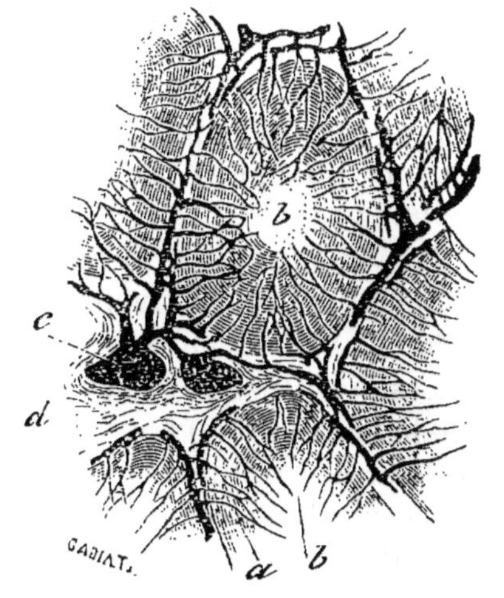

FIG. 69. — Thymus de chat.

a Masses glandulaires. — *b*. Cavités centrales. — *c*. Vaisseaux sanguins injectés.

2° Tissu propre. — Le tissu propre du thymus est aujourd'hui mieux connu qu'autrefois.

Les anciens anatomistes avaient décrit le *cordon central* comme un canal collecteur dans lequel s'ouvraient des canaux plus petits venus des lobules primitifs qu'ils appelaient acini sécréteurs. Les travaux de Robin, Friedleben, Simon, Hermann et Tourneux, ont réduit à néant ces anciennes erreurs.

On s'accorde généralement aujourd'hui à regarder le thymus comme un organe de nature épithéliale. Les cellules d'épithélium sont accumulées sur les parois et au centre des follicules que limitent les cloisons conjonctives.

Le thymus n'est cependant pas un organe lymphoïde. Il contient des *cellules lymphatiques*, des *cellules épithéliales granuleuses*, des *cellules géantes* et des éléments sur lesquels insistent MM. Hermann et Tourneux, *les corpuscules à couches concentriques*. Ces corpuscules, qui rappellent par leur aspect les globes épidermiques, sont formés par des amas épithéliaux, qui souvent sont rattachés aux autres cellules par de fins cordons. Leur partie centrale est constituée par deux ou trois cellules sphériques, et leur périphérie est formée par la superposition d'un certain nombre de cellules épithéliales lamelleuses. Les corpuscules à couches concentriques sont d'autant plus volumineux que le thymus est recueilli chez un sujet plus âgé.

Au point de vue anatomique, chacun des follicules du thymus peut être considéré comme un organe isolé, au centre duquel on observe une cavité centrale dans laquelle s'accumulent les détritus cellulaires.

3° Vaisseaux et nerfs. — Des *artères* venues de la mammaire interne, de la thyroïdienne inférieure, des diaphragmatiques supérieures, et quelquefois aussi des péricardiques, se portent au thymus. Elles se divisent dans les cloisons du tissu conjonctif, et émettent une artériole principale qui se rend à chaque follicule, pour donner naissance à un lacis vasculaire très délié.

Les *veines*, nées des capillaires artériels, suivent les cloisons conjonctives et arrivent à la périphérie du thymus, où elles forment un réseau très serré duquel part la *veine thymique*.

Les *lymphatiques* naissent autour des follicules et se résolvent finalement en deux ou trois troncs, qui accompagnent le canal central et se rendent dans les ganglions rétrosternaux.

Les *nerfs* semblent être exclusivement vaso-moteurs; ils dépendent de la portion cervicale du grand sympathique.

On ne connait pas son développement; il est difficile de suivre le processus indiqué par Simon et Ecker. Selon Kölliker, ce qui parait vraisemblable, le thymus ne serait, à l'origine, qu'un cordon de cellules enveloppé d'une membrane délicate. Pour His, le thymus serait d'origine ectodermique, ce qui concorde très bien avec sa nature épithéliale. Les lobes et lobules se formeraient par multiplication des cellules donnant naissance à des bourgeons latéraux. Les vaisseaux se développeraient par transformation de quelques cellules.

L'*atrophie du thymus* commence à la fin de la troisième année; elle est très lente, car on trouve encore chez le vieillard un vestige de thymus. Pendant que cette atrophie se produit, il se fait, dans les cellules du tissu propre des lobules, une sorte de régression graisseuse. La *régression graisseuse* est caractérisée par la production de gouttelettes graisseuses au centre des cellules, gouttelettes qui finissent par remplir tout le corps de la cellule. Les vestiges du thymus, qu'on trouve chez l'adulte et chez le vieillard, sont uniquement composés de graisse.

CHAPITRE II.

APPAREIL DE LA DIGESTION.

L'appareil de la digestion est formé par la réunion d'un très grand nombre d'organes. Les uns constituent un grand canal, le *canal alimentaire* ou *tube digestif;* les autres, qu'on désigne sous le nom d'*annexes du tube digestif*, sont situés sur le trajet du canal alimentaire.

Cette division, la première qui se présente naturellement à l'esprit, est toute physiologique. En effet, le canal alimentaire, par les mouvements de ses parois et de quelques organes du voisinage, détermine les phénomènes mécaniques de la digestion. Le long de ce canal, on voit les annexes, constituées par des glandes, fournir des liquides qu'elles déposent sur la muqueuse du tube digestif pour réagir chimiquement sur les aliments et les transformer en substances assimilables. Ces organes tiennent sous leur dépendance les phénomènes chimiques de la digestion.

ARTICLE PREMIER

CANAL ALIMENTAIRE.

Le canal alimentaire, ou tube digestif, est un long tuyau à peu près droit à ses deux extrémités, très flexueux à sa partie moyenne. Il s'étend de la bouche à l'anus. Si nous l'examinons de haut en bas, nous le trouvons formé par la *bouche*, le *pharynx*, l'*œsophage*, l'*estomac*, l'*intestin grêle* et le *gros intestin*.

Considéré d'une manière générale, on peut le diviser en deux parties : la portion sus-diaphragmatique et la portion sous-diaphragmatique.

A un autre point de vue, on peut le diviser en trois parties : une portion ingestive, étendue de la bouche à l'estomac, une portion digestive, qui comprend l'estomac et l'intestin grêle, et une portion éjective, constituée par le gros intestin.

I. — Bouche.

La *bouche*, ou *cavité buccale*, est une cavité située à la partie supérieure du canal alimentaire, et divisée en deux parties par les arcades dentaires. La portion qui se trouve en avant est le *ves-*

tibule de la bouche; celle qui est en arrière forme la *bouche* proprement dite.

Le *vestibule* a la forme d'un fer à cheval à concavité postérieure. Il est limité en avant par les lèvres et les joues, et en arrière par les arcades dentaires. Ses deux extrémités correspondent à la dernière petite molaire chez l'enfant, pendant toute la durée de la première dentition, et à la dernière grosse molaire chez l'adulte. A ce niveau, le vestibule de la bouche communique avec la cavité buccale proprement dite par un orifice, situé derrière la couronne des dernières molaires. Cet orifice dans lequel on peut introduire l'extrémité du doigt, même lorsque les arcades dentaires sont rapprochées, est limité en arrière par un repli muqueux, concave en avant et s'étendant de la mâchoire supérieure à la mâchoire inférieure. Cet orifice peut laisser passer une sonde et servir à porter des aliments liquides ou demi-liquides dans la bouche d'un malade dont les muscles masticateurs sont contracturés, comme dans le tétanos. En dehors de ce repli muqueux qui forme la limite postérieure de l'orifice de communication de la cavité buccale et du vestibule de la bouche, se trouve un cul-de-sac situé entre ce repli muqueux, qui est en dedans, et le bord antérieur de l'apophyse coronoïde du maxillaire inférieur qui est en dehors.

Faisant abstraction du vestibule, nous considérerons à la cavité buccale six parois : antérieure, postérieure, latérales, supérieure et inférieure.

La paroi antérieure est formée par les lèvres. La paroi postérieure, ou isthme du gosier, est un orifice qui fait communiquer la bouche avec le pharynx. Les joues forment les parois latérales. Sur la paroi supérieure, on voit la voûte palatine et le voile du palais, tandis que la paroi inférieure est constituée par le plancher de la bouche et par la langue. Après avoir décrit toutes les parois de cette cavité, nous décrirons la muqueuse buccale qui en tapisse la surface interne.

A. — Paroi antérieure ou lèvres.

Cette paroi est complète lorsque les deux lèvres sont rapprochées, et présente seulement une ligne transversale que les peintres décrivent sous le nom de bouche. Elle offre une ouverture dont l'étendue varie lorsque les lèvres s'écartent. Chaque lèvre a deux faces, deux bords et deux extrémités.

1° *Face antérieure ou cutanée.* — 1° A la lèvre supérieure, on voit un sillon vertical médian, concave en avant, étendu de la sous-cloison du nez au bord libre de la lèvre. Les deux bords de ce sillon forment la limite interne d'un long triangle sur lequel s'implantent les poils des moustaches, triangle limité en bas par le bord libre de la lèvre, et en haut par le sillon *naso-labial.* 2° A la lèvre inférieure, la face antérieure présente une légère convexité très régulière, interrompue seulement sur la ligne médiane par une dépression peu marquée.

2° *Face postérieure* ou *muqueuse.* — La face postérieure, concave, repose sur les gencives et sur la face antérieure des dents. Elle présente, à la lèvre supérieure, un repli muqueux médian, étendu de cette face aux gencives : c'est le *frein de la lèvre.* On trouve un repli semblable, mais bien moins développé, à la lèvre inférieure.

3° *Bord adhérent.* — Ce bord se confond en avant avec la peau du reste de la face. Il est limité, à la lèvre supérieure, par la base du nez au milieu, et le sillon naso-labial sur les côtés. A la lèvre inférieure, il est limité par un sillon concave en haut, *sillon mento-labial.* En arrière, le bord adhérent des lèvres se confond avec les gencives et forme un cul-de-sac muqueux divisé en deux parties sur la ligne médiane par le frein de la lèvre.

4° *Bord libre.* — Le bord libre des lèvres est rosé et arrondi. Sa couleur, due à la transparence de la muqueuse qui permet d'apercevoir la coloration du muscle sous-jacent, cesse brusquement en avant par une ligne très régulière qui le sépare nettement de la peau. En arrière, elle se confond par un angle arrondi avec la face postérieure. A la lèvre supérieure, il présente un tubercule médian au-dessous du sillon de la face antérieure, et de chaque côté une légère dépression. A la lèvre inférieure, ce bord présente une dépression médiane, et de chaque côté une légère convexité qui se met en rapport avec la concavité de la lèvre supérieure.

5° *Extrémités.* — Les extrémités des lèvres se confondent pour former les angles ou *commissures.*

Structure. — Quatre couches distinctes constituent les lèvres. On y trouve, outre le tissu cellulaire, des vaisseaux et des nerfs. D'avant en arrière, les couches sont superposées dans l'ordre suivant : couche cutanée, couche musculaire, couche glanduleuse, couche muqueuse.

La *couche cutanée* des lèvres présente la structure de la peau en général, si ce n'est qu'elle renferme une grande quantité de follicules pileux et de glandes sébacées, et que sa face profonde donne insertion aux fibres de la couche musculaire sous-jacente.

La *couche musculaire* se compose d'un grand nombre de

muscles. Ces muscles appartiennent tous à la face; ils prennent, pour la plupart, leur point d'insertion fixe sur les surfaces osseuses qui avoisinent la bouche, tandis que leur extrémité mobile vient s'insérer à la face profonde du derme de la peau. Au niveau de leur insertion à la lèvre, ces muscles s'insinuent entre la peau et la face antérieure de l'orbiculaire, qui occupe surtout le bord libre des lèvres. Les muscles des lèvres sont ainsi répartis : l'*orbiculaire* occupe le bord libre des deux lèvres et entoure l'orifice buccal; la lèvre supérieure reçoit l'insertion des muscles *canin*, *élévateur propre* de la lèvre supérieure, *élévateur commun* de l'aile du nez et de la lèvre supérieure; la lèvre inférieure contient des fibres du *carré* du menton et du *triangulaire* des lèvres et du muscle de la houppe du menton; enfin, les commissures reçoivent le *grand zygomatique*, le *petit zygomatique* et le *risorius de Santorini*.

La *couche glanduleuse* est formée par l'agglomération de petites glandes en grappe, dont le volume varie depuis celui d'un grain de millet jusqu'à celui d'un pois. Ces glandes, dites *labiales* à cause de leur situation, sécrètent un mucus qui se mélange à la salive; elles sont juxtaposées et forment un plan sous-muqueux très régulier.

La *couche muqueuse* tapisse la face postérieure des lèvres. Elle est si mince, qu'on peut constater, au moyen de la pointe de la langue, la présence des glandules sous-jacentes.

Entre les diverses couches qui constituent les lèvres, on trouve du *tissu conjonctif*, un peu plus abondant en arrière des muscles qu'au-dessous de la peau. La face profonde de la peau reçoit, en effet, l'insertion des muscles nombreux qui convergent vers l'orifice buccal, de sorte que le tissu cellulo-graisseux de cette région s'infiltre, pour ainsi dire, entre les faisceaux musculaires.

Les *artères* des lèvres viennent de la faciale sous le nom d'*artères coronaires*. Elles sont situées près du bord libre et sont plus rapprochées de la muqueuse que de la peau. On peut, en pinçant le bord libre de la lèvre entre les doigts, percevoir les battements artériels du côté de la muqueuse. Ces artères s'anastomosent sur la ligne médiane à plein canal avec celles du côté opposé, et forment autour de l'orifice buccal un cercle artériel complet. De ce cercle partent de nombreuses ramifications qui se perdent dans l'épaisseur des lèvres. Parmi ces ramifications, on en trouve une volumineuse qui se porte vers le lobule du nez et qui s'anastomose avec les artères de l'aile du nez.

Les lèvres reçoivent d'autres artères. La lèvre supérieure reçoit quelques branches de l'artère sous-orbitaire. L'artère dentaire inférieure en envoie quelques-unes dans la lèvre inférieure.

Les *veines* forment un réseau sous-cutané qui donne naissance à de petits troncs. Ceux de la lèvre supérieure, après avoir communiqué avec les veines de la cloison du nez, se jettent dans la veine faciale. Ceux de la lèvre inférieure descendent et se jettent dans la veine sous-mentale.

Les *lymphatiques* sont nombreux. Ils naissent de la muqueuse et surtout de la peau, par un réseau à mailles très fines. Ceux de la lèvre supérieure forment de petits troncs qui suivent la direction de la veine faciale et se jettent dans les *ganglions sous-maxillaires postérieurs*. Les lymphatiques de la lèvre inférieure se divisent en trois groupes : un groupe médian qui descend verticalement vers les deux *ganglions hyoïdiens*, situés sous la peau du milieu de la région sus-hyoïdienne, et deux groupes latéraux qui se portent en bas et en arrière pour se jeter dans les *ganglions sous-maxillaires antérieurs*.

Les *nerfs* viennent du grand sympathique, du facial et du trijumeau. Le premier nerf *vaso-moteur* arrive aux lèvres avec les artères coronaires. Le facial anime les muscles, et le trijumeau donne aux lèvres la sensibilité par le rameau sous-orbitaire pour la lèvre supérieure, et par le nerf mentonnier pour la lèvre inférieure.

Usages. — Les lèvres ont des usages variés. Elles concourent à l'articulation des sons, et les lettres qu'elles forment par leurs mouvements sont appelées labiales : β, π, φ et leurs dérivées. Les lèvres servent à la préhension des aliments solides chez un grand nombre d'animaux, et des aliments liquides chez l'homme. Ces replis servent aussi à la succion. L'enfant, en effet, pour opérer la succion, moule, pour ainsi dire, le bord libre de ses lèvres sur le mamelon de la mère, afin d'empêcher toute communication entre l'air extérieur et la cavité buccale.

Enfin, les lèvres servent à la mastication, en ramenant sous les arcades dentaires les aliments qui tombent dans le vestibule de la bouche.

Développement. — Les lèvres se développent aux dépens des cinq bourgeons qui doivent former la bouche de l'embryon. La lèvre inférieure, chez l'embryon, est divisée en deux parties jusqu'au vingtième jour, époque à laquelle les deux parties se soudent sur la ligne médiane. La lèvre supérieure est divisée en trois parties jusqu'après le quarantième jour : une partie médiane correspondant à la cloison du nez et à la portion médiane de la lèvre supérieure, et deux parties latérales qui correspondent aux deux larges surfaces situées de chaque côté du sillon vertical médian de la lèvre.

Pathologie.

L'adhérence des fibres musculaires à la face profonde du derme des lèvres empêche les *collections purulentes* de se former au-dessous de la peau : c'est pourquoi, dans les phlegmons des lèvres, dans le furoncle, dans l'anthrax, le pus s'infiltre entre les divers éléments qui composent les couches superficielles de ces replis.

Cette disposition rend compte de l'étranglement qui accompagne ces phlegmasies, de la difficulté que l'on éprouve à faire sortir le pus après l'incision, et enfin de l'œdème de voisinage qui les accompagne si fréquemment.

Par la terminaison des lymphatiques, on peut prévoir d'avance où siégeront les *engorgements ganglionnaires* symptomatiques d'une maladie des lèvres, gerçures, épithéliomas ulcérés, chancres.

Les lèvres peuvent être *paralysées* du sentiment dans les lésions du trijumeau ou d'une de ses branches, et du mouvement par les lésions du facial. Lorsque les muscles sont paralysés, la prononciation des consonnes labiales est difficile ou impossible, la mastication est gênée, la succion est presque impossible, en un mot, les mouvements des lèvres sont à peu près abolis.

Les lèvres sont quelquefois frappées d'un *arrêt de développement* (*bec-de-lièvre*). L'histoire de leur développement nous fait voir que si la lèvre inférieure est arrêtée dans son évolution avant le vingtième jour de la vie embryonnaire, il reste une scissure médiane, et le bec-de-lièvre occupe la ligne médiane. Ces cas sont rares : il n'en existe que trois ou quatre dans la science.

Si la lèvre supérieure est arrêtée dans son développement avant le quarantième jour, il pourra arriver, ou que l'une des parties latérales ne se réunira pas à la portion médiane (on aura alors un bec-de-lièvre unique, division située toujours au-dessous de la narine et jamais sur la ligne médiane), ou que la partie médiane et les deux parties latérales seront complètement séparées (on aura alors un bec-de-lièvre double, division occupant le dessous des deux narines et présentant sur la ligne médiane, et suspendu à la sous-cloison du nez, un *tubercule* incomplètement développé). Lorsque le bec-de-lièvre n'occupe que les lèvres, on le dit *simple;* mais, lorsque la division produite par l'arrêt du développement s'étend à la voûte palatine et même plus loin, on dit que le bec-de-lièvre est *compliqué.*

B. — Paroi postérieure.

La partie postérieure de la cavité buccale est formée par un orifice, *isthme du gosier*. Cet orifice est limité en bas par la base de la langue, en haut par la luette et le bord libre du voile du palais, et sur les côtés par les piliers antérieurs de ce voile. Cet orifice, qui fait communiquer la bouche et le pharynx, est le point qui sépare le premier temps de la déglutition du second.

C. — Parois latérales.

Elles sont constituées par les joues. La *joue* est une région étendue verticalement de l'arcade zygomatique au bord inférieur de la mâchoire. Elle est limitée en avant par le sillon *naso-génien*, qui la sépare du nez, et le sillon *naso-labial*, qui la sépare de la lèvre, tandis qu'en arrière elle se prolonge jusqu'au bord postérieur de la branche du maxillaire inférieur.

On trouve dans la joue quatre couches distinctes, qui sont de dehors en dedans : la peau, l'aponévrose, les muscles et la muqueuse. Indépendamment de ces couches, on y trouve quelques glandes, des vaisseaux, des nerfs, du tissu cellulaire et le canal de Sténon qui traverse la région.

La *peau* ne présente ici aucun caractère important. Le tissu sous-cutané est chargé de graisse, et il s'accumule surtout dans l'angle rentrant qui sépare le bord antérieur du masséter de la face externe du buccinateur. Il constitue là une masse variable selon les sujets et ne disparaissant jamais complètement : c'est la *boule graisseuse* de Bichat, autour de laquelle Verneuil a trouvé une bourse séreuse.

L'*aponévrose* de la joue est formée par les feuillets fibreux qui recouvrent le buccinateur et le masséter (voy. *Myologie*). Au niveau du bord antérieur du masséter, les aponévroses buccinatrice et massétérine, en se confondant, forment l'angle rentrant qui loge la boule graisseuse de Bichat.

Les *muscles* de la joue sont constitués par le buccinateur, dans la plus grande partie de son étendue, et par le masséter en arrière. Nous ferons remarquer que le buccinateur est mince et qu'il est traversé de dehors en dedans par le canal de Sténon. On trouve encore dans la joue quelques petits muscles qui se rendent aux lèvres, tels que les zygomatiques et le risorius de Santorini.

Pour la *muqueuse*, voy. *Muqueuse buccale*.

Les *glandes* n'occupent pas la surface profonde de la muqueuse, comme l'a démontré Sappey. Elles se montrent en petit groupe sur la face externe du buccinateur, au niveau du point où le canal de Sténon traverse ce muscle. Ce groupe de glandes en grappe sera bientôt décrit sous le nom de *parotide accessoire*.

Les *artères* de cette région viennent de la maxillaire interne. Ce sont surtout l'artère buccale, qui se termine dans l'épaisseur de la joue, et quelques rameaux des artères alvéolaire, sous-orbitaire et faciale.

Les *veines* se jettent dans les veines correspondantes.

Les *lymphatiques* naissent de la peau et de la muqueuse et se dirigent en arrière et en bas, dans les *ganglions parotidiens* et *sous-maxillaires postérieurs.*

Les *nerfs* viennent de deux sources: du facial qui anime le muscle buccinateur, et du trijumeau qui donne la sensibilité à la peau et à la muqueuse, et le mouvement au masséter.

Le *canal de Sténon* traverse d'arrière en avant cette région ; il est situé à un centimètre environ au-dessous de l'arcade zygomatique. Vers le bord antérieur du masséter, ce canal dévie de sa direction primitive et traverse obliquement en dedans l'épaisseur du buccinateur. Il soulève ensuite la muqueuse et s'ouvre par un petit orifice au niveau du collet de la deuxième grosse molaire de la mâchoire supérieure.

D. — Paroi supérieure.

Connue sous le nom de palais, la paroi supérieure ou voûte peut être divisée en deux parties : une antérieure, c'est la *voûte palatine* ou portion dure du palais; l'autre postérieure, c'est le *voile du palais* ou portion molle du palais.

1° *Voûte palatine.*

La voûte palatine ou portion dure du palais est uniquement formée par les os recouverts par une muqueuse. Pour les os, voy. *Ostéologie.* La muqueuse sera étudiée plus loin (voy. *Muqueuse buccale*).

2° *Voile du palais.*

Dissection. — La meilleure manière, sans contredit, de préparer le voile du palais consiste à faire la *coupe du pharynx,* comme si l'on voulait préparer ce conduit. On divise ensuite verticalement, et sur la ligne médiane, la paroi postérieure du pharynx, de manière à découvrir la face supérieure du voile du palais, comme dans la figure 68. Les deux portions latérales du pharynx étant écartées, on voit, de haut en bas, les orifices postérieurs des fosses nasales, le bord postérieur de la cloison du nez, la face supérieure du voile du palais, l'isthme du gosier, la base de la langue et le larynx.

On incise la muqueuse de la face supérieure du voile du palais sur la ligne médiane, et on la dissèque en se rapprochant des parties latérales, qu'on découvre insensiblement ; on met ainsi à nu les muscles palato-staphylin et péristaphylins, en même temps qu'on étudie les glandes de la face profonde de la muqueuse. On suit le péristaphylin interne jusqu'à son insertion supérieure, puis on le rejette vers la partie inférieure pour découvrir le péristaphylin externe, que l'on peut voir se réfléchir sur le crochet de l'aile interne de l'apophyse ptérygoïde. Ensuite, on continue à disséquer la muqueuse vers le bord libre du voile du palais et vers les piliers.

Le voile du palais est une cloison mobile, continuant en arrière la voûte palatine, entre l'arrière-cavité des fosses nasales et la bouche.

Nous étudierons dans le voile du palais la conformation extérieure et la structure.

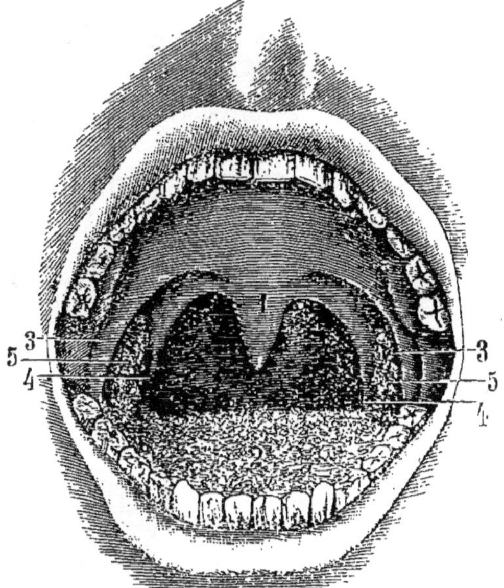

Fig. 70. — Fond de la bouche ; piliers du voile du palais ; luette et isthme du gosier.

1. Luette. — 2. Base de la langue. — 3, 3. Piliers antérieurs du voile du palais — 4, 4. Piliers postérieurs limitant l'isthme du gosier. — 5, 5. Amygdales.

La conformation extérieure varie selon qu'on l'examine du côté des fosses nasales ou du côté de la bouche. On distingue au voile du palais deux faces et quatre bords.

La *face inférieure* ou *buccale* est concave, rosée, et présente une crête médiane antéro-postérieure, *raphé*. On voit sur cette face des trous nombreux, orifices des glandes sous-muqueuses. Cette face est plus étendue transversalement, 4 à 5 centimètres, que d'avant en arrière, 3 à 4 centimètres.

La *face supérieure* ou *nasale* est plus colorée. Elle présente une grande longueur, 4 à 5 centimètres, et peu de largeur, 2 1/2 à 3 cent.

Le *bord antérieur* se continue avec le bord postérieur de la voûte palatine.

Le *bord postérieur* est libre ; il présente sur la ligne médiane

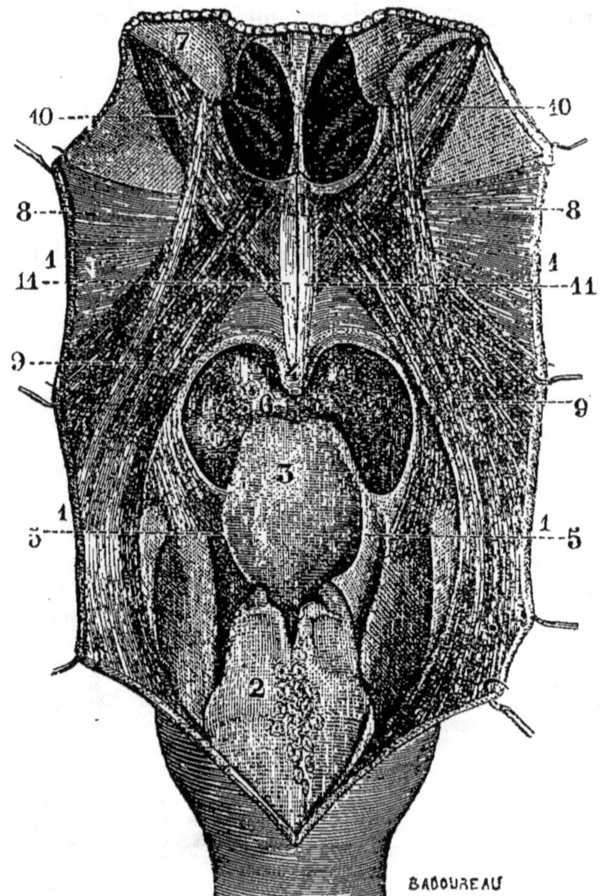

Fig. 71. — Muscle du voile du palais. Cettte préparation montre les muscles du voile du palais, la langue et le larynx formant ensemble la paroi antérieure du pharynx.

1, 1, 1, 1. Parties latérales du pharynx écartées avec des crochets. — 2. Face postérieure du larynx ; on y voit les glandules sous-muqueuses — 3. Épiglotte. — 4. Luette. — 5, 5. Replis aryténo-épiglottiques. — 6 Isthme du gosier et base de la langue. — 7, 7. Portion cartilagineuse de la trompe d'Eustache. — 8, 8. Constricteur supérieur du pharynx. — 9, 9. Pharyngo-staphylin avec ses trois faisceaux supérieurs. — 10, 10. Péristaphylin interne. — 11, 11. Palato-staphylin.

un prolongement, *luette*, et, de chaque côté de la luette, deux replis muqueux qui décrivent une arcade en se portant en bas et en dehors, *piliers* du voile du palais.

Luette. — La luette est un petit appendice qui a de 1 centimètre à 1 centimètre et demi de long ; il se termine en pointe et présente une conformation qui varie avec les individus. Elle est quelquefois tellement développée, qu'elle arrive au contact de l'épiglotte et qu'elle détermine un chatouillement incommode qui est le point de départ de toux rebelles pouvant simuler le début de la phtisie pulmonaire.

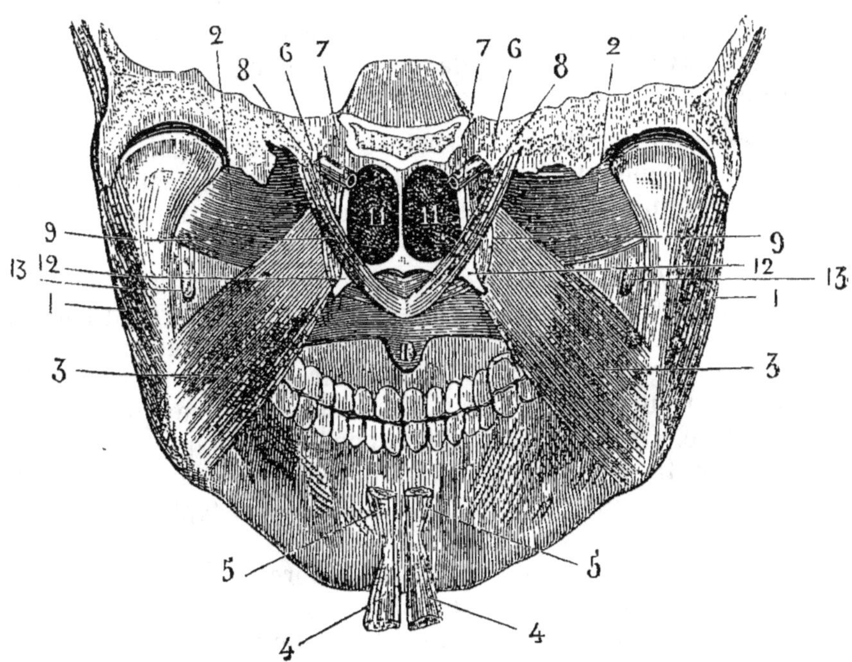

ɪG. 72. — Muscle du voile du palais et ptérygoïdiens vus par leur partie postérieure.

1, 1. Masséter. — 2, 2. Ptérygoïdien externe. — 3, 3. Ptérygoïdien interne. — 4, 4. Génio-hyoïdiens. — 5, 5. Génio-glosses. — 6, 6 Coupe du sommet du rocher. — 7, 7. Portion cartilagineuse de la trompe d'Eustache. — 8, 8. Péristaphylin externe se réfléchissant sur le crochet 12 de l'apophyse ptérygoïde. — 9, 9. Péristaphylin interne passant en arrière du précédent. — 10. Luette. — 11, 11. Orifice postérieur des fosses nasales. — 12, 12. Crochet terminal de l'aile interne de l'apophyse ptérygoïde. — 13, 13. Orifice du canal dentaire.

Piliers. — Les piliers du voile du palais sont au nombre de deux ; ils partent de la base de la luette et se dirigent à droite et à gauche. Les deux piliers du même côté s'écartent insensiblement en s'éloignant du voile du palais et limitent une cavité, *fosse amygdalienne*, qui renferme l'amygdale. Le *pilier antérieur* descend au-devant de l'amygdale et se porte à la base de la langue en limitant l'isthme du gosier. Il contient dans son épaisseur le muscle glosso-staphylin ou palato-glosse. Le *pilier postérieur* descend en arrière de l'amygdale et se porte sur les parois latérales du pharynx. Il contient dans son épaisseur le muscle pharyngo-staphylin. Il est situé dans la cavité du pharynx, comme l'amygdale, et limite avec celui du côté opposé un orifice analogue à l'isthme du gosier et qui sépare la cavité des fosses nasales de la cavité du pharynx.

Les *bords latéraux* du voile du palais sont adhérents; ils se confondent avec les tissus voisins. D'avant en arrière, ces bords sont confondus avec la partie postérieure des gencives supérieures, avec le sommet de l'apophyse ptérygoïde et avec les parois latérales du pharynx.

Structure. — Dans la structure du voile du palais, nous étudierons un squelette fibreux, des muscles, des vaisseaux, des nerfs, du tissu cellulaire, des glandes, et la membrane muqueuse qui le recouvre.

Squelette fibreux. — La charpente fibreuse du voile du palais est constituée par une mince aponévrose qui s'insère au bord postérieur de la voûte palatine, au sommet de l'aile interne de l'apophyse ptérygoïde, et qui se porte en arrière pour se perdre dans l'épaisseur du voile du palais, dont elle n'occupe que la moitié antérieure. C'est sur ce feuillet aponévrotique que s'insèrent en grande partie les muscles du voile du palais. Il est situé au-dessous de la muqueuse nasale et du muscle péristaphylin interne et au-dessus des autres muscles.

Muscles. — Les muscles sont au nombre de six de chaque côté de la ligne médiane. Ils sont peu volumineux et assez grêles. Le nom de tous ces muscles se compose de deux mots réunis; le dernier est le mot staphylin, de σταφυλή, luette; le premier rappelle l'organe sur lequel le muscle prend insertion, exemple: glosso-staphylin, ou la situation du muscle, exemple: péristaphylin.

Les six muscles du voile du palais sont :
- Glosso-staphylin.
- Pharyngo-staphylin.
- Péristaphylin interne.
- Péristaphylin externe.
- Palato-staphylin.
- Occipito-staphylin.

Glosso-staphylin. — Ce muscle occupe l'épaisseur du pilier antérieur du voile du palais.

Il *s'insère* en haut à la face inférieure de l'aponévrose du voile du palais.

De là, il se dirige en bas et en avant, en formant un faisceau situé dans l'épaisseur du pilier antérieur, pour se terminer à la langue, dont il concourt à former les fibres longitudinales superficielles.

Le muscle glosso-staphylin est *constricteur* de l'isthme du gosier.

Pharyngo-staphylin. — Ce muscle occupe l'épaisseur du pilier postérieur du voile du palais.

Il *s'insère* en haut, à la face inférieure du voile du palais, par un faisceau principal qui se réunit à deux faisceaux plus petits. L'un de ces faisceaux s'insère sur le cartilage de l'orifice de la trompe d'Eustache, tandis que l'autre naît de la face supérieure de l'aponévrose du voile du palais (Sappey).

Ces trois faisceaux convergent, constituent le pilier postérieur, et se portent sur les parties latérales de la face interne du pharynx. Arrivées sur le pharynx, les fibres de ce muscle s'étalent à la face interne de l'aponévrose du pharynx. Les plus internes arrivent sur la ligne médiane et s'insèrent sur l'aponévrose du pharynx, en s'entre-croisant avec celles du côté opposé; les moyennes se perdent sur l'aponévrose, tandis que les plus externes se portent en avant et s'insèrent au bord postérieur du cartilage thyroïde.

Les fibres internes qui s'entre-croisent sur la ligne médiane constituent une ouverture analogue à l'isthme du gosier, qui sépare la cavité pharyngienne de l'arrière-cavité des fosses nasales.

Le muscle pharyngo-staphylin est *constricteur* de cet orifice. Il complète ainsi l'occlusion des fosses nasales pendant la déglutition. Il concourt aussi à l'élévation du pharynx et du larynx pendant la déglutition. Enfin, par quelques fibres, ce muscle concourt à la dilatation de la trompe d'Eustache.

Péristaphylin interne. — Le point fixe de ce muscle est situé sur les côtés du voile du palais.

Il *s'insère* au sommet du rocher et à la partie inférieure de la portion cartilagineuse de la trompe d'Eustache.

De là, ces muscles se dirigent en bas et en dedans vers le voile du palais pour s'insérer à la face supérieure de l'aponévrose du voile du palais, en se confondant sur la ligne médiane. De la fusion de ces deux muscles résulte une sangle dont les deux points fixes sont situés à la base du crâne, et dont le point mobile correspond au voile du palais.

La direction et les insertions de ce muscle montrent d'une façon évidente qu'il est *élévateur* du voile du palais [1].

Dans sa moitié supérieure, le péristaphylin interne est situé en

1. Je doute que ce muscle dilate la trompe d'Eustache, car le voile du palais, si mobile, ne me paraît dans aucun cas lui fournir de point fixe.

arrière du ptérygoïdien interne et du péristaphylin externe, en dehors de la muqueuse. Dans sa moitié inférieure, il est situé entre la muqueuse nasale et l'aponévrose du voile du palais.

Péristaphylin externe. — Charnu dans sa moitié supérieure, tendineux dans sa moitié inférieure, ce muscle *s'insère* en haut dans la fossette scaphoïde, qui est située au-dessus de la fosse ptérygoïde, et par quelques fibres à la portion cartilagineuse de la trompe d'Eustache.

De là, il se dirige verticalement en bas, en suivant l'aile interne de l'apophyse ptérygoïde. Arrivé au crochet qui termine cette aile, le muscle devient tendineux et se réfléchit à angle droit sur ce crochet, dont il est séparé par une petite synoviale. Il se porte ensuite transversalement en dedans, en s'épanouissant, pour se confondre avec celui du côté opposé et s'insérer à la face inférieure de l'aponévrose du voile du palais.

Dans sa moitié supérieure, ce muscle est situé en dedans du ptérygoïdien interne et en avant du péristaphylin interne. Dans sa moitié inférieure, il est situé au-dessous de l'aponévrose du voile du palais, au-dessous des muscles glosso-staphylin et pharyngo-staphylin.

Ce muscle est *tenseur* du voile du palais. Il appartient au groupe des muscles réfléchis, et nous savons que les muscles réfléchis tirent le point mobile vers leur point de réflexion. Par son faisceau de la trompe d'Eustache, il dilate ce conduit.

Palato-staphylin. — Petit muscle vermiforme, tellement rapproché de celui du côté opposé qu'ils semblent n'en former qu'un seul, qu'on appelait autrefois *azygos* de la luette.

Ce muscle *s'insère* en avant à l'épine nasale postérieure, et en arrière à la face profonde de la muqueuse qui entoure la luette. Il est situé entre la muqueuse nasale et l'aponévrose du voile du palais. Il est élévateur de la luette.

Occipito-staphylin. — Sappey donne ce nom à quelques fibres du constricteur supérieur du pharynx, qui s'insèrent à l'aponévrose du voile du palais. Nous mentionnons seulement ce muscle, car il est bien mieux placé parmi les muscles du pharynx.

Vaisseaux et nerfs. — Les *artères* du voile du palais sont au nombre de deux de chaque côté. La *palatine supérieure*, venue de la maxillaire interne, descend le long du canal palatin postérieur jusqu'au voile du palais; arrivée là, elle donne des rameaux au voile du palais, et se termine surtout à la voûte palatine, à la face profonde de la muqueuse. La *palatine inférieure*, venue de la faciale, s'applique aux parties latérales du pharynx, pour se terminer plus haut, dans le voile du palais et dans les tissus environnants.

Les *veines* se jettent, après avoir traversé les parois du pharynx, dans la jugulaire interne ou l'un de ses affluents.

Les *lymphatiques* naissent des deux faces. Ils se dirigent en arrière et de chaque côté. Ils suivent le pilier postérieur du voile du palais et viennent se jeter dans les ganglions situés entre les muscles styliens et sur les côtés du larynx.

Les *nerfs* du voile du palais peuvent être distingués en vaso-moteurs et sensitifs.

Les *nerfs vaso-moteurs* sont constitués par quelques filets que le *grand sympathique* envoie au voile du palais avec les artères palatines.

Les *nerfs moteurs* viennent du facial, du glosso-pharyngien, du spinal et du trijumeau. Le *facial* anime le glosso-staphylin par un filet qui va du facial au stylo-glosse et au glosso-staphylin. Le *glosso-pharyngien* anime le péristaphylin interne et le palato-staphylin. Le *spinal* anime, par quelques filets, le pharyngo-staphylin et l'occipito-staphylin. Enfin, le péristaphylin externe est animé par un filet de la portion motrice du *trijumeau*.

Les *nerfs sensitifs* proviennent du trijumeau, du glosso-pharyngien et du pneumogastrique. Le *trijumeau* abandonne au voile du palais des rameaux palatins sensitifs venus du ganglion sphéno-palatin. Le *glosso-pharyngien* et le *pneumogastrique* abandonnent aussi quelques rameaux sensitifs aux piliers du voile du palais.

Tissu cellulaire. — Le tissu cellulaire existe en petite quantité dans le voile du palais ; il occupe l'interstice des organes qui concourent à former ce repli membraneux. Dans l'épaisseur de la luette, il est un peu plus abondant, ce qui explique la tuméfaction facile de cet organe dans l'inflammation.

Muqueuse. — La muqueuse qui recouvre le voile du palais se continue de la face supérieure à la face inférieure, en passant sur le bord libre. Elle présente ceci de particulier qu'elle diffère totalement sur ces deux faces. Celle qui recouvre la face supérieure a une couleur foncée et présente des caractères identiques à ceux de la muqueuse pituitaire. Comme la pituitaire, elle est recouverte d'un épithélium cylindrique à cils vibratiles. La muqueuse de la face inférieure du voile du palais a les caractères de la muqueuse buccale. De même que la muqueuse buccale, elle est recouverte d'un épithélium pavimenteux stratifié.

Glandes. — Les glandes du voile du palais sont en grand nombre. Elles occupent les deux faces et sont situées au-dessous de la muqueuse. Celles de la face supérieure ou nasale du voile du palais sont des glandes analogues à celles de la pituitaire, tandis que celles de la face inférieure sont des glandes en grappe, comme les autres glandes de la cavité buccale. Elles sont très nombreuses et font saillie chez quelques sujets.

Physiologie.

Le voile du palais est mobile, et ses mouvements se produisent dans plusieurs actes : pendant la phonation, la déglutition et la succion.

1° Pendant la phonation, le voile du palais s'élève pour empêcher l'air de pénétrer dans les fosses nasales ; et lorsque, pour une cause quelconque, l'élévation de cet appareil n'est plus possible, le courant d'air passe en partie par la bouche, en partie par les fosses nasales, et la voix est nasillarde.

2° Pendant la déglutition des liquides et des solides, le voile du palais est soulevé aussi par le muscle péristaphylin interne et tendu par le péristaphylin externe. En même temps, le palato-staphylin entre en contraction et relève la luette pour mieux assurer l'occlusion de la partie postérieure des fosses nasales. Pour compléter encore cette occlusion, le muscle pharyngo-staphylin et l'occipito-staphylin se contractent aussi. Le soulèvement et la tension du voile du palais ont pour but d'empêcher les aliments de refluer par les fosses nasales, pendant la déglutition, et d'opposer au bol alimentaire un plan résistant, au moment où la langue le chasse vers le pharynx en le comprimant contre la voûte palatine.

3° Pendant la succion, le voile du palais est abaissé sur la base de la langue ; il ferme complètement en arrière la cavité buccale, et il fait communiquer librement les fosses nasales avec le pharynx et le larynx, ce qui assure la liberté de la respiration pendant la succion. Lorsque la cavité buccale est suffisamment remplie de liquide, le voile du palais s'élève, et un mouvement de déglutition s'opère. Il s'abaisse de nouveau et se relève ensuite, etc. — Le voile du palais se comporte de la même manière lorsqu'on boit *à la régalade,* c'est-à-dire en versant du liquide d'une certaine hauteur dans la cavité buccale.

Développement. — Le voile du palais se développe par deux moitiés latérales marchant à la rencontre l'une de l'autre, et provenant des bourgeons maxillaires supérieurs de l'embryon. La soudure des deux moitiés du voile du palais est complète vers le quarantième ou le cinquantième jour de la vie embryonnaire.

Pathologie.

Les maladies qui affectent cet appareil ne sont pas nombreuses, mais elles ont pour la plupart une importance qu'il est bon de signaler. Sans parler de la *palatite* ou *angine gutturale*, qui peut affecter le voile du palais et se montrer à l'état d'inflammation franche ou d'inflammation syphilitique, je ferai remarquer qu'on y trouve fréquemment des pertes de substance, des paralysies et des vices de conformation.

Les pertes de substance sont ordinairement syphilitiques, elles perforent le voile. L'étude physiologique du voile du palais nous laisse deviner que ces perforations sont caractérisées par une voix nasillarde et par le reflux des aliments et des boissons dans les fosses nasales à travers la perforation. Ces perforations, lorsqu'elles ne sont pas trop considérables, sont traitées par suture ou staphylorrhaphie.

La *paralysie* du voile du palais est fréquente et variée. On peut l'observer à la suite d'une fièvre grave. Elle succède souvent à la variole. On la voit fréquemment aussi se montrer à la suite de l'angine couenneuse (paralysies diphthéritiques). Enfin, la paralysie du voile du palais s'observe dans certains cas de paralysie du nerf facial. Dans ces derniers cas, la paralysie n'affecte que les muscles palato-staphylin et péristaphylin interne, du même côté que la paralysie faciale (voyez *Nerf facial*). Toutes ces paralysies ont des caractères communs : le voile du palais ne peut plus être relevé, la voix devient nasonnée, et les aliments, de même que les boissons, refluent vers les fosses nasales si la paralysie est bien complète.

Les *vices de conformation* du voile du palais consistent dans un défaut de réunion des deux moitiés latérales de cet appareil. Souvent, ce défaut de réunion s'étend à toute la voûte palatine; dans ces cas, la cavité buccale et les fosses nasales ne font qu'une seule et même cavité, *gueule-de-loup*. Ce vice de conformation complique quelquefois le bec-de-lièvre.

E. — Paroi inférieure.

La paroi inférieure de la cavité buccale est formée par la langue et par le plancher de la bouche (voy. *Langue*). Le plancher de la bouche n'est autre chose que la face supérieure de la région sus-hyoïdienne, recouverte par la muqueuse buccale, que nous allons étudier immédiatement.

Muqueuse buccale.

La cavité de la bouche est revêtue dans toutes ses parties par une membrane muqueuse qui se modifie en passant d'un point à un autre, tout en conservant dans ses divers points des caractères communs.

On lui donne le nom de *muqueuse palatine* sur la voûte palatine et sur le voile du palais; sur la langue elle forme la *muqueuse linguale*, sur les lèvres la *muqueuse labiale*, sur les joues la *muqueuse génienne*. Enfin, la muqueuse qui tapisse le bord alvéolaire des maxillaires constitue les *gencives*.

La muqueuse *palatine* appartient à la classe des membranes fibro-muqueuses. Confondue avec le périoste, la muqueuse palatine peut être détachée des os sur le vivant, au moyen de la rugine, comme le pratiquent les chirurgiens dans la réparation des perforations de la voûte palatine. Elle renferme des glandes en grappe, et présente une saillie médiane et antéro-postérieure, et des papilles nombreuses répandues à sa surface.

Au niveau du bord alvéolaire des maxillaires, la muqueuse buccale forme une membrane dure et résistante, *gencives*, très adhérente aussi au périoste de l'os. Cette membrane s'élève vers la couronne de la dent, dans une étendue de 2 à 5 millimètres, en même temps qu'elle envoie un prolongement fort mince, *périoste alvéolo-dentaire*, entre la racine de la dent et l'alvéole.

Structure. — La membrane muqueuse de la bouche offre en certains points les caractères des fibro-muqueuses (gencives, voûte palatine) ; elle est formée par trois couches, épithélium, derme, tissu sous-muqueux ; elle est pourvue de glandes, de vaisseaux et de nerfs. Nous nous occuperons de la *portion linguale* de la muqueuse buccale lorsque nous étudierons la langue.

1° Épithélium. — Un *épithélium pavimenteux stratifié* forme la couche la plus superficielle de la muqueuse buccale. Il offre dans sa structure une certaine analogie avec l'épiderme cutané, et il en diffère physiologiquement par sa perméabilité aux liquides; il se laisse traverser de dehors en dedans par des liquides que les vaisseaux superficiels absorbent ensuite. De même que l'épiderme de la peau, l'épithélium de la muqueuse buccale est le siège d'une desquamation incessante; les cellules les plus superficielles, aplaties, se détachent et sont entraînées le plus souvent vers l'estomac avec les aliments. Une fois détachées, elles macèrent dans la cavité buccale et produisent un léger enduit blanchâtre, visible surtout le matin et disparaissant après le premier repas.

Les cellules épithéliales forment plusieurs couches superposées. La membrane qu'elles constituent offre une épaisseur qui varie entre 250 μ et un demi-millimètre ; cette couche est transparente, légèrement blanchâtre et ne présente aucune résistance.

La disposition des cellules, ainsi que leur structure, rappelle les éléments épithéliaux de l'épiderme ; nous trouvons donc ici un grand nombre de couches de cellules superposées dont les plus anciennes s'aplatissent en forme de lamelles ou d'écailles, comme à la surface de l'épiderme.

Les *cellules profondes* sont vésiculeuses, elles ont les mêmes dimensions que les globules blancs du sang, 9 à 11 μ ; elles sont arrondies ou polyédriques ; mais, dans la couche la plus profonde, elles sont un peu allongées et s'implantent perpendiculairement sur la surface muqueuse. Le noyau de ces cellules est de 4 à 6 μ, rond ou ovalaire, sans nucléole appréciable. Les cellules sont transparentes et entourées d'une membrane délicate qui renferme un contenu visqueux.

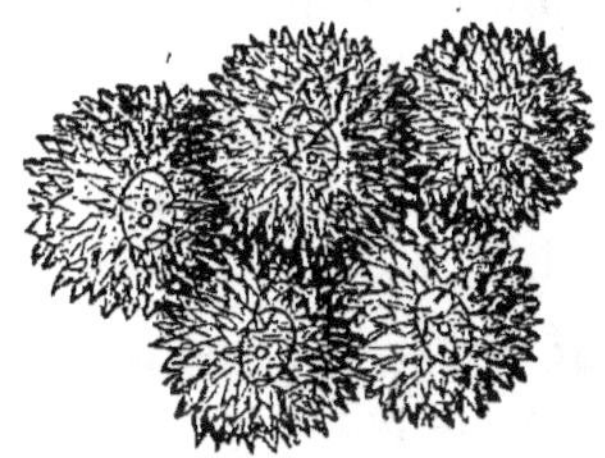

Fig. 73. — Cellules dentelées de la couche profonde de l'épiderme et de la couche moyenne de la muqueuse buccale.

Les *cellules moyennes* forment plusieurs couches ; elles sont polyédriques, à angles mousses, et s'aplatissent à mesure qu'elles deviennent superficielles. Elles sont un peu plus volumineuses que les cellules profondes ; elles renferment un beau noyau vésiculeux à un ou deux nucléoles. On trouve souvent, dans ce plan moyen, des *cellules épineuses* ou *engrenées* (fig. 73), telles que M. Schultze les décrivit, en 1864, dans les couches molles de l'épiderme.

Les *cellules superficielles* forment de vraies lamelles : ce sont les cellules profondes qui s'aplatissent en devenant superficielles. Ces cellules, en forme de plaques polygonales, mesurent de 40 à 80 μ ; leur noyau est plus petit que dans les cellules profondes, aplati, homogène et quelquefois en partie atrophié.

L'épithélium buccal se renouvelle comme celui de la peau (voy. *Épithélium*).

2° **Derme.** — Son épaisseur n'atteint pas un demi-millimètre ; il est surmonté d'un grand nombre de *papilles.* Celles-ci, petites ou grosses, ont généralement une forme conique ; elles sont tellement nombreuses en certains points, qu'elles se touchent presque par leur base. Ces papilles sont, pour la plupart, les mêmes que Sappey a décrites à la langue sous le nom de papilles hémisphériques. A la partie antérieure de la voûte palatine, immédiatement en arrière des incisives médianes, le même auteur a décrit une véritable *papille caliciforme*, déjà observée par Albinus, et se prolongeant en partie dans le canal palatin antérieur, où elle reçoit le nerf sphéno-palatin interne.

Le derme est formé principalement de tissu conjonctif et de fibres élastiques. Les fibres de tissu conjonctif se montrent sous forme de faisceaux qui s'entre-croisent dans les sens les plus variés, de manière à former un tissu feutré, mélangé à une quantité considérable d'éléments élastiques fins et surtout de moyenne grosseur, de 2 à 4 μ, anastomosés en réseaux serrés. Dans les couches superficielles du derme, le feutrage de ces éléments est plus serré, il se continue d'une manière insensible avec une *couche amorphe homogène* qui sépare le derme et l'épithélium. Quant aux papilles, elles sont formées par une substance conjonctive un peu granuleuse, renfermant quelques cellules. Au niveau des gencives, les papilles deviennent quelquefois très longues chez les vieillards, jusqu'à un millimètre et demi.

3° Tissu sous-muqueux. — Ce tissu n'existe, pour ainsi dire, qu'au plancher de la bouche, à la base de la langue, et aux freins des lèvres et de la langue; dans les autres points, on voit le derme se confondre par sa face profonde avec le périoste, et adhérer à l'os pour former une *membrane fibro-muqueuse*, dans laquelle on trouve des éléments de tissu conjonctif, mais surtout des éléments élastiques.

Le tissu sous-muqueux est lâche et mince; les faisceaux de tissu conjonctif s'entre-croisent dans tous les sens, et sont mélangés à quelques fibres élastiques fines. Il permet un certain degré de mobilité à la muqueuse, excepté dans les parties où il y a des glandules, comme à la région des lèvres. Des cellules graisseuses, isolées, ou en lobules, peuvent se montrer dans le tissu sous-muqueux.

4° Glandes. — Les glandes de la muqueuse buccale ont de l'analogie avec les glandes en grappe; on a cru pendant longtemps qu'elles sécrétaient de la salive; il est certain qu'elles ne sécrètent que du *mucus*, et que leur structure ne diffère pas énormément de celle des glandes en grappe. On les décrit communément aujourd'hui sous le nom de *glandes muqueuses*. Ces glandes sont situées ordinairement dans le tissu conjonctif sous-muqueux, elles ont un volume variable qui ne dépasse pas 4 à 6 millimètres. On peut les sentir sur la face postérieure des lèvres en appliquant fortement la pointe de la langue contre la muqueuse, où l'on éprouve la sensation d'une surface grenue.

Ces glandes se trouvent principalement à la face postérieure des deux lèvres où elles prennent le nom de *glandes labiales*, à la voûte palatine où on les décrit sous le nom de *glandes palatines*, en arrière des dernières molaires, *glandes molaires*. Les auteurs décrivent des *glandes géniennes*, petites et peu nombreuses, sous la muqueuse des joues : Sappey en nie l'existence.

Le *corps* de la glande ou *portion sécrétante*, d'une couleur blanc jaunâtre, offre une surface bosselée. Il se compose d'un certain nombre de lobules. Chaque *lobule*, — leur nombre varie

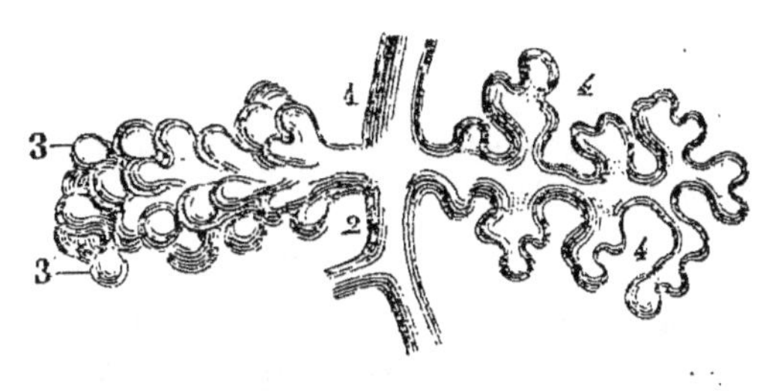

Fig. 74. — Figure schématique représentant deux lobules de glande muqueuse.

1. Canal excréteur. — 2. Branche secondaire s'ouvrant dans le canal excréteur. — 3, 3. Culs-de-sac, vésicules glandulaires. — 4, 4. Culs-de-sac d'un lobule écartés les uns des autres.

avec le volume de la glande, — est polyédrique, arrondi ou piriforme, et représente une granulation de la grosseur d'un petit grain de millet, depuis un demi-millimètre jusqu'à 2 millimètres. Le lobule représente en petit, pour la structure, une vésicule séminale. Au lieu d'être formé par la réunion de plusieurs acini s'ouvrant chacun par un petit conduit dans un canal excréteur plus considérable, le lobule est constitué par un tube tortueux (fig. 74) présentant un grand nombre de prolongements latéraux, en forme de diverticulum, de 50 à 200 μ ; mais il n'y a pas d'acini : en sorte que ces glandes ne sont glandes en grappe que par l'apparence extérieure. Chaque prolongement du tube est un cul-de-sac simple ou ramifié. Le tube dont nous parlons, étant enroulé sur lui-même, a beaucoup d'analogie avec les lobules des glandes en grappe. Chaque bosselure extérieure, présentant une vésicule glandulaire, un grain glanduleux, n'est autre chose que le fond d'un de ces culs-de-sac, prolongements du tube principal.

Les saillies arrondies formées par ces culs-de-sac offrent des formes très variées qui échappent à la description. Leur paroi, de 10 à 12 μ, de même que celle des prolongements tubuleux, est formée de deux couches, la paroi propre et l'épithélium : la *paroi propre*, très mince, 2 à 2 μ 5, est amorphe ; l'*épithélium*, déposé en simple couche continue, est formé de cellules cylindriques à noyau arrondi et à nucléole évident. Chaque cellule mesure environ 12 μ de largeur et 8 μ d'épaisseur ; elle renferme un mucus fluide, coagulable par l'acide acétique.

Des *conduits excréteurs* font suite à ceux qui constituent les lobules, ils convergent et se confondent entre eux pour former le canal excréteur commun. Tous ces conduits excréteurs ont une paroi formée de tissu conjonctif et de fibres élastiques en réseau, abondantes au niveau du canal excréteur commun. On trouve à sa surface interne une couche d'épithélium cylindrique stratifié, dont l'épaisseur, de 23 à 26 μ, diminue à mesure qu'on se rapproche des conduits excréteurs plus petits.

Le corps de la glande est entouré par une *enveloppe de tissu conjonctif entremêlé de fibres élastiques*. Cette enveloppe, qui contient souvent quelques vésicules graisseuses, envoie de minces prolongements entre les lobules; ces prolongements sont pauvres en fibres élastiques, ils portent les *vaisseaux* sur la paroi des lobules. Ces vaisseaux forment un réseau capillaire assez lâche. Les lobules reçoivent aussi des *nerfs* à leur surface extérieure.

5° Vaisseaux. — La muqueuse buccale est extrêmement vasculaire. Le réseau capillaire est formé par la terminaison des *artères palatine supérieure*, *palatine inférieure* et *sphéno-palatine interne* (passant par le canal palatin antérieur) pour la portion palatine de la muqueuse buccale, de la *sublinguale* pour la muqueuse du frein, de la *dentaire inférieure* et de la *sous-mentale* pour les gencives inférieures (cette dernière fournit, en outre, à la muqueuse du plancher de la bouche), de l'*alvéolaire*, de la *sous-orbitaire*, pour les gencives externes de la mâchoire supérieure. De plus, les gencives internes de la mâchoire supérieure reçoivent des rameaux de la palatine supérieure et de la sphéno-palatine. La muqueuse des joues reçoit des branches de la *faciale* et la *transversale de la face;* enfin, le réseau de la muqueuse des lèvres est formé par les *coronaires* et quelques ramifications voisines insignifiantes.

Ces artères pénètrent par la face profonde de la muqueuse, elles se ramifient dans l'épaisseur du derme et forment un réseau capillaire à mailles serrées. Ce réseau fournit une anse capillaire simple dans les petites papilles et un petit réseau en anse dans les papilles plus volumineuses. Les veines naissent des capillaires; elles suivent assez régulièrement le trajet des artères.

Les *lymphatiques* de la muqueuse buccale ont été injectés par Sappey. 1° Dans la région *labiale*, ils forment un réseau superficiel extrêmement fin : celui de la lèvre supérieure donne naissance à des vaisseaux qui suivent le trajet de l'artère faciale pour se rendre aux ganglions sous-maxillaires postérieurs ; du réseau de la lèvre inférieure partent des vaisseaux lymphatiques médians qui vont se jeter dans les deux ganglions médians de la région sus-hyoïdienne, et des vaisseaux latéraux qui se portent en bas et en arrière dans les ganglions sous-maxillaires antérieurs. 2° Dans la région *palatine*, il existe un réseau lymphatique qui couvre la portion dure et la portion molle du palais. De ce réseau naissent plusieurs troncs qui se dirigent vers les amygdales; ceux qui viennent de la voûte palatine passent sur la face externe et sur le bord postérieur de l'amygdale pour se porter aux ganglions situés sur les côtés de la membrane thyro-hyoïdienne. La plupart des vaisseaux qui naissent sur le voile du palais se mêlent aux vaisseaux lymphatiques de la face dorsale de la langue et se portent les uns, en suivant le pilier antérieur, vers les ganglions qui entourent les muscles styliens; les autres, en passant en dehors de l'amygdale, dans des ganglions un peu inférieurs aux précédents et voisins de la bifurcation de la carotide primitive. 3° Dans la région *génienne*, ils sont difficiles à injecter; on y parvient néanmoins ; ils donnent naissance à des vaisseaux qui se portent dans les ganglions parotidiens et dans les ganglions sous-maxillaires. 4° Dans la région *gingivale*, les lymphatiques sont peu développés; ils se jettent pour la plupart dans les ganglions sous-maxillaires; ceux des gencives supérieures et postérieures se mêlent aux lymphatiques du palais et se portent avec eux dans les ganglions parotidiens (Sappey).

6° **Nerfs.** — Les nerfs sont extrêmement nombreux ; ils viennent tous du trijumeau. Ceux de la voûte palatine et des gencives internes de la mâchoire supérieure sont fournis par le *sphéno-palatin interne* et les *palatins* du *trijumeau* (ces derniers se rendent également à la muqueuse du voile du palais); ceux de la muqueuse du plancher de la bouche et des gencives internes de la mâchoire inférieure viennent du *nerf lingual;* ceux de la muqueuse des joues, du *buccal;* ceux des gencives externes de la mâchoire inférieure et de la muqueuse de la lèvre inférieure, du *dentaire inférieur*; enfin, ceux des gencives externes de la mâchoire supérieure et de la muqueuse de la lèvre supérieure, des branches du *nerf maxillaire supérieur*.

Les nerfs de la muqueuse sont difficiles à observer à leur terminaison. On peut voir, en traitant la muqueuse par les alcalis caustiques, que les filets nerveux s'anastomosent en réseau dans la portion voisine des papilles; ils se bifurquent quelquefois. On ne sait pas au juste comment ces nerfs se terminent ; cependant on a vu, dans certaines papilles, un ou deux filets nerveux se réduire à un filament de 2 μ 6, et échapper ensuite aux investigations. Dans les papilles des lèvres, on a constaté quelques filets nerveux se terminant sur des corpuscules de Krause (Kölliker).

Pathologie.

La muqueuse buccale est fréquemment affectée d'inflammation ou *stomatite*, et celle-ci se montre sous des formes diverses qui sont : la stomatite simple ou érythémateuse ; la stomatite aphtheuse ; la stomatite ulcéreuse ; la stomatite pseudo-membraneuse ; la stomatite mercurielle. Il en est une autre, d'une nature toute particulière, qu'on observe très fréquemment chez les nouveau-nés, le *muguet*, et qui est caractérisée par le développement d'un parasite végétal, l'*oïdium albicans*.

Ce parasite se montre sur toute l'étendue du tube digestif jusqu'à l'anus. Il se développe surtout dans les milieux acides, selon Gübler. Il est surtout abondant dans la bouche, où il simule de petits fragments de lait coagulé sur la muqueuse buccale des nouveau-nés. La stomatite s'accompagne d'entérite et d'érythème de la région fessière. Une diarrhée abondante épuise rapidement les petits malades.

Le muguet est contagieux. Les enfants le contractent directement par le mamelon d'une nourrice qui vient d'allaiter un enfant malade, par l'usage d'une cuiller, ou bien en respirant l'air de la chambre dans laquelle flottent des sporules d'oïdium albicans entraînés de la bouche par le courant d'air expirateur.

II. — Pharynx.

Le pharynx est la portion du tube digestif qui fait suite à la cavité buccale, et qui précède l'œsophage.

Dissection. — Après avoir examiné les rapports de position entre la trachée-artère et l'œsophage dans la région cervicale, divisez ces canaux à peu de distance au-dessus du sternum et séparez-les de la colonne vertébrale, en les repliant peu à peu en haut ; mais usez de précautions vers la partie supérieure du pharynx, et dirigez l'instrument plutôt vers la colonne vertébrale que vers le pharynx, afin de ne pas intéresser ses muscles. Divisez ensuite la tête par une section verticale et transversale, qui commence immédiatement au-devant de la colonne vertébrale, et qui passe derrière les apophyses styloïdes. Lorsqu'on opère cette section, on fait la *coupe du pharynx*.

Couchez ensuite la tête sur la face, et enlevez le tissu cellulaire lamelteux qui recouvre en arrière le pharynx. Cette préparation sera plus facile si vous avez préalablement distendu cette cavité avec de l'étoupe ou du crin. On ne peut guère donner de règles précises pour la dissection des *constricteurs*; ces muscles présentent beaucoup de variétés dans leur distribution, surtout le supérieur. Quelquefois, les fibres des constricteurs sont tellement unies, qu'on a de la peine à les distinguer : on se rappellera alors

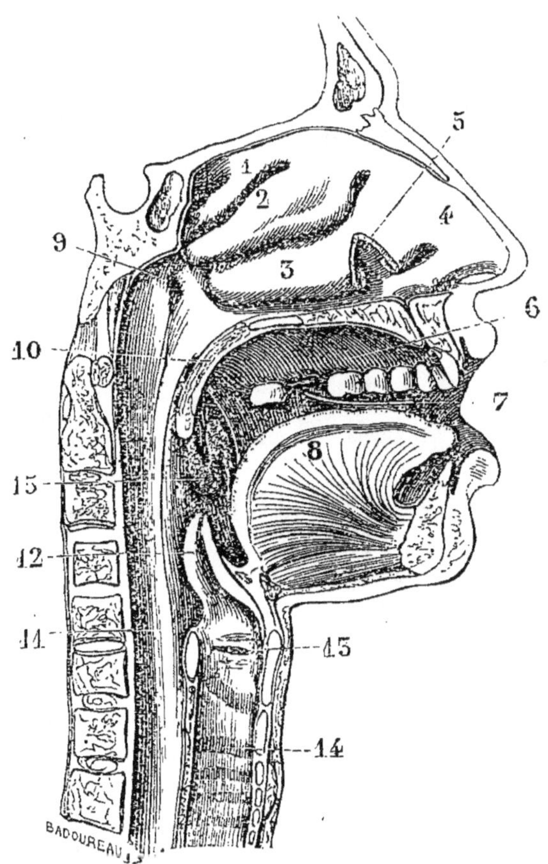

FIG. 75. — Coupe antéro-postérieure de la face et du cou, montrant le pharynx, l'œsophage, les fosses nasales.

1. Cornet supérieur. — 2. Cornet moyen. — 3. Cornet inférieur. — 4. Partie antérieure de la paroi externe des fosses nasales. — 5. Portion de ce cornet enlevée pour montrer l'ouverture du canal nasal. — 6. Voûte palatine. — 7. Deuxième grosse molaire enlevée pour montrer l'orifice du canal de Sténon. — 8. Coupe de la langue. — 9. Orifice de la trompe d'Eustache. — 10. Voile du palais. — 11. Continuité du pharynx et de l'œsophage. — 12. Épiglotte. — 13. Larynx. — 14. Trachée. — 15. Amygdale.

que l'inférieur provient du larynx, que le moyen vient de l'os hyoïde et est recouvert en bas par l'inférieur, et que le supérieur provient de la tête et est recouvert en partie par le moyen ; il faut, par conséquent, abaisser d'un côté le bord supérieur du constricteur inférieur et du moyen. Le *stylo-pha-*

ryngien se trouve facilement. Après avoir étudié les muscles, on fend le pharynx en arrière, sur la ligne médiane, pour étudier sa disposition intérieure. Par là on verra aussi plus facilement les *amygdales.*

Situation. — Il est situé dans la région du cou, au-devant de la colonne vertébrale, comme suspendu à l'apophyse basilaire de l'occipital.

Limites. — Sa limite supérieure correspond à l'apophyse basilaire ; en bas, il s'étend jusqu'à la sixième vertèbre cervicale.

Forme et direction. — Il est dirigé verticalement. Quant à sa forme, elle est assez singulière, et je crois que c'est pour n'avoir pas assez cherché à se rendre compte de sa forme, que beaucoup d'élèves n'ont jamais pu comprendre les détails anatomiques

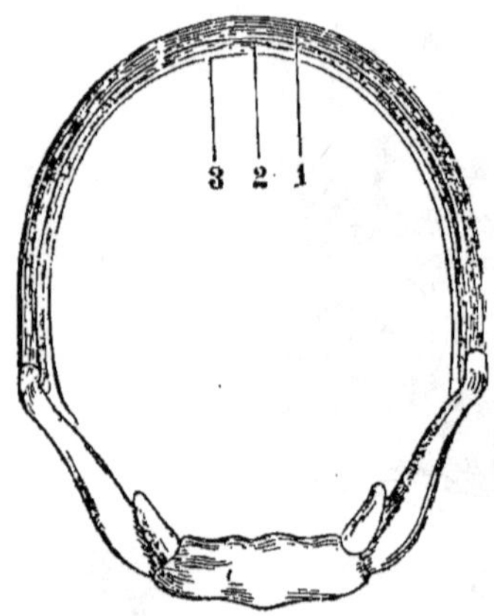

FIG. 76. — Coupe du pharynx au niveau de l'os hyoïde ; on voit l'insertion du pharynx sur les grandes cornes de l'os hyoïde.

1. Couche musculeuse. — 2. Couche fibreuse. — 3. Couche muqueuse.

du pharynx. Ce n'est pas, comme on l'a dit, un canal, un entonnoir : c'est simplement une gouttière; c'est, si l'on veut, un cylindre appliqué contre la colonne vertébrale et ouvert par devant. Cette gouttière présente sa convexité du côté des vertèbres; sa concavité est en avant, c'est elle qu'on aperçoit lorsqu'on examine le pharynx d'un malade ; ses bords sont tournés en avant et insérés sur différents points qui seront indiqués avec la structure.

Pour être complet, j'ajouterai que cette gouttière se rétrécit vers la partie inférieure et qu'elle reçoit six ouvertures. Quatre d'entre elles se trouvent directement en avant du pharynx : ce sont, de haut en bas, l'ouverture postérieure des fosses nasales, celle de la bouche ou isthme du gosier, celle du larynx et celle de l'œsophage. Les deux autres sont situées à la partie supérieure du pharynx et sur les côtés : ce sont les deux orifices gutturaux de la trompe d'Eustache.

Dimensions et divisions. — La longueur du pharynx à

l'état de repos est de 14 centimètres. Son diamètre transversal présente une plus grande étendue vers le milieu de sa longueur. En effet, au niveau du tiers supérieur, il est de 4 centimètres ; au niveau du tiers moyen, il est de 5 ; et au niveau du tiers inférieur, il atteint à peine 2 centimètres.

Ces trois portions du pharynx ont reçu des noms qu'on a tirés de leurs rapports. On appelle *portion nasale* le tiers supérieur, tandis que la partie moyenne s'appelle *portion buccale*, et la partie inférieure *portion laryngienne.*

Rapports. — J'examinerai séparément les rapports : en arrière, sur les côtés et en avant.

1° *En arrière*, le pharynx est en rapport avec l'aponévrose prévertébrale, qui le sépare des muscles prévertébraux et du corps des vertèbres. Il glisse facilement sur cette aponévrose au moyen d'un tissu cellulaire lâche appelé *rétro-pharyngien.*

2° *Sur les côtés*, le pharynx affecte des rapports avec un grand nombre de vaisseaux et de nerfs. La partie supérieure de la carotide primitive et ses deux branches de bifurcation sont en contact avec le pharynx. La carotide interne quitte la paroi de ce conduit vers la base du crâne pour se porter dans le canal carotidien du rocher, et, au niveau du point où elle est distante du pharynx, elle se trouve à 10 millimètres seulement en dehors. La carotide externe, appliquée d'abord sur le pharynx, de même que l'origine des premières branches qu'elle fournit, linguale, faciale, thyroïdienne supérieure, se porte dans l'épaisseur de la glande parotide. Dans tout leur trajet, les artères carotides primitive et interne séparent le pharynx de la veine jugulaire interne.

De nombreux ganglions lymphatiques se rencontrent sur les côtés du pharynx autour des artères carotides. L'un de ces ganglions, étudié spécialement par Sappey, est situé immédiatement au-dessous de la base du crâne et appliqué sur les côtés du pharynx ; il est volumineux et constant.

Des nerfs nombreux sont en rapport avec le pharynx. Le glosso-pharyngien et le grand hypoglosse se portent en bas et en avant, accolés au pharynx et décrivant une courbe à concavité supérieure. La plus élevée des deux courbes appartient au glosso-pharyngien. Un peu plus bas et sur le pharynx, se voit une troisième anse nerveuse : c'est le nerf laryngé supérieur, venu du pneumogastrique, qui ne contracte aucun rapport direct avec le pharynx. Ce nerf descend, en effet, du trou déchiré postérieur en suivant la face postérieure de la carotide interne et de la carotide primitive. Le nerf grand sympathique ne présente aussi que des rapports de voisinage, les trois ganglions de ce nerf étant échelonnés en dehors du nerf pneumogastrique. Je dirai, pour terminer, que le plexus pharyngien est situé sur les parties latérales du pharynx.

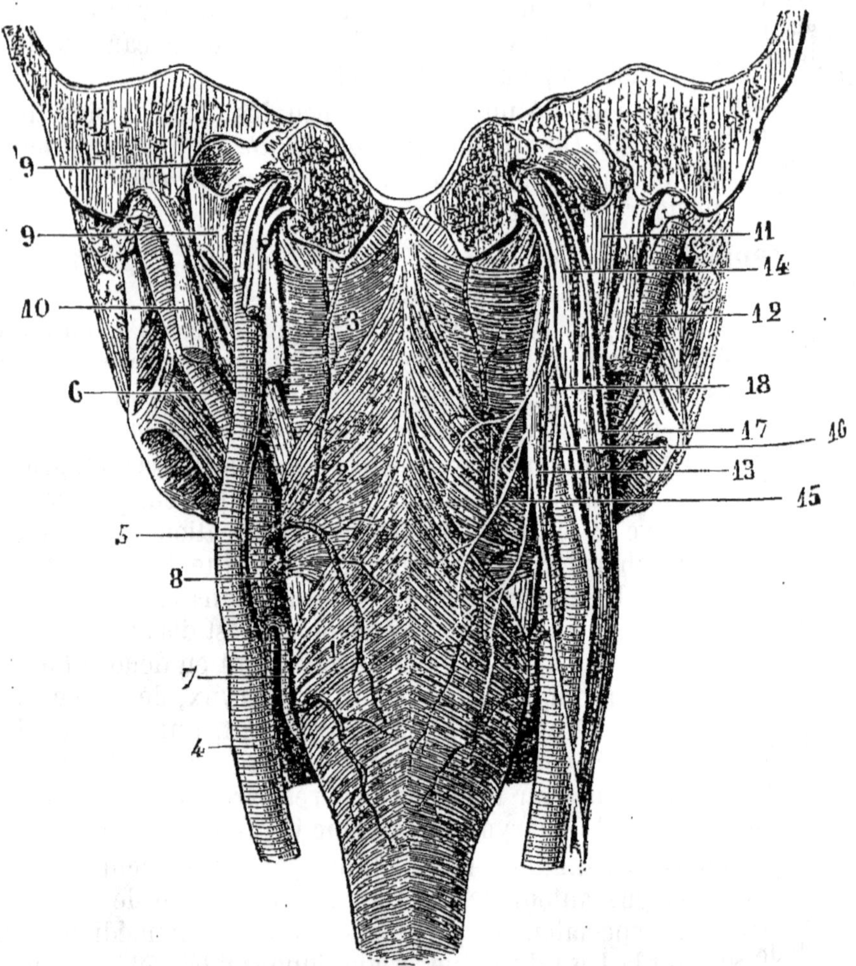

Fig. 77. — Face postérieure du pharynx. Rapports avec les vaisseaux et les nerfs.

1. Constricteur inférieur du pharynx. — 2. Constricteur moyen. — 3. Constricteur supérieur. On voit sur les constricteurs l'artère pharyngienne inférieure. — 4. Artère carotide primitive. — 5 Carotide interne. — 6. Carotide externe. — 7. Artère thyroïdienne supérieure. — 8. Linguale et faciale au-dessus. — 9. Veine jugulaire interne gauche. — 9'. Golfe de la jugulaire interne. — 10. Muscle stylo-hyoïdien. — 11. Veine jugulaire interne droite. — 12. Carotide externe droite. — 13. Ganglion cervical supérieur du grand sympathique. — 14. Pneumogastrique. — 15. Rameau pharyngien du grand sympathique. — 16. Nerf laryngé supérieur. — 17. Nerf spinal. — 18. Glosso-pharyngien. Les mêmes nerfs sont divisés du côté opposé.

Le pharynx est, en outre, en rapport avec la partie supérieure du muscle ptérygoïdien interne et avec le sommet de la glande parotide.

3° *En avant*, le pharynx est largement ouvert et présente sa concavité. Mais les organes placés au-devant du pharynx forment, pour ainsi dire, la paroi antérieure qui lui manque ; ce sont ces organes qui constituent les rapports antérieurs. On trouve de haut en bas l'orifice postérieur des fosses nasales, la face supérieure du voile du palais, la luette, l'isthme du gosier, la portion verticale de la face dorsale de la langue, l'orifice supérieur du larynx, et enfin la face postérieure du larynx. Un organe est situé à l'intérieur du pharynx, c'est l'amygdale. Elle est placée immédiatement en arrière de l'isthme du gosier, protégée par le pilier antérieur du voile du palais. Elle est située immédiatement en dedans de l'aponévrose pharyngienne.

Structure. — Trois tuniques superposées constituent le pharynx. Ces tuniques sont, en procédant de dedans en dehors : couche muqueuse, couche fibreuse, couche musculeuse. Après leur étude, nous passerons en revue les vaisseaux et les nerfs.

1° *Couche muqueuse.*

La muqueuse pharyngienne recouvre toute l'étendue de la surface interne du pharynx et se continue, sans ligne de démarcation sensible, avec les muqueuses voisines, œsophage, larynx, bouche, fosses nasales et trompe d'Eustache. Elle recouvre aussi le pilier postérieur du palais et l'amygdale (voy. *Amygdale*).

Cette muqueuse, d'un blanc rosé, est en général assez adhérente à la couche fibreuse sous-jacente ; mais, à la partie inférieure, sur la face postérieure du larynx, au moment où elle va se continuer avec celle de l'intérieur du larynx, elle est plissée et mobile sur un tissu cellulaire lâche.

Le *tissu conjonctif sous-muqueux* forme une couche mince entre la muqueuse et la fibreuse.

Derme. — Le derme de la muqueuse est constitué par un entrecroisement irrégulier de faisceaux de tissu conjonctif et de fibres élastiques, comme le derme de la muqueuse linguale ; seulement ici, les fibres élastiques sont beaucoup plus nombreuses. Dans les parties profondes du derme, ces fibres constituent des membranes élastiques très serrées, comme dans les artères. A mesure qu'on se rapproche de la partie supérieure du pharynx, on rencontre des traces de tissu lymphoïde qui devient abondant au-dessous de l'apophyse basilaire de l'occipital.

Du côté de la cavité, il faut distinguer dans la muqueuse du pharynx deux portions : la portion respiratoire, située au-dessus du bord libre du voile du palais, et la portion digestive, située au-dessous. La limite entre ces deux portions est nettement établie au point où le voile du palais et la paroi postérieure du pharynx se rencontrent dans l'occlusion de l'arrière-cavité des fosses nasales, pendant la déglutition. La portion sous-épithéliale du derme varie dans ces deux régions.

La partie superficielle du derme est plus rouge dans la *portion respiratoire*, elle est dépourvue de papilles. Dans la *portion digestive*, il y a quelques papilles, mais elles sont peu développées et peu nombreuses ; à ce niveau, la muqueuse est plus pâle que la muqueuse buccale. D'une manière générale, le derme est plus épais dans la portion respiratoire.

Épithélium. — L'épithélium est tout à fait différent dans les deux régions. Dans la *portion respiratoire*, il est identique à celui du larynx et de la trachée : on y trouve, par conséquent, un *épithélium cylindrique stratifié à cils vibratiles*, de 50 à 100 μ d'épaisseur, à cellules coniques de 35 à 45 μ ayant un filament terminal très mince, dirigé du côté du derme ; les cellules profondes sont ovalaires ou arrondies. Cet épithélium repose sur une couche amorphe, *membrane vitrée* de 10 μ d'épaisseur environ. Il se continue avec celui des fosses nasales et des trompes d'Eustache. Dans la *portion digestive*, on trouve, comme dans la bouche, un *épithélium pavimenteux stratifié*, dont les cellules superficielles sont disposées sous forme de lamelles polygonales de 40 à 80 μ, tandis que les cellules des couches moyenne et profonde représentent de véritables vésicules polygonales pour celles de la couche moyenne arrondies, ou allongées vers le derme pour les cellules de la couche profonde, qui mesurent 10 μ environ.

On voit, d'après la disposition de l'épithélium du pharynx, ce que nous avons fait si souvent observer, que les muqueuses recevant des pressions énergiques sont recouvertes d'épithélium pavimenteux stratifié, tandis qu'on trouve des cils vibratiles sur celles qui sont en contact avec des corps légers, comme l'air et l'ovule.

Glandes. — Les glandes du pharynx sont de deux espèces : des glandes en grappe et des glandes folliculeuses. Les *glandes en grappe* occupent principalement la portion respiratoire ; elles forment une couche presque régulière à la paroi postérieure jusqu'aux trompes d'Eustache, et sur la face postérieure du voile du palais. Au-dessous du voile du palais, dans l'arrière-bouche, elles sont disséminées sur la paroi postérieure, puis elles deviennent de plus en plus rares, à mesure qu'on descend vers l'œsophage.

Le volume de ces glandes varie depuis un demi-millimètre

jusqu'à 2 millimètres et demi ; elles s'ouvrent sur la muqueuse par des orifices distincts ; de temps en temps, on en rencontre qui s'ouvrent dans la cavité des glandes folliculeuses.

Les *glandes folliculeuses* ont exactement la même structure que celles de la base de la langue ; on les trouve disséminées dans la portion moyenne ou buccale de la muqueuse pharyngienne, et l'on n'en trouve pas dans la portion inférieure ou laryngienne. Mais, à mesure qu'on se porte vers la partie supérieure du pharynx, elles deviennent plus nombreuses. Au niveau de la voûte du pharynx, contre l'apophyse basilaire et dans les dépressions situées en arrière de l'orifice des trompes d'Eustache, les glandes folliculeuses forment une couche épaisse qui peut atteindre un centimètre. Cette couche de glandes, décrite par Kölliker, offre une telle analogie de structure avec l'amygdale, que Frey, cédant à la passion qui pousse les savants à la création de termes nouveaux, lui donne le nom d'*amygdale pharyngienne*. Cette opinion de Frey n'est pas exacte, car les glandes folliculeuses du pharynx sont analogues aux follicules lymphatiques, et nous verrons bientôt que l'amygdale n'est pas un organe lymphoïde.

Chaque follicule isolé est donc formé, de dedans en dehors, par l'épithélium de la muqueuse et par le derme transformé, qui peut montrer une épaisseur d'un demi-millimètre à un millimètre ; ce derme contient, entre les éléments de tissu conjonctif réticulé, des follicules clos avec paroi lymphoïde et des cellules lymphatiques (voy. *Glandes folliculeuses de la muqueuse linguale ;* leur structure est identique).

Avant de quitter ce sujet, nous ferons remarquer que la région de l'isthme du gosier est complètement entourée de glandes folliculeuses, et que ces glandes se trouvent limitées à cette région : base de la langue, amygdales, partie postérieure et voûte du pharynx.

2° *Couche fibreuse.*

La couche fibreuse du pharynx, ou *aponévrose pharyngienne*, occupe toute l'étendue du pharynx. C'est elle qui lui donne sa forme, c'est par elle qu'il prend ses insertions, c'est sur elle que les fibres musculaires se fixent en partie. Cette aponévrose est épaisse et résistante.

Elle a, comme le pharynx lui-même, la forme d'une gouttière allongée de haut en bas. Sa face interne est recouverte par la muqueuse qui lui est très adhérente, et sa face externe est recouverte par les muscles du pharynx. De ses deux extrémités, l'inférieure se continue sans ligne de démarcation en s'amincissant avec la tunique celluleuse de l'œsophage, tandis que la supérieure se fixe à la base du crâne. Ce mode d'insertion se fait de la manière suivante : elle prend attache à l'apophyse basilaire de l'occipital par une petite languette médiane, et sur les côtés elle se fixe au sommet du rocher par une autre languette fibreuse analogue. Ces petites languettes, séparées par des échancrures, ne sont que des dentelures de l'aponévrose pharyngienne; c'est à ces petites dentelures qu'on a donné les noms pompeux d'*aponévroses céphalo-pharyngienne* et *pétro-pharyngienne*.

Après avoir indiqué comment sont disposées les deux faces et les deux extrémités de cette aponévrose en forme de gouttière, je vais examiner les deux bords, qui regardent en avant et en dehors. Les bords de cette gouttière sont irréguliers; cette irrégularité provient de l'absence d'un support solide à la partie antérieure du cou : aussi, ces bords s'insèrent-ils de haut en bas sur toutes les parties osseuses, cartilagineuses et fibreuses, qui se trouvent au-devant du pharynx.

Si nous prenons, en effet, les parties situées au-devant du pharynx, nous trouvons, de haut en bas, l'apophyse ptérygoïde, l'aponévrose buccinato-pharyngienne; plus bas, l'os hyoïde, la membrane thyro-hyoïdienne, les cartilages thyroïde et cricoïde. Ce sont précisément toutes ces parties qui vont servir de point d'implantation à la fibreuse.

Pour me résumer, je dirai que les bords de cette gouttière fibreuse s'insèrent de haut en bas, au bord postérieur de l'aile interne de l'apophyse ptérygoïde, à l'aponévrose buccinato-pharyngienne, à la partie postérieure de la ligne mylo-hyoïdienne, au ligament stylo-hyoïdien, aux grandes et petites cornes de l'os hyoïde, à la membrane thyro-hyoïdienne, au bord postérieur du cartilage thyroïde et à la face postérieure du cartilage cricoïde.

3° *Couche musculaire*.

Cette couche est formée par un ensemble de muscles appliqués à la face externe de l'aponévrose pharyngienne. Ces muscles sont au nombre de cinq de chaque côté de la ligne médiane ; parmi ces cinq muscles, deux sont longs et trois larges.

Les deux muscles longs sont : le stylo-pharyngien et le pharyngo-staphylin ;

Les trois muscles larges sont : les constricteurs supérieur, moyen et inférieur.

A. Constricteur supérieur. — Muscle quadrilatère, aplati, dont les fibres parallèles se dirigent horizontalement.

Son insertion *fixe* se fait sur la partie inférieure de l'aile interne de l'apophyse ptérygoïde, sur l'aponévrose du voile du palais, sur l'aponévrose buccinato-pharyngienne et sur la partie postérieure de la ligne myloïdienne. Son insertion *mobile* se fait en arrière sur la ligne médiane, à l'aponévrose pharyngienne.

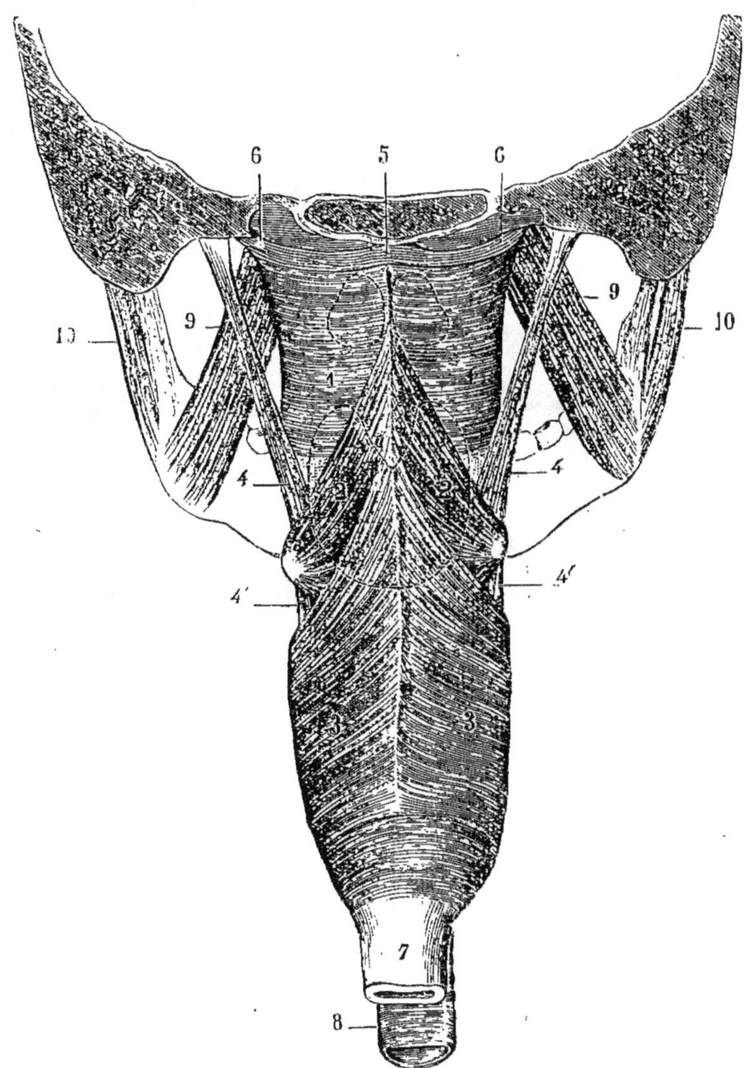

Fig. 78. — Muscles du pharynx vus par leur face postérieure.

1, 1. Constricteurs supérieurs. — 2, 2. Constricteurs moyens. — 3, 3. Constricteurs inférieurs. — 4, 4. Stylo-pharyngiens. — 4', 4'. Le même muscle vu entre les constricteurs moyen et inférieur. — 5. Partie supérieure et médiane de l'aponévrose pharyngienne (aponévrose céphalo-pharyngienne). — 6, 6. Partie supérieure et latérale de l'aponévrose pharyngienne (aponévrose pétro-pharyngienne). — 7. Œsophage. — 8. Trachée. — 9, 9. Ptérygoïdiens internes. — 10, 10. Masséters.

Quelques fibres s'entre-croisent avec celles du constricteur du côté opposé.

B. Constricteur moyen. — Muscle triangulaire, aplati.

Il s'insère en avant aux petites et aux grandes cornes de l'os hyoïde. De là, ses fibres se portent en arrière, en divergeant comme les plis d'un éventail. Les supérieures se portent en haut et en dedans et recouvrent le constricteur supérieur ; les inférieures se portent en bas et en dedans, tandis que les moyennes sont transversales. Ces fibres, ainsi dirigées, arrivent à la ligne médiane en contournant la face externe de l'aponévrose pharyngienne sans y prendre insertion. Sur la ligne médiane, elles s'insèrent en partie sur l'aponévrose du pharynx, et s'entre-croisent en partie avec celles du constricteur moyen du côté opposé. On voit, en outre, quelques-unes des fibres inférieures de ce muscle se continuer avec celles du constricteur inférieur du côté opposé.

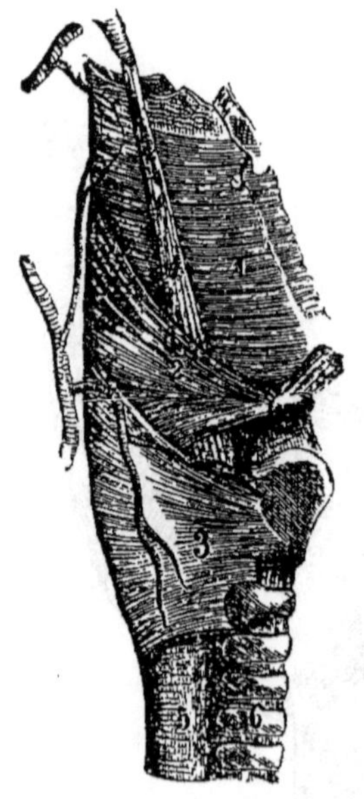

FIG. 79. — Parties latérales des muscles du pharynx (côté droit).

1. Constricteur supérieur. — 2. Constricteur moyen. — 3 Constricteur inférieur. — 4. Stylo-pharyngien. — 5. Œsophage. — 6. Trachée.

C. Constricteur inférieur. — Ce muscle occupe la limite inférieure du pharynx.

Il s'insère par son point fixe en avant sur les cartilages du larynx : 1° par un faisceau, *muscle thyro-pharyngien*, sur le bord postérieur du thyroïde et sur la portion triangulaire de la face externe de ce cartilage, située en arrière de la corde fibreuse ; 2° par un autre faisceau, *muscle crico-pharyngien*, sur les parties latérales du cartilage cricoïde.

De ces divers points, les fibres se portent en arrière, les inférieures horizontalement, les supérieures en haut et en dedans. Arrivées vers la ligne médiane, après avoir contourné l'aponévrose pharyngienne, ces fibres s'insèrent sur cette aponévrose, s'entre-croisent en partie avec celles du côté opposé, et en partie avec les fibres inférieures du constricteur moyen du côté opposé.

Ce muscle, dont le bord inférieur est horizontal, présente

un bord supérieur en pointe qui recouvre le constricteur moyen.

D. Stylo-pharyngien. — Petit muscle long et grêle faisant partie du bouquet de Riolan.

Il s'insère à la partie supérieure de l'apophyse styloïde. De là, il se porte en bas, en dedans et en avant, pour s'insérer en s'épanouissant au bord postérieur du cartilage thyroïde.

A son origine, ce muscle s'applique à la face externe du constricteur supérieur, passe ensuite entre la face interne du constricteur moyen et l'aponévrose pharyngienne, où il s'épanouit pour se porter à ses insertions.

E. Pharyngo-staphylin. — Voyez *Voile du palais*.

Des muscles du pharynx en général. — Ces muscles sont pairs et au nombre de cinq de chaque côté. Les trois constricteurs forment, sur le milieu de la face postérieure de l'aponévrose pharyngienne, une ligne solide, une sorte de suture, point d'entre-croisement des constricteurs droits et gauches. Ce raphé adhère intimement à l'aponévrose.

Les fibres, parties de la ligne médiane, se portent en dehors et en avant sans adhérer à l'aponévrose, de sorte qu'à ce niveau on peut facilement les séparer. Puis, elles forment des faisceaux plus ou moins considérables qui prennent insertion sur les points osseux, fibreux et cartilagineux qui se trouvent à ce niveau.

Chacun de ces faisceaux était autrefois désigné d'après la nomenclature de Chaussier, et c'était certainement préférable. C'est ainsi qu'on appelait *crico-pharyngien* la portion du constricteur inférieur qui s'insère au cricoïde ; *thyro-pharyngien*, celle qui s'insère au thyroïde ; *hyo-pharyngien*, le constricteur moyen, et *ptérygo-pharyngien*, la portion du constricteur supérieur qui se fixe à l'apophyse-ptérygoïde.

Les *rapports* de ces muscles sont les mêmes que les rapports généraux du pharynx ; ce sont ces muscles qui en forment la couche la plus extérieure. Ils sont tous en contact par leur face interne avec l'aponévrose. De plus, ils sont superposés comme les tuiles d'un toit ; le moyen recouvre le supérieur, l'inférieur recouvre le moyen.

Leur *action* est difficile à étudier isolément. Ils ont tous une action commune : c'est de rétrécir la cavité pharyngienne et de rapprocher la partie postérieure du pharynx, point mobile, de la partie antérieure. En raison de l'obliquité de leurs fibres, les constricteurs moyen et inférieur ont une action plus compliquée : ils concourent à élever le pharynx par leurs fibres obliques. Que se passe-t-il alors ? Nous savons que l'aponévrose pharyngienne est fixée à la base du crâne par trois languettes aponévrotiques. Lorsque le constricteur moyen, par exemple, se contracte, ses fibres supérieures, adhérant en haut à l'aponévrose et en bas à l'os hyoïde, doivent nécessairement soulever cet os, et par conséquent le larynx qui y est fixé. La même explication s'applique aux fibres obliques du constricteur inférieur. Or, comme, d'un autre côté, nous avons vu la charpente fibreuse du pharynx s'insérer sur ces divers points, nous pouvons conclure que l'action des muscles constricteurs est non seulement de resserrer la cavité du pharynx et de comprimer le bol alimentaire pendant la déglutition, mais encore d'élever le larynx et l'extrémité inférieure du pharynx.

Ajoutons que l'élévation de la partie inférieure du pharynx, venant au-devant du bol alimentaire, est en grande partie déterminée par la contraction du stylo-pharyngien et du pharyngo-staphylin.

La *structure* de ces muscles pharyngiens est celle de tous les muscles extérieurs. Ils ont des fibres striées.

Vaisseaux et nerfs du pharynx.

1° **Artères.** — L'artère pharyngienne inférieure, branche de la carotide externe, et l'artère pharyngienne supérieure, de la maxillaire interne, se distribuent au pharynx. Cette dernière, très grêle, ne se rend qu'à la muqueuse de la partie supérieure du pharynx, au niveau de l'embouchure de la trompe d'Eustache. En outre, l'artère palatine inférieure et les thyroïdiennes supérieure et inférieure lui abandonnent quelques rameaux.

2° **Veines.** — Les veines, nées des divers points du pharynx, en traversent les diverses couches et se portent en dehors des muscles, où elles s'anastomosent pour former un plexus veineux qui verse son sang dans la jugulaire interne.

3° **Lymphatiques.** — Les lymphatiques sont nombreux et proviennent de la membrane muqueuse.

De ce réseau lymphatique, on voit partir un grand nombre de vaisseaux qui se dirigent vers deux points principaux. Les uns convergent en haut et en dehors vers la partie la plus élevée du pharynx, qu'ils traversent pour se jeter dans un ganglion situé à ce niveau au-dessous de la base du crâne (Sappey). Les autres se portent en bas vers la membrane thyro-hyoïdienne, qu'ils traversent de dedans en dehors pour se jeter dans les ganglions carotidiens situés au même niveau.

4° **Nerfs.** — Les nerfs du pharynx viennent du plexus pharyngien, plexus inextricable, situé sur les parties latérales du pharynx et formé par des ramifications des nerfs glosso-pharyngien, pneumogastrique, spinal et grand sympathique.

Usages. — Le pharynx est un canal à double usage. Il sert au passage de l'air de la respiration et au passage de l'aliment. C'est dans le pharynx que s'entre-croisent ces deux voies, qui ne peuvent jamais être parcourues en même temps. C'est pour cette raison que la respiration est impossible pendant la déglutition, et *vice versâ*. Si, volontairement ou non, on fait une inspiration, si l'on rit, par exemple, le courant d'air fait dévier les aliments solides ou liquides de leur route naturelle et les engouffre dans les voies respiratoires, d'où les accès de suffocation. Pendant la respiration, le pharynx est immobile, mais, pendant l'acte de la déglutition, il agit énergiquement. C'est dans le pharynx que se passe le deuxième temps de la déglutition. Dès que le bol alimentaire se présente à l'isthme du gosier, où il est amené par les mouvements de la langue, l'extrémité inférieure du pharynx est brusquement soulevée pour le recevoir et le transporter immédiatement à l'orifice supérieur de l'œsophage.

Pathologie.

Parmi les nombreuses maladies qui peuvent affecter le pharynx, les suppurations et les inflammations non suppurées sont les plus fréquentes et en même temps les plus remarquables.

Les collections purulentes se développent le plus fréquemment dans le tissu cellulaire situé entre le pharynx et l'aponévrose prévertébrale. Ces abcès, dits *rétro-pharyngiens*, parfaitement étudiés de nos jours, survenant spontanément ou le plus souvent à la suite d'une carie vertébrale, soulèvent d'arrière en avant la paroi du pharynx et éprouvent une difficulté pour ainsi dire insurmontable à s'ouvrir dans la cavité pharyngienne. Après avoir soulevé fortement cette paroi, ils peuvent former une saillie telle qu'ils gênent la respiration et qu'ils obturent l'orifice supérieur du larynx. Dans ces cas, le chirurgien, en ouvrant ces abcès dans le pharynx, peut conjurer des accidents terribles. Dans d'autres cas, le pus, éprouvant trop de résistance du côté du pharynx, glisse le long de cet organe et de l'œsophage jusque dans le médiastin.

L'*amygdalite* se comporte, quant à l'évolution du tissu enflammé, d'une façon singulière, qui trouve son explication dans l'étude de l'anatomie du pharynx. En effet, l'amygdale enflammée n'a aucune tendance à se porter du côté de l'extérieur, elle se développe toujours vers la cavité pharyngienne et tend à obstruer l'isthme du gosier. Ce développement vers la ligne médiane est dû à la présence de l'aponévrose pharyngienne douée d'une grande résistance.

L'inflammation aiguë et chronique, les inflammations spécifiques affectent fréquemment la muqueuse pharyngienne. Parmi ces *angines*, il en est quelques-unes de très remarquables : l'angine diphthéritique, par exemple, qui détermine si fréquemment des paralysies locales et même des paralysies de tout ou d'une partie du corps. L'une des plus fréquentes, sans contredit, de ces inflammations est l'*angine granuleuse*, si bien étudiée par Guéneau de Mussy. C'est une inflammation chronique de la muqueuse pharyngienne occupant souvent aussi la muqueuse laryngée. Elle est caractérisée par le développement exagéré des glandes du pharynx qui se montrent sous forme de grosses granulations rouges et par une sensation de gêne, de sécheresse, de douleur même de la région. Cette inflammation détermine de petits accès de toux, l'enrouement de la voix, et cède merveilleusement à l'action des eaux sulfureuses. Enfin, les nombreux follicules et vaisseaux lymphatiques, qui existent dans la muqueuse du pharynx, deviennent le point de départ fréquent des *tumeurs adénoïdes* du pharynx.

III. — Œsophage.

Dissection. — L'œsophage est visible dès que la poitrine est ouverte et le médiastin postérieur incisé. Après avoir étudié sa position, on l'enlève pour l'examiner de plus près ; on en coupe une portion de quelques pouces de long, que l'on insuffle, afin de voir jusqu'à quel point il peut être distendu ; puis, on prépare sur cette portion les tuniques, dont on isole successivement des lambeaux : ainsi l'on séparera les fibres longitudinales pour voir les circulaires ; les circulaires, pour voir la tunique celluleuse, et celle-ci, enfin, pour voir la tunique muqueuse recouverte de ses glandes. La séparation de cette dernière tunique en deux couches, l'une constituée par l'épiderme et l'autre par le derme, doit se faire par la macération ou par l'immersion dans l'eau chaude. On examinera sur une autre portion les rides longitudinales de la tunique interne, qui s'aperçoivent dès que l'œsophage a été fendu en long.

On peut encore préparer l'œsophage par la partie postérieure, sur un sujet dont on enlèvera la colonne vertébrale et la partie postérieure des côtes.

Une bonne préparation consiste encore à enlever les côtes du côté droit et le poumon droit, l'œsophage restant en place. On se fera ainsi une bonne idée de sa direction.

L'œsophage est un conduit étendu du pharynx à l'estomac.

Situation. — Il est situé dans le médiastin postérieur, qu'il dépasse en haut et en bas, au-devant de la colonne vertébrale.

Forme. — Ce conduit, toujours fermé, est aplati d'avant en arrière dans sa partie supérieure, tandis que sa moitié inférieure est cylindrique. Il résulte de cette forme que la muqueuse offre des plis longitudinaux.

Limites. — L'œsophage commence au niveau du corps de la sixième vertèbre cervicale, où il se continue avec le bord inférieur du constricteur inférieur, et se termine à la onzième vertèbre dorsale, un peu à gauche de la ligne médiane. L'extrémité supérieure est séparée de l'arcade dentaire supérieure par un intervalle de 15 centim., d'où il faut conclure qu'on ne peut atteindre ce point avec le doigt.

Direction. — Son trajet n'est pas rectiligne. A son origine, se porte immédiatement à gauche, où il déborde de quelques millimètres le côté gauche de la trachée. Un peu plus bas, il pénètre dans le thorax et se porte un peu à droite (à cause de la présence de la crosse de l'aorte) jusqu'à la quatrième vertèbre dorsale. Arrivé là, il s'incline de nouveau à gauche jusqu'à sa partie inférieure. En sorte que, dans sa direction, ce conduit présente deux courbures : une supérieure, cervicale, à concavité droite, et une inférieure, thoracique, à concavité gauche.

Dimensions. — La longueur moyenne de l'œsophage est de 22 à 25 centimètres.

Les *rétrécissements* de l'œsophage étant très fréquents, on conçoit l'importance qu'il y a à connaître les diamètres de ce conduit. Ceux-ci ont été étudiés par Mouton et Tillaux au moyen de plâtre coulé dans l'œsophage.

L'œsophage étant en place sur le cadavre, on trouve trois légers détroits : 1° à l'origine du conduit ; 2° à sept centimètres au-dessous ; 3° à deux centimètres au-dessus de sa terminaison. Le moule en plâtre offre en ces trois points 14 millimètres de diamètre. Le détroit inférieur, dépendant de l'ouverture du diaphragme, disparaît lorsqu'on divise cette ouverture.

Les deux détroits supérieurs constituent deux points d'élection pour l'arrêt des corps étrangers de l'œsophage.

Les rétrécissements de l'œsophage se montrent plus fréquemment dans les trois points plus étroits, sans doute parce que les liquides corrosifs y séjournent un peu plus longtemps.

Les deux détroits supérieurs, dilatés brusquement, peuvent atteindre 18 à 19 millimètres; tandis que l'inférieur peut, dans les mêmes conditions, atteindre 25 millimètres. Vers son milieu, il peut être dilaté jusqu'à 35 millimètres.

Je ferai remarquer que des corps étrangers énormes, comme une pièce de cinq francs en argent, peuvent pénétrer dans l'œsophage en le distendant dans une seule direction. La pièce pénètre toujours en travers, parce que la partie supérieure de l'œsophage n'est dilatable que dans ce sens.

Division. — On considère à l'œsophage trois portions : une cervicale, une thoracique et une abdominale.

Rapports. — 1° *Portion cervicale.* — La portion cervicale comprend la portion d'œsophage surmontant un plan qui passerait par la fourchette du sternum. Elle mesure une longueur, variable selon les sujets, de 4 à 6 centimètres en moyenne, la tête étant légèrement étendue. Elle est en rapport, en avant, avec la trachée, qui lui adhère au moyen d'un tissu cellulaire; en arrière, avec la colonne vertébrale, et sur les côtés, avec l'artère carotide primitive, le nerf récurrent, les lobes du corps thyroïde et l'artère thyroïdienne inférieure.

L'inclinaison à gauche de cette portion de l'œsophage fait que ce conduit n'affecte pas exactement les mêmes rapports avec les deux nerfs récurrents. Celui du côté droit est placé à droite de l'œsophage, derrière la trachée, tandis que celui du côté gauche se trouve sur la face antérieure de l'œsophage, au niveau de l'angle rentrant qu'il forme avec la trachée.

La déviation de la portion cervicale à gauche met ce conduit plus directement en rapport avec la carotide primitive gauche et avec l'artère thyroïdienne inférieure gauche.

La trachée, que l'on sent avec le doigt pendant l'opération de l'œsophagotomie, est le meilleur point de repère pour aller à la recherche de l'œsophage, que l'on aborde toujours du côté gauche, où il est plus accessible.

2° *Portion thoracique.* — Située dans le médiastin postérieur, cette portion présente les rapports suivants :

En avant et de haut en bas, l'œsophage est en rapport avec la face postérieure de la trachée, avec l'origine de la bronche gauche et avec le péricarde, qui le sépare du cœur. En arrière, il est en rapport avec la colonne vertébrale, dont il est séparé par le canal thoracique, la veine azygos, les artères intercostales du côté droit, et à la partie inférieure par l'aorte. A droite, il est séparé du poumon droit par la plèvre médiastine. A gauche, il est séparé du poumon gauche par la plèvre médiastine ; mais, à la partie supérieure, il est en rapport avec la crosse de l'aorte et l'origine de l'artère carotide primitive gauche.

Dans toute l'étendue de la portion thoracique, on trouve un grand nombre de ganglions lymphatiques qui entourent ce conduit. Il est, de plus, en rapport avec le nerf récurrent gauche au-dessus de la crosse de l'aorte, et au-dessous de cette artère avec les deux nerfs pneumogastriques, qui l'enlacent de leurs ramifications.

N'oublions pas le rapport de l'œsophage avec la crosse de l'aorte. Un anévrysme de la crosse peut amener la dysphagie; il peut aussi s'ouvrir dans l'œsophage en l'ulcérant et donner lieu à un vomissement de sang. La crosse de l'aorte comprimant légèrement l'œsophage peut arrêter un corps étranger; Denonvilliers a déposé au musée Dupuytren la pièce anatomique d'un homme qui avait avalé sa dernière pièce de cinq francs. Elle s'arrêta à la crosse de l'aorte, l'ulcéra, et il mourut d'une hématémèse foudroyante.

3° *Portion abdominale.* — Elle traverse l'orifice œsophagien du diaphragme au-devant de l'aorte et des piliers du diaphragme. Cette portion, qui présente de un à deux centimètres de longueur, est recouverte en partie par le péritoine; à droite, elle est en rapport avec le lobe de Spigel.

Structure.

Quatre tuniques superposées forment l'œsophage. Ces tuniques sont, en procédant de dedans en dehors: une couche fibro-élastique, une couche musculaire, une couche celluleuse et une couche muqueuse [1]; elles donnent aux parois de ce conduit une épaisseur de 3 à 4 millimètres. Nous étudierons ensuite les vaisseaux et les nerfs.

Couche fibro-élastique. — Cette couche est très mince, elle recouvre uniformément la couche musculaire, et elle est formée de faisceaux de tissu conjonctif entre-croisés et mélangés de fibres élastiques anastomosées en réseau.

Couche musculeuse. — Elle forme la moitié de l'épaisseur du conduit. On y trouve deux plans de fibres: fibres superficielles longitudinales et fibres profondes circulaires.

Fibres longitudinales. — Ces fibres forment un plan régulier, dans lequel on peut voir des faisceaux assez volumineux s'anastomoser. Ce plan offre une épaisseur d'un millimètre environ. Les fibres qui le constituent prennent naissance, en haut, par trois faisceaux, dont deux se détachent du constricteur inférieur

1. Dans la portion abdominale de l'œsophage, la couche fibro-élastique est remplacée par le péritoine.

du pharynx, le troisième prenant un point d'insertion en arrière du cartilage cricoïde. Ces trois faisceaux, en forme de bandes, s'élargissent bientôt et se confondent entre eux. En bas, les fibres

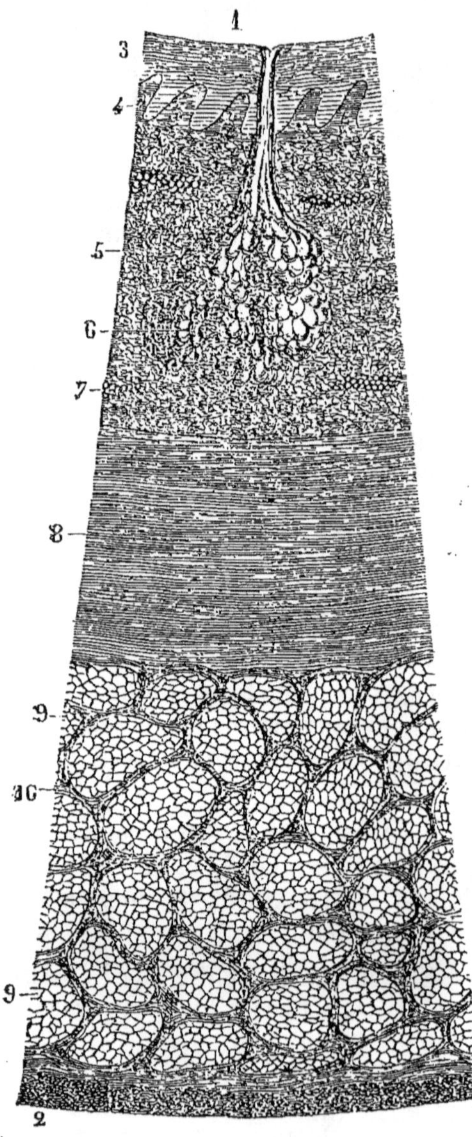

Fig. 80. — Portion d'une coupe transversale de l'œsophage.

1. Surface interne. — 2. Surface externe limitée par la tunique fibreuse. — 3. Couche épithéliale. — 4. Papilles — 5. Muqueuse. — 6. Glande œsophagienne. — 7. Lobules de graisse dans la muqueuse. — 8. Fibres musculaires transversales. — 9, 9. Coupe des faisceaux musculaires longitudinaux. — 10. Périmysium de ces faisceaux.

longitudinales arrivent jusqu'à l'estomac, où celles du côté droit se continuent avec la *cravate de Suisse*, pendant que celles du côté gauche s'écartent en s'irradiant sur la grosse tubérosité de l'estomac.

Les fibres longitudinales de l'œsophage sont des *fibres striées* à la partie supérieure, et des *fibres lisses* à la partie inférieure. Quoi qu'en aient dit quelques anatomistes, il est certain que les faisceaux striés ne dépassent pas le tiers supérieur de l'œsophage ; les fibres lisses se montrent aussitôt que ce conduit a pénétré dans le thorax.

Le long de l'œsophage, quelques fibres se détachent isolément ou sous forme de faisceaux : les fibres isolées s'insèrent, pour la plupart, sur la tunique externe ; quant aux faisceaux, ils ont été nommés par Hyrtl d'après leurs insertions. Le *muscle broncho-œsophagien* est un petit muscle qui se détache de l'œsophage au niveau de la bifurcation de la trachée et qui se porte sur la bronche gauche. Au même niveau, une languette musculaire vient se fixer à la partie moyenne et droite de la crosse de l'aorte, *muscle aortico-œsophagien*. Enfin, un troisième faisceau, un peu plus élevé, fixé à la face postérieure et gauche de la trachée, a été décrit par Hyrtl sous le nom de *muscle pleuro-œsophagien*.

Fibres circulaires. — Le plan des fibres circulaires, sous-jacent au précédent, offre un demi-millimètre d'épaisseur. Ces fibres sont striées dans le tiers supérieur du conduit, comme les longitudinales, mais elles se transforment en fibres lisses sur un point un peu plus élevé que les fibres longitudinales. La transition ne se fait pas brusquement : on voit d'abord des fibres lisses isolées apparaître au milieu des fibres striées, puis elles augmentent insensiblement.

La contracture des fibres musculaires de l'œsophage donne lieu aux rétrécissements spasmodiques, qu'on rencontre assez fréquemment chez les femmes hystériques.

Couche celluleuse. — Elle est formée par une mince couche de tissu conjonctif lâche ; cette couche est beaucoup plus lâche en bas, où la muqueuse se sépare facilement.

Couche muqueuse. — La muqueuse offre une épaisseur d'un millimètre environ ; elle est un peu plus pâle, presque blanchâtre.

Derme. — Le derme forme les trois quarts de l'épaisseur de la membrane ; il est composé de faisceaux de tissu conjonctif mêlés à des fibres élastiques fines, et renferme une certaine quantité de faisceaux longitudinaux de fibres lisses (Kölliker, Henle). On trouve à la surface du derme, des papilles nombreuses de 100 μ de hauteur environ. Il est séparé de la couche celluleuse par une fine lame de fibres musculaires lisses, qui forment la *musculeuse de la muqueuse*.

Épithélium. — L'épithélium mesure souvent un quart de millimètre ; il se montre, comme dans les muqueuses pharyngienne et buccale, sous forme d'*épithélium pavimenteux stratifié*, avec des cellules profondes, rondes ou allongées, des cellules intermédiaires

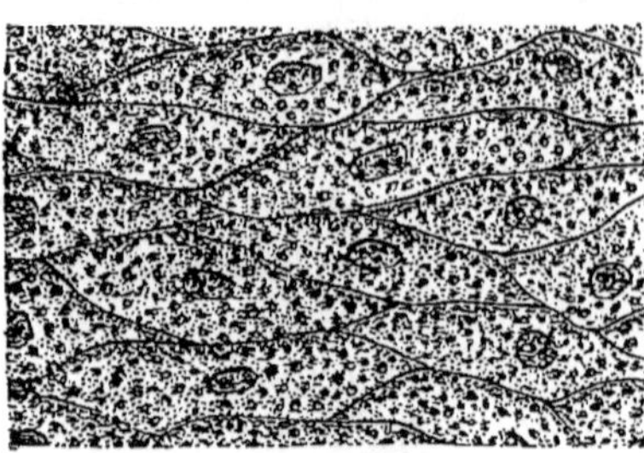

FIG. 81. — Cellules épithéliales de l'œsophage, d'après Morel et Villemin.

polyédriques et des cellules superficielles aplaties, lamelliformes (voy. l'*Épithélium de la muqueuse buccale,* qui offre la même structure).

Glandes. — Ce sont de petites glandes en grappe répandues à la face profonde du derme de la muqueuse et dans son épaisseur; elles sont isolées ou groupées. Ces glandes, du reste assez nom-

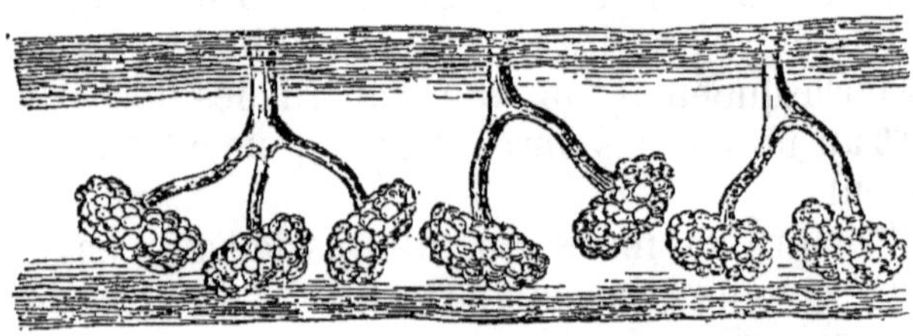

FIG. 82. — Glandes de l'œsophage.

breuses, ont des conduits excréteurs qui s'ouvrent isolément dans la cavité œsophagienne, après s'être réunis au nombre de deux ou trois, d'après Sappey; elles seraient plus nombreuses dans le tiers inférieur du conduit.

Vaisseaux et nerfs. — Les *artères* de l'œsophage proviennent de plusieurs sources. Les *œsophagiennes supérieures*, destinées à la portion cervicale, viennent de la thyroïdienne inférieure; les *œsophagiennes moyennes* viennent de l'aorte thoracique, et les *œsophagiennes inférieures* viennent de la diaphragmatique inférieure ou de l'artère coronaire stomachique.

Les *veines* naissent surtout de la muqueuse. Elles forment dans le tissu cellulaire sous-muqueux un réseau très marqué, surtout à la partie inférieure. De ce réseau partent des troncs veineux qui vont se jeter irrégulièrement dans les veines qui entourent ce conduit.

Les *lymphatiques* naissent de la muqueuse. Ils se jettent dans les ganglions qui entourent l'œsophage.

Les *nerfs* sont fournis par le pneumogastrique ; quelques filaments viennent de la portion thoracique du grand sympathique.

Usages. — L'œsophage est la portion du tube digestif dans laquelle se passe le troisième temps de la déglutition. Le bol alimentaire chemine dans ce conduit fermé, non par son propre poids, mais par les contractions des fibres musculaires qui entrent dans la composition de ses parois.

Développement. — Les deux extrémités de l'œsophage se développent séparément chez l'embryon. La supérieure est formée par une dépression du feuillet externe du blastoderme, tandis que l'inférieure est formée par le feuillet interne. Elles s'avancent l'une vers l'autre et finissent par s'aboucher par un phénomène analogue à celui qui se produit dans le développement du rectum. Comme dans le rectum, il peut y avoir arrêt de développement, de sorte que l'imperforation de l'œsophage offre la plus grande analogie de formation avec l'imperforation de l'anus. Dans cet arrêt de développement, on a vu l'un des bouts de l'œsophage s'ouvrir dans la trachée.

IV. — Estomac.

Avant d'étudier les organes contenus dans la cavité abdominale, j'ai cru nécessaire d'indiquer les régions de cette cavité. Faites passer deux lignes horizontales *a*, *a*, *a*, *a*, l'une au-dessous des fausses côtes et l'autre au-dessus des crêtes iliaques ; vous divisez ainsi l'abdomen en trois zones. La supérieure est la *zone épigastrique*, la moyenne la *zone ombilicale*, et l'inférieure la *zone hypogastrique*.

Conduisez deux lignes verticales *b*, *b*, *b*, *b*, du milieu de l'arcade crurale vers le thorax, vous diviserez chaque zone en trois régions. La zone épigastrique sera divisée en *région épigastrique* région de l'*hypochondre droit* et région de l'*hypochondre gauche*. La zone ombilicale sera divisée en *région ombilicale, flanc droit* et *flanc gauche*. La zone hypogastrique présentera aussi trois régions, la *région hypogastrique* au milieu, et la *région iliaque* ou *fosse iliaque* de chaque côté.

Dissection. — Après avoir examiné l'estomac dans ses rapports avec les viscères environnants, et avoir étudié par anticipation la manière dont le commencement du duodénum se recourbe, on passe une ligature à un centimètre au-dessous du pylore, et l'on insuffle l'estomac par la portion cervicale de l'œsophage, pour observer comment il change de position dans son état de réplétion. On divise alors le duodénum immédiatement au-dessous de l'endroit où il a été lié, et l'on en lie de nouveau le bout divisé, pour s'opposer à la sortie des matières contenues dans l'intestin. On enlève ensuite l'estomac, en y laissant attachés une portion des épiploons, la rate et un bout d'œsophage, que l'on obtient en tirant l'estomac en bas avec une certaine force. On insuffle de nouveau le viscère, et l'on en examine exactement la forme ; puis on passe à la dissection des *tuniques*, en commençant par la *séreuse*. Près de la petite courbure de l'estomac, il sera facile de diviser l épiploon en deux lames, dont on suivra l'une sur la face antérieure et l'autre sur la face postérieure de l'estomac ; la même chose se fera à la grande courbure. On observera en même temps que, le long de ces deux courbures, il y a, entre les deux lames des épiploons, un espace d'un centimètre de large où l'estomac n'est pas recouvert par la séreuse. Après avoir enlevé cette membrane sur une portion de l'estomac, voisine de la petite courbure, on aperçoit les fibres longitudinales de la *tunique musculeuse ;* au-dessous de celles-ci, l'on remarque les fibres circulaires, et après avoir enlevé ces dernières sur la portion cardiaque de l'estomac, on trouve les fibres circulaires obliques, dont la direction est opposée à celle des premières. La *tunique celluleuse* devient apparente dès que la musculeuse est entièrement enlevée ; enfin, l'*interne* apparaît après que l'on a détaché un lambeau de la celluleuse. Ces diverses préparations seront faites comparativement sur des estomacs dont les artères seront bien injectées ; on peut les exécuter, soit sur un estomac entier et soufflé, soit sur un estomac ouvert par une incision dirigée le long de la grande courbure ; mais alors il faut le fixer sur une planche au moyen de plusieurs épingles, pour pouvoir commodément enlever une tunique après l'autre. Quand l'estomac est ainsi ouvert, on voit la disposition des *orifices cardiaque* et *pylorique*, et les rides que forme la membrane interne. Quant au pylore, on le fend suivant la direction dans laquelle l'estomac a été ouvert, et l'on voit très bien alors, sur le profil de la coupe que les trois tuniques internes forment seules, le repli valvulaire, tandis que la séreuse passe directement de l'estomac vers le duodénum sans se réfléchir. Le tact fera tout d'abord reconnaître les *glandes muqueuses* près du pylore ; il sera facile de les voir distinctement, en détachant la tunique interne de la celluleuse.

Pour préparer une pièce sèche, il suffirait d'insuffler un estomac bien injecté et de le faire dessécher. On pourrait également préparer les vaisseaux par corrosion.

L'estomac est un gros renflement situé entre l'œsophage et l'intestin grêle.

Situation. — Il occupe la région épigastrique et empiète sur la région des hypochondres, de l'hypochondre gauche surtout. Il est situé au-dessous du foie, au-dessus du mésocôlon transverse et du côlon transverse, en avant du pancréas et de l'arrière-cavité des épiploons, en arrière de la paroi abdominale et des fausses côtes du côté gauche, dont il est séparé par le diaphragme.

Volume. — Son volume est fort variable selon les individus. D'une manière générale, il est réduit à un petit volume lorsqu'il est vide d'aliments, et peut augmenter extraordinairement lorsqu'il est à l'état de plénitude. Son volume diminue considérablement chez les personnes soumises à une abstinence prolongée : on l'a même vu, dans quelques-uns de ces cas, dans un état voisin de l'atrophie. Après chaque repas, devenu le réceptacle des aliments, il détermine une voussure considérable de la région épigastrique.

Mobilité. — L'estomac est très mobile ; nous verrons bientôt dans quel sens s'exécutent ses mouvements. Il se déplace rarement ; aussi est-il peu commun de le rencontrer dans les hernies. Il jouit donc d'une certaine mobilité sur place. La difficulté de déplacement est due à la présence de l'épiploon gastro-hépatique qui le fixe au foie, à l'adhérence du duodénum dans la région qu'il occupe, et à l'œsophage qui soutient son extrémité gauche.

Forme. — On l'a comparé à une cornemuse, et mieux à un cône dont la base, située à gauche, serait arrondie et dont l'axe décrirait une légère courbure à concavité supérieure.

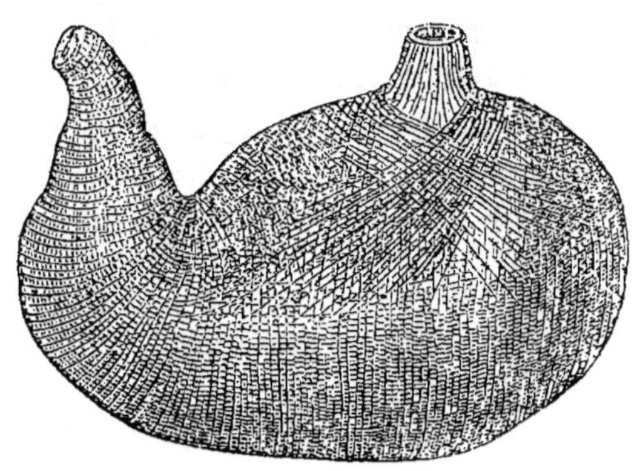

Fig. 83. — Forme de l'estomac.

Dimensions. — Dans son état de moyenne distension, l'estomac présente un diamètre transversal de 25 centimètres, un diamètre antéro-postérieur de 11 centimètres, et un diamètre vertical de 8 centimètres et demi.

Direction. — L'axe de l'estomac n'est pas directement transversal ; il se porte de gauche à droite, et un peu de haut en bas.

Régions et rapports.

Pour faciliter l'étude de cet organe, on considère à l'estomac une face antérieure, une face postérieure, un bord supérieur, un bord inférieur, une grosse tubérosité, une petite tubérosité, une extrémité gauche ou *cardia,* une extrémité droite ou *pylore.*

1° Face antérieure. — Cette face, convexe, est en rapport avec le diaphragme qui la sépare des fausses côtes du côté gauche, avec le foie, avec la partie supérieure de la paroi abdominale. La partie la plus supérieure de la région épigastrique au niveau de l'appendice xiphoïde du sternum n'est pas en rapport avec l'estomac, car le bord antérieur du foie les sépare à ce niveau.

L'opération qui se pratique sur l'estomac, *gastrotomie*, et l'extraction de la fameuse fourchette par L. Labbé, au moyen de cette opération, donnent un intérêt particulier aux rapports de l'estomac.

Dans l'état de plénitude, les rapports de l'estomac et de la paroi abdominale sont plus étendus; mais, dans l'état de vacuité, état ordinaire d'un estomac que l'on va opérer, le point le plus favorable pour découvrir cet organe est le suivant, sur lequel se fait l'incision de la paroi abdominale. L'incision, oblique, de 4 centim. de long, est faite à 1 centim. en dedans des fausses côtes du côté gauche, de telle sorte que l'extrémité inférieure de l'incision corresponde à une ligne horizontale réunissant les cartilages des neuvièmes côtes.

2° Face postérieure. — Cette face repose sur le mésocôlon transverse et sur le côlon transverse. Elle est, en outre, en rapport avec le pancréas, la troisième portion du duodénum, les vaisseaux mésentériques supérieurs, les vaisseaux spléniques. Le pancréas sépare l'estomac de l'aorte et de la veine cave inférieure. Il est lui-même séparé de l'estomac par l'arrière-cavité des épiploons.

3° Bord supérieur. — Le bord supérieur ou petite courbure s'étend du cardia au pylore, il n'est pas susceptible d'allongement. C'est au niveau de ce bord qu'on trouve un faisceau musculaire longitudinal, appelé *cravate de Suisse.* Il est en rapport avec le lobe de Spigel, le tronc cœliaque et le plexus solaire. Le long de ce bord, sont situés un grand nombre de ganglions lymphatiques. C'est sur lui que s'insère le petit épiploon et que chemine l'artère coronaire stomachique.

4° Bord inférieur. — Appelé aussi grande courbure, ce bord donne insertion au grand épiploon. Il est placé contre la paroi abdominale, au-dessus du côlon transverse. Les artères gastro-épiploïques droite et gauche sont en rapport avec lui.

5° Grosse tubérosité. — La grosse tubérosité est le renflement qu'on voit à gauche de l'estomac. Elle répond à toute la portion d'estomac comprise en dehors de l'insertion du cardia. Située dans l'hypochondre gauche, elle est en rapport avec le diaphragme, qui la sépare des fausses côtes gauches en avant; avec la queue du pancréas, l'extrémité supérieure du rein gauche, la capsule surrénale gauche et les vaisseaux spléniques en arrière. La grosse tubérosité repose sur l'extrémité gauche de l'arc du côlon. Elle est en rapport, par sa partie gauche, avec la face interne de la rate qui s'applique contre l'estomac à l'état de plénitude de cet organe, et qui en est séparée par l'épiploon gastro-splénique à l'état de vacuité.

6° **Petite tubérosité.** — On a donné ce nom au renflement situé à droite de l'estomac au voisinage du pylore. Sa cavité est connue sous le nom d'*antre du pylore*. La petite tubérosité est en rapport, en avant, avec la paroi abdominale ; en arrière, avec la tête du pancréas et la troisième portion du duodénum; en bas, avec l'extrémité droite de l'arc du côlon.

7° **Cardia.** — On donne ce nom à l'orifice œsophagien de l'estomac. Il est situé au-dessous et en arrière du foie, dont le bord postérieur présente une échancrure pour le recevoir. Il est en rapport en arrière avec l'aorte et les piliers du diaphragme. Il est entouré par le péritoine ; à sa droite, commence le repli gastro-hépatique; à sa gauche, se trouve un petit repli péritonéal, triangulaire, qu'on appelle gastro-diaphragmatique. Le tronc cœliaque est, en outre, situé à droite et un peu au-dessus du cardia.

Le cardia est remarquable par les plis rayonnés qu'on observe du côté de la muqueuse, et par la différence de coloration qui se montre là entre la muqueuse œsophagienne et la muqueuse stomacale. On remarque aussi à sa face interne une sorte de couronne formée par la saillie des glandes en tube de l'estomac.

8° **Pylore.** — C'est l'orifice droit de l'estomac, l'orifice duodénal. Cet orifice regarde en haut, à droite et en arrière. Une dépression extérieure, circulaire, indique son siège. Il est un peu dur au toucher, ce qui tient à l'épaississement considérable de ses parois. Il est situé en avant de la tête du pancréas et de l'artère hépatique, en arrière de la paroi abdominale et du côlon transverse, au-dessous du col de la vésicule biliaire.

Le pylore présente la structure suivante : des fibres musculeuses circulaires forment une sorte de sphincter. Ces fibres cessent d'exister brusquement au niveau de la valvule pylorique. A la face interne de ce sphincter, les tuniques celluleuse et muqueuse s'adossent à elles-mêmes pour former une valvule circulaire.

Valvule pylorique. — Cette valvule, annulaire, est percée au centre d'un trou ovalaire admettant à peine l'extrémité du petit doigt. Vue du côté de l'estomac, cette valvule paraît peu saillante et dépasse à peine la surface interne de l'estomac; vue du côté du duodénum, elle présente une large surface. Cette différence d'aspect des deux côtés tient à ce que les fibres du sphincter pylorique cessent brusquement à ce niveau, et présentent du côté du duodénum une surface taillée à pic (fig. 84).

Structure.

L'estomac se compose de quatre couches qui sont, en allant de dehors en dedans : la couche séreuse, la couche musculeuse, la couche celluleuse et la couche muqueuse. Après les avoir étudiées successivement, nous verrons les vaisseaux et les nerfs.

Couche séreuse. — Cette couche est formée par le péritoine, qui entoure l'estomac de toutes parts. Le péritoine est régulièrement étalé sur les deux faces de l'estomac; il est plus adhérent au centre de ces faces que vers les limites où il glisse sur du tissu cellulaire. Arrivés aux courbures de l'estomac, les deux feuillets du péritoine qui tapissent les faces s'adossent à eux-mêmes et forment des replis. L'un d'eux se porte de la petite courbure de l'estomac vers le foie (épiploon gastro-hépatique ou petit épiploon); un autre se porte de la grosse tubérosité vers le hile de la rate (épiploon gastro-splénique) ; le troisième s'étend de la grande courbure de l'estomac au côlon transverse (épiploon gastro-côlique ou grand épiploon).

Couche musculeuse. — Cette couche comprend trois ordres de fibres : des fibres superficielles longitudinales, des fibres moyennes circulaires, et des fibres profondes obliques.

Les *fibres longitudinales* ne forment pas un plan régulier. On les rencontre à la petite courbure et aux deux extrémités de l'estomac. A la petite courbure, ces fibres établissent la continuité entre celles de l'œsophage et celles du duodénum. Elles constituent un faisceau assez considérable, appelé *cravate de Suisse*. A l'extrémité gauche de l'estomac, sur le renflement de la grosse tubérosité, on voit une sorte d'éventail dont les irradiations partent du cardia : c'est une partie des fibres longitudinales œsophagiennes qui se terminent à ce niveau. Sur la petite tubérosité, on observe une disposition analogue, quoique plus irrégulière, due à l'insertion des fibres qui viennent du duodénum.

Les *fibres circulaires* se trouvent dans toute l'étendue de l'estomac, depuis le cardia jusqu'au pylore. Elles forment sur le corps de l'estomac un plan très mince, qu'on aperçoit facilement à l'œil nu ; mais, au niveau du pylore, elles se multiplient et constituent une couche musculaire considérable qui joue le rôle d'un vrai muscle sphincter (*sphincter pylorique*) (fig. 84). Les fibres circulaires forment des anneaux souvent incomplets, et se fixent par leurs extrémités sur la tunique celluleuse sous-jacente.

Les *fibres obliques* ou *en anses* présentent une partie moyenne qui embrasse la grosse tubérosité de l'estomac, et deux extrémités qui viennent se fixer sur les deux faces de cet organe, à une distance plus ou moins considérable de la grande courbure.

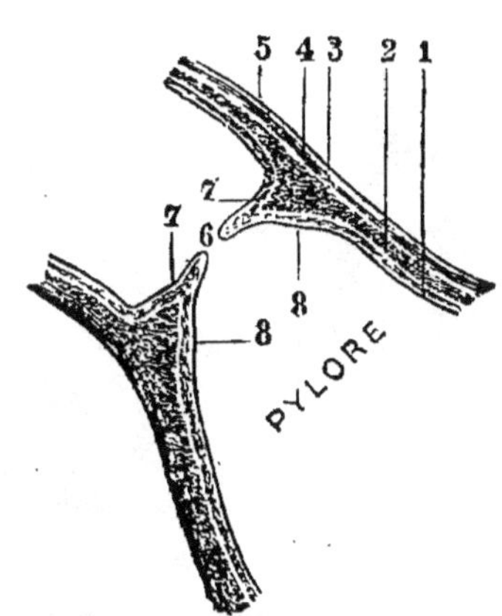

FIG. 84. — Coupe de la région pylorique (figure schématique).

1. Tunique muqueuse stomacale. — 2. Tunique celluleuse. — 3 Épaississement des fibres circulaires formant le sphincter pylorique. — 4. Fibres longitudinales se continuant avec celles du duodénum. — 5. Tunique séreuse. — 6. Orifice formé par le bord libre de la valvule pylorique. — 7, 7. Surface de la valvule regardant le duodénum. — 8, 8. Valvule pylorique vue du côté de l'estomac ; elle paraît infundibuliforme.

Ainsi superposées de dehors en dedans : plan longitudinal, plan circulaire, plan oblique, ces couches musculaires ne sont pas aussi distinctes que l'indiquent les descriptions. Et si, pour certaines fibres, il est facile de dire à quel plan elles appartiennent, il faut convenir que cette détermination est impossible pour un grand nombre.

La couche musculaire de l'estomac augmente graduellement d'épaisseur de gauche à droite ; elle mesure un demi-millimètre à la grosse tubérosité, un millimètre au milieu de l'estomac, et près de deux millimètres au pylore.

Ce sont des fibres lisses ; les faisceaux des fibres obliques s'insèrent par de petits tendons élastiques à la couche celluleuse (Treitz). Nous ne pouvons que renvoyer le lecteur au tissu musculaire lisse : il y trouvera les détails relatifs aux fibres musculaires de l'estomac, qui sont, du reste, exactement les mêmes que celles de l'intestin grêle.

Couche celluleuse. — Cette couche, que l'on pourrait ne point décrire comme couche spéciale et désigner sous le nom de *tissu conjonctif sous-muqueux*, ce qui est la même chose, est formée de tissu conjonctif lâche.

Couche muqueuse. — Les auteurs ne s'entendent pas suffisamment en ce qui concerne la couleur, l'épaisseur et la structure de la muqueuse. Frey donne deux millimètres à la portion pylorique de la muqueuse stomacale, et de un à quatre millimètres à la portion qui avoisine le cardia. Kölliker lui décrit un demi-millimètre près du cardia et deux millimètres environ près du pylore. Sappey dit que ces différences tiennent à ce que les auteurs n'ont étudié que la muqueuse du cadavre, chez lequel elle s'amincit en certains points, en se ramollissant ; cet auteur assure que la muqueuse mesure un millimètre dans toute son

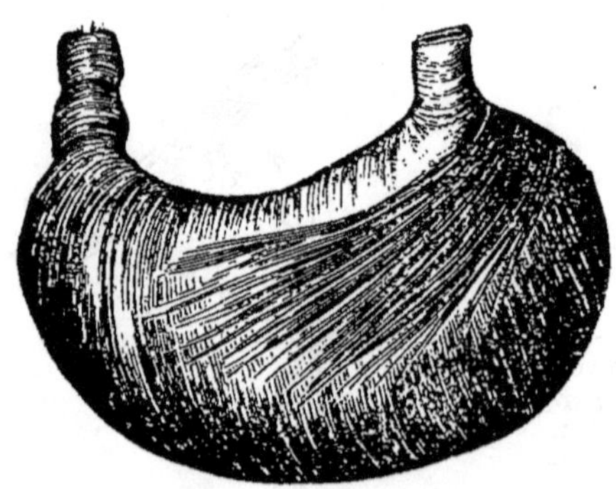

FIG. 85 — Fibres obliques de l'estomac. L'organe a été retourné et la muqueuse enlevée, de manière à mettre à nu le plan musculaire oblique.

étendue. Nous avons toujours noté une épaisseur plus grande dans la portion pylorique. Lorsque l'estomac est vide, la muqueuse offre des plis longitudinaux qui s'effacent pendant la distension de l'estomac.

La muqueuse stomacale, rosée, et même d'un rouge vif pendant la digestion (Cl. Bernard), grisâtre dans l'intervalle des repas, est formée d'un épithélium, d'un derme et de glandes.

Épithélium. — Le revêtement épithélial de la muqueuse stomacale est constitué par une couche uniforme de cellules *cylindriques* et *caliciformes*. Ces cellules reposent sur une *membrane vitrée* mince et délicate. Elles se continuent, d'une part, au niveau du cardia avec les cellules épithéliales pavimenteuses de la muqueuse œsophagienne, dont elles sont séparées par une ligne finement dentelée. D'autre part, on le voit pénétrer à l'intérieur des orifices glandulaires qui criblent la surface de la muqueuse. Il n'est pas rare de voir l'extrémité libre des cellules caliciformes masquée par une abondante production de mucus.

Derme. — Le derme est tellement rempli par une quantité infinie de glandes, qu'il reste à peine un peu de place pour loger les éléments du derme. Ceux-ci se composent de tissu conjonctif et de fibres musculaires lisses.

Le *tissu conjonctif* est mou au-dessous de la couche des glandes, un peu fibrillaire. C'est de la substance conjonctive amorphe qu'on trouve entre les glandes.

Les *fibres musculaires lisses forment une couche* de 100 μ environ ; elles constituent des faisceaux, les uns longitudinaux, les autres transversaux. Cette couche musculaire est la partie la plus profonde de la muqueuse ; elle repose directement sur le tissu

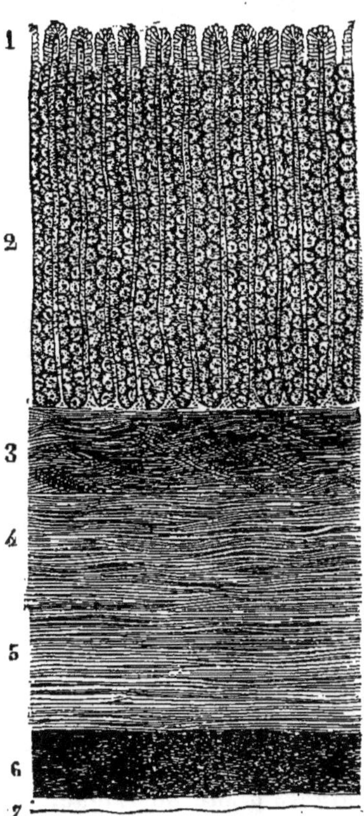

Fig. 86. — Section transversale de la portion pylorique de l'estomac du porc.

1. Surface épithéliale : on y voit les orifices glandulaires et l'épithélium cylindrique qui revêt l'ouverture des glandes. — 2. Couche des glandes gastriques. — 3. Coupe de la couche musculeuse de la muqueuse. — 4, 5. Coupe des fibres musculaires transversales. — 6. Coupe des fibres musculaires longitudinales. — 7. Tunique séreuse (Grossissement, 40).

conjonctif sous-muqueux que nous avons décrit sous le nom de couche celluleuse. Les faisceaux sont entremêlés de quelques fibres de tissu conjonctif. Cette couche de fibres musculaires est généralement désignée par le nom de *musculeuse de la muqueuse.*

Chez l'homme, quelques fibres s'élèvent de la couche musculaire et pénètrent entre les glandes.

Glandes de l'estomac. — Il y a dans la muqueuse stomacale deux sortes principales de glandes : des glandes à mucus et des glandes à suc gastrique, destinées à la sécrétion de deux liquides différents.

1° *Glandes à mucus*[1]. — Ces glandes furent découvertes en 1839 par Wasmann ; elles se montrent seulement dans la région pylorique, où elles forment une zone circulaire et étroite. Ce sont des glandes en tube, ayant la même forme que les glandes à suc gastrique, dont elles diffèrent complètement par la structure. Le tube qui les constitue se ramifie en plusieurs branches vers le fond de la glande. Ces glandes en tube composées ont une longueur égale à l'épaisseur de la muqueuse (2 millimètres environ), et une largeur qui ne dépasse pas 100 μ près de l'ouverture. Vers le fond de la glande, on voit le tube se ramifier en trois, quatre ou cinq culs-de-sac qui ont une forme régulièrement cylindrique, et qui se prolongent jusque dans les couches les plus profondes de la muqueuse.

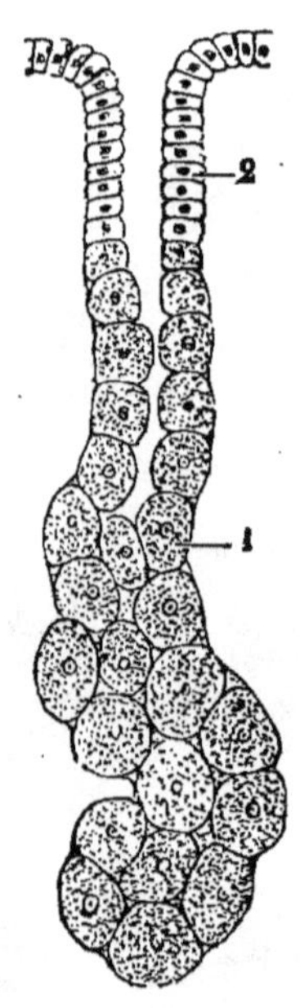

FIG. 87. — Glande à suc gastrique

1. Grosses cellules à pepsine — 2. Cellules d'épithélium cylindrique se continuant avec celles de la muqueuse gastrique.

Les glandes à mucus sont formées par une paroi propre, homogène, très mince, tapissée de courtes cellules d'*épithélium cylindrique*, dans lesquelles on trouve souvent des granulations graisseuses. Sur leurs conduits excréteurs, on retrouve les cellules épithéliales de la muqueuse de l'estomac.

2° *Glandes à suc gastrique*. — En raison de leur destination et de leur composition chimique, Frerichs a donné à ces organes le nom de *glandes à pepsine*, sous lequel on les désigne quelquefois. Elles sont très nombreuses au niveau du grand cul-de-sac de l'estomac. Ce sont des glandes en tubes ramifiés, dans lesquelles il faut distinguer la *partie sécrétante* au fond de la glande, et la *partie excrétante* qui vient s'ouvrir à la surface de la muqueuse.

1° La *partie sécrétante* repose sur la couche celluleuse, elle est entourée de tous côtés par du tissu conjonctif dépendant du derme de la muqueuse. Le fond de la glande est tantôt simple (fig. 87), tantôt multilobé (fig. 88). Ce dernier aspect des culs-de-sac glan-

1. Ces glandes sont encore décrites sous le nom de *glandes muqueuses*.

dulaires avait fait admettre jadis, à tort, des glandes simples et des glandes composées. L'épithélium qu'on trouve dans ces glandes est constitué par deux variétés de cellules : les cellules *centrales* et les cellules *bordantes*.

Les cellules *centrales* sont encore désignées par le nom de *cellules à pepsine*. Elles remplissent presque complètement l'intérieur de la glande. Ces cellules sont volumineuses, polygonales ou sphériques ; elles restent claires sous l'action des réactifs colorants. Certains auteurs les appellent encore cellules principales, parce qu'ils leur attribuent le rôle capital dans la digestion.

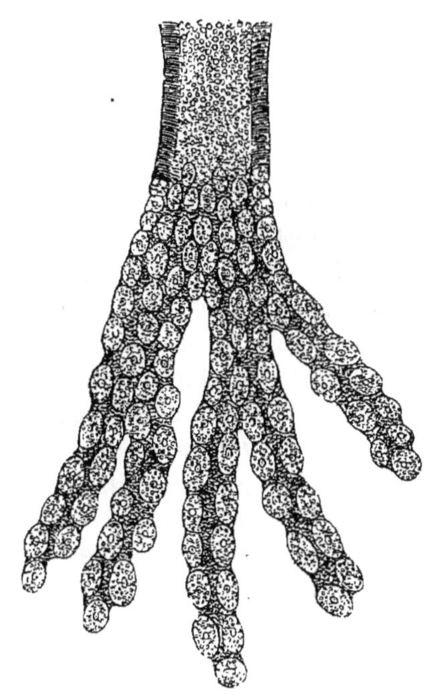

Fig. 88. — Glande à pepsine dont le fond est multilobé.

Les cellules *bordantes* ou *externes* sont en rapport direct avec la paroi glandulaire ; elles sont petites, rondes, granuleuses, et se colorent fortement avec les réactifs. Leur rôle n'est pas encore très bien établi ; certains auteurs les regardent comme des cellules *myo-épithéliales*.

2° La *partie excrétante* de la glande est formée par un tube court, qui s'ouvre à la surface de la muqueuse stomacale. Sa paroi limitante est représentée par une couche de tissu conjonctif très fin, sur laquelle se continue l'épithélium cylindrique et caliciforme de la muqueuse gastrique.

Produit des glandes de la muqueuse stomacale. — Il existe deux espèces de liquides, à effets très distincts, fournis par des glandes différentes, le *mucus* et le *suc gastrique*. La couche liquide qu'on trouve dans un estomac à jeun est du mucus ; le suc gastrique est sécrété au contact des aliments, et même à la suite d'excitations artificielles.

Le mucus gastrique forme un enduit plus ou moins épais sur la muqueuse, plus abondant au niveau des glandes à mucus. Ce mucus est fourni par les cellules caliciformes, que nous avons décrites dans les glandes muqueuses.

Les cellules évacuent leur contenu, sans se détacher, par l'ouverture qu'elles présentent à leur extrémité libre.

Vaisseaux et nerfs de l'estomac. — Les *artères*, venues toutes du tronc cœliaque, se placent sur les bords de l'estomac, au-dessous de la séreuse, où elles distribuent leurs rameaux. Les *artères coronaire stomachique* et *pylorique* sur le petit bord, les *artères gastro-épiploïques* et les *vasa breviora* sur le grand bord, envoient leurs branches dans l'épaisseur de la tunique musculeuse, et sur les deux faces de l'estomac; celles-ci se ramifient dans le tissu conjonctif sous-muqueux et donnent naissance au *réseau capillaire* de la muqueuse. Le réseau capillaire est formé par des vaisseaux très fins qui montent verticalement entre les glandes de la couche sous-muqueuse, vers la surface épithéliale, en s'anastomosant par des capillaires transversaux, de manière à former des mailles quadrilatères allongées entre les glandes : diamètre des vaisseaux, 5 à 7 μ. Vers la surface du derme, tous les capillaires s'anastomosent entre eux et donnent naissance à un beau réseau fin à mailles régulièrement arrondies.

Les *lymphatiques* de l'estomac sont très nombreux. Ils ont été injectés par Sappey. Ils naissent à la surface du derme, où ils forment un réseau superficiel qui entoure les orifices des glandes; ils passent dans la couche sous-muqueuse, où ils s'anastomosent pour donner naissance à un nouveau réseau plus profond. Les troncs lymphatiques partent de ce point, traversent la tunique musculeuse et se jettent dans des ganglions lymphatiques situés au niveau des bords de l'estomac, entre les deux feuillets du péritoine.

Les *ganglions* qui reçoivent les lymphatiques de l'estomac sont très nombreux au niveau du pylore. Ils sont envahis dans le *cancer du pylore* et il est impossible, même au plus habile, de savoir, pendant la vie, jusqu'à quels ganglions s'étend la lésion. Cette seule raison suffit pour faire condamner la résection du pylore dans le cancer. J'en parle savamment parce que je l'ai pratiquée une fois à Rio-de-Janeiro, voulant imiter ainsi des chirurgiens dont le nom fait autorité. Mais, je le répète, cette opération est impossible, et elle doit être condamnée, parce que le chirurgien ne sait jamais ce qu'il rencontrera.

Les *nerfs* sont fournis par le pneumogastrique et le grand sympathique. Ils sont décrits sous le nom de *réseau nerveux de Meissner*. Cet auteur et Billroth ont trouvé sur les filets nerveux des ganglions microscopiques signalés par Remak. On poursuit jusque dans les couches musculeuse et sous-muqueuse les filaments nerveux, qui se divisent souvent ; mais on les perd dans la muqueuse, où ils se terminent probablement par des fibres pâles. Billroth a trouvé, dans la muqueuse de la grenouille et de la salamandre, les mêmes réseaux de fibres nerveuses pâles que nous avons décrits dans la muqueuse du pharynx.

On a longtemps hésité à admettre l'existence d'organes lymphoïdes dans le derme de la muqueuse stomacale. La présence des *follicules clos* est aujourd'hui admise, depuis qu'on a trouvé des ulcérations stomacales dans la fièvre typhoïde. Ils sont certainement moins nombreux et moins développés que dans l'intestin ; mais leur existence n'est pas douteuse.

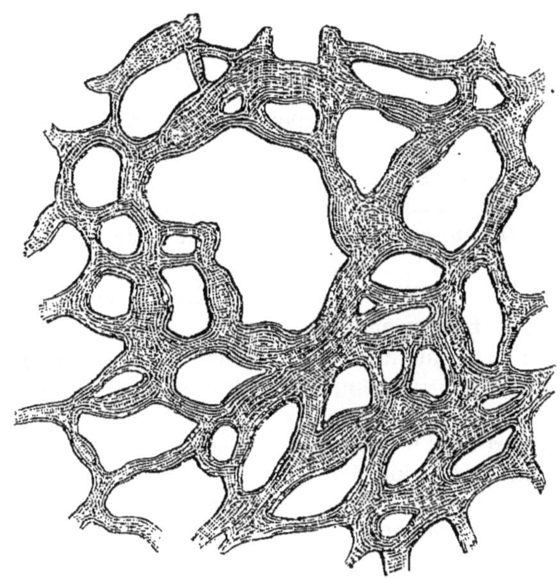

Fig. 89. — Réseau lymphatique sous-muqueux de l'estomac. Grossissement 40 (Cadiat).

Les anatomistes s'accordent à reconnaitre qu'il n'existe pas de *villosités* dans la muqueuse stomacale. Ce qu'on avait décrit comme des villosités n'était que les replis de la muqueuse.

Développement. — Chez l'embryon, la portion abdominale du tube intestinal est rectiligne et séparée de l'œsophage et de la partie inférieure du rectum. L'estomac est dirigé verticalement comme le reste de l'intestin. Insensiblement la portion stomacale se dilate, se courbe et prend sa position ordinaire. Les glandes se développent par des bourgeons des cellules de l'épithélium, hypoblaste, qui s'enfoncent dans l'épaisseur de la muqueuse. Au troisième mois, elles sont complètement formées.

V. — Intestin grêle.

On donne le nom d'intestin grêle à la portion du tube digestif intermédiaire à l'estomac et au gros intestin.

Dissection. — Le duodénum et l'intestin grêle proprement dit doivent être étudiés isolément.

Après avoir étudié les intestins en place, on les enlève, en ayant grand soin de ne pas léser les organes urinaires, qui devront être examinés plus tard et qui sont plus profondément situés. A cet effet, on place sur la partie inférieure du rectum deux ligatures à trois centimètres l'une de l'autre, et l'on divise l'intestin entre elles ; puis, on sépare les intestins, en coupant peu à peu le mésentère là où il s'unit à eux. Il vaut mieux ne pas se presser dans cette préparation, car il est plus facile d'isoler les intestins quand ils sont encore en place que lorsqu'ils ont été grossièrement enlevés. Quand tous les replis du péritoine ont été détachés, on enlève la ligature placée sur l'extrémité inférieure de l'intestin, et l'on fait peu à peu ressortir les matières qui y sont contenues, en faisant doucement passer ce canal entre deux doigts, et en commençant à la partie supérieure de l'intestin grêle. On achève de nettoyer l'intestin en y faisant passer de l'eau. On replace ensuite la ligature sur le rectum, et l'on insuffle tout l'intestin par sa partie supérieure pour en étudier la configuration.

Les *tuniques* sont en général plus faciles à disséquer sur des portions d'intestin que l'on a laissé macérer pendant quelque temps dans de l'alcool affaibli ; comparativement, on emploiera aussi à cet effet des bouts d'intestin bien injectés. Pour voir la disposition de la *tunique péritonéale*, on prend une portion d'intestin grêle, à laquelle restera attaché un lambeau du mésentère correspondant ; on l'insuffle, et l'on sépare ensuite les deux lames du mésentère, en suivant les rameaux vasculaires qui rampent dans leur interstice ; quand on est arrivé au bord concave de l'intestin, on poursuit le péritoine sur un point, par-dessus la tunique musculeuse, pour voir comment il la recouvre. Les appendices épiploïques du côlon s'aperçoivent facilement.

Tunique musculaire. — On la voit déjà en partie à travers la péritonéale. On met à nu les fibres longitudinales sur un bout d'intestin grêle insufflé, en y circonscrivant un lambeau de la séreuse vers le bord convexe de l'intestin ; le scalpel devra à peine effleurer cette tunique péritonéale, qui se divise très facilement ; il est aisé d'en rabattre le lambeau. Les intestins injectés sont surtout propres à ce genre de recherches. La couche circulaire se préparera d'une manière analogue, en choisissant, de préférence, le bord concave ou les côtés de l'intestin, ou bien en enlevant la couche longitudinale vers le bord libre. Sur le gros intestin, on fait une préparation un peu différente : après avoir insufflé un fragment de côlon, on détache à l'une des extrémités les bandes de fibres longitudinales, en les disséquant vers le bout opposé ; on verra alors, à mesure que la séparation se fera, l'intestin s'allonger et les bosselures disparaître en grande partie ; en sorte que, quand la préparation sera achevée, les bandes seront de près d'un tiers plus courtes que le bout d'intestin.

La *tunique celluleuse* étant très mince, il est assez difficile de l'isoler dans une grande étendue ; on y parvient cependant sur un bout d'intestin ouvert et tendu sur une planche au moyen d'épingles placées d'espace en espace ; il suffit ensuite d'enlever la tunique musculaire avec la péritonéale pour arriver sur la celluleuse, que l'on peut, après cela, séparer facilement de la muqueuse ; ou bien, on commence la dissection par la muqueuse, et l'on peut alors laisser la celluleuse appliquée contre la musculeuse, dont elle se distingue suffisamment. Si l'on a choisi pour cette préparation une portion d'intestin injectée, on pourra s'assurer de la richesse vasculaire de cette tunique.

On voit ensuite la *tunique muqueuse*, ses valvules conniventes et ses villosités sur différentes portions d'intestin ouvertes que l'on fait flotter dans de l'eau claire. Les villosités, très distinctes alors à l'œil nu, pourront être encore étudiées à la loupe et au microscope ; avec ce dernier instrument exclusivement, si c'est pour y examiner la distribution vasculaire, qui est très évidente. A cet effet, on fera bien de choisir une valvule connivente, que l'on coupera à sa base et que l'on examinera par son bord libre. Il est facile de séparer la membrane muqueuse des autres tuniques sur un bout d'intestin tendu sur une planchette ; si l'on a choisi pour cet objet une portion de duodénum ou de jéjunum, on trouvera, après avoir séparé un lambeau de muqueuse dans toute la largeur de l'intestin, que les valvules conniventes se sont effacées, et que, si l'on applique de nouveau cette tunique sur l'intestin, elle a beaucoup augmenté en longueur par le fait même de cette disparition des valvules conniventes. La muqueuse est donc réellement plus longue que les autres tuniques, et, pour s'adapter à leurs dimensions, elle est obligée de former des replis valvulaires.

Duodénum. — Il suffit de soulever le foie, d'abaisser l'arc du côlon et d'inciser la lame supérieure du mésocôlon transverse, pour voir le duodénum qu'elle recouvre. On arrive encore à cette portion d'intestin en rejetant en haut l'arc du côlon et en incisant la lame inférieure du mésocôlon transverse ; l'intestin lui-même restera en place jusqu'à ce que l'insertion du canal cholédoque ait été préparée et étudiée. On place une ligature à l'extrémité inférieure du duodénum, et on le divise au-dessus de la ligature ; puis, pour voir l'intérieur de cet intestin et surtout l'ampoule de Vater, où s'ouvrent les conduits biliaire et pancréatique, on incise le duodénum dans toute sa longueur par sa partie antérieure et inférieure. Les tuniques du duodénum sont examinées avec celles de l'intestin.

Valvule iléo-cæcale. — On commence par s'assurer de son action, en remplissant d'eau le côlon et en laissant l'iléon ouvert ; on remarquera alors que le liquide ne passe pas dans ce dernier, ou n'y entre que goutte à goutte, tandis que l'eau introduite dans l'iléon passe librement dans le cæcum et le côlon. On examine la forme de la valvule sur un bout d'intestin comprenant une portion de l'iléon, le cæcum, son appendice et une portion du côlon que l'on a insufflée et à demi séchée ; on incise ensuite le cæcum vis-à-vis l'insertion de l'iléon, et l'on aperçoit la valvule dans l'intérieur de l'intestin. On voit encore très bien la valvule iléo-cæcale sur une portion d'intestin semblable à la précédente, sur laquelle on fend longitudinalement le cæcum et le côlon du côté opposé à la valvule, et que l'on fait ensuite flotter dans de l'eau claire. On se rend compte de la formation de la valvule, si l'on enlève sur une portion d'intestin insufflée le péritoine et les fibres musculaires longitudinales qui passent de l'iléon au cæcum ; alors, il sera facile de passer le manche du scalpel dans l'épaisseur du repli qui forme la valvule, et de la déployer ainsi, en sorte qu'à la fin il n'en restera plus aucune trace ; ou bien, on dissèque les tuniques intestinales les unes après les autres par-dessus la valvule sur un intestin entièrement ouvert ; ou bien encore, on se contente d'observer la disposition de ces tuniques sur le profil d'une coupe qui divise une des lèvres de la valvule dans le milieu de sa longueur.

Les *glandes* se voient, soit à travers les tuniques péritonéale et musculeuse, sur des intestins insufflés, soit sur des intestins ouverts que l'on place entre l'œil et le jour, soit sur la face externe de la membrane muqueuse qui vient d'être enlevée. Dans le duodénum, elles sont souvent appréciables au tact. Dans les cas où ces glandes sont moins visibles, on peut les rendre apparentes en versant de l'eau chaude sur l'intestin.

Dimensions. — L'intestin grêle a une longueur de 8 mètres environ. Son diamètre moyen est de 3 à 4 centimètres. Il diminue insensiblement de calibre de haut en bas, où il présente une largeur de 2 centimètres.

Direction. — A son origine, l'intestin grêle décrit une courbure autour de la tête du pancréas ; il passe ensuite horizontalement au-dessous des vaisseaux mésentériques supérieurs, se porte à gauche et décrit une courbure à concavité droite ; puis il se porte à droite, revient à gauche, et ainsi de suite jusqu'à la fosse iliaque droite, où il se termine dans le cæcum. Ces replis intestinaux prennent le nom de *circonvolutions intestinales*.

Mobilité. — L'intestin grêle est extrêmement mobile, si ce n'est à son origine, qui est fixée autour de la tête du pancréas. Il se moule sur les organes du voisinage, remplit les vides qui se font par suite du déplacement des autres viscères, et se précipite au dehors dès qu'une ouverture est faite à la paroi abdominale. Il est maintenu en position par le duodénum, qui est fixé à la paroi abdominale postérieure, et par un large repli du péritoine (mésentère), repli vertical qui se fixe d'une part à la portion lombaire de la colonne vertébrale, et d'autre part à toute la longueur de l'intestin grêle.

Divisions. — On divise l'intestin grêle en deux portions : 1° le *duodénum,* nom donné par Hérophile à la première partie de l'intestin grêle, long de 12 travers de doigt ; 2° l'*intestin grêle* proprement dit. Ce dernier se divise en jéjunum et iléon. La limite entre ces deux dernières portions n'est pas bien marquée ; l'usage veut qu'on appelle *jéjunum* les trois cinquièmes supérieurs, et *iléon* les deux cinquièmes inférieurs. C'est à ces deux dernières portions que s'appliquent les détails qui précèdent.

Rapports et forme. — L'intestin grêle est à peu près cylindrique. On peut lui considérer un *bord antérieur* convexe, en rapport avec la paroi abdominale, dont il est séparé par le grand épiploon; chez le fœtus et le nouveau-né, cependant, ce rapport est immédiat, à cause de l'absence d'épiploon; un *bord postérieur* concave, qui donne attache au mésentère; deux *faces latérales*, en contact avec celles des circonvolutions voisines.

L'intestin grêle est en rapport avec presque tous les points des parois qui limitent la cavité abdominale. Il plonge dans le bassin, il se porte dans les flancs, où il recouvre le côlon ascendant et le côlon descendant; il recouvre la colonne vertébrale, l'aorte et la veine cave inférieure. Il est placé au-dessous du côlon transverse et du mésocôlon transverse qui forment, pour ainsi dire, une cloison séparant l'estomac, qui est au-dessus, de l'intestin grêle qui se trouve au-dessous.

Duodénum.

C'est la première portion de l'intestin grêle.

Limites. — Il est limité en haut par le pylore, en bas par les vaisseaux mésentériques supérieurs qui passent au-devant de lui et qui établissent la limite entre le duodénum et l'intestin grêle.

Direction et divisions. — On lui considère trois portions : la première, ou portion pylorique, qui se porte en haut, à droite et en arrière; la deuxième dirigée verticalement, et la troisième horizontalement. L'ensemble de ces trois portions forme un fer à cheval à concavité gauche qui embrasse la tête du pancréas.

Mobilité. — Le duodénum est mobile dans la première portion, fixe dans les deux autres. Les deux dernières portions sont fixées par le péritoine contre la paroi abdominale postérieure. On ne rencontre jamais le duodénum dans les hernies.

Dimensions. — La première portion a une longueur de 5 centimètres. La deuxième est longue de 6 à 7 centimètres, de même que la troisième.

Rapports. — 1re *portion.* — Elle est en rapport, en avant, avec le foie et le col de la vésicule biliaire; en arrière, avec le tronc de la veine porte, l'artère hépatique et la gastro-épiploïque droite. Ajoutons, en outre, que le petit épiploon se prolonge à la partie supérieure de la première portion, tandis que le grand épiploon se prolonge à sa partie inférieure.

2e *portion.* — Elle est en rapport, en avant, avec le coude que forme le côlon ascendant avec le côlon transverse; en arrière, avec le hile du rein, le canal cholédoque, le canal pancréatique et la veine cave inférieure; en dehors avec le côlon ascendant; en dedans, avec la tête du pancréas qui adhère intimement aux tuniques du duodénum. Le péritoine applique cette portion du duodénum contre les parties profondes de la cavité abdominale et ne recouvre pas sa face postérieure, de sorte qu'on pourrait pénétrer dans cette portion de l'intestin par sa face postérieure, sans blesser le péritoine (fig. 89 et 90).

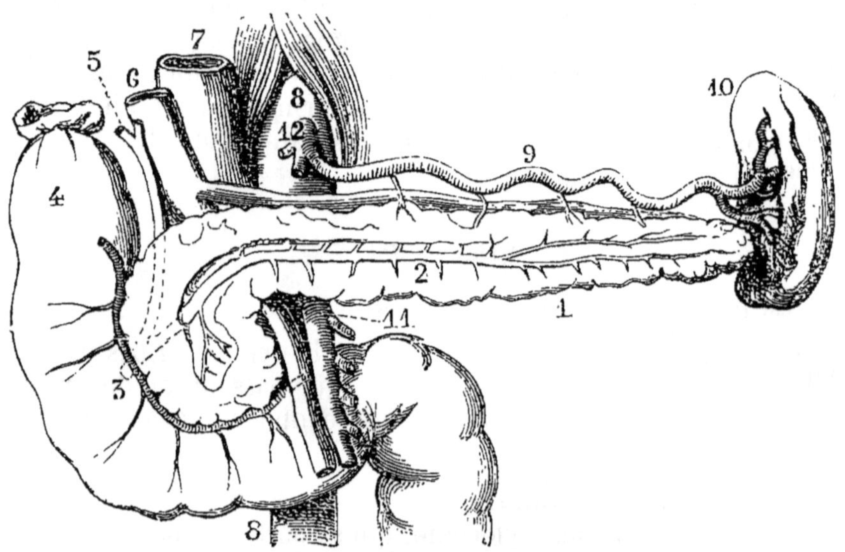

Fig. 90. — Rapports du duodénum avec le pancréas.

1. Pancréas. — 2. Canal pancréatique. — 3. Embouchure de ce canal dans le duodénum. — 4. Duodénum. — 5. Canal cholédoque. — 6. Veine porte. — 7. Veine cave inférieure. — 8. Aorte. — 9. Artère splénique. — 10. Rate. — 11. Artère mésentérique supérieure. — 12. Tronc cœliaque.

3e *portion*. — Dans son trajet horizontal, cette portion est en rapport, en avant, avec le bord adhérent du mésocôlon transverse dont les deux feuillets l'embrassent. Le feuillet supérieur la sépare de l'estomac, tandis que le feuillet inférieur la sépare de l'intestin grêle. Au-devant de cette portion, sont encore situés les vaisseaux mésentériques supérieurs. En arrière, elle est en rapport avec l'aorte, la veine cave inférieure et les piliers du diaphragme.

La structure est la même que celle de l'intestin grêle en général.

Structure de l'intestin grêle.

L'intestin grêle est formé de quatre tuniques superposées. Ces tuniques sont, de dehors en dedans : séreuse, musculeuse, celluleuse, muqueuse. Des vaisseaux et des nerfs complètent cette structure.

Couche séreuse. — Formée par le péritoine, cette couche est partout continue, excepté sur les deux dernières portions du duodénum. Dans toute la portion mobile de l'intestin, le péritoine entoure complètement ce conduit et s'adosse à lui-même en arrière pour former le mésentère. Sur le bord antérieur ou convexe de l'intestin, le péritoine est plus adhérent que sur les autres points; il adhère très lâchement au niveau du bord postérieur. Sur la deuxième et sur la troisième portion du duodénum, cette séreuse passe au-devant et les applique contre la partie postérieure de la cavité abdominale. Sur la première portion du duodénum, le péritoine se comporte comme sur l'estomac en la comprenant entre deux feuillets.

Couche musculaire. — Cette couche est formée par deux ordres de fibres, circulaires et longitudinales. Les premières forment un plan profond et régulièrement étendu du pylore au cæcum. Les fibres longitudinales, superposées aux autres, s'étendent du pylore au cæcum. Les faisceaux aplatis que forment ces fibres recouvrent toute la surface de l'intestin. Cependant, au niveau de son bord concave ou adhérent, l'intestin est plus mince et plus fragile, à cause de la grande ténuité de ces faisceaux à ce niveau.

L'épaisseur moyenne de la couche musculaire de l'intestin grêle est d'un demi-millimètre; les fibres circulaires sont toujours plus développées que les fibres longitudinales.

Les fibres musculaires de l'intestin sont des fibres lisses. (Voy. *Tissu musculaire lisse.*) Elles ont une longueur variable de 100 μ jusqu'à un demi-millimètre; leur noyau, long et allongé en forme de bâtonnet, comme dans toutes les fibres lisses, offre une longueur de 15 à 25 μ et une largeur de 5 μ environ. Ce noyau sort facilement de l'intérieur des fibres, de sorte qu'on trouve quelquefois, dans la préparation, des noyaux libres à côté de fibres dépourvues de noyau. On rencontre souvent des renflements noueux sur le trajet de ces fibres.

Les fibres musculaires de la troisième portion du duodénum se confondent avec un muscle lisse, aplati, qui descend du tronc cœliaque et qui se fixe à la partie supérieure de la troisième portion du duodénum. Ce muscle particulier, décrit en Allemagne sous le nom de muscle *suspenseur du duodénum de Treitz*, du nom de l'anatomiste qui l'a découvert, en 1853, a de 3 à 4 centimètres de longueur, sur 2 à 3 de largeur. Il s'insère en haut par de petits tendons élastiques, à la surface du tronc cœliaque, et il se confond en partie avec le pilier droit du diaphragme ; il glisse en arrière du pancréas et de la réunion des racines de la veine porte pour se fixer en bas, à la partie supérieure et postérieure de la troisième portion du duodénum.

Couche celluleuse. — Formée uniquement de tissu conjonctif, cette couche est située entre la musculeuse, qui y prend des insertions, et la muqueuse. Elle se laisse facilement infiltrer par la macération dans l'eau. Elle envoie des prolongements au centre des valvules conniventes ; c'est aussi sur cette couche que repose le fond des glandes en tube de la muqueuse.

Le tissu qui la constitue est un tissu conjonctif ordinaire, dans lequel on trouve de nombreuses cellules conjonctives, aux points d'anastomose des fibres.

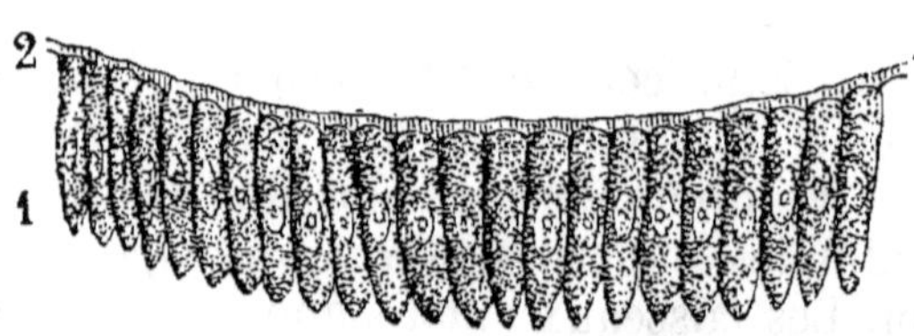

Fig. 91. — Épithélium de l'intestin grêle.

1. Cellule. — 2. Cuticule.

Cette couche est signalée par quelques auteurs, comme nous l'avons vu aussi pour l'estomac, sous le nom de *tissu sous-muqueux*. Elle renferme un grand nombre de vaisseaux et de nerfs qui forment des réseaux dans son épaisseur : les uns, avant de pénétrer dans la muqueuse ; les autres, au moment où ils en sortent.

Couche muqueuse. — La muqueuse de l'intestin grêle présente des caractères particuliers qui la distinguent de celle de l'estomac et de celle du gros intestin. C'est à sa surface que se fait presque uniquement l'absorption intestinale ; c'est aussi à sa surface que nous trouverons très manifestes les conditions qui favorisent l'absorption. Son épaisseur est un peu moindre que celle de la muqueuse de l'estomac.

La face externe est adhérente à la tunique celluleuse ; une fine couche de tissu musculaire lisse, *la musculeuse de la muqueuse*, les sépare. La face interne, libre, est hérissée de saillies ou *villosités*, de replis de la muqueuse ou *valvules conniventes*, et criblée de trous nombreux, orifices glandulaires.

La muqueuse est formée d'une couche épithéliale, d'un derme, de glandes variées et très nombreuses, de vaisseaux et de nerfs ; nous étudierons toutes ces parties dans l'ordre suivant : épithélium, derme, valvules conniventes, villosités, glandes. Les vaisseaux et les nerfs seront décrits immédiatement après, avec les vaisseaux et les nerfs de l'intestin proprement dit.

Epithélium de la muqueuse de l'intestin grêle. — Depuis le pylore jusqu'à la valvule iléo-cæcale, le revêtement épithélial de la muqueuse intestinale est constitué par une couche continue de *cellules cylindriques* et *caliciformes*.

Les *cellules caliciformes* offrent la même structure que dans l'estomac ; leur extrémité libre est généralement remplie par un bouchon de mucus.

Les *cellules cylindriques* sont allongées et granuleuses. Le noyau se trouve près du pôle d'implantation de la cellule, il est volumineux. Au pôle libre, on trouve une *cuticule* [1] assez épaisse, légèrement striée et présentant des *pores* par lesquels peuvent pénétrer les liquides de la digestion intestinale.

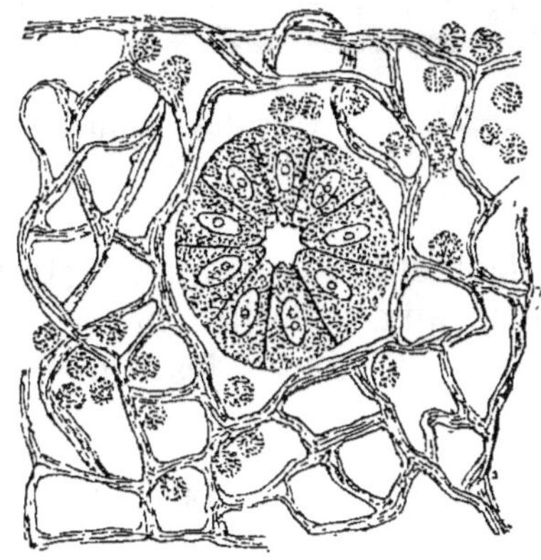

FIG. 92. — Coupe transversale d'une glande de Lieberkühn de l'intestin grêle. Les cellules forment dans cette coupe une couronne régulière. Autour, on voit les cellules lymphoïdes et le réticulum au milieu duquel elles sont plongées.

Derme de la muqueuse de l'intestin grêle. — Le derme de la muqueuse intestinale diffère complètement de celui des autres muqueuses. Le tissu conjonctif qui le forme résulte de l'assemblage de fibres excessivement ténues, anastomosées pour former un réticulum qui contient dans ses mailles des cellules lymphatiques. Il a, en somme, tous les caractères du tissu lymphoïde, comme *His* l'a enseigné, pour la première fois, en 1861-62.

De plus, ce derme contient des follicules lymphatiques, que nous étudierons plus loin sous le nom de *follicules clos* et de *plaques de Peyer*.

1. Si le lecteur veut bien se reporter à l'article *Epithélium*, il verra que cette cuticule est une production exoplastique du protoplasma cellulaire.

Valvules conniventes. — Les valvules conniventes sont de simples replis de la muqueuse, siégeant sur toute l'étendue de l'intestin grêle, excepté dans la partie la plus inférieure et dans la première portion du duodénum. Elles sont très abondantes dans la première partie de l'intestin grêle, surtout dans les deuxième et troisième portions du duodénum. Ces replis n'occupent pas toute la circonférence de l'intestin, mais une partie seulement, les deux tiers, les trois quarts. Leurs extrémités se perdent insensiblement sur les parois de la muqueuse. Leur bord libre est toujours incliné du côté de l'anus, étant entraîné par les matières alimentaires. Les valvules conniventes sont hérissées de villosités; elles présentent, au centre du repli, un prolongement de la tunique celluleuse qui porte les vaisseaux et les nerfs aux villosités de ces replis. Il y a des valvules conniventes de toutes les dimensions. Sappey en a compté de 800 à 900.

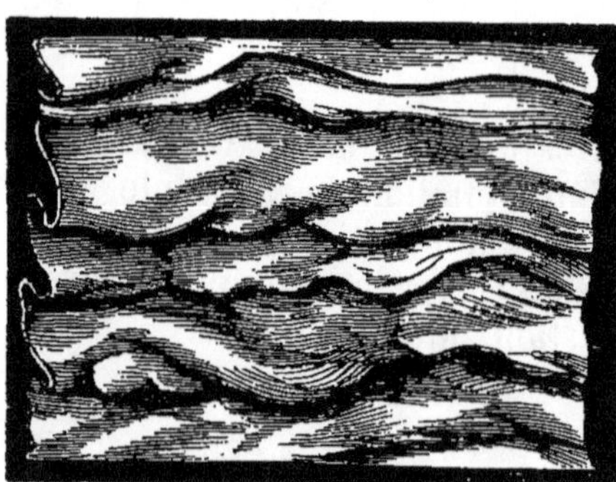

Fig. 93. — Valvules conniventes de l'intestin grêle.

Villosités. — Les villosités sont des organes d'absorption qui revêtent toute la surface de l'intestin grêle ; elles commencent à se montrer sur la face duodénale de la valvule pylorique, et cessent aux bords de la valvule iléo-cæcale. Ces organes peuvent être comparés aux extrémités des racines d'une plante, qui absorbent dans la terre les sucs nourriciers destinés à la plante.

Elles occupent tous les points de la muqueuse, la surface des valvules conniventes, ainsi que leurs intervalles. Leur nombre est considérable ; on peut en compter 100 par centimètre carré, soit 10,125,000 sur la muqueuse intestinale (Sappey). Elles sont lamelliformes dans le duodénum, coniques, filiformes, ou cylindriques, dans le reste de l'intestin. Leur longueur varie de un quart de millimètre à un millimètre. La largeur des villosités coniques est ordinairement la moitié de leur longueur ; celle des villosités du duodénum, en forme de lamelles, est double de longueur.

La villosité se compose d'une partie centrale, d'une couche d'épithélium superficiel et de vaisseaux.

Partie centrale des villosités. — La villosité est formée à sa partie centrale par du tissu conjonctif, qui contient surtout de nombreuses cellules étoilées. Elle diffère par là du tissu lymphoïde

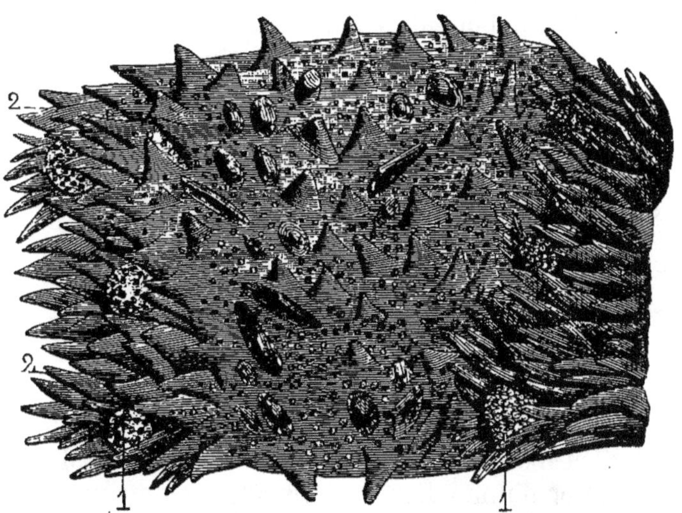

Fig. 94 — Muqueuse intestinale ; on y voit les follicules clos isolés, les villosités et les orifices des glandes de Lieberkühn.

1, 1. Follicules clos. — 2, 2. Villosités. — 3, 3. Orifices des glandes de Lieberkühn.

que nous avons décrit dans le derme. Un appareil musculaire lisse, très développé, s'ajoute au tissu conjonctif[1].

Epithélium des villosités. — Les villosités sont revêtues d'une gaine épithéliale complète, en continuité avec l'épithélium qui

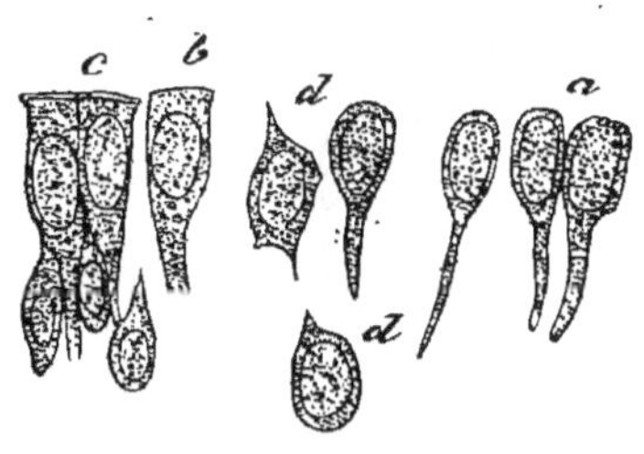

Fig. 95. — Cellules épithéliales de l'intestin de l'homme à l'état normal.

a, *b*. Cellules isolées appartenant à la couche superficielle. — *c*. Cellules réunies par un plateau. — *d*. Petites cellules de la couche profonde (Cadiat).

recouvre l'intestin dans les interstices des villosités. Entre la couche épithéliale et le tissu de la villosité, on trouve aussi, comme dans le reste de la muqueuse, une *membrane vitrée*. Pen-

1. Ce sont ces fibres musculaires qui amènent le raccourcissement des villosités après la mort, comme l'a observé Lacauchie. Brücke, qui a découvert les fibres musculaires des villosités, assure qu'on peut voir le raccourcissement des villosités sur l'animal vivant, phénomène qui exerce probablement une influence sur la progression du chyle et du sang.

dant la vie, les cellules épithéliales des villosités *ne se renouvellent pas* comme les cellules épithéliales stratifiées ; elles sont intimement unies aux parties profondes, dont elles ne se détachent que dans certaines maladies, comme le *choléra*. Après la mort, elles tombent rapidement, comme sur l'estomac, de sorte qu'il faut, pour l'examiner, se servir d'intestins très frais. Ces cellules

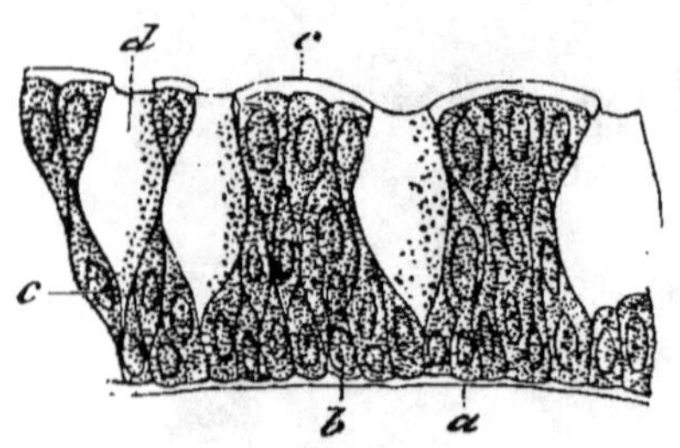

Fig. 96. — Cellules épithéliales de la muqueuse intestinale du chat.

a, *b*. Petites cellules de la couche profonde. — *c*. Plateau. — *d*. Cellules caliciformes (Cadiat).

sont *très adhérentes entre elles* et elles se détachent par lambeaux plus ou moins considérables ; il est fréquent de voir le revêtement entier d'une villosité se séparer comme un chapeau.

Ces cellules sont des cellules d'*épithélium cylindrique*, ayant environ 22 μ de longueur sur 6 μ de largeur. Leur contenu, finement granuleux, entoure un noyau ovalaire à un ou deux nu-

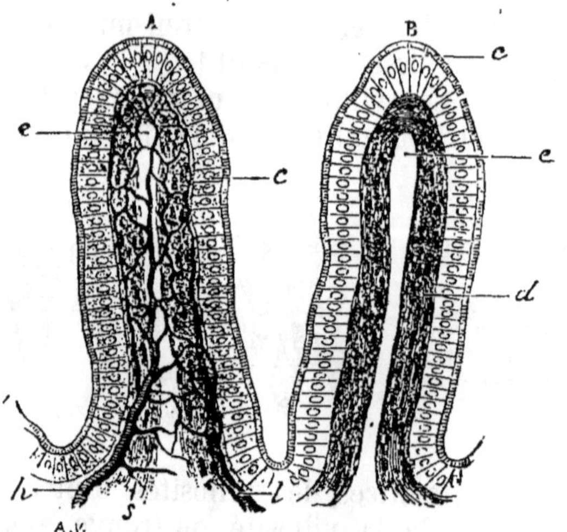

Fig. 97. — Structure des villosités.

A. Villosité avec ses vaisseaux. — *c*. Épithélium cylindrique. — *e*. Origine du chylifère. — *h*. Artère. — *l*. Veine. — *s*. Substance de la villosité.

B. Villosité sans vaisseaux sanguins. — *c*. Épithélium cylindrique. — *d*. Substance de la villosité. — *e*. Origine du chylifère.

cléoles. Lorsqu'on examine la surface libre de ces cellules du côté de la cavité intestinale, elles se montrent sous forme d'une mosaïque, comme l'épithélium pavimenteux.

Les cellules épithéliales qui recouvrent les villosités dépendent, en somme, de la couche épithéliale de la muqueuse intestinale ;

c'est pourquoi, à côté des cellules cylindriques, on rencontre des cellules caliciformes.

Vaisseaux des villosités. — La disposition la plus générale est la suivante : une, deux ou trois *artérioles*, de 20 à 30 μ environ, traversent la muqueuse et pénètrent dans la villosité par sa base. Elles arrivent au sommet et descendent en formant une *veine* de

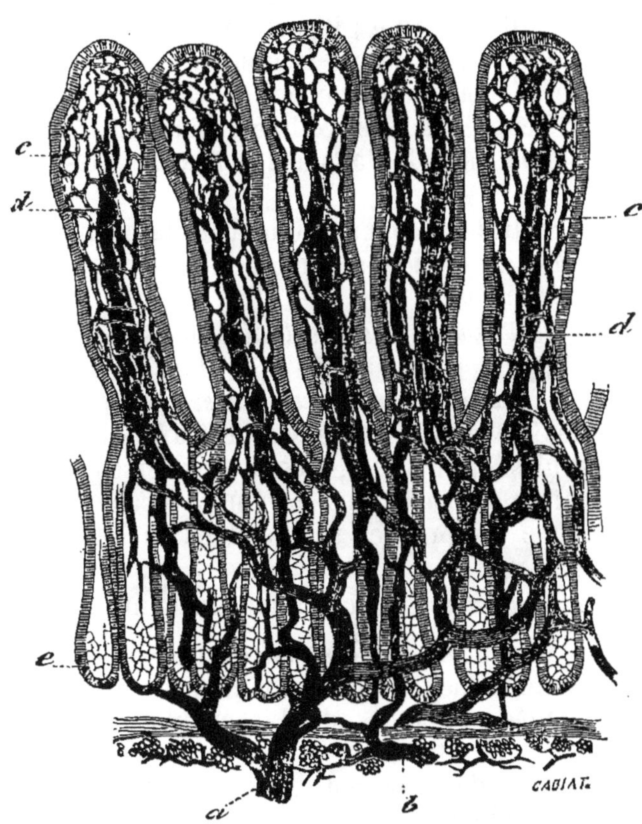

Fig. 98. — Villosités de la muqueuse intestinale du chien injectées.

a. Artère. — *b.* Lymphatique collecteur. — *c.* Réseau capillaire sanguin. — *d.* Lymphatique central. — *e.* Glandes en tube.

40 μ environ, qui va se réunir aux veines des parois intestinales. Les artérioles et la veine communiquent par un *réseau capillaire*, dont les mailles ont une forme variable, les unes allongées, les autres circulaires ; celles du sommet sont en forme d'anse. Les capillaires, de 6 à 8 μ, sont tellement rapprochés, qu'une villosité injectée se montre comme une saillie uniformément colorée.

La position des vaisseaux est superficielle ; les capillaires sont placés en grande partie à la surface même de la villosité, au-dessous de la membrane vitrée. Il n'y a pas de vaisseaux sanguins au centre même de la villosité, dont l'axe est parcouru par un chylifère.

Le *chylifère* est unique et tout à fait central. Ce vaisseau lymphatique, destiné à porter du chyle, commence au sommet de la villosité par un cul-de-sac de 20 à 40 μ environ, distant du sommet par un intervalle de 40 μ ; il parcourt l'axe de cette saillie et vient se confondre avec d'autres lymphatiques dans l'épaisseur de la muqueuse, où nous le retrouverons. Ce canal lymphatique est formé par l'engrenage de cellules endothéliales, à bords sinueux, telles que nous les avons décrites dans les vaisseaux lymphatiques.

Le chylifère central ne communique avec la cavité de l'intestin qu'indirectement ; il en est séparé par les cellules épithéliales qui revêtent la muqueuse.

L'*absorption de l'eau et des substances dissoutes* se fait par imbibition ; le liquide passe directement dans les capillaires et dans le chylifère. *Quant aux matières grasses*, on regarde aujourd'hui comme démontré qu'elles passent à travers les canalicules poreux des cellules épithéliales, qu'elles traversent ensuite ces cellules sous forme de particules incommensurables, pour être portes, de proche en proche, jusque dans la cavité du chylifère.

Les *nerfs des villosités* sont tout à fait inconnus.

Glandes de la muqueuse de l'intestin grêle. — Ces glandes sont extrêmement nombreuses. On en distingue trois sortes : des *glandes en tube* ou glandes de Lieberkühn, des *glandes en grappe* ou glandes de Brunner, et des *organes lymphoïdes* qui constituent les follicules clos solitaires et agminés (plaques de Peyer de l'intestin grêle).

1° *Glandes de Lieberkühn.* — Ces glandes forment une couche continue; on les trouve dans toute l'étendue de la muqueuse intestinale, à la surface des valvules conniventes et dans leurs intervalles; elles siègent entre les éléments du derme et n'arrivent pas jusqu'au tissu sous-muqueux. Ce sont des glandes en tube simple ou en cæcum, comme celles de l'estomac, avec cette différence que celles de l'intestin grêle sont plus élargies vers le fond.

Au niveau des follicules clos superficiels, il n'y a pas de glandes de Lieberkühn : alors, celles-ci se placent autour du follicule, et leurs orifices forment une sorte de couronne autour de la saillie du follicule clos (fig. 94).

Ces glandes sont fort petites, et leurs dimensions sont néanmoins très variables ; longueur, de 120 μ à un demi-millimètre (limite extrême) ; largeur, au fond, de 50 à 80 μ ; à l'orifice, de 20 à 50 μ. Sappey n'hésite pas à dire que la muqueuse intestinale en renferme de 40 à 50 millions.

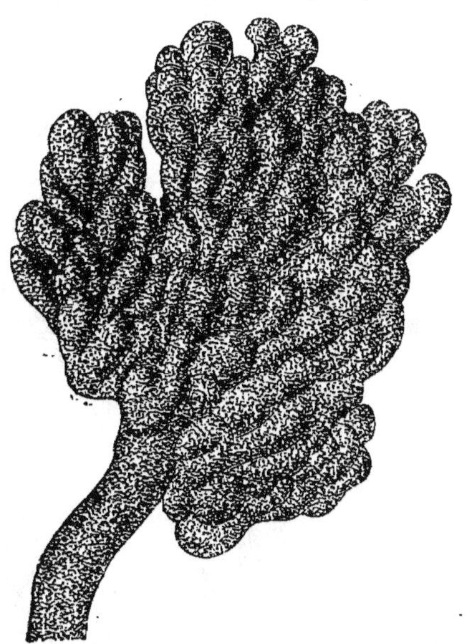

FIG. 99. — Glande de Brunner (grossissement, 50).

La *paroi* des glandes de Lieberkühn est formée de tissu conjonctif excessivement fin. Leur épithélium ne diffère pas de celui de la muqueuse intestinale ; il est donc formé par des cellules épithéliales cylindriques et caliciformes.

2° *Glandes de Brunner* [1]. — Ce sont des glandes en grappe composées, occupant seulement le duodénum, et appelées aussi, pour cette raison, glandes duodénales, siégeant au-dessous de la muqueuse. Elles sont très abondantes sur la première portion du duodénum, moins abondantes sur la seconde, moins encore sur la troisième, où elles disparaissent complètement. Les unes ont le volume d'une tête d'épingle, d'autres sont grosses comme de petits pois et très sensibles au toucher, depuis 200 μ jusqu'à trois millimètres et demi. Ces glandes ont la structure des glandes en grappe de la bouche et de l'œsophage.

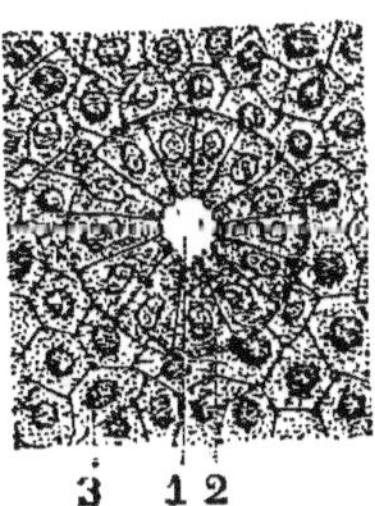

FIG. 100. — Ouverture d'une glande de Lieberkühn.

1. Lumière de la glande. — 2. Cellules épithéliales cylindriques de la glande. — 3. Cellules cylindriques de l'intestin vues de face.

Le corps de la glande, d'une couleur jaunâtre, situé dans le tissu conjonctif sous-muqueux, est formé par des acini de 70 à 140 μ

1. Les glandes de Brunner n'existent que chez les mammifères et chez quelques poissons.

en moyenne. Leurs culs-de-sac ont une *paroi propre* très mince, 1 μ environ, et une couche intérieure de cellules cylindriques muqueuses. Le conduit excréteur traverse la muqueuse; il est formé de tissu conjonctif et entouré de quelques fibres musculaires lisses; il est tapissé par une couche d'*épithélium cylindrique*

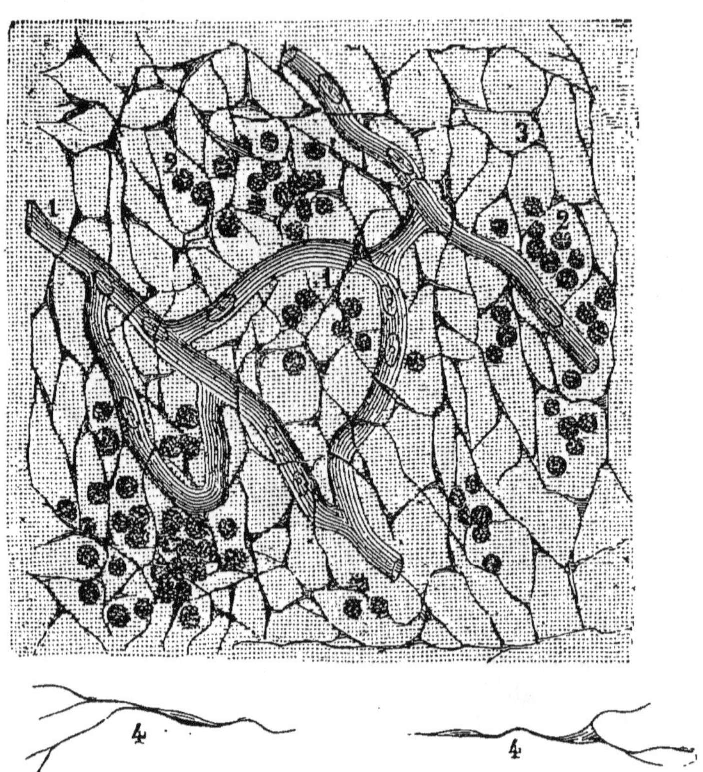

Fig. 101. — Tissu lymphoïde du derme.

1, 1. Capillaires traversant le tissu et pourvus de noyaux. — 2. Amas de cellules lymphatiques. — 3. Réticulum formé par les fibres anastomosées. — 4, 4. Deux cellules conjonctives.

dont les cellules sont moins hautes et moins volumineuses que dans le cul-de-sac. Ce conduit varie de 100 à 250 μ. Tout autour du corps de la glande, il existe des fibres musculaires lisses dépendant de la musculeuse de la muqueuse.

Les glandes de Brunner sécrètent un suc qui a une action toute spéciale sur les graisses. Il les saponifie et les dédouble en acides gras et en glycérine. Ces glandes jouent donc un rôle important dans la digestion intestinale. Elles ne sont comparables ni aux glandes salivaires, ni aux acini pancréatiques, quoi qu'en aient dit certains auteurs.

3° *Organes lymphoïdes.* — Nous l'avons dit en parlant du derme de la muqueuse, His a bien démontré que ce tissu est presque entièrement composé de tissu lymphoïde, adénoïde, c'est-à-dire de substance conjonctive réticulée, contenant des cellules lymphatiques (fig. 101). En certains points de la muqueuse, ce tissu

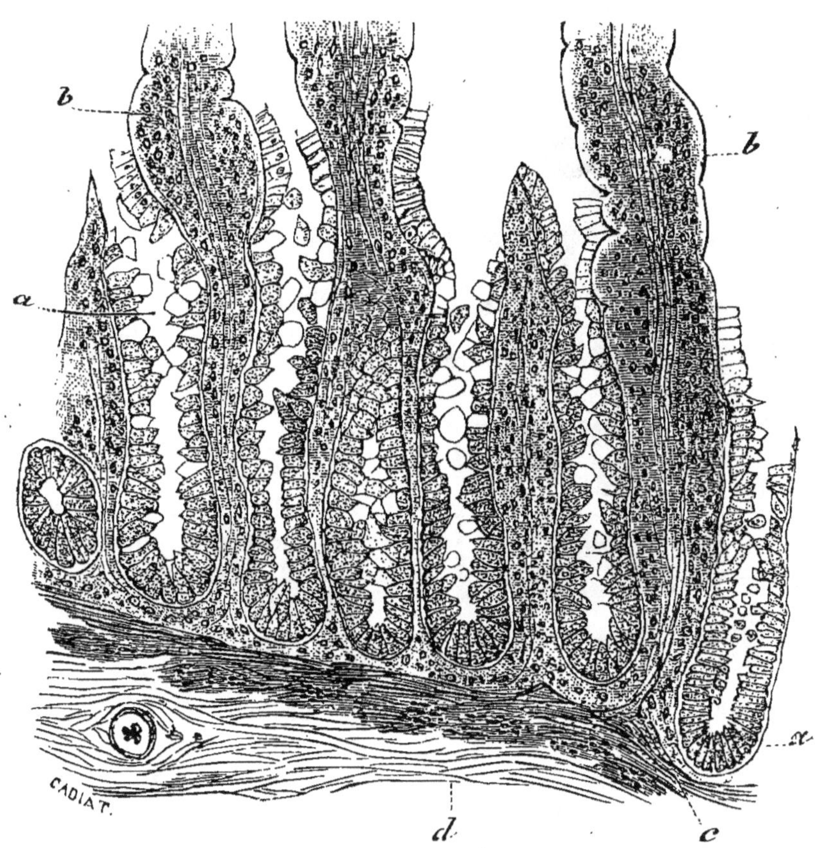

FIG. 102. — Glandes en tube de la muqueuse intestinale d'un supplicié.

a. Glandes avec un épithélium irrégulier, prismatique et granuleux. — *b.* Villosités. — *c.* Musculaire de la muqueuse. — *d.* Tissu conjonctif sous-muqueux. On voit dans les glandes quelques cellules caliciformes.

s'accumule et forme des masses arrondies plus ou moins considérables, qui constituent les follicules clos, isolés ou agminés, de l'intestin grêle. Nous verrons que ces follicules ne diffèrent pas des follicules des ganglions lymphatiques, des follicules du thymus, des follicules des glandes folliculeuses de la bouche et du pharynx. Ils sont tous formés de substance conjonctive réticulée, et contiennent des cellules lymphatiques. Ils ont tous des connexions intimes avec les origines du système lymphatique, et il est probable que les cellules lymphoïdes passent des follicules dans les lymphatiques, pour donner naissance aux corpuscules de la lymphe et du chyle.

Selon qu'ils sont isolés ou réunis dans l'intestin, les follicules lymphoïdes portent le nom de *follicules clos solitaires* ou de *follicules clos agminés* (plaques de Peyer).

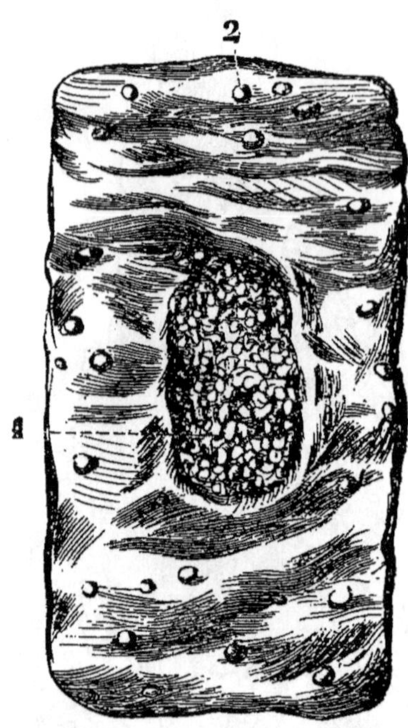

Fig. 103. — Muqueuse intestinale montrant une plaque de Peyer et des follicules clos.

a. Follicules clos solitaires[1]. — Ce sont des corpuscules arrondis, blanchâtres, d'un volume variant entre un quart de millimètre et deux millimètres, situés au-dessous de la muqueuse de l'intestin grêle.

Leur nombre est considérable[2], et leur situation irrégulière. Ils existent dans toute l'étendue de l'intestin grêle et sont beaucoup plus nombreux sur le bord convexe, opposé à l'insertion du mésentère.

Quoiqu'ils soient situés dans l'épaisseur de la muqueuse, la profondeur à laquelle ils se trouvent varie un peu : les uns sont sous-épithéliaux et font saillie dans l'intestin (dans ce cas, ils ne sont recouverts ni par des glandes ni par des villosités) ; les autres sont situés à une certaine profondeur, et leur fond est entouré par le tissu sous-muqueux ; d'autres, enfin, se montrent encore plus profondément et adhèrent à la tunique musculeuse (ceux-ci sont ordinairement recouverts par les villosités, et même par les glandes de Lieberkühn). Souvent, la muqueuse est déprimée au niveau du follicule, et la dépression est entourée par un bourrelet muqueux. Quelques auteurs appellent *cupule* la partie qui fait saillie dans l'intestin ; *base*, l'extrémité opposée qui regarde du côté du

1. Synonymes : *follicules lymphatiques* (Frey) ; *follicules de Peyer* (Leydig).

2. On rencontre des intestins où ils sont, par exception, excessivement rares.

péritoine, et *zone moyenne*, la portion intermédiaire par laquelle deux follicules se touchent lorsqu'ils sont rapprochés.

La surface externe du follicule n'est pas facilement isolable, elle se continue insensiblement avec le réticulum conjonctif du derme de la muqueuse. Quant à la *structure*, elle est exactement la même que celle d'un follicule de ganglion lymphatique : une substance conjonctive réticulée, très serrée à la surface, de manière à former une sorte de membrane, une paroi ; à l'intérieur, un réticulum partant de la paroi et parcourant l'intérieur du follicule [1], réticulum formé par les mêmes éléments que la paroi et se confondant avec elle. C'est le même tissu, plus dense à la surface, plus lâche au centre (de la même manière que la substance spongieuse des os est la même substance que la substance compacte, mais moins serrée). Entre ces éléments, dans la paroi et surtout au centre du follicule, on trouve une quantité prodigieuse de cellules lymphatiques. Parmi ces cellules lymphatiques, plusieurs contiennent de la graisse, surtout au moment de la digestion intestinale. On trouve, en même temps, au centre du follicule, un peu de liquide dans lequel nagent les cellules. La paroi n'est pas une enveloppe spéciale ; c'est un tissu très serré, mais perméable aux cellules.

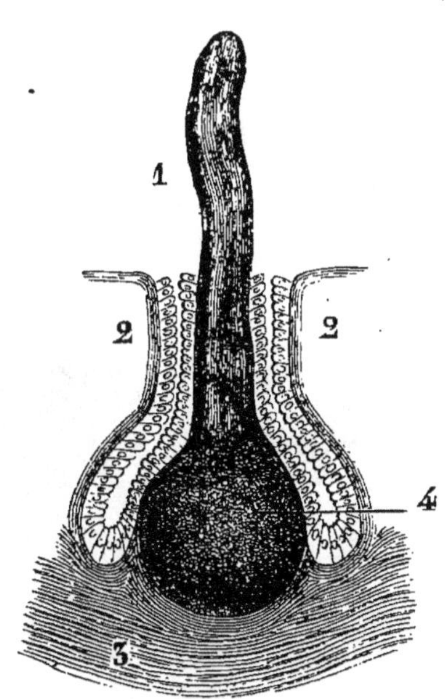

FIG. 104. — Glandes de l'intestin, chez l'oie.

1. Villosité intestinale. — 2, 2. Deux glandes de Lieberkühn. — 3. Tissu réticulé de la muqueuse. — 4. Un follicule de Peyer.

De nombreux *vaisseaux* existent autour des follicules ; ils forment des anneaux vasculaires et se confondent avec les vaisseaux qui vont aux villosités. De ces anneaux partent des capillaires qui pénètrent dans le follicule en rayonnant vers le centre. Le réseau qu'ils forment [2] est très serré, et les vaisseaux qui le constituent sont de 4 à 7 μ.

1. Ce réticulum a été découvert par Billroth.
2. Le réseau capillaire du centre du follicule a été découvert par Ernst et Frey sur les animaux ; Kölliker l'a observé ensuite chez l'homme.

Les follicules clos isolés, ou agminés, affectent les rapports les plus intimes avec le *système lymphatique* ; ils sont entourés, à leur face profonde et sur leurs parties latérales, par de véritables *sinus lymphatiques*. Aussi, Frey les décrit-il comme des ganglions lymphatiques, et leur attribue-t-il les mêmes fonctions (voy. plus loin, *Vaisseaux de l'intestin grêle*).

b. Follicules clos agminés ou *glandes de Peyer* [1]. — Lorsque plusieurs follicules clos se groupent, et qu'ils forment une couche plus ou moins étendue, ils constituent les plaques de Peyer. On comprend donc qu'une glande de Peyer n'est qu'un amas de follicules clos. Nous allons voir, en effet, que la disposition des follicules et leur structure sont les mêmes, qu'ils soient solitaires ou agminés.

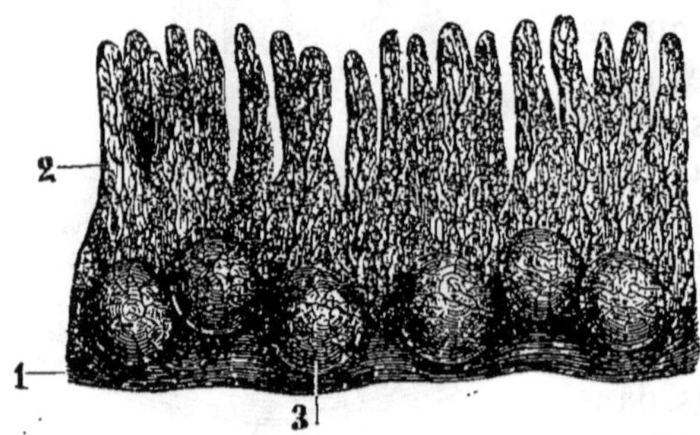

Fig. 105 — Coupe d'une plaque de Peyer.

1. Tissu de la muqueuse. — 2 Follicules lymphoïdes de Peyer. — 3. Villosités intestinales.

Le nombre de ces plaques est variable, 35 à 40 (Sappey), 20 à 30 (Kölliker) ; on peut en observer jusqu'à 60. Comme les follicules clos, les plaques de Peyer sont situées sur le bord convexe de l'intestin grêle, sur le côté opposé à l'insertion du mésentère. Elles occupent le cinquième inférieur de l'intestin grêle, l'iléon ; on en rencontre quelquefois plus haut, jusque dans la portion horizontale du duodénum (Kölliker) [2]. Ces plaques sont ovalaires, et leur grand axe est dirigé suivant la longueur de l'intestin [3]. Leur longueur est fort variable ; il y en a qui n'atteignent pas un centimètre ; on en a vu de 12, 15, 20, et même 30 centimètres (Kölliker) ; on peut admettre, avec Sappey, en moyenne 2 à 10 centimètres : Kölliker dit de 1 à 4 centimètres, ce qui prouve une

1. Synonymes : *plaques de Peyer, glomérules de Peyer, amas de Peyer, glandulæ Peyeranicæ*.

2. On en trouve une aussi dans l'appendice iléo-cæcal ; elle peut causer des accidents particuliers dans la fièvre typhoïde.

3. Chez le lapin, on observe une plaque de Peyer dite *sacculus rotundus*, qui occupe toute la circonférence de l'intestin, à l'extrémité de l'iléon ; on trouve encore des glandes de Peyer à l'entrée du côlon, chez le même animal, et dans le cæcum, chez le cochon d'Inde.

grande variété. Le nombre des follicules contenus dans une plaque peut être évalué de 10 à 60 en moyenne.

Si l'on examine la *structure* d'une plaque de Peyer, on voit que chaque follicule a la structure d'un follicule clos solitaire ; il en a aussi les dimensions, et il offre les mêmes variétés de situation. Lorsque les follicules sont très voisins de l'épithélium, ils ne sont pas recouverts de villosités, la muqueuse est lisse à leur niveau ; s'ils sont un peu profonds, il y a des villosités et même de petits plis anastomosés, variétés que Sappey décrit fort inutilement sous les noms de *plaques lisses* et de *plaques plissées*. Dans les points où les follicules ne sont pas trop pressés les uns contre les autres, il y a des glandes de Lieberkühn, dont on aperçoit les orifices autour des follicules.

Les *vaisseaux* des glandes de Peyer offrent dans chaque follicule la disposition que nous avons signalée plus haut dans les follicules solitaires. Les vaisseaux *lymphatiques* affectent également la même disposition, sur laquelle nous allons revenir en étudiant les vaisseaux de l'intestin grêle.

Vaisseaux sanguins. — L'*artère mésentérique supérieure*, qui se ramifie dans le mésentère, fournit des branches nombreuses qui atteignent l'intestin par son bord concave ou mésentérique. Elles se divisent en deux branches qui se portent sur les deux faces de l'intestin où elles se ramifient en s'anastomosant avec les branches voisines. De plus, le duodénum reçoit des branches de l'*artère pancréatico-duodénale*, branche de la gastro-épiploïque droite, et des rameaux de l'*artère pylorique*, branche de l'hépatique, au niveau de la première portion duodénale.

Les branches terminales de ces artères donnent naissance aux capillaires qui vont s'anastomoser en réseau dans la couche musculaire et dans la muqueuse.

Dans la *couche musculaire*, les capillaires, de 6 à 9 μ environ, forment un réseau serré à mailles rectangulaires caractéristiques.

Nous connaissons déjà les *capillaires des villosités ;* nous avons vu que chaque villosité reçoit une, deux ou trois petites artères, et que le réseau capillaire, extrêmement serré, occupe la surface du tissu de la villosité, de même que les artères et la veine. Le centre de la saillie renferme le chylifère.

Au niveau des *follicules clos* solitaires et des glandes de Peyer, les vaisseaux sont plus nombreux ; les follicules clos sont entourés par de petites artères qui envoient des capillaires vers le centre du follicule.

Autour des *glandes de Lieberkühn*, les capillaires forment un réseau à mailles allongées dans le sens de la glande, comme autour des glandes tubuleuses de l'estomac (capillaires de 6 à 7 μ de diamètre).

Enfin, au niveau des *glandes de Brunner*, la disposition des vaisseaux est la même que dans les glandes salivaires (réseau capillaire à mailles arrondies).

De tous ces points naissent des veinules qui s'anastomosent dans le plexus sous-muqueux et constituent les racines de la *grande veine mésaraïque*, la plus volumineuse des trois racines de la veine porte. Toutes ces veines sont dépourvues de valvules. Une seule branche veineuse accompagne chaque branche artérielle.

Vaisseaux lymphatiques. — Les lymphatiques de l'intestin naissent de deux sources : de la muqueuse et de la couche mus-

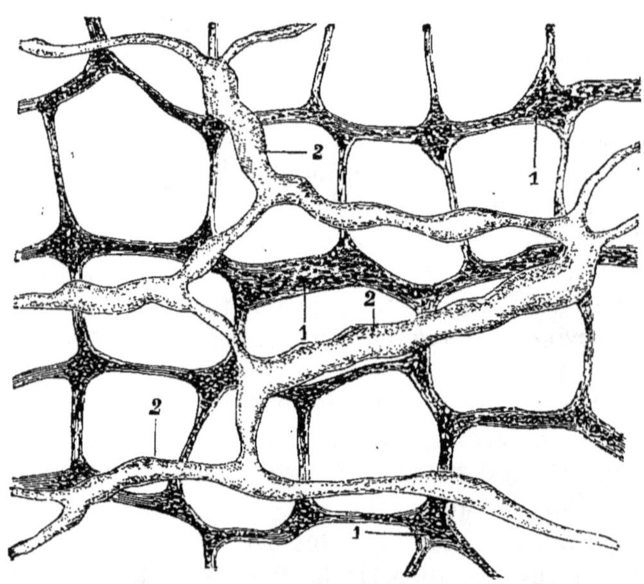

Fig. 106. — Lymphatiques et nerfs de la couche musculeuse de l'intestin.

1, 1, 1. Plexus nerveux myentérique. — 2, 2, 2. Réseau ymphatique interlaminaire d'Auerbach.

culeuse de l'intestin ; ils se portent dans le mésentère en suivant le trajet des vaisseaux sanguins, et traversent les ganglions mésentériques, pour se jeter enfin dans le réservoir de Pecquet, à l'origine du canal thoracique.

Origine des lymphatiques dans la couche musculeuse. — Auerbach a découvert, entre les deux plans de fibres musculaires, un réseau de canaux lymphatiques, qu'il a appelé *réseau interlami-*

naire, accompagnant un plexus nerveux sur lequel nous reviendrons bientôt, le *plexus myentericus* d'Auerbach. Ce réseau lymphatique rapporte la lymphe des couches musculaires de l'intestin. Il est formé par la réunion de plusieurs réseaux lymphatiques plus fins, à mailles allongées et serrées[1], qui se trouvent entre les fibres musculaires longitudinales, et surtout entre les fibres circulaires. Du réseau interlaminaire partent des vaisseaux lymphatiques pourvus de valvules, qui se confondent avec le réseau des lymphatiques venus des villosités.

Origine des lymphatiques dans la muqueuse (chylifères). — Lorsqu'on examine les vaisseaux chylifères, pendant la digestion, au moment où ils sortent de l'intestin grêle, on voit que les plaques de Peyer sont plus volumineuses qu'à l'état normal ; elles sont turgescentes. On constate, en même temps, que les chylifères sont beaucoup plus nombreux au niveau des points où existent ces plaques de Peyer.

Nous avons vu comment le chylifère prend naissance par un cul-de-sac au sommet de la villosité ; nous n'y reviendrons pas. Si l'on examine avec soin ce qui se passe au moment de l'absorption des matières grasses, on aperçoit des particules graisseuses de 1 à 3 μ pénétrer dans les pores du plateau des cellules épithéliales cylindriques, plus particulièrement au sommet de la villosité[2]. Ces molécules pénètrent dans la cellule, qu'elles obscurcissent insensiblement, de la base au sommet ; puis, elles passent dans la substance même de la villosité, et arrivent dans la cavité du chylifère en traversant sa paroi. Cet obscurcissement du sommet de la villosité se fait régulièrement, uniformément ; mais quelquefois, il forme des traînées entre les cellules lymphoïdes du tissu de la villosité. Cette dernière disposition a fait croire à un réseau canaliculé de ce tissu.

Dès que l'absorption a eu lieu, les cellules et la substance de la villosité s'éclaircissent de nouveau, et le chylifère, qui était très facile à apercevoir pendant l'absorption, devient transparent et se confond avec le tissu du voisinage.

Les chylifères traversent les villosités du sommet à la base.

Dans les régions où il n'existe pas de follicules clos solitaires ou de plaques de Peyer, les chylifères, après s'être anastomosés par des branches transversales, de manière à former un réseau superficiel plus ou moins régulier, s'enfoncent dans la muqueuse,

1. Ces capillaires lymphatiques mesurent de 12 à 20 μ.

2. Les graisses ne se dissolvent pas avant d'être absorbées ; elles sont seulement émulsionnées, c'est-à-dire divisées en particules extrêmement ténues.

en passant entre les glandes de Lieberkühn, et viennent former un réseau à canaux étroits dans la partie la plus superficielle du tissu conjonctif sous-muqueux.

De ce réseau sous-muqueux, on voit partir des vaisseaux lymphatiques pourvus de valvules, qui se réunissent à ceux qui naissent du plexus interlaminaire d'Auerbach et se portent dans l'épaisseur du mésentère.

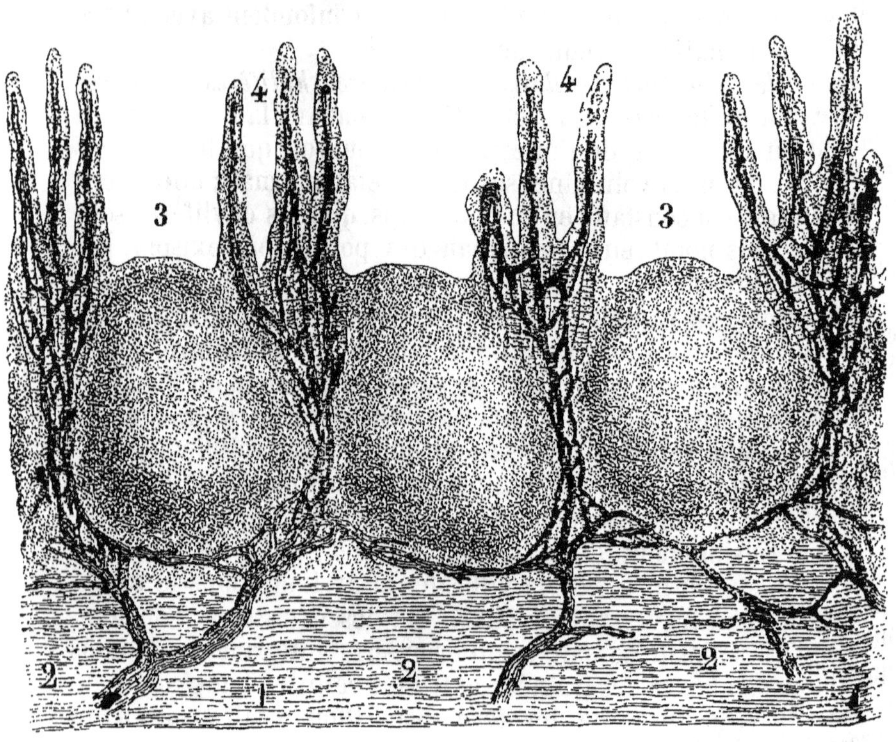

Fig. 107. — Disposition des lymphatiques dans une plaque de Peyer, section verticale.

1, 1. Tissu réticulé. — 2, 2, 2. Canaux lymphatiques prenant leur point de départ dans les sinus lymphatiques qui entourent les follicules. — 3, 3 Follicules de Peyer. — 4, 4. Villosités intestinales avec leurs vaisseaux chylifères. On voit quelques glandes de Lieberkühn entre les follicules de Peyer.

Au niveau des plaques de Peyer et des follicules clos agminés, la disposition des lymphatiques, c'est-à-dire des chylifères, est des plus curieuses. Elle offre la plus grande analogie avec celle qu'affectent les vaisseaux lymphatiques au niveau des ganglions qu'ils traversent. Frey, His, Hyrtl et Teichmann, par des injections multipliées, sont arrivés à démontrer qu'il n'y a pas de vaisseaux lymphatiques dans l'intérieur des follicules clos. Ceux-ci affectent avec les chylifères les mêmes rapports que les follicules des ganglions lymphatiques avec les vaisseaux lymphatiques. On voit, en effet, les chylifères venus des villosités se porter sur les parois des follicules clos, et là former des réseaux qui entourent ces follicules sur les côtés et au-dessous. Au niveau d'un grand nombre de follicules clos, ces réseaux se fusionnent et constituent un véritable sinus lymphatique qui entoure la moitié profonde du follicule. Il résulte de cette disposition qu'une partie du follicule est baignée par le chyle. De ces sinus lymphatiques partent

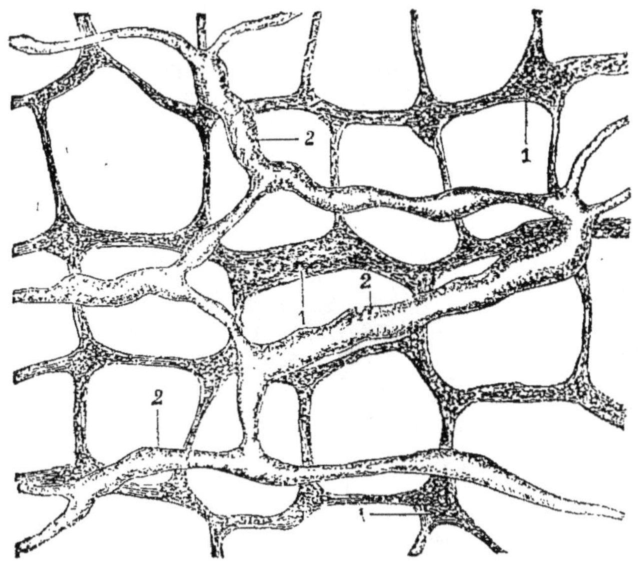

FIG. 108. — Plexus ganglionnaire de l'intestin grêle d'un cochon d'Inde, *plexus myentericus*, d'après Auerbach.

1, 1, 1. Ganglions sur le trajet des nerfs anastomosés en réseau. — 2, 2, 2. Vaisseaux lymphatiques.

des vaisseaux chylifères efférents qui se rendent dans le mésentère, comme ceux que nous avons décrits plus haut.

Les canaux lymphatiques, les sinus dont nous venons de parler et la paroi des culs-de-sac terminaux des chylifères sont tous tapissés par des cellules épithéliales analogues à celles qui forment la paroi des capillaires sanguins (His et Recklinghausen).

La fonction des plaques de Peyer et des follicules clos solitaires, d'après ce qui précède, doit être comparée à celle des ganglions lymphatiques. Il est très probable que les cellules lymphoïdes de ces follicules, sous l'influence de leurs mouvements amiboïdes, passent des follicules dans les sinus lymphatiques, de manière à former les corpuscules du chyle. Il y aurait donc une masse de ganglions lymphatiques disséminés dans le derme de la muqueuse de l'intestin.

Nerfs. — Les nerfs viennent du plexus solaire, formé par la réunion du grand sympathique et du pneumogastrique. Ils se portent à l'intestin grêle sous le nom de *plexus mésentérique supérieur*, et s'accolent aux parois de l'artère de même nom. Ils arrivent aux parois intestinales avec l'artère, et se terminent dans les diverses couches. *On ne sait rien du mode exact de leur terminaison.* Cependant, en 1857, Meissner a découvert, dans la couche de tissu conjonctif sous-muqueux, un riche plexus nerveux contenant de nombreux ganglions, plexus étendu depuis l'estomac jusqu'à l'anus. Presque tous les observateurs ont constaté son existence, et on le désigne aujourd'hui sous le nom de *plexus sous-muqueux de Meissner* (Billroth, Frey, Krause, etc.).

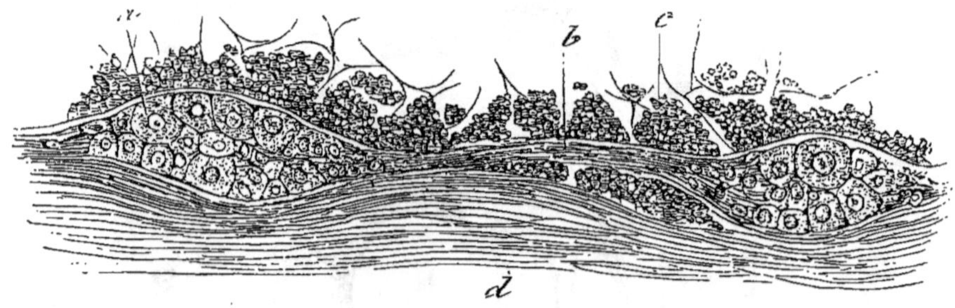

FIG. 109. — Nerfs et ganglions de la couche musculaire de l'intestin de l'homme.

a. Ganglion nerveux. — *b*. Faisceaux de tubes nerveux. — *c*. Couche de fibres musculaires transversales. — *d*. Couche de fibres horizontales.

En 1862, Auerbach a trouvé un autre plexus nerveux entre les deux plans de fibres circulaires et longitudinales de la couche musculeuse : on l'appelle *plexus myentericus d'Auerbach*. Ces deux plexus communiquent par des anastomoses, de sorte qu'ils constituent, pour ainsi dire, un lacis nerveux qui entoure presque toutes les parties de l'intestin (fig. 108).

Ces plexus sont formés par un entre-croisement des fibres nerveuses et un grand nombre de ganglions microscopiques ; on trouve plusieurs centaines de ganglions par pouce carré dans le plexus de Meissner, et plus de deux mille dans le plexus d'Auerbach (Frey).

Les deux plexus ont entre eux une grande analogie ; cependant, le plexus sous-muqueux offre des ganglions moins nombreux et plus volumineux, et un grand nombre de cellules ganglionnaires isolées. Des fibres de Remak partent de ce plexus pour se porter à la couche de fibres musculaires de la muqueuse et aux villosités (on ne sait pas comment elles s'y terminent). Le plexus myentericus se distribue aux deux couches de fibres musculaires de l'intestin ; il s'entre-croise avec le plexus des canaux lymphatiques situé dans la même couche. Les ganglions et les rameaux nerveux de ce plexus ont une disposition réticulée et forment des mailles ; ils semblent percés de trous. Des fibres nerveuses de ce plexus naissent dans les ganglions mêmes.

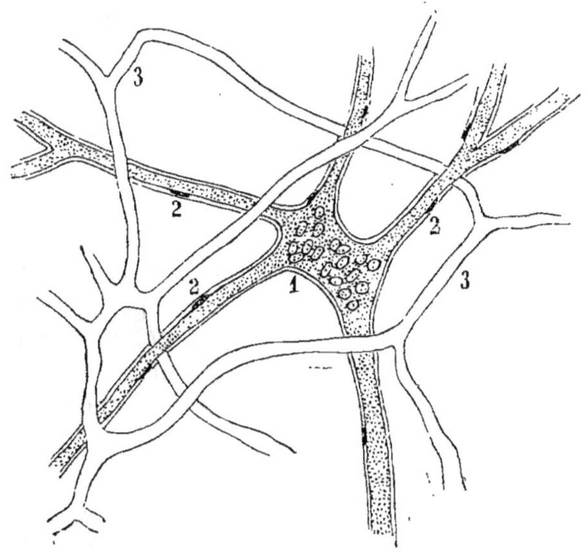

Fig. 110. — Ganglion du tissu cellulaire sous-muqueux de l'intestin grêle, chez un enfant de dix jours. Le tissu a longtemps macéré dans l'acide pyroligneux (Frey).

1. Ganglion. — 2, 2, 2. Troncs nerveux partant du ganglion et noyaux de leur gaine. — 3, 3, 3. Réseau capillaire.

Développement. — L'intestin, formé par le feuillet interne du blastoderme, est primitivement en communication avec la vésicule ombilicale. Puis, la séparation s'opère, et l'intestin est rectiligne. Peu à peu les circonvolutions se forment, mais il en reste souvent une dans l'épaisseur de l'origine du cordon ombilical. L'extrémité supérieure s'abouchera plus tard avec l'œsophage, l'inférieure avec la dépression anale.

Les villosités apparaissent dans le cours du troisième mois sur toute la longueur de l'intestin. Après la naissance, elles s'atrophient sur le gros intestin et sur l'estomac.

Les glandes de Lieberkühn se montrent au quatrième mois, celles de Brunner au cinquième, et les follicules clos du sixième au septième. Les glandes se forment par une végétation des cellules de la face profonde de l'épiderme, comme des bourgeons pleins qui se creusent plus tard d'une cavité.

VI. — Gros intestin.

Le gros intestin est cette portion renflée du tube digestif étendue de l'intestin grêle à l'anus.

Direction. — Après avoir reçu l'intestin grêle à angle presque droit, le gros intestin s'élève verticalement jusqu'au foie ; arrivé là, il se porte à gauche, le long de la paroi abdominale, jusqu'à la rate. Il se dévie de nouveau en ce point et descend verticalement jusqu'à la crête iliaque, au niveau de laquelle il décrit des flexuosités en se dirigeant à droite et en dedans, puis il plonge dans l'excavation pelvienne. La direction générale du gros intestin est telle qu'il embrasse dans son parcours l'intestin grêle tout entier.

Division. — L'origine du gros intestin, un peu renflée dans la fosse iliaque droite, constitue le *cæcum*. La portion suivante, jusqu'au foie, porte le nom de *côlon ascendant;* viennent ensuite le *côlon transverse* et le *côlon descendant*. Au niveau de la fosse iliaque gauche, il constitue le *côlon iliaque* ou *S iliaque*, qui prend le nom de *rectum* dans le petit bassin.

Conformation extérieure. — Le gros intestin n'est point cylindrique et uni comme l'intestin grêle ; il présente, sur la plus grande partie de sa longueur, trois dépressions longitudinales entre lesquelles on voit une série très nombreuse de saillies et de dépressions.

Longueur. — Sa longueur moyenne est, suivant Sappey, de 1 m. 65 c.

Cæcum et valvule iléo-cæcale.

On donne le nom de *cæcum* au cul-de-sac qui constitue l'origine du gros intestin.

Limites. — Il est limité par une ligne horizontale passant par la valvule iléo-cæcale.

Forme. — Il représente une calotte à concavité dirigée en haut et surmontée vers son sommet d'un prolongement ou *appendice cæcal*. Son axe se dirige en haut, en dehors et en arrière.

Situation. — Le cæcum est situé dans la fosse iliaque droite ; il repose sur l'aponévrose iliaque, derrière la paroi abdominale ; il est peu susceptible de déplacement : aussi son développement se fait-il presque toujours sur place. Il est rare de le rencontrer dans les hernies.

Rapports. — Le cæcum est en rapport, en arrière et en bas, avec le muscle psoas iliaque droit ; en avant et en bas, avec l'angle rentrant que forment en se réunissant la fosse iliaque et la paroi abdominale antérieure ; en avant, avec cette même paroi qui est soulevée quand des matières fécales s'accumulent dans le cæcum. Lorsqu'il est peu volumineux, il est en rapport en avant et sur les côtés avec les circonvolutions intestinales.

Tantôt le cæcum repose directement sur le tissu cellulaire de la fosse iliaque, tantôt il en est séparé par le péritoine qui forme quelquefois à ce niveau un repli, *mésocæcum.*

L'*appendice vermiculaire du cæcum* est un petit cordon, vestige du pédicule de la vésicule ombilicale du fœtus ; il est fixé au sommet du cæcum et renversé tantôt d'un côté, tantôt de l'autre. Il est presque toujours appliqué contre le muscle iliaque. Cet appendice, ordinairement creux, communique avec l'intérieur du cæcum par un orifice plus ou moins étroit. Sa longueur varie depuis 4 jusqu'à 10 centimètres.

La valvule *iléo-cæcale*, appelée encore *valvule de Bauhin* et vulgairement *barrière des apothicaires*, est formée par deux replis membraneux limitant un orifice qui fait communiquer l'intestin grêle avec le gros intestin.

En regardant du côté de l'intestin grêle, on voit le calibre de ce conduit diminuer graduellement pour se terminer par une ouverture elliptique au niveau du bord libre de ces replis. Du côté du gros intestin, c'est une ouverture horizontale en forme de boutonnière placée sur la paroi interne du cæcum.

Cette ouverture s'efface lorsque le cæcum se dilate par suite de la superposition des deux lèvres qui la limitent.

Aux extrémités de l'ouverture, on voit une sorte de bride qui semble relier les deux lèvres. Celle que l'on voit en arrière est plus marquée que l'antérieure. On les connait sous le nom de *freins* de la valvule.

Les deux lèvres de cette ouverture ne sont pas situées sur le même plan ; la lèvre supérieure est plus rapprochée de la cavité du cæcum et elle déborde en bas l'ouverture, de sorte qu'une pression venant à agir de l'intérieur du cæcum sur la lèvre supérieure, celle-ci s'applique sur l'inférieure et ferme l'ouverture. Tel est le mécanisme qui empêche les matières de remonter du cæcum dans l'intestin grêle.

Les lèvres de la valvule iléo-cæcale ne sont pas deux membranes séparables de l'intestin ; elles sont formées par un adossement de l'intestin grêle à lui-même, par une sorte d'invagination de l'intestin grêle dans le cæcum. Toutes les parties du tube ne prennent point part à cette invagination. En effet, lorsque, avec un scalpel bien tranchant, on a divisé, en dehors de la valvule, le péritoine et les fibres musculaires longitudinales, si l'on vient à exercer une traction même peu énergique sur l'intestin grêle, on voit les lèvres de la valvule disparaître et l'intestin s'allonger par leur dédoublement. Ce qui veut dire que les parties de l'intestin grêle, qui prennent part à la constitution de la valvule, sont la tunique muqueuse, la tunique celluleuse et les fibres circulaires de la tunique musculaire.

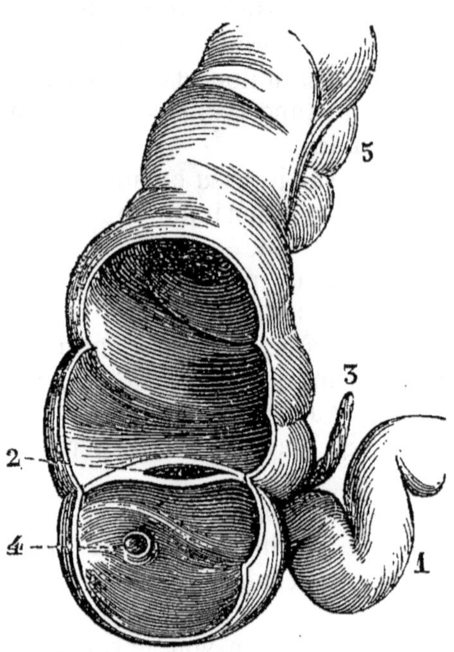

Fig. 111. — Valvule iléo-cæcale et cæcum.

1. Intestin grêle. — 2. Valvule. — 3. Appendice vermiculaire du cæcum. — 4. Orifice de cet appendice dans le cæcum. — 5. Gros intestin.

Côlon ascendant.

Cette portion du gros intestin, limitée en bas par la valvule iléo-cæcale, en haut par la face inférieure du foie, est profondément située dans la région lombaire. Elle est fixée dans cette région par le péritoine qui passe au-devant d'elle, et qui, dans quelques cas, s'adosse à lui-même à la face postérieure du côlon pour former le *mésocôlon ascendant*. Susceptible de dilatation et de rétrécissement, ses rapports varient moins cependant que ceux de beaucoup d'autres portions du tube digestif. Le côlon ascendant est en rapport, en avant et sur les côtés, avec les circonvolutions de l'intestin grêle; en arrière, avec le carré des lombes et le rein droit.

Côlon transverse.

Le côlon transverse ou *arc du côlon* sépare les côlons ascendant et descendant. Il décrit une courbe à convexité antérieure et suit le contour de la paroi abdominale, entre les régions épigastrique et ombilicale.

Il est retenu à la colonne vertébrale par un repli péritonéal extrêmement mince et large, le *mésocôlon transverse*. Il est en rapport, en avant, avec la paroi abdominale, dont il est séparé par les deux feuillets antérieurs du grand épiploon; en arrière, avec l'insertion du mésocôlon transverse; en haut, avec la grande courbure de l'estomac; en bas, avec les circonvolutions intestinales. En outre, le coude qu'il forme avec le côlon ascendant est en rapport, en avant, avec la paroi abdominale; en haut et en arrière, avec la petite tubérosité de l'estomac, la seconde portion du duodénum, la vésicule biliaire. Le coude qu'il forme avec le côlon descendant est en rapport avec la portion gauche du diaphragme et avec la rate.

Côlon descendant.

L'analogue du côlon ascendant, il est limité en haut par le coude qu'il forme avec le côlon transverse, et en bas par la crête iliaque. Le côlon descendant est en rapport, en avant et sur les côtés, avec les anses intestinales, et en arrière avec le rein gauche et le carré des lombes. Le péritoine se comporte à son égard comme avec le côlon ascendant.

Côlon iliaque ou S iliaque.

Il occupe la fosse iliaque du côté gauche. A ce niveau, le gros intestin décrit deux grandes courbures en forme de S, qui sont retenues à la fosse iliaque par un long repli du péritoine, *mésocôlon iliaque.*

Le côlon iliaque est limité par la crête iliaque en haut et la symphyse sacro-iliaque gauche en bas.

Il est très mobile et entre assez souvent dans la composition des hernies. Il présente les rapports suivants : il repose sur l'aponévrose iliaque et le psoas iliaque. Il est recouvert de tous côtés par les circonvolutions intestinales. En outre, il croise les vaisseaux spermatiques et les vaisseaux iliaques du côté gauche; il ralentit ainsi le cours du sang veineux dans ces vaisseaux et contribue à la fréquence des dilatations variqueuses dans ces régions.

Rectum.

Le rectum est la dernière portion du gros intestin, étendue de la symphyse sacro-iliaque gauche à l'anus.

Dissection. — Le rectum réclame une préparation particulière. La meilleure manière de montrer sa direction et ses rapports consiste à désarticuler les symphyses pubienne et sacro-iliaque d'un côté. On enlève l'os coxal et le membre inférieur du côté de la symphyse sacro-iliaque désarticulée, en ayant soin de fendre les parties molles du périnée à égale distance de la ligne médiane et de la racine du membre enlevé. On aperçoit un côté d s organes contenus dans le petit bassin ; il suffit ensuite d'enlever les débris de muscles, et de préparer la cavité des organes creux du petit bassin en les remplissant de crin. On doit injecter la vessie et s'opposer à l'issue du liquide.

Longueur. — Sa longueur est, en moyenne, de 20 centimètres.

Direction. — Sa cavité est toujours fermée, comme celle de l'œsophage et celle de l'urèthre, à moins qu'il ne contienne des matières fécales. Il décrit dans son trajet des courbures latérales et des courbures antéro-postérieures.

Il décrit deux courbures antéro-postérieures : une concave en avant, moulée sur celle du sacrum; une autre concave en arrière, embrassant le coccyx par sa concavité. Des deux courbures latérales, la supérieure, plus marquée, est concave à gauche; l'inférieure, située à la partie inférieure du sacrum et peu marquée, présente une concavité droite.

Calibre. — Les diamètres du rectum se réduisent à peu de chose lorsque cet intestin est vide; il peut ne pas dépasser alors le calibre de l'intestin grêle; mais lorsqu'il se dilate par suite de l'accumulation des matières fécales, il déplace les organes voisins, les refoule et peut envahir la presque totalité de l'excavation pelvienne. Cet état, habituel chez beaucoup de sujets, gêne singulièrement le jeu des organes qui sont contenus avec le rectum dans l'excavation pelvienne.

Division. — On a l'habitude de diviser le rectum en trois portions. Cette division me paraît irrationnelle et ne repose sur aucune considération importante. J'aime mieux, — et il y aura ici un grand intérêt pratique, — diviser le rectum en deux portions : une supérieure, recouverte par le péritoine, et une inférieure, dépourvue de cette séreuse. Il n'est pas inutile d'indiquer la longueur de ces deux portions, qui diffèrent dans les deux sexes. Les auteurs ne s'accordent pas à ce sujet. Selon Sappey, la distance qui sépare l'anus du cul-de-sac péritonéal serait de 5 à 6 centimètres chez l'homme et de 6 centimètres chez la femme. Cette distance serait de 2 à 3 pouces pour Velpeau, de 4 pouces selon Lisfranc, Sanson et Malgaigne. Richet admet 10 centimètres. Il est probable que ces observateurs n'ont pas tous opéré leurs recherches dans les mêmes conditions, et il est utile de savoir que l'embonpoint du sujet augmente considérablement la distance qui sépare l'anus du cul-de-sac péritonéal. L'état de vacuité ou de plénitude de la vessie est aussi une des causes qui font varier le point où se trouve le cul-de-sac péritonéal.

Rapports. — 1° *Portion supérieure ou péritonéale.* — Cette portion, qui comprend la plus grande partie de la première courbure antéro-postérieure du rectum, est en rapport, en avant, avec le péritoine qui la sépare de la vessie chez l'homme, de l'utérus et du vagin chez la femme. Le péritoine forme là un cul-de-sac plus spacieux chez l'homme, dans lequel viennent s'accumuler les anses intestinales. Sur les côtés, il est en rapport

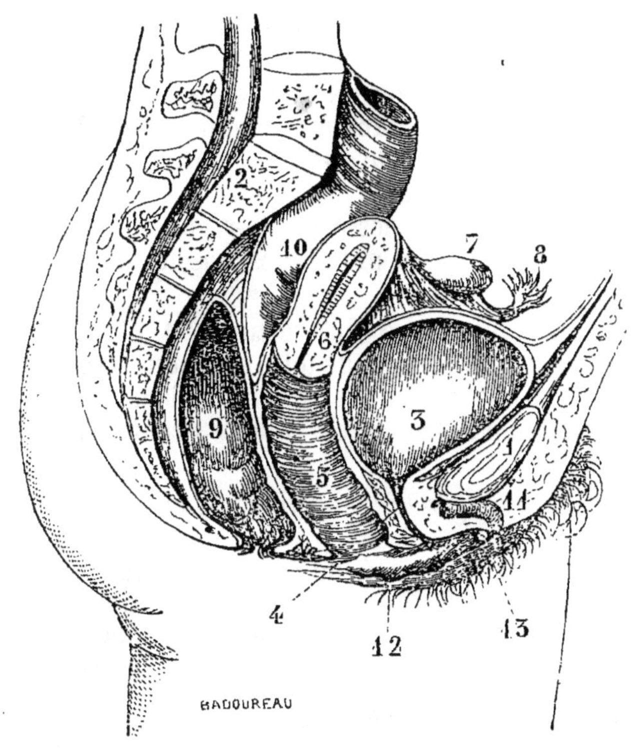

Fig. 112. — Coupe antéro-postérieure du bassin, montrant les rapports du rectum chez la femme.

1. Pubis. — 2. Sacrum. — 3. Vessie. — 4. Urèthre. — 5. Vagin. — 6. Utérus. — 7. Ovaire. — 8. Trompe de Fallope. — 9. Rectum. — 10. Cul-de-sac péritonéal recto-vaginal. — 11. Mont de Vénus. — 12. Grande lèvre. — 13. Partie supérieure de la nymphe gauche et clitoris.

aussi avec le péritoine, qui remonte insensiblement jusqu'à la partie postérieure, où il s'adosse à lui-même pour former le *mésorectum*. En arrière, il est en rapport avec le sacrum, l'artère sacrée moyenne, et, lorsqu'il est fortement dilaté, avec le muscle pyramidal et le plexus sacré. Un tissu cellulaire lâche et chargé de graisse le sépare du sacrum.

2° *Portion inférieure.* — Ses rapports varient chez l'homme et chez la femme.

Chez l'homme, la portion inférieure du rectum est en rapport, en avant et de haut en bas, avec le bas-fond de la vessie, les vésicules séminales, la prostate et une partie de la portion musculeuse de l'urèthre; en arrière, avec le sommet du sacrum, la face antérieure et la pointe du coccyx; sur les côtés et de haut en bas, avec le tissu cellulaire sous-péritonéal et le muscle releveur de l'anus qui sépare le rectum de la fosse ischio-rectale. La partie la plus inférieure du rectum est située au milieu des muscles du périnée et entourée par le sphincter externe de l'anus (voy. *Périnée*).

Chez la femme, la portion inférieure du rectum est en rapport, en avant, avec le vagin, dans une grande partie de son étendue, où il constitue la cloison recto-vaginale; en arrière, avec le sacrum et le coccyx; sur les côtés, avec le muscle releveur de l'anus qui sépare le rectum de la fosse ischio-rectale. A son extrémité anale, le rectum plonge au milieu des muscles du périnée, comme chez l'homme.

La courbure inférieure du rectum est plus marquée chez l'homme que chez la femme, de telle sorte que l'anus de l'homme est situé à 1 centimètre et demi au-devant de la pointe du coccyx, tandis que celui de la femme est situé à 3 centimètres.

Structure du gros intestin.

Le gros intestin est formé de quatre couches superposées, qui sont, en procédant de dehors en dedans : tunique séreuse, tunique musculaire, tunique celluleuse, tunique muqueuse. Des vaisseaux et des nerfs complètent cette structure.

Couche séreuse. — Le péritoine se comporte avec le gros intestin d'une façon telle qu'il faut l'examiner sur tous les points:

1° Sur le cæcum, nous avons vu que le péritoine passe au-devant du cæcum, et l'applique contre la fosse iliaque. Dans quelques cas, il forme un *mésocæcum*. 2° De même, sur les côlons ascendant et descendant, le péritoine passe au-devant de lui, l'applique contre le rein et lui forme quelquefois un *mésocôlon* ascendant ou descendant. 3° Le côlon transverse est complètement entouré par le péritoine, qui forme en arrière de lui le *mésocôlon* transverse, et en avant les deux feuillets postérieurs du grand épiploon. 4° Au niveau du côlon iliaque, l'intestin est complètement entouré du péritoine, qui forme le *mésocôlon* iliaque. 5° Enfin, au niveau du rectum, le péritoine ne recouvre que les deux tiers supérieurs de cet organe.

Sur toute l'étendue du gros intestin on voit, plus ou moins

développés, surtout chez les personnes qui ont de l'embonpoint, de petits paquets jaunâtres; ce sont des paquets graisseux qui soulèvent le péritoine : ils sont connus sous le nom d'*appendices épiploïques*.

Couche musculaire — Formée de deux ordres de fibres, les unes longitudinales et superficielles, les autres circulaires et profondes. Les dernières forment une couche régulière dans toute l'étendue de l'intestin, si ce n'est au niveau du rectum. Les autres forment trois bandelettes (2, 2, 2, fig. 113) qui semblent prendre naissance au niveau de l'appendice vermiculaire du cæcum. Ces trois bandelettes divergent : l'une se porte sur la

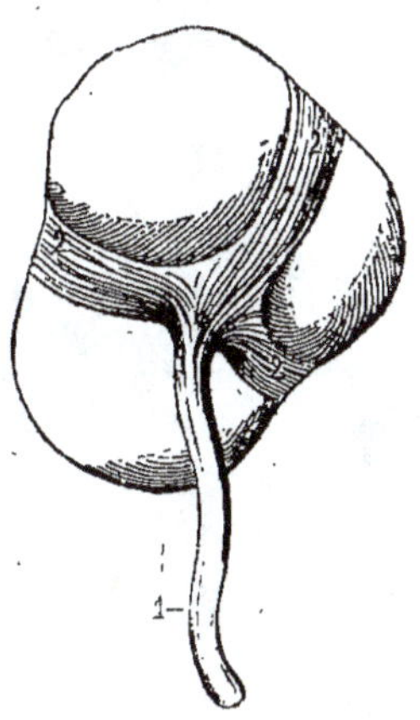

FIG. 113. — Cæcum et appendice iléo-cæcal. On voit les trois bandelettes de fibres musculaires longitudinales partir de l'appendice iléo-cæcal.

face antérieure du cæcum et du côlon ascendant, les deux autres sont situées de chaque côté de la face postérieure. Elles continuent leur trajet sur le côlon transverse et sur le côlon descendant. Arrivées au côlon iliaque, on peut à peine distinguer ces bandelettes, qui forment une couche uniforme au niveau du rectum. Leur longueur est beaucoup moindre que celle du gros intestin, cependant elles s'étendent d'une extrémité à l'autre de ce tube. Il fallait, pour que l'adhérence de ces bandes à l'intestin se fit dans toute l'étendue, que celui-ci fût plissé, et c'est ce qui a lieu; il se plisse de telle sorte qu'au niveau de ces bandelettes l'intestin présente des lignes aplaties, longitudinales, au nombre de trois, entre lesquelles on voit trois séries de bosselures et de dépressions, résultant de ce plissement, qui ne se montre pas dans les dernières portions du gros intestin.

Couche celluleuse. — Analogue à celle de l'intestin grêle, elle réunit la musculeuse à la muqueuse.

Couche muqueuse. — Comme celle de l'intestin grêle, la

muqueuse du gros intestin offre à étudier l'épithélium, le derme et les glandes. On y trouve également une couche musculeuse.

Épithélium. — Les cellules épithéliales, qui recouvrent la muqueuse du gros intestin, sont *cylindriques* et *caliciformes*, comme dans l'intestin grêle.

Derme. — Le derme de la muqueuse est constitué, dans sa couche profonde, par la couche de fibres musculaires de Brücke (fibres longitudinales et transversales), couche de 29 μ d'épaisseur selon Brücke, plus mince chez l'homme que chez la plupart des animaux. Dans toutes ses autres parties, le derme est formé de

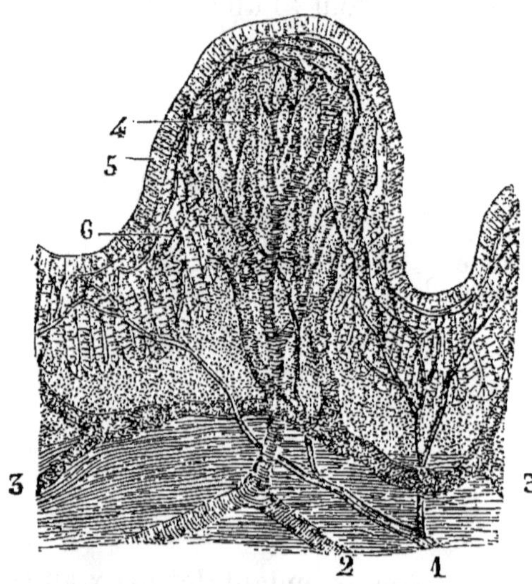

Fig. 114. — Coupe verticale d'une papille du côlon chez le lapin.

1. Veine. — 2. Artère. — 3. Lymphatiques. — 4. Culs-de-sac formés par les lymphatiques. — 5. Épithélium de la papille. — 6. Glandes en tube (Frey).

tissu lymphoïde, c'est-à-dire de tissu conjonctif réticulé contenant des cellules lymphoïdes dans son réticulum, absolument comme dans l'intestin grêle. Le derme de la muqueuse offre une épaisseur intermédiaire à celle du derme de l'intestin grêle (demi-millimètre), et à celle du derme de la muqueuse stomacale (un millimètre environ). Le derme de la muqueuse, dans le gros intestin, ne forme pas de villosités.

Glandes. — On observe des glandes en tube de Lieberkühn, qui offrent la même forme que celles de l'intestin grêle ; elles sont seulement un peu plus évasées dans leur partie profonde et un peu plus longues. Leur longueur est d'un demi-millimètre (150 μ selon Sappey, chiffre trop faible certainement) ; leur largeur est de 150 μ environ. Leur structure est identique à celle des glandes en tube de l'intestin grêle. On les rencontre depuis la valvule iléo-cæcale jusqu'à l'anus, et leur nombre est tellement considérable qu'elles se touchent presque partout.

Les *follicules clos solitaires* ressemblent aux follicules de Peyer isolés de l'intestin grêle ; c'est le même tissu lymphoïde, plus dense à la surface du follicule. Ils sont un peu plus volumineux que ceux de l'intestin grêle, 1 millimètre 1/2 à 3 millimètres, et déterminent, par conséquent, une saillie à la surface intestinale. Leur partie profonde repose souvent sur la tunique musculeuse ; leur partie superficielle fait saillie et offre une dépression de la muqueuse, autour de laquelle on voit les glandes en tube former une couronne (fig. 115, 5). Il est facile de prendre cette dépression pour une ouverture de glande ; mais, si l'on examine le fond, on aperçoit le sommet du follicule.

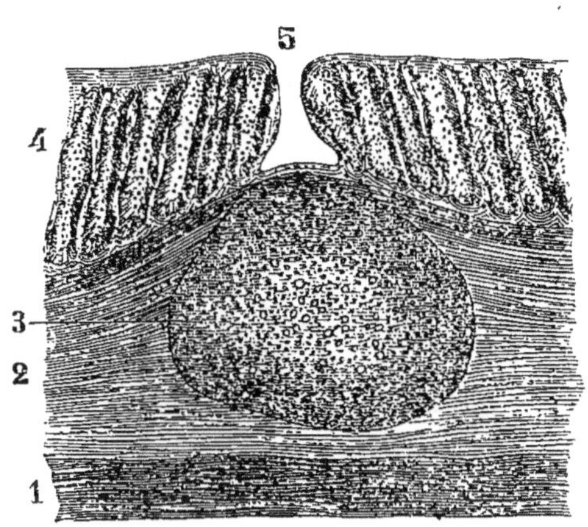

Fig. 115. — Follicule solitaire du côlon d'un enfant.

1. Fibres musculaires. — 2. Tissu sous-muqueux. — 3. Follicule. — 4. Glandes en tube. — 5. Dépression de la muqueuse au-dessus du follicule (Grossissement, 45).

Les follicules sont nombreux ; on les observe en grand nombre dans le cæcum et dans le rectum, et surtout dans l'appendice vermiculaire du cæcum.

Il n'existe pas de plaques de Peyer dans le gros intestin.

Artères. — Les artères du gros intestin viennent de plusieurs sources. La mésentérique supérieure fournit les artères côliques droites au cæcum, au côlon ascendant et à la moitié droite du côlon transverse. La mésentérique inférieure fournit les artères côliques gauches à la moitié gauche du côlon transverse, au côlon descendant, au côlon iliaque et à la partie supérieure du rectum (fig. 116).

Veines. — Les veines du gros intestin, nées de la muqueuse et aussi des autres couches, se divisent en deux groupes ; celles de la moitié droite se jettent dans la grande veine mésaraïque, tandis que celles de la moitié gauche se jettent dans la petite veine mésaraïque. Ces veines constituent deux des principales origines de la veine porte.

Lymphatiques. — Les vaisseaux lymphatiques ont été peu étudiés, et dans cette région leur injection est difficile. On a pu les distinguer dans leur trajet à côté des vaisseaux sanguins.

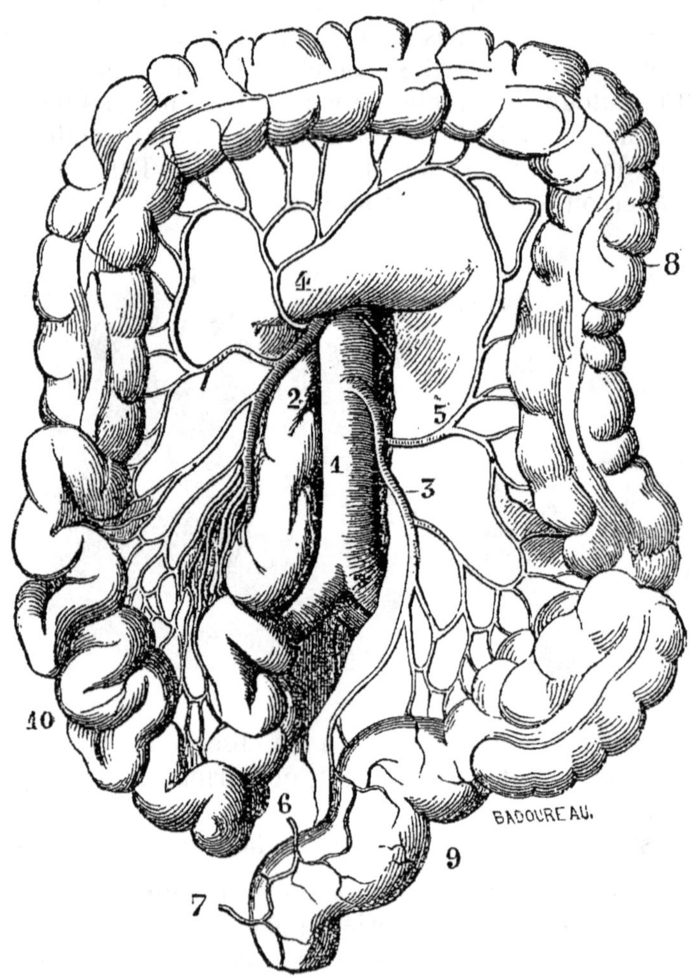

Fig. 116. — Vaisseaux du gros intestin.

1. Aorte. — 2. Mésentérique supérieure. — 3. Mésentérique inférieure. — 4. Côlique supérieure droite. — 5. Côlique supérieure gauche. — 6. Hémorrhoïdales supérieure et moyenne. — 7. Hémorrhoïdale inférieure. — 8. Gros intestin. — 9. Rectum. — 10. Intestin grêle cachant le cæcum.

Nerfs. — Les nerfs arrivent au gros intestin par l'intermédiaire des artères. Le plexus mésentérique supérieur fournit à la moitié droite du gros intestin, et le plexus mésentérique inférieur à la moitié gauche. On ne connait pas le mode de terminaison de ces nerfs; on sait seulement qu'ils forment, comme dans l'intestin grêle, deux plexus étendus du cæcum à l'anus.

Structure du rectum.

Le rectum présente les mêmes tuniques que le gros intestin; seulement elles offrent ici quelques modifications.

Couche séreuse. — Le péritoine, formant la couche séreuse, n'en recouvre que les deux tiers supérieurs; il se porte ensuite sur ses côtés, en remontant, pour venir s'adosser à lui-même à la partie postérieure du rectum et former le *mésorectum.*

Couche musculaire. — Les fibres musculaires qui forment cette couche sont, les unes superficielles et longitudinales, les autres profondes et circulaires.

Les premières font suite à celles du côlon iliaque et se dirigent vers l'anus en formant deux bandelettes : l'une assez large sur la face antérieure du rectum, l'autre grosse et épaisse sur sa face postérieure. Arrivées à la partie inférieure du rectum, ces fibres se termineraient, selon Sappey, de la manière suivante : les plus profondes arrivent à l'anus et se fixent à la face profonde de la peau de la région anale, soit directement, soit après avoir traversé le muscle sphincter externe de l'anus. Les fibres longitudinales du rectum, moins profondes que les précédentes, se continuent de chaque côté du rectum avec les fibres du muscle releveur de l'anus, de manière à former avec ces muscles des anses à concavité supérieure. Quelques-unes se continuent avec la portion musculeuse de l'urèthre. Enfin, les plus superficielles se terminent ainsi : en arrière, elles forment un faisceau qui se redresse en haut pour s'insérer au sommet du sacrum : c'est le *faisceau rétracteur de l'anus;* en avant, quelques-unes se fixent à l'aponévrose prostato-péritonéale; sur les côtés, certaines fibres s'insèrent à l'aponévrose périnéale profonde.

Les fibres circulaires du rectum forment une forte couche non interrompue sur toute la longueur du rectum et d'inégale épaisseur. Les points épaissis sont appelés sphincters.

Le plus important de ces sphincters est, sans contredit, le *sphincter interne*, situé en dedans du sphincter externe. dont la description appartient à celle du périnée. Ce muscle a une hauteur moyenne de 4 centimètres. Il n'a pas de limite précise en haut, où il se confond insensiblement avec les fibres circulaires du rectum ; en bas, il est limité par une ligne circulaire qui sépare la peau de la muqueuse. Indépendamment du sphincter interne, dont l'existence est constante, nous trouvons un prétendu *sphincter supérieur,* étudié par Nélaton, et celui qu'a décrit O'Beirne. Nélaton a dit que fréquemment, au niveau de la base de la prostate, à 6 ou 8 centimètres au-dessus de l'anus, on rencontre un épaississement de fibres circulaires de 3 à 4 millimètres d'épaisseur. Ce sphincter supérieur serait rarement complet. Le plus souvent, il n'occupe que la moitié ou les 3/4 de la circonférence du rectum ; et dans quelques cas, au lieu d'un seul faisceau, on en trouve deux, trois ou quatre superposés, que l'on peut étudier en renversant le rectum sur lui-même et en disséquant du côté de la muqueuse. C'est au niveau de ce sphincter supérieur que siègent ordinairement les rétrécissements pathologiques du rectum. Quant au sphincter supérieur d'O'Beirne, cet auteur a décrit comme tel des fibres circulaires qui siègent sur le tiers supérieur du rectum, et qui sont ordinairement un peu plus épaisses que sur le reste de cet intestin. Selon lui, ce sphincter aurait pour usage de retenir les matières fécales qui s'accumulent dans l'S iliaque. Ces fibres circulaires limitent la partie supérieure de l'*ampoule rectale.* (On appelle ainsi une portion du rectum un peu plus large et surtout plus dilatable que les autres, siégeant vers la partie moyenne du rectum, où les fibres circulaires sont moins accusées que sur les autres points.) Ces faisceaux musculaires signalés par ces deux savants ne méritent nullement le nom de sphincters.

Couche celluleuse. — Elle fait suite à celle du côlon iliaque; vers la partie inférieure, son adhérence est plus faible, de sorte qu'à ce niveau la muqueuse rectale se détache facilement et se laisse entrainer au dehors.

Couche muqueuse. — La muqueuse rectale présente les caractères généraux de la muqueuse du gros intestin. Elle en diffère cependant par quelques points. Elle est pourvue de glandes plus volumineuses que le reste de la muqueuse. On trouve deux espèces de replis vers la partie inférieure : les uns, verticaux, partent de l'anus et remontent à quelques centimètres, pour se perdre insensiblement sur la muqueuse; ils sont connus sous le nom de *colonnes de l'anus.* Au niveau même de l'anus, à l'extrémité inférieure de ces colonnes muqueuses, on trouve, à 1 centimètre de l'ouverture, plusieurs replis muqueux qui ont une certaine analogie avec les valvules sigmoïdes de l'aorte et dont la concavité regarde en haut : ce sont les valvules *semi-lunaires* du rectum, qui forment là une couronne très régulière sur la limite de la peau et de la muqueuse. On trouve fréquemment sur la muqueuse du rectum, vers l'épaississement que Nélaton désigne sous le nom de *sphincter supérieur,* un repli muqueux circulaire, souvent incomplet, que quelques anatomistes désignent sous le nom de *valvule de Houston*. Au niveau de l'anus, la muqueuse rectale se continue directement avec la peau, et à ce niveau son épithélium se rapproche de la structure de l'épiderme.

Vaisseaux et nerfs. — 1° *Artères*. — Les artères du rectum, appelées hémorrhoïdales, sont au nombre de trois de chaque côté. Les hémorrhoïdales supérieures, qui se rendent à la partie supérieure et postérieure du rectum, sont deux branches terminales assez volumineuses de la mésentérique inférieure. Les hémorrhoïdales moyennes, variables pour le nombre et le volume, étudiées avec soin par Dolbeau, sont, en général, très petites et proviennent de l'artère iliaque interne. Les hémorrhoïdales inférieures, peu volumineuses, mais très nombreuses ordinairement, sont fournies par la honteuse interne au moment où elle s'applique à la face interne de l'ischion. Toutes ces artères traversent les tuniques musculeuse et celluleuse, auxquelles elles abandonnent quelques rameaux, et se terminent dans la muqueuse.

2° *Veines*. — Les veines du rectum, veines *hémorrhoïdales*, sont nombreuses et volumineuses à leur origine. Au niveau de la partie inférieure du rectum, elles s'anastomosent avec quelques branches veineuses qui vont se jeter dans la veine iliaque interne ; mais presque toutes remontent le long du rectum et se jettent dans la veine porte. Dans le tiers inférieur du rectum, il existe un réseau veineux sous-muqueux, situé dans la tunique celluleuse même de cet intestin : c'est le *plexus hémorrhoïdal*. Au niveau de ce plexus hémorrhoïdal, on trouve, d'après Durey, de petites ampoules qui reçoivent, d'une part, les branches des veines hémorrhoïdales supérieures, dépendant du *système porte* ; d'autre part, les veines hémorrhoïdales inférieures, appartenant au *système cave*, s'y rendent également, de sorte que les deux systèmes communiquent par le plexus hémorrhoïdal.

3° *Lymphatiques*. — Étudiés surtout par Sappey, les vaisseaux lymphatiques du rectum naissent en grand nombre de la muqueuse, et vont se jeter dans de nombreux ganglions situés sur les faces postérieure et latérales du rectum, le long des vaisseaux hémorrhoïdaux supérieurs. Ces ganglions forment une chaîne qui se continue avec celle de la région lombaire.

4° *Nerfs*. — Les nerfs du rectum viennent du grand sympathique et des nerfs de la vie animale. Ce conduit reçoit le plexus hémorrhoïdal supérieur et une partie du plexus hypogastrique.

ARTICLE SECOND

ANNEXES DU TUBE DIGESTIF.

Par annexes du tube digestif, on entend un certain nombre d'organes glanduleux situés sur le trajet du canal intestinal, et destinés à verser dans sa cavité des liquides qui servent à l'élaboration des substances alimentaires.

Nous y trouvons les glandes salivaires, les amygdales, le foie, la rate et le pancréas.

I. — Glandes salivaires.

Les glandes salivaires sont des glandes en grappe composées, situées au voisinage de la bouche et destinées à fournir la *salive*. Les unes sont placées sous les muscles de la cavité buccale : on les appelle *intra-pariétales* ou *glandes muqueuses ;* les autres, situées en dehors de cette cavité, sont appelées *extra-pariétales*. Les premières ont été étudiées avec la muqueuse buccale : ce sont des lobules isolés de glandes salivaires disséminés à la face profonde de la muqueuse. Nous nous occuperons des autres, qui sont au nombre de trois, de chaque côté de la ligne médiane : la glande *sublinguale*, la glande *sous-maxillaire* et la glande *parotide*. Ces trois glandes forment au niveau du maxillaire inférieur une chaine presque continue. Elles ont une structure identique, et elles concourent toutes à la formation de la salive mixte. J'indiquerai d'abord la structure de toutes les glandes salivaires.

Dissection. — *Parotide*. Pour la mettre à découvert, on fait une incision cutanée le long de l'arcade zygomatique ; une autre, parallèle à celle-ci, au niveau de l'angle de la mâchoire, et une troisième qui les réunit en passant verticalement à trois centimètres en avant du masséter. On dissèque en arrière le lambeau ainsi circonscrit, et on enlève en même temps le pavillon de l'oreille. La glande devient aussitôt visible ; le conduit qui s'en détache en avant est superficiellement situé sur le masséter, en sorte qu'il faut enlever la peau avec précaution pour ne pas le couper. Au-devant du masséter, le conduit s'enfonce dans un paquet graisseux que l'on enlève peu à peu, et il traverse ensuite le buccinateur ; on ne le poursuivra pas plus loin. On sépare alors la glande des parties environnantes, et on ne la laisse attachée qu'à sa partie supérieure. On fera bien de ménager la veine faciale qui passe par-dessus la glande et l'artère carotide qui la traverse ; le nerf facial qui y entre au-devant de l'apophyse mastoïde sera également conservé en rapport avec la glande. Il est ordinairement assez difficile de voir dans la bouche l'orifice du conduit ; pour le trouver plus aisément, on fait dans le conduit de Sténon une petite incision par laquelle on introduit une soie de porc que l'on fait glisser en avant, où elle ressort facilement par l'orifice buccal ; on peut alors faire rétrograder le bout opposé de la soie jusque dans la glande même, pour étudier la naissance du conduit.

La *glande sous-maxillaire* est en grande partie visible entre les deux ventres du digastrique et la mâchoire, dès que la peau et le peaucier sont détachés ; pour préparer son conduit, qui est souvent difficile à trouver parce qu'il ressemble assez à une artère, on sépare de la mâchoire le ventre antérieur du digastrique, et l'on incline un peu la glande en bas et en arrière, tout en la conservant en rapport avec l'artère faciale, qui est souvent logée dans une gouttière de la glande, et qui lui donne des rameaux. Le conduit de Warthon se détache de la face interne de la glande, un peu vers l'extrémité antérieure, tout près de l'endroit où elle reçoit un filet du nerf lingual, que l'on conserve. On sépare le mylo-hyoïdien de la mâchoire pour voir la continuation du conduit, dans lequel on introduit ensuite une soie, comme nous l'avons indiqué pour la parotide.

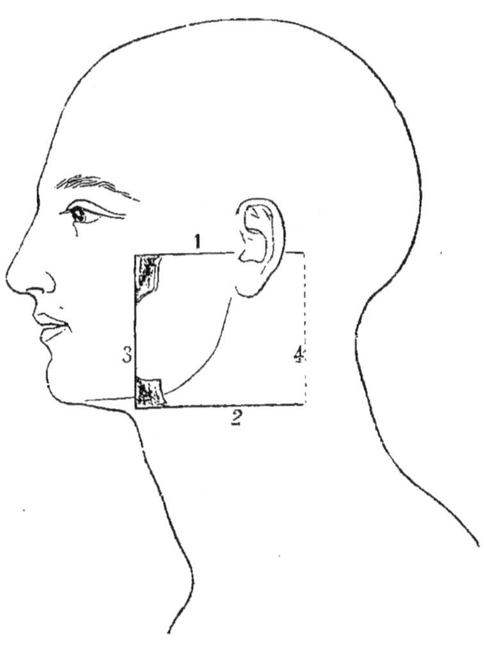

FIG. 117.

Dès que le muscle mylo-hyoïdien est détaché de la mâchoire, la *glande sublinguale* se voit au-devant de la glande sous-maxillaire, à laquelle elle est quelquefois unie. Les conduits excréteurs étant extrêmement fins, on tâchera de les rendre apparents, en recherchant leurs orifices à côté du frein de la langue, et en y introduisant des soies déliées.

Structure des glandes salivaires.

Toutes ces glandes offrent la même structure : ce sont des glandes en grappe composées, comme la mamelle, la glande lacrymale, etc. Nous étudierons le tissu glandulaire, c'est-à-dire la portion sécrétante, les canaux excréteurs, les vaisseaux et les nerfs.

Tissu glandulaire. — Le tissu glandulaire, le corps de la glande, prend une forme irrégulière en se moulant sur les organes de voisinage. Il est entouré par du *tissu conjonctif* plus ou moins lâche, qui envoie des cloisons de plus en plus minces entre les diverses portions ou lobules de la glande. Le tissu conjonctif qui entoure la parotide est une vraie membrane fibreuse, contenant quelques rares fibres élastiques.

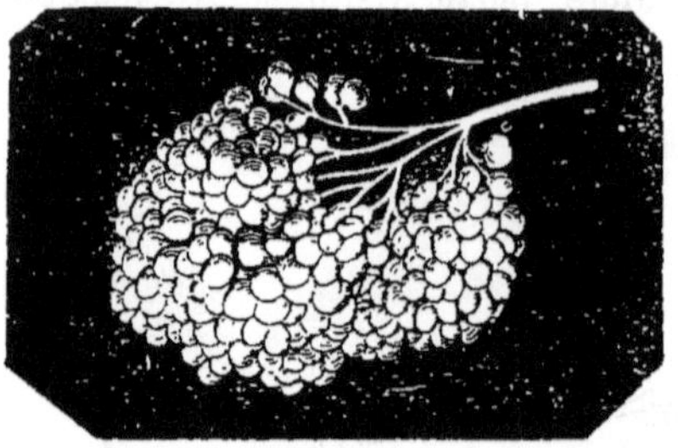

Fig. 118. — Figure schématique, lobe de glande salivaire.

En examinant à l'œil nu la surface de ces glandes, on y voit des saillies, des grains qui constituent les grains glanduleux de la glande; ces grains, ou *acini*, fournissent un petit tube qui s'unit à des tubes voisins pour donner naissance à un lobule.

Les grains, ou *acini*, représentent la *portion sécrétante* de la glande salivaire; les tubes dans lesquels ils s'abouchent en constituent la *portion excrétante*.

1° *Portion sécrétante*. — Elle est représentée par l'assemblage des acini. Il nous suffira d'isoler un acinus et d'en faire l'étude histologique, pour connaître la structure de toute la portion sécrétante. Chaque acinus présente à étudier une *paroi propre*, et des *cellules glandulaires*.

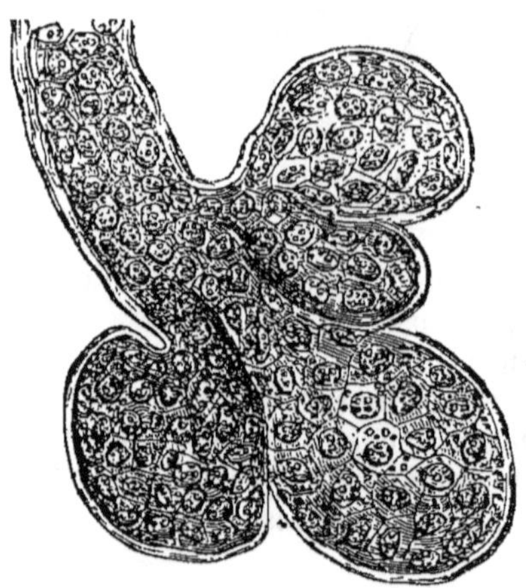

Fig. 119 — Trois acini de la glande sublinguale.

La *paroi propre*, extrêmement mince, est formée par des fibres conjonctives très fines, au sein desquelles on remarque de grandes cellules conjonctives étoilées.

Les *cellules glandulaires* se présentent sous deux formes : les *cellules muqueuses* et les *cellules à ferment*.

Les *cellules muqueuses* sont des cellules caliciformes, très granuleuses. Elles reposent sur la *paroi propre* dont elles sont séparées par une fine *membrane vitrée*. A leur intérieur, on trouve un gros noyau, situé assez loin de la cavité glandulaire. Le pôle d'implantation des cellules est conique et légèrement effilé; le pôle libre est évasé et rempli par du mucus. C'est à ce mucus que la salive doit son caractère filant.

Les *cellules à ferment* sont plus petites, à peu près sphériques, très granuleuses. Le liquide qu'elles sécrètent agit sur les matières alimentaires, pour les décomposer dans la cavité buccale. On appelle encore les cellules à ferment, *cellules séreuses*.

Tandis qu'elles sécrètent, les cellules muqueuses aussi bien que les cellules à ferment ne se détruisent pas. Leur protoplasma ne se dissout qu'en partie ; ce qui en reste sert à reconstituer la cellule pour un nouvel acte sécrétoire.

Nous devons signaler une dernière variété de cellules, qui occupent certains points des parois acineuses. Ce sont les *cellules*

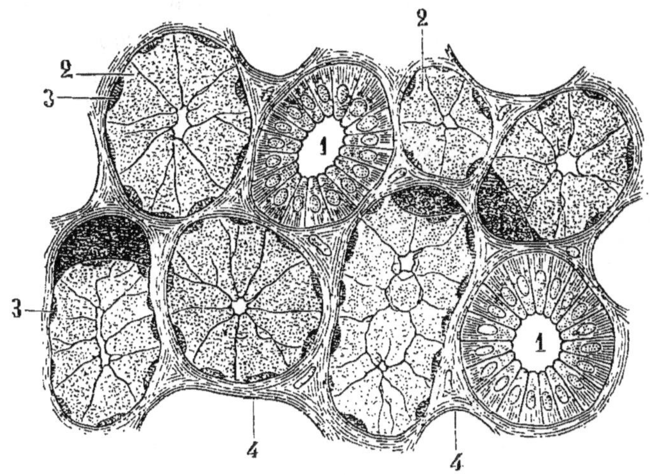

Fig. 120. — Section d'un fragment de glande sous-maxillaire du chien, durcie dans l'alcool et traitée par le carmin et l'acide acétique.

1, 1. Canaux excréteurs divisés ; on voit l'épithélium cylindrique de ces canaux. — 2, 2. Acini avec leurs cellules. — 3, 3. Cellules de Giannuzzi. — 4, 4. Tissu conjonctif.

en croissant, décrites par Giannuzzi. Ces cellules ont été considérées, pendant longtemps, comme destinées à remplacer les cellules salivaires détruites par la sécrétion; mais actuellement, on les décrit comme des cellules *myo-épithéliales*. (Voy. *Syst. Epithélial*, 1er volume.)

2° *Portion excrétante*. — Les acini des glandes salivaires s'ouvrent dans de petits tubes, qui forment les *canalicules excréteurs*. Ces canalicules s'unissent pour former des canaux excréteurs plus volumineux, qui finissent eux-mêmes par se réunir pour constituer de gros *canaux collecteurs* destinés à verser dans la cavité buccale les diverses salives. Ces gros canaux sont: le canal de Sténon, pour la glande parotide ; le canal de Warthon, pour la glande sous-maxillaire ; les canaux de Rivinus, pour la glande sublinguale.

L'ensemble de ces divers canaux constitue, pour chaque glande, la portion excrétante.

La *paroi externe* des gros canaux collecteurs est formée par des fibres conjonctives très développées, entremêlées de nombreuses fibres élastiques. Dans le canal de Warthon (fig. 121), les fibres élastiques, très développées, forment un plan transversal et un plan longitudinal.

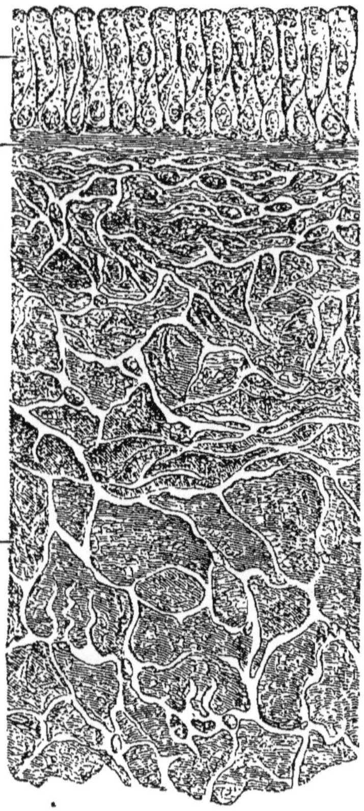

Au-dessous de cette enveloppe conjonctive, on trouve une *paroi propre*, formée par du tissu conjonctif amorphe, sur laquelle reposent les épithéliums.

A mesure que les canaux diminuent de volume, les éléments conjonctifs et élastiques se réduisent, et les plus petits canalicules sont réduits à la paroi propre.

L'épithélium de revêtement diffère suivant qu'on considère les canalicules ou les canaux plus volumineux. Sur les *petits canaux*, on trouve des cellules aplaties et polygonales. Le revêtement épithélial des *gros canaux* est formé par des cellules cylindriques très hautes, striées à leur base d'implantation Les stries du protoplasma paraissent être de nature contractile et permettent de ranger les cellules dans la classe des myo-épithéliums. Cette opinion est d'autant plus admissible que les canaux excréteurs sont dépourvus d'éléments musculaires.

FIG. 121. — Coupe transversale du canal de Warthon.

1. Tunique fibreuse élastique avec des cellules plasmatiques. — 2. Epithélium. — 3. Paroi propre.

Vaisseaux. — Les *artères* qui se rendent aux glandes salivaires donnent naissance à un réseau capillaire à larges mailles arrondies qui s'applique à la surface externe de la paroi propre des culs-de-sac glandulaires. Les *capillaires* ne pénètrent jamais dans cette paroi ; ils sont petits et mesurent de 6 à 9 μ. Les vaisseaux les plus volumineux accompagnent les divisions du conduit excréteur (Frey). Les *veines* n'offrent rien de particulier.

Les *lymphatiques* des glandes salivaires sont tout à fait inconnus, d'après Sappey, malgré le nombre de ganglions interposés aux lobules superficiels de la parotide, malgré le voisinage si immédiat de la glande sous-maxillaire et des ganglions sous-maxillaires. Giannuzzi, cependant, croit avoir découvert les vaisseaux lymphatiques de la glande sous-maxillaire. Ce sont des canaux lymphatiques, en forme de fentes, suivant le contour des culs-de-sac et placés entre les acini ; ils s'insinuent ensuite entre les lobules, entourent certains vaisseaux à la manière de gaines lymphatiques et sortent de la glande dans la direction du canal excréteur. Cette description, avouons-le, manque de précision.

Nerfs. — Les nerfs des glandes salivaires sont de deux espèces : des *nerfs vasculaires*, vaso-moteurs, qui règlent la circulation, et des *nerfs glandulaires*, ou sécréteurs. Les premiers sont fournis par le grand sympathique et se distribuent dans la glande, comme les branches artérielles, à la surface desquelles ils sont placés. Les nerfs glandulaires viennent, pour la parotide, du grand pétreux superficiel (Cl. Bernard), de l'auriculo-temporal et de la branche auriculaire du plexus cervical ; pour la sous-maxillaire, du lingual et de la corde du tympan ; pour la sublinguale, du lingual.

On ne sait pas comment se terminent les nerfs vasculaires ; ils sont dépourvus de ganglions (Krause).

Les nerfs glandulaires se portent vers les canaux excréteurs, autour desquels ils forment des plexus, et ils accompagnent ces canaux jusqu'aux acini. Dans tout leur trajet jusqu'aux acini, ces nerfs présentent des ganglions nerveux microscopiques fort petits (Krause).

Autour des canaux, on trouve aussi des fibres nerveuses pâles sans moelle ; on ne sait pas positivement si elles naissent sur les cellules de ces ganglions.

Malgré les nombreuses hypothèses qui ont été faites sur les terminaisons des nerfs dans les glandes salivaires, celles-ci nous sont encore tout à fait inconnues.

La *salive ordinaire* est un mélange du produit de sécrétion des glandes muqueuses de la bouche et des trois glandes salivaires. Vu au microscope, ce liquide offre des cellules d'épithélium pavimenteux, des cellules salivaires qui ont été entraînées par le liquide, et des boules de mucus détachées des cellules caliciformes.

Analysant 1,000 gr. de salive d'un homme en bonne santé, Frerichs a trouvé : eau, 994,10 ; matières solides, 5,90. Ces matières solides étaient composées de : épithélium et mucus, 2,13 ;

graisse, 0,07 ; mucine et extrait alcoolique, 1,41 ; sulfo-cyanure de potassium; 0,10 ; chlorures, phosphates et oxyde de fer, 2,19.

Le *mucus buccal* renferme 99 pour 100 d'eau ; il est visqueux, filant, et contient des cellules épithéliales et des débris de mucus.

La *salive sublinguale* est visqueuse et filante, c'est un véritable mucus : elle contient du sulfo-cyanure de potassium, seulement chez l'homme.

La *salive sous-maxillaire,* fluide au moment de la sécrétion, devient visqueuse par le refroidissement. Elle renferme de la mucine et des substances albuminoïdes ; elle ne contient pas de ptyaline, mais on y trouve, chez l'homme, du sulfo-cyanure de potassium.

La *salive parotidienne* est toujours très fluide, même après refroidissement. On y trouve de l'albumine, du sulfo-cyanure de potassium et de la *ptyaline.*

Il est remarquable de voir que, contrairement à ce qui s'observe chez l'homme, la salive parotidienne du chien ne renferme pas de ptyaline, et que, chez le même animal, la salive sous-maxillaire puisse transformer les féculents en sucre (Cl. Bernard, Bidder et Schmidt).

On sait que Cl. Bernard a beaucoup étudié l'influence des nerfs sur la sécrétion salivaire. L'excitation du nerf grand pétreux superficiel détermine la sécrétion de la salive parotidienne ; celle de la salive sous-maxillaire se produit sous l'influence de l'excitation de la corde du tympan. Cl. Bernard a démontré qu'au moment de cette excitation, lorsque la sécrétion a lieu, l'action des nerfs glandulaires paralyse, pour ainsi dire, celle du grand sympathique, le nerf vaso-moteur, et le sang traverse rapidement les vaisseaux, pour sortir avec une couleur rouge clair par les veines. En même temps, selon Ludwig, la température de la glande augmente de 1°. On obtient des effets contraires en excitant le grand sympathique par un courant électrique.

Les glandes salivaires *se montrent chez l'embryon* à la fin du second mois. Comme toutes les glandes en grappe, elles bourgeonnent du tronc du canal excréteur vers la périphérie, et leur extension ressemble à la pousse des feuilles sur une plante.

1° *Glande sublinguale.*

Située au-dessous de la langue, dans le plancher de la bouche, la glande sublinguale est la moins volumineuse de toutes les glandes salivaires.

Volume et forme. — Cette glande ressemble à un haricot de volume ordinaire. Cependant, sa surface n'est pas unie et présente de nombreuses bosselures.

Direction. — Son grand axe est dirigé d'avant en arrière et de dedans en dehors.

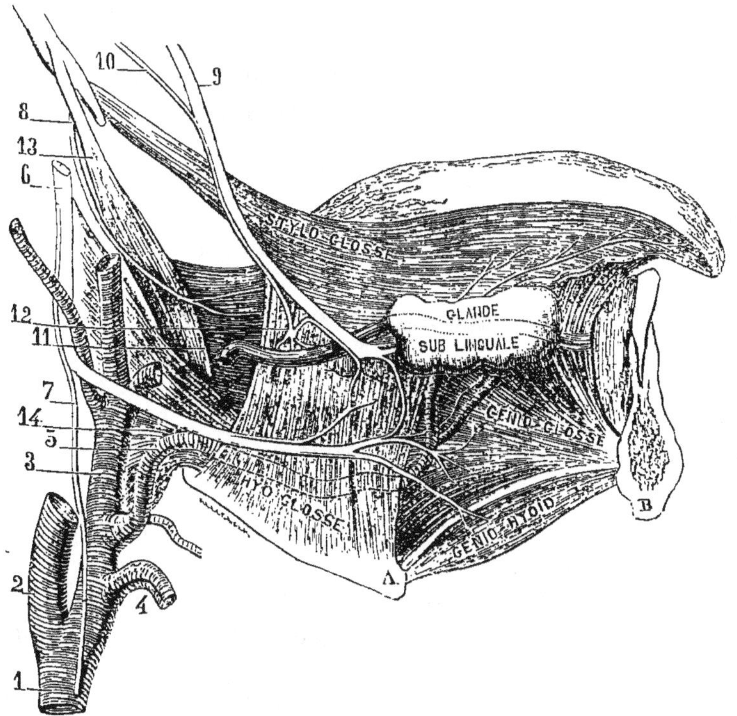

FIG. 122. — Glande sublinguale, nerfs et muscles de la langue.

1. Carotide primitive. — 2. Carotide interne. — 3. Carotide externe. — 4. Thyroïdienne supérieure. — 5. Linguale. — 6. Nerf grand hypoglosse. — 7. Branche descendante de l'hypoglosse. — 8. Nerf glosso-pharyngien. — 9. Nerf lingual. — 10. Corde du tympan. — 11. Canal de Warthon. — 12. Ganglion nerveux sous-maxillaire. — 13. Muscle stylo-pharyngien. — 14. Muscle constricteur moyen du pharynx. — A. Corps de l'os hyoïde. — B. Coupe du maxillaire inférieur sur la ligne.

Poids et dimensions. — Son poids est de 2 à 3 grammes; sa longueur de 2 à 3 centimètres; sa largeur de 1 centimètre, et son épaisseur de 1/2 centimètre.

Rapports. — Elle est placée de telle façon qu'elle présente une extrémité antérieure et interne, une extrémité postérieure et externe, une face interne, une face externe, un bord supérieur et un bord inférieur.

L'*extrémité antérieure* est en contact avec celle du côté opposé. Au-dessous du point où ce contact a lieu, se trouve le tendon des muscles génio-glosses.

L'*extrémité postérieure* paraît se continuer avec le prolongement antérieur de la glande sous-maxillaire sur la face supérieure du muscle mylo-hyoïdien.

La *face interne* est en rapport avec les muscles lingual inférieur et génio-glosse. Elle est croisée de bas en haut et d'arrière en avant par le canal de Warthon, le nerf lingual et les veines linguales.

La *face externe* est logée dans la fossette sublinguale qui se trouve sur la face interne du maxillaire inférieur, près des apophyses géni.

Le *bord supérieur* est placé sous la muqueuse. C'est le long de ce bord que s'ouvrent les conduits excréteurs de la glande.

Le *bord inférieur* est situé dans l'angle rentrant formé par la réunion du mylo-hyoïdien.

(On peut se rendre compte de la situation, de la direction et de la forme de la glande sublinguale en faisant le vide dans la cavité buccale, comme si l'on voulait pratiquer la succion. Le vide étant fait, il suffit de porter la pointe de la langue en bas, vers la région sus-hyoïdienne, pour explorer cette glande recouverte de la muqueuse.)

Structure. — La glande sublinguale présente une disposition toute spéciale. D'abord, elle n'est pas entourée d'une enveloppe fibreuse. Ensuite, tous ses lobules ne se réunissent pas pour former un canal excréteur commun. Cette glande est simplement un petit groupe de glandes muqueuses très rapprochées les unes des autres. Ces glandes sont, en effet, séparables, et l'on voit que chacune d'elles possède un canal excréteur particulier, que l'on peut isoler des autres.

Les *conduits excréteurs* de la glande sublinguale sont diversement décrits par les auteurs. Pourquoi cette divergence d'opinions? Pour l'honneur de la science et pour celui des auteurs qui ont écrit, il vaut mieux garder le silence. J'ai fait des recherches nombreuses à ce sujet, et je me rattache complètement à l'opinion de Sappey, qui est toujours là pour trancher les questions difficiles par son expérience et ses patientes observations.

Ces conduits sont au nombre de cinq ou six ; ils s'ouvrent sur la muqueuse buccale, au niveau du bord supérieur de la glande, après avoir reçu chacun un grand nombre de petits conduits provenant des lobules glandulaires. L'un de ces conduits se dirige vers l'embouchure du canal de Warthon pour s'ouvrir sur les côtés du frein de la langue. Aucun d'eux ne paraît s'ouvrir, contrairement à l'opinion de beaucoup d'auteurs, dans le canal de Warthon.

Les conduits excréteurs de la glande sublinguale sont improprement connus sous le nom de *conduits de Rivinus*. Sappey a démontré que Rivinus ne les a jamais vus, et qu'on devrait les appeler conduits de Frédéric Walther, du nom de l'anatomiste qui les a, le premier, exactements décrits, en 1724, dans un travail remarquable. On appelle généralement *canal de Bartholin* le conduit excréteur oblique qui s'ouvre sur les côtés du frein de la langue et que Bartholin, après Rivinus toutefois, n'avait vu que sur quelques animaux.

Vaisseaux et nerfs. — La glande sublinguale reçoit ses artères de la sublinguale et de la sous-mentale. Les veines se jettent dans la veine ranine. Les nerfs sont des ramifications du lingual. Les lymphatiques ne sont pas connus.

2° *Glande sous-maxillaire.*

Glande en grappe composée, située dans la région sus-hyoïdienne, dans la fossette sous-maxillaire du maxillaire inférieur. Elle est d'une couleur jaunâtre, d'une consistance un peu ferme. Elle remplit le triangle que forment par leur réunion le maxillaire inférieur et le muscle digastrique.

Forme. — La glande sous-maxillaire se moule dans l'angle que forme le muscle mylo-hyoïdien avec le maxillaire inférieur sur lequel il s'insère. Elle a, par conséquent, la forme d'un prisme triangulaire.

Volume et poids. — Elle est moins volumineuse que la parotide, et beaucoup plus que la glande sublinguale. Son poids est de 8 grammes environ.

Rapports. — Comme un prisme triangulaire auquel je l'ai comparée, elle présente trois faces, trois bords et deux extrémités. Les trois faces sont externe ou *osseuse*, interne ou *musculaire*, inférieure ou *cutanée*. Les extrémités sont antérieure et postérieure.

Face externe. — Elle est en rapport avec l'os, creusé à ce niveau d'une fossette. Moins étendue que les deux autres, cette face est séparée de l'os par les ganglions sous-maxillaires, au nombre de six à huit, et par le nerf myloïdien du dentaire inférieur. Vers son bord inférieur, cette face est en rapport avec l'artère et la veine sous-mentale.

Face interne. — Elle est en rapport avec le muscle mylo-hyoïdien dont elle embrasse le bord postérieur, avec le muscle hypoglosse qui sépare la glande de l'artère linguale, et avec le nerf grand hypoglosse. Cette face se prolonge souvent et recouvre le tendon moyen du muscle digastrique.

Face inférieure. — Elle est plus étendue que les deux autres. Elle est en rapport avec le feuillet superficiel de l'aponévrose cervicale, avec le peaucier et la peau. La veine faciale croise cette face presque verticalement. On y trouve aussi quelques ramifications du nerf facial et du plexus cervical.

La position des *bords* découle naturellement de celle des faces.

Extrémité antérieure. — Elle s'applique contre le ventre antérieur du digastrique.

Extrémité postérieure. — Elle est adossée à l'extrémité inférieure de la parotide, dont la sépare une cloison fibreuse dépendant de l'aponévrose cervicale superficielle. Elle présente un sillon dans lequel est logée l'artère faciale.

Indépendamment de ces régions, la glande sous-maxillaire présente deux prolongements. Le prolongement antérieur, né de la face interne de la glande, embrasse le bord postérieur du mylo-hyoïdien, se porte sur la face buccale de ce muscle contre le lingual inférieur, et vient ordinairement se mettre en contact avec l'extrémité postérieure de la glande sublinguale. Le prolongement postérieur part de la même face et se continue quelquefois avec les glandes muqueuses situées au niveau de la dernière molaire.

Structure. — La glande sous-maxillaire est contenue dans un dédoublement de l'aponévrose cervicale superficielle qui lui tient lieu de gaine fibreuse. Son tissu propre a été décrit plus haut. Cette glande reçoit des *artères* de la faciale principalement, et accessoirement de la sous-mentale. Les *veines* se jettent dans la faciale et dans la sous-mentale. Les *lymphatiques* ne sont pas connus. Les *nerfs* proviennent du ganglion sous-maxillaire (voy. *Nerf lingual*).

Le conduit excréteur de la glande sous-maxillaire, ou *conduit de Warthon*, naît de la face interne de la glande, et reçoit aussitôt après deux petits conduits provenant des deux prolongements de la glande. Le conduit de Warthon se porte en avant et en dedans vers le frein de la langue, à la partie inférieure duquel il s'ouvre en s'adossant à celui du côté opposé. Au niveau de son ouverture il existe une petite saillie qu'on appelle l'*ostium ombilicale*.

Sa longueur est de 4 à 5 centimètres, son calibre de 2 à 3 millimètres. Ses rapports sont les suivants. Il se place, immédiatement après son origine, entre le mylo-hyoïdien et le lingual inférieur. Plus loin, il se trouve entre le génio-glosse et la face interne de la glande sublinguale. Avant sa terminaison, il est sous-muqueux; le nerf lingual, situé en dehors de lui, l'accompagne dans une grande partie de son trajet. Ce conduit a une paroi extrêmement mince. Il est formé de deux couches : l'une externe, fibreuse, très élastique, et contenant quelques fibres musculaires de la vie organique ; l'autre interne, muqueuse. Ce conduit, très dilatable, revient facilement sur lui-même, en raison de son élasticité. Il reçoit quelques branches nerveuses du ganglion sous-maxillaire.

3° *Glande parotide.*

La plus volumineuse de toutes les glandes salivaires, la glande parotide occupe la région parotidienne.

Forme. — Cette glande présente une forme très irrégulière, car elle se moule sur les parois très anfractueuses de la région qu'elle occupe. Les auteurs cependant lui donnent la forme d'un prisme triangulaire.

Poids et volume. — Son poids moyen est, selon Sappey, de 25 à 28 grammes. Elle s'étend, en hauteur, depuis l'articulation temporo-maxillaire jusqu'à quelques millimètres au-dessous de l'angle de la mâchoire. En profondeur, elle s'étend jusqu'au pharynx. D'avant en arrière, cette glande remplit l'espace qui sépare la branche de la mâchoire du muscle sterno-mastoïdien.

Couleur. — La parotide est d'une couleur jaunâtre qui se confond avec la couleur du tissu adipeux environnant. Ce qui l'en distingue, c'est que le tissu de la glande est un peu plus foncé, plus dur au toucher, et qu'on voit manifestement les cloisons celluleuses qui en séparent les lobules.

Rapports. — Elle est en rapport avec tous les organes qui forment les parois de l'excavation parotidienne. On y trouve des os, des aponévroses, des muscles, des vaisseaux et des nerfs. En outre, il y a quelques organes importants qui traversent la glande.

A. — *Rapports de la surface de la glande parotide.*

1° *Os.* — Elle est en rapport avec le bord postérieur de la branche du maxillaire qu'elle embrasse, en avant ; avec le bord antérieur de l'apophyse mastoïde, en arrière ; avec le conduit auditif externe, en haut ; avec l'apophyse styloïde et l'apophyse transverse de l'atlas, en arrière et profondément.

2° *Aponévrose.* — Une aponévrose entoure cette glande, mais elle n'est pas complète. Elle manque dans le point où la glande correspond à l'interstice des ptérygoïdiens, au niveau du pharynx et au-dessous du conduit auditif externe. Dans les autres points, elle sépare la glande des organes environnants. On la trouve sur la face externe de la parotide où elle a une certaine épaisseur, sur la face postérieure où elle sépare la glande de l'apophyse styloïde de l'atlas des muscles styliens, de l'artère carotide interne et de la veine jugulaire interne. On en trouve encore une partie qui sépare la parotide de la sous-maxillaire.

3° *Muscles*. — En arrière, la parotide est en rapport avec le muscle sterno-mastoïdien et le digastrique qui se trouvent en dedans de lui, avec les muscles et les ligaments qui constituent le *bouquet de Riolan*. En avant, elle est en rapport avec les muscles ptérygoïdiens. Entre ces muscles et la branche de la mâchoire, il existe un espace triangulaire qui reçoit un prolongement de la glande parotide. Profondément, la glande arrive au niveau du pharynx, dont la sépare une petite quantité de tissu cellulo-adipeux.

4° *Vaisseaux*. — L'artère carotide interne et la veine jugulaire interne, qui sont parallèles, se trouvent en contact avec la face postérieure de la glande parotide par l'intermédiaire de l'aponévrose.

5° *Nerfs*. — Plusieurs nerfs sont en rapport avec la face postérieure de la parotide. Ces nerfs sont le glosso-pharyngien, le pneumogastrique, le spinal, le grand hypoglosse et le grand sympathique.

Enfin, en dehors, par l'intermédiaire de l'aponévrose, la glande parotide est en rapport avec la partie postérieure du peaucier, des rameaux du plexus cervical superficiel et de la peau.

B. — *Rapports intérieurs de la glande parotide.*

Des organes importants et assez nombreux traversent l'épaisseur de cette glande et doivent rendre très circonspect l'opérateur qui doit diriger un instrument piquant ou tranchant dans cette région. 1° L'*artère carotide externe* la traverse de bas en haut; elle est partout entourée de tissu glanduleux, excepté dans quelques cas où elle se creuse seulement une gouttière sur sa face postérieure. Toujours rapprochée de la face postérieure de la glande, cette artère donne naissance, dans son épaisseur même, aux branches suivantes: auriculaires postérieure et antérieure, maxillaire interne et temporale superficielle. 2° La *veine jugulaire externe* traverse aussi la glande. Elle est située en dehors de l'artère carotide externe, et reçoit les branches veineuses correspondant aux branches artérielles nées dans l'épaisseur de la glande. On trouve assez rarement une branche veineuse transversale, qui se porte de la jugulaire externe à la jugulaire interne.

3° De nombreux *ganglions lymphatiques* se trouvent dans l'épaisseur de la glande. Ces ganglions intra-parotidiens sont assez nombreux ; on ne sait pas encore quels sont les lymphatiques qui s'y rendent. Il n'en est pas de même d'autres ganglions placés en dehors de la glande, et sur lesquels nous reviendrons. 4° Le *nerf facial* traverse la parotide. Sorti de l'aqueduc de Fallope par le trou stylo-mastoïdien, ce nerf se porte en avant, en bas et en dehors à travers la glande parotide, dont il parcourt le tiers supérieur. Arrivé au niveau du bord antérieur de la glande, il se dégage entre ce bord et la face externe du masséter, pour se ramifier dans l'épaisseur des muscles de la face. 5° Le *nerf auriculo-temporal* traverse aussi l'extrémité supérieure de la glande avant de contourner le col du condyle du maxillaire inférieur.

Pour résumer sous une autre forme les rapports de la glande parotide, nous dirons qu'elle a la forme d'un prisme triangulaire. Sa *face externe* est en rapport avec des ganglions lymphatiques, l'aponévrose parotidienne, le peaucier, des filets du plexus cervical et la peau. Sa *face antérieure* est en rapport avec le bord postérieur de la branche de la mâchoire, les deux muscles ptérygoïdiens et l'interstice de ces muscles, dans lequel la parotide envoie un prolongement. Sa *face postérieure* est en rapport avec l'apophyse mastoïde, le sterno-mastoïdien, le digastrique, l'apophyse styloïde, les muscles styliens, l'apophyse transverse de l'atlas, la veine jugulaire interne, l'artère carotide interne, et les nerfs glosso-pharyngien, pneumogastrique, spinal, grand hypoglosse et grand sympathique. Son *bord antérieur* empiète sur la face externe du masséter, qu'il recouvre en partie. Son *bord postérieur* correspond au sterno-mastoïdien. Son *bord interne* s'enfonce vers le pharynx, dont il est séparé par un intervalle de quelques millimètres rempli de tissu cellulaire.

Structure. — La parotide a une assez grande consistance, due aux prolongements fibreux que l'enveloppe envoie entre les lobules. Le tissu propre a été étudié plus haut. De tous les lobules partent de petits conduits qui se réunissent entre eux, et qui forment un canal commun, le *conduit de Sténon*.

Le conduit de Sténon doit être étudié sans injection préalable, parce que la matière à injection, en remplissant le canal, le fait dévier de sa situation normale. C'est pour cette raison que la description de Sappey diffère de celle des auteurs. Le conduit de Sténon se dégage de la glande vers le tiers supérieur de son bord antérieur, et se porte, en avant et un peu en haut, à 2 centim. environ au-dessous de l'arcade zygomatique. Parvenu au bord antérieur du masséter, ce conduit s'incline en dedans et traverse le muscle buccinateur jusqu'à la muqueuse de la joue. Arrivé à la muqueuse, il la soulève dans une étendue de 1 centimètre et demi à 2 centimètres, et va s'ouvrir par un orifice très petit sur la face interne de la joue, au niveau du collet de la deuxième grosse molaire de la mâchoire supérieure.

Deux couches constituent ce conduit : l'une externe, fibreuse; l'autre interne, muqueuse.

La paroi du conduit de Sténon est très résistante, très épaisse et son calibre est très petit. Dans son trajet à travers le muscle buccinateur et sous la muqueuse de la joue, il est réduit à une paroi extrêmement mince.

On trouve souvent sur le trajet du conduit de Sténon, au niveau du point où il traverse le buccinateur, un petit lobe isolé dont le conduit excréteur se jette dans celui de Sténon : ce lobe est désigné sous le nom impropre de *parotide accessoire.*

Vaisseaux et nerfs. — Les artères de la parotide sont fournies par la carotide externe, l'auriculaire postérieure, la temporale superficielle. Les veines se jettent dans la jugulaire externe pendant que celle-ci traverse la glande. Les lymphatiques ne sont pas connus. Les nerfs viennent de l'auriculo-temporal principalement et de la branche auriculaire du plexus cervical.

Usages. — Les glandes salivaires servent à la sécrétion de la salive. Cette sécrétion intermittente se montre au moment de la mastication ; elle est accélérée par les mouvements de la mâchoire inférieure et par l'excitation que détermine le contact des aliments sur la muqueuse buccale.

II. — AMYGDALE.

On donne ce nom à une glande vasculaire sanguine située dans le pharynx, en arrière de l'isthme du gosier. On l'appelle aussi *tonsille.*

Situation. — L'amygdale est située dans la fosse amygdalienne, entre le pilier antérieur et le pilier postérieur du voile du palais.

Forme et volume. — Elle a la forme et le volume d'une grosse amande. Mais ce volume est susceptible d'augmentation, et il est très fréquent de voir des amygdales assez volumineuses pour déborder les piliers du voile du palais.

Direction. — Elle a une direction oblique de haut en bas et d'avant en arrière, comme le pilier postérieur du voile du palais dont elle suit la direction.

Variétés. — Cet organe varie avec les sujets. J'ai indiqué le type ordinaire ; mais il n'est pas rare de voir des amygdales plus ou moins volumineuses. On en voit qui se dirigent verticalement, d'autres qui sont aplaties, etc.

Rapports. — Cette glande présente une face interne libre, une face externe adhérente, un bord antérieur, un bord postérieur, une extrémité supérieure et une extrémité inférieure.

Face interne. — Libre, cette face proémine dans la cavité du pharynx. Elle est convexe et présente de petits orifices, visibles à l'œil nu, qui conduisent dans des cavités ou lacunes amygdaliennes.

Face externe. — Adhérente, cette face n'est point recouverte par la muqueuse comme la face interne ; elle est en rapport avec le muscle amygdalo-glosse et l'aponévrose pharyngienne qui la sépare de l'artère carotide interne. Elle en est séparée par un intervalle de 10 millimètres environ.

Bord antérieur. — Appliqué contre le pilier antérieur du voile du palais à sa partie supérieure, il en est séparé à sa partie inférieure par un angle dont l'ouverture regarde en bas.

Bord postérieur. — Il est parallèle au pilier postérieur, dont il est séparé par une dépression que forme la muqueuse en se portant du pilier sur l'amygdale.

Extrémité supérieure. — Cette extrémité est placée au-dessous du point de réunion des deux piliers, dans une excavation, *fosse sus-amygdalienne*, qu'un repli muqueux cache en partie. Pour voir cette fosse, il faut soulever ce repli.

Extrémité inférieure. — Elle correspond aux parties latérales de la base de la langue, dont la sépare un intervalle d'un centimètre environ.

Structure. — La structure de l'amygdale rappelle celle des glandes folliculeuses de la base de la langue. Elle est recouverte par la muqueuse pharyngienne qui se prolonge sur elle pour s'étendre ensuite à la langue en bas et au voile du palais en haut. Elle s'enfonce dans l'amygdale en divers points de la face interne, et forme, en se déprimant, des culs-de-sac connus sous le nom de *lacunes* de l'amygdale. Il en existe quelques-unes plus volumineuses à l'extrémité supérieure de l'amygdale, dans la fosse sus-amygdalienne. Ces culs-de-sac ont une profondeur plus ou moins considérable ; quelques-uns sont si profonds qu'ils atteignent presque la surface de la glande : c'est pour cela que leurs orifices paraissent sous forme de points ou de lignes très courtes.

Nous étudierons : 1° les lacunes de l'amygdale ; 2° la muqueuse avec son épithélium et ses papilles ; 3° les bourgeons épithéliaux, tissu propre de l'amygdale; 4° le tissu conjonctif; 5° ses vaisseaux et ses nerfs.

Lacunes amygdaliennes. — Lorsqu'on regarde sa face superficielle, du côté du pharynx, on aperçoit des ouvertures irrégulières dont le nombre varie, mais toujours peu nombreuses. Ces trous conduisent dans des cavités de plusieurs millimètres de profondeur, qui dépassent quelquefois un centimètre, *lacunes amygdaliennes*. Parmi ces cavités, quelques-unes sont simples, d'autres

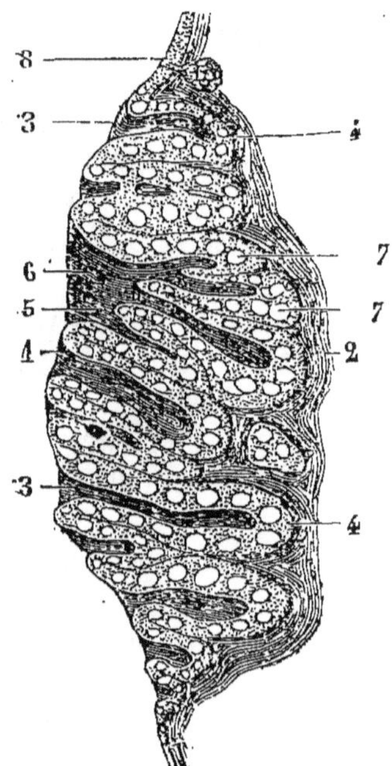

Fig. 123. — Coupe verticale et transversale de l'amygdale ; la face libre ou interne se trouve à gauche.

1. Saillies séparant deux lacunes amygdaliennes. — 2. Tissu conjonctif entourant les follicules et l'amygdale entière. — 3, 3. Ouverture de deux lacunes amygdaliennes. — 4. Fond d'une lacune. — 5. Enorme lacune dans laquelle s'ouvrent de plus petites. — 6. Orifice d'une lacune secondaire dans une grande. — 7, 7, 7. Bourgeons épithéliaux. — 8. Glande en grappe sur les limites de l'organe.

sont ramifiées; c'est dans leur intérieur que s'accumule quelquefois une matière jaunâtre, à odeur fétide, surtout chez les personnes qui sont sujettes aux inflammations des amygdales, et qui est expulsée, sous forme de petites masses jaunes, dans un effort d'éternuement ou simplement d'expulsion.

Épithélium et papilles. — L'amygdale, d'après M. Rœtterer, n'est qu'un bourgeon de la muqueuse bucco-pharyngienne; c'est pourquoi on retrouve dans la muqueuse qui recouvre cet organe l'*épithélium pavimenteux* et le *derme papillaire* de la muqueuse buccale. Les *papilles* sont cependant très peu développées.

Bourgeons épithéliaux. — Jusqu'à ces dernières années, on avait considéré, comme des follicules clos, les corpuscules qui s'observent dans les parois mêmes des lacunes amygdaliennes. M. Rœtterer a démontré que ces prétendus follicules clos n'étaient pas autre chose que des *bourgeons épithéliaux*. Ils sont formés par des cellules épithéliales agglomérées et entourées par une membrane basale formée aux dépens des cellules les plus superficielles de chaque bourgeon. Chez l'enfant, ces bourgeons, peu développés, existent seuls ; mais, avec la croissance, ils augmentent de volume et sont envahis par les vaisseaux sanguins. Le tissu amygdalien est alors désigné par M. Rœtterer sous le nom de tissu angio-épithélial.

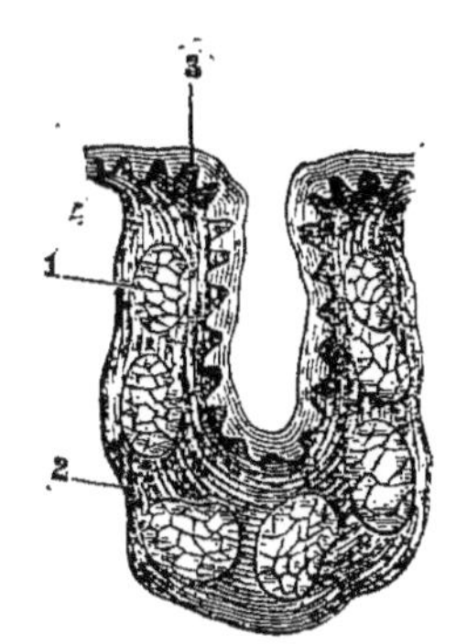

Fig. 124. — Coupe d'une lacune amygdalienne.

1. Bourgeon épithélial. — 2. Tissu conjonctif. — 3. Papilles et muqueuse.

Tissu conjonctif. — Le tissu conjonctif est très peu développé dans l'amygdale, il est formé aux dépens du derme de la muqueuse et représente en quelque sorte le squelette de l'organe.

Vaisseaux et nerfs. — Les *artères* de l'amygdale, peu volumineuses, ramifications venues de la pharyngienne inférieure, des palatines supérieure et inférieure, et de la linguale, forment un *réseau capillaire* très serré et très élégant qui envahit la périphérie des bourgeons épithéliaux.

Les *veines* naissent du réseau des follicules et vont se jeter dans un petit plexus veineux situé sur la face externe de l'amygdale, et dépendant du plexus pharyngien.

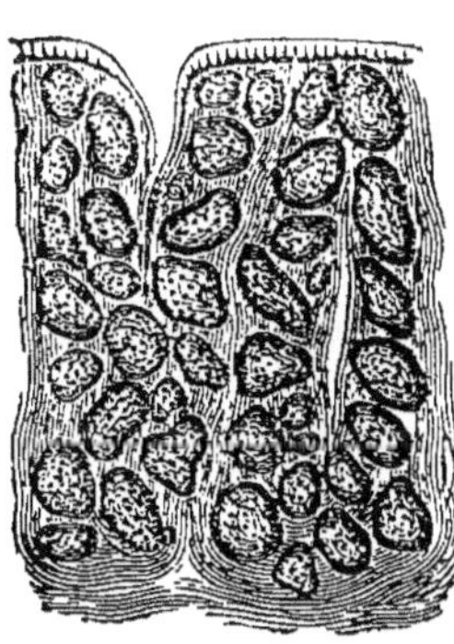

Fig. 125. — Fragment de l'amygdale du porc. On y voit les bourgeons épithéliaux, des enfoncements qui indiquent les lacunes amygdaliennes et les papilles de la muqueuse.

Les *lymphatiques* des amygdales sont très mal connus, surtout maintenant qu'on a des notions précises sur la structure de ces organes.

Les *nerfs* des amygdales viennent du glosso-pharyngien ; quelques filets sont fournis par le pneumogastrique. On ne connait pas leur mode de terminaison.

Développement. — D'après M. Rœtterer, qui a étudié chez les mammifères le développement des amygdales, elles sont formées par un bourgeonnement de la muqueuse bucco-pharyngienne. Elles apparaissent au 4e mois de la vie fœtale; les bourgeons épithéliaux sont d'abord rudimentaires. A la naissance, on constate peu de modifications dans la structure des amygdales; vers l'âge de 15 ans, elles sont envahies par les vaisseaux, et à 20 ans, le *tissu angio-épithélial*, qui les caractérise, est arrivé à parfait développement.

Fonctions. — Les fonctions des amygdales ne sont pas encore connues; on assimile ces organes aux glandes vasculaires sanguines.

III. — Foie.

Le foie, l'un des viscères les plus importants, est la plus volumineuse de toutes les glandes.

Dissection. — On commence par étudier les rapports du foie avec les parties voisines et les *ligaments* qui l'unissent au diaphragme ; pour voir ceux-ci, il faudra tirer à soi le foie dans diverses directions, comme l'indique suffisamment la position variée de ces replis.

Après avoir pris connaissance de la configuration extérieure du foie, autant qu'il est possible de le faire tant qu'il reste dans sa position naturelle, on enlève l'épiploon gastro-hépatique pour disséquer les *vaisseaux* et *nerfs* qui entrent dans le viscère et le conduit hépatique qui en sort ; on suivra ce dernier conduit dans son trajet, et il sera facile de préparer les canaux *cystique* et *cholédoque ;* à l'extrémité intestinale de ce dernier, on fera cependant attention de ne pas intéresser le canal pancréatique qui s'unit à lui. Cette dernière partie de la dissection sera donc différée jusqu'à ce qu'on ait procédé à celle du pancréas. Ce n'est que quand on aura achevé d'étudier la direction de ces deux canaux que l'on séparera du reste du corps le foie, le duodénum et le pancréas, afin de pouvoir plus aisément prendre connaissance de la forme de ces parties. Pendant qu'on séparera le foie du diaphragme, on aura égard à la disposition du *ligament coronaire ;* si cependant on avait déjà étudié les plèvres ou qu'on ne se proposât pas de les disséquer, il serait préférable d'enlever, en même temps que le foie, la portion du diaphragme qui correspond aux ligaments falciforme, coronaire et triangulaires, dont il sera plus facile d'observer la disposition quand les pièces seront séparées du corps. Mais, avant de diviser la veine cave inférieure, là où elle traverse le diaphragme, on fera bien de séparer de la colonne vertébrale le duodénum et le pancréas, ce qui serait plus difficile à faire si ces parties étaient inondées de sang. Dans cette dissection, on aura soin de ne séparer que les parties nommées, car si l'on portait le scalpel trop profondément sur les côtés de la colonne vertébrale, on risquerait d'enlever en même temps les capsules surrénales. La veine cave inférieure devra être coupée en deux endroits : d'abord, au-dessus de la naissance des veines rénales, au point où elle entre dans le sillon du foie destiné à la recevoir, et, ensuite, là où elle quitte le foie pour traverser le diaphragme.

On procède alors à la dissection des parties du foie qui n'ont pu l'être que difficilement tant qu'il était en place. Ainsi, il est facile de séparer les deux *tuniques du foie*, en faisant dans l'externe une incision très légère, et en insinuant ensuite sous elle le manche du scalpel, ou en détachant des lambeaux de cette tunique en l'arrachant avec des pinces. Cette séparation se fait surtout très facilement au voisinage des ligaments triangulaires ou du ligament falciforme. Quand on en sera arrivé à mettre à nu les vaisseaux logés dans le sillon transverse du foie, on n'enlèvera pas en entier la fibreuse qui les entoure ; mais on la divisera simplement sur le trajet des vaisseaux, de manière à en former deux lambeaux dont l'un sera peu à peu replié vers le lobe de Spigel, tandis que les vaisseaux resteront couchés sur l'autre.

Pour voir comment la *capsule de Glisson* n'est que la tunique propre du foie réfléchie, on sépare de la substance de ce viscère un lambeau de ses tuniques, près du sillon transverse, en passant toujours avec le manche du scalpel entre les membranes et le foie, dont on râcle peu à peu la substance ; de cette manière on peut facilement poursuivre dans son intérieur la capsule de Glisson dans toutes ses divisions, et l'on voit alors d'une manière bien évidente la continuation de la capsule avec la tunique propre.

Quelquefois, on a de la peine à apercevoir le *sillon longitudinal*, parce qu'il est interrompu par des ponts de substance du foie, qui passent pardessus lui d'un lobe à l'autre ; mais on le trouve aisément, si l'on se rappelle que le cordon ligamenteux de la veine ombilicale, renfermé dans le ligament falciforme, se rend dans ce sillon ; on isole ce cordon ligamenteux des parties voisines en le suivant dans son trajet.

Il est facile de poursuivre les *vaisseaux* bien avant dans la substance du foie, qu'ils soient injectés ou non : il suffit d'enlever peu à peu la substance du viscère qui les entoure, en la râclant avec le manche du scalpel. Les veines hépatiques simples sont tout de suite visibles par ce procédé ; mais il est nécessaire de fendre la capsule de Glisson sur le trajet de l'artère hépatique, de la veine porte, des nerfs et des canaux hépatiques, pour pouvoir les isoler. Par ce même procédé, on voit facilement ramper dans la capsule les nerfs et les vaisseaux lymphatiques profonds.

Pour bien s'assurer que la bile qui sort du foie rétrograde en partie dans le canal cystique, pour entrer dans la vésicule du fiel, il suffit de placer un tube dans le canal hépatique et d'y injecter de l'eau : le liquide, tout en sortant par l'orifice du conduit cholédoque dans le duodénum, entrera dans la vésicule du fiel et la distendra graduellement. On aperçoit la *valvule spirale*, soit en prenant son empreinte avec du plâtre ou de la cire que l'on injecte dans le conduit, soit en ouvrant le canal préalablement insufflé et desséché. Il est plus difficile de bien distinguer la véritable direction de la valvule, si l'on ouvre le canal à l'état frais, quoique ses replis soient alors bien visibles ; on s'assure encore de son existence par le fait qu'on ne peut que très difficilement faire passer un stylet dans le conduit, tandis qu'il est bien facile d'y faire passer l'air. Les replis de la tunique interne des canaux hépatique et cholédoque se voient quand ils sont ouverts ; il en est de même des aréoles qui se trouvent à l'intérieur de la vésicule du fiel. La séparation des tuniques de la vésicule et des conduits se fait aisément.

Situation. — Le foie est situé dans l'hypochondre droit, dans la région épigastrique et un peu dans l'hypochondre gauche, au-dessous du diaphragme, au-dessus de l'estomac, de la rate, du pancréas et des intestins.

Mobilité. — Il est sujet à peu de déplacements, et l'on ne connait guère que les épanchements liquides de la plèvre droite qui puissent déterminer son abaissement. Il est maintenu dans sa position par les ligaments suspenseur, coronaire et triangulaires. Il est soutenu encore par la masse intestinale, qui lui forme un coussin gazeux. Le foie présente cependant des mouvements isochrones aux mouvements de la respiration. Il s'abaisse, en effet, quand le diaphragme s'abaisse pendant l'inspiration ; il remonte, au contraire, pendant l'expiration. On se rend bien compte de ce phénomène lorsqu'on introduit des aiguilles ou un trocart explorateur dans un kyste du foie.

Forme. — Il est difficile de déterminer sa forme. Cependant, on peut dire qu'il ressemble à un segment d'ovoïde qui comprendrait toute la grosse extrémité de l'ovoïde et la moitié supérieure de la petite. Cette glande est moulée sur les organes qui l'entourent.

Couleur. — Il est rouge brun, un peu plus foncé chez l'enfant.

Poids et volume. — Cet organe, très volumineux, ne dépasse pas à l'état normal le rebord des fausses côtes. Il présente chez l'adulte les dimensions suivantes, selon Sappey : diamètre transversal, 28 centimètres ; diamètre antéro-postérieur, 20 centimètres ; diamètre vertical, 6 centimètres. Ce volume est variable : et, sans parler des variations de volume qui sont placées sous l'influence pathologique, je rappellerai que la respiration n'est pas sans influence sur ces variations. Pendant une respiration active, lorsqu'on fait de grandes inspirations, on accélère la circulation de la veine cave inférieure et, par conséquent, des veines sus-hépatiques ; le volume du foie peut diminuer ainsi de 1 à 2 centimètres dans le sens vertical. Lorsque, au contraire, on retient la respiration, le sang s'accumule dans ces veines, et le foie augmente de volume de la même quantité. J'ai vu Piorry montrer maintes fois aux élèves cette influence de la respiration sur le volume du foie.

Le volume du foie est considérable chez l'enfant et surtout chez le fœtus. A l'âge d'un mois, le foie de l'embryon remplit la plus grande partie de la cavité abdominale. Vers quatre mois, le bord antérieur du foie correspond à l'ombilic. Puis, il remonte insensiblement, de sorte que, vers l'âge de six ans, ce bord antérieur se place au niveau du rebord des fausses côtes, position qu'il occupera plus tard.

Le poids du foie est de 1,451 grammes chez le cadavre. Le poids du foie à l'état physiologique, par conséquent rempli de sang, est de 1,937 grammes (Sappey).

Régions et rapports du foie.

Le foie présente à étudier une face supérieure, une face inférieure, un bord antérieur, un bord postérieur, une extrémité droite et une extrémité gauche.

Face supérieure. — Cette face est convexe et lisse. Elle est en rapport avec le diaphragme qui la sépare des poumons et du cœur. Sur cette face s'insère, d'avant en arrière, le ligament suspenseur du foie, repli du péritoine qui divise la face supérieure de cet organe en deux parties, lobe droit et lobe gauche. Cette face est, en outre, en rapport avec une portion de la paroi abdominale au niveau de l'appendice xiphoïde du sternum (fig. 126).

Face inférieure. — Très irrégulière, la face inférieure est à peu près plane si l'on examine le foie renversé sur une table, tandis que dans sa position normale elle est légèrement concave et dirigée obliquement de haut en bas et d'arrière en avant.

La face inférieure du foie présente trois sillons, deux saillies et quatre dépressions.

Les *sillons* sont situés sur le milieu de la face inférieure et forment, d'après la comparaison de Meckel, la lettre H. L'un, étendu du bord antérieur au bord postérieur, divise le foie en deux lobes, droit et gauche. C'est le sillon *antéro-postérieur*, *longitudinal* ou de la *veine ombilicale*. Il contient la veine ombilicale ou le cordon fibreux qui la remplace chez l'adulte. Ce sillon est quelquefois converti en canal, dans une partie de son étendue, par un pont de tissu hépatique. Le *sillon transverse* ou *hile* du foie est perpendiculaire au précédent ; il est plus rapproché du bord postérieur du foie que du bord antérieur. Ce sillon a 7 centimètres de longueur et une profondeur considérable ; c'est par ce sillon que passent la plupart des organes qui pénètrent dans le foie ou qui en sortent. Ceux qui pénètrent sont : la veine porte, l'artère hépatique, les nerfs. Ceux qui en sortent sont les conduits biliaires et les vaisseaux lymphatiques. A ce niveau, la membrane fibreuse qui enveloppe le foie se continue à l'intérieur de l'organe sous le nom de *capsule de Glisson* pour former une gaine à presque tous les organes qui pénètrent par le hile. Le troisième sillon est appelé *sillon de la vésicule biliaire et de la veine cave inférieure.* Il est parallèle à celui de la veine ombilicale et s'étend comme lui du bord antérieur au bord postérieur du foie. Le sillon transverse tombe perpendicu-

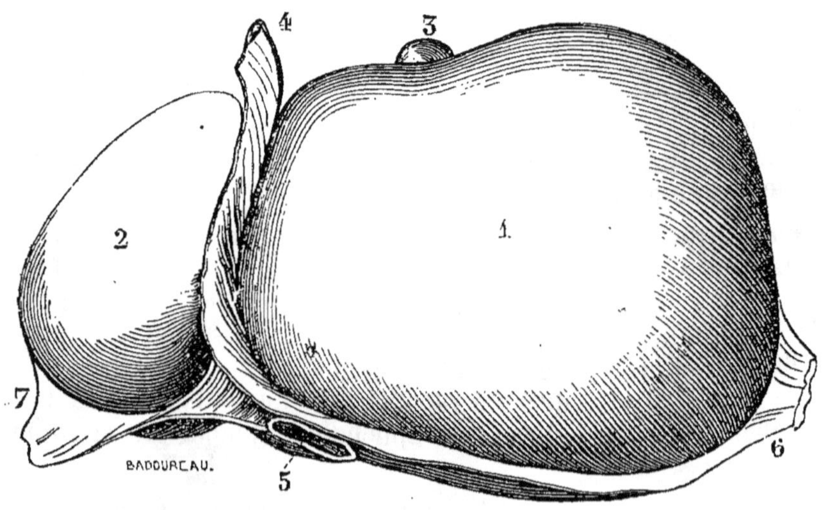

[Fig. 126. — Face supérieure du foie.

1. Lobe droit. — 2. Lobe gauche. — 3. Fond de la vésicule biliaire. — 4. Ligament suspenseur du foie. — 5. Coupe de la veine cave inférieure. — 6. Ligament triangulaire droit. — 7. Ligament triangulaire gauche.

lairement sur lui et le divise en deux parties, dont l'antérieure loge la vésicule biliaire et la postérieure la veine cave inférieure (fig. 127).

Les *saillies* sont au nombre de deux. Elles sont situées entre ces sillons et séparées l'une de l'autre par le sillon transverse. L'antérieure, *éminence porte antérieure* ou *lobe carré* du foie, est limitée par le sillon transverse en arrière, la vésicule biliaire à droite et le sillon antéro-postérieur à gauche. La postérieure, *éminence porte postérieure* ou *lobe de Spigel*, est située en arrière du sillon transverse, entre la partie postérieure du sillon longitudinal qui loge le canal veineux chez le fœtus et le sillon de la veine cave inférieure.

Les *dépressions* se trouvent à droite et à gauche des sillons de la face inférieure. L'une, assez étendue, est située sur le lobe gauche, c'est la dépression *gastrique*. Les trois autres sont situées sur le lobe droit; l'antérieure est la dépression *côlique*, la moyenne la dépression *rénale*, et la postérieure la dépression *surrénale*.

Les rapports de cette face inférieure sont les suivants : elle est en rapport avec des organes de *l'appareil digestif ;* la grosse tubérosité de l'estomac répond au lobe gauche; le pylore et la première portion du duodénum correspondent aux environs du sillon trans-

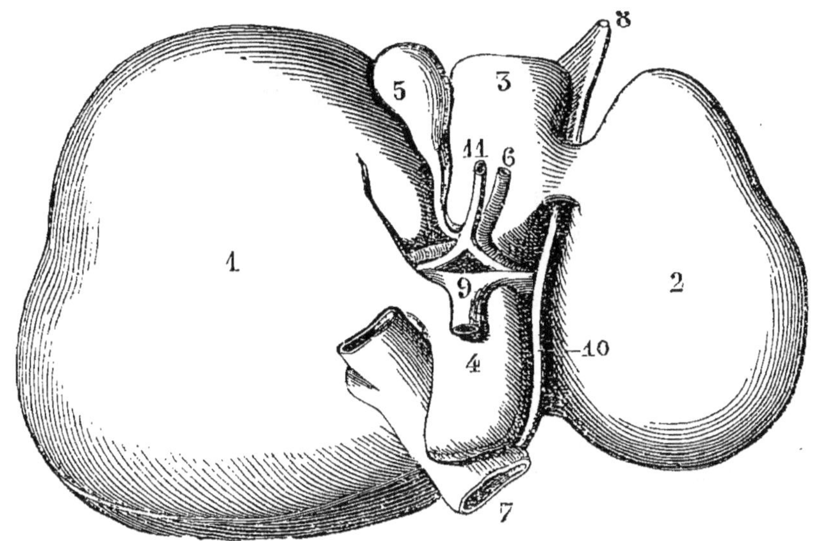

FIG. 127. — Face inférieure du foie.

1. Lobe droit. — 2. Lobe gauche. — 3. Lobe carré. — 4. Lobule de Spigel. — 5. Vésicule biliaire. — 6. Artère hépatique. — 7. Veine cave inférieure. — 8. Veine ombilicale. — 9. Veine porte. — 10. Canal veineux. — 11. Canal hépatique.

verse ; le coude droit du côlon est logé dans la dépression côlique. L'extrémité gauche du foie recouvre un peu l'extrémité supérieure de la rate. Enfin, le bord supérieur du pancréas, sans être en contact avec le foie, est peu éloigné de cette glande. Elle est en rapport avec des organes de *l'appareil urinaire ;* avec la face antérieure et l'extrémité supérieure du rein droit qui se creuse sur lui une fossette ; de même que la capsule surrénale droite. Ces rapports sont immédiats; le péritoine ne s'interpose pas entre le foie et le rein. Elle est en rapport aussi avec une grande quantité de *vaisseaux* et de *nerfs*. Dans le sillon transverse se rencontrent une foule de ces organes ; dans le sillon longitudinal on trouve la veine ombilicale chez le fœtus. Cette veine se bifurque au niveau du sillon transverse et fournit une *branche de communication* transversale qui se jette dans la branche gauche de la veine porte, par conséquent dans le foie, et une branche qui se porte dans la veine cave inférieure, à gauche du lobe de Spigel, sous le nom de *canal veineux*. On voit par là que chez le fœtus le sang de la veine ombilicale se divise en deux courants au niveau du foie, l'un qui traverse le foie et l'autre qui se rend directement dans la veine cave inférieure. En outre, le lobe de Spigel est en rapport par sa face inférieure avec le tronc cœliaque. Ce lobe envoie vers le lobe droit du foie un petit prolongement qui sépare la fossette de la vésicule biliaire de la gouttière de la veine cave inférieure (fig. 127).

Bord antérieur. — Le bord antérieur du foie, mince et tranchant, correspond au rebord des fausses côtes qu'il dépasse rarement. Ce bord, vers le côté gauche, se met un peu en rapport avec la paroi abdominale au niveau de l'appendice xiphoïde du sternum. On trouve deux échancrures sur les côtés du lobe carré du foie : l'une, droite, est en rapport avec le fond de la vésicule biliaire qui le déborde de quelques millimètres ; l'autre, gauche, assez profonde, indique l'extrémité antérieure du sillon antéro-postérieur.

Bord postérieur. — Très épais, le bord postérieur présente une échancrure considérable, près de son extrémité gauche, pour loger la colonne vertébrale. Ce bord est plus épais à droite qu'à gauche ; dans presque toute son étendue, surtout à droite, il est en rapport direct avec la face inférieure du diaphragme, sans intermédiaire de péritoine. Au niveau de la colonne vertébrale, ce bord est en rapport avec l'œsophage qui s'y creuse une petite échancrure, avec l'aorte, les piliers du diaphragme et la veine cave inférieure. Cette veine se creuse un sillon sur ce bord postérieur, sillon très profond converti souvent en canal par une languette de tissu hépatique. Au fond de ce sillon que forme la veine cave, on voit un grand nombre d'orifices béants formés par les embouchures des veines sus-hépatiques dans la veine cave.

Extrémité droite. — Très volumineuse, cette extrémité remplit l'hypochondre droit ; elle est en rapport avec le diaphragme qui la sépare des fausses côtes. Elle mesure à la percussion 12 à 14 centimètres, ce qui veut dire que le foie est comme refoulé dans cette région.

Extrémité gauche. — Elle est amincie et plus ou moins allongée suivant les sujets. Elle s'insinue ordinairement entre le diaphragme et l'extrémité supérieure de la rate chez les très jeunes sujets. Chez l'adulte, le plus souvent, cette extrémité recouvre la grosse tubérosité de l'estomac.

Structure du foie.

Le foie est composé de deux enveloppes, du tissu propre du foie, ou des lobules hépatiques, de vaisseaux et de nerfs. L'appareil biliaire doit être étudié à part.

1° **Enveloppes.** — Les enveloppes de cette glande sont au nombre de deux, le péritoine et la tunique propre.

Péritoine. — Le péritoine ou tunique séreuse recouvre presque toute l'étendue de la surface du foie. Le bord postérieur, la fossette de la vésicule biliaire et la dépression rénale en sont seuls dépourvus.

A la face supérieure ou convexe, on voit le péritoine s'adosser à lui-même vers le milieu de la glande, former le ligament suspenseur et tapisser ensuite la face inférieure du diaphragme. Vers le bord postérieur, cette membrane se réfléchit aussi vers la face inférieure du diaphragme pour la tapisser en formant un cul-de-sac que l'on peut explorer en passant la main au-dessous de ce muscle. Ce cul-de-sac est divisé en deux parties par le ligament suspenseur. Au moment où ce feuillet péritonéal se réfléchit, il constitue ce qu'on nomme improprement le feuillet supérieur du *ligament coronaire*. Vers les extrémités de la glande, le péritoine se porte sur le diaphragme pour former à droite le feuillet supérieur du ligament *triangulaire droit*, et à gauche le feuillet supérieur du *ligament triangulaire gauche*.

A la face inférieure du foie, on voit les deux feuillets du petit épiploon se séparer au niveau du sillon transverse. L'*antérieur* se porte en avant et s'étale pour recouvrir le lobe carré, la vésicule biliaire et les deux lobes. Il se réfléchit ensuite sur le bord antérieur pour se continuer avec le péritoine de la face supérieure. A cet endroit, il forme un repli au niveau de la veine ombilicale, repli qui continue le ligament suspenseur et qui se prolonge jusqu'à l'ombilic. Le *postérieur* se porte en arrière, forme la paroi supérieure de l'arrière-cavité des épiploons et se réfléchit au niveau du bord postérieur du foie pour descendre au-devant du pancréas. Au niveau de ce point de réflexion, il constitue le feuillet inférieur du ligament coronaire. C'est entre ce feuillet et le supérieur que le bord postérieur du foie se trouve en contact immédiat avec le diaphragme, de sorte qu'on pourrait pénétrer dans le foie par la partie postérieure du tronc sans léser le péritoine. De la face inférieure du foie, comme de la face supérieure, la séreuse se porte à droite et à gauche sur le diaphragme pour former le feuillet inférieur des ligaments triangulaires droit et gauche.

Tunique propre, tunique fibreuse. — La membrane fibreuse qui entoure le foie est très adhérente à la séreuse, dont on ne peut la séparer. Elle adhère aussi au tissu du foie par de minces prolongements qu'elle envoie dans son épaisseur. Cette membrane, très mince, est formée de fibres de tissu conjonctif. La tunique fibreuse recouvre toute la surface du foie ; parvenue au niveau du hile, elle se réfléchit dans l'intérieur du foie et forme un tube ramifié qui accompagne jusqu'au voisinage des lobules les organes qui passent par le hile. Ce tube ramifié s'appelle *capsule de Glisson.*

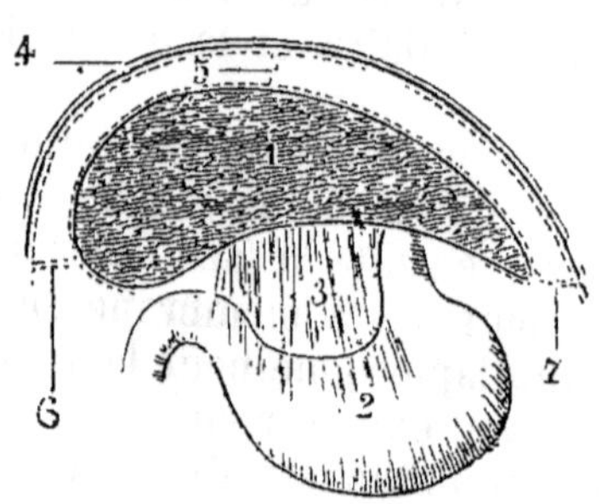

Fig. 128. — Figure schématique. Coupe transversale et verticale du foie et du diaphragme pour montrer la disposition du péritoine autour du foie.

1. Coupe du foie. — 2. Estomac. — 3. Petit épiploon. — 4. Diaphragme recouvert par la plèvre. — 5. Coupe du ligament suspenseur du foie formé par un repli du péritoine étendu du diaphragme au foie. — 6. Ligament triangulaire droit. — 7. Ligament triangulaire gauche ; ces deux ligaments sont formés par l'adossement du péritoine qui revêt les deux faces du foie.

2° Tissu propre du foie. — Le tissu propre du foie est représenté par l'assemblage d'un nombre considérable de petits organes qu'on appelle les *lobules hépatiques.* Sappey évalue leur nombre à environ 500 par centimètre cube.

Le lobule hépatique représente en quelque sorte l'unité anatomique du foie. Il a été bien décrit par Héring, et après lui M. Charcot en a donné une description magistrale dans ses leçons d'anatomie pathologique.

Il est facile de distinguer ces lobules sur une coupe macroscopique du foie. Ils se présentent sous la forme de petits grains polyédriques, ayant environ 1 millimètre dans toutes leurs dimensions, un peu déformés par leurs pressions réciproques. Légèrement rouges au centre, ils sont plutôt jaunes à la périphérie. Leur structure est assez complexe et ne peut être étudiée qu'au microscope. Chaque lobule offre à notre étude : *a,* des *vaisseaux et capillaires sanguins,* qui forment son squelette ; *b,* des *cellules hépatiques* qui remplissent les mailles du réseau vasculaire; c, des *canalicules biliaires*, qui prennent leur origine entre les cellules hépatiques.

a. Vaisseaux et capillaires sanguins. — Tout lobule hépatique possède un petit pédicule veineux, dépendant des ramifications des veines sus-hépatiques, la *veine sus-lobulaire*. Cette veine pénètre jusqu'au centre du lobule, sous le nom de *veine intra-lobulaire*; elle s'arrête environ à la moitié de la hauteur du lobule. Son tronc émet des ramifications capillaires, qui se dirigent, en rayonnant, vers la périphérie du lobule : de même, par son extrémité, elle émet des ramifications *pénicillées* qui vont jusqu'à la base de l'organe. Toutes ces ramifications sont connues sous le nom de *capillaires radiés*. Tous les capillaires radiés sont reliés entre eux par de petites branches anastomotiques, qui limitent des mailles polygonales, destinées à loger les cellules hépatiques. A la périphérie du lobule, les capillaires radiés sont recueillis par des rameaux veineux, qui cheminent entre les lobules, en formant les *veines interlobulaires*.

Tous ces détails anatomiques ne peuvent être bien vus, que si l'on a préalablement poussé dans le foie une injection de gélatine colorée avec du bleu de Prusse.

b. Cellules hépatiques. — La cellule hépatique, isolée, est polyédrique, dépourvue de *membrane d'enveloppe*. Son protoplasma est semi-fluide, granuleux, et possède à son intérieur des granulations *biliaires* et *pigmentaires*, quelquefois aussi des granulations *graisseuses*. Quand on traite la cellule hépatique avec une goutte de teinture d'iode, elle prend une coloration rouge acajou uniforme. Cette réaction démontre l'existence, dans la cellule, de la *matière glycogène*. Répandue uniformément dans la masse de la cellule, la *matière glycogène* n'y forme pas de granulations.

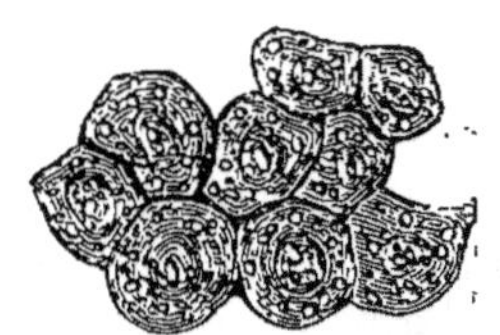

Fig. 129. — Cellules hépatiques.

Au sein du protoplasma cellulaire, on trouve un et quelquefois deux noyaux volumineux, qui fixent avec intensité les réactifs colorants.

Les cellules hépatiques affectent avec les capillaires radiés des rapports intéressants; elles remplissent les mailles polygonales formées par ces vaisseaux et leurs anastomoses. Chaque capillaire est en rapport avec 1, 2, 3 cellules. La cellule hépatique se met en contact avec les capillaires sanguins par ses angles qui présentent des gouttières destinées à loger les ramifications vasculaires. Par ses faces, la cellule correspond aux origines des voies biliaires, comme nous allons le dire.

c. Canalicules biliaires. — Nous ne dirons que quelques mots des canalicules biliaires, d'autant plus que nous les retrouverons plus loin, dans l'étude des voies biliaires. Ces canalicules prennent leur origine entre les faces des cellules hépatiques ; par suite, ils ne se mettent jamais en contact avec les capillaires sanguins intralobulaires. Ils sont excessivement ténus ; leur cavité est souvent remplie par une matière jaune verdâtre : on ne peut pas encore affirmer s'ils ont une *paroi propre*. Ces canalicules *intralobulaires* arrivent ainsi jusqu'à la périphérie du lobule, où ils sont recueillis par des canalicules biliaires *interlobulaires*. La continuité de ces deux ordres de canaux n'est pas connue d'une manière précise.

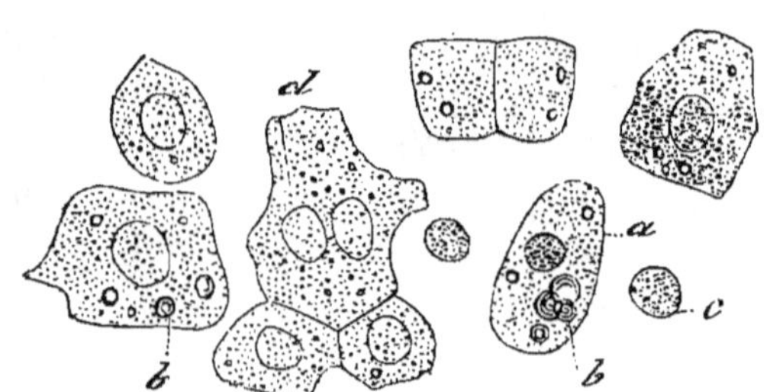

Fig. 130. — Cellules épithéliales du foie de l'homme. Dans le protoplasma, on voit des gouttes de matière colorante biliaire.

Tissu conjonctif du lobule. — Quand on étudie au microscope des coupes pratiquées sur un foie de porc, on constate que chaque lobule est isolé de ses voisins par une couche de tissu conjonctif, qui entoure sa périphérie. On regarde généralement ce tissu conjonctif périlobulaire comme une dépendance de la capsule de Glisson. Chez l'homme, l'isolement des lobules hépatiques par le tissu conjonctif n'est jamais parfait. C'est seulement dans les espaces qui séparent les lobules qu'existe ce tissu.

Espaces interlobulaires. — Les lobules hépatiques ne se correspondent que par des points très limités de leur périphérie ; ils limitent ainsi par leurs contours des espaces, appelés *espaces interlobulaires*. Ces espaces sont encore désignés par le nom d'*espaces portes* ou par celui d'*espaces de Kiernan*, du nom de l'anatomiste qui, le premier, les a décrits. Suivant qu'ils sont limités par trois ou quatre lobules, les espaces de Kiernan sont triangulaires ou quadrangulaires. Ils sont comblés par du tissu conjonctif plus ou moins développé, dans lequel le microscope permet de dévoiler, par leurs coupes, un ou deux canaux biliaires, une petite branche artérielle, une veine interlobulaire (branche de la veine porte).

Ces espaces sont très importants à connaître en anatomie pathologique, car ils sont le point de départ d'un grand nombre de scléroses hépatiques.

Dans de nombreux points, ces espaces sont réduits à une simple ligne, qu'on désigne alors sous le nom de *fissure*.

3° Vaisseaux du foie. — Aucun organe n'offre une circulation semblable à celle du foie. Il reçoit deux vaisseaux, l'artère hépatique et la veine porte, il donne naissance aux veines sus-hépatiques et aux lymphatiques; chez le fœtus, cet organe reçoit encore la veine ombilicale. Les vaisseaux sanguins se comportent ainsi : la veine porte et les veines sus-hépatiques se continuent à la périphérie des lobules par l'anastomose des capillaires *intra* et *inter* lobulaires. L'artère hépatique n'est qu'un *vaisseau de nutrition ;* elle ne joue pas un rôle actif dans la physiologie du foie.

Capsule de Glisson. — Au niveau du sillon transverse, on voit la membrane fibro-celluleuse se réfléchir dans le hile du foie, sous la forme d'un tube qui se bifurque, pour pénétrer dans les lobes droit et gauche du foie et s'y ramifier de la même manière que les divisions bronchiques à l'intérieur du poumon. Ce tube, ramifié comme un arbre, constitue dans son ensemble la *capsule de Glisson*. Par sa face externe, la capsule de Glisson adhère aux lobules du foie; elle renferme dans sa cavité des ramifications vasculaires et nerveuses qui lui adhèrent au moyen d'une petite quantité de tissu conjonctif très lâche : artère hépatique, veine porte, nerfs et canaux biliaires. Ces organes s'accompagnent, leurs ramifications se correspondent, de sorte que *chacune des ramifications de la capsule de Glisson, si petite qu'elle soit, porte avec elle artère, veine, nerf et canal biliaire.*

Le prolongement de la capsule de Glisson dans les espaces interlobulaires forme précisément le tissu conjonctif des espaces de Kiernan.

La capsule de Glisson et ses prolongements intra-hépatiques représentent, en quelque sorte, la charpente fibreuse du foie.

a. Artère hépatique. — Venue du tronc cœliaque, elle pénètre dans le hile du foie et s'enfonce dans la capsule de Glisson, en suivant les ramifications de la veine porte et des conduits biliaires. Cette artère diminue rapidement de volume par suite du grand nombre de branches collatérales, *vasa nutrientia*, qu'elle fournit; elle est très petite lorsqu'elle arrive aux lobules. Les branches qu'elle donne ont été nommées *branches vasculaires, branches capsulaires* et *branches lobulaires.*

Les *branches vasculaires* vont surtout aux conduits biliaires, elles sont extrêmement nombreuses; elles s'anastomosent, forment un réseau au milieu du tissu conjonctif qui sépare les organes contenus dans la capsule de Glisson : elles se jettent ensuite *sur les parois de la veine porte* et surtout *sur les conduits biliaires*. Ces derniers reçoivent un si grand nombre de vaisseaux artériels qu'ils se colorent complètement lorsqu'on injecte l'artère hépatique. Quelques rameaux sortent de la capsule de Glisson pour se jeter sur les parois des *veines sus-hépatiques*.

Les *branches capsulaires* se rendent à la *charpente fibreuse* du foie. Quelques-unes viennent à la *paroi de la capsule de Glisson*, qu'elles traversent le plus souvent pour aller aux lobules.

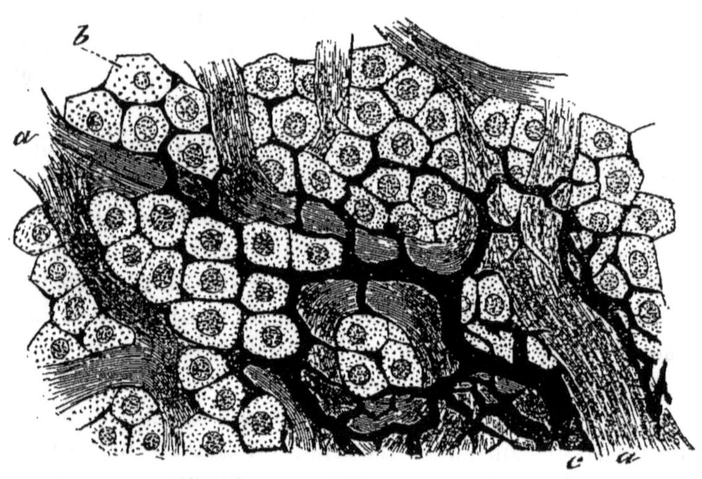

Fig. 131. — Portion de foie dans laquelle les vaisseaux sanguins et les canaux biliaires ont été injectés.

a, a. Capillaires sanguins. — *b, b*. Cellules hépatiques. — *c*. Capillaires biliaires.

Les autres glissent entre les lobules et se portent, jusqu'à l'*enveloppe fibro-celluleuse* du foie, où elles se ramifient en quatre ou cinq branches horizontales, en forme d'étoile. Ces branches tortueuses s'anastomosent entre elles; il en résulte que l'enveloppe du foie possède un réseau artériel spécial.

Les *branches lobulaires* sont fort petites. Branches de terminaison de l'artère hépatique, ces rameaux accompagnent les dernières divisions de la veine porte jusqu'aux lobules; ils sont excessivement fins.

D'*autres artères* se portent au foie et s'anastomosent avec les branches que l'artère hépatique fournit à l'enveloppe fibro-celluleuse du foie. Des branches de la *mammaire interne* arrivent au foie par le ligament suspenseur; des branches de la *diaphragma-*

tique inférieure se montrent au niveau du bord postérieur ; des branches de la *coronaire stomachique* et de la *pylorique* montent entre les deux feuillets du petit épiploon ; l'*artère cystique* donne des rameaux dans le voisinage de la vésicule biliaire. L'enveloppe du foie recevrait encore des branches des *artères capsulaires et rénale* du côté droit, selon Theile, et quelquefois de la *mésentérique supérieure*, d'après Sappey.

b. Veine porte. — La veine porte, dépourvue de valvules, est formée par la réunion des deux veines mésaraïques et de la veine splénique. Son tronc pénètre, au niveau du hile, dans le foie, et se divise là en deux branches, destinées aux deux lobes de l'organe.

La veine porte donne des branches, que nous appellerons efférentes, et reçoit des branches afférentes. Les premières se portent aux lobules.

1° *Branches efférentes.* — La veine porte fournit quelques *branches collatérales* de petit volume qui se détachent à angle droit du tronc principal et traversent la paroi de la capsule de Glisson pour se jeter dans les lobules les plus voisins.

Elle donne surtout des *branches terminales* qui sont tout à fait indépendantes les unes des autres, même dans les lobules ; elles ne communiquent entre elles que par le réseau capillaire des lobules.

Les dernières branches se placent entre les lobules et constituent les *veines interlobulaires* de Kiernan.

2° *Branches afférentes.* — Ces branches charrient du sang vers la veine porte ; le courant sanguin marche en sens inverse du sang des branches efférentes. Elles correspondent aux artères vasculaires et capsulaires dont elles rapportent le sang. Les *veines vasculaires*, découvertes par Ferrein, viennent des capillaires situés dans les parois des conduits biliaires et de tous ceux qui sont fournis par les artères vasculaires ; elles se jettent dans la veine porte sans sortir de la capsule de Glisson. Les *veines capsulaires* naissent du réseau artériel que nous avons signalé dans l'enveloppe du foie, ainsi que dans les parois de la capsule de Glisson, et se portent dans des rameaux de la veine porte. En somme, la veine porte, outre les trois grosses racines abdominales, prendrait aussi des racines dans l'épaisseur du foie.

Veines portes accessoires. — Sappey n'admet pas que les veines vasculaires de la capsule de Glisson se jettent dans la veine porte, il les fait terminer dans les lobules du foie, et il les range, par conséquent, dans le groupe des petites veines qui convergent de régions diverses vers le foie, sous le nom commun de *veines portes accessoires* : 1° les unes pénètrent dans le foie par le petit épiploon; elles viennent de la petite courbure de l'estomac et se terminent dans les lobules voisins du hile du foie; 2° quelques-unes, au nombre de douze ou quinze, naissent du fond de la vésicule biliaire et se jettent dans les lobules du voisinage; 3° les veines vasculaires que nous avons décrites dans la capsule de Glisson traverseraient cette capsule, selon Sappey, pour se rendre aux lobules sous-jacents ; 4° les autres, enfin, très nombreuses et très minces, se portent au foie en suivant le ligament suspenseur.

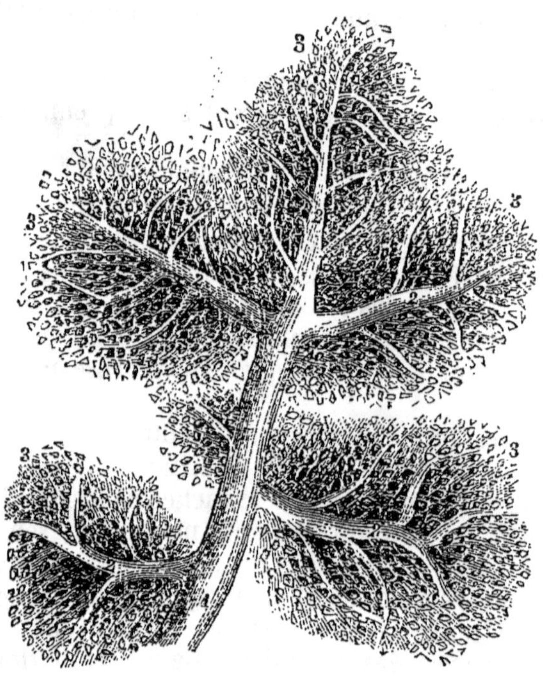

FIG. 132. — Disposition des veines sus-hépatiques à leur origine.

1, 1. Tronc d'une veine sus-hépatique. — 2, 2. Rameaux de la même veine sortant des lobules (veines intra-lobulaires). — 3, 3. Réseau capillaire de la veine porte se jetant dans les veines sus-hépatiques.

Ces dernières ont été spécialement étudiées par Sappey (1859). Elles communiquent du côté du foie avec la veine porte. Du côté opposé, elles sont en communication avec les veines diaphragmatiques, épigastriques, mammaires internes et sous-cutanées abdominales. Parmi ces veines, qui cheminent entre les feuillets du ligament suspenseur du foie, et dont la plupart sont pourvues de valvules, on en trouve quelques-unes qui enlacent le cordon fibreux formé par la veine ombilicale oblitérée, au niveau du bord inférieur du ligament suspenseur. L'une d'elles, ou deux d'entre elles, s'ouvrent dans la branche gauche de la veine porte,

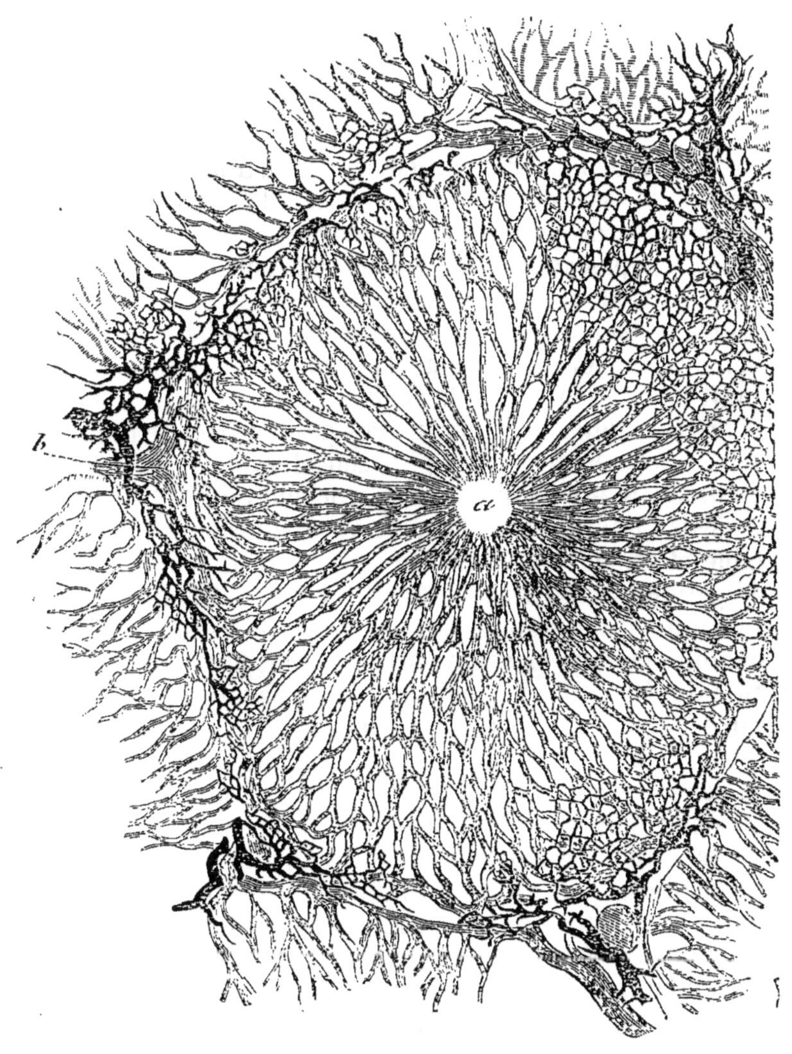

FIG. 133. — Lobule du foie injecté (lapin).

a. Veine sus-hépatique au centre du lobule. — b, b. Rameaux de la veine porte autour du lobule. — c, c. Canaux biliaires.

vers le hile du foie, selon Sappey. Elle sert de débouché au sang de la veine porte, lorsqu'il ne peut pas traverser le foie, comme dans la cirrhose, et elle se dilate à divers degrés, selon les cas. Sappey a vu deux sujets dans lesquels ces veines étaient énormément dilatées, à côté du cordon fibreux, vestige de la veine ombilicale oblitérée ; or, dans les deux circonstances, on avait cru à la persistance de la veine ombilicale chez l'adulte. D'où cet auteur conclut que tous les cas cités de persistance de la veine ombilicale doivent être considérés comme autant d'exemples de dilatation, avec hypertrophie, de l'une des veines comprises dans le ligament suspenseur du foie. Cette conclusion est peut-être exagérée.

Lorsque cette dilatation a lieu, elle constitue une voie dérivative pour la veine porte, parcourue de haut en bas par le liquide sanguin de cette veine. Ce courant se dirige vers les veines crurales, en passant par les veines sous-cutanées ou intra-pariétales de l'abdomen.

c. *Veines sus-hépatiques.* — Les veines sus-hépatiques partent des lobules, en sens inverse de la veine porte. Elles naissent par un petit tronc, non pas de la surface, mais du centre du lobule, *veine intralobulaire* de Kiernan ; ces petits troncs se réunissent de manière à former des troncs plus considérables, qui augmentent de volume à mesure qu'ils se rapprochent du bord postérieur du foie, où ils s'ouvrent dans la veine cave inférieure par un nombre variable d'embouchures. Si l'on isole, par la pensée, une veine sus-hépatique avec les lobules situés aux extrémités veineuses, on aura une vraie grappe. Les veines sus-hépatiques, dépourvues de valvules comme la veine porte, ne sont pas contenues dans la capsule de Glisson ; elles naissent de la partie supérieure et postérieure des lobules, pour se porter en arrière et en haut, tandis que les radicules de la veine porte prennent naissance, d'une manière générale, au-dessous des lobules et se dirigent en bas. Les parois des veines sus-hépatiques sont adhérentes au tissu du foie : aussi ces veines restent-elles béantes quand on les divise. Elles sont constituées par la tunique interne des veines, doublée à l'extérieur d'une couche de fibres musculaires lisses entre-croisées, couche mince chez l'homme, très épaisse, au contraire, chez quelques animaux. La tunique adventice des veines, à peine marquée sur les gros troncs veineux, fait complètement défaut sur les petites ramifications.

Les veines sus-hépatiques suivent à l'intérieur du foie une voie absolument distincte de la veine porte et de ses satellites, les canaux biliaires et l'artère hépatique.

d. *Veine ombilicale chez le fœtus.* — Oblitérée et transformée en cordon fibreux après la naissance, perméable chez le fœtus, la veine ombilicale, venue du placenta, parcourt le cordon ombilical, traverse l'ombilic et arrive dans le sillon longitudinal de la face inférieure du foie. Elle est située dans le bord inférieur du ligament suspenseur du foie. La veine ombilicale parcourt d'avant en arrière le sillon dans lequel elle est contenue, et, arrivée au niveau du hile, elle se bifurque. La branche qui continue le trajet primitif de la veine se jette dans la veine cave sous le nom de *canal veineux*, en côtoyant le côté gauche du lobule de Spigel, tandis que l'autre se jette dans la branche de la veine porte, sous le nom de *canal de communication* de la veine ombilicale avec la veine porte.

Lymphatiques. — Les vaisseaux lymphatiques du foie ont été décrits par Sappey, en 1852. Ils naissent autour des lobules par un réseau dit sus-lobulaire.

Le réseau lymphatique sus-lobulaire d'un lobule communique avec celui des lobules voisins, de sorte que ces vaisseaux forment un vaste plexus qui s'étend jusqu'aux limites de la glande et qui se mêle au réseau sanguin des branches terminales de la veine porte et de l'artère hépatique.

De ce réseau partent des vaisseaux *lymphatiques profonds* qui sortent du foie en suivant les vaisseaux sanguins. Les uns, *ascendants*, forment une gaine plexiforme autour des veines sus-hépatiques ; ils se réunissent pour donner naissance à cinq ou six troncs considérables qui traversent le diaphragme avec la veine cave inférieure et arrivent dans les ganglions sus-diaphragmatiques, voisins de cette veine Après avoir traversé ces ganglions, les vaisseaux lymphatiques descendent et se jettent dans le canal thoracique, près de son origine. Les vaisseaux *descendants* s'appliquent *à la face externe de la capsule de Glisson*, qui les sépare de la veine porte et des canaux biliaires, et se jettent, au niveau du hile du foie, dans un ganglion situé près du col de la vésicule biliaire.

Les *lymphatiques superficiels* sont ceux qui rampent à la surface du foie. Ils quittent la glande au niveau des replis péritonéaux du foie, et se portent aux ganglions. 1° Quelques-uns, partis de la face convexe du foie, traversent le ligament suspenseur, perforent le diaphragme et se jettent dans un ganglion situé *au devant de la base du péricarde.* Après avoir traversé ce ganglion, ils suivent le trajet des lymphatiques mammaires internes et se terminent avec eux dans le canal thoracique, près de son embouchure. 2° Dans les ligaments triangulaires droit et gauche, on voit des lymphatiques, venus des parties latérales de la face convexe du foie, qui glissent entre le diaphragme et le péritoine, et descendent dans les *ganglions sus-pancréatiques.* 3° Au niveau du ligament coronaire, quelques vaisseaux lymphatiques, nés du milieu de la face convexe et du bord postérieur, traversent le diaphragme en avant de la veine cave inférieure et se jettent dans les *ganglions sus-diaphragmatiques* situés autour de cette veine. 4° On trouve encore quelques vaisseaux superficiels; ils se jettent dans les *ganglions qui entourent la veine porte* au niveau du hile, et quelques-uns se portent à gauche dans les *ganglions qui entourent l'artère aorte.* Ceux de la vésicule biliaire se rendent dans des *ganglions placés en arrière du pylore*, au-dessus de la tête du pancréas.

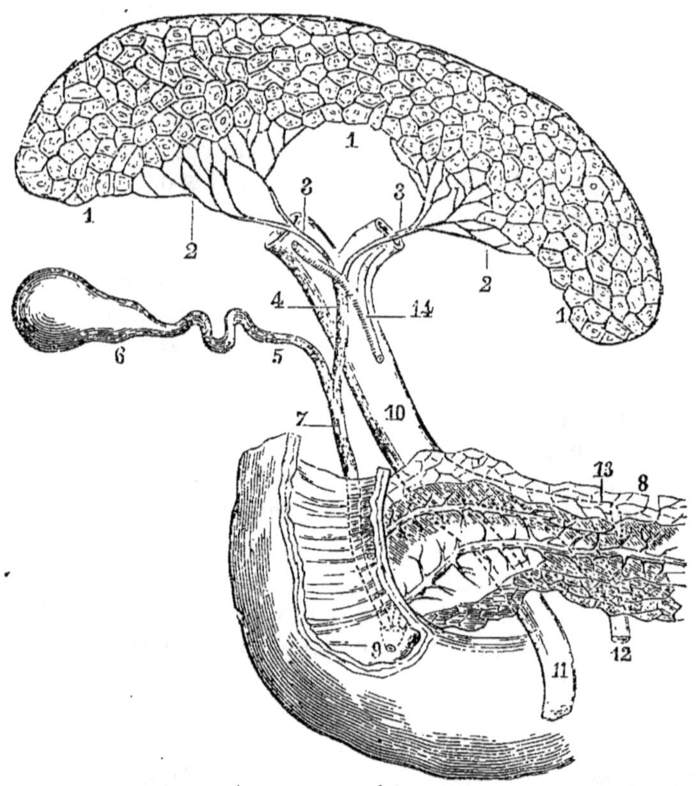

Fig. 134. — Schéma de la structure du foie et des voies biliaires.

1, 1, 1. Cellules du foie. — 2, 2. Origine des conduits biliaires dans les deux lobes du foie. — 3, 3. Troncs des conduits biliaires. — 4. Canal hépatique. — 5. Canal cystique. — 6. Vésicule biliaire. — 7. Canal cholédoque. — 8. Pancréas. — 9. Ampoule de Vater. — 10. Tronc de la veine porte. — 11. Grande veine mésaraïque. — 12. Petite veine mésaraïque. — 13. Veine splénique. — 14. Tronc de l'artère hépatique.

4° Nerfs du foie. — Les nerfs du foie viennent de plusieurs sources. Par le hile, pénètrent les ramifications terminales du *pneumogastrique* gauche, quelques branches du pneumogastrique droit et le *plexus hépatique*, émanation du plexus solaire. Par le bord postérieur de cet organe, on voit pénétrer quelques branches du *phrénique* droit qui se rendent principalement aux fibres musculaires des parois des veines sus-hépatiques. Les premiers sont, comme les vaisseaux sanguins, contenus dans la capsule de Glisson. Ils se placent à la surface de l'artère hépatique et se distribuent principalement avec elle. Le réseau que les filets nerveux forment autour de l'artère hépatique est constitué par des tubes minces, des tubes sans moelle et quelques tubes larges. On ne trouve pas de ganglions sur leur trajet. On a constaté des filets nerveux dans la paroi de la vésicule et des conduits biliaires, dans la paroi de la capsule de Glisson et dans l'enveloppe du foie; on ne connaît pas leur mode de terminaison.

Appareil biliaire.

L'appareil formateur et excréteur de la bile est un appareil de sécrétion complet, dans lequel on trouve : 1° un organe sécréteur, le foie; 2° des conduits vecteurs qui portent le produit de

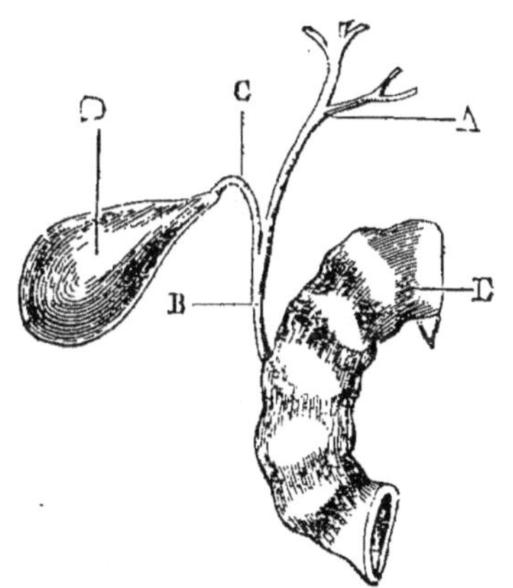

Fig. 135. — Montrant l'appareil biliaire et une portion du duodénum.

A. Réunion des conduits biliaires formant le conduit hépatique. — B Canal cholédoque. — C. Conduit cystique. — D. Vésicule biliaire. — E. Duodénum.

la sécrétion, les *conduits biliaires* et le *canal hépatique ;* 3° un organe de dépôt ou réservoir, la *vésicule biliaire;* 4° un conduit excréteur qui porte la bile dans l'intestin, le *canal cholédoque.*

Conduits biliaires. — Les canalicules biliaires, comme nous l'avons dit plus haut, naissent au niveau des faces des cellules hépatiques ; ils arrivent ainsi jusqu'aux espaces de Kiernan où ils sont en communication avec des canaux plus volumineux, les canaux des espaces portes. Les derniers canaux collecteurs cheminent à côté de la veine-porte et de l'artère hépatique et arrivent ainsi, après une série d'anastomoses successives, à former, au niveau du hile du foie, deux conduits assez volumineux, qui par leur réunion constituent le canal hépatique.

Canal hépatique. — Ce canal s'étend de la terminaison des conduits biliaires dans le hile du foie au canal cholédoque. Il a, au plus, 3 centimètres de longueur et 4 millimètres de diamètre. Il se place en avant de la branche droite de bifurcation de la

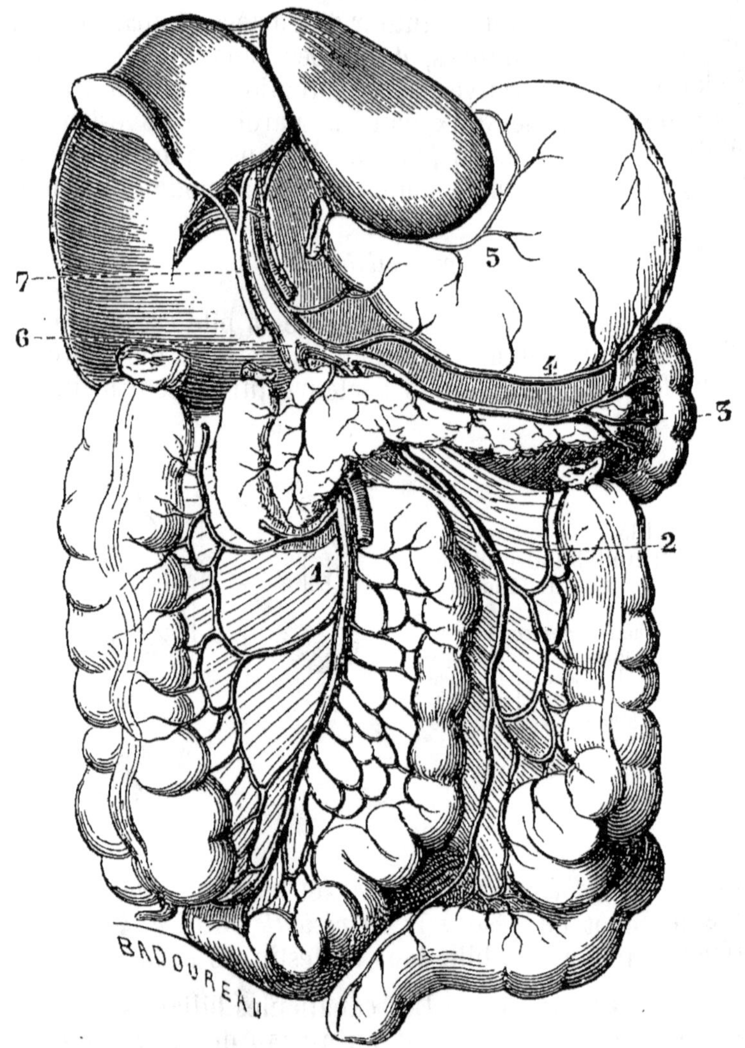

FIG. 136. — Montrant la veine porte se rendant au foie, et l'appareil biliaire.

veine porte; à sa partie inférieure, il est situé à droite du tronc de la veine porte, puis il se réunit à angle aigu au canal cystique (fig. 134 et 135).

Vésicule biliaire. — Réservoir de la bile situé dans la fossette cystique, à la face inférieure du foie droit du lobule carré.

La vésicule biliaire est dirigée en bas, en avant et à droite.

Sa longueur est de 7 à 8 centimètres ; son diamètre varie selon qu'elle est plus ou moins dilatée par la bile, mais en moyenne il ne dépasse pas 2 à 3 centimètres.

Elle a la forme d'une poire et présente un fond, un corps et un col.

Le *fond* de la vésicule déborde le foie et se met en rapport avec la paroi abdominale, où il peut être senti par la percussion.

Le *corps* est en rapport, en haut, avec le tissu du foie ; en bas avec le péritoine, qui l'applique contre la glande. Il repose sur l'extrémité droite du côlon transverse, qui est souvent coloré par la bile, chez le cadavre seulement.

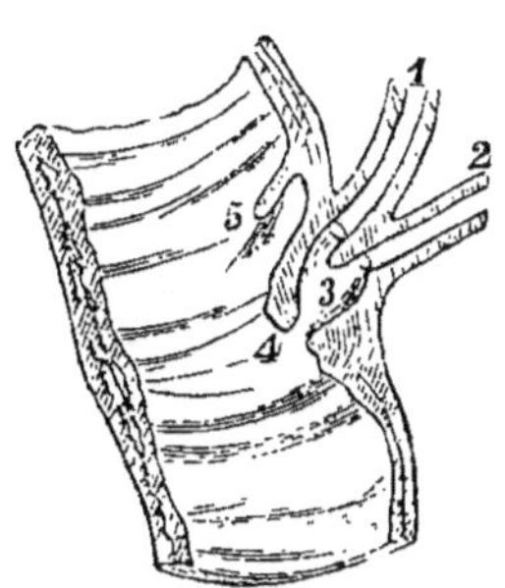

FIG. 137. — Coupe verticale de l'ampoule de Vater.

1. Canal cholédoque s'ouvrant dans l'ampoule. — 2. Canal pancréatique. — 3. Cavité de l'ampoule où se mélangent la bile et le suc pancréatique. — 4. Orifice de l'ampoule de Vater dans le duodénum — 5. Pli supérieur de l'ampoule vu dans la cavité du duodénum.

Le *col* est placé au-devant du sillon transverse et de la branche droite de la veine porte. Il repose sur la première portion du duodénum: Il est contourné sur lui-même en S. A sa surface interne, il présente deux replis valvulaires correspondant aux deux courbures. Ces deux replis sont souvent continus ; ils forment une sorte de valvule qu'on désigne quelquefois sous le nom de *valvule spirale*.

Canal cystique. — De même longueur et d'un calibre un peu moindre que le canal hépatique, le canal cystique s'étend de la vésicule biliaire au canal cholédoque. Flexueux à son origine, il devient ensuite rectiligne et se réunit à angle aigu au canal hépatique. Il est placé entre les deux feuillets du petit épiploon.

Canal cholédoque. — C'est un canal formé par la réunion des canaux cystique et hépatique. Il suit la direction du canal hépatique et se porte en bas, en arrière et un peu à gauche, vers la partie postérieure et interne du duodénum. Beaucoup plus long que les deux précédents, ce conduit a une longueur de 7 à 8 centimètres. Il est situé, à son origine, dans le petit épiploon, en avant de la veine porte, à droite de l'artère hépatique ; plus bas il se creuse une gouttière sur la tête du pancréas et s'accole au canal pancréatique avant de pénétrer dans le duodénum. Ces deux canaux, parallèles et accolés, s'engagent dans l'épaisseur des fibres musculaires du duodénum, soulèvent la muqueuse dans une étendue de 1 1[2 à 2 centimètres, s'ouvrent, chacun par un orifice distinct, dans l'ampoule de Vater.

L'*ampoule de Vater* est une saillie de la muqueuse, du volume d'un gros pois, située à la partie moyenne et postérieure de la deuxième portion du duodénum. Elle est formée par plusieurs replis muqueux, à la partie supérieure desquels les canaux cholédoque et pancréatique versent leur contenu.

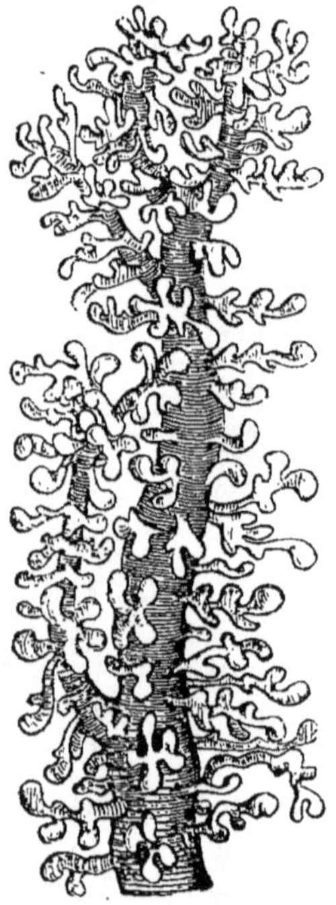

FIG. 138. — Glandes des conduits biliaires du cheval (Grossissement, 60).

Structure de l'appareil biliaire. — Dans toute leur étendue, les *conduits biliaires* sont formés de deux couches.

La *couche interne* est un revêtement d'*épithélium cylindrique simple* dont les cellules mesurent 20 à 22 μ de longueur ; à partir du point où ces canaux mesurent 100 μ environ jusqu'aux lobules, l'épithélium cylindrique est remplacé par un *épithélium pavimenteux simple.*

La *couche externe* est formée de tissu conjonctif, dans lequel on trouve une certaine quantité de noyaux et des fibres élastiques. Au niveau du point où l'épithélium devient pavimenteux, la couche externe se modifie également, elle se transforme en tissu conjonctif presque homogène.

On ne trouve pas de fibres musculaires dans les parois des conduits biliaires.

Des *glandes en grappe* existent dans les parois des canaux biliaires. Elles existent, d'après Sappey, depuis les conduits de 20 μ jusqu'au conduit hépatique, sur lequel elles disparaissent peu à peu. Au delà de 20 μ, ce sont des dépressions, de simples culs-de-sac sur les parois des conduits biliaires ; ces dépressions s'allongent sur les canaux plus gros, puis elles se ramifient et forment plusieurs culs-de-sac ; sur les canaux d'un quart de millimètre, ce sont déjà des glandes en grappe qui se perfectionnent et augmentent de volume, à mesure que les conduits biliaires augmentent eux-mêmes de calibre.

Frey et Kölliker n'admettent que des culs-de-sac dans ces conduits, où Sappey place des glandes. Ils décrivent des glandes en grappe, au contraire, dans le canal cholédoque, où Sappey n'admet que des culs-de-sac.

Les *vaisseaux* des conduits biliaires sont nombreux. Nous avons vu que les *artères* sont fournies par l'artère hépatique, qui remplit de ses ramifications les parois de ces canaux ; les *capillaires* se portent surtout sur les glandes en grappe et sur les culs-de-sac. Les *veines*, nées des mêmes parois, se jettent dans la veine porte pour lui constituer des racines hépatiques. Sappey a injecté des *lymphatiques* à la face interne des conduits biliaires : ils sont nombreux, traversent la paroi des conduits et forment un réseau en dehors d'eux. De ce réseau partent des vaisseaux qui accompagnent les lymphatiques profonds du foie et qui se jettent avec eux dans les ganglions du hile du foie.

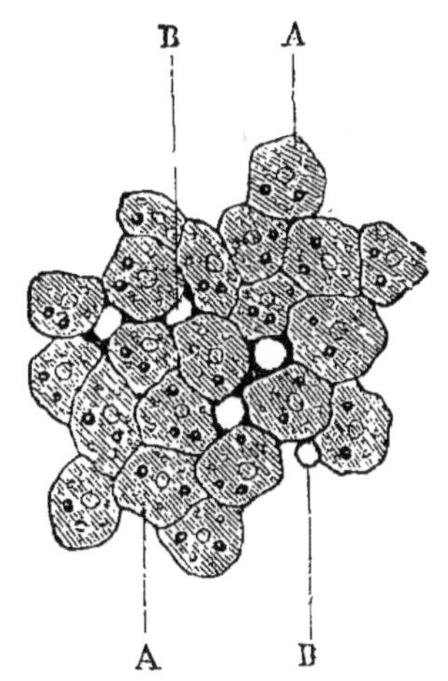

Fig. 139. — Cellules hépatiques entourant les canalicules biliaires

A, A. Cellules. — B, B. Coupe des canalicules biliaires.

Des *nerfs*, qui se détachent du plexus accompagnant les vaisseaux, se jettent sur les parois des conduits biliaires.

Origine des conduits biliaires, canalicules biliaires. — Nous savons déjà que les canaux biliaires cheminent dans la capsule de Glisson, avec la veine porte et l'artère hépatique, jusqu'aux lobules. Arrivés là, les canaux biliaires se placent entre les lobules, avec la veine interlobulaire, s'anastomosent et forment un réseau interlobulaire ; puis ils se ramifient en tubes capillaires qui pénètrent dans l'épaisseur des lobules, entre les cellules hépatiques. Tous ces tubes capillaires s'anastomosent entre eux pour former un réseau dans le même lobule, de sorte que les *canaux biliaires prennent naissance dans un vaste réseau capillaire situé au milieu des cellules hépatiques*. Il est certain que les canalicules n'ont pas d'épithélium. Celui-ci apparait, sous forme d'épithélium pavimenteux, en même temps que la paroi conjonctive, au moment même où les canalicules biliaires se continuent avec les canaux biliaires interlobulaires. Ces derniers offrent 10 μ environ au moment où l'épithélium commence à se montrer [1].

1. On ne peut plus douter aujourd'hui de l'existence des canalicules biliaires ; mais on peut se demander si ces canaux microscopiques ont

On n'a pas encore pu injecter les canalicules biliaires sur le foie de l'homme; toutes les observations ont été faites sur les animaux.

Les capillaires biliaires, qui forment ce réseau, portent le nom de *canalicules biliaires*. Ces canalicules sont cylindriques et rectilignes; leur diamètre varie de 1 à 2 μ. Ils s'anastomosent entre eux et forment un réseau dont les mailles polygonales ont les dimensions d'une cellule hépatique, puisque les capillaires entourent les cellules, 20 μ en moyenne (14 à 17 μ chez le lapin, Frey). Chaque canalicule biliaire est en rapport immédiat avec deux cellules hépatiques, et chacune des faces de la cellule est en rapport avec un canalicule. Connaissant la forme polyédrique des cellules et leur dimension, il est facile de voir que le réseau des canalicules biliaires est formé de grandes mailles principales, du même diamètre que celui de la cellule, et de petites mailles secondaires à la surface des cellules, mailles égales au quart ou au huitième des premières, selon le nombre des faces et le volume de la cellule.

D'après ce que nous venons de voir, il est évident que chaque lobule n'a pas son seul canal excréteur; celui-ci, qui est d'abord interlobulaire, reçoit les canalicules biliaires de plusieurs lobules voisins. Il est facile de comprendre, du reste, que tous les canalicules biliaires forment dans le foie un vaste plexus, tout comme les lymphatiques.

Canaux hépatique, cystique et *cholédoque*. — Ils sont pourvus de deux couches : la *couche externe fibreuse* est formée, comme celle des conduits biliaires, de tissu conjonctif renfermant des fibres élastiques ; on y trouve aussi quelques fibres musculaires lisses, ne formant pas une membrane continue. La *couche interne* est constituée par un épithélium cylindrique simple; mais ici on commence à pouvoir séparer une muqueuse, car l'épithélium est doublé d'une mince couche de tissu conjonctif plus lâche que celui de la couche externe.

D'après Sappey, on ne trouverait de glandes en grappe que dans la partie supérieure du canal hépatique; sur le reste de ces

une vraie paroi, comme les capillaires, ou si ce sont seulement des espaces intercellulaires. Hering, qui nous a donné les travaux les plus récents sur les canalicules, n'admet pas cette paroi, tandis que la plupart des auteurs l'admettent. La démonstration de cette paroi, qu'Eberth appelle cuticule, a peu d'importance ; il n'en reste pas moins acquis qu'il y a des canalicules entre les cellules hépatiques. Cette cuticule n'est, selon Kölliker, qu'un léger épaississement de la paroi des cellules.

En 1870, Legros aurait vu l'épithélium pavimenteux des canalicules biliaires. (Note lue à l'Académie des sciences.)

conduits, il n'existerait que des culs-de-sac qui ressemblent aux dépressions que l'on ferait avec une tête d'épingle sur la cire molle. Frey dit qu'elles sont nombreuses dans la portion supérieure du canal cystique et dans les canaux hépatique et cholédoque, ce que Leydig, Morel et Villemin admettent également. Kölliker ajoute qu'elles sont très nombreuses, et qu'elles sont situées dans l'épaisseur de la membrane fibreuse ou à sa face externe; leur longueur est d'un demi-millimètre à deux millimètres un quart; elles s'ouvrent par des orifices visibles à l'œil nu, d'un quart de millimètre environ.

Vasa aberrantia. — Les vasa aberrantia sont des conduits biliaires égarés à la surface du foie. Ils ont été découverts par H. Weber en 1848, mais mieux décrits par Sappey. Neuf fois sur dix, d'après Sappey, on les trouve sur le bord du ligament triangulaire gauche qui s'insère sur le foie; on les rencontre encore au bord de la vésicule biliaire, dans le petit pont membraneux qui unit le lobule de Spigel au lobe droit du foie, et dans celui qui existe souvent sur le sillon de la veine ombilicale, qu'il transforme en canal. Ces canaux communiquent avec les conduits biliaires, et Sappey les considère avec raison comme d'anciens conduits biliaires qui ne servent plus, parce que les lobules hépatiques ont été atrophiés à leur niveau. Il les a vus très nombreux, au fond d'un sillon que les côtes déviées avaient formé sur le foie d'un sujet, par compression et atrophie de la substance hépatique. Les *vasa aberrantia* ont une teinte un peu jaunâtre; ils sont constitués, comme les conduits biliaires par une tunique fibreuse revêtue d'une couche épithéliale; ils sont pourvus ainsi de petites glandes, mais réduites le plus souvent à une simple dépression, ou utricule. Lorsqu'ils sont anciens, ils ont une paroi épaisse.

Ces canaux ne s'observent ni sur le fœtus ni sur l'enfant; on les rencontre chez l'adulte, et plus souvent encore chez le vieillard.

Vésicule biliaire. — Elle est composée de trois couches superposées : séreuse, musculeuse et muqueuse.

La *couche séreuse* ne recouvre que la moitié inférieure de la vésicule, celle qui déborde la face inférieure du foie.

Au-dessous, on trouve une *couche musculeuse* mince qui entoure complètement ce réservoir; les fibres qui forment cette couche offrent de 70 à 80 μ environ; elles sont très pâles, ont des noyaux peu distincts, et s'entre-croisent irrégulièrement, sans former deux plans réguliers (Henle). Vers le col, les fibres tendent à devenir longitudinales. Chez les ruminants, cette tunique est très développée. Elle est contractile chez le chien (Brücke).

Au-dessous des fibres musculaires, on trouve une *couche de tissu conjonctif* assez dense, contenant des fibres élastiques et quelques vésicules graisseuses. Les vaisseaux se ramifient dans cette couche avant de se terminer dans la muqueuse.

La *muqueuse* a une couleur jaunâtre; elle offre des plis saillants anastomosés qui donnent à la surface muqueuse un aspect aréolaire [1]. Dans ces plis, que l'on peut comparer à des *villosités lamelliformes,* on trouve un réseau capillaire analogue à celui des villosités intestinales. Une couche d'*épithélium cylindrique simple* recouvre la muqueuse; les cellules ont un noyau peu distinct (Henle prétend même qu'il manque souvent). Dans le derme de la muqueuse, on trouve des glandes analogues à celles que nous décrivons dans les conduits biliaires, mais elles sont beaucoup plus petites; chez le bœuf, au contraire, elles sont très développées.

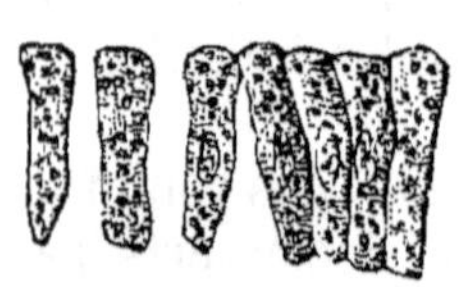

FIG. 140. — Cellules épithéliales de la vésicule biliaire.

L'artère cystique, branche de l'hépatique, forme un réseau artériel dans la couche de tissu conjonctif; les *capillaires* qui naissent de ce réseau s'élèvent dans l'épaisseur de la muqueuse et forment des anses. Les *veines* donnent naissance à la veine cystique, qui se jette dans la veine porte au moment où celle-ci pénètre dans le foie; celles qui viennent de la partie supérieure du fond de la vésicule se jettent dans les lobules du foie situés au-dessus, et constituent de petites veines portes accessoires. Les *lymphatiques*, nombreux, se portent dans un ganglion au niveau du col de la vésicule et dans des ganglions situés au-dessus de la tête du pancréas, en arrière du pylore. Les *nerfs* se détachent du plexus hépatique et se portent à la vésicule biliaire, en accompagnant l'artère cystique sous le nom de *plexus cystique*, et le canal cystique lui-même; on ne connaît pas la manière dont ils s'y terminent.

Les notions que nous venons de donner sur la structure du foie sont aujourd'hui considérées comme classiques. Elles ont été d'abord longuement exposées par Héring, en Allemagne, et enseignées plus tard officiellement par M. Charcot.

Dans ces dernières années, M. Sabourin a modifié la conception

1. Ces plis sont très développés chez le porc. Sur cet animal, il est facile d'étudier le réseau capillaire de la vésicule biliaire.

classique du foie. Il a décrit cet organe comme une glande en grappe, et à la notion du lobule vasculaire d'Héring, il a substitué la conception, assez complexe d'ailleurs, d'un *lobule biliaire*. Dans ce lobule biliaire, les parties centrales ou excrétoires seraient représentées par le canal biliaire collecteur, qu'on retrouve dans l'espace de Kiernan accompagné d'une branche de la veine porte et d'une ramification de l'artère hépatique. Les acini sécréteurs seraient, au contraire, représentés par des fragments des lobules d'Héring, limités extérieurement par les branches des veines sus-hépatiques. D'après ces quelques notions, on voit que, pour M. Sabourin, la *structure du foie est intervertie*.

Nous ne voulons pas engager de discussion sur cette théorie encore trop récente. Nous ferons remarquer cependant que, dans le foie, les fonctions glycogénique et biliaire sont intimement unies. Les même cellules servent aux deux fonctions ; c'est pour cette raison que certains auteurs, entre autres Robin, considéraient le foie comme formé par deux glandes, l'une vasculaire, l'autre biliaire, intimement unies et engrenées l'une dans l'autre.

Usages. — Le foie sert à la sécrétion de la bile et à la formation du sucre (voy. *Structure*). La sécrétion biliaire est une sécrétion continue qui s'accélère au moment de la digestion. Entre les repas, la bile sécrétée passe dans les canaux biliaires et arrive dans le canal hépatique et le canal cholédoque. A ce moment, l'orifice de l'ampoule de Vater est plus étroit que le canal cholédoque, de sorte que la bile s'accumule dans ce canal et remonte ainsi dans le canal cystique et dans la vésicule biliaire. L'appareil biliaire est donc complètement rempli dans l'intervalle des repas. Au moment du repas, les aliments arrivent dans le duodénum, excitant par action réflexe l'appareil biliaire, dont les parois se contractent pour verser abondamment la bile dans le duodénum pendant la digestion.

Développement. — Le foie *commence à paraître* du troisième au quatrième jour sur l'embryon de poulet.

Il se montre en arrière de la partie inférieure de la dilatation intestinale qui deviendra l'estomac.

Son développement est *très rapide*, car en trois jours on trouve des conduits biliaires, des vaisseaux sanguins et une vésicule biliaire dans un lieu où il n'y avait rien quarante-huit heures auparavant.

Le foie se forme aux dépens du *feuillet interne* et du *feuillet moyen*. Le feuillet moyen, mésoblaste, donne naissance aux vaisseaux tandis que le feuillet interne, ou hypoblaste, forme les conduits biliaires qui procèdent de la paroi intestinale. Selon Schenk, l'hypoblaste formerait seulement l'épithélium des conduits biliaires, tandis que le mésoblaste fournirait au développement de toutes les autres parties du foie.

Le *mode d'évolution* du foie est le suivant. On voit naitre sur la paroi postérieure de l'intestin, au-dessous de l'estomac, deux petits cylindres épithéliaux, sorte de bourgeons qui vont en se ramifiant et qui procèdent du feuillet interne. Le feuillet moyen, qui double l'interne, est naturellement entrainé par ces cylindres. Des vaisseaux sanguins et des globules sanguins naissent sur place dans le feuillet moyen et à ses dépens, puis ils se mettent en communication avec la veine omphalo-mésentérique. Puis, l'évolution se continue par prolifération des éléments cellulaires ; les cylindres épithéliaux, en se creusant et se ramifiant, forment les conduits biliaires ; les vaisseaux se multiplient de la même manière ; les cellules hépatiques s'interposent entre eux, et la vésicule biliaire nait des conduits biliaires par un diverticule microscopique qui augmente insensiblement.

Les deux cylindres épithéliaux qui se montrent au début doivent former les deux lobes du foie ; mais ceux-ci se fusionnent en se développant.

IV. — Rate.

La rate est une glande vasculaire sanguine située dans l'hypochondre gauche, entre le diaphragme et la grosse tubérosité de l'estomac.

Dissection. — Nous avons dit, en parlant de l'estomac, que la rate y restera d'abord attachée pour qu'on puisse examiner les liens vasculaires et membraneux qui les unissent. On peut séparer la *tunique péritonéale* de la *tunique propre* de la rate dans une petite portion de son étendue ; cette préparation, que l'on facilite par la macération, doit être faite lentement, en se servant alternativement de la lame et du manche du scalpel. Les cloisons que la tunique propre envoie vers l'intérieur s'observent au moment où l'on cherche à la séparer de la substance de la rate ; l'enveloppe réfléchie que la tunique interne envoie autour des vaisseaux, *capsules de Malpighi*, se voit après avoir débarrassé ces derniers de la graisse qui les entoure et du péritoine qui les recouvre, là où ils pénètrent dans le hile de la rate On s'assure du tissu presque exclusivement vasculaire de ce viscère en le soumettant à des lavages répétés, après avoir arraché les membranes qui le revêtent et en examinant la pièce sous l'eau. De petits *corpuscules blanchâtres* se remarquent dans le tissu d'une rate qui a été incisée ; mais ils n'existent pas toujours.

Dans l'étude du tissu de la rate, on ne négligera pas les injections, qui sont si propres à jeter du jour sur la structure des parties ; nous n'en dirons pas autant de l'insufflation, qui ne donne guère que des idées fausses ; on conçoit que l'air soufflé dans les vaisseaux puisse passer de là dans le tissu cellulaire, et qu'un organe quelconque insufflé, desséché et coupé par tranches, devra nécessairement prendre un aspect celluleux, quelle que soit d'ailleurs sa structure.

Couleur. — Cet organe présente une couleur lie de vin.

Forme. — Il a la forme d'un croissant, dont la concavité repose sur la grosse tubérosité de l'estomac.

Consistance. — Sa consistance est peu considérable, et son tissu se laisse facilement déchirer.

Nombre. — C'est un organe unique, mais quelquefois on trouve plusieurs rates. Dans ce cas, l'une est principale, les autres sont surnuméraires. Les rates surnuméraires ne sont que des lobules de la rate qui sont restés séparés et qui reçoivent chacun une des ramifications de l'artère splénique.

Poids et volume. — Le poids moyen de la rate est de 195 grammes, lorsqu'elle est séparée du cadavre. Celui de la rate, remplie du sang qu'elle contient chez le vivant, serait de 225 grammes (Sappey). Cet organe présente une longueur de 12 centimètres, une largeur de 8 centimètres et une épaisseur de 3 centimètres.

Mobilité. — Elle est très mobile et ses rapports sont variables. Ses déplacements peuvent être anormaux, pathologiques ou physiologiques. Les déplacements physiologiques sont placés sous l'influence de la contraction du diaphragme, de l'ampliation de l'estomac, de la grossesse, etc.

Rapports.

La rate présente une face externe, une face interne, un bord antérieur, un bord postérieur, une extrémité supérieure et une extrémité inférieure.

Face externe. — Elle est convexe et unie. Elle est en rapport avec le diaphragme, qui la sépare des fausses côtes et de la base du poumon gauche.

Face interne. — Elle présente une série de trous disposés sur une ligne verticale, et qui constituent le hile de la rate. La portion de face interne qui est placée en avant du hile est un peu plus grande que l'autre, à peu près plane, et se met en rapport avec la grosse tubérosité de l'estomac. La partie postérieure de cette face est en rapport avec le pilier gauche du diaphragme et la queue du pancréas.

Bord antérieur. — Mince et tranchant, ce bord, convexe, est en rapport avec le diaphragme et un peu avec la paroi abdominale.

Bord postérieur. — Moins convexe et un peu plus épais que l'autre, ce bord est en rapport avec la partie supérieure du rein gauche et la capsule surrénale gauche. Les deux bords de la rate présentent ordinairement des incisures plus ou moins profondes, indice de la division primitive de la rate en plusieurs lobes.

Extrémité supérieure. — Un peu plus grosse que l'autre, cette extrémité est en rapport avec le diaphragme et quelquefois avec l'extrémité gauche du foie, surtout chez l'enfant.

Extrémité inférieure. — Elle est en rapport avec le coude gauche du côlon transverse. Sappey décrit un petit sac séreux accroché comme un nid de pigeon à la partie latérale gauche du diaphragme et dans lequel l'extrémité inférieure de la rate serait reçue.

On appelle encore l'extrémité supérieure *tête,* et l'extrémité inférieure *queue.*

Structure.

La structure de la rate comprend deux membranes qui l'enveloppent, l'une séreuse, l'autre fibreuse qui forme la charpente de l'organe, des vaisseaux et des nerfs, une substance molle intérieure ou *boue splénique,* et des follicules clos ou *corpuscules de Malpighi.*

Membrane séreuse. — Formée par le péritoine, cette membrane, très mince et très adhérente à la membrane fibreuse, recouvre complètement la rate. Elle s'adosse à elle-même au niveau du hile et forme un repli qui se porte à la grosse tubérosité de l'estomac, *épiploon gastro-splénique.* Elle forme un repli analogue, mais très petit, qui s'étend de la partie supérieure de la face interne de la rate à la partie supérieure du pilier gauche du diaphragme, *ligament phréno-splénique.* De l'extrémité inférieure de la rate, part un autre petit repli péritonéal qui se porte vers la queue du pancréas, *ligament pancréatico-splénique.*

Membrane fibreuse. — La membrane fibreuse, ou tunique propre de la rate, est l'analogue de celle qui enveloppe le foie; elle est contractile, élastique. Comme celle du foie, elle se réfléchit au niveau du hile, pour pénétrer dans la rate en accompagnant les vaisseaux. Cette portion réfléchie, qui forme dans le foie la capsule de Glisson, constitue ici la *capsule de Malpighi*. Des cloisons plus ou moins minces se détachent de la face interne de la tunique propre et de la surface externe de la capsule de Malpighi; elles s'entre-croisent pour former une charpente fibreuse creusée de cavités ou aréoles communiquant les unes avec les autres. Cette tunique contient, dans son épais-

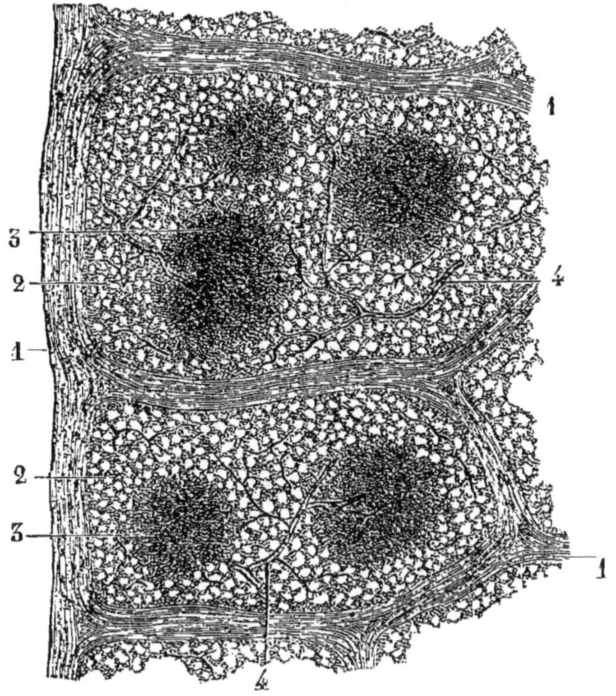

Fig. 141. — Section de la partie superficielle de la rate de l'homme (Grossissement, 40).

1, 1, 1. Enveloppe fibreuse et cloisons intérieures. — 2, 2. Espaces veineux de la pulpe splénique. — 3, 3. Corpuscules de Malpighi. — 4. Ramifications artérielles.

seur, des fibres de tissu conjonctif et des fibres élastiques. A la surface interne de cette tunique, on en trouve une seconde très mince, qui la double et qui se prolonge sur les cloisons; elle est pourvue de fibres musculaires de la vie organique, très petites, qui se trouvent aussi dans les cloisons. La présence des fibres élastiques et musculaires dans la tunique propre de la rate donne à cet organe deux propriétés : 1° l'élasticité, qui ne peut être révoquée en doute; 2° la contractilité, qu'on démontre facilement en plaçant aux deux extrémités de la rate les deux conducteurs d'un appareil électro-magnétique énergique sur un animal vivant. On peut ainsi, chez le chien, déterminer un raccourcissement de 2 centimètres; Claude Bernard obtint des phénomènes de contraction beaucoup plus prononcés et plus rapides en galvanisant directement les nerfs qui pénètrent dans son épaisseur. C'est en agissant sur les nerfs venus de la moelle que la strychnine exerce son influence sur la rate.

Les fibres musculaires ont une forme spéciale qui les distingue de celles qu'on rencontre dans les autres parties du corps : elles sont petites, incurvées sur elles-mêmes, et contiennent un noyau allongé faisant généralement saillie à la surface et du côté de la concavité.

Vaisseaux et nerfs. — Les *vaisseaux sanguins* n'ont pas tout à fait la même constitution que ceux du système circulatoire général. Les branches de l'artère splénique se divisent en capillaires fins qui se ramifient, les uns sur les cloisons pour aller concourir à la formation des veines, les autres à la surface des vésicules closes, d'où partent d'autres capillaires qui vont se réunir aux précédents. Ces capillaires ne sont nulle part perforés et ne sont le siège d'aucune déchirure, lorsque la rate augmente de volume. Les veines ont ici une texture particulière. Avant de pénétrer dans la rate, la veine splénique contient une tunique adventice très épaisse et une couche de fibres musculaires. Au moment où la veine pénètre dans le viscère, les deux tuniques se confondent avec les nombreuses cloisons qui y existent, et après un trajet de 2 centimètres environ, les branches veineuses se trouvent réduites à leur tunique interne ; elles constituent de véritables sinus. Les veines nées des capillaires nombreux de cet organe s'anastomosent fréquemment entre elles par des rameaux volumineux, et donnent à la rate une certaine analogie avec les tissus érectiles. Lorsque la rate se tuméfie, les veines sont gorgées de sang.

La circulation de la rate présente ceci de particulier, c'est que chaque branche artérielle, pénétrant par le hile, se distribue à un compartiment distinct de la rate sans s'anastomoser avec les branches voisines. Chaque branche artérielle possède une veine correspondante, de telle sorte qu'on peut injecter chaque branche avec une matière de coloration différente et obtenir une rate dont les divers points injectés auraient une coloration bien distincte des points voisins.

Lymphatiques. — Sappey n'admet pas de lymphatiques superficiels ; il affirme qu'ils n'ont pas encore été démontrés. Les *lymphatiques profonds,* les seuls qui existent, viennent de la pulpe splénique, mais on ne connaît pas leur origine ; ils s'accolent ensuite aux parois des principales veines. Les petites veines n'en ont pas, et sont contenues dans la capsule de Malpighi. Chaque veine est accompagnée d'un seul vaisseau lymphatique, de sorte que ceux-ci sortent de la rate au nombre de six ou huit, selon le nombre de vaisseaux sanguins. Ils se portent ensuite dans des ganglions situés au niveau de la queue du pancréas. Sappey dit qu'il est difficile de les injecter, mais qu'il est facile de les apercevoir, en injectant l'artère splénique avec une solution gommeuse colorée qui passe en partie dans les lymphatiques.

Selon Billroth, Frey, Kölliker et Teichmann, chez les animaux qui ont un tissu conjonctif sous-séreux abondant (ruminants, solipèdes), les *vaisseaux lymphatiques superficiels forment un réseau très développé*, dont les vaisseaux, remplis d'un liquide clair, sont pourvus de valvules et présentent des renflements en forme de chapelet. Ce réseau a été observé chez le porc, le mouton et le bœuf ; il est difficile à injecter chez ce dernier animal. Il n'y en a pas chez l'homme, le chien, etc.

Quant aux *lymphatiques profonds*, Ecker, Kölliker et Tomsa en auraient vu, au niveau du hile, colorés en rouge par des globules sanguins. Tomsa les aurait injectés récemment sur le cheval ; il prétend les avoir suivis jusque dans la pulpe, où ils forment des gaines lymphatiques autour des artères (Frey, traduction française, p. 531). Kölliker et Teichmann ont constaté chez certains animaux que des vaisseaux lymphatiques superficiels pénètrent directement dans l'organe, traversent la pulpe splénique et sortent par le hile. D'après Kölliker, les lymphatiques traverseraient quelques ganglions au niveau du hile, puis formeraient un tronc unique qui s'ouvre dans le canal thoracique, au niveau de la douzième vertèbre dorsale.

Boue splénique et corpuscules de Malpighi. — Le tissu splénique [1], contenu dans les aréoles, forme cette espèce de pulpe rougeâtre que l'on fait sortir par pression au niveau des points où la rate a été déchirée. Il ne faut pas croire qu'il s'agisse là d'un liquide : c'est bien un tissu véritable.

Nous avons vu, dans la muqueuse de l'intestin grêle, entre autres, comment le tissu adénoïde ou lymphoïde peut se montrer sous une forme lâche, et comment aussi ce tissu peut se condenser pour former des organes arrondis, de dimensions variables, les follicules clos ou follicules lymphatiques. La même chose existe

1. Encore appelé *pulpe splénique*, *tissu splénique*, *parenchyme de la rate*, *substance rouge de la rate*, *tissu glandulaire*, *tissu propre*.

dans la pulpe de la rate ; ce qu'on appelle pulpe splénique n'est autre chose qu'un tissu conjonctif réticulé, tissu lymphoïde délié, qui remplit les aréoles de la rate. En certains points, ce tissu se condense pour donner naissance aux follicules clos, ou *corpuscules de Malpighi*, et pour former une sorte de gaine lymphoïde aux branches terminales de l'artère splénique. Au milieu des éléments déliés de ce tissu lymphoïde, on trouve un *liquide* qui l'humecte, pour ainsi dire. Nous étudierons le tissu conjonctif réticulé, les follicules clos et le liquide interposé, en nous réservant de revenir plus tard sur les vaisseaux.

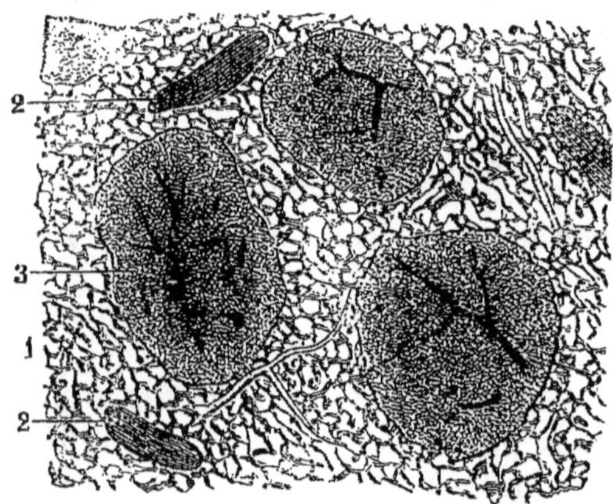

Fig. 142. — Fragment de rate durcie dans l'acide chromique et dans l'alcool (Billroth).

On y voit trois corpuscules de Malpighi, 3, les trabécules et les aréoles, 1, 2, 2.

a. *Tissu conjonctif réticulé.* — On ne le voit pas à l'œil nu ; au microscope, il offre le même aspect que les trabécules qu'on examine à l'œil nu. Ce tissu est donc un système de trabécules de plus en plus déliées, faisant suite aux trabécules principales, et formées d'un tissu différent. On sait que la couleur de la rate est variable ; qu'elle soit rouge clair ou rouge foncé, bleuâtre, livide, noire, cela ne dépend nullement du tissu qui nous occupe, mais du liquide au milieu duquel il est plongé.

Ces filaments microscopiques ont une épaisseur de 20 à 60 μ. Ils forment, en s'entre-croisant, un réticulum très fin, étendu dans tous les espaces limités par les trabécules. Ce réticulum s'insère, d'une part, sur les nombreuses trabécules que nous avons déjà décrites, et, d'autre part, sur les corpuscules de Malpighi et les gaines artérielles dont le tissu s'est transformé en véritable tissu lymphoïde. Dans ce réticulum, on trouve des cellules lymphatiques, comme dans toutes les régions où nous avons rencontré du tissu lymphoïde. Ces cellules sont identiques à celles qui existent dans les corpuscules de Malpighi et dans les follicules des ganglions lymphatiques et des plaques de Peyer. Frey a constaté leur contractilité, par des mouvements amiboïdes, sur la grenouille et la salamandre. Récemment (*Wirchow's Archiv.*, t. 38), Cohnheim a observé ces mouvements amiboïdes sur les cellules d'autres animaux, et même sur des mammifères. Nous avons dit, en décrivant les mouvements amiboïdes des cellules, qu'une cellule peut s'incorporer, en les prenant avec les prolongements de sa propre substance, des particules colorées, des globules de lait, et même des globules rouges du sang ; il ne faut pas l'oublier.

b. *Follicules clos.* — On les appelle encore *corpuscules de Malpighi*, *follicules lymphatiques*. Ces corpuscules, découverts en 1666

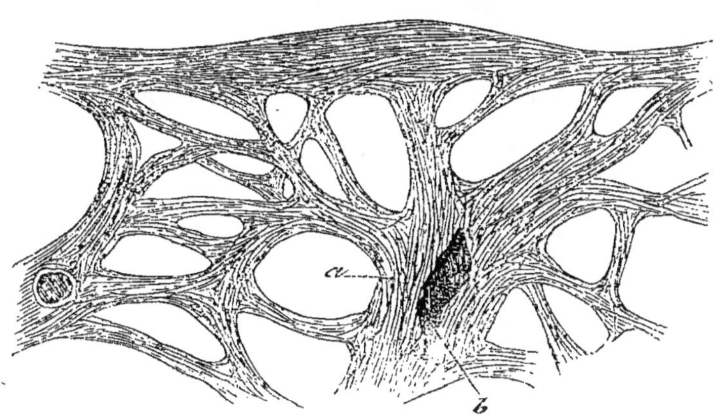

Fig. 143. — Fragment d'une rate de chat.

a. Trabécules. — *b.* Veine.

par Malpighi, se montrent sous forme de petits grains grisâtres, arrondis, *visibles à l'œil nu*, dont le diamètre varie entre un quart de millimètre et un demi-millimètre ; rarement, on en trouve de plus gros.

Ils sont séparés les uns des autres par un intervalle de 2 à 4 millimètres, ce qui a conduit Sappey à évaluer le *nombre* total des corpuscules d'une rate de 7,000 à 8,000.

Ces corpuscules, étant assez volumineux, sont faciles à distinguer ; mais on ne les rencontre pas sur toutes les rates. Sappey les a observés 3 fois sur 40 rates. Hessling en a trouvé 115 fois sur 950 sujets ; à mesure qu'il s'est rapproché du moment de la naissance, il les a vus plus constamment ; 1 fois sur 16 de dix à quatorze ans, 1 fois sur 3 de deux à dix ans, 1 fois sur 2 de un à deux ans. Kölliker les a observés 4 fois sur quatre suppliciés. Ces faits ont conduit les auteurs à dire qu'on ne trouve les corpuscules de Malpighi que sur des rates fraîches et saines, qu'ils n'existent plus chez les individus qui ont succombé après une longue maladie ou une abstinence prolongée. Comment se fait-il alors que Malpighi recommandait la macération dans l'eau pour trouver ces corpuscules, et que de Lasône, 1732, en ait fait une description détaillée en suivant ce procédé? Sappey a vu, du reste, que plus la rate d'un cadavre offre de résistance, plus elle contient de corpuscules; les rates ramollies n'en renferment jamais. L'un des sujets qu'il a examinés était à l'amphithéâtre depuis

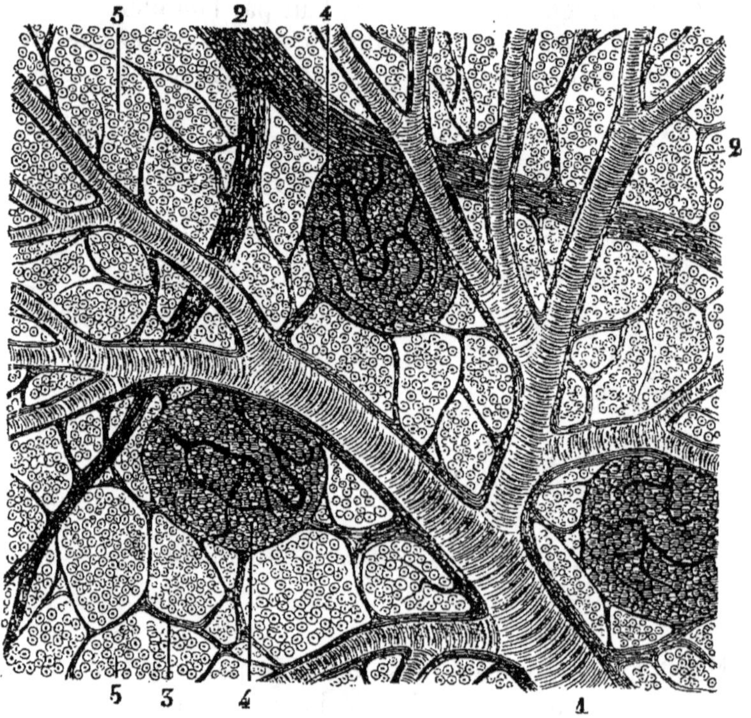

Fig. 144. — Figure schématique montrant un fragment d'une section de la rate (Leydig).

1. Artère avec sa gaine, capsule de Malpighi. — 2, 2, 3. Trabécules de dimensions différentes. — 4, 4. Deux corpuscules de Malpighi. — 5, 5. Pulpe ou tissu splénique, situé dans les aréoles. Le tissu conjonctif réticulé de la pulpe n'est pas représenté.

quatre jours; de plus, il a mis la rate dans de l'eau, qu'il renouvelait tous les jours, et, au bout de douze jours, les corpuscules étaient encore plus visibles. Disons cependant que tout le monde pourrait avoir raison ; il est possible qu'on rencontre les corpuscules principalement sur les rates fraîches, et surtout lorsqu'elles sont consistantes.

Les follicules clos ne sont pas disséminés sans ordre dans la rate, ils sont *adhérents aux branches artérielles*. Chez la plupart des animaux, ils sont appliqués sur la paroi de l'artère, dont les branches simulent une petite grappe; mais, chez l'homme, ces corpuscules sont traversés, au centre ou sur l'un des côtés, par la branche artérielle qui les supporte. Quelquefois, ils sont placés dans l'angle de bifurcation d'un vaisseau.

Leur *structure* est identique à celle des follicules clos solitaires de l'intestin, aux follicules des ganglions lymphatiques. C'est du tissu conjonctif réticulé, formant un réseau lâche au centre du corpuscule, et se condensant de plus en plus à mesure qu'il se rapproche de la surface, de manière à former une sorte d'enveloppe. En ce point, il est tellement condensé, qu'on le prendrait pour une membrane. Or, ce n'est pas une véritable membrane, mais un réticulum serré et poreux, pouvant laisser passer les cellules lymphatiques qui sont contenues au centre [1].

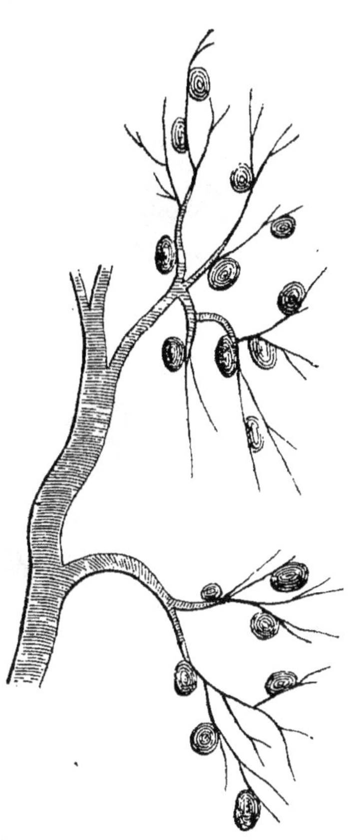

Fig. 145. — Branche artérielle de la rate avec des follicules clos.

Il existe, en effet, au centre du follicule, des *cellules lymphatiques*, ou lymphoïdes, en tout semblables à celles que nous avons vues dans le réticulum délié de la pulpe, dans les follicules clos de l'intestin, en un mot, dans tous les organes formés de tissu adénoïde, ou lymphoïdes. Ces cellules, plongées au milieu d'un peu de liquide albumineux et transparent, sont petites ou grosses, de 4 à 13 μ, incolores, arrondies, et ressemblent à celles des ganglions lymphatiques ; quelques-unes contiennent des granulations graisseuses. Ces caractères prouvent une prolifération incessante de ces cellules lymphatiques dans les follicules de la rate.

Des *globules rouges du sang* pénètrent quelquefois dans le réticulum du centre du corpuscule de Malpighi ; ces globules sont

1. Ce refoulement du tissu conjonctif réticulé vers la périphérie rappelle le refoulement des condensations du tissu conjonctif ordinaire dans la formation des bourses séreuses sous-cutanées.

libres ou contenus dans des cellules incolores, normaux ou ayant subi des modifications.

Les *rapports des follicules avec les artères* constituent l'un des points les plus intéressants de la structure interne de la rate. En parlant des gaines fibreuses formant autour des artères la capsule de Malpighi, nous avons dit qu'à un certain moment la veine et l'artère contenues dans la même gaine se séparent, et qu'à ce niveau le tissu de la gaine se modifie. En effet, tant que les artères ont plus d'un demi-millimètre, elles sont accolées aux veines, et la gaine fibreuse, qui leur forme une enveloppe commune, offre la structure que nous avons indiquée pour la capsule de Malpighi. On ne trouve jamais de follicules clos sur ces gaines; ils ne se présentent que sur les parois des artères qui ont moins d'un demi ou d'un quart de millimètre. Nous laissons de côté les veines, dont il sera question plus loin; nous nous occupons ici des artères seulement. La modification de la capsule de Malpighi, c'est-à-dire de la gaine fibreuse de l'artère, consiste en un passage insensible du tissu fibreux et élastique de la gaine au tissu conjonctif réticulé, avec un mélange de cellules lymphoïdes, et c'est précisément sur ces petites artères, et seulement sur elles, qu'on trouve les follicules clos.

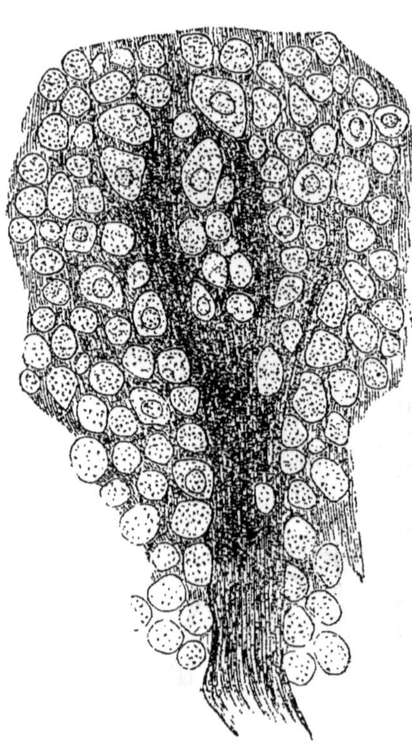

Fig. 146. — Veine de la rate injectée au point où elle s'abouche dans les réseaux capillaires de la pulpe.

Donc, les artères au-dessous d'un quart de millimètre n'ont plus de gaine fibreuse; elles sont entourées d'une gaine lymphoïde qui se confond avec les follicules. En rapprochant ce que nous avons dit du siège des follicules sur les petites artères et de leur structure, on peut considérer cette gaine comme un épanouissement du tissu lymphoïde du follicule, ou bien considérer le follicule comme un épaississement de la gaine lymphoïde de l'artère. On comprend, maintenant, pourquoi il arrive fréquemment qu'une artère traverse un follicule : c'est que celui-ci s'est développé par un épaississement périphérique du tissu lymphoïde de l'artère ; tandis que, s'il se développe en un seul point, il sera latéral et pourra même être pédiculé.

Les corpuscules de Malpighi ne siègent pas ailleurs que sur cette gaine lymphoïde des artères. La transformation de la gaine artérielle est telle, que la tunique externe de l'artère y participe : ainsi les petites artères de la rate n'ont plus de tunique adventice, elles sont formées seulement par la tunique interne et par une couche de fibres musculaires circulaires, le tout étant entouré par du tissu lymphoïde formant une sorte de gaine lymphatique adhérente à l'artère.

Ce n'est pas ici le lieu de nous occuper de la terminaison de ces artères, mais bien de faire remarquer que nous avons vu jusqu'à présent : 1° une charpente fibro-élastique, formant une sorte de tissu érectile, par le mélange, l'entre-croisement des trabécules parties de l'enveloppe fibreuse et des gaines fibreuses qui entourent les vaisseaux spléniques, ayant moins d'un quart de millimètre ou d'un demi-millimètre ; 2° un tissu lymphoïde formant le tissu propre de la rate, ce tissu se montrant sous forme de cordons, de canaux entourant les petites artères et les accompagnant, sous forme d'épaississement de ces canaux (corpuscules de Malpighi), et sous forme de reticulum lâche étendu entre ces parties, d'une part ; entre elles et les trabécules, d'autre part. Dans tous ces points, c'est toujours le même tissu, rempli de cellules lymphatiques situées au milieu du reticulum. On ne peut s'empêcher de comparer cette structure à celle d'un ganglion lymphatique : un tissu lymphoïde sous forme de follicules clos, réunis par des espèces de cordons lymphatiques, comme dans les ganglions ; le tout uni par un reticulum lâche, comme dans les ganglions ; tout autour, une enveloppe et une disposition aréolaire, comme dans les ganglions. Si la similitude n'est pas complète, il y a au moins une grande analogie. Il nous reste maintenant à parler du liquide interposé aux filaments du reticulum lâche qui remplit les aréoles de la rate.

c. *Liquide de la pulpe splénique.* — Ce liquide, *formé par le sang sorti des vaisseaux*, remplit toutes les aréoles de la rate. Il est d'une couleur rouge plus ou moins foncée ; c'est lui qui donne à la rate sa coloration. Ce liquide est composé d'une matière amorphe, tenant en suspension des éléments anatomiques figurés, libres ou adhérents aux filaments du reticulum.

Les éléments anatomiques figurés contenus dans les mailles du reticulum lâche de la pulpe splénique sont très nombreux ; on y remarque :

1° Une quantité considérable de cellules rondes pâles, de 4 à 13 μ, en tout semblables à celles qui sont contenues dans les corpuscules de Malpighi et dans les follicules lymphatiques. Ces cellules sont tellement nombreuses, qu'on les considère comme essentielles, et, pour cette raison, on les a appelées *cellules du tissu splénique, cellules parenchymateuses de la rate*. Ce sont, en un mot, des leucocytes, ou globules blancs du sang. Ces cellules sont presque en contact ; on admet qu'à elles seules elles constituent la moitié de la substance liquide qui remplit les aréoles ;

2° A côté de ces cellules, d'autres *éléments celluleux incolores* : les uns pâles, arrondis et homogènes, de 8 à 10 μ, entourés par une mince membrane d'enveloppe ; les autres, plus volumineux, de 15 à 22 μ, pâles, incolores, à un ou deux noyaux, ou bien remplis de fines granulations graisseuses ;

3° Des *globules rouges du sang*, les uns normaux, les autres ayant subi diverses modifications par suite de leur séjour dans les aréoles de la rate : tantôt ils sont rapetissés, plissés, tantôt brisés en fragments plus ou moins foncés, et formant des granulations pigmentaires (voy. ci-dessous, *Physiologie*) ;

4° Chez les animaux à la mamelle, de petites *cellules jaunâtres* à noyau, que Kölliker considère comme des *globules sanguins en voie de formation*.

Développement. — La rate se montre chez l'embryon en arrière de l'estomac. C'est une petite saillie uniquement formée de cellules arrondies. Par suite du développement des organes, la rate se trouve transportée peu à peu vers la grosse tubérosité de l'estomac. Les trabécules de la rate sont formées par des cellules qui s'allongent et donnent naissance à des corps fibro-plastiques. Ceux-ci s'unissent par leurs extrémités. Les autres éléments de la rate se forment successivement par la modification des éléments cellulaires primitifs.

Physiologie.

Nous commencerons par dire que la rate n'est pas un organe essentiel à la vie. Pour le prouver, il suffirait de citer les belles opérations de splénotomie exécutées avec tant de bonheur par Péan, chirurgien de l'hôpital Saint-Louis.

On dit, depuis Haller, que la rate est un *diverticulum du système veineux abdominal*, qu'elle gonfle pendant la digestion et après l'ingestion d'une certaine quantité de liquide. Faut-il voir là autre chose qu'un simple phénomène d'élasticité ? On sait que la rate est très dilatable ; on peut s'en assurer par une injection d'eau.

La rate est l'un des centres de formation des globules rouges et des globules blancs. La deuxième proposition est devenue presque incontestable ; il n'en est pas de même de la première.

1° *Des globules rouges naissent probablement dans la rate.* — Dans ses observations, Kölliker a trouvé, au milieu de la pulpe splénique des animaux nouveau-nés ou à la mamelle, des corpuscules qui semblent démontrer une formation de globules rouges. Ces corpuscules sont des *cellules jaunâtres à noyau*, ayant la couleur et l'aspect des globules sanguins, des *masses de protoplasma* de 22 à 45 μ semblables aux plaques à noyaux multiples de la moelle des os, et renfermant de 4 à 10 noyaux, des *cellules* incolores en huit de chiffre, c'est-à-dire en *voie de scission*.

Ces observations ne prouveraient rien par elles-mêmes ; mais en les rapprochant d'autres faits observés antérieurement, elles acquièrent une grande valeur. On sait que les corpuscules blancs du sang se transforment en globules rouges, surtout après avoir subi le contact de l'air dans le poumon ; on les observe en grand nombre dans les veines pulmonaires ; souvent ils ne sont colorés que d'un côté, et ils ont la même couleur que les cellules jaunâtres de la rate des nouveau-nés. Cette transformation est très facile à constater sur des reptiles. Du reste, nous avons déjà vu (voy. *Sang*) que Recklinghausen a obtenu artificiellement la transformation de globules blancs en globules rouges : il a reçu du sang dans une capsule de porcelaine chauffée au rouge ; il l'a conservé dans un grand vase de verre en contact avec de l'air humide et renouvelé tous les jours ; après un laps de temps variant de onze à vingt et un jours, les cellules incolores se sont transformées en globules rouges.

L'importance de la présence des cellules à noyaux multiples et des cellules en voie de scission est certainement moins considérable ; cependant il ne faut pas oublier que de semblables cellules à noyaux multiples se rencontrent aussi dans le sang du foie de l'embryon.

2° *Des globules blancs naissent dans la rate.* — Hirt a examiné le sang de l'artère splénique et celui de la veine, dans le but de comparer les globules blancs de ces vaisseaux : il a trouvé 1 globule blanc pour 2,200 globules rouges dans l'artère, et 1 pour 60 dans la veine, différence considérable. Dès 1845, Virchow avait assuré que la rate verse des globules blancs dans le sang. Les malades affectés de leucocytémie, et qui offrent quelquefois un nombre prodigieux de globules blancs, ont une affection de l'un des organes qui forment à l'état normal des globules blancs : tantôt ce sont les ganglions lymphatiques qui sont irrités, alors la maladie s'appelle leucocytémie lymphatique ; tantôt c'est la rate, leucocytémie liénale ou splénique (Wirchow). Dans cette dernière maladie, l'organe s'hypertrophie, et à mesure qu'il s'hypertrophie, il donne naissance à un plus grand nombre de globules blancs. L'existence de cette maladie, portant tantôt sur les ganglions, tantôt sur la rate, tantôt même sur tous ces organes en même temps, et donnant toujours lieu à l'augmentation du nombre des globules blancs du sang, devrait suffire pour faire considérer ces organes comme appartenant au même groupe. Du reste, nous l'avons assez répété dans le cours de cet article, on ne peut s'empêcher, en étudiant le tissu lymphoïde de la substance propre de la rate, de la comparer à un énorme ganglion lymphatique.

D'où viennent ces globules blancs ? — Nous savons que les cellules lymphatiques, les cellules lymphoïdes, les globules blancs du sang et les leucocytes de Robin, sont un seul et même élément; nous savons aussi que les cellules des tissus lymphoïdes prolifèrent avec activité, et que, du reste, elles ne sont pas très adhérentes au tissu conjonctif réticulé entre les mailles duquel elles sont situées. Il faut donc admettre que les globules blancs du sang viennent directement du tissu lymphoïde de la rate, soit par prolifération, soit par migration des cellules lymphoïdes elles-mêmes. En vertu de leurs mouvements amiboïdes, ces cellules se déplacent avec la plus grande facilité ; leur migration a souvent été constatée ; elles passent facilement du centre des corpuscules de Malpighi dans la pulpe splénique, absolument comme elles passent, dans les ganglions, du milieu du follicule lymphoïde dans la lymphe.

Comment les globules blancs pénètrent-ils dans les vaisseaux ? — Dans l'hypothèse que nous avons adoptée (le sang, en sortant des capillaires artériels, tombe dans les lacunes de la substance propre de la rate, pour entrer en contact direct avec le tissu lymphoïde, et rentre ensuite dans les veines), on comprend que les globules blancs issus du tissu lymphoïde s'engagent simplement dans les canaux veineux, et de là dans la veine splénique. Mais il n'en est pas de même dans l'hypothèse d'une paroi séparant les vaisseaux sanguins. Pour la plupart des auteurs qui n'admettent pas l'irruption du sang dans un système lacuneux à paroi lymphoïde, il s'agit de dilatations veineuses, dont les parois sont tapissées par des cellules épithéliales fusiformes. Les cellules lymphoïdes, qui vont devenir globules blancs, ne sont donc séparées de la cavité du vaisseau que par une couche épithéliale. Quelques auteurs ont pensé que les cellules épithéliales se déchirent pour laisser passer les globules. Aujourd'hui, nous ne sommes même pas obligés d'avoir recours à cette hypothèse. Nous savons avec quelle facilité les globules blancs se meuvent, quelle est l'activité de leurs mouvements amiboïdes. Nous savons, d'autre part, que dans plusieurs régions on a constaté le passage de cellules entre les cellules épithéliales. Il est donc logique d'admettre que les cellules lymphoïdes passent entre les éléments de cette couche épithéliale.

Mais est-il besoin d'avoir recours à toutes ces hypothèses? Est-ce que la physiologie ne plaide pas en faveur de la communication directe des vaisseaux avec les aréoles de la pulpe splénique? En admettant cette communication, on comprend à merveille le passage des globules blancs, sans être obligé de faire intervenir cette migration à travers la membrane épithéliale; on comprend aussi l'incorporation des corpuscules rouges dans les cellules lymphoïdes, puisqu'ils sont en contact; on comprend aussi le temps d'arrêt qu'éprouvent les globules rouges dans les aréoles, et leurs altérations. En admettant la couche épithéliale, on ne comprend plus le moins du monde pourquoi les globules rouges sortent des vaisseaux sanguins; quel peut être le but de cette migration ; on ne comprend pas davantage la fragmentation des globules rouges. Enfin, pourquoi la pulpe renfermerait-elle des globules rouges? Autant de difficultés à résoudre. Dans l'hypothèse que nous avons admise, rien de plus simple : tout se passe physiologiquement, et l'on voit jusqu'à l'évidence que la rate est un *organe lymphoïde destiné à faire des globules blancs.*

V. — Pancréas.

Le pancréas est une glande en grappe composée, destinée à la sécrétion du suc pancréatique, et située transversalement au devant de la colonne vertébrale, sur les limites des régions épigastrique et ombilicale.

Dissection. — La position et les rapports du pancréas doivent avoir été examinés avant que le duodénum et le foie aient été enlevés du bas-ventre. La tête du pancréas restera attachée au duodénum, et son *canal excréteur* sera recherché en commençant la dissection au niveau de l'ampoule du duodénum. Comme le canal est situé dans l'intérieur du pancréas, faudra enlever les granulations glandulaires placées sur son trajet. On a quelquefois de la peine à trouver le conduit, parce qu'il est très mince et translucide, et que ses parois reviennent facilement sur elles-mêmes quand il est vide ; on cherchera alors à le sonder par l'orifice de l'ampoule dans le duodénum ; c'est aussi par cet orifice que l'on introduit le tube, si l'on veut injecter le canal pour en examiner toute la marche. Avec un peu d'habitude, on parvient aussi à trouver promptement le canal pancréatique, en le recherchant dans un point quelconque de la glande ; il suffit de faire une légère incision dans son tissu pour apercevoir tout de suite les petites racines du conduit qui proviennent de chaque grain glanduleux ; en suivant une de ces radicules, on arrive bientôt au conduit principal.

Consistance et forme. — D'une consistance un peu ferme, cette glande est aplatie d'avant en arrière, et allongée dans le sens transversal.

Couleur et mobilité. — Elle est d'une couleur blanc grisâtre et peu mobile. On ne la rencontre jamais dans les hernies; sa fixité est due au duodénum qui entoure complètement sa tête, et au péritoine qui applique le corps et la tête du pancréas contre la paroi postérieure de l'abdomen. La partie gauche est cependant un peu mobile.

Division. — La forme allongée du pancréas et le renflement de son extrémité droite ont fait diviser cet organe en partie moyenne ou corps, extrémité droite ou tête, extrémité gauche ou queue. La tête est séparée du corps par une échancrure située sur le bord inférieur de l'organe, échancrure dans laquelle passent les vaisseaux mésentériques supérieurs.

Poids et volume. — Son poids moyen est de 65 grammes. Sa longueur est de 15 à 16 centimètres, sa hauteur de 4 centimètres et son épaisseur de 1 1/2 à 2 centimètres.

Rapports.

On lui considère généralement une face antérieure, une face postérieure, un bord supérieur, un bord inférieur, une extrémité droite et une extrémité gauche.

Face antérieure. — Recouverte par le péritoine, cette face est en rapport avec la première portion du duodénum et l'estomac, dont elle est séparée par l'arrière-cavité des épiploons.

Face postérieure. — *Au niveau de la tête*, cette face est en rapport avec le tronc de la veine porte et la veine cave inférieure. *Au niveau du corps*, elle est en rapport avec l'aorte, l'origine de l'artère mésentérique supérieure, la veine splénique et l'origine de la veine porte que forment, en se réunissant, la splénique et les deux mésaraïques, avec les piliers du diaphragme et la deuxième vertèbre lombaire. *Au niveau de la queue*, cette face est en rapport avec la capsule surrénale gauche et quelquefois avec la face antérieure du rein. Les rapports, au niveau de la tête et du corps, se font sans intermédiaire de péritoine.

Bord supérieur. — Le bord supérieur du pancréas est plus épais que l'inférieur, au point que dans certains cas, cette glande a la forme d'un prisme triangulaire. Ce bord est creusé d'une gouttière dans sa moitié gauche qui loge l'artère splénique, tandis que la veine est en arrière de l'artère et un peu sur la face postérieure de l'organe. Il est encore en rapport avec le tronc cœliaque, le lobule de Spigel, le plexus solaire et une chaîne de ganglions lymphatiques.

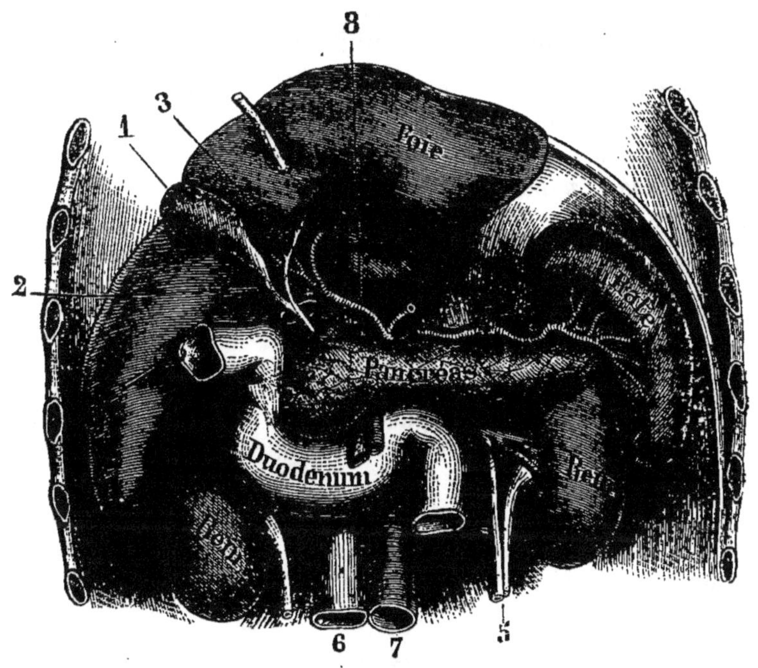

FIG. 147. — Rapports du pancréas.

1. Vésicule biliaire. — 2. Pédicule hépatique, artère hépatique, canaux biliaires, veine porte — 3. Bord antérieur du foie relevé. — 6. Veine cave inférieure. — 7. Artère aorte. — 8. Artère hépatique et tronc cœliaque.

Bord inférieur. — Ce bord correspond au bord postérieur du mésocôlon transverse ; il est en rapport, de droite à gauche, avec la troisième portion du duodénum, avec les vaisseaux mésentériques supérieurs qui y déterminent une échancrure, et avec l'intestin grêle dont le sépare le mésocôlon transverse.

Extrémité droite. — Cette extrémité, appelée aussi *tête* ou *extrémité duodénale,* est embrassée par le duodénum qui décrit autour d'elle une courbure en fer à cheval. Ce rapport est intime, car la tête du pancréas est creusée dans le sens vertical d'une gouttière qui reçoit le duodénum, et l'on trouve même quelques grains glanduleux de cet organe s'insinuant entre les éléments qui constituent cette portion d'intestin. Elle est en rapport, en avant, avec le pylore, la première portion du duodénum et l'artère gastro-épiploïque droite; en arrière, avec la veine cave et la veine porte, rapport déjà signalé. Enfin, à son union avec le duodénum, le pancréas est en rapport avec deux ou trois troncs lymphatiques volumineux, qui passent entre ces deux organes pour se jeter dans le canal thoracique, et avec le canal cholédoque qui se creuse une gouttière dans le tissu du pancréas, près du duodénum, au moment où il s'unit au canal pancréatique.

Extrémité gauche. — Cette extrémité, *queue*, est ordinairement effilée, quelquefois arrondie. Elle est en rapport avec la face interne de la rate, à laquelle elle est unie par un petit repli séreux, *épiploon pancréatico-splénique*, dans lequel on trouve quelques ganglions lymphatiques. Elle est encore en rapport avec l'artère gastro-épiploïque gauche qui passe au-devant d'elle.

Structure du pancréas.

Le pancréas comprend dans sa structure les mêmes éléments que les autres glandes en grappe, particulièrement les glandes salivaires, avec lesquelles il offre plusieurs points de contact. Nous étudierons : son *tissu propre* ou *portion sécrétante ;* ses *canaux excréteurs ;* le *tissu conjonctif* qui unit les diverses parties de la glande ; les *vaisseaux* et les *nerfs*. Le pancréas ne renferme aucun élément musculaire, ni dans le tissu conjonctif, ni dans les canaux excréteurs.

1° Tissu propre du pancréas. — C'est le *tissu glandulaire* proprement dit. Ce tissu, vu dans son ensemble, offre une couleur jaunâtre et une consistance assez considérable. Lorsqu'on examine la surface de la glande, on y voit des surfaces limitées par des lignes polygonales, comme à la surface du poumon : ce sont les lobes de la glande séparés par des cloisons de tissu conjonctif, et se correspondant par des facettes, comme les lobules secondaires du poumon. Chacun de ces lobes correspond à une branche du canal excréteur, de sorte que l'ensemble de la glande a la forme d'une grappe. Si l'on explore de plus près la surface de chaque lobe, on voit qu'il se décompose en petites surfaces polygonales qui correspondent à autant de lobules ; chaque lobule communiquant avec une ramification plus petite du canal excréteur, on voit que les grains de la grappe se multiplient. Enfin, chaque lobule est formé à son tour par la réunion d'une certaine quantité de grains glanduleux ou d'acini, qui dépassent rarement le volume d'un grain de millet. Ces grains glanduleux, ces acini, dont l'ensemble constitue le tissu glandulaire du pancréas, sont représentés dans la figure 148 par les petits grains situés aux extrémités des ramifications, grains qui donnent naissance à des canaux extrêmement fins : les tubes sécréteurs.

L'*acinus* est composé de culs-de-sac de 50 μ environ, très courts, très rapprochés les uns des autres, contigus. Les culs-de-sac, et par conséquent l'acinus, sont formés de deux couches : 1° une *membrane propre*, mince, transparente et friable ; 2° une couche d'*épithélium* prismatique. Ces deux couches se continuent le long du canal sécréteur qui part de l'acinus, pour se modifier dès que ce canal s'anastomose avec des canaux voisins pour donner naissance aux tubes excréteurs.

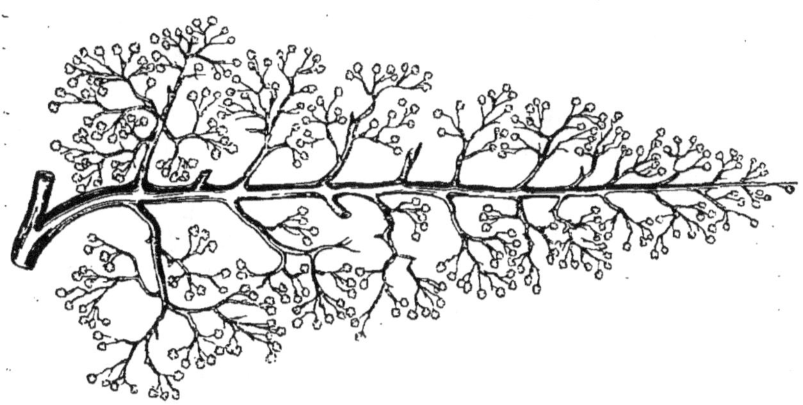

FIG. 148. — Figure schématique de la structure du pancréas. On y voit le canal pancréatique, ses ramifications et son anastomose avec le canal cholédoque. Aux extrémités des conduits excréteurs, on voit les conduits sécréteurs et les acini.

Les *cellules glandulaires, cellules de sécrétion*, sont, comme nous venons de le dire, des cellules épithéliales prismatiques non aplaties, plutôt polyédriques, à un ou deux noyaux, molles et faciles à écraser. Ces cellules mesurent de 8 à 14 μ ; leur noyau, de 2 à 4 μ, est difficile à apercevoir, parce que ces cellules sont remplies de granulations de nature graisseuse. Les cellules en question renferment une substance qui se précipite sous l'influence de l'acide acétique ; le précipité se dissout dans un excès d'acide.

En étudiant de plus près, avec l'aide du microscope, ces cellules, on constate que leur protoplasma présente deux parties distinctes : 1° une *partie externe, striée*, contenant un gros noyau ; 2° une *partie interne, foncée*, très granuleuse. C'est dans ces cellules que seraient accumulés les ferments pancréatiques.

Au centre des acini, Laugerhaus a décrit d'autres cellules, de nature spéciale, lamellaires, présentant une surface plate qui limite la lumière de l'acinus, et offrant, d'autre part, une face irrégulière dans laquelle sont reçus les pôles libres des cellules sécrétoires. Les cellules décrites par Laugerhaus sont communément désignées par le nom de *cellules centro-acineuses ;* elles se prolongent jusque dans les canalicules excréteurs des acini.

2° Canaux excréteurs du pancréas. — *Canal de Wirsung.* — Les tubes sécréteurs d'un même lobule convergent pour donner naissance à un conduit excréteur ; celui-ci se réunit aux conduits excréteurs des lobules voisins du même lobe, pour former un conduit excréteur plus grand qui se jette dans le canal excréteur commun, ou canal de Wirsung[1]. Ce canal, placé dans l'épaisseur de la glande, à égale distance du bord supérieur et du bord inférieur, plus rapproché de la face postérieure, se porte de l'extrémité gauche à l'extrémité droite du pancréas, où il s'incline un peu en bas, et s'ouvre dans l'ampoule de Vater avec le canal cholédoque, à la partie postérieure et inférieure de la deuxième portion du duodénum.

Tous les canaux excréteurs principaux et secondaires du pancréas sont minces et blanchâtres ; ils sont formés de deux couches : une couche interne que constitue une simple rangée de cellules d'*épithélium cylindrique*, comme dans presque tous les canaux excréteurs, depuis le point où la réunion des tubes sécréteurs des acini a donné naissance aux canaux excréteurs, jusqu'à l'ampoule de Vater même, cellules ayant 13 à 18 μ de long sur 4 à 5 de large ; la couche externe est formée d'un mélange de tissu conjonctif et d'éléments élastiques entre-croisés.

De même que les canaux biliaires, les canaux excréteurs du pancréas sont pourvus, dit Kölliker, de petites glandes situées dans l'épaisseur de leur paroi : glandes en grappe, de 130 à 180 μ de diamètre, selon Kölliker ; à culs-de-sac de 35 à 45 μ, tapissées par un épithélium dont les cellules contiennent quelques granulations graisseuses. Frey parle aussi de ces glandes, que Leydig, se fondant sur des considérations d'anatomie comparée, regarde comme de petites portions de substance pancréatique. Sappey n'a pas constaté leur présence. Pour les apercevoir, il faut traiter les canaux excréteurs par l'acide acétique.

Canal pancréatique accessoire. — Presque constamment, on

1. Ce canal fut découvert en 1622 par Wirsung, l'année de la découverte des vaisseaux lactés par Aselli. Wirsung fut assassiné vingt et un ans plus tard par un ennemi personnel, et il n'a point été, comme on l'a dit, victime de l'envie que sa découverte avait inspirée.

trouve un second canal pancréatique, canal accessoire, au niveau de la tête du pancréas. Il a la même structure que le canal principal et offre cette particularité qu'il est ouvert aux deux extrémités. Ce canal reçoit les petits canaux excréteurs des lobules de la partie supérieure de la tête du pancréas. La grosse extrémité,

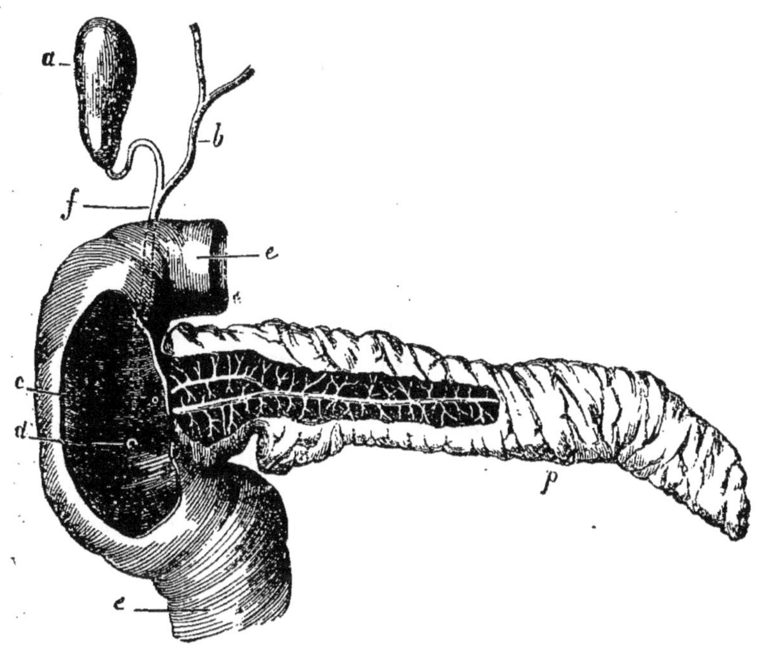

FIG. 149. — Pancréas, duodénum et appareil biliaire.

a. Vésicule biliaire. — *b.* Canal hépatique. — *c.* Embouchure du canal pancréatique accessoire. — *d.* Embouchure du canal cholédoque et du canal pancréatique. — *e, e.* Duodénum. — *f.* Canal cholédoque. — *p.* Pancreas.

qui se porte à gauche, s'ouvre à plein canal dans le canal de Wirsung, en dedans de la tête ; la petite extrémité, légèrement ascendante, s'ouvre par une ouverture particulière, un peu au-dessus de l'ampoule de Vater [1].

1. Autrefois on avait une vague idée du canal pancréatique accessoire ; il résulte de recherches bibliographiques qu'il avait été aperçu par les anatomistes qui suivirent Wirsung Santorini le décrivit, le premier, avec exactitude en 1775 ; il dit qu'il était constant, ce qui fut oublié jusqu'à Cl. Bernard, qui présenta un mémoire, en 1849, à l'Académie des sciences, sur le canal pancréatique accessoire. Il est à peu près constant, et il faut considérer son absence comme exceptionnelle. On le voit quelquefois s'ouvrir au-dessous de l'ampoule de Vater, et, dans quelques cas, il est allongé et disposé de telle façon que le canal pancréatique est double. Henle et Kölliker sont dans l'erreur assurément lorsqu'ils disent que le canal accessoire manque souvent.

3° Tissu conjonctif du pancréas. — Autour du pancréas, il existe une couche extrêmement mince de tissu conjonctif lâche, mais sans une enveloppe fibreuse, comme sur la plupart des organes. Des cloisons de tissu conjonctif un peu plus épaisses se dirigent de la surface de la glande vers le canal excréteur, en passant entre les lobes; ces cloisons donnent naissance à des prolongements plus minces qui s'insinuent entre les lobules, de sorte que toutes les parties du pancréas, si petites qu'elles soient, ont une mince enveloppe de tissu conjonctif. Cependant, ce tissu ne s'interpose pas aux culs-de-sac des acini, qui sont contigus. Il est formé de tissu conjonctif ordinaire, un peu lâche, renfermant des fibres élastiques fines et une certaine quantité de vésicules graisseuses.

4° Vaisseaux et nerfs du pancréas. — *Artères.* — Elles sont nombreuses et peu volumineuses. Un certain nombre naissent de l'artère splénique, pendant le trajet de celle-ci le long du bord supérieur du pancréas; une ou deux artères pancréatico-duodénales naissent de l'origine de la mésentérique supérieure, mais la principale est la pancréatico-duodénale fournie par la gastro-épiploïque droite. Ces artères se portent dans les cloisons de tissu conjonctif qui séparent les lobes et les lobules, et se ramifient en capillaires nombreux qui se comportent sur les acini du pancréas comme sur les acini des glandes salivaires. Le réseau formé par ces capillaires offre des mailles larges et arrondies; il est situé à l'extérieur des acini, qui ont par conséquent trois couches, vaisseaux, paroi propre, épithélium, comme presque tous les éléments glandulaires. Les capillaires mesurent de 6 à 9 μ; les artérioles qui leur donnent naissance accompagnent presque toujours les petits canaux excréteurs.

Veines. — Dépourvues de valvules comme toutes les parties de la veine porte, les veines se rendent dans les veines splénique, grande et petite mésaraïques, et dans le tronc de la veine porte.

Lymphatiques. — Ces vaisseaux naissent, d'après Sappey, par des réseaux qui entourent les acini; ils se portent dans les cloisons qui séparent les lobules et les lobes, et se réunissent pour former des troncs plus ou moins volumineux, se dirigeant dans tous les sens vers les nombreux ganglions qui entourent le pancréas. Parmi ces ganglions, les uns forment une chaîne le long du bord supérieur, les autres une petite masse au-dessous de la glande, à l'origine de l'artère mésentérique supérieure; on en trouve quelques-uns aux extrémités du pancréas; ceux de la tête se placent en avant, dans le sillon, à peine visible, qui sépare a tête du pancréas du duodénum; ceux de la queue sont situés dans le repli péritonéal pancréatico-splénique.

Nerfs. — Ils arrivent au pancréas avec les artères, et ils sont fournis par le plexus solaire, le plexus splénique, le plexus hépatique et le plexus mésentérique supérieur. Ils accompagnent les vaisseaux et se perdent probablement dans leur paroi ainsi que dans les acini, ce que l'on n'a pas encore constaté.

Usages. — Le pancréas sert à la sécrétion du suc pancréatique. Ce liquide, plus abondant au moment du repas, arrive au duodénum par l'ampoule de Vater et par le canal pancréatique accessoire.

Développement. — Le pancréas se développe par un diverticule en arrière du duodénum, au niveau du cylindre droit du foie. On peut appliquer au pancréas tout ce qui a été dit pour le foie. L'hypoblaste forme les ramifications du conduit de Wirsung et seulement l'épithélium, selon Schenk. Tous les autres éléments du pancréas sont le résultat des transformations des cellules primitives qui donnent naissance au tissu conjonctif, aux vaisseaux, aux nerfs, etc.

Nota. — Dans les éditions précédentes, un résumé de la digestion suivait la description de l'appareil digestif. Ce sujet ne se trouvant plus au courant de la science dans cet ouvrage et ayant été complètement traité dans mon *Manuel de physiologie*, je renvoie le lecteur à cet ouvrage.

CHAPITRE III

APPAREIL URINAIRE.

Préposé à la sécrétion de l'urine, cet appareil de sécrétion complet se compose : 1° du *rein*, organe sécréteur ; 2° de l'*uretère*, conduit vecteur ; 3° de la *vessie*, réservoir ou organe de dépôt ; 4° de l'*urèthre*, conduit excréteur. Ce dernier conduit, servant à la fois à l'émission de l'urine et à celle du sperme, sera étudié avec l'appareil de la génération.

ARTICLE PREMIER.

REINS.

Dissection. — Pour préparer les reins ou leurs rapports principaux, on enlève l'intestin grêle et le gros intestin avec ménagement, en laissant en place le duodénum, à la terminaison duquel on aura appliqué une ligature. On enlève également l'estomac avec la rate, et l'on fait une ligature à la partie supérieure du duodénum, qu'on laisse en place. On soulève le bord antérieur du foie. Ensuite, on détache, de dehors en dedans, le péritoine qui recouvre la paroi abdominale profonde ; on le sépare facilement du rein, de l'uretère et des vaisseaux spermatiques qui se trouvent ainsi découverts. Du côté droit, cette séparation doit être faite avec ménagement, à cause des rapports qu'affecte le rein avec le duodénum et le foie.

Pour étudier la structure du rein, on divise cet organe en deux moitiés, au moyen d'une incision conduite le long du bord convexe et qui pénètre profondément dans l'organe. Sur le profil de la coupe, on voit alors les deux substances du rein ; profondément, vers le hile, on aperçoit la poche membraneuse qui forme le bassinet, sa continuation vers le sommet des cônes pour former les calices, etc. En comprimant les cônes, on fait tomber des gouttelettes d'urine dans les calices. On sépare alors la membrane propre du rein de la substance de ce viscère, ce qui se fait très facilement, et on la poursuit jusque dans le hile pour voir comment elle se continue avec les calices. La structure du rein sera examinée au microscope ; on facilite ces recherches par la macération et les injections. Ces dernières, poussées dans les vaisseaux sanguins du rein, passent assez souvent dans l'uretère. Lorsque ce passage a lieu, c'est toujours par suite d'une rupture des vaisseaux, et non d'une communication entre les vaisseaux et les tubes urinifères.

On reconnaît la forme intérieure des bassinets en prenant leur empreinte avec de la cire injectée par l'uretère. Les tuniques du bassinet et de l'uretère seront disséquées sur une portion de ce canal, ouvertes et fixées sur une plaque de liège avec des épingles. La manière dont les uretères s'unissent à la vessie sera étudiée avec ce réservoir.

Les reins sont des organes destinés à la sécrétion de l'urine. Ils ont été regardés jusqu'à ce jour comme des glandes, mais on tend aujourd'hui à n'admettre comme glandes que les organes qui fabriquent quelque principe s'ajoutant aux éléments de la sécrétion qui viennent du sang. Les reins se laissent simplement traverser par les éléments de l'urine, à la manière d'un filtre ; c'est vers ces organes que se rendent tous les éléments primitivement contenus dans le sang. Pour cette raison, les reins font partie des organes appelés parenchymes non glandulaires. Disons toutefois qu'au point de vue de leur structure, ils rentrent complètement dans le système glandulaire.

Situation. — Situés sur les côtés de la colonne vertébrale, dans la région lombaire, les reins occupent la partie la plus élevée et la plus profonde de la cavité abdominale, au-dessous du foie, entre le péritoine et le muscle carré des lombes.

Les deux reins ne sont pas situés à la même hauteur. Celui du côté droit est placé un peu plus bas que l'autre, à cause de la présence du foie qui le refoule vers la partie inférieure. Cependant, il ne faut pas exagérer ce déplacement, qui est souvent presque insensible, ainsi que le fait remarquer Sappey.

Direction. — Les reins sont situés en avant du carré des lombes, et dirigés de haut en bas; cependant, par leur extrémité supérieure, ces organes sont plus rapprochés que par l'inférieure.

Nombre et forme. — Au nombre de deux, les reins ont la forme d'un haricot dont le hile regarderait la ligne médiane.

Mobilité. — Ces organes sont immobiles dans la position qu'ils occupent ; jamais on ne les a vus entrer dans la composition des hernies. Ils sont fixés dans la région lombaire par le tissu cellulo-graisseux qui les entoure, par le péritoine qui passe au-devant d'eux et surtout par les vaisseaux rénaux. Un mince feuillet celluleux, dédoublement du fascia propria, limite l'enveloppe graisseuse du rein.

On observe quelquefois des déplacements du rein, *rein flottant*, les uns congénitaux, les autres accidentels. Les premiers se reconnaissent à ce que l'artère rénale provient de l'artère la plus voisine du rein déplacé; c'est le plus souvent une des artères du bassin. Dans les déplacements accidentels, l'artère vient toujours de l'aorte, seulement elle a subi une élongation plus ou moins considérable. Les déplacements accidentels se montrent bien plus fréquemment chez la femme, et on remarque aussi que le rein droit se déplace plus souvent que le gauche.

Ordinairement, le rein flottant n'occasionne pas de douleurs et on peut le faire mouvoir avec la main. Dans quelques cas, il donne lieu à des douleurs telles qu'on est obligé de pratiquer la *néphrectomie*.

Poids et volume. — D'après les recherches patientes de Sappey, sur quarante reins, les dimensions de ces organes sont les suivantes, à deux millimètres près : longueur, 12 centim. ; largeur, 7 centim. ; épaisseur, 3 centim. Ces organes ont sensiblement le même volume dans les deux sexes.

Son poids est de 171 grammes; celui du côté gauche est souvent un peu plus lourd que celui du côté droit.

Couleur et consistance. — D'un rouge sombre, le rein est formé d'un tissu très ferme dont la densité est supérieure à celle de toutes les autres glandes. Il est cependant friable, et plusieurs fois on a observé des ruptures du rein accompagnant des contusions profondes.

Régions et rapports.

Le rein présente une face antérieure, une face postérieure, un bord interne, un bord externe, une extrémité supérieure et une extrémité inférieure.

Face antérieure. — Convexe et lisse, cette face regarde en avant et un peu en dehors. Elle est recouverte par le péritoine et par le côlon ascendant à droite qui passe sur sa partie inférieure, par le côlon descendant à gauche qui répond à sa partie supérieure. Lorsque le côlon est distendu et dépourvu de mésocôlon, il cache en partie cette face ; lorsque, au contraire, il est revenu sur lui-même, et que le mésocôlon est formé, le rein et le côlon n'ont plus de rapports entre eux.

Le rein droit est, en outre, en rapport, par sa face antérieure, avec la deuxième portion du duodénum, et avec la face inférieure du foie dans sa moitié supérieure ; à ce niveau, le péritoine n'existe pas, et le foie se creuse d'une dépression, *fossette rénale.*

Les rapports que le rein affecte avec le tube digestif expliquent certaines curiosités pathologiques fort intéressantes. On a vu des calculs rénaux et des abcès périrénaux ulcérer l'intestin et s'y introduire pour descendre ensuite vers l'anus.

Le rein gauche est, en outre, en rapport avec le bord postérieur de la rate qui s'applique sur la face antérieure, avec la queue du pancréas directement appliquée sur lui, et avec la grosse tubérosité de l'estomac. De plus, la veine mésentérique inférieure passe fréquemment au-devant de lui.

Face postérieure. — Moins convexe et moins large que l'antérieure, cette face regarde en arrière et un peu en dedans.

En allant de bas en haut, on trouve que cette face répond : 1° au muscle carré lombaire, recouvert par le feuillet antérieur de l'aponévrose du muscle transverse de l'abdomen ; 2° au ligament lombo-costal, qui renforce le feuillet moyen de cette aponévrose ; 3° au diaphragme, qui la sépare des deux dernières côtes ; et médiatement, à la plèvre, dont le cul-de-sac descend jusqu'à la douzième côte.

Quelques branches du plexus lombaire sont encore en rapport avec la face postérieure du rein.

Enfin, tout à fait en arrière, on trouve la masse sacro-lombaire que le rein déborde d'un centimètre environ.

Les rapports de la face postérieure du rein sont d'une importance extrême. On peut, chez quelques sujets très maigres, explorer le rein à travers la paroi abdominale, surtout s'il est plus volumineux qu'à l'état normal. Mais, en général, l'exploration du rein se fait par la région lombaire, le malade étant couché sur le ventre.

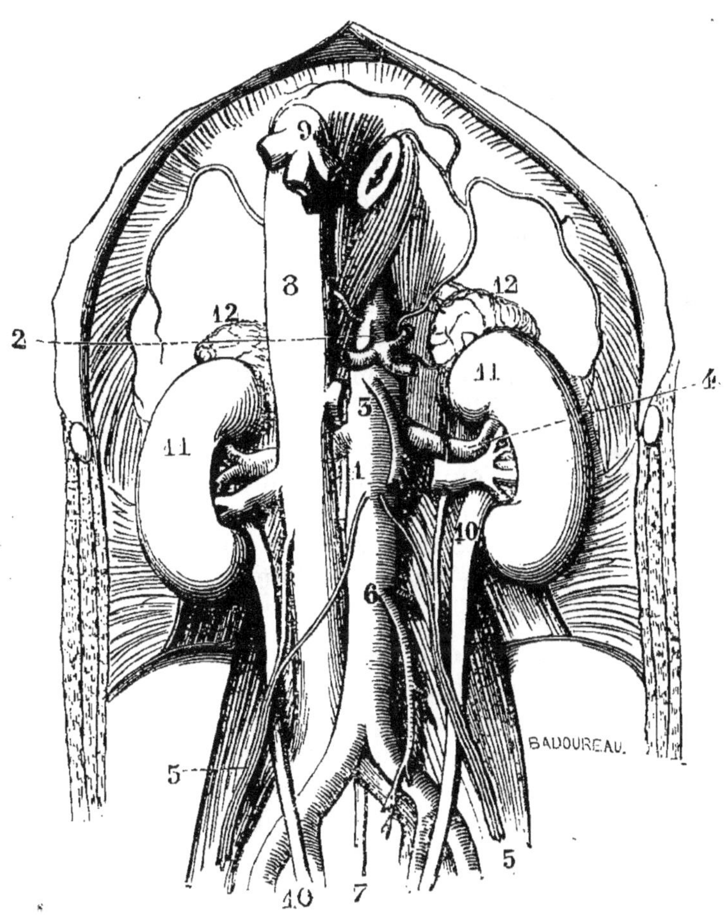

FIG. 150. — Reins et uretères.

1. Aorte. — 2. Tronc cœliaque. — 3. Artère mésentérique supérieure. — 4. Artère rénale. — 5, 5. Vaisseaux spermatiques. — 6. Artère mésentérique inférieure. — 7. Artère sacrée moyenne. — 8. Veine cave inférieure. — 9. Veine sus-hépatique. — 10, 10. Uretères. — 11, 11. Reins. — 12, 12. Capsules surrénales.

Il est toujours facile de reconnaitre, par la pression, la onzième et la douzième côte. Il faut se rappeler qu'elle correspond à l'extrémité supérieure du rein. Le rein correspond exactement à l'intervalle qui sépare la dernière côte de la crête iliaque.

Les *abcès périrénaux* font saillie dans cet espace, et la fluctuation, lorsqu'elle existe, se montre dans ce même intervalle, vers le bord externe du rein, à 10 ou 12 centim. de la ligne médiane. Dans tous les cas, ces abcès forment une saillie, une sorte de voussure dans le même point. C'est là qu'il faut les ouvrir.

On pratique aujourd'hui assez fréquemment des opérations graves sur le rein : néphrectomie, néphrotomie, etc., pour calculs, tumeurs, tubercules, etc. C'est par là qu'on attaque le rein. Il est curieux de constater la petite quantité de sang fournie par les incisions des masses charnues qui recouvrent le rein, malgré les nombreuses artères qui s'y trouvent.

Bord interne. — Ce bord, concave, présente une vaste échancrure vers sa partie moyenne. Cette échancrure, ou *hile* du rein, laisse passer les vaisseaux et les nerfs qui pénètrent dans l'organe. Elle est plus apparente sur la face postérieure, d'où la plus grande étendue de la face antérieure du rein. Ce bord repose sur le muscle psoas; il répond exactement aux apophyses transverses de la onzième vertèbre dorsale et des deux premières lombaires.

Bord externe. — Convexe et arrondi, le bord externe repose sur le diaphragme et le bord externe du carré des lombes. Quand le rein est normal, ce bord se trouve à 8 ou 9 centimètres de la ligne médiane. C'est à ce niveau que le pus des abcès périnéphrétiques vient faire saillie.

Extrémité supérieure. — Recouverte par la capsule surrénale, l'extrémité supérieure répond à la douzième et souvent à la onzième côte qu'elle ne dépasse jamais en haut. Elle est plus volumineuse que l'inférieure et plus rapprochée de la colonne vertébrale. Celle du côté droit est située entre la partie inférieure du foie et le diaphragme ; celle du côté gauche, entre le diaphragme et la queue du pancréas.

Extrémité inférieure. — Moins volumineuse que la supérieure, elle repose sur le carré des lombes. Elle est séparée de la crête iliaque par un intervalle constant de 5 centimètres, c'est-à-dire par la distance qui sépare la troisième apophyse lombaire de la crête iliaque.

Variétés anatomiques.

Variétés de situation. — Nous avons vu que les reins, situés dans la région lombaire, se déplacent quelquefois vers les parties inférieures, *reins flottants*.

Variétés de direction. — On voit assez rarement les deux reins se rapprocher et arriver à contact par l'une de leurs extrémités, plus fréquemment par l'extrémité supérieure. Ainsi dirigés, les deux reins forment une sorte de fer à cheval dont la partie moyenne repose sur la colonne vertébrale.

Variétés de nombre. — On ne connaît pas de cas authentique d'absence des deux reins. Quelquefois, l'un de ces organes peut manquer ; dans ce cas, il est fréquent de voir le rein existant acquérir un volume assez considérable. Lorsqu'il n'existe qu'un seul rein, il peut occuper sa place ordinaire ou se placer en travers sur la colonne vertébrale, le hile regardant en bas.

Quelques auteurs ont signalé trois, quatre et même cinq reins. Dans ces cas, on doit admettre que, lors du développement, quelques lobes du rein se sont isolément développés, comme cela se voit parfois pour la rate.

Variétés de volume. — On voit quelquefois le rein s'atrophier et être réduit au quart de son volume normal. Dans certains cas, il s'hypertrophie ; mais son volume alors ne dépasse que de 1 à 2 centimètres les dimensions normales. On voit fréquemment la longueur de ces organes varier, selon les individus, depuis 10 centimètres jusqu'à 15 centimètres. On voit aussi des variétés de poids, depuis 107 grammes jusqu'à 264 grammes, pour un seul rein.

Structure du rein.

Nous étudierons ici les enveloppes du rein, son tissu propre, ses vaisseaux et ses nerfs.

Les enveloppes sont au nombre de deux : l'extérieure cellulo graisseuse, l'intérieure fibreuse.

Enveloppe cellulo-graisseuse. — C'est l'atmosphère graisseuse du rein. Cet organe est entouré d'une couche de tissu cellulaire formée par un dédoublement du fascia propria dans laquelle on trouve de nombreux pelotons adipeux. Ce tissu est en continuité avec le tissu cellulaire sous-péritonéal, et adhère à l'enveloppe fibreuse du rein par des cloisons minces et peu résistantes. L'inflammation de cette couche constitue la *périnéphrite* ou *phlegmon périnéphrétique* : la collection purulente qui en résulte donne lieu aux *abcès périnéphrétiques.*

Enveloppe fibreuse. — L'enveloppe fibreuse, ou tunique propre du rein, est une membrane mince, composée de fibres de tissu conjonctif et contenant quelques fibres élastiques. Cette membrane adhère au tissu propre du rein par de minces prolongements, qui se déchirent avec la plus grande facilité quand on dépouille le rein de sa tunique propre. Vers le hile, elle se continue avec la membrane extérieure du bassinet et de l'uretère. C'est la capsule fibreuse du rein, dont les prolongements servent de soutien aux parties constituantes de l'organe.

Tissu propre, tissu glandulaire. — Le tissu glandulaire du rein est uniquement formé par des tubes dits *canalicules urinifères*, contigus en un grand nombre de points et séparés par une très petite quantité de tissu conjonctif dans la plus grande partie de leur étendue, surtout près de leur embouchure dans le hile.

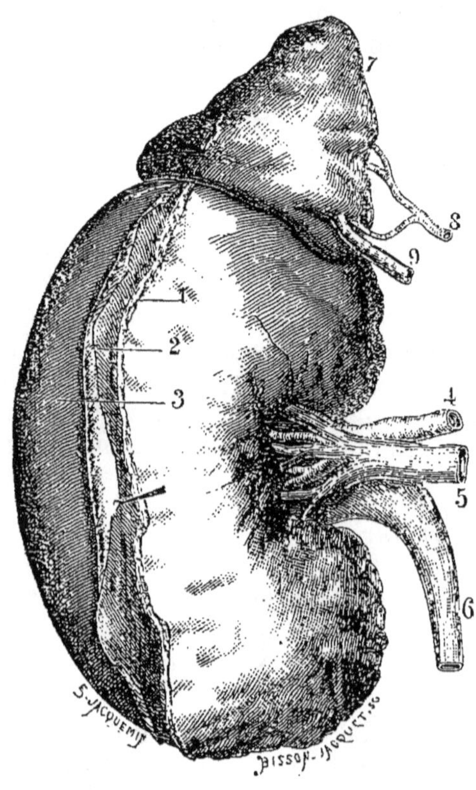

FIG. 151. — Face antérieure et enveloppes du rein.

1. Coupe de la couche cellulo-graisseuse du rein. — 2. Membrane fibreuse. — 3. Surface du parenchyme rénal. — 4. Artère rénale. — 5. Veine rénale. — 6 Uretère. — 7. Capsule surrénale. — 8. L'une des artères capsulaires. — 9. Veine capsulaire.

Lorsqu'on divise le rein en deux tranches égales, en faisant passer la lame d'un long couteau du bord convexe vers le bord concave, et en ayant bien soin de faire tomber la section sur le bassinet, comme dans la figure 152, on voit sur la coupe plusieurs petites surfaces triangulaires dont le sommet est dirigé vers le hile du rein, chaque surface offrant des stries divergentes du sommet à la base, où elles s'écartent en s'infléchissant, pour disparaître ensuite. Ces triangles, en nombre variable, n'arrivent pas jusqu'à la surface du rein ; ils en sont séparés par une couche de tissu glandulaire, épaisse de 3 à 6 millim., un peu moins consistante que la substance qui forme les triangles, et dépourvue de stries apparentes.

Toute la substance du rein est formée de tubes ; l'aspect différent des deux parties que nous venons de signaler dépend uniquement de ce que ces tubes ont un trajet rectiligne au niveau des surfaces triangulaires, tandis qu'ils sont flexueux et décrivent toutes sortes de sinuosités, de circonvolutions, dans les couches superficielles du rein.

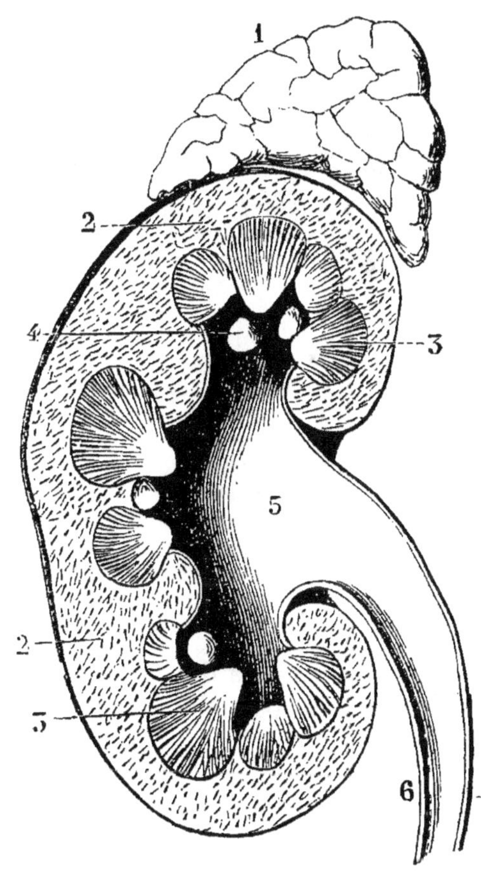

Fig. 152. — Coupe du rein, du bord convexe au bord concave.

1. Capsule surrénale. — 2. Substance corticale du rein. — 3. Surfaces triangulaires formées par la coupe des pyramides de Malpighi. — 4. Mamelon ou sommet d'une pyramide qui n'a pas été divisée. — 5. Bassinet. — 6. Uretère.

L'ensemble des surfaces triangulaires constitue la *substance intérieure* ou *tubuleuse* des auteurs ; la couche superficielle, dépourvue de stries, a reçu le nom de *substance corticale.*

Les surfaces triangulaires striées existent sur les deux surfaces de la coupe que nous avons signalée plus haut ; si on ne les considère plus comme surfaces et qu'on les superpose, on comprend bien que le couteau a divisé une masse conique ayant son sommet vers le hile et sa base dirigée vers la surface du rein. Ces cônes, dont on ne se fait pas toujours une idée bien nette sur le rein de l'homme, sont séparés sous forme de lobes dans le rein de l'embryon et de quelques animaux, tels que l'ours et les cétacés. Dans ce cas, le rein a la forme d'une grappe dont chaque lobe offre la disposition que l'on voit dans la figure 154, qui montre deux lobes du rein du dauphin. On y voit manifestement que tous les tubes partent en droite ligne, et en divergeant du sommet du cône vers la base où ils deviennent flexueux, pour former la substance corticale, en même temps qu'ils descendent sur la périphérie du cône jusqu'à une certaine distance de son sommet.

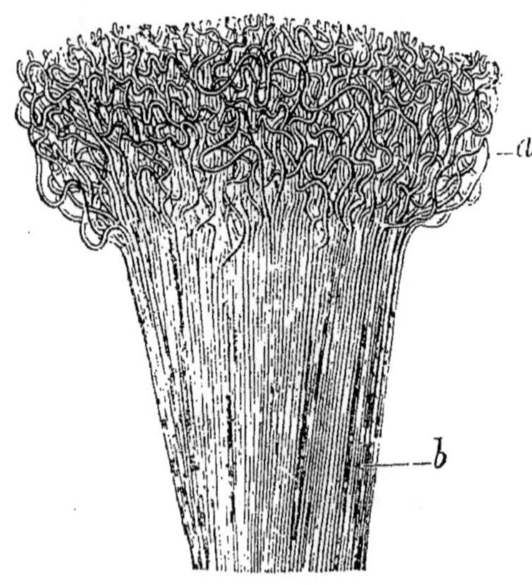

FIG. 153. — Différence entre la substance corticale et la substance intérieure ou tubuleuse.

a. Tubes contournés de la substance corticale (tube de Ferrein). — *b*. Tubes droits de la substance tubuleuse (tubes de Bellini).

Chez le nouveau-né, ces lobes ne sont plus séparés, mais on voit à la surface du rein des incisures profondes qui montrent encore l'indépendance partielle de ces lobes. Il en est de même chez l'éléphant et chez le bœuf, dont le rognon offre une surface bosselée caractéristique.

Chez l'adulte, on n'observe plus que rarement une trace légère des incisures primitives qui ont séparé les lobes : le tout est confondu.

D'après ce qui précède, on voit que la substance du rein est formée de masses coniques, placées les unes à côté des autres, ayant toutes leur sommet dirigé vers le hile, et leur base vers la surface du rein. On comprend que le couteau, en divisant le rein, ne passe pas au milieu de tous ces cônes, et que quelques-uns restent en dehors de la section. Ces cônes, en nombre variable, 12 en moyenne (ils peuvent varier de 7 à 18), sont connus sous le nom de *pyramides de Malpighi,* du nom de l'anatomiste qui a montré l'indépendance des lobes du rein (1666). Ils ne sont pas immédiatement en contact ; ils sont séparés les uns des autres, dans tout leur contour, par un prolongement de la substance corticale, qui peut arriver jusqu'au niveau du sommet de la pyramide et même le dépasser. Bertin décrivit ces prolongements en 1744 ; depuis, ils sont connus sous le nom de *colonnes de Bertin,* nom impropre qui ne rappelle pas le moins du monde leur disposition.

Quand on ouvre un bassinet, on voit que celui-ci se divise vers le rein en une certaine quantité de petits tubes, cylindres ou manchons, appelés *calices*, qui viennent s'insérer autour du sommet des pyramides de Malpighi, en se confondant avec la membrane fibreuse propre du rein. Il y a ordinairement un sommet de pyramide dans chaque calice, quelquefois deux, et ce sommet se montre sous forme de *papille*, de *mamelon*, de 4 à 8 millimètres de longueur ; c'est ainsi, du reste, qu'on l'appelle. Si l'on examine la papille ou mamelon, on voit qu'elle est criblée de petites ouvertures, d'un quart de millimètre environ, au nombre de 20 en moyenne, mais pouvant varier de 12 à 30. Ces ouvertures, qui versent l'urine dans les calices, nous serviront de point de départ dans l'étude des tubes. A partir de ce point, ils divergent dans la pyramide de Malpighi, en se divisant et se subdivisant (dans leur portion rectiligne, c'est-à-dire dans la pyramide de Malpighi, les tubes du rein sont connus sous le nom de *tubes de Bellini*). Au niveau de la base de la pyramide, ils forment la substance corticale par leurs nombreuses flexuosités et leur mélange avec les vaisseaux du rein. Un mamelon ayant une vingtaine d'orifices sur sa surface, on comprend que le tube, qui correspond à chaque orifice, se ramifie avant de pénétrer dans la substance corticale, de sorte qu'en injectant l'un des tubes par son orifice, on remplit une petite partie de la pyramide et une portion correspondante de la substance corticale.

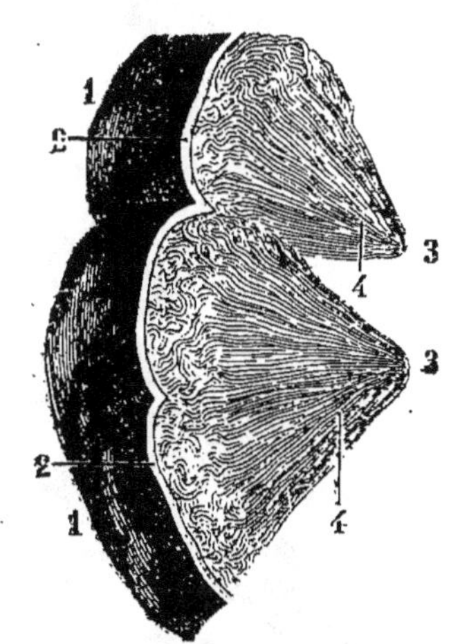

FIG. 154. — **Deux lobules du rein du dauphin (grossissement, 2).**

1, 1. Surface bosselée. — 2, 2. Tubes contournés de la substance corticale. — 3, 3. Mamelon ou papille. — 4, 4. Deux pyramides de Malpighi.

Maintenant que nous connaissons l'ensemble de la structure du rein, entrons dans quelques détails, et commençons par indiquer les diverses espèces de canalicules urinifères que l'on trouve dans cet organe.

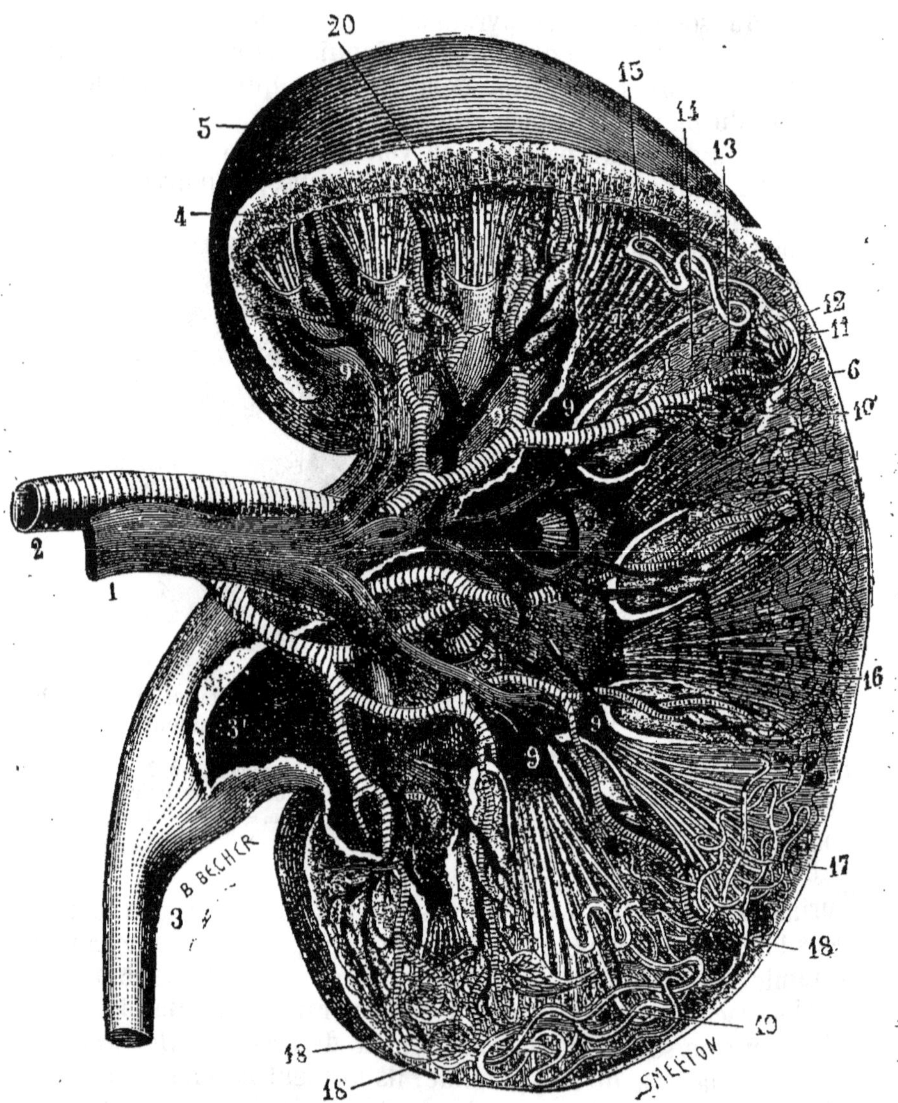

FIG. 155. — Structure du rein.

1. Veine rénale. — 2. Artère rénale. — 3. Uretère se continuant avec le bassinet ouvert. — 4. Surface coupée. — 5. Surface du rein. — 6. Substance corticale. — 7. Une pyramide de Malpighi avec ses artères. — 8, 8. Mamelons de pyramides qui n'ont pas été divisées. — 9. Calice divisé embrassant un mamelon ; les lignes blanches indiquent la section des calices et du bassinet. — 10. Branche de l'artère rénale entre deux pyramides. — 11. Un glomérule de Malpighi grossi 40 fois. — 12. Vaisseaux du centre du glomérule. — 13. Vaisseau efférent du glomérule. — 14. Réseau capillaire. — 15. Tube contourné de la substance corticale grossi 20 fois. — 16. Flexuosités des tubes contournés. — 17. Quelques tubes contournés grossis 40 fois. — 18, 18, 18. Plusieurs glomérules grossis de 10 à 20 fois. — 19. Tubes contournés grossis 20 à 25 fois. — 20. Quelques tubes coupés.

Cette figure est schématique ; elle ne représente pas les tubes de Henle, qu'on retrouve ailleurs ; elle ne doit être considérée que comme une figure d'ensemble, destinée à donner une idée générale de la structure du rein.

Diverses espèces de canalicules urinifères. — Jusqu'en 1862, on ne connaissait que les tubes droits de la pyramide de Malpighi, devenant contournés, flexueux, dans la substance corticale, et se terminant en ampoule sur le glomérule de Malpighi, que nous étudierons plus loin. A cette époque, parut le travail de Henle, dans lequel cet auteur décrivit des tubes inconnus jusqu'alors, tubes partant de la substance corticale, pénétrant entre les tubes des pyramides, où ils forment des *anses*, et rétrogradant dans la substance corticale. De nombreux travaux ont été publiés depuis cette époque, et aujourd'hui on décrit dans le rein trois sortes de tubes : les *tubes* contournés, les *tubes de Henle* et les *tubes collecteurs* ; les deux premiers étant considérés comme tubes sécréteurs, les autres comme canaux excréteurs. L'urine traverse tous ces tubes, qui sont placés les uns à la suite des autres, et qu'on peut considérer comme trois portions d'un même tube.

1° *Tubes contournés.* — Ces tubes étaient seuls connus autrefois, ce sont les tubes décrits dans les traités d'anatomie sous le nom de canalicules urinifères ; ils constituent toujours la partie essentielle du rein.

a. *Origine.* Les tubes contournés prennent naissance dans la substance corticale par une dilatation, une sorte d'ampoule arrondie, la *capsule de Bowmann*, qui entoure le glomérule de Malpighi. A son origine, le tube présente un rétrécissement, le *col* de la capsule ; puis, il se dilate et décrit un nombre considérable de sinuosités, en rétrécissant de plus en plus son diamètre, jusqu'au moment où il devient rectiligne.

b. *Trajet.* Avant la publication du travail de Henle, on croyait que les tubes contournés pénétraient dans les pyramides, où ils devenaient rectilignes, de sorte que Sappey donne de la longueur de ces tubes un chiffre trop faible, 3 centimètres : 2 centimètres pour la portion rectiligne, et 1 pour la portion flexueuse. Nous verrons que chaque canalicule offre une longueur qui dépasse 5 centimètres, car il faut y ajouter celle d'un tube de Henle.

Aujourd'hui, il est parfaitement démontré que le canalicule tortueux devient rectiligne, après avoir été flexueux. Il se dirige vers la pyramide et se continue avec le tube de Henle pour rétrograder vors la substance corticale (fig. 159).

c. *Dimensions.* Les tubes contournés ont un diamètre de 50 μ en moyenne ; au moment où ils deviennent droits pour se continuer avec les tubes de Henle, ils s'amincissent un peu et offrent 30 μ. Leur longueur est de 12 à 15 centimètres.

d. *Structure.* Elle a été diversement interprétée par Heidenhain d'abord, par Cornil et Brault ensuite. Ces tubes, qui constituent la partie essentielle du rein, présentent une *couche externe* ou paroi propre du tube, qui est de nature *conjonctive*, et une *couche interne épithéliale*, dont les cellules limitent une lumière centrale, très étroite.

1o Pour Heidenhain, les cellules épithéliales sont volumineuses. Leurs noyaux sont peu apparents et leur protoplasma présente une série de petits bâtonnets, rapprochés de la lumière centrale du tube.

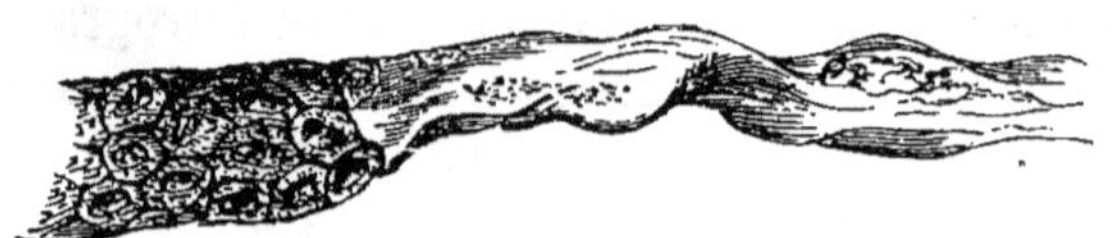

Fig. 156. — Fragment d'un tube du rein. A droite, on voit l'épithélium à travers la paroi propre ; à gauche, on aperçoit la paroi propre plissée et dépourvue d'épithélium.

2° Cornil et Brault font remarquer que ces cellules, implantées obliquement sur la paroi des tubes, sont bien distinctes. Elles peuvent être décomposées en deux parties : une partie périphérique foncée et grenue, et une masse centrale finement granuleuse. Elles ont une forme générale conique, à base périphérique, à sommet central émoussé. Leurs noyaux sont plus rapprochés du pôle d'implantation et leur protoplasma parait strié. Les bâtonnets d'Heidenhain ne se montreraient qu'après la mort des cellules.

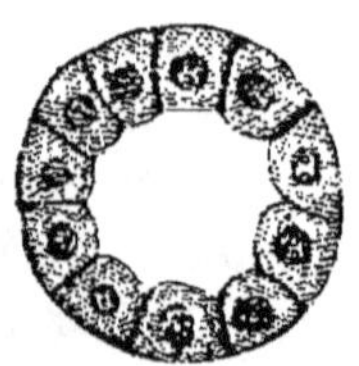

Fig. 157. — Coupe de la portion ascendante d'un tube de Henle (grossissement, 400).

2o *Tubes de Henle.* — Les canalicules de Henle, que cet anatomiste a découverts en 1862, doivent être considérés comme une portion intermédiaire aux tubes contournés et aux tubes collecteurs. Ils décrivent tous des anses dont la convexité regarde le sommet de la pyramide. Les tubes de Henle sont décomposables en trois parties : la *branche descendante*, la *branche montante* et l'*anse de Henle*, ou pièce unissante, qui réunit les deux branches.

Les *anses* sont situées entre les tubes droits des pyramides de Malpighi ; elles se montrent à des hauteurs variables ; quelques-unes arrivent au voisinage du mamelon, d'autres sont placées près de la base des pyramides.

La *branche descendante* fait suite à la portion rétrécie des tubes contournés. Elle mesure 10 à 15 μ de diamètre et présente un canal étroit, qui n'offre ni sinuosités, ni étranglements dans son parcours. Quand elle arrive au voisinage de la papille, cette branche se recourbe, sans changer de calibre, pour former *l'anse de Henle*. Celle-ci remonte vers la capsule du rein et se dilate bientôt pour donner naissance à la *branche ascendante*. Quelquefois, l'anse se forme aux dépens de cette dernière.

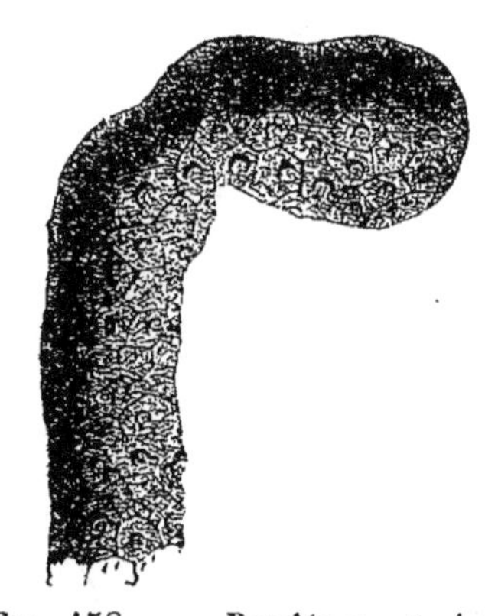

Fig. 158. — Revêtement épithélial d'un tube d'après Henle.

La *branche ascendante*, portion large des tubes de Henle, est beaucoup plus large, deux fois plus que la branche descendante, et mesure de 23 à 28 μ.

Elle remonte jusque vers la surface externe du rein, parallèlement à la branche descendante, et se jette dans un canal tortueux, la *pièce intermédiaire de Schweiger-Seidel*.

La *branche descendante* est formée d'une paroi propre, plus épaisse que celle des tubes contournés et recouverte par un épithélium. Les cellules de cet épithélium sont transparentes, petites et cubiques; elles limitent la lumière du tube. La structure de l'*anse de Henle* est identique.

La *branche ascendante* présente la même structure que les tubes contournés; seulement, ses cellules épithéliales, coniques et granuleuses, limitent une lumière plus large.

On conçoit que les tubes de Henle sont en nombre égal à celui des tubes tortueux et à celui des glomérules de Malpighi, puisque chaque tube contourné est continué par un tube de Henle et qu'il est pourvu d'un glomérule.

3° *Tubes collecteurs*. — Les tubes contournés et les tubes de Henle sont considérés comme canaux de sécrétion; ceux qui s'étendent des tubes de Henle au sommet des pyramides, jouent le rôle de canaux excréteurs.

a. *Direction*. Ils font suite à la portion ascendante des tubes de Henle, et ils commencent au moment où cette portion arrive vers la capsule du rein. L'origine des tubes collecteurs est représentée par la *pièce intermédiaire* de Schweiger-Seidel. Elle fait suite à la branche montante de Henle et se présente sous la forme d'un canal tortueux qui, par sa disposition, rappelle les tubes contournés.

Le tube s'effile bientôt pour former le *canal d'union*, qui s'abouche dans *un tube collecteur de premier ordre*. Celui-ci s'unit

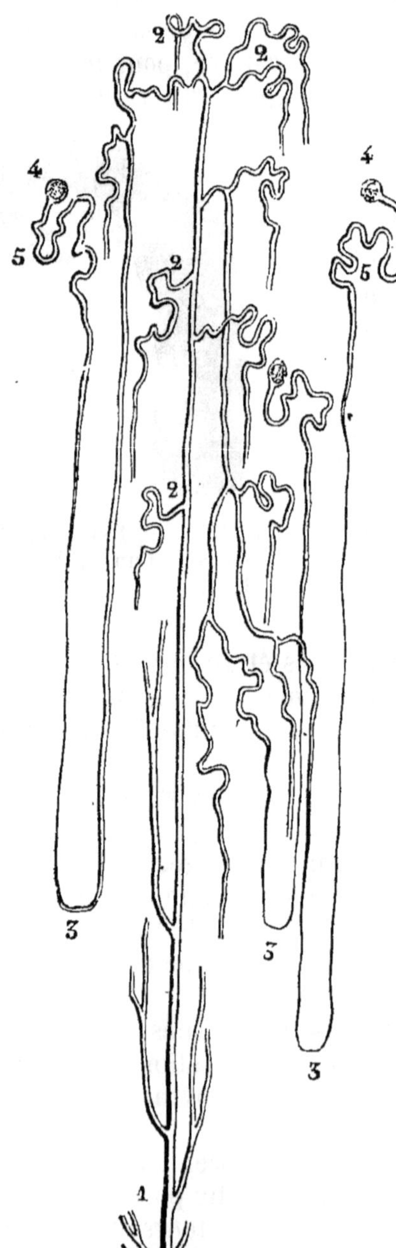

FIG. 159. — Continuité des diverses espèces de tubes du rein (figure schématique).

1. Tube collecteur central étendu du mamelon à la surface du rein, et formant le centre d'une pyramide de Ferrein. — 2, 2, 2, 2. Ramifications de ce tube, ou tubes collecteurs minces. — 3, 3, 3. Tubes de Henle dont la branche ascendante, plus large, se porte vers les tubes collecteurs ; l'autre branche, descendante, mince, se dirigeant vers les glomérules de Malpighi. — 4, 4, 5, 5. Tubes contournés étendus du glomérule au tube de Henle. Les tubes flexueux, qui vont des tubes de Henle aux tubes collecteurs, sont les canaux de communication ou pièces de Schweiger-Seidel.

lui-même à plusieurs autres tubes semblables, pour former le *tube de Bellini* ou *gros tube collecteur*.

Par leur juxtaposition, les tubes collecteurs forment les *pyramides de Ferrein.*

b. *Rapports.* Si l'on considère chaque tube collecteur central (tube de Bellini) réuni à ses branches (pyramides de Ferrein), on voit que l'ensemble de ces tubes forme un système indépendant des tubes voisins, de sorte qu'en injectant un orifice du mamelon de la pyramide, on remplit le système de ce tube central, ainsi que les tubes de Henle qui font suite aux divisions, de même que les tubes tortueux qui les terminent, jusqu'aux glo-

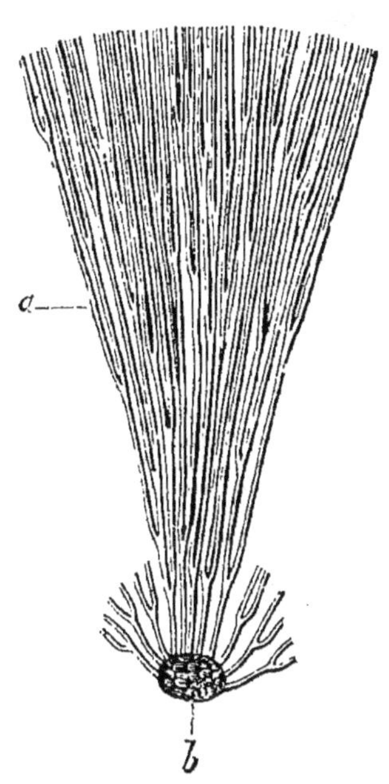

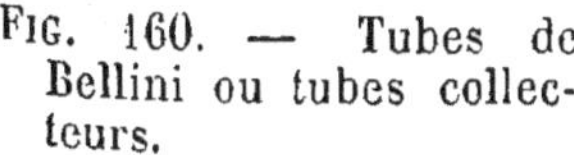

Fig. 160. — Tubes de Bellini ou tubes collecteurs.

a. On voit des bifurcations qui doivent être considérées aujourd'hui comme les anses des *tubes de Henle*, avec lesquels on les a confondues. — b. Embouchures des tubes de Bellini sur le mamelon.

mérules. Le tube collecteur central se portant en droite ligne jusqu'à la surface du rein, on comprend que la base de chaque pyramide de Malpighi est surmontée de petits cônes dont le sommet est dirigé vers la surface du rein, cônes dont l'axe est constitué par le tube collecteur et ses divisions principales, et dont la surface est formée par les tubes tortueux et les glomérules de Malpighi. On peut considérer chacun de ces groupes comme un lobule ayant une largeur moyenne de un demi-millimètre à un millimètre, et une longueur de trois à six millimètres égale à l'épaisseur de la substance corticale.

Si nous suivons le tube collecteur en sens inverse, c'est-à-dire du sommet de la pyramide jusqu'au centre du lobule, jusqu'à la surface du rein, nous voyons qu'il se ramifie dans son trajet à travers la pyramide de Malpighi. Il donne des ramifications principalement à son origine près du mamelon, et à sa terminaison, dans la substance corticale. Son diamètre ne diffère pas de celui des tubes contournés, 50 μ ; cependant il est plus large depuis son embouchure jusqu'à une distance de 4 millimètres.

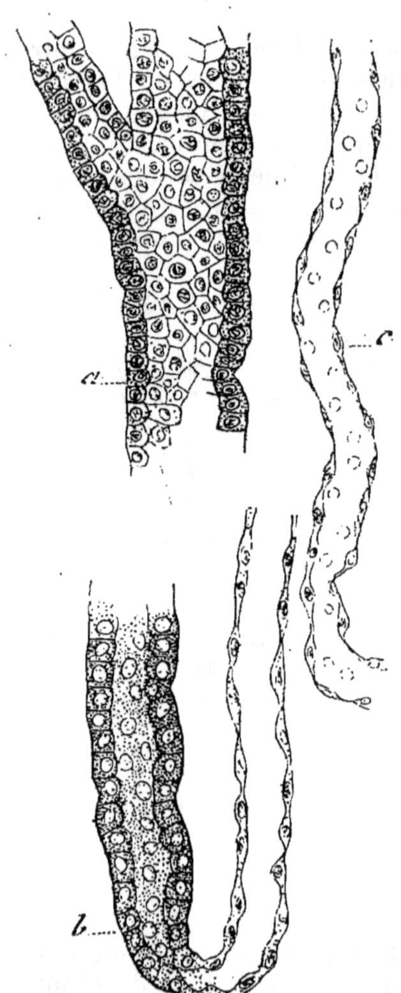

Fig. 161. — Gros tube collecteur de la substance médullaire du rein.

a. Tube avec ses cellules. — *b*. Anse de Henle. — *c*. Tube mince de Henle isolé.

Les branches qu'il émet dans la substance corticale constituent des tubes collecteurs un peu plus minces, de 23 à 28 μ, ayant les mêmes dimensions que la branche ascendante des tubes de Henle. Ces tubes collecteurs décrivent un arc à convexité regardant la surface du rein, et se portent vers la pyramide pour aller à la rencontre des tubes de Henle (fig. 159). Mais, avant de se réunir à la branche ascendante des tubes de Henle, ils décrivent des flexuosités analogues à celles des tubes contournés, dont ils offrent le diamètre, 50 μ. L'ensemble de ces sinuosités forme précisément la *pièce intermédiaire de Schweiger-Seidel* [1].

D'après ce que nous venons de voir, il est facile de se faire une idée du trajet que parcourt l'urine. Ce liquide, sécrété au niveau des glomérules et probablement des tubes flexueux, passe dans les tubes de Henle ; de la branche ascendante de ces tubes, elle arrive dans les canaux de communication, et gagne les tubes collecteurs minces, en suivant toujours un trajet ascendant vers

1. Sappey a eu la patience de mesurer les tubes du rein en superficie et en longueur ; d'après cet observateur, chaque pyramide de Ferrein serait composée de 100 tubes au minimum, et il en existerait 560 dans chaque

la surface du rein. Des tubes collecteurs minces, elle passe dans le tube collecteur central, qui la verse dans les calices.

c. *Structure*. Les tubes collecteurs ou excréteurs sont pourvus d'une *paroi propre*, un peu plus épaisse que celle des tubes tortueux ; au niveau du sommet des pyramides, cette paroi est remplacée par le tissu conjonctif qui constitue le stroma du rein. Un *épithélium transparent* les revêt à l'intérieur. Dans les tubes collecteurs de petit calibre, les cellules épithéliales sont aplaties ; dans les tubes de Bellini, elles sont cylindriques et allongées.

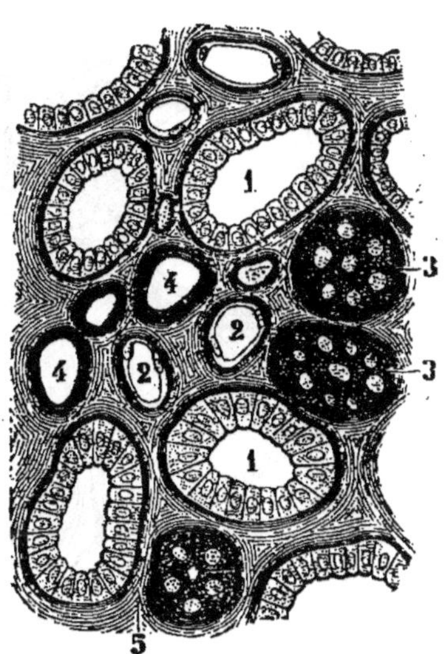

FIG. 162 — Section d'une pyramide du rein d'un nouveau-né, près du mamelon (d'après Frey).

1, 1. Coupe des tubes urinifères, tubes collecteurs, tapissés d'épithélium cylindrique. — 2, 2. Branches descendantes des tubes de Henle avec leurs cellules granuleuses — 3, 3. Branches ascendantes des mêmes tubes avec leurs cellules volumineuses. — 4, 4. Section de vaisseaux — 5. Charpente de tissu conjonctif, abondant à ce niveau.

Tissu conjonctif de la substance rénale. — Pour terminer l'étude de la substance propre du rein, nous dirons que les tubes sont plongés dans un stroma de tissu conjonctif peu abondant. Ce tissu offre une certaine résistance dans les pyramides ; il est pourvu de cellules étoilées qu'on isole avec facilité sur des reins qui ont macéré dans l'acide chlorhydrique. Dans la portion corticale, c'est une substance conjonctive délicate avec de nombreuses cellules étoilées et anastomosées en réseau. Cette substance se condense légèrement à la surface des glomérules et des vaisseaux sanguins. Vers la surface du rein, elle forme une couche mince, non con-

pyramide de Malpighi, c'est-à-dire 56,000 tubes ; total, 1,680 mètres pour une pyramide. Prenant le chiffre moyen, 10 pour le nombre des pyramides, il évalue la longueur des tubes du rein placés bout à bout à 16,800 mètres, quatre lieues, c'est-à-dire une longueur supérieure à celle d'un fil qui traverserait le nouveau Paris.

tinue, qui se confond avec la *capsule fibreuse*, dont elle est d'ailleurs une dépendance.

Vaisseaux et nerfs du rein. — Nous passerons en revue les artères, les glomérules de Malpighi, les capillaires, les veines, les lymphatiques et les nerfs.

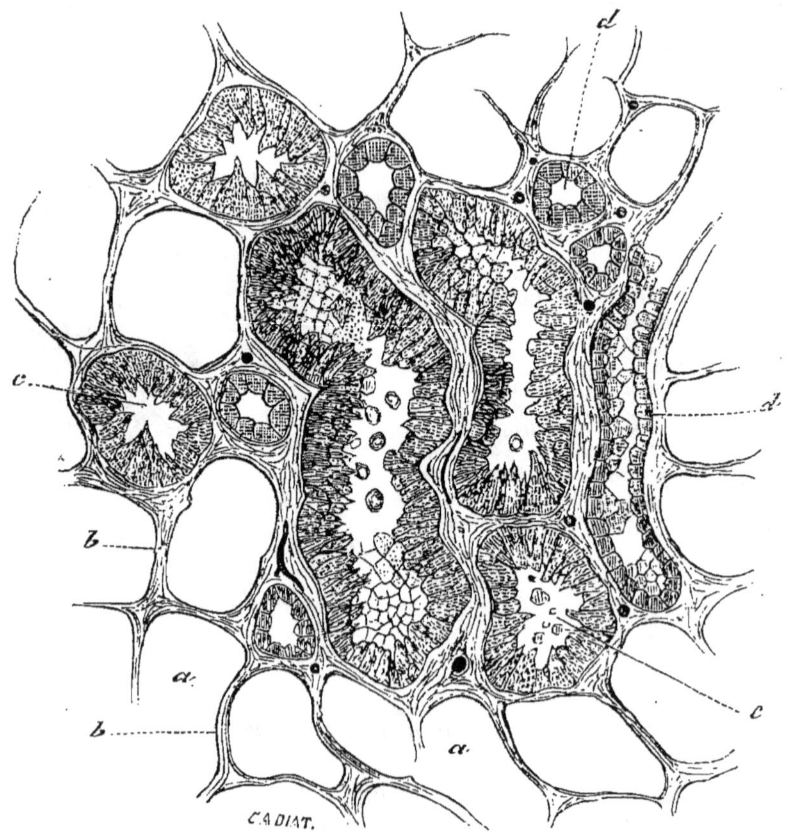

Fig. 163. — Coupe de la substance corticale du rein d'un supplicié.

a. Tubes contournés. — *b*. Parois de ces tubes. — *c*. Épithélium des tubes contournés. — *d*. Branche descendante de Henle.

1° *Artères*. — L'artère rénale porte une grande quantité de sang dans le rein. Cette artère se place entre la veine et l'uretère, et se divise en un certain nombre de branches qui pénètrent par le hile du rein, entre les cônes que nous avons désignés sous le nom de pyramides de Malpighi, c'est-à-dire dans l'épaisseur des colonnes de Bertin. Dans le trajet qu'elles parcourent du sommet à la base de la pyramide, elles donnent peu de branches; mais, un peu avant d'arriver à la base de la pyramide, chaque branche artérielle se bifurque, et les deux rameaux contournent la base de la pyramide, en s'anastomosant entre eux et en se divisant. Il en résulte que chaque pyramide est entourée, à sa périphérie et à sa base, par un réseau artériel formant une voûte dont la convexité regarde la surface du rein. Cette voûte artérielle donne, par sa concavité, quelques ramuscules aux pyramides ; par sa convexité, elle fournit des rameaux nombreux qui s'élèvent perpendiculairement dans la substance corticale, vers la surface du rein (fig. 165), et qui fournissent les artères afférentes des glomérules de Malpighi. Ces derniers rameaux, dits *vaisseaux radiés*, dont le diamètre n'atteint pas un quart de millimètre, représentent des *artères interlobulaires*, car ils sont placés entre les pyramides de Ferrein que nous avons dit représenter les lobules, et elles sont parallèles à l'axe des lobules, attendu qu'elles se portent comme eux vers la surface du rein. Des rameaux semblables pénètrent dans l'épaisseur des colonnes de Bertin (fig. 165).

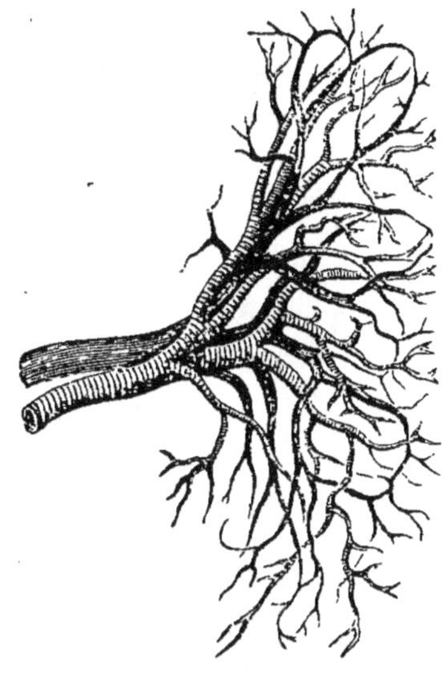

Fig. 164. — Vaisseaux du rein d'un enfant (injection par corrosion).

Lorsqu'on étudie les artères de la substance corticale, on remarque qu'elles émettent, sur leur périphérie, des ramuscules qui se portent aux glomérules de Malpighi, de sorte que les glomérules d'un même rameau artériel représentent assez bien une grappe de groseilles.

Les artères du rein ne sont pas seulement fournies par l'artère rénale. Cet organe reçoit encore des artérioles fournies par les artères spermatiques, les artères lombaires, dont les rameaux, destinés à la capsule fibreuse, s'étendent jusqu'à la substance propre du rein (Ludwig).

Glomérules de Malpighi. — Ces corpuscules, découverts par Malpighi en 1666, ne se rencontrent que dans la substance corticale.

Ils sont disposés en séries longitudinales qui traversent l'épaisseur de la substance corticale ; ils siègent à la surface des pyramides de Ferrein, où commencent les tubes contournés de la substance rénale. Selon Sappey, la surface de chaque pyramide de

Ferrein serait en rapport avec dix ou douze de ces séries; chaque série comprendrait une dizaine de glomérules.

Chaque tube contourné a son glomérule; il y aurait plus de 560,000 glomérules dans un seul rein (Sappey). Ce chiffre est assurément exagéré.

Les glomérules sont visibles à l'œil nu; les plus volumineux n'atteignent pas tout à fait un quart de millimètre chez l'homme;

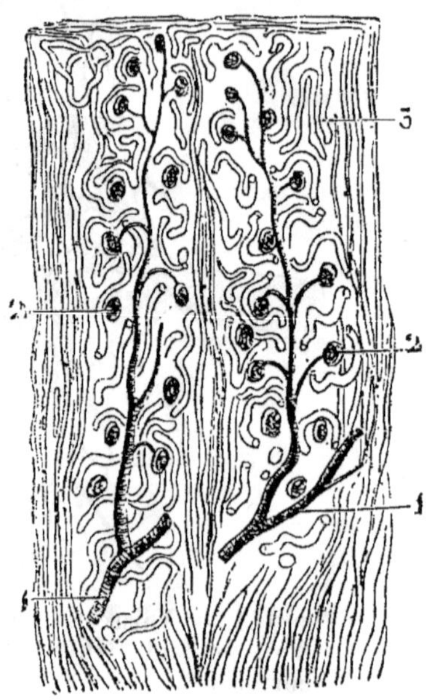

Fig. 165 — Glomérules de Malpighi échelonnés sur le trajet des artères interlobulaires.

1, 1. Deux rameaux de la voûte artérielle du rein donnant naissance aux artères interlobulaires. — 2, 2. Glomérules. — 3. Tubes urinifères.

chez le bœuf, ils sont beaucoup plus gros et mesurent presque un millimètre. Bowmann, Gerlach et Kölliker affirment que les glomérules les plus petits sont les plus superficiels.

Ils sont arrondis, quelquefois un peu ovoïdes, et ils offrent la *structure* suivante: ils ont une *enveloppe* dont nous avons déjà parlé sous le nom de *capsule de Müller* ou *capsule de Bowmann*, de 1 à 2 μ d'épaisseur, enveloppe qui n'est autre chose que l'ampoule terminale des tubes tortueux du rein. Cette enveloppe est tapissée à sa face interne par une seule couche d'épithélium plat. Les cellules se modifient pour devenir granuleuses, à mesure qu'elles s'approchent du col de la capsule. La transition se fait, d'ailleurs, par degrés insensibles (Renaut et Hortolés).

Le *contenu* est un amas de vaisseaux capillaires qui forment le glomérule proprement dit; ces capillaires sont fournis par un *vaisseau afférent*, et ils donnent naissance à un *vaisseau efférent*.

Les vaisseaux afférent et efférent traversent la capsule de

Bowmann à peu près au même niveau, sur le point opposé à l'origine du canalicule du rein. Le vaisseau afférent est une petite artère de 18 à 45 μ qui se détache des ramuscules interlobulaires de l'artère rénale et qui, après avoir perforé la capsule du glomérule, se divise en plusieurs branches divergentes (5 à 8 μ). Celles-ci, dans la cavité même du glomérule, se divisent chacune en un

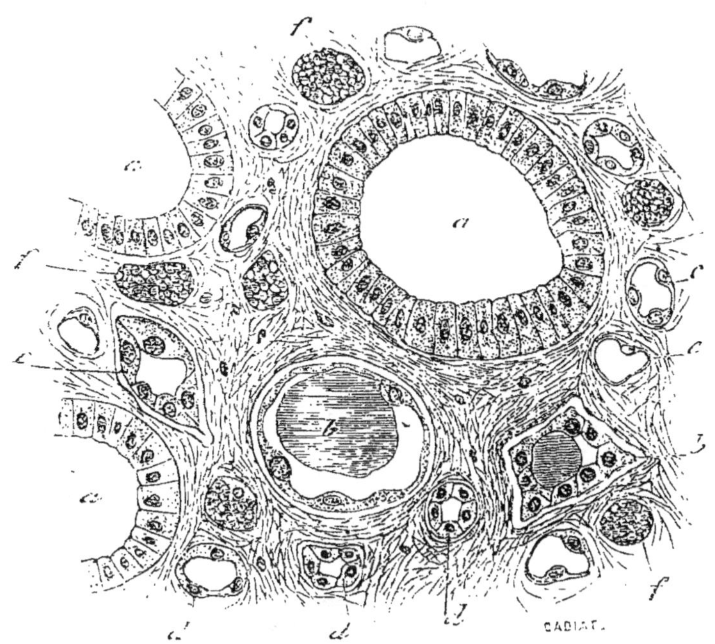

Fig. 166. — Coupe transversale du sommet d'une pyramide chez l'homme.

a. Gros tube de Bellini avec des cellules prismatiques. — b. Tubes droits de la substance médullaire. — c. Tubes collecteurs volumineux. — d. Tubes droits plus fins. — e. Anses descendantes de Henle. — f. Vaisseaux sanguins pleins de globules (Cadiat).

certain nombre de capillaires flexueux, de 10 à 15 μ, qui s'entrecroisent sans s'anastomoser et qui forment, vers l'origine du canalicule urinifère, des anses dont les capillaires ne mesurent plus que 7 à 9 μ. Après avoir formé ces anses, de nouveaux capillaires, qui mesurent de 10 à 15 μ et qui offrent la structure des vrais capillaires, reviennent vers le point de départ en s'anastomosant entre eux de manière à donner naissance au vaisseau efférent [1].

1. Chez certains vertébrés inférieurs, la *couleuvre*, par exemple, le vaisseau afférent se replie sur lui-même et forme des sinuosités, sans se diviser, puis il sort du corpuscule sous forme de vaisseau efférent.

Le vaisseau efférent n'est pas une veine, mais une artériole qui va se perdre dans le réseau capillaire du rein. Les vaisseaux

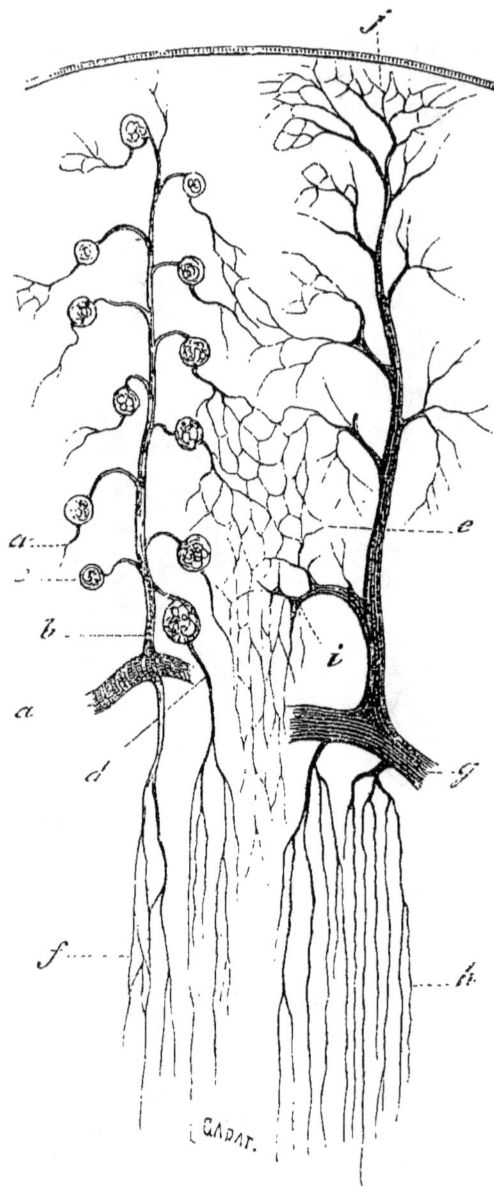

FIG. 167. — Vaisseaux de la substance corticale du rein.

a. Branche de la voûte artérielle du rein — *b*. Branche interlobulaire. — *c*. Vaisseau efférent du glomérule. — *e*. Réseau capillaire de la substance corticale. — *f*. Réseau capillaire de la substance médullaire. — *g*. Veine de la voûte veineuse. — *h*. Veines de la substance médullaire. — *j*. Origine des étoiles de Verreyen.

du glomérule forment donc un réseau capillaire sur le trajet d'une artère, *réseau bipolaire* des auteurs.

D'après Hortolés, les noyaux, situés à l'intérieur des capillaires, appartiendraient à une membrane protoplasmique sans démarcation cellulaire appréciable; cette membrane formerait leur revêtement endothélial.

La surface du peloton vasculaire serait recouverte, d'après Cornil et Brault, par une sorte de vernis protoplasmique, contenant des noyaux beaucoup plus volumineux que ceux des capillaires. Cette membrane périvasculaire semble être une tunique adventice de l'artériole afférente.

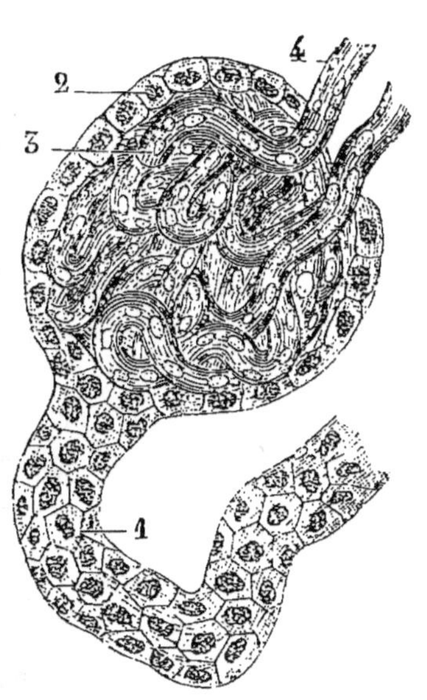

Fig. 168. — Un glomérule du rein du cabiai.

1. Canalicule tortueux et son épithélium. — 2. Épithélium tapissant la face interne de la capsule de Bowmann. — 3 Vaisseaux capillaires du glomérule. — 4. Vaisseaux afférents; on voit à côté le vaisseau efferent.

Chez le fœtus de 5 ou 6 mois, on trouve, tout autour des vaisseaux du glomérule, une couche unique d'épithélium cubique. Les cellules, très serrées les unes contre les autres, se différencieraient plus tard pour donner l'aspect décrit plus haut.

— D'après Bidder, Frey et Reichert, la capsule de Müller ne serait pas perforée par les vaisseaux, mais elle se réfléchirait sur elle-même pour revêtir le peloton vasculaire, en sorte qu'elle se comporterait comme une séreuse, comme la plèvre, par exemple, dans le thorax.

2° *Capillaires.* — Le réseau capillaire du rein se montre dans toute l'étendue de la substance rénale. Au niveau des pyramides de Malpighi, ces vaisseaux, dits *vaisseaux droits,* formés par les ramuscules artériels venus de la base des pyramides, constituent un réseau à mailles quadrilatères allongées qui entourent les tubes collecteurs. Ces capillaires se terminent du côté du mamelon par des anses dont la convexité regarde le hile; et par un petit réseau à mailles circulaires qui entoure l'orifice des tubes.

Dans la substance corticale, indépendamment du réseau capillaire du centre du glomérule, il existe un réseau très serré formé par des capillaires intermédiaires aux artères efférentes des glomérules et aux veines rénales. Ce réseau se montre sous deux formes : 1° entre les tubes rectilignes du centre de la pyramide de Ferrein, ce sont des mailles quadrilatères allongées dans le sens de la longueur du tube, et entourant les tubes mêmes, comme

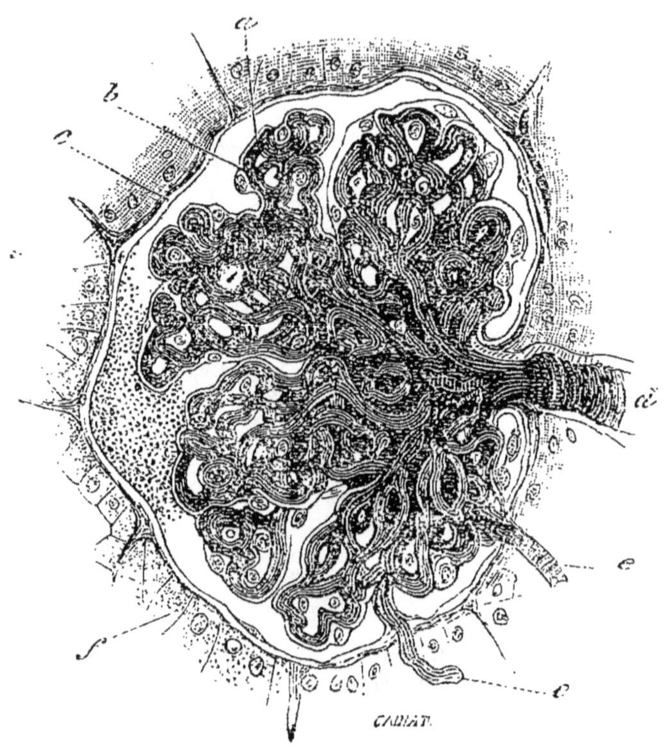

Fig. 169. — Glomérule de Malpighi d'un rein de l'homme injecté par les artères avec la gélatine colorée.

a. Vaisseaux du glomérule. — *b*. Capsule du glomérule. — *c*. Capsule antérieure. — *d*. Artère du glomérule. — *e*. Veines efférentes. — *f*. Épithélium des tubes (Cadiat).

dans la pyramide de Malpighi ; 2° dans les autres points, c'est-à-dire entre les pyramides de Ferrein, ce sont des mailles arrondies qui entourent les flexuosités des tubes tortueux. Il existe, en outre, un réseau capillaire continu au précédent dans la couche la plus superficielle de la substance corticale, couche dépourvue de glomérules selon Hyrtl.

3° *Veines*. — Les veines viennent du réseau capillaire dans toute l'étendue de la substance du rein ; elles naissent aussi à la surface de l'organe par des racines veineuses de forme étoilée, et connues sous le nom d'*étoiles de Verreyen*. Les veinules nées des étoiles de Verreyen se portent dans la substance corticale et

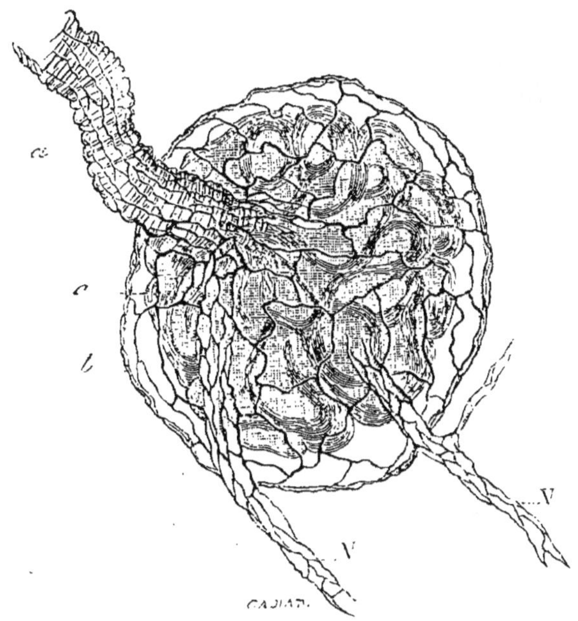

FIG. 170. — Glomérule de Malpighi injecté au nitrate d'argent par les artères.

a. Artère du glomérule. — *b*. Capsule avec son épithélium. — *c*. Glomérule vu par transparence. — *v*, *v*. Veines efférentes (Cadiat).

accompagnent les artères radiées ou interlobulaires. Comme il y a moins d'étoiles que de veines interlobulaires, on conçoit que

FIG. 171. — Formation d'un glomérule du rein chez un embryon de poulet.

a. Vaisseaux capillaires du glomérule. — *b*. Feuillet viscéral de la capsule à l'état cellulaire. — *c*. Feuillet pariétal (Cadiat.)

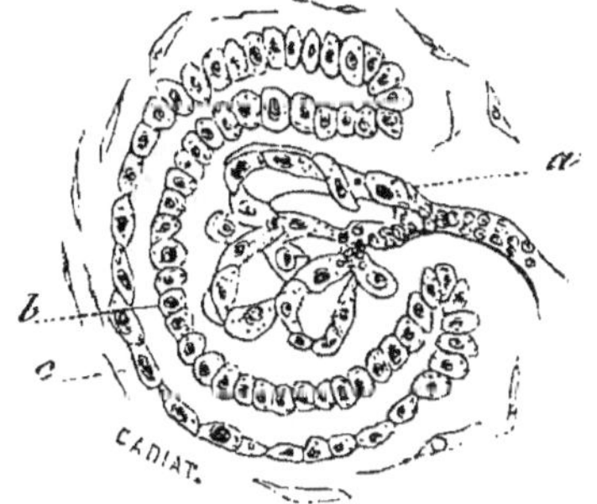

quelques-uns de ces vaisseaux n'arrivent pas à la surface du rein. D'autres veines forment un plexus qui entoure les pyramides de Ferrein et vont se jeter dans la veine interlobulaire.

Toutes ces veines convergent, en s'anastomosant, vers la base et la surface des pyramides de Malpighi, où elles constituent une voûte veineuse qui accompagne la voûte artérielle. C'est de cette voûte veineuse que partent les troncs qui vont donner naissance à la veine rénale, veine dépourvue de valvules et située en avant de l'artère rénale.

4° *Lymphatiques.* — D'après Sappey, il n'existe pas de lymphatiques superficiels dans le rein; les *lymphatiques profonds* ont une

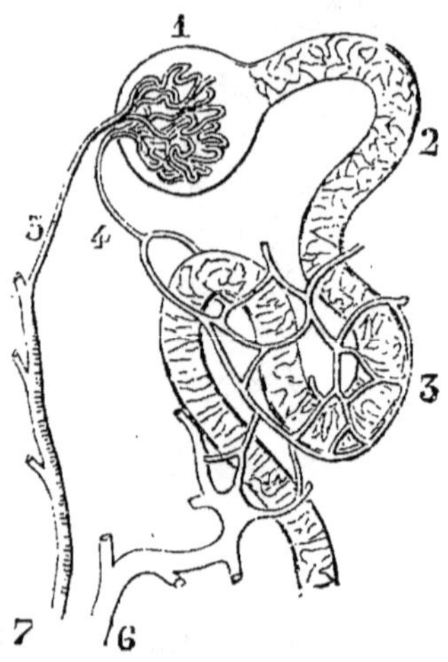

Fig. 172. — Glomérule de Malpighi.

1. Capsule de Müller et glomérule de Malpighi. — 2. Tube propre du rein. — 3. Réseau capillaire autour du tube. — 4. Artère efferente du glomérule. — 5. Artère afférente. — 6. Veine. — 7. Artère interlobulaire.

origine inconnue ; ils sont accolés aux vaisseaux artériels, et se montrent ordinairement au nombre de quatre ou cinq, quelquefois au nombre de six ou sept. Ces vaisseaux se rendent aux ganglions lombaires les plus voisins. Souvent, une fois sur quatre ou cinq, on voit l'un des vaisseaux lymphatiques atteindre le volume d'une plume de corbeau (Sappey).

Ludwig et Zawarykin, cités par Frey et Kölliker, auraient injecté les lymphatiques du rein. De leur description, bien vague en vérité, il résulterait qu'il existe des espaces remplis de lymphe dans la substance conjonctive de la couche corticale, et que ces espaces communiqueraient avec des espaces semblables de la tunique fibreuse, ainsi qu'avec les lymphatiques profonds et même superficiels. Ces données sont tout à fait insuffisantes pour qu'on puisse se faire une idée juste de ces vaisseaux. Kölliker aurait trouvé, sur un rein de cheval, des lymphatiques superficiels très développés.

Le système lymphatique du rein parait prendre naissance dans les espaces du tissu conjonctif. Les troncs d'un certain calibre ne se verraient que dans les grosses trouées fibreuses et sous la capsule (Cornil et Brault). L'origine du système lymphatique serait donc la même que pour les autres organes.

5° *Nerfs.* — Ces nerfs se distribuent au rein sous le nom de plexus rénal ; ils accompagnent les artères, mais on ne connaît point leur mode de terminaison. On peut les suivre jusque sur les artères interlobulaires.

Topographie du rein. — Elle doit être étudiée sur des coupes transversales et sur des coupes longitudinales.

1° *Coupes longitudinales.* — On y distingue : *a.* la *région de la papille*, dans laquelle on ne rencontre que des tubes collecteurs ; *b.* la *zone limitante ;* elle contient trois variétés de tubes, les tubes de Henle (branches montante et descendante) et les tubes collecteurs : *c.* la *région corticale ;* on y trouve les glomérules de Malpighi, les pyramides de Ferrein, les tubes contournés, les artères interlobulaires. — Dans cette dernière région, le *lobule rénal* est représenté par la surface de section, comprise entre les deux troncs des artères interlobulaires ; ces dernières forment la région du *labyrinthe*.

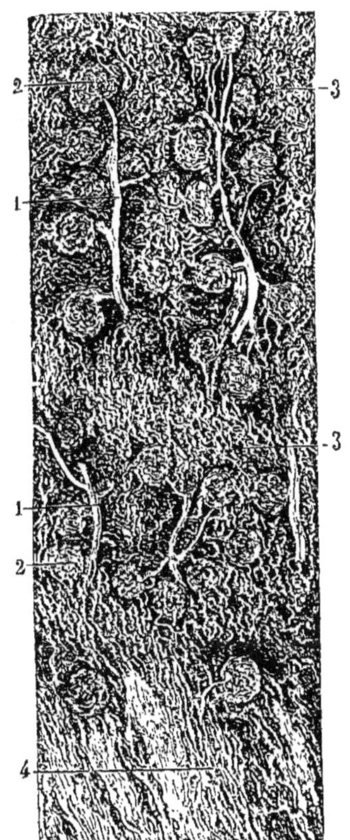

FIG. 173. — Injection du rein d'après Morel et Villemin (grossissement, 60).

1, 1. Artères interlobulaires. — 2, 2. Glomérules de Malpighi disposés en séries autour de ces artères. — 3, 3. Réseau capillaire de la substance corticale. — 4. Réseau capillaire de la substance tubuleuse.

2° *Les coupes transversales*, faites dans les différentes régions, représentent les rapports des divers éléments. Elles permettent spécialement de voir, dans la *zone corticale*, les rapports du lobule rénal et du labyrinthe.

Ce *lobule rénal* est d'ailleurs une distinction purement schématique, qui n'a rien de réel.

Pathologie.

Néphrites. — On désigne par le nom générique de *néphrites* les inflammations du rein. Elles peuvent être *aiguës* ou *chroniques.*

Dans la néphrite aiguë, les lésions portent *exclusivement* sur les épithéliums du rein, aussi cette néphrite prend encore le nom de *néphrite épithéliale* ou *parenchymateuse*.

Les *néphrites chroniques* sont toutes caractérisées par le développement exagéré du tissu conjonctif autour des tubes urinifères, qui finissent par être absolument étouffés par le tissu conjonctif durci, sclérosé. On appelle aussi ces néphrites *interstitielles* ou *scléreuses*.

Bright considérait ces deux variétés de néphrites comme les deux phases d'une même maladie. Aujourd'hui, ces idées ont encore cours et on étudie, sous le nom de *mal de Bright*, la succession des lésions épithéliales et scléreuses du rein.

La *néphrite parenchymateuse* ou *épithéliale* représente donc la première phase de la maladie de Bright. Elle peut se développer dans des conditions très diverses. Dans les maladies infectieuses, les épithéliums peuvent être altérés par le contact direct des agents microbiens ou par leurs produits solubles qui traversent le rein ; les néphrites qu'on observe dans la pneumonie, la fièvre typhoïde, la diphthérie, la variole, la scarlatine, etc., sont de nature microbienne.

On a décrit un certain nombre de néphrites dites *à frigore;* mais leur pathogénie devient de plus en plus obscure.

Une irritation mécanique peut suffire à altérer les épithéliums rénaux. Les urates qui traversent le rein chez les goutteux déterminent fréquemment de la *néphrite*, dite *gravidique*. Enfin, certains poisons, introduits dans l'organisme et éliminés par le rein. peuvent altérer les épithéliums rénaux et donnent naissance à des *néphrites épithéliales* dites *toxiques;* telles sont les néphrites saturnine, cantharidienne, etc.

Cliniquement, les néphrites parenchymateuses sont caractérisées par : 1° la diminution notable de la sécrétion urinaire ; 2° l'*albuminurie ;* 3° l'*hématurie*, qui se montre parfois dans les néphrites très aiguës ; 4° l'*œdème*, qui se généralise rapidement. Quand ces symptômes persistent trop longtemps sans s'amender, l'*urémie* termine la scène. Le malade meurt alors intoxiqué par l'accumulation, dans le sang, des toxiques,qui ne sont plus éliminées par les reins.

Dans certains cas, les symptômes s'amendent, *la néphrite passe à l'état chronique ;* c'est la seconde phase de la maladie de Bright. Elle est caractérisée cliniquement : 1° par une *polyurie* abondante ; 2° par des urines claires et limpides ; 3° par des traces d'albumine ; 4° par des œdèmes fugaces, siégeant au niveau des malléoles ; 5° par une hypertrophie cardiaque, qui se traduit à l'oreille par un bruit de galop.

L'*urémie* s'observe également à la suite de la *néphrite interstitielle*, mais elle s'établit plus lentement et elle emporte moins rapidement le malade. Aussi la désigne-t-on par le nom d'*urémie lente*.

ARTICLE DEUXIÈME

CALICES, BASSINET, URETÈRE.

Le conduit qui porte l'urine du rein dans la vessie est appelé *uretère*. Vers la partie supérieure, au niveau du hile du rein, il est dilaté, et cette dilatation constitue le *bassinet*. Le bassinet, poche membraneuse, au lieu de se fixer tout autour du hile, se divise en un certain nombre de petits tubes de 1 centimètre de longueur, qui viennent s'insérer chacun autour du sommet d'une pyramide de Malpighi. Ces tubes, appelés *calices*, peuvent être considérés comme autant de cylindres membraneux dont une extrémité embrasse le mamelon de la pyramide qui y verse l'urine, et dont l'autre extrémité se confond avec la substance des cylindres voisins pour former le bassinet.

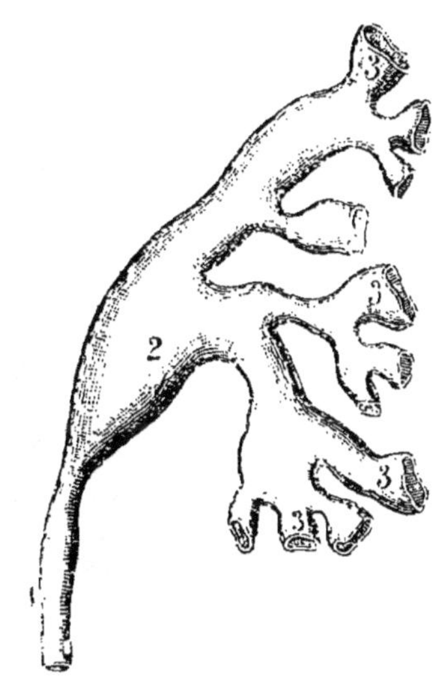

FIG. 174. — Calices et bassinet.

1. Extrémité supérieure de l'uretère. — 2. Bassinet. — 3, 3, 3, 3. Calices.

Le nombre des calices est ordinairement inférieur à celui des pyramides, parce qu'on voit souvent deux pyramides s'aboucher dans le même calice.

Le bassinet est situé derrière l'artère rénale et entouré de tissu cellulo-graisseux.

L'uretère a une *longueur* moyenne de 25 à 30 centimètres et un *diamètre* qui diminue à mesure qu'on se rapproche de la vessie; on peut le comparer à celui d'une plume d'oie à sa partie supérieure, et d'une plume de corbeau à sa partie inférieure. Il est *dirigé* de haut en bas, et un peu de dehors en dedans.

Il est en *rapport*, dans sa portion abdominale, avec le muscle psoas, sur la face antérieure duquel il est appliqué jusqu'au détroit supérieur du bassin. Il est fixé contre ce muscle par le péritoine qui passe au-devant de lui, et par les vaisseaux spermatiques qui le croisent sur sa face antérieure, en descendant obliquement en bas et en dehors.

Dans sa portion pelvienne, l'uretère est situé entre le rectum et la vessie en avant des vésicules séminales et des canaux déférents chez l'homme.

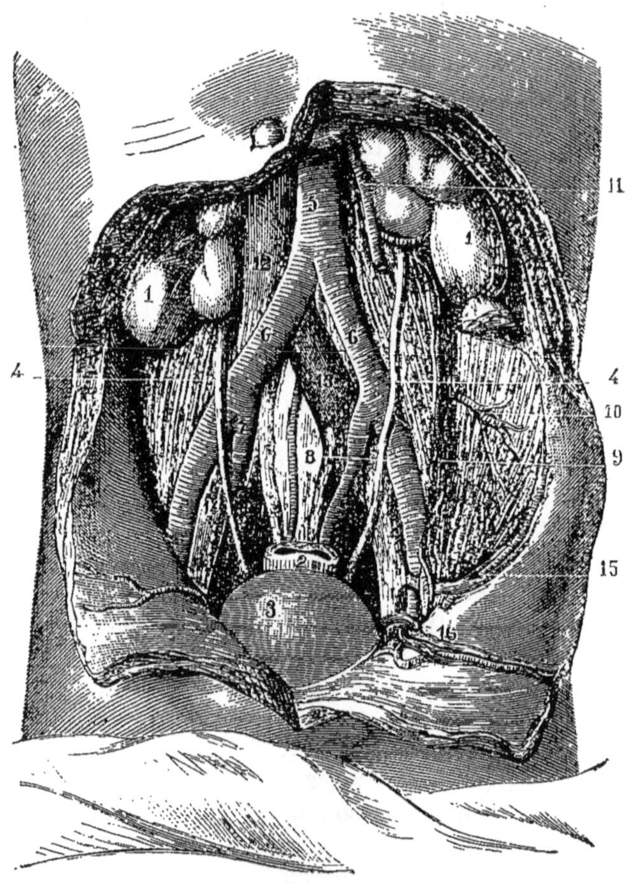

FIG. 175. — Uretères, direction et rapports.

1, 1. Masse intestinale relevée. — 2. Coupe du rectum. — 3. Vessie. — 4, 4. Uretères. — 5. Artère aorte. — 6, 6. Artères iliaques primitives. — 7 Artère iliaque interne. — 8. Colonne vertébrale. — 9. Vaisseaux spermatiques du côté gauche. — 10. Branches de l'artère ilio-lombaire. — 11. Artère mésentérique inférieure. — 12. Veine cave inférieure. — 13. Veine iliaque primitive gauche. — 14. Veine iliaque externe droite. — 15. Vaisseaux circonflexes iliaques. — 16. Vaisseaux épigastriques.

En arrivant à la vessie, l'uretère s'insinue d'abord entre les fibres musculaires de cet organe, puis il soulève la muqueuse dans une étendue de 1 centimètre 1/2 à 2 centimètres, pour s'ouvrir enfin aux angles postérieurs du trigone vésical. Son ouverture est limitée par une ligne courbe que forme le bord de la muqueuse. Cette courbe présente une concavité qui regarde le col de la vessie, et la muqueuse soulevée forme, à l'orifice de l'uretère, une sorte de valvule qui concourt à empêcher le retour de l'urine vers le rein.

Structure. — Le conduit vecteur de l'urine est formé de trois couches ainsi superposées, de dehors en dedans : couche fibreuse, couche musculeuse, couche muqueuse. On y trouve aussi des vaisseaux et des nerfs. La paroi de l'uretère a un millimètre d'épaisseur environ.

1° *Couche fibreuse.* — Cette couche est mince et formée de tissu conjonctif ordinaire et de fibres élastiques fines, mélangées ; elle se continue en haut avec l'enveloppe fibreuse des reins, en bas elle se perd sur les parois de la vessie.

2° *Couche musculeuse.* — La couche musculeuse est formée de fibres musculaires lisses. Ces fibres seraient disposées suivant deux plans, comme dans l'intestin, d'après Henle : un plan de fibres longitudinales superficielles, et un plan de fibres circulaires profondes. Sappey décrit, avec raison, un seul plan de fibres musculaires, formant des faisceaux entre-croisés dans toutes les directions. Les faisceaux qui constituent cette couche sont larges et aplatis ; ils s'anastomosent entre eux, de manière à constituer une couche plexiforme.

Au moment où l'uretère pénètre dans la vessie, ses fibres deviennent longitudinales et passent entre les faisceaux des deux plans superficiels de la vessie. Arrivées au plan profond, elles se divisent en deux faisceaux : un faisceau externe qui se confond avec le plan profond des fibres musculaires vésicales, et un faisceau interne qui se porte en dedans et un peu en avant, vers celui du côté opposé, avec lequel il se confond pour former le *muscle des uretères*. On a dit que ce muscle peut dilater l'uretère en se contractant, et contribuer ainsi à favoriser l'accès de l'urine dans la vessie.

La couche musculeuse forme la moitié ou les deux tiers de l'épaisseur de la paroi de l'uretère, un demi-millimètre à peu près.

3° *Couche muqueuse.* — La muqueuse, mince, assez résistante, légèrement grisâtre, ne contient ni papilles ni glandes. Elle a 80 μ d'épaisseur en moyenne, et elle est formée de deux couches.

La *couche épithéliale* est formée par un épithélium *stratifié*. Les cellules profondes et moyennes sont *polyédriques*, déformées par la compression. Les *cellules superficielles* plates portent à leur face profonde l'empreinte des cellules qu'elles recouvrent.

La *couche sous-épithéliale*, formée de tissu conjonctif seulement, est très mince, 15 μ. Dans cette couche dermique, certains auteurs signalent de *petites glandes utriculaires*.

4° *Vaisseaux et nerfs*. — On trouve un réseau capillaire dans la tunique externe et dans la tunique moyenne, comme dans les artères. Ce réseau est le résultat de la division de plusieurs *artères* grêles qui se portent au conduit vecteur de l'urine ; la rénale, la spermatique ou utéro-ovarienne, les branches de l'iliaque interne et les vésicales sont, de haut en bas, les sources d'où naissent les artères de l'uretère, des calices et du bassinet.

Les *veines* sont multiples et variables; elles se jettent dans la veine iliaque primitive (Sappey), dans les spermatiques ou utéro-ovariennes, dans la rénale, et quelquefois dans les veines situées dans l'atmosphère graisseuse du rein.

Les *lymphatiques* ne sont pas connus.

Les *nerfs*, venus des plexus rénal, spermatique et hypogastrique, se rendent à l'uretère en accompagnant les artères.

ARTICLE TROISIÈME

VESSIE.

Dissection. — Pour préparer les rapports de la vessie, on se comporte de la même manière que pour le rectum. (Voy. *Rectum*.) Après en avoir étudié la conformation extérieure, on l'ouvre longitudinalement par sa partie antérieure et supérieure pour voir le trigone, les orifices des uretères et la luette vésicale. Relativement aux orifices des uretères, on aura remarqué sur la vessie insufflée que l'air ne passe pas de là dans ces canaux ; mais, en faisant l'expérience inverse, c'est-à-dire en poussant de l'air des uretères dans la vessie, on verra que ce passage se fait librement : cela tient au trajet oblique des uretères à travers les parois de la vessie, en sorte que, si ce réservoir est distendu d'air ou d'urine, les parois des uretères sont appliquées les unes contre les autres, et forment une espèce de soupape. On mesurera la longueur de l'espace que les uretères parcourent entre les tuniques de la vessie, en y introduisant un stylet de haut en bas. Les tuniques de la vessie seront préparées sur un lambeau détaché de cette poche.

Il est facile d'enlever le péritoine d'une vessie insufflée et de suivre les fibres musculaires jusqu'au col vésical.

Situation. — La vessie, ou réservoir de l'urine, est située dans le petit bassin, entre la symphyse pubienne et le rectum chez l'homme, entre la symphyse et l'utérus chez la femme.

Forme. — Ovale chez l'homme adulte, son grand diamètre est oblique de haut en bas et d'avant en arrière. Chez l'enfant, elle a la forme d'une poire dont le sommet regarderait l'ombilic ; chez la femme, la vessie devient très large, soit à cause des dimensions considérables des diamètres horizontaux de son bassin, soit à cause du séjour de l'urine, plus longtemps prolongé chez elle que chez l'homme.

Dimensions. — Les dimensions de la vessie sont très variables. Elle se rétracte complètement, et se cache derrière le pubis lorsqu'elle est vide. Lorsqu'elle est dilatée, au contraire, elle s'élève dans la cavité abdominale, et peut envahir la région épigastrique dans certaines rétentions d'urine. Mais, dans son état de moyenne dilatation, elle contient 500 à 600 grammes de liquide.

Mobilité. — La vessie n'a pas de mouvements de totalité, mais elle s'élève dans la cavité abdominale à mesure qu'elle se remplit de liquide. Pendant qu'elle s'élève, elle s'applique par son sommet à la paroi abdominale antérieure; et, si son ampliation continue, elle vient former à l'hypogastre une tumeur arrondie.

Elle est fixée dans la position qu'elle occupe par sa partie inférieure qui adhère au périnée, et son sommet est toujours dirigé vers l'ombilic, à cause de l'insertion de l'ouraque, ligament qui s'étend de l'ombilic au sommet de la vessie.

Corps de la vessie. Surface extérieure et rapports.

Pour faciliter l'étude des rapports de la vessie, on lui considère six régions : une face antérieure, une face postérieure, deux faces latérales, un sommet et une base.

Face antérieure. — Elle regarde en avant et en bas. Dans l'état de rétraction de la vessie, cette face est en rapport avec le pubis et la symphyse pubienne ; dans l'état de plénitude, la vessie s'applique contre la paroi abdominale. Toutefois, comme le fait voir Sappey, le péritoine se déprime entre cette paroi et la vessie, de manière à former un cul-de-sac qui n'est distant de la symphyse que de 3 à 4 centimètres dans l'état de dilatation excessive.

On appelle *cavité de Retzius* l'espace celluleux qui est situé entre la vessie et le pubis. Il est limité en haut par le cul-de-sac du péritoine.

C'est par la face antérieure qu'on attaque la vessie, lorsqu'on veut y pénétrer pour en extraire un calcul, une tumeur, etc. (cystotomie sus-pubienne). Il faut, lorsqu'on porte des instruments piquants et tranchants sur cette paroi, se rapprocher le plus possible de la symphyse pour ne point léser le péritoine. La cystotomie sus pubienne n'est pas grave, et elle donne de bons résultats. Nous l'avons pratiquée six fois depuis deux ans, toujours avec succès, et tout dernièrement sur un vieillard de 78 ans. Nous ne sommes pas partisan de la suture de la vessie, qui est inutile sinon nuisible.

Si l'on est appelé pour un cas de rétention d'urine grave, et si l'état de l'urèthre ne permet pas l'introduction d'une sonde, il faut faire la *ponction de la vessie* avec un trocart filiforme, et mieux avec l'aspirateur de Dieulafoy.

On reconnaît la vessie distendue par l'urine à une saillie arrondie située au-dessus du pubis et donnant lieu à la matité.

Face postérieure. — Dans l'état de moyenne dilatation, cette face, plus convexe que l'antérieure, regarde en arrière et en haut. Nous établirons sa limite au cul-de-sac du péritoine. Elle sera, par conséquent, un peu plus étendue chez l'homme, car chez lui le cul-de sac est plus inférieur. Cette face, recouverte par le péritoine, est en rapport avec le rectum chez l'homme, et les deux tiers supérieurs du corps de l'utérus chez la femme. Elle est séparée de ces organes dans les deux sexes par un cul-de-sac péritonéal, plus large chez l'homme, et dans lequel se placent des anses intestinales lorsque les organes qui limitent le cul-de-sac reviennent sur eux-mêmes. Vers la partie inférieure de cette face, le cul-de-sac péritonéal est limité de chaque côté par des replis antéro-postérieurs qu'on a improprement appelés *ligaments* postérieurs de la vessie.

Faces latérales. — Ces faces se montrent lorsque la vessie se remplit. Elles sont en rapport avec le releveur de l'anus et le muscle obturateur interne, avec le canal déférent et avec les artères ombilicales oblitérées chez l'adulte. Il existe en outre sur les côtés de la vessie un cul-de-sac péritonéal qui ne descend pas jusqu'à la partie inférieure de cet organe, et qui est formé par le péritoine qui passe de la fosse iliaque interne sur la vessie.

Sommet. — Le sommet de la vessie regarde l'ombilic. Il présente trois cordons et trois replis péritonéaux. L'ouraque forme le cordon médian, et les artères ombilicales constituent les cordons latéraux. Chaque cordon soulève un repli du péritoine. L'ouraque est une sorte de ligament, vestige de la vésicule allantoïde, conservant quelquefois sa perméabilité.

Base. — La base de la vessie doit être divisée en deux parties : l'une antérieure, correspondant au trigone vésical, c'est la base proprement dite ; l'autre postérieure au *bas-fond* de la vessie. Le bas-fond forme une sorte de cul-de-sac peu prononcé en arrière du trigone ; l'urine y séjourne quelquefois ; c'est là que se développent le plus fréquemment les calculs vésicaux.

Ce cul-de-sac n'existe, à vrai dire, que chez le vieillard, et principalement dans le décubitus dorsal. Lorsqu'on étudie la vessie sur un sujet placé verticalement, on constate que le bas-fond de la vessie forme un plan fortement incliné en bas et en avant. Dans cette position, le col vésical, c'est-à-dire l'ouverture de l'urèthre, est la partie la plus déclive. La vessie étant, à ce niveau, appliquée sur le rectum ou sur le conduit vagino-utérin, la base suit nécessairement la direction de ces organes.

La base de la vessie, étendue du cul-de-sac péritonéal au canal de l'urèthre, est en rapport, chez l'homme, avec le rectum dont elle est séparée par l'aponévrose prostato-péritonéale, avec les vésicules séminales et les canaux déférents qui sont appliqués contre la vessie. Par leur adossement, ces deux réservoirs forment la cloison recto-vésicale. Chez la femme, elle est en rapport de haut en bas avec la partie inférieure du corps de l'utérus, avec le col et avec la face antérieure du vagin. Le rapport est plus intime entre la vessie et le vagin qu'entre la vessie et le col utérin. Les uretères sont aussi en rapport, par leur partie terminale, avec la face inférieure de la vessie.

On peut attaquer la vessie par le rectum pour y faire la ponction. Les rapports de la vessie avec le rectum permettent d'explorer le premier organe par le toucher rectal. Le doigt introduit dans l'anus peut percevoir l'extrémité d'une sonde métallique introduite dans la vessie ; il peut faire constater la présence d'un calcul et même d'une tumeur vésicale. Ce rapport permet de comprendre comment un topique, un suppositoire, un lavement, etc., peuvent agir efficacement dans les maladies de la vessie.

La pression exercée par la tête de l'enfant contre le pubis, au moment de l'accouchement, ne produit pas de lésion des tissus, si elle ne se prolonge pas au delà d'un certain temps. Mais si le travail est trop long, si la tête reste au passage suffisamment longtemps, les tissus pressés contre le pubis, c'est-à-dire la cloison vésico-vaginale, deviennent exsangues, le sang n'y circule plus, et il se produit une gangrène locale, une eschare. A la chute de l'eschare, on constate qu'il existe une perforation à travers laquelle l'urine s'écoule d'une manière continue (fistule vésico-vaginale).

Surface intérieure de la vessie.

La surface intérieure de ce réservoir présente une teinte blanc grisâtre, et vers la partie inférieure une surface triangulaire lisse qu'on a appelée *trigone de Lieutaud, trigone vésical*. C'est un triangle équilatéral, situé en avant du bas-fond, et présentant une ouverture à chacun des angles. L'angle antérieur est formé par l'orifice de l'urèthre, et les deux angles latéraux par les orifices des uretères. Les côtés du triangle varient selon l'état de vacuité ou de plénitude de la vessie, depuis 2 centimètres jusqu'à 5 centimètres. Les parois de la vessie sont plus épaisses au niveau du trigone.

Il est rare que la surface interne de la vessie soit parfaitement unie. Il arrive quelquefois qu'on y trouve quelques faisceaux musculaires hypertrophiés, faisant saillie à l'intérieur de l'organe ; on appelle ces vessies *vessies à colonne*. D'autres fois, on voit la muqueuse se déprimer entre les divers faisceaux musculaires, et former de petites cavités ou cellules, *vessies à cellules*.

Col de la vessie.

On appelle *col* de la vessie la portion de vessie qui correspond à l'orifice vésical de l'urèthre.

Le col comprend donc l'ouverture du canal et les parois qui l'entourent. L'orifice de l'urèthre, toujours fermé, a une forme généralement triangulaire. Il est fermé, à l'état de repos, par la tonicité des fibres musculaires du sphincter vésical. Pendant la miction, l'urine, pressée de toutes parts par la contraction du corps de la vessie, tend à forcer l'ouverture de l'urèthre qui cède enfin et laisse passer l'urine.

La rétention d'urine est souvent causée par une saillie qui se développe sur la paroi inférieure de l'orifice uréthral et qui est due à l'hypertrophie de quelques glandules uréthrales dépendant de ce qu'on est convenu d'appeler prostate. Les personnes affectées de cette lésion ne peuvent pas uriner sans le secours de la sonde.

Mercier, qui a été célèbre pour le traitement des maladies des voies urinaires et de la rétention d'urine en particulier, donnait à tort à cette lésion le nom de *valvules du col vésical*.

Il avait inventé un instrument spécial qui tranchait le col et dont l'usage était un peu dangereux. Nous avons guéri un certain nombre de rétentions d'urine en employant un instrument construit sur le modèle de celui de Mercier et agissant au moyen du courant continu (électrolyse).

Les parois du col vésical sont constituées par la muqueuse vésicale se continuant avec celles de l'urèthre, et surtout par le sphincter vésical, muscle à fibres lisses, très épais, et formé principalement par des fibres circulaires. Par sa tonicité, ce muscle s'oppose à l'écoulement incessant de l'urine. Lorsqu'il est paralysé, l'urine n'est plus retenue, il y a *incontinence d'urine*. Sa contraction brusque pendant la miction interrompt la continuité du jet de l'urine.

Les fibres musculaires du sphincter vésical ont ceci de particulier qu'elles se continuent dans la première portion de l'urèthre, de sorte que leur contraction se produit en même temps au col vésical et à la partie postérieure de l'urèthre.

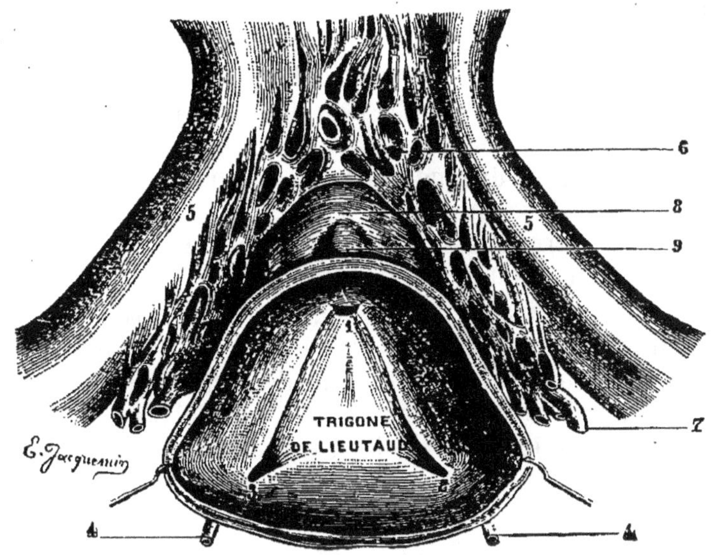

Fig. 176. — Rapports du col de la vessie et trigone vésical.

1. Orifice vésical du canal de l'urèthre. — 2, 3. Orifices des uretères. — 4, 4. Uretères. — 5. Branche descendante du pubis. — 6. Plexus de Santorini. — 7. Veines entourant le col vésical. — 8, 9. Portion prostatique de l'urèthre.

Le col est fréquemment enflammé. Cette cystite du col est très douloureuse, et les douleurs sont surtout vives au moment de la contraction du sphincter, à la fin de la miction. La sensibilité de la vessie est telle dans cette maladie que les envies d'uriner sont très fréquentes ; elles se montrent quelquefois de cinq en cinq minutes. Comme l'urine n'a pas eu le temps de se former, le malade n'expulse que quelques gouttes soi-disant brûlantes. Cette sensation de brûlure n'est pas due à l'urine, mais à l'excessive sensibilité des nerfs du col. La contraction du sphincter est parfois telle que le malade rend quelques gouttes de sang après avoir uriné.

Structure de la vessie.

Trois tuniques forment la vessie : l'externe est séreuse, la moyenne musculaire, et l'interne muqueuse. On y trouve des vaisseaux et des nerfs.

Tunique séreuse. — Dépendante du péritoine, cette tunique recouvre le sommet, la face postérieure et les faces latérales de la vessie. Elle passe ensuite sur les parties environnantes, en formant un cul-de-sac qui entoure l'organe, et qui est bien plus prononcé en arrière. En avant, le péritoine se porte de la vessie sur la paroi abdominale; en arrière, sur l'utérus chez la femme, et le rectum chez l'homme ; sur les côtés, il se porte vers la fosse iliaque interne. Il semble que la vessie ait été introduite par le périnée dans l'excavation pelvienne, en soulevant le péritoine qui forme autour de la vessie une sorte de cul-de-sac circulaire. Lorsqu'elle se distend, le péritoine l'accompagne, et le cul-de-sac qui l'entoure ne s'efface pas.

Lorsque la vessie, distendue outre mesure chez un sujet abandonné ou qui refuse des soins, vient à se rompre, c'est ordinairement en arrière que se produit la rupture ; l'urine s'épanche dans le péritoine, d'où il résulte une *péritonite* mortelle.

Le péritoine vésical est assez adhérent à sa partie moyenne ; mais sur le côté, au niveau du cul-de-sac circulaire qui entoure la vessie, il existe une certaine quantité de tissu cellulaire sous-péritonéal. Celui qui se trouve en avant, entre la face antérieure de la vessie et le pubis, celui de la cavité de Retzius en un mot, est tellement lâche qu'il forme parfois une véritable séreuse. Ce tissu s'enflamme quelquefois et donne lieu au phlegmon prévésical. Il s'y développe quelquefois un *kyste prévésical,* énorme hygroma qui peut égaler le volume de la tête d'un homme. Nous en avons observé un exemple dans ces derniers temps. (Voy. *Revue chirurgicale des maladies des voies urinaires,* 2e année, 1890.)

Tunique musculeuse. — Les fibres musculaires de la vessie sont des fibres lisses qui se montrent sous forme de faisceaux plus ou moins volumineux ; elles sont d'une couleur plus rouge que les fibres musculaires lisses en général. La contraction de ces fibres, qui expulsent l'urine, étant volontaire, on pourrait croire qu'il y a des muscles striés : non, la volonté n'agit pas sur la fibre musculaire, mais sur les nerfs qui s'y rendent ; or, nous verrons que des nerfs de la vie animale, les nerfs sacrés, animent ces fibres musculaires. Les faisceaux se termineraient souvent par de petits tendons élastiques. Entre ces faisceaux, il existe une très faible quantité de tissu conjonctif.

Les fibres musculaires de la vessie ont une direction fort irrégulière ; ajoutez à cela qu'elles offrent quelques variétés individuelles ; on comprend donc que les auteurs ne s'accordent pas dans la description de ces fibres. Nous trouvons dans la vessie trois plans de fibres : des fibres *longitudinales superficielles,* des fibres *circulaires* et des fibres plexiformes situées profondément. Nous devons à la vérité de dire que les directions que nous mentionnons ne sont pas rigoureuses, elles indiquent seulement que cette direction est celle qui prédomine dans les fibres du même plan.

Fibres longitudinales. — Ces fibres ont une couleur rouge assez intense ; elles naissent toutes autour du col vésical et se portent vers la partie supérieure de la vessie, en passant sur la périphérie de ce réservoir.

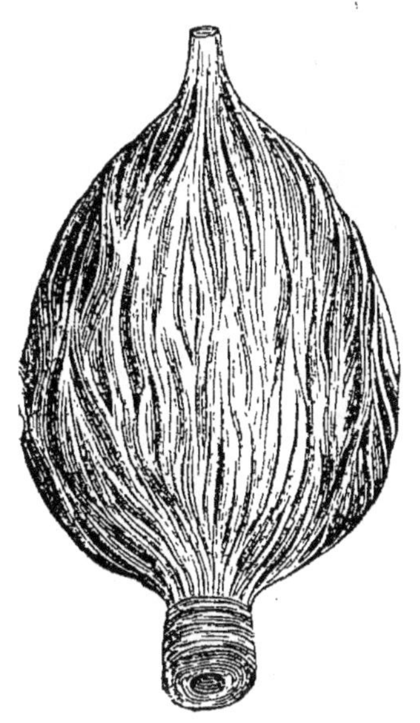

Fig. 177. — Fibres longitudinales de la vessie.

Leur *origine* est distincte en avant, en arrière et sur les côtés. *En avant*, elles naissent de la symphyse et de l'arcade pubiennes par des tendons décrits jusqu'à Sappey sous le nom de ligaments antérieurs de la vessie. Ces tendons, qui se portent au col de la vessie et forment la paroi supérieure de la loge prostatique, sont traversés par des veines nombreuses. *En arrière*, elles naissent dans l'épaisseur de la prostate chez l'homme, et au niveau de l'insertion du vagin sur le col de l'utérus chez la femme. *Sur les côtés*, on les voit sortir des parties latérales de la prostate chez l'homme, et se confondre avec l'aponévrose périnéale supérieure chez la femme.

Le *trajet* et la *terminaison* diffèrent pour les unes et les autres. Les *antérieures* montent vers le sommet de la vessie en s'irradiant, de telle sorte que les moyennes arrivent à l'ouraque, qu'elles embrassent à sa partie postérieure où elles s'entre-croisent ; les latérales se portent sur les côtés et en arrière de la vessie en décrivant des courbes concaves en arrière. Les *postérieures* montent comme un ruban contre le rectum, et viennent s'épanouir vers le sommet, en passant sur les faces latérales, où elles s'entre-croisent avec les précédentes, en décrivant des courbes concaves en avant. Les *latérales*, moins considérables, s'épanouissent sur les côtés de la vessie, sans arriver au sommet ; elles s'entre-croisent, en s'incurvant en avant et en arrière, avec les fibres antérieures et postérieures dont nous avons parlé. Ce sont les fibres longitudinales seules qui constituent le *musculus detrusor urinæ*.

Fibres circulaires. — Les fibres circulaires, sous-jacentes aux précédentes, sont surtout accusées en avant. Elles forment des faisceaux parallèles et dirigés transversalement sur la face antérieure de la vessie ; ces faisceaux contournent les deux faces de l'organe, deviennent moins distincts et ne peuvent plus être aperçus sous forme de couche distincte à la partie postérieure. Au niveau du trigone, les fibres circulaires forment de minces faisceaux régulièrement parallèles et juxtaposés.

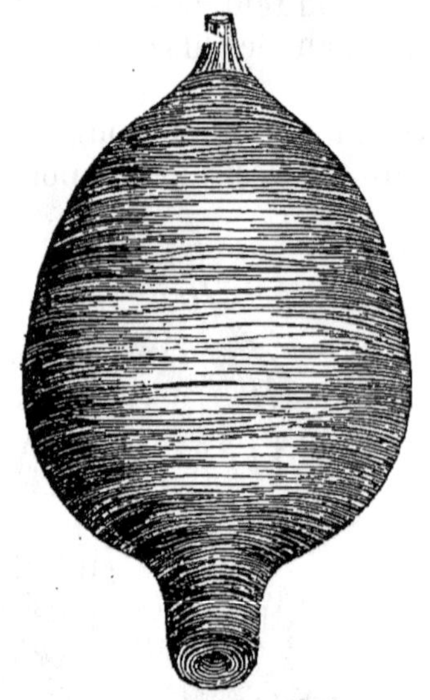

Fig. 178. — Fibres circulaires de la vessie.

Fibres plexiformes. — Ces fibres sont les plus profondes; elles constituent des faisceaux aplatis, très pâles et anastomosés en forme de réseau à mailles dirigées de haut en bas. Ces faisceaux, dont les plus considérables soulèvent la muqueuse, sont, pour la plupart, dirigés de haut en bas, de l'ouraque vers le col de la vessie. Ils sont plus marqués en avant, où ils croisent perpendiculairement les fibres circulaires ; mais, sur les côtés et en arrière, ils sont peu apparents. Ils existent bien peu au niveau du trigone, formé presque uniquement de fibres circulaires. Les fibres longitudinales qu'on y trouve vont se terminer au veru-montanum.

Le plan profond de la couche musculeuse se continue en haut,

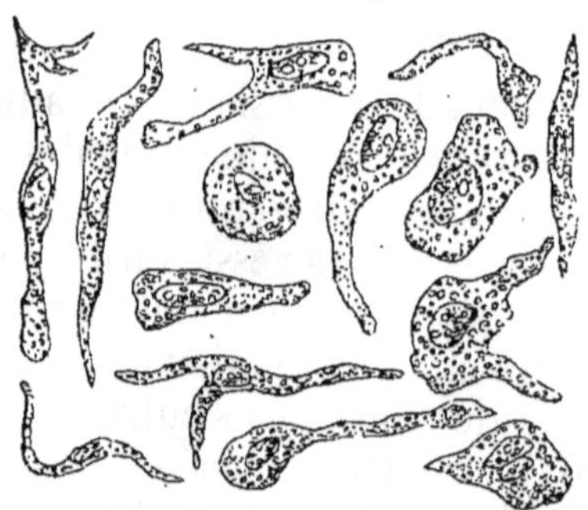

Fig. 179. — Épithélium stratifié de la vessie. Certaines cellules sont tellement déformées, qu'elles ressemblent aux cellules cancéreuses. Grossissement, 400.

dans l'épaisseur de l'ouraque, par des faisceaux longitudinaux. Il se continue aussi avec la couche musculeuse de l'uretère et avec celle de l'urèthre.

Entre les deux uretères, on observe dans cette couche un faisceau musculaire étendu entre les embouchures des deux conduits, et se continuant avec les fibres des uretères : c'est le *muscle des uretères* de quelques auteurs.

Tunique muqueuse. — La muqueuse vésicale est mince (un quart de millimètre), mais assez résistante. Elle est formée de deux couches : l'épithélium et le derme.

Épithélium. — La surface épithéliale est lisse et unie comme celle de l'uretère ; on n'y trouve ni papilles, ni villosités. Cette couche épithéliale est formée par trois séries de cellules : 1° des *cellules profondes*, polyédriques, qui reposent directement sur le derme de la muqueuse ; 2° des *cellules moyennes*, plus ou moins déformées, qui présentent souvent une extrémité effilée, allant se perdre dans les interstices des cellules profondes, d'où leur nom de *cellules en raquette* ; 3° des *cellules superficielles, plates*, qui recouvrent uniformément toute la surface interne de la vessie et sont en contact permanent avec l'urine.

Derme. — Il est excessivement délicat et dépourvu de glandes. Au niveau du trigone vésical, il possède quelques papilles.

Sphincter. — Ce muscle constricteur, placé à l'orifice vésical, est formé de fibres lisses ; il embrasse l'urèthre à son origine. Sa face externe est entourée par la prostate qui lui adhère, excepté à son extrémité supérieure. Il a la forme d'un anneau qui entoure l'orifice vésical, et qui se continue, en diminuant d'épaisseur, sur la première moitié de la portion prostatique de l'urèthre. Cet anneau musculeux offre, selon Cruveilhier, un centimètre d'épaisseur à sa partie supérieure ; 3 à 4 millimètres seulement, selon Sappey. Depuis Gallien, le sphincter vésical est considéré comme un épaississement des fibres circulaires du corps de la vessie. C'est là une vérité incontestable, et l'on voit manifestement que ces fibres, de même nature que celles de la vessie, se continuent avec les fibres circulaires de cet organe. Il faut ajouter cependant que ce sphincter siège surtout à l'origine de l'urèthre. A sa surface externe, on voit quelques fibres longitudinales superficielles de la vessie ; à sa surface interne, des fibres profondes de la vessie qui se continuent avec les fibres longitudinales de l'urèthre. (Voy. *Col de la vessie.*)

Vaisseaux et nerfs. — De nombreuses *artères* se ramifient dans les parois vésicales, où elles constituent un réseau délié dans le derme de la muqueuse. Ce réseau est beaucoup plus serré au niveau du col et du trigone. Les artères qui forment ce réseau capillaire sont les *vésicales inférieures* venues de l'hypogastrique, les *vésicales supérieures* nées de la portion perméable de l'ombilicale, les *vésicales antérieures*, branches de la honteuse interne et de l'obturatrice, les *vésicales postérieures* venues de l'hémorrhoïdale moyenne, de l'utérine et de la vaginale. Ces nombreuses artères se portent sur les différents points de la vessie, mais principalement vers le trigone, où se trouve la portion la plus vasculaire.

Les *veines* se montrent sur tous les points de la vessie; elles suivent un trajet irrégulier et se jettent autour du col, dans le plexus veineux vésico-prostatique qui entoure la prostate, le col de la vessie et les vésicules séminales.

Les *lymphatiques* sont admis par quelques auteurs : il y aurait des lymphatiques de la muqueuse et des lymphatiques sous-péritonéaux. Sappey prétend qu'on ne les a jamais démontrés; on ne peut pas les injecter sur la muqueuse, et les lymphatiques sous-péritonéaux appartiennent à la prostate ou aux vésicules séminales.

Les *nerfs* viennent du plexus hypogastrique ; ils renferment des tubes nerveux venus des nerfs sacrés, qui président à la contraction volontaire de la vessie. Ils vont à la couche musculeuse et à la couche muqueuse, mais on ne sait pas comment ils s'y terminent.

ARTICLE QUATRIÈME

CAPSULES SURRÉNALES.

On donne ce nom à une glande vasculaire sanguine située à l'extrémité supérieure du rein, auquel elle adhère plus ou moins intimement.

Les capsules surrénales sont aplaties d'avant en arrière et concaves au niveau de leur base, qui embrasse l'extrémité rénale. Elles empiètent un peu par leur base sur la face antérieure du rein, et non sur la face postérieure; elles sont plus épaisses au niveau de leur bord interne, surtout du côté droit, parce que la capsule surrénale touche la veine cave inférieure qui la déprime légèrement.

Le sommet regarde en haut, en avant et en dedans. La face antérieure est couverte à droite par le foie auquel elle est adhérente, à gauche par la rate et la grosse tubérosité de l'estomac. La face postérieure repose sur la portion lombaire du diaphragme ; les bords sont convexes.

Les surfaces des capsules surrénales paraissent plissées, tuberculeuses, ridées ; on remarque sur la face antérieure plusieurs sillons dans lesquels rampent des vaisseaux, et au niveau de la base une scissure, ou *hile*, par laquelle sort la veine capsulaire.

Structure. — Ces organes sont pourvus d'une enveloppe de tissu conjonctif, d'une substance propre, de vaisseaux et de nerfs.

1° *Enveloppe et stroma.* — Les capsules surrénales sont entourées par une lame de tissu conjonctif mince, mais très apparente et assez résistante. Extérieurement, cette lame se confond insensiblement avec le tissu conjonctif lâche du voisinage; par sa face interne, elle donne naissance à des cloisons minces, qui vont former une sorte de charpente à la substance propre de l'organe. Ces prolongements de tissu conjonctif traversent la couche corticale de la substance propre et s'unissent les uns aux autres, de manière à limiter des canaux, de véritables alvéoles ouverts du côté du parenchyme de l'organe, et qu'on a comparés aux alvéoles d'une ruche d'abeilles. La largeur de ces alvéoles varie ; elle est, en moyenne, de 40 μ ; leur longueur n'atteint pas 1 millimètre et demi. Sur la limite de la substance corticale et de la substance médullaire, les minces cloisons dont nous avons parlé cessent d'exister, et l'on voit des faisceaux très déliés de tissu conjonctif traverser la substance médullaire dans tous les sens, de manière à former un véritable réticulum.

2° *Substance propre, parenchyme.* — La substance propre des capsules surrénales diffère dans sa partie superficielle, qui a reçu le nom de *substance corticale*, et dans ses parties profondes, qui constituent la *substance médullaire*. Cette dernière, centrale, est entourée de toutes parts par la substance corticale.

a. *Substance corticale.* — Elle est d'une couleur jaunâtre, et offre une teinte brune à la partie interne. Dense et friable, elle présente une épaisseur variable, depuis un quart de millimètre jusqu'à un millimètre. Elle remplit les alvéoles situés en dedans de l'enveloppe extérieure, et se montre sous forme de masses cylindriques occupant la cavité de ces alvéoles.

L'étude de cette substance est difficile ; Robin la considère comme formée de vésicules closes, avec des vaisseaux sur les parois des vésicules ; Ecker décrit ces masses cylindriques comme des utricules glandulaires entourés d'une membrane amorphe, et contenant des noyaux et des cellules.

Aujourd'hui, on considère la substance corticale comme formée d'un amas de *cellules polyédriques*, quelquefois arrondies et ovoïdes, de 15 μ environ. Les cellules contiennent un noyau et des granulations, au milieu d'une substance pâle. Il y a souvent des granulations graisseuses, qui deviennent très abondantes lorsque la substance corticale prend une couleur jaune (fig. 180, 2).

Ces cellules, occupant les alvéoles, forment, dans leur ensemble, des espèces de cordons étendus de l'enveloppe du tissu conjonctif jusqu'à la substance médullaire. Au milieu de ces cordons, on trouve quelques filaments très délicats de tissu conjonctif partant des cloisons qui séparent les alvéoles et passant entre les cellules.

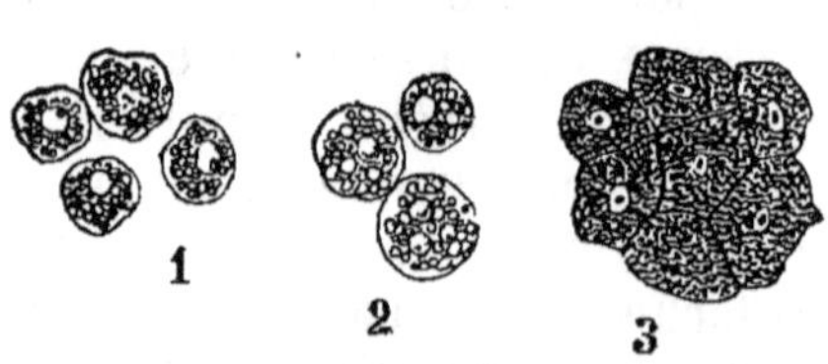

FIG. 180. — Cellules de la capsule surrénale de l'homme (grossissement, 250), d'après Kölliker.

1. Cellules de la couche interne de la substance corticale, contenant des granulations pigmentaires. — 2. Cellules contenant de la graisse, provenant d'une substance corticale colorée en jaune. — 3. Plusieurs cellules de la partie externe d'un alvéole de la substance corticale, remplies d'une substance pâle.

Il faut distinguer dans chaque alvéole trois plans principaux, relativement aux cellules : 1° un *plan externe*, immédiatement placé au-dessous de l'enveloppe fibreuse, et constitué par des cellules indépendantes ayant les caractères que nous avons indiqués; 2° un *plan interne*, correspondant à la couche brune de la substance corticale, dans lequel les cellules sont également indépendantes et renferment des granulations pigmentaires (fig. 181. 1) ; 3° un *plan moyen*, ou *intermédiaire*, dans lequel les cellules ne sont pas distinctes et paraissent se fusionner par leur contour.

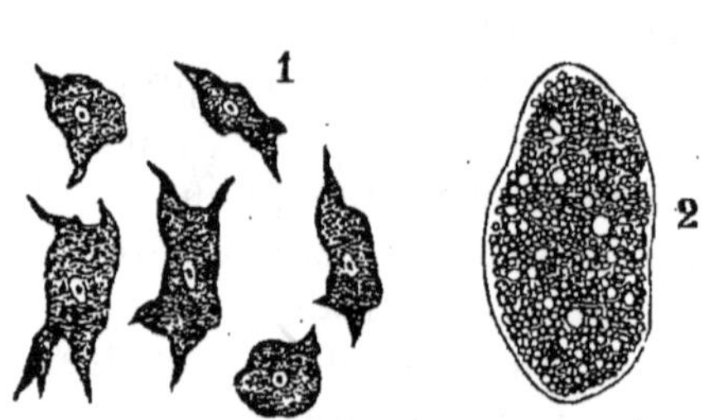

FIG. 181. — Cellules de la capsule surrénale de l'homme (grossissement, 350), Kölliker.

1. Cellules de la substance médullaire, dont quelques-unes sont munies de prolongements. — 2. Grosse cellule remplie de gouttelettes graisseuses, provenant de la couche de la substance corticale d'une capsule surrénale colorée en jaune.

b. *Substance médullaire.* — La substance médullaire, plus claire, est d'un gris-rose : elle est moins consistante que la substance corticale, et se ramollit rapidement après la mort, ce qui a fait croire que la capsule surrénale est pourvue d'une cavité. Cette substance remplit le centre de l'organe, et offre une épaisseur de 2 à 3 millimètres au centre, qui diminue insensiblement vers les bords jusqu'à un quart de millimètre.

Au milieu du stroma conjonctif de la substance médullaire, nous trouvons de petites masses, formées par du tissu réticulé et contenant des éléments cellulaires. Ces masses sont absolument comparables aux follicules clos.

3° *Vaisseaux et nerfs*. — Les *artères capsulaires*, au nombre de trois, se rendent à la capsule surrénale; la supérieure vient de la diaphragmatique inférieure, la moyenne de l'aorte, et l'inférieure de la rénale. Elles se ramifient dans l'enveloppe et donnent naissance dans l'organe à un réseau capillaire, différent dans la substance corticale et dans la substance médullaire.

Le réseau de la substance corticale forme des mailles allongées, dans l'épaisseur des cloisons de tissu conjonctif; les vaisseaux ne pénètrent pas au milieu des cellules qui remplissent les alvéoles.

Le réseau de la substance médullaire a des mailles arrondies, très serrées, et des capillaires un peu plus volumineux que ceux de la substance corticale.

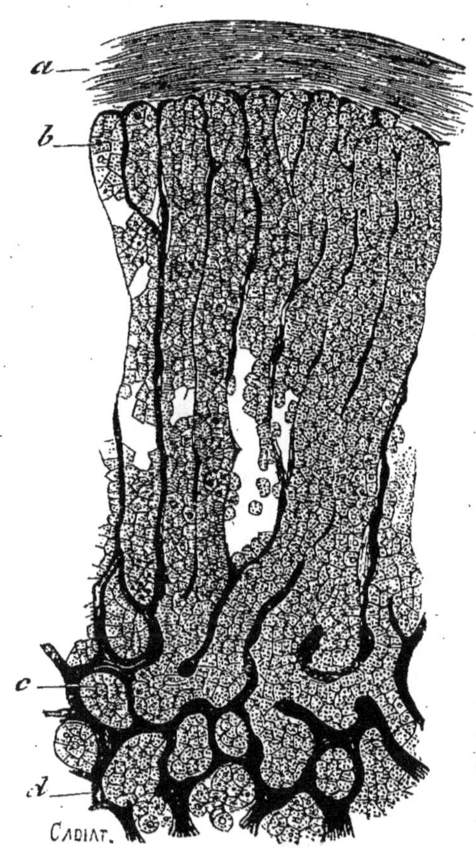

FIG. 182. — Capsules surrénales d'un supplicié.

a. Enveloppe fibreuse. — *b*. Cordons glandulaires de l'écorce. — *c*. Réseau glandulaire de la substance médullaire. — *d*. Vaisseaux sanguins (Cadiat).

La *veine capsulaire*, ordinairement unique, naît à la surface de l'organe par des veinules qui se réunissent pour former un tronc dépourvu de valvules, qui se jette dans la veine rénale, et souvent, à droite, dans la veine cave inférieure. Parfois, quelques veinules, ne se jetant pas dans le tronc de la veine capsulaire, se portent directement dans la veine rénale, en accompagnant le tronc principal.

Les *lymphatiques* ne sont pas connus.

Les nerfs sont nombreux et arrivent à la capsule surrénale avec les artères, sur lesquelles ils cheminent, en prenant le nom de *plexus surrénal*. Ce plexus est formé par des nerfs venant du plexus rénal et du plexus solaire ; celui du côté gauche reçoit des filets du phrénique gauche, et celui du côté droit en reçoit du pneumogastrique droit. Ces nerfs portent de petits ganglions que l'on trouve même dans l'épaisseur de l'organe (Virchow). Ils se portent très probablement dans la substance médullaire, où ils forment un plexus nerveux, parfaitement visible chez les mammifères. On y trouve des tubes nerveux de toute dimension; on ne sait pas comment ces nerfs se terminent.

Développement et fonctions. — Les capsules surrénales naissent au voisinage du corps de Wolff; mais elles ne sont pas confondues avec lui. Chez l'homme, elles sont d'abord plus volumineuses que les reins, qu'elles recouvrent; puis, vers la dixième semaine, ceux-ci les égalent en volume. Chez les mammifères, les capsules surrénales sont toujours plus petites que les reins, quelle que soit l'époque à laquelle on les examine.

La *composition chimique* des glandes vasculaires sanguines n'est pas très connue. Cependant, pour ce qui concerne les capsules surrénales. Vulpian a signalé dans ces organes l'existence d'une matière particulière qui se colore en rose par l'iode et prend une teinte glauque par les sels de fer. Il signale aussi, parmi les substances qui déterminent la coloration rose ou une teinte analogue, les chlorures de manganèse, de cobalt, de nickel, de platine, d'or, dont l'action est vive et instantanée; le bichlorure de mercure dissous à l'aide de quelques gouttes d'alcool, le sesqui-oxyde de fer, après que l'eau contenant les capsules écrasées a été soumise à l'ébullition. Vulpian a remarqué que cette substance est plus abondante pendant la vie extra-utérine que pendant la vie fœtale. Elle se rencontre aussi dans le sang des veines capsulaires, et non dans celui des artères.

Les capsules surrénales jouissent d'une grande *sensibilité*. Brown-Séquard, en les pinçant, a reconnu qu'elles sont plus sensibles que la peau des membres.

Chez les cochons d'Inde, ce savant a vu que la section latérale des portions dorsale et lombaire de la moelle épinière produisait d'abord de la congestion, et, après plusieurs mois, une sorte d'hypertrophie des capsules surrénales. Il a trouvé aussi une congestion de ces organes dans quelques cas de fracture de la colonne vertébrale.

Le même physiologiste a appelé l'attention des savants sur un rôle particulier des capsules surrénales, rôle qui serait en rapport avec la destruction du pigment. Il arriva à cette conclusion, en rapprochant les faits qu'Addison avait recueillis, sur des malades atteints de *peau bronzée*, de ceux qu'il avait observés lui-même, en expérimentant sur les animaux. Sur soixante-cinq cas de maladie de peau bronzée, Addison avait signalé la coexistence du dépôt de pigment dans la peau avec une altération profonde des deux capsules. La mort était survenue dans tous les cas.

Dans les expériences que Brown-Séquard a faites, les animaux mouraient tous dans un temps généralement très court ; dans les dernières heures de la vie, ils étaient pris de convulsions épileptiformes, avec tendance à rouler tantôt d'un côté, tantôt de l'autre. Le sang de ces animaux contenait plus de pigment qu'on n'en rencontre ordinairement.

Cette opinion fut combattue d'abord par Gratiolet qui, sur des cochons d'Inde, s'était aperçu que l'ablation de la capsule surrénale gauche n'amenait pas toujours la mort, tandis que l'extirpation de celle du côté droit faisait périr l'animal par suite d'une inflammation du foie et du péritoine.

Philippeaux, de son côté, vit survivre à l'ablation des capsules surrénales quatre rats albinos, et plus tard des animaux à poils colorés. A la même époque, Martin-Magron conserva pendant sept semaines un chat auquel il avait enlevé les deux capsules surrénales. Pendant toute la vie de l'animal, Martin-Magron a examiné chaque jour le sang avec Ordoñez : ces deux observateurs n'y ont jamais trouvé de pigment.

Cette question est aujourd'hui encore le sujet de controverses qui trouveraient leur place dans un mémoire spécial sur les capsules surrénales. Je me contenterai de dire que Brown-Séquard base son opinion : 1° sur ce que la mort suit nécessairement l'extirpation des capsules ; 2° sur ce qu'on rencontre du pigment dans le sang des animaux qui ont subi cette opération ; 3° sur ce que, dans la maladie d'Addison, les capsules surrénales sont toujours atteintes. Or, 1° Philippeaux, Harley et beaucoup d'autres ont conservé en bonne santé des animaux albinos ou non, auxquels les capsules avaient été certainement enlevées. 2° Le sang du chat conservé par Martin-Magron a été examiné chaque jour, et l'on n'y a pas trouvé de pigment. 3° Quant à la maladie d'Addison, d'une part, on l'a rencontrée chez des individus dont les capsules surrénales étaient saines ; de l'autre, une altération profonde de ces organes, et même leur absence congénitale n'a pas été suivie de cette maladie. (Liégeois, thèse d'agrégation.)

Pour les fonctions de l'appareil urinaire, voyez mon *Manuel de physiologie*. Pour le développement, voyez plus loin : *Développement de l'appareil génito-urinaire*.

CHAPITRE IV.

APPAREIL GÉNITAL DE L'HOMME.

Les organes qui président, chez l'homme, à la fonction génitale constituent un appareil de sécrétion complet dont le produit est le sperme. Le testicule est l'organe *sécréteur*; le conduit *vecteur* est formé par l'épididyme et le canal déférent; la vésicule séminale forme le *réservoir* du sperme; enfin le canal éjaculateur et l'urèthre forment par leur réunion le canal *excréteur*.

Dissection. — Pour enlever la totalité des organes génitaux et urinaires, on divise la symphyse des pubis, si la coupe en profil n'a pas été préalablement exécutée, et on l'écarte en portant les cuisses dans l'abduction ; puis, on rejette en avant les reins, les capsules surrénales, l'aorte et la veine cave : on suit avec le scalpel la concavité du sacrum et du coccyx, en tirant peu à peu en avant toutes les parties molles contenues dans le petit bassin, et en les renversant au dehors à travers l'écartement des branches pubiennes ; on achève enfin de couper des deux côtés les parties qui n'ont pas encore été divisées, et l'on emporte la préparation pour l'étaler sur une planche après l'avoir lavée. On continue ensuite la dissection après avoir insufflé la *vessie*, ce qui permet d'en mettre au net la *tunique musculaire* ; sa face postérieure devra cependant rester recouverte du péritoine. Le rectum pourra être enlevé en entier, en divisant la peau du périnée au-devant de l'anus ; en procédant ainsi, on gagne l'espace nécessaire pour préparer les *vésicules séminales* et les *canaux éjaculateurs*, qui pénètrent la protaste par sa partie postérieure.

La *prostate* elle-même sera soigneusement préparée ; nous recommandons de disséquer avec beaucoup de précaution à sa partie antérieure, pour ne pas couper la portion membraneuse de l'urèthre ; pour cela, il est bon d'introduire dans la vessie une sonde épaisse qui puisse guider dans la dissection. On aura soin aussi de rechercher par le tact les glandes de Cooper, si elles n'ont pas déjà été mises à découvert. La dissection de la *verge* se fera facilement en enlevant la peau, que l'on divisera longitudinalement. Le canal de l'urèthre pourra être séparé des corps caverneux, et on ne les laissera en rapport qu'à la partie antérieure.

Nous étudierons : 1° le testicule ; 2° l'épididyme et le canal déférent ; 3° la vésicule séminale ; 4° le canal éjaculateur et l'urèthre. Nous compléterons cette étude par celle du périnée.

Sous le titre : parties accessoires, nous étudierons aussi les enveloppes du testicule et le cordon spermatique.

1° PARTIES ESSENTIELLES DE L'APPAREIL GÉNITAL DE L'HOMME.

ARTICLE PREMIER

TESTICULE

Dissection. — On prendra connaissance de l'étendue de la tunique vaginale en y insufflant de l'air, puis on l'incisera longitudinalement par sa face antérieure, afin de voir comment elle se réfléchit sur l'épididyme pour tapisser le testicule. On incisera ensuite la tunique albuginée par son bord inférieur, opposé à l'épididyme, pour examiner la substance du testicule, que l'on pourra dévider comme un peloton de fil ; on ne tardera pas à rencontrer alors des conduits séminifères qui présentent des ramifications. En renversant les lambeaux de l'albuginée incisée, on aperçoit quelques-uns de ses prolongements internes ; mais, pour voir parfaitement toutes les cloisons qu'elle forme, il faut extraire lentement la substance entière du testicule, soit en la retirant avec des pinces fines, soit en la râclant avec le manche du scalpel ; on rend ces cloisons plus apparentes par l'immersion du testicule dans l'alcool. Le corps d'Highmore sera étudié au moyen de deux coupes, l'une conduite suivant le bord inférieur du testicule et divisant l'organe en deux moitiés dans ce sens ; l'autre coupe sera verticale antéro-postérieure, de manière à séparer le tiers interne du testicule de ses deux tiers externes : le corps d'Highmore se voit sur le profil des coupes. Si l'on enlève toute la portion de l'albuginée opposée à l'épididyme et au corps d'Highmore, mais sans intéresser la substance du testicule, et qu'on suspende cette pièce dans l'eau, en la fixant au conduit déférent, on pourra, après quelque temps de macération, dévider un grand nombre de vaisseaux séminifères ; on verra alors comment ils sortent du testicule, en traversant le corps d'Highmore. En ajoutant un peu de potasse à l'eau dans laquelle on plonge le testicule, la séparation des vaisseaux séminifères peut être obtenue plus promptement ; mais alors il faut plus tard faire séjourner la pièce dans l'alcool, pour lui rendre la consistance dont l'alcali l'avait privée. La constitution de l'*épididyme* : un seul canal replié sur lui-même à l'infini, sera démontrée par des injections mercurielles faites par le canal déférent. On se convaincra alors de la vérité de cette assertion, soit en observant la progression du métal, soit en divisant en travers l'épididyme, dont on ne verra alors ressortir le mercure que par un seul point. Avec un peu de patience, on parvient à redresser une portion d'épididyme au moyen d'une aiguille, et à évaluer ainsi sa longueur totale.

Les testicules ou glandes séminales, au nombre de deux, sont des organes préposés à la sécrétion du sperme.

Situation. — Ils sont situés dans les bourses (voy. *Enveloppes du testicule*) qui les maintiennent comme suspendus au-dessous de la racine de la verge, en avant de la région périnéale. La situation des deux testicules n'est pas la même, car le gauche est placé ordinairement un peu plus bas que celui du côté droit (1 à 2 centimètres).

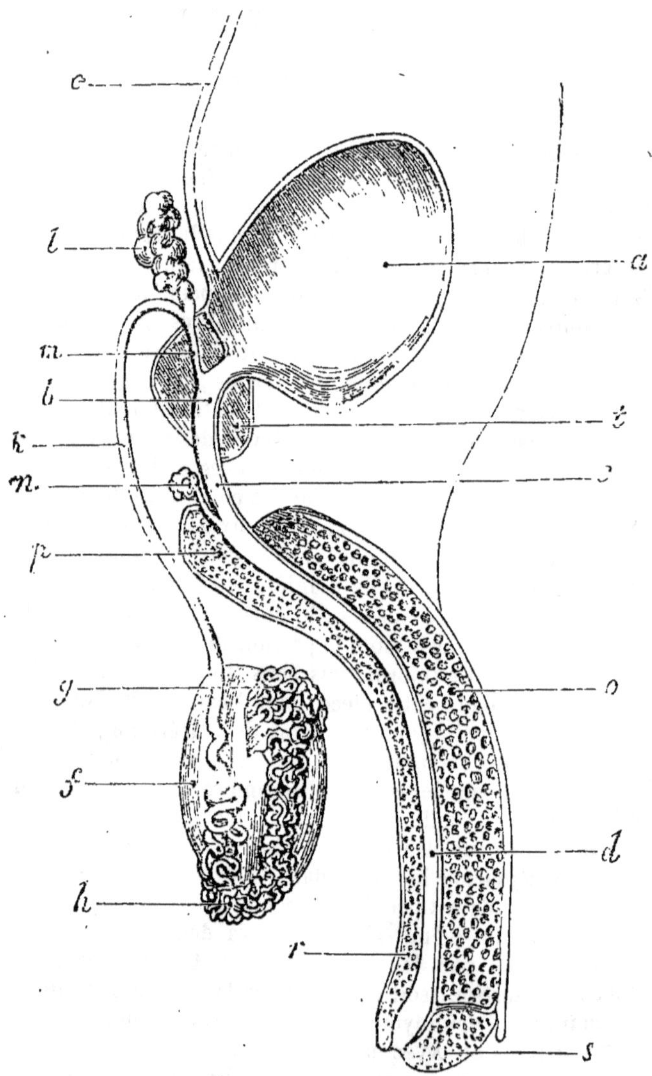

Fig. 183. — Appareil génital de l'homme.

a. Vessie — b. Portion prostatique de l'urèthre. — c. Portion membraneuse. — d. Portion spongieuse. — e. Uretère. — f. Testicule. — g. Tête de l'épididyme. — h. Queue de l'épididyme. — k Canal déférent — l. Vésicule séminale. — m. Canal éjaculateur. — n. Glandes de Méry ou de Cooper. — o. Corps caverneux. — p. Bulbe. — r. Paroi spongieuse de l'urèthre. — s. Gland et fosse naviculaire.

Nombre. — Ces organes sont ordinairement au nombre de deux. Mais il est assez fréquent de rencontrer des sujets qui n'ont qu'un testicule et d'autres qui en sont complètement dépourvus. Par contre, on a cité des exemples de sujets porteurs de trois testicules. On a beaucoup discuté sur l'absence de ces organes. Voici l'état actuel de la science. L'absence de deux et même d'un testicule est excessivement rare. Dans presque tous les cas, les testicules existent, mais ils sont cachés soit dans le canal inguinal, soit dans la fosse iliaque, c'est-à-dire que le testicule a été arrêté dans sa marche descendante.

Les sujets qui ne portent dans les bourses qu'un testicule sont dits *monorchides;* ceux qui en sont dépourvus portent le nom de *cryptorchides;* on dit alors, pour exprimer l'anomalie de situation du testicule, qu'il y a ectopie (de ἐκ hors, τόπος lieu). Selon la situation qu'occupe anormalement le testicule, on dit qu'il y a ectopie *abdominale, inguinale, cruro-scrotale, crurale* et *périnéale.*

Dans ces dernières années, l'ectopie testiculaire a été l'objet d'importants travaux de la part de Godard, de Lecomte, de Follin et de Goubaux. Ces auteurs ne s'accordent pas sur l'un des points les plus importants de ces anomalies, c'est-à-dire sur la fécondité des sujets monorchides et cryptorchides. On voit d'un côté Godard, et son opinion me paraît d'un grand poids, affirmer que les testicules contenus dans le canal inguinal, la cavité abdominale, etc., fournissent un sperme parfait, et conclure à la fécondité des hommes affectés d'ectopie; tandis que, de l'autre côté, Goubaux et Follin prétendent que tout testicule en état d'ectopie contient un sperme sans spermatozoïdes, d'où l'opinion que les cryptorchides sont inféconds, et que le pouvoir fécondant des monorchides dépend uniquement du testicule apparent.

Selon Godard, ce testicule, en état d'ectopie, serait seulement moins volumineux, et moins consistant qu'à l'état normal.

L'absence complète d'un testicule a cependant été observée. Cet état constitue l'*anorchidie.* L'anorchidie peut présenter plusieurs degrés : 1° le testicule seul est absent, 2° le testicule et l'épididyme manquent, 3° ces deux organes et le canal déférent font défaut, 4° enfin, tout l'appareil est complètement absent.

Des auteurs ont cité des exemples de trois et quatre testicules chez le même individu. Ces observations ne sont pas très authentiques; on croit, généralement, que des tumeurs graisseuses ou autres ont pu faire supposer la présence d'un testicule supplémentaire.

Mobilité. — Les testicules sont doués d'une grande mobilité. Ils se déplacent facilement pendant le rapprochement des cuisses et dans les divers mouvements de notre corps; la séreuse qui les entoure facilite ce déplacement. Ils présentent aussi un déplacement ascensionnel par les contractions du muscle crémaster, déplacement qui se manifeste brusquement, pendant le coït, par exemple. Dans ces cas, le testicule est porté vers l'anneau inguinal, et les enveloppes restent pendantes au-dessous. Sous d'autres influences, celle du froid, par exemple, le testicule est aussi soulevé; mais ici ce déplacement est déterminé par la contraction lente et vermiculaire du dartos, qui, en se contractant, entoure et entraîne avec lui la glande séminale.

Poids. — Chaque testicule avec l'épididyme présente un poids moyen de 21 grammes (Sappey).

Volume. — Sappey exprime ainsi les dimensions des testicules; ces chiffres sont les moyennes de mesures prises sur trente testicules. Longueur, 4 1/2 cent. ; largeur, 2 1/2 cent. ; hauteur, 3 cent.

Consistance. — Ces organes sont d'une consistance molle et élastique. Leur contenu demi-liquide et leur enveloppe fibreuse leur donnent une consistance comparable à celle du globe oculaire.

Direction. — Suspendus à l'extrémité inférieure du cordon spermatique, les testicules sont dirigés d'avant en arrière, de haut en bas et de dehors en dedans.

Forme. — Le testicule a la forme d'un rein qui adhérerait au cordon spermatique par le hile, et qui serait libre dans les bourses par tous les autres points. On pourrait dire encore qu'il a la forme d'un œuf aplati sur les côtés. D'après cette forme, on peut considérer à cet organe deux faces, deux bords et deux extrémités.

Faces. — Les faces sont convexes ; la convexité de la surface externe est plus marquée.

Bords. — Le bord inférieur, convexe et libre, regarde un peu en avant. Le bord supérieur, presque rectiligne et même un peu concave, regarde un peu en arrière. Il est recouvert par l'épididyme qui empiète un peu sur la face externe de la glande. Les vaisseaux testiculaires sont aussi en rapport avec ce bord; ils côtoient le bord interne de l'épididyme.

Extrémités. — Les extrémités sont arrondies; l'antérieure présente, immédiatement au-dessous de la tête de l'épididyme, une saillie de la grosseur d'une lentille, d'une couleur variable, connue sous le nom de *hydatide de Morgagni*. Cette saillie, que l'on rencontre à tout âge, même chez le fœtus, n'est autre chose qu'un des débris du corps de Wolff.

Quand on presse le testicule, même légèrement, on développe une douleur spéciale extrêmement pénible. Un choc violent sur les testicules peut produire une syncope.

Le testicule roule sous le doigt; son glissement est favorisé par la tunique vaginale qui l'entoure.

On reconnait aisément ses faces et son bord libre par le toucher; on peut aussi distinguer la tête et la queue de l'épididyme.

Structure.

Le testicule est une glande en tube dont la structure comprend une charpente fibreuse, un tissu glandulaire, des vaisseaux et des nerfs.

1° Charpente fibreuse. — La charpente fibreuse du testicule se compose d'une enveloppe qui recouvre la surface de l'organe, et de cloisons intérieures qui divisent la substance propre en lobules.

Enveloppe ou tunique albuginée. — La tunique albuginée est une membrane qui offre une certaine analogie avec la sclérotique; elle est résistante, presque inextensible, et mesure une épaisseur d'un millimètre en moyenne.

La tunique albuginée est formée uniquement de tissu conjonctif condensé.

Cette membrane recouvre exactement le tissu glandulaire. Sa surface externe est confondue avec le tissu conjonctif profond du feuillet viscéral de la tunique vaginale, excepté au niveau du bord postérieur du testicule, où l'épididyme est accolé à la tunique albuginée. A ce même niveau, la tunique albuginée se dédouble et envoie à la surface de l'épididyme une lamelle fibreuse qui le recouvre, jusqu'au niveau de la queue, où elle se transforme en une mince couche de tissu conjonctif. Sa surface interne est unie au tissu glandulaire par de fines cloisons conjonctives qu'elle envoie dans la glande.

Lorsqu'on fait des coupes perpendiculaires de la tunique albuginée ou de son épaississement, le corps d'Highmore, on est surpris de la quantité de pertuis qu'offre la préparation. Ce sont les coupes de nombreux canaux dont cette membrane est remplie, car elle est traversée dans tous les sens par les artères, les veines et les lymphatiques. Dans le corps d'Highmore, ces trous sont encore beaucoup plus nombreux.

Cloisons. — En ouvrant le testicule sur son bord convexe et en écartant les deux moitiés, on voit une cloison épaisse, qu'on peut considérer comme un épaississement de la tunique albuginée et qui s'enfonce dans l'épaisseur du tissu glandulaire, à une profondeur de 6 à 8 millimètres. Cette cloison, appelée *corps d'Highmore*, ou *médiastin du testicule*, offre de 2 centimètres à 2 centimètres et demi de longueur; elle est dirigée le long du bord supérieur du testicule et se rapproche plus de l'extrémité antérieure de cet organe que de son extrémité postérieure. Le corps d Highmore a la forme d'un prisme triangulaire; la face par laquelle il se continue avec l'albuginée offre de 5 à 6 millimètres de largeur.

Le corps d'Highmore donne naissance à une foule de cloisons minces, formées de tissu cellulaire lâche et se dirigeant dans tous les sens vers la surface interne de la tunique albuginée. Toutes ces lamelles divergentes sont continues : elles séparent les uns des autres les lobules du tissu glandulaire, et servent de support aux vaisseaux, de sorte que, si on les suppose isolées, elles représentent une masse de 275 petits cornets, dont le sommet serait adhérent au corps d'Highmore, et dont l'ouverture serait appliquée à la surface interne de la tunique albuginée. Ces cornets logent les lobules.

2° Tissu glandulaire. — C'est le *parenchyme* de quelques auteurs, la *pulpe testiculaire*, la *substance propre*. Ce tissu, mollasse, est divisé en un certain nombre de lobules (175 en moyenne, Kölliker; 275, Sappey) piriformes, à sommet convergeant vers le corps d'Highmore, autour duquel ils sont groupés comme les grains d'une grappe serrés (fig. 184). Chaque lobule est formé de tubes dont voici la description.

On donne à ces tubes le nom de *canalicules séminifères*. Ils sont minces comme des cheveux; lorsqu'on tiraille une pulpe fraîche, on dirait qu'on tire une mèche de cheveux embrouillée, parce que les tubes se déroulent dans une certaine étendue; leur diamètre est de 100 à 200 μ, dans toute leur longueur.

Le nombre de canalicules contenus dans chaque lobule est de 1 à 6.

Leur longueur moyenne est de 75 à 80 centimètres (30 centimètres minimum, 175 centimètres maximum)[1].

L'origine des tubes séminifères se fait par des extrémités en cul-de-sac arrondi, en *cæcum*, suivant l'expression consacrée.

1. De tous les temps, les anatomistes ont eu la curiosité de placer bout à bout tous les canalicules séminifères et d'en mesurer la longueur.

En 1778, Monro disait qu'il y avait 300 canalicules, qui, placés bout à bout, feraient une longueur totale de 1,574 mètres.

En 1833, Lauth admettait 840 canalicules, formant une longueur totale de 583 mètres.

En 1864, Sappey compte 1,100 canalicules, formant ensemble une lon-

Leur direction est flexueuse ; ils s'enroulent sur eux-mêmes depuis leur origine jusqu'au sommet du lobule. En parcourant cette direction flexueuse, ils ne restent pas indépendants : on voit fréquemment les tubes de deux lobules voisins s'anastomoser;

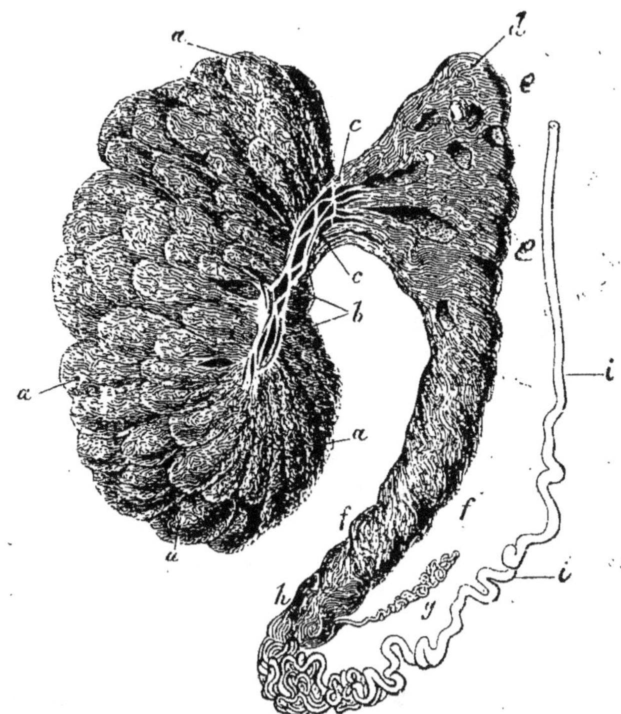

FIG. 184. — Testicule dépouillé de la tunique albuginée pour montrer les lobules.

a, a, a, a. Lobules du testicule montrant les canalicules spermatiques flexueux. — *b, c, c.* Rete testis. — *d.* Cônes efférents. — *e, e.* Tête de l'épididyme. — *f, f.* Corps de l'épididyme. — *g.* Vas aberrans. — *h.* Queue de l'épididyme. — *i.* Origine flexueuse du canal déférent. — *l.* Canal déférent.

souvent deux conduits du même lobule s'anastomosent entre eux ; on voit parfois un canalicule se diviser pour se reconstituer plus loin.

gueur de 850 mètres, un kilomètre même, si l'on tient compte des anastomoses et des diverticules.

La différence entre ces chiffres tient à ce que Monro et Lauth ne connaissaient ni la longueur ni le nombre des canalicules. Pour le premier, le canalicule avait plus de 5 mètres et demi, pour Lauth 75 centimètres environ.

Pour arriver au chiffre exact de Sappey, il faut se rappeler qu'il y a quatre canalicules en moyenne par lobule, que chacun a 75 à 80 centimètres : ce qui fait 3 mètres 10 centimètres par lobule. Comme il y a 275 lobules, on obtient, en multipliant 275 par 3,10, le chiffre total de 850 mètres.

Les canalicules séminifères ne sont pas en contact immédiat, ils sont plongés dans une trame de tissu conjonctif presque insignifiante, mais suffisante pour les séparer les uns des autres. Cette trame adhère à la tunique externe des canalicules.

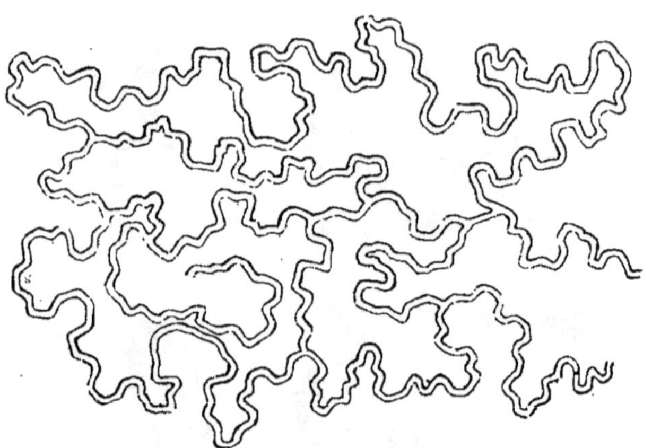

FIG. 185. — Anastomoses et flexuosités d'un tube séminifère déroulé et étalé (grossissement, 10).

Après avoir décrit un grand nombre de flexuosités, les canalicules d'un même lobule se jettent les uns dans les autres, en se dirigeant vers le corps d'Highmore, puis ils constituent un conduit unique, presque rectiligne, qui pénètre, avec les canalicules des lobules voisins, dans le corps d'Highmore, où ils vont former

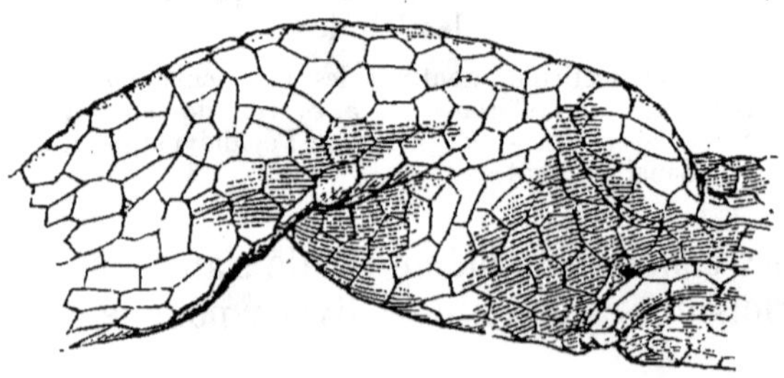

FIG. 186. — Paroi propre d'un canalicule spermatique dont la composition cellulaire a été mise en évidence avec le nitrate d'argent. Préparé par M. Hermann (Cadiat).

le réseau de Haller. Ces canalicules, devenus presque parallèles et droits, sont connus sous le nom de *canalicules droits, ductuli recti* de Haller ; ils ont de 200 à 250 μ de largeur.

Les canalicules sont composés d'une tunique fibreuse, d'une paroi propre et d'un épithélium.

Structure des tubes séminifères. — Les tubes séminifères n'ont pas de paroi conjonctive spéciale ; mais on leur distingue : 1° une *paroi* propre ; 2° une *couche épithéliale.*

1° *Paroi propre.* — Elle comprend une *couche interne* amorphe, rudimentaire, qui devient plus épaisse avec l'âge ; une *couche externe*, formée de cellules plates superposées et dans lesquelles existent de très beaux *noyaux* conjonctifs.

2° *Couche épithéliale.* — Cette couche est constituée par des cellules épithéliales qui se renouvellent constamment. L'épithélium est cylindrique, granuleux, quand l'organe n'est pas en activité fonctionnelle. Au moment de la spermatogénèse, on trouve deux variétés de cellules : les *cellules à pied* et les *cellules rondes*.

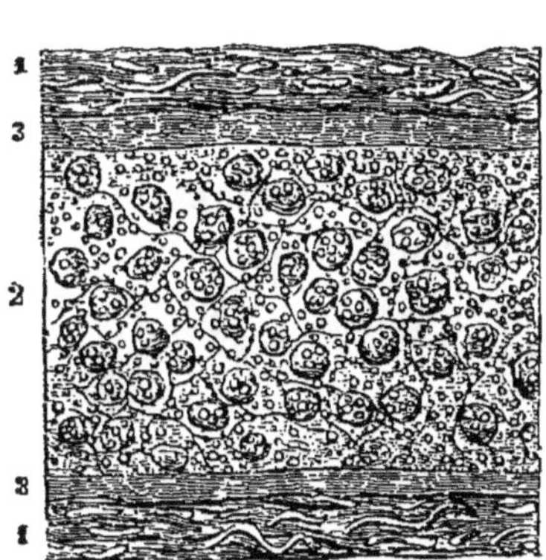

Fig. 187. — Canalicule spermatique frais.

1, 1. Tissu conjonctif entourant le tube. — Épithélium à gros noyaux. — 3, 3. Paroi interne amorphe (grossissement, 400).

Les *cellules à pied* présentent une extrémité effilée, qui les rattache à la paroi propre ; leur autre extrémité, qui regarde la lumière du tube séminifère, est renflée et recouverte, comme nous le verrons plus loin, par un bouquet d'organismes cellulaires, qui ne sont autres que des spermatozoïdes en voie de développement.

Les *cellules rondes* sont des éléments cellulaires assez volumineux, disposés en série dans l'intervalle des cellules à pied. Elles présentent fréquemment des figures de karyokinèse. Ces dernières cellules représenteraient l'état jeune des cellules à pied.

Les *canalicules droits* ont exactement la même structure ; mais leur épithélium est moins élevé et plus large que dans les tubes séminifères.

Nous avons terminé l'étude du parenchyme testiculaire : on remarquera que nous n'avons parlé ni du réseau de Haller, ni des cônes efférents, comme le font quelques auteurs. Cette division étant arbitraire, nous aimons mieux, pour éviter des complications, décrire ces parties avec l'organe vecteur du sperme, et limiter la pulpe au niveau du point où les canalicules traversent le corps d'Highmore. Du reste, la structure de ces canalicules se modifie complètement au moment où ils vont constituer le réseau de Haller.

3° **Vaisseaux et nerfs**. — a. *Vaisseaux sanguins*. — Chaque canalicule séminifère est entouré d'un *réseau capillaire* à larges mailles allongées, suivant la longueur du canalicule. Les vaisseaux qui le constituent sont de moyenne largeur, 12 μ en moyenne; ils sont appliqués sur la tunique externe du canalicule.

Les *artères* qui donnent naissance au réseau capillaire viennent toutes de l'artère spermatique. Elles pénètrent dans l'épaisseur du corps d'Highmore, où elles se divisent en deux ordres de rameaux : les uns se portent dans les cloisons de tissu conjonctif situées entre les lobules, dont ils suivent la direction rayonnante. Les autres se portent latéralement et cheminent dans l'épaisseur de la tunique albuginée, qui est creusée, pour ainsi dire, d'une foule de petits canaux artériels. Puis, ils abandonnent cette tunique en une foule de points, pour pénétrer dans les cloisons du tissu conjonctif et aller à la rencontre des premiers, avec lesquels ils s'anastomosent. C'est de ces petits vaisseaux artériels anastomosés dans les cloisons que partent les capillaires des canalicules.

Les *veines*, sans suivre exactement le trajet des artères, forment un plexus ; puis, elles se dirigent, comme les artères, les unes vers la tunique albuginée, dans l'épaisseur de laquelle elles cheminent ; les autres vers le corps d'Highmore. A ce niveau, toutes ces veines se confondent et constituent l'origine des veines spermatiques.

b. *Vaisseaux lymphatiques*. — Ces vaisseaux ont été parfaitement décrits par Sappey, qui les a suivis jusqu'à leur origine. Cette origine a été étudiée avec soin par plusieurs auteurs, parmi lesquels il faut citer Frey, His, Kölliker, Ludwig, Tommasi et Tomsa. Il résulte des recherches de ces savants que les lymphatiques des testicules naissent autour des canalicules séminifères, dans le tissu conjonctif interstitiel, par un vaste réseau de *canaux lymphatiques* larges et délicats, entremêlé avec le réseau capillaire sanguin ; ces canaux se renflent au niveau de leurs anastomoses. En quelques points, les canaux lymphatiques forment des gaines lymphatiques aux capillaires sanguins (Frey).

His a démontré, au moyen des injections de solution de nitrate d'argent, les cellules épithéliales qui tapissent les canaux lymphatiques d'origine. Kölliker, qui a confirmé ce fait, a donné des canaux et des cellules les dimensions suivantes, chez le taureau : diamètre des canaux, 40 à 110 μ ; longueur des cellules, 90 à 110 μ ; largeur, 10 à 20 μ.

Tommasi a décrit encore, à l'origine des lymphatiques, des sinus assez vastes, dont il a démontré les grandes cellules épithéliales polygonales et la position autour des canalicules spermatiques. On n'a pu, jusqu'à présent, démontrer la communication de ces sinus avec les lymphatiques [1].

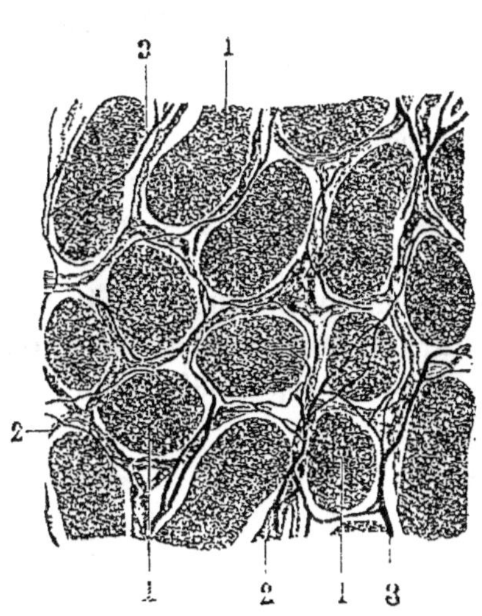

Fig. 188. — Coupe faite dans le testicule d'un veau (Frey).

1, 1, 1. Canaux séminifères coupés en travers ou un peu obliquement (ils sont remplis de cellules très petites). — 2, 2. Canaux lymphatiques en réseau autour des canalicules. — 3, 3. Capillaires sanguins.

Les canaux lymphatiques, nés dans l'épaisseur des lobules, se portent dans les cloisons du tissu conjonctif, où ils suivent la même direction que les veines : les uns se dirigent vers le corps d'Highmore, les autres vers la tunique albuginée, qu'ils traversent en s'anastomosant entre eux. C'est au moment où ils atteignent la tunique albuginée que les canaux lymphatiques se transforment en vrais vaisseaux pourvus de valvules.

Après avoir traversé la tunique albuginée, les vaisseaux lymphatiques forment un beau réseau qui recouvre toute la périphérie du testicule, au-dessous du feuillet viscéral de la tunique vaginale. Tous ces vaisseaux se réunissent avec ceux qui sortent au niveau du corps d'Highmore, pour donner naissance à six ou huit troncs qui se jettent autour de l'artère spermatique et se rendent aux ganglions lombaires.

c. *Nerfs*. — Le plexus spermatique accompagne l'artère de

1. Tommasi, in *Virch. Arch.*, t. XXVIII.

même nom ; les filaments nerveux qui le constituent pénètrent dans le testicule, accompagnant les branches artérielles dont ils sont évidemment les nerfs vaso-moteurs. On ne sait de quelle manière ils se terminent.

Sperme.

Le sperme est un liquide blanchâtre, épais et filant, d'une odeur caractéristique, d'une réaction alcaline.

Examiné au microscope, il contient en suspension des éléments divers, des granulations, des cellules, et surtout de petits corpuscules mouvants appelés *spermatozoïdes* [1]. On y trouve aussi quelques cellules d'épithélium qui se sont détachées des voies spermatiques pendant le trajet du sperme.

Le sperme éjaculé contient plusieurs liquides mêlés au produit de sécrétion du testicule : le liquide de la prostate, celui des vésicules séminales, des glandes de Cooper et des glandes de Littre.

Nous renvoyons aux traités de physiologie pour l'étude du sperme; ici, nous devons nous occuper de ce singulier produit de sécrétion, le spermatozoïde.

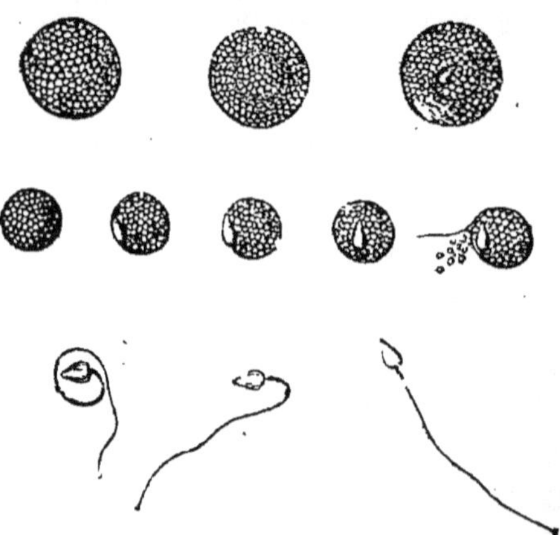

Fig. 189. — Développement des spermatozoïdes. Nous laissons cette figure, si éloignée de la vérité, pour montrer à quelles erreurs peuvent se laisser aller certains observateurs.

Le spermatozoïde offre une partie renflée qu'on appelle *tête* et une partie effilée qui lui fait suite : c'est la *queue*. La *tête* et la *queue* du spermatozoïde sont séparées par un léger rétrécissement, le *col*. La tête, aplatie, a la forme d'une poire, à pointe dirigée en avant, lorsqu'elle est vue de profil. Dans cette dispo-

1. C'est en 1677 que furent découverts les spermatozoïdes par Louis Hamm, étudiant allemand ; son maître, Leuwenhoeck, les étudia ensuite.

sition, ses bords sont foncés. Elle mesure en longueur 4 μ en moyenne, en largeur 2 à 3 μ, et en épaisseur 1 à 2 μ. Elle offre un aspect brillant, des contours foncés. La queue est pâle et se rétrécit en forme de col au moment où elle s'unit à la tête. A ce même point, elle est aplatie comme la tête et mesure rarement 1 μ. Son extrémité effilée se perd en pointe presque invisible. La longueur de la queue est de 45 μ environ. L'étendue totale du spermatozoïde est de près de 50 μ.

Ces petits filaments exécutent des mouvements, la tête étant toujours dirigée en avant. Dans leurs évolutions, ils déplacent

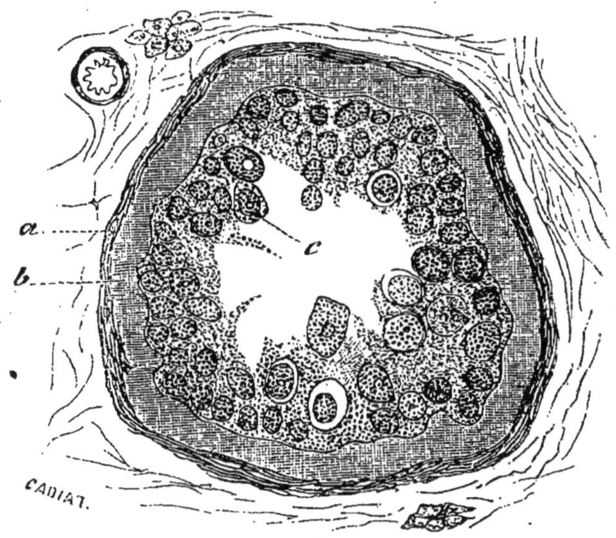

FIG. 190. — Coupe d'un tube testiculaire chez un supplicié de cinquante ans.

a, b. Paroi propre avec ses deux couches. — c. Epithélium testiculaire (Cadiat).

les petits corps qui se trouvent sur leur passage, les cristaux, par exemple. Selon Henle, la vitesse de leur marche est de 27 millimètres pour sept minutes et demie.

L'agilité des spermatozoïdes est la condition essentielle de la qualité fécondante du sperme, car ce liquide cesse d'être fécondant dès que les spermatozoïdes sont immobiles. Certaines conditions paralysent les mouvements des spermatozoïdes ; d'autres, au contraire, les favorisent et même les activent. Ainsi le froid, le chaud, le desséchement du sperme, les décharges électriques, les acides, la strychnine, les narcotiques, le mucus vaginal et le mucus utérin altérés font cesser les mouvements de ces petits corpuscules. D'autre part, on les voit persister dans l'urine, le lait, la salive, le pus et le sérum du sang [1].

Les spermatozoïdes extraits du corps de l'homme peuvent conserver leur mobilité pendant vingt-quatre ou trente-six heures, lorsqu'ils sont maintenus à une douce température. Dans les organes génitaux de la femme, on suit ces mouvements si curieux pendant huit à dix jours.

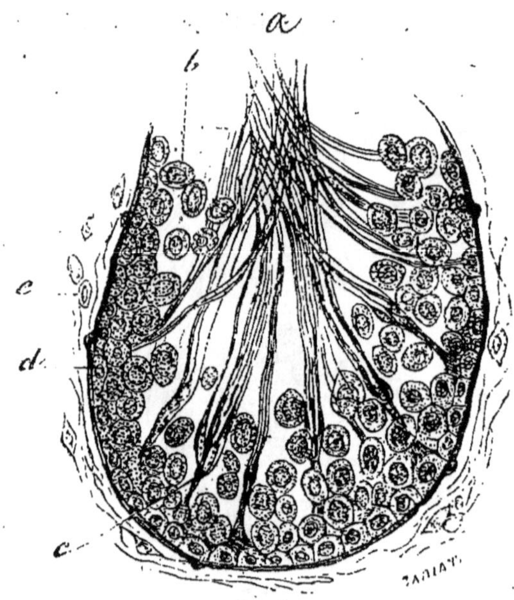

Fig. 191. — Coupe d'un tube du testicule chez le rat.

a. Spermatozoïdes. — *b*. Epithélium testiculaire. — *c*. Spermatoblastes auxquels les spermatozoïdes sont encore adhérents. — *d*. Paroi propre du tube. — *e*. Cellules et fibres conjonctives.

Spermatogénèse. — On admet généralement aujourd'hui que les spermatozoïdes se développent aux dépens des *cellules à pied*, que nous avons décrites dans les tubes séminifères. En raison de leur rôle dans la spermatogénèse, on appelle encore ces cellules *spermatoblastes*. Les noyaux des spermatoblastes donnent naissance à une série de petits corps ovoïdes, qui s'effilent par une de leurs extrémités. Ces corps sont des *spermatozoïdes ;* ils se

1. Dans le sperme pur, les spermatozoïdes sont souvent immobiles, parce que ce liquide est trop épais ; on leur communique du mouvement en ajoutant de l'eau ; c'est pour la même raison qu'on ne les observe en mouvement que dans les vésicules séminales, lorsqu'on extrait ces filaments du corps des animaux.

Lorsque les spermatozoïdes ont perdu leurs mouvements par suite du contact de l'eau, on peut les ranimer avec des solutions concentrées de sucre, de sels alcalins, d'albumine, d'urée, etc. La potasse et la soude peuvent être considérées comme les *véritables excitants* des mouvements des spermatozoïdes (Kölliker).

trouvent réunis en bouquet à l'extrémité libre de la cellule, dont ils se détacheront plus tard.

Au bout d'un certain temps, les spermatozoïdes se détachent des cellules; mais ils conservent, autour du *col*, des débris protoplasmiques qui forment comme un *faux-col* au spermatozoïde. Ce faux-col ne disparait qu'au moment où le spermatozoïde arrive dans les voies excrétoires du sperme.

Les spermatozoïdes n'existent pas chez l'enfant; ils ne se développent qu'à l'époque de la puberté. Contrairement à l opinion généralement admise, on rencontre les spermatozoïdes dans le sperme d'un certain nombre de vieillards. Duplay père en a trouvé sur des vieillards de quatre-vingt-six ans.

Pathologie.

Les maladies du testicule sont très fréquentes et très variées. On y rencontre principalement l'inflammation ou *orchite*, les *tubercules*, le *cancer*, la *syphilis*, enfin des *kystes* et des *épanchements sanguins*.

L'*orchite*, ou inflammation, a ordinairement pour siège l'épididyme; rarement la glande elle-même est affectée. Elle peut être aiguë ou chronique. A l'état *aigu*, elle se reconnait facilement et accompagne presque toujours la blennorrhagie, dont l'écoulement diminue au moment où l'épididymite se montre. Elle est caractérisée par : *douleurs vives* dans la région malade, augmentant surtout par la marche et par la pression du testicule; *rougeur* et *tuméfaction* du scrotum; quelquefois *fièvre*. La lésion consiste dans une tuméfaction de l'épididyme avec congestion, et dans la production d'une lymphe plastique qui réunit les lobes de l'épididyme et qui obture même le canal. Cette obstruction du canal persiste pendant un grand nombre d'années, et le testicule du côté malade reste infécond pendant ce temps (Gosselin). Il existe en même temps un peu de *vaginalite*, et cette inflammation détermine dans la tunique vaginale un peu d'épanchement, en sorte que la tuméfaction du scrotum est due à l'épididyme tuméfié et à l'épanchement de la tunique vaginale. Elle guérit facilement. L'orchite *chronique* est d'un diagnostic plus difficile; elle présente bien les mêmes symptômes, mais moins marqués. C'est une augmentation de volume, et c'est à peine s'il y a de la douleur et un peu de coloration. On la reconnaît surtout par les commémoratifs et par l'absence des signes qui caractérisent les autres tumeurs. Les malades éjaculent, dit-on, un sperme sanguinolent.

Les *tubercules* se montrent dans le testicule comme dans le poumon ; ils présentent le même développement. Ils se multiplient, se ramollissent et déterminent autour d'eux des inflammations locales qui font adhérer entre elles et au foyer tuberculeux les enveloppes du testicule. Le scrotum rougit et se tuméfie sur un point qui devient fluctuant et qui finit par s'ouvrir et donner issue à un pus mêlé de débris tuberculeux et quelquefois de canalicules spermatiques. En même temps on constate une augmentation de volume du testicule et même du scrotum. Le cordon lui-même est souvent tuméfié et douloureux; il existe une véritable *funiculite.*

Cette maladie est peu douloureuse par elle-même, et la douleur qui se montre parfois est due à l'inflammation des enveloppes et du testicule lui-même.

Le toucher rectal fait constater, dans bien des cas, la présence de tubercules du côté de la prostate, de même qu'une induration tuberculeuse ou inflammatoire dans la vésicule séminale du côté correspondant. Dolbeau, dans sa *Clinique chirurgicale,* insiste avec raison sur la *vésiculite tuberculeuse* symptomatique des tubercules testiculaires.

Elle détermine un état général cachectique qui aide au diagnostic. Enfin, celui-ci sera éclairé surtout par l'auscultation, car, dans le doute, s'il y a des tubercules pulmonaires, on pourra affirmer qu'il y a des tubercules testiculaires. L'absence de tubercules pulmonaires n'implique pas nécessairement celle des tubercules du testicule. On sait que Louis a fait une exception en faveur des organes génitaux lorsqu'il a énoncé la loi suivante : *Toutes les fois qu'un organe renferme des tubercules, on peut être certain qu'il en existe aussi dans le poumon.*

Le *cancer encéphaloïde* est la variété que l'on rencontre le plus souvent dans le testicule. Il augmente rapidement de volume et forme une tumeur *ovoïde,* souvent *volumineuse*, présentant de petites *bosselures*, et en même temps des points de sa surface *indurés* et d'autres *ramollis*. On voit serpenter dans la peau du scrotum des *veines* dilatées et bleuâtres.

On peut constater, si la maladie est ancienne, la présence de tumeurs formées par les *ganglions cancéreux* dans les régions iliaque et lombaire.

En même temps, le cancer agit sur l'état général, et le malade, souvent amaigri, présente une teinte *jaune paille* caractéristique de la *cachexie cancéreuse*.

Rarement, le cancer du testicule arrive à l'ulcération. Dans quelques cas, on voit se montrer des tumeurs cancéreuses des autres viscères.

Le *testicule syphilitique* ou *vénérien* est un des accidents tertiaires de la syphilis. Il est toujours indolore, et s'il présente peu de symptômes, on peut au moins dire qu'ils sont importants : *absence de douleur; tuméfaction* du testicule qui n'arrive jamais à un volume considérable ; *petites indurations*, que l'on peut sentir par le toucher à la surface de la tumeur; *perte de la sensation pénible* qu'on éprouve à l'état normal pendant la pression du testicule ; présence d'un épanchement peu considérable dans la tunique vaginale ; enfin, autres *manifestations syphilitiques* existant en même temps chez le malade.

Le testicule syphilitique existe ordinairement d'un seul côté, rarement des deux.

Le traitement antisyphilitique guérit bien cet accident ; mais il ne faut pas oublier de prévenir le malade de la disparition possible de son testicule à la suite de ce traitement, précaution sans laquelle il ne manquerait pas d'accuser son chirurgien de ce résultat.

Des *kystes* se rencontrent parfois dans le testicule ; ils renferment un liquide séreux et quelquefois lactescent, dans lequel on a souvent trouvé, dit Richet, des *cadavres de spermatozoïdes*.

ARTICLE DEUXIÈME

CONDUIT VECTEUR DU SPERME.

(Réseau de Haller, cônes efférents, épididyme, canal déférent.)

Nous sommes convenus plus haut de limiter la pulpe du testicule au niveau du point où le sperme passe des canaux séminifères droits dans le réseau de Haller. Nous allons voir que les voies spermatiques ont une structure différente dès le moment où le sperme pénètre de la pulpe testiculaire dans le corps d'Highmore.

Du testicule, le sperme passe dans le réseau de Haller et les cônes efférents, qu'on peut considérer comme les racines de l'épididyme, puis dans l'épididyme et dans le canal déférent, qui verse ce liquide dans les vésicules séminales. La réunion de tous ces canaux constitue le *conduit vecteur* du sperme.

1° **Réseau de Haller.** — On décrit sous ce nom, et encore sous celui de *rete vasculosum testis*, donné par Haller, un réseau de canaux situé dans l'épaisseur du corps d'Highmore (fig. 184, *b*, *c*, *c*). Ce réseau, situé sur le trajet du sperme, occupe la moitié inférieure ou centrale du corps d'Highmore, et toute la longueur de cette cloison. Il est formé par dix à douze canaux antéro-postérieurs, qui s'anastomosent par de petites branches obliques et très courtes, de sorte que les mailles du réseau sont allongées d'arrière en avant. Il reçoit de tous côtés les *canaux séminifères droits*, terminaison des lobules du testicule, au nombre de 200 à 300 (Sappey), qui versent leur contenu dans les canaux du rete testis. A son extrémité antérieure, au niveau de la tête de l'épididyme, les canaux du rete testis traversent la tunique albuginée au nombre de 10 à 12, et se jettent dans l'épididyme sous le nom de *cônes* ou *vaisseaux efférents*.

Les canaux du réseau de Haller ont 300 μ de diamètre en moyenne; le chiffre maximum de 180 μ donné par Kölliker est assurément trop faible.

Ces canaux n'ont pas de paroi séparable du corps d'Highmore, ce sont de vrais *canaux creux rétiformes*, comme les appelle Leydig. Ils ont une structure qui rappelle celle des sinus de la dure-mère : une couche épithéliale, à cellules cylindriques, de 15 à 16 μ d'épaisseur, reposant sur la paroi propre des tubes.

2° Canaux efférents. — Les canaux efférents du testicule font suite au réseau de Haller, en nombre variable, 10 à 12 en moyenne, et traversent isolément la tunique albuginée, au-dessous de la tête de l'épididyme. D'abord, presque rectilignes dans une étendue de 6 millimètres environ, ces canaux deviennent flexueux en se rapprochant de l'épididyme, de sorte que chacun a la forme d'un petit cône dont le sommet correspond à la tunique albuginée. Le canal le plus antérieur forme l'origine du canal de l'épididyme, les autres se jettent dans ce canal à des intervalles différents.

Chacun des canaux efférents, sans être déroulé, mesure une longueur de 1 à 2 centimètres; leur diamètre est de 400 à 450 μ au sortir de la tunique albuginée, et de 150 à 250 μ seulement dans leur portion flexueuse.

Ils sont réunis par du tissu conjonctif, et constituent dans leur ensemble une grande partie de la tête de l'épididyme.

Ces canaux ont une *paroi fibreuse*. Dans la partie la plus large de ces canaux, on trouve une mince couche de *fibres musculaires* lisses, longitudinales et transversales selon Kölliker, transversales seulement d'après Frey et Henle. L'*épithélium* des canaux efférents est formé de *cellules cylindriques à cils vibratiles*. Ces cellules, remplies de granulations foncées, ont une longueur de 20 μ environ dans la portion directe de ces canaux, et de 25 μ dans la portion flexueuse.

Cet épithélium, et surtout les cils dont il est recouvert, s'altèrent rapidement sur le cadavre. Ces cils commencent à se montrer sur la première portion de ces canaux, où ils mesurent une longueur moyenne de 7 μ; ils sont très nombreux et plus longs, 10 μ, dans la portion flexueuse et dans l'épididyme. Ces cils ont été observés par Kölliker sur un suicidé.

3° **Epididyme.** — On donne ce nom à un petit corps allongé, situé sur le bord supérieur du testicule, formé par un long tube replié sur lui-même, et dont les circonvolutions sont adhérentes entre elles.

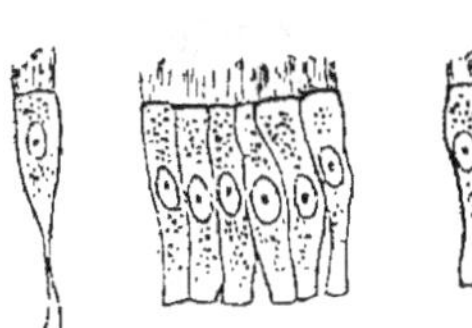

Fig. 192. — Cellules épithéliales à cils vibratiles des voies spermatiques. A droite, les cellules appartiennent à l'origine des canaux efférents. La cellule de gauche est extraite de la portion flexueuse de ces canaux (grossissement, 100).

L'épididyme a la même *longueur* que le testicule.

Il est *situé* sur le bord supérieur de cet organe, dont il recouvre une petite portion de la face externe.

Sa *conformation* lui a fait considérer par les anatomistes une partie moyenne, libre de toute adhérence au testicule, le *corps;* une partie antérieure plus volumineuse, la *tête;* et une partie postérieure amincie, la *queue.*

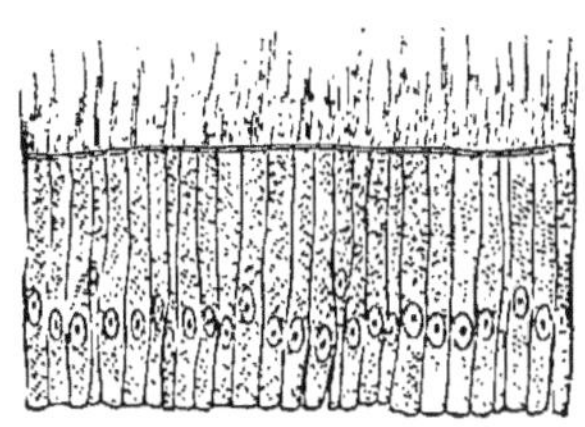

Fig. 193. — Cellules épithéliales d'un épididyme frais (grossissement, 70).

Son *adhérence* n'est pas la même dans tous les points. La tête est intimement unie au testicule, au niveau du corps d'Highmore. C'est à ce niveau que les cônes efférents du testicule se réunissent pour former le canal de l'épididyme. La queue adhère fortement à la tunique albuginée, par l'intermédiaire d'un tissu très dense. Quant au corps de l'épididyme, il peut être comparé à une anse de panier, au-dessous de laquelle la tunique vaginale se déprime en cul-de-sac.

Les *rapports* de l'épididyme sont les suivants: sa face supérieure est recouverte par le feuillet viscéral de la tunique vaginale.

Sa face inférieure adhère à la tunique albuginée, excepté au niveau de la partie moyenne, où l'on trouve la tunique vaginale. Son bord externe, aminci, est appliqué contre la face externe du testicule par la tunique vaginale. Son bord interne, plus épais, est en contact avec les vaisseaux testiculaires et avec l'origine du canal déférent.

L'épididyme acquiert 6 mètres de longueur environ lorsqu'il est déroulé[1]; son diamètre, très variable, est en moyenne de 400 μ[2]. Il commence au canal efférent le plus antérieur, il se termine en donnant naissance au canal déférent.

Trois couches forment le canal de l'épididyme: une couche externe fibreuse, une moyenne musculeuse et une interne épithéliale.

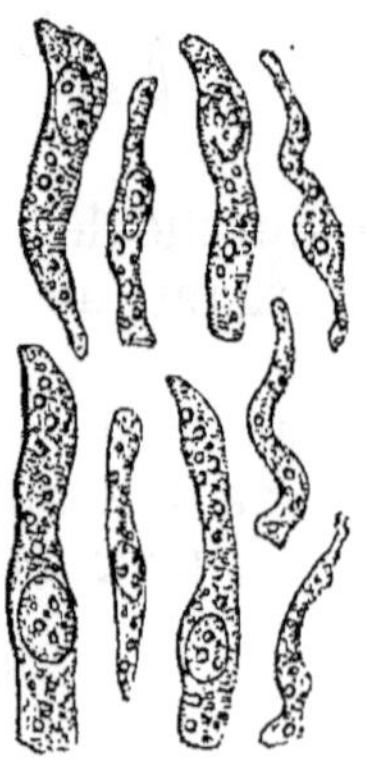

Fig. 194. — Cellules épithéliales de l'épididyme isolées et dépouillées des cils, prises sur un cadavre.

La *couche fibreuse* est mince; elle se continue avec celle du canal déférent et des canaux efférents.

La *couche musculeuse* est apparente surtout dans les portions les plus larges, principalement vers l'origine du canal déférent. Elle renferme deux plans de fibres musculaires, un plan superficiel formé de *fibres longitudinales*, et un plan profond à *fibres circulaires*. Les fibres de cette couche sont réunies par un peu de *fibres de tissu conjonctif* et entremêlées avec quelques *fibres élastiques* très fines. Elles mesurent 22 μ de long, sur 10 de large en moyenne.

La *couche épithéliale* paraît reposer directement sur les fibres musculaires; mais nous savons qu'il existe toujours une *membrane vitrée*, sur laquelle repose le pôle d'implantation des cel-

1. 9 mètres 40 centim. (Monro), 6 mètres 30 (Lauth), 4 mètres 65 minimum, 7 mètres 28 maximum (Sappey).

2. 500 μ (Cruveilhier), 200 à 400 μ (Frey), 350 à 450 μ (Kölliker), 350 μ (Sappey).

lules. C'est un *épithélium cylindrique à cils vibratiles* qui tapisse la surface intérieure de l'épididyme, et non un épithélium cylindrique simple, comme on le croyait autrefois; on peut s'en assurer, non seulement sur les animaux et sur les suppliciés, mais simplement en étudiant l'épididyme au moment où un chirurgien vient de pratiquer la castration. Cet épithélium a été découvert par Becker en 1856 (*Wiener med. Wochensckr.*).

Les cellules épithéliales de l'épididyme sont minces et très longues, 50 μ de longueur en moyenne (fig. 193); leur noyau est plus rapproché de l'extrémité adhérente de la cellule que de l'extrémité ciliée; elles renferment des granulations foncées. Les cils sont très longs également, 20 à 25 μ; leur mouvement est dirigé vers le canal déférent. Au-dessous de ces cellules cylindriques, on trouve une couche de petites cellules arrondies. Lorsqu'on examine une section transversale du canal de l'épididyme frais, on est surpris de voir la longueur des cils, qui rendent la lumière du canal extrêmement petite, et l'épaisseur de la couche épithéliale, qui est presque supérieure à celle du reste de la paroi.

On trouve, en outre, dans la composition de l'épididyme, du tissu conjonctif serré et en petite quantité qui réunit les diverses circonvolutions de ce canal.

Vaisseaux et nerfs. — L'*artère épididymaire,* branche de la spermatique, se rend à l'épididyme, ainsi que l'*artère déférentielle* d'A. Cooper, qui se porte surtout à la queue de cet organe pour s'anastomoser avec la précédente; ces artères donnent naissance à un réseau capillaire à mailles allongées dans la direction du canal de l'épididyme. Ce réseau est plus lâche que celui des canalicules séminifères, auquel il ressemble, du reste; les capillaires qui le constituent ont un diamètre moyen de 10 μ.

Les *veines* se réunissent à un petit groupe de veines venues du testicule, et montent en arrière du canal déférent, qui les sépare du faisceau principal des veines spermatiques situées en avant.

Les *lymphatiques* sont nombreux; leurs troncs se mêlent à ceux du testicule, dont ils partagent la terminaison. Il est probable qu'ils affectent à leur origine la même disposition que les lymphatiques du testicule.

Les *nerfs* pénètrent dans l'épididyme avec les artères; ils viennent du plexus déférentiel et du plexus spermatique, par conséquent du grand sympathique; on ne sait pas comment ils se terminent.

On trouve à la queue de l'épididyme un canal tortueux, sorte de diverticulum qui s'ouvre dans le canal de l'épididyme: c'est le *vas aberrans* de Haller. (Voy. sa description plus loin, à l'article *Débris du corps de Wolff.*)

4° Canal déférent. — Conduit vecteur du sperme, le canal déférent s'étend de l'épididyme à la vésicule séminale.

Il présente 40 à 45 centimètres de *longueur* sur 2 millimètres de diamètre environ. Son *calibre* augmente insensiblement jusqu'à 4 millimètres, à mesure qu'il se rapproche de la vésicule séminale.

Ses *parois* sont très épaisses; son calibre, très petit, admet à peine une soie de sanglier. Cette épaisseur fait qu'il peut être facilement senti à travers les parties molles dans le cordon spermatique et isolé des autres éléments du cordon, comme cela se pratique dans l'opération de la varicocèle.

On lui considère plusieurs portions qui tirent leur nom de la position qu'il occupe. Du testicule à la vésicule séminale, on trouve successivement la portion *testiculaire*, la portion *funiculaire*, la portion *inguinale* et la portion *pelvienne*.

La portion *testiculaire* présente une longueur de 3 centimètres environ. Faisant suite à la queue de l'épididyme, elle remonte le long de ce corps pour se mêler ensuite aux éléments du cordon. Dans cette première portion, le canal déférent présente des flexuosités disposées de telle façon qu'on l'a comparé à une natte de cheveux.

La portion *funiculaire*, qui fait suite à la précédente, se place dans l'épaisseur du cordon spermatique, en arrière des vaisseaux spermatiques et en avant d'un très petit groupe de veines. (Voy. *Cordon spermatique*.)

La portion *inguinale*, qui réunit la précédente à la portion pelvienne, est située dans le canal inguinal au-dessus de l'arcade crurale. Les vaisseaux spermatiques sont situés au-dessus du canal déférent, tandis qu'au-dessous, entre ce canal et l'arcade crurale, se trouvent le petit groupe de veines déjà mentionné et l'artère déférentielle.

La portion *pelvienne* sort de l'orifice péritonéal du canal inguinal, croise la face supérieure du psoas et les vaisseaux iliaques externes, pour se porter ensuite sur les parties latérales de la vessie, puis sur la partie inférieure jusqu'au sommet de la vésicule séminale. En sortant du canal inguinal, le canal déférent présente une courbe qui embrasse celle que décrit l'artère épigastrique à son origine. Sur les côtés de la vessie, il soulève légèrement le péritoine. Enfin, à la partie inférieure de ce réservoir, le canal déférent est placé entre la vessie et le rectum, dans le triangle qu'interceptent les deux vésicules séminales. En arrivant dans ce triangle, il croise obliquement la direction de l'uretère.

Dans toute son étendue, le canal déférent est accompagné par des vaisseaux et nerfs déférentiels.

Structure. — Les parois du canal déférent sont tellement épaisses, que la lumière du conduit n'a pas un demi-millimètre, ce qui explique pourquoi ce canal est si dur au toucher. Son extrémité vésicale, la plus large, constitue l'*ampoule du canal déférent* de Henle, et offre des bosselures, des culs-de-sac, vésicules séminales en miniature. Son extrémité testiculaire, plus large également, est tellement sinueuse, qu'on a pu la comparer à une natte de cheveux. Trois couches le constituent : une couche fibreuse, une musculeuse et une muqueuse.

La *couche fibreuse* est formée par des fibres conjonctives, entourant des cellules conjonctives très développées. Les fibres élastiques y sont nombreuses.

La *couche musculeuse* est très épaisse ; elle forme les deux tiers de la paroi. Elle est constituée par trois plans de fibres ; un plan externe de fibres longitudinales, un plan moyen de fibres circulaires, et un plan interne de fibres longitudinales. Ce dernier plan est beaucoup moins épais que les deux autres ; le plan moyen est le plus épais. Les fibres musculaires qui constituent cette couche sont pâles, comme celles de l'épididyme, et présentent les mêmes dimensions, 22 μ de longueur à 10 μ de largeur. De même que dans l'épididyme, on trouve entre ces fibres un peu de tissu conjonctif et des fibres élastiques extrêmement fines.

La *couche muqueuse*, de couleur blanchâtre, offre des plis longitudinaux dans la portion vésicale, un peu dilatée, du canal déférent. Entre ces plis sont les culs-de-sac dont nous avons parlé plus haut, et qui simulent des glandes. La muqueuse a une épaisseur de 200 à 250 μ ; elle est formée d'un épithélium et d'une couche sous-épithéliale.

La muqueuse est recouverte par des cellules épithéliales *vibratiles* stratifiées.

La *couche sous-épithéliale*, qui représente le derme de la muqueuse, forme deux plans presque distincts : un plan externe appliqué contre la couche musculeuse, et formé d'un peu de tissu conjonctif et d'un réseau extrêmement riche de fibres élastiques fines ; un plan interne, situé immédiatement au-dessous de l'épithélium, et constitué par une mince couche de tissu conjonctif, parsemé de noyaux et imparfaitement strié. On trouve beaucoup de cellules conjonctives étoilées dans la couche sous-épithéliale.

Vaisseaux et nerfs. — L'*artère déférentielle*, branche de la vésicale inférieure, abandonne des rameaux au canal déférent, dans le trajet qu'elle décrit d'une extrémité à l'autre de ce canal. Ces nombreux rameaux s'anastomosent en réseau dans l'épaisseur de la tunique fibreuse, et envoient des capillaires aux couches musculeuse et muqueuse. Le réseau de la muqueuse a des mailles larges et des capillaires étroits. Les *veines* forment aussi un réseau, un plexus, à la surface du canal déférent, puis elles se jettent dans la veine déférentielle.

Les *lymphatiques* ne sont pas connus; cependant, Sappey les aurait vus dans la portion terminale ou vésicale du canal.

Les *nerfs* se détachent du plexus déférentiel, lequel est fourni par le plexus hypogastrique et accompagne le canal déférent dans toute son étendue. Ils renferment des fibres fines et des fibres de Remak; mais on n'a pas pu les suivre jusqu'à leur terminaison.

Quelques auteurs décrivent des glandes dans l'*ampoule* du canal déférent; elles n'existent pas : ce sont de simples dépressions de la muqueuse.

Au niveau de cette même *ampoule*, il faut ajouter aux trois couches décrites une enveloppe assez mince, formée d'un mélange de tissu conjonctif et de tissu musculaire (Rouget, Sappey), qui sépare le canal déférent de la vessie et du rectum, et qui fait partie d'une lame conjonctive et musculaire se dédoublant de chaque côté pour entourer les vésicules séminales.

ARTICLE TROISIÈME

VÉSICULES SÉMINALES.

Les vésicules séminales sont deux petites poches allongées servant de réservoir au sperme.

Dissection. — Il suffit d'enlever la vessie et de la séparer avec soin du rectum. Les vésicules séminales adhèrent au bas-fond de ce réservoir. On dissèque avec soin leur contour pour les séparer du tissu cellulaire voisin. Il faut prendre garde de les piquer, parce que le sperme s'écoule par les blessures de ces organes, qui perdent leur forme. On étudiera les rapports des canaux déférents situés entre les deux vésicules.

Situation. — Au nombre de deux, les vésicules séminales sont situées entre le rectum et la vessie, en arrière de la prostate.

Direction. — Dirigées de dehors en dedans, d'arrière en avant et de haut en bas, elles interceptent un espace triangulaire au niveau duquel le rectum et la vessie s'adossent.

Forme et dimensions. — Très allongées, les vésicules séminales présentent une surface bosselée. Elles sont aplaties d'avant en arrière, et présentent une extrémité postérieure ou *fond*, une extrémité antérieure ou *sommet*, une face antérieure ou *vésicale*, une face postérieure ou *rectale*, et deux bords, interne et externe. Elles présentent de 4 à 6 centimètres de longueur, 1 1/2 de largeur et 1/2 d'épaisseur.

Mobilité. — Les vésicules séminales sont peu mobiles. Leurs mouvements, très peu étendus, sont simplement des déplacements

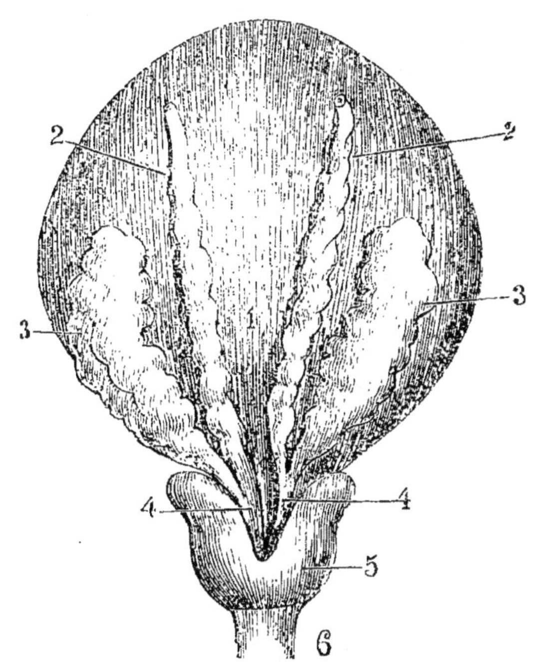

Fig. 195. — Vessie, vésicules séminales, canaux déférents, prostate.

1. Face postérieure de la vessie. — 2, 2. Portion terminale des canaux déférents. — 3, 3. Vésicules séminales. — 4, 4. Canaux éjaculateurs, réunion de la vésicule et du canal déférent; la prostate a été divisée à leur origine. — 5. Prostate. — 6. Origine de la portion membraneuse de l'urèthre.

produits par la dilatation du rectum ou de la vessie. Du reste, elles sont intimement unies à ce dernier organe par un tissu cellulaire et musculaire très dense.

Rapports. — Dans toute leur étendue, elles sont enveloppées par un tissu d'aspect cellulo-fibreux, mais de nature fibro-musculaire.

Par l'intermédiaire de ce tissu, elles présentent les rapports suivants :

La *face antérieure* est en rapport avec la vessie.

La *face postérieure* avec le rectum.

Le *bord interne*, en rapport avec le canal déférent du même côté, forme avec celui du côté opposé un triangle au niveau duquel le rectum et la vessie sont adossés.

Le *bord externe* est en rapport avec les veines vésicales, du tissu cellulaire et musculaire.

L'*extrémité postérieure* est entourée par du tissu cellulo-graisseux et arrive quelquefois au contact du péritoine.

Le *sommet*, ou extrémité antérieure, se rapproche de celui du côté opposé, et adhère à la prostate qu'il pénètre dans une étendue de quelques millimètres. Au niveau de ce sommet se trouve un petit conduit qui s'adosse au canal déférent pour se confondre avec lui et donner naissance au canal éjaculateur. A ce niveau, les deux canaux déférents arrivent presque à contact.

Structure. — La vésicule séminale n'est pas une poche analogue à la vessie et à la vésicule biliaire. Elle n'est pas non plus comparable à l'épididyme, qui est un canal enroulé sur lui-même; c'est un canal qui présente, après une dissection minutieuse, 14 centimètres de long sur 6 à 7 millimètres de large. Le long de ce canal sont échelonnés des diverticules ou prolongements nombreux, irréguliers, dont la profondeur varie depuis 1 jusqu'à 6 centimètres. Ces prolongements, de même que le canal, sont pelotonnés sur eux-mêmes pour donner naissance à ces poches mesurant une longueur de 4 à 6 centimètres. Le tissu qui les entoure sert à faire adhérer entre eux les diverticules et les replis du conduit principal.

Comme les canaux déférents, les vésicules séminales sont formées de trois couches : une couche fibreuse, une couche musculeuse et une couche muqueuse ; ces couches sont superposées dans le même ordre que celles du canal déférent, dont la structure est sensiblement la même. Toutes ces couches réunies ne dépassent point en épaisseur un millimètre et demi.

Enveloppe des vésicules séminales. — Autour des vésicules séminales, on voit une couche de tissu conjonctif assez dense qui entoure les faces, les bords et le fond de ces petits réservoirs. Cette enveloppe se continue avec celle du côté opposé au moyen d'une lamelle que Denonvilliers appelait *aponévrose prostato-péritonéale*, en raison de ses adhérences à la prostate et au cul-de-sac péritonéal, situé entre la vessie et le rectum. Ch. Rouget a démontré qu'il y avait dans cette enveloppe une grande quantité de fibres musculaires lisses entre-croisées, de même que dans l'aponévrose prostato-péritonéale, qu'il regarde, avec Sappey, comme une lame musculaire à fibres transversales. Du reste, Rouget a trouvé du tissu musculaire lisse dans le tissu conjonctif sous-péritonéal de l'excavation pelvienne, et même dans l'épaisseur du péritoine du petit bassin.

Couche fibreuse. — Comme dans le canal déférent, on y trouve du tissu conjonctif, quelques fibres élastiques et de rares fibres musculaires lisses. Cette couche est remarquable par le nombre considérable d'artères, de veines et de nerfs qui se ramifient dans son épaisseur.

Couche musculeuse. — Celle-ci est la plus épaisse des trois couches; elle forme plus des deux tiers de l'épaisseur des parois. Il n'est pas possible d'assigner une direction particulière aux fibres musculaires : les unes sont longitudinales, les autres transversales, d'autres enfin obliques; elles s'entre-croisent en divers sens et constituent plusieurs plans superposés qui s'envoient réciproquement des fibres ; en somme, cette couche musculaire est *plexiforme*.

Couche muqueuse. — La muqueuse est très mince, à peine atteint-elle un quart de millimètre. La couche profonde est constituée profondément par un riche réseau de fibres élastiques fines et un peu de tissu conjonctif, et superficiellement par du tissu conjonctif homogène, à peine strié, et à noyaux. Les cellules épithéliales qui la recouvrent appartiennent au type vibratile stratifié.

C'est dans les vésicules séminales qu'on retrouve le plus fréquemment les *sympexions* décrits par Robin.

Vaisseaux et nerfs. — Les *artères*, venues de la vésicule inférieure et de l'hémorrhoïdale moyenne, se ramifient dans la couche fibreuse, et donnent naissance à un réseau capillaire situé dans l'épaisseur des deux autres couches ; celui de la muqueuse est très serré et à capillaires étroits. Les *veines* forment une sorte de plexus autour des vésicules séminales, et vont se jeter ensuite dans le plexus veineux vésico-prostatique. Les *lymphatiques* seraient très multipliés, selon Sappey ; ils traversent les parois et s'anastomosent à leur surface externe, pour former un réseau d'où partent deux ou trois troncs qui se jettent dans les ganglions pelviens. Les *nerfs*, venus du plexus hypogastrique, sont nombreux ; on les voit pénétrer dans les parois des vésicules, mais on n'a pas pu les suivre au delà de la tunique musculeuse.

Usages. — Les vésicules séminales sont généralement considérées comme les réservoirs du sperme ; mais, en raison de leur structure assez compliquée et de la multiplicité des anfractuosités qu'elles présentent, on peut aussi les considérer comme des glandes annexes du système génital, dans lesquelles le sperme prendrait sa consistance normale.

Les vésicules séminales se contractent pendant l'éjaculation pour lancer le sperme dans l'urèthre. Leur contraction amène également la sortie du sperme dans la maladie connue sous le nom de *pertes séminales*.

Les *pertes séminales*, ou *spermatorrhée*, constituent une maladie sérieuse qui épuise les malades et finit par les rendre cachectiques. Les vésicules séminales se contractent brusquement au moindre contact des organes génitaux : une pensée, une lecture excitante produit l'émission du sperme. Un traitement général approprié modifie souvent l'état du malade. On guérit fréquemment les pertes séminales en agissant sur la partie profonde de l'urèthre, par la cautérisation et surtout par l'électrolyse.

Lorsqu'un malade est affecté de *rétrécissement* profond de l'urèthre, il y a en même temps *uréthrite postérieure*, et le mucus sécrété par l'urèthre enflammé s'accumule dans l'urèthre en arrière du point rétréci. Ce mucus est expulsé au moment de la défécation et le malade prend souvent cet accident pour de la spermatorrhée.

ARTICLE QUATRIÈME

CONDUITS ÉJACULATEURS.

Dissection. — Ces conduits, contenus dans la prostate, seront étudiés après les vésicules séminales, sur une vessie isolée du bassin.

Ce sont deux conduits situés au centre même de la prostate, parallèles, et s'étendant du sommet des vésicules séminales à la portion prostatique du canal de l'urèthre.

Ces deux conduits sont obliques d'arrière en avant et de haut en bas. Ils présentent une longueur de 2 centimètres 1/2 à 3 centimètres. Ils sont parallèles et presque adossés ; au niveau de leur extrémité postérieure, formée par la réunion du canal déférent et de la vésicule séminale, ils s'écartent de quelques millimètres, de même qu'à leur extrémité antérieure ils sont séparés par l'utricule prostatique et le sommet du veru-montanum, de chaque côté duquel ils s'ouvrent.

Les conduits éjaculateurs, complètement cachés dans la prostate, sont dilatables. Leur paroi est très mince ; elle est formée par les mêmes couches que le canal déférent.

Structure. — On trouve dans l'épaisseur des canaux éjaculateurs une *tunique fibreuse* très mince, adhérant intimement au tissu conjonctif qui entoure les lobules de la prostate. En arrière, sur la portion extra-prostatique de ces canaux, la couche fibreuse est entourée de tissu conjonctif et musculaire lisse comme les vésicules séminales et la partie terminale du canal déférent.

En dedans de la fibreuse, on voit une *couche musculaire* très mince, formée d'un plan superficiel longitudinal et d'un plan profond circulaire.

Dans la muqueuse des canaux éjaculateurs, on trouve : 1° une *paroi propre* extrêmement mince ; 2° un *épithélium vibratile stratifié* qui devient *pavimenteux*, quand les conduits deviennent parallèles à l'utricule prostatique.

Les *vaisseaux* et les *nerfs* sont les mêmes que ceux de la prostate. Dans leur portion extra-prostatique, on voit des branches de la vésicale inférieure et des nerfs du plexus hypogastrique pénétrer dans l'épaisseur de leurs parois.

2° PARTIES ACCESSOIRES DE L'APPAREIL GÉNITAL DE L'HOMME.

ARTICLE CINQUIÈME

ENVELOPPES DU TESTICULE.

Connues vulgairement sous le nom de bourses, les enveloppes du testicule sont au nombre de six. En procédant de dehors en dedans, ces enveloppes sont : le scrotum, le dartos, la tunique celluleuse, la tunique musculaire, la tunique fibreuse et la tunique vaginale. Ces tuniques sont superposées. Considérablement amincies, elles forment au testicule une enveloppe commune peu épaisse. Elles sont unies entre elles, d'une manière générale, par un tissu cellulaire lâche. Il est difficile de les séparer, et l'on peut à volonté créer, par un tour de scalpel, un nombre plus ou moins considérable de couches. Ce qui existe à l'état normal existe, à plus forte raison, à l'état pathologique ; et, lorsque le chirurgien est en face d'une tumeur des bourses, une hernie, par exemple, il doit savoir qu'il ne faut pas compter avec le nombre des couches à inciser sans s'exposer à de fâcheux mécomptes.

Parmi les enveloppes du testicule, les deux superficielles sont communes aux deux testicules. Les autres sont doubles.

Scrotum. — On donne ce nom à la peau des bourses. Continue avec la peau du pénis en avant, du périnée en arrière et des cuisses sur les côtés, le scrotum est remarquable par son peu d'épaisseur, par la grande quantité de pigment qu'il renferme, par le développement énorme de ses follicules pileux, par la rareté des poils qui y sont implantés et par les rides nombreuses qu'il forme lorsqu'il se rétracte.

Le scrotum présente en outre, sur la ligne médiane, une crête saillante ou raphé médian.

Sa face profonde adhère au dartos dans toute son étendue.

Dartos. — Jusqu'à ce jour, les anatomistes s'accordaient à dire que le dartos faisait suite au tissu cellulaire sous-cutané du reste du corps, et qu'il représentait le tissu sous-cutané du scrotum, modifié par la présence de quelques faisceaux musculaires. On admettait aussi que, sur la ligne médiane, le dartos formait une cloison verticale. Sappey a fait une étude spéciale des enveloppes du testicule ; il a particulièrement modifié la description du dartos. D'après cette description, le dartos forme une enveloppe commune aux deux testicules.

La face superficielle adhère intimement au scrotum, qu'elle n'abandonne jamais.

La face profonde est en contact avec du tissu cellulo-graisseux qui la sépare des enveloppes profondes.

Le dartos est formé par un mélange de fibres élastiques, de fibres de tissu conjonctif et surtout de fibres musculaires lisses. Ces fibres musculaires sont très abondantes vers le raphé médian où elles s'entre-croisent pour passer de droite à gauche, et *vice versâ.* Au niveau du raphé médian, cependant, quelques-unes remontent pour s'appliquer à une cloison spéciale dont il sera bientôt question.

Le dartos n'est pas une tunique particulière, c'est une couche du scrotum formée par l'élément musculaire de la peau, tandis que les autres éléments de cette membrane forment le scrotum proprement dit. Il n'y a donc plus ici ce tissu spécial, *tissu dartoïque*, admis autrefois par les auteurs ; le microscope fait voir que ce tissu est de nature musculaire.

S'il est facile de voir comment le scrotum se continue avec la peau des régions environnantes, il n'est plus aussi aisé de voir quelles sont les limites du dartos. Quelques auteurs admettent qu'il se continue avec le tissu cellulaire sous-cutané ; il n'en est rien. Vers la partie supérieure des bourses, les éléments du dartos disparaissent et sont remplacés par des lames plus ou moins épaisses de tissu élastique, de sorte que le dartos formerait une couche musculaire à la partie inférieure, et élastique à la partie supérieure.

Ces lames élastiques sont désignées par Sappey, qui les a étudiées le premier, sous le nom d'*appareil de suspension et de cloisonnement des bourses*. Ce sont elles qui, par leur adhérence au scrotum et leur fixité à la racine des bourses, rendent cette racine immobile. Il est à remarquer, en effet, que la distension du scrotum a lieu ordinairement par sa propre élasticité et bien rarement aux dépens de la peau des régions voisines.

Cet appareil élastique est constitué à la partie postérieure par une lame élastique qui s'insère en haut sur l'aponévrose périnéale inférieure, et qui se confond en bas avec la face profonde du scrotum. Sur les côtés, on voit des lames élastiques descendre des branches descendantes du pubis et ascendantes de l'ischion et se perdre à la face profonde du scrotum. En avant, on voit de nombreux faisceaux élastiques qui viennent de la région hypogastrique et qui, en descendant, se divisent en deux parties. 1° Les uns sont médians ; ils constituent le *ligament suspenseur* de la verge, qui adhère à la racine de la verge et se bifurque pour entourer cet organe. Quelques fibres s'insèrent à la face inférieure de la verge, tandis que les autres forment, en s'épanouissant, une cloison médiane, antéro-postérieure, qui s'insère sur la ligne médiane du scrotum et divise l'intérieur des bourses. C'est cette cloison que les auteurs ont prise pour la cloison du dartos. 2° Les fibres élastiques, qui forment les parties latérales de ces faisceaux, recouvrent la partie supérieure du cordon spermatique et vont s'insérer à la face profonde du scrotum.

Tunique celluleuse. — Admise par les uns, rejetée par les autres, cette tunique est double. On la voit manifestement se continuer en haut avec l'aponévrose d'enveloppe du muscle grand oblique de l'abdomen, et, si elle n'est pas distincte comme membrane séparable, elle n'en existe pas moins et facilite l'étude des enveloppes du testicule.

La tunique celluleuse est formée de tissu cellulaire lâche, présentant quelquefois un peu de graisse. C'est elle qui facilite le glissement de la tunique musculaire, lorsque celle-ci se contracte et qu'elle soulève brusquement le testicule.

Tunique musculaire. — La tunique musculaire, appelée aussi *érythroïde*, est une couche mince formée par les faisceaux musculaires du crémaster. Variable selon les individus, cette tunique est réduite à quelques fibres musculaires chez les sujets délicats, tandis que, chez les hommes fortement musclés, elle peut acquérir un développement considérable. Elle est formée par des fibres musculaires qui se terminent à des hauteurs variables, en s'insérant sur la tunique fibreuse. Ces fibres, rassemblées en faisceaux au niveau du cordon, constituent le muscle *crémaster*, que les uns considèrent comme une dépendance du petit oblique et du transverse de l'abdomen (Cloquet, Richet), tandis que d'autres le décrivent comme un muscle isolé (Sappey, Cruveilhier). Les fibres qui constituent cette tunique sont des fibres musculaires de la vie animale ou striées.

Tunique fibreuse. — Commune au testicule et au cordon, cette tunique est formée d'éléments de tissu cellulaire condensé. Douée de peu de résistance, elle présente une face interne tapissée par le feuillet pariétal de la tunique vaginale, et une face externe qui donne insertion aux fibres musculaires de la tunique érythroïde. Elle se continue avec le fascia transversalis à la partie postérieure du canal inguinal.

Tunique vaginale. — La tunique vaginale est une membrane séreuse qui présente deux feuillets. Le feuillet pariétal tapisse la face interne de la tunique fibreuse : le feuillet viscéral recouvre le testicule et la face supérieure de l'épididyme. Ces deux feuillets

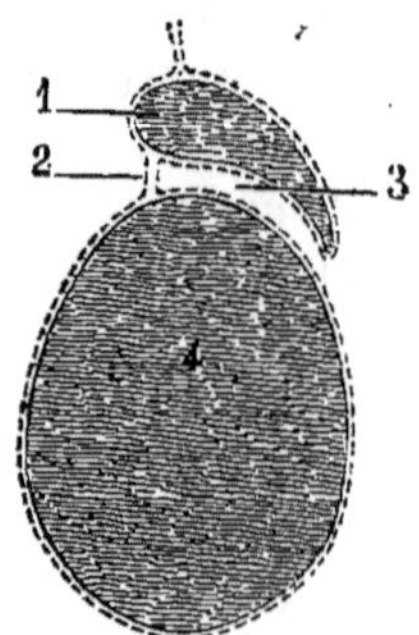

FIG. 196. — Cul-de-sac de la tunique vaginale situé entre le corps de l'épididyme et le testicule.

1. Coupe de l'épididyme. — 2. Feuillet de la séreuse descendant du bord interne de l'épididyme sur la face interne du testicule. — 3. Cul-de-sac ouvert au niveau du bord externe de l'épididyme. — 4. Coupe du testicule.

se continuent entre eux au niveau de la partie inférieure des vaisseaux spermatiques, au moyen d'une gaine séreuse qui se confond en haut avec le feuillet pariétal et à la partie inférieure avec le feuillet viscéral. Cette gaine n'est pas plus élevée d'un côté que de l'autre ; elle offre une longueur de 1 centimètre à 1 centimètre 1/2.

Le feuillet pariétal présente une couche celluleuse profonde et une couche superficielle formée par un épithélium pavimenteux simple. Le feuillet viscéral est formé par la seule couche épithéliale sur le testicule ; mais, au niveau du corps de l'épididyme, ce feuillet présente les deux couches du feuillet pariétal. A ce niveau, la tunique vaginale forme un cul-de-sac qui s'enfonce entre le corps de l'épididyme et le testicule (fig. 196). Ce cul-de-sac présente son ouverture au niveau du bord externe de l'épididyme et son fond au niveau du bord interne, où il s'adosse au feuillet qui recouvre le côté interne du testicule pour former avec lui une sorte de mésentère.

La cavité de la tunique vaginale, comme celle de toutes les séreuses, est une cavité virtuelle qui ne devient apparente que par l'insufflation, l'injection ou la présence d'un liquide de nature pathologique (hydrocèle, hématocèle).

La tunique vaginale a pour usage de faciliter les mouvements du testicule.

DÉVELOPPEMENT DES ORGANES GÉNITO-URINAIRES CHEZ L'HOMME.

Cette étude comprend : 1° celle du tissu dans lequel se développent les organes sécréteurs de l'urine et du sperme ; 2° celle du développement de ces deux organes ; 3° celle de leurs conduits sécréteurs ; 4° celle des organes contenus dans le petit bassin et des organes génitaux externes.

1° *Tissu dans lequel se développent le rein et le testicule.*

A la page 51 du tome premier, nous avons dit que, sur les parties latérales de l'axe de l'embryon, par les points appelés *lames vertébrales*, le mésoblaste donne naissance à la *masse cellulaire intermédiaire*, et à la *lame germinative* d'où naîtront les organes génito-urinaires.

Masse cellulaire intermédiaire. — On donne ce nom à une petite masse de cellules allongée, étendue le long des protovertébrés, depuis la cinquième jusqu'à l'extrémité caudale de l'embryon. On la distingue dès le commencement du deuxième jour de l'incubation. Elle est en rapport en avant avec l'hypoblaste, feuillet interne du blastoderme, et en arrière avec l'épiblaste, feuillet externe. On pourrait dire également que la masse cellulaire intermédiaire est située entre la somatopleure en arrière et la splanchnopleure en avant, dont les cellules se confondent avec les siennes propres. La masse cellulaire intermédiaire est formée uniquement de cellules arrondies.

Lame germinative. — On donne ce nom à une *lamelle épithéliale* de peu d'étendue, située dans l'angle de séparation de la somatopleure et de la splanchnopleure, sur les limites de la masse cellulaire intermédiaire. Cette couche épithéliale est formée de cellules d'épithélium cylindrique allongées ; elle est en rapport par sa face profonde avec la masse cellulaire intermédiaire, et par sa face superficielle avec la cavité pleuro-péritonéale. Ses bords se continuent insensiblement avec les cellules d'épithélium pavimenteux de la cavité pleuro-péritonéale.

Lorsque la masse cellulaire intermédiaire s'accroît par suite du développement des organes qui s'y montrent, la lame germinative s'étale et ses cellules se multiplient de manière à former plusieurs couches dans les parties centrales de la lame germinative et une seule vers les bords.

Nous verrons que le testicule et le rein se développent dans la masse cellulaire intermédiaire et dans la lame germinative.

2° *Développement du rein et du testicule.*

Rein. — Il se forme deux reins successifs, les reins primitifs et les reins définitifs qui leur succèdent.

Les *reins primitifs, faux reins,* mieux connus sous le nom de *corps de Wolff,* se développent dès la fin du troisième jour de l'incubation, aux dépens des cellules de la masse cellulaire intermédiaire. Les cellules se modifient et se disposent de telle façon qu'elles donnent naissance à des tubes flexueux et contournés, dirigés de dedans en dehors. Chacun des tubes présente à son extrémité interne un glomérule de Malpighi, analogue à ceux des reins, tandis que son extrémité externe s'ouvre dans le canal de Wolff.

Les corps de Wolff remplissent les fonctions des reins pendant la première période de la vie embryonnaire, jusqu'à ce que ceux-ci soient formés. Leur existence est transitoire. Ils s'atrophient dans le cours du second mois, mais on en trouve quelques vestiges chez l'adulte.

Les *reins définitifs,* les *vrais reins,* commencent à se montrer au commencement du cinquième jour. L'uretère, qui s'est déjà montré en arrière du corps de Wolff, donne naissance à de nombreux petits canaux qui se dirigent vers la ligne médiane de l'embryon, en se divisant dichotomiquement. Des vaisseaux sanguins naissent sur place et forment les *glomérules de Malpighi.* On croit que le peloton vasculaire du glomérule refoule le fond du canalicule pour s'en coiffer sans pénétrer dans sa propre cavité.

Testicule. — Le testicule se développe aux dépens d'une saillie dite *éminence sexuelle,* située en avant et en dedans du corps de Wolff, au voisinage de la splanchnopleure. L'éminence sexuelle est formée par un épaississement de la masse cellulaire intermédiaire et de la lame germinative.

Bientôt l'éminence sexuelle diminue, disparait, et le testicule naît dans l'épaisseur de la masse cellulaire intermédiaire, très près du corps de Wolff. Les cellules mésoblastiques se modifient de façon à former, les unes l'épithélium des canaux séminifères, les autres la paroi propre, d'autres les cloisons de tissu conjonctif qui les sépare. Les canaux, pleins au début, se creusent ensuite d'une cavité, puis ils deviennent flexueux.

Quelques auteurs, tels que Schenk et Waldeyer, assurent que les canaux séminifères ne viennent pas directement des cellules du mésoblaste qui forment la masse cellulaire intermédiaire, mais qu'ils dériveraient des canalicules du corps de Wolff.

3° *Développement des conduits sécréteurs des reins et du testicule.*

Nous avons à étudier ici le mode de formation de plusieurs canaux, qui sont le canal de Wolff, le conduit de Müller, l'uretère et le canal déférent.

Canal de Wolff. — On donne ce nom à un petit canal qui reçoit à son extrémité supérieure les canalicules du corps de Wolff et qui s'ouvre en bas dans le cloaque.

Il a de particulier son apparition précoce, sa migration et sa transformation en canal déférent.

Il se montre au commencement du deuxième jour de l'incubation. Il forme d'abord un cordon plein, qui se creuse ensuite. Les cellules qui forment sa paroi s'allongent et prennent la forme d'épithélium cylindrique.

Sa migration n'est qu'apparente. En effet, il est, dès le début, sous-jacent à l'épiblaste ; le lendemain, la masse cellulaire intermédiaire se développe en arrière du canal, et celui-ci se trouve porté en avant par la lame germinative. Le surlendemain, on le trouve de nouveau en arrière et en dehors de la masse cellulaire, dans le voisinage de la somatopleure; mais ces déplacements ne sont qu'apparents et dépendent du développement de la masse cellulaire intermédiaire.

Lorsque le corps de Wolff disparaît, le canal de Wolff persiste. Son extrémité supérieure s'effile et se contourne de manière à donner naissance à l'*épididyme*, tandis que le canal lui-même forme le *canal déférent*. L'union de l'épididyme au testicule a lieu ensuite.

Conduit de Müller. — Le conduit de Müller se montre à la partie antéro-externe de la masse cellulaire intermédiaire. Il a d'abord la forme d'une gouttière, et le canal se complète dans l'épithélium de la lame germinative elle-même, de la même manière que le sillon médullaire formé par l'épiblaste se transforme en canal pour former le canal de la moelle épinière.

L'extrémité supérieure du conduit de Müller est dilatée et ouverte dans la cavité pleuro-péritonéale. Son extrémité inférieure s'ouvre dans le canal de Wolff, mais elle s'en sépare rapidement pour s'ouvrir isolément dans le cloaque, entre l'embouchure du canal de Wolff qui est au-dessous et celle de l'uretère qui est au-dessus.

Les canaux de Müller disparaissent chez l'homme, excepté à la partie inférieure, où ils forment l'*utricule prostatique*. Nous verrons qu'ils donnent naissance à la trompe de Fallope chez la femme.

Uretère. — L'uretère, comme le canal de Wolff, se montre avant l'organe sécréteur auquel il doit se rattacher. Il procède de l'extrémité inférieure du canal de Wolff, près du cloaque, par une sorte de bourgeon creux qui monte, sous forme de canal, en arrière du corps de Wolff, dans l'épaisseur de la masse cellulaire intermédiaire. C'est de son extrémité supérieure que naissent les canalicules urinifères.

En étudiant le développement de la vessie, nous verrons comment s'opère la séparation entre l'uretère et le canal de Wolff devenu canal déférent.

Canal déférent. — C'est le canal de Wolff qui le constitue (voy. plus haut).

4° *Organes contenus dans le petit bassin et organes génitaux externes.*

Vessie. — La vessie est la portion intra-fœtale de la vésicule allantoïde. Elle s'étend de l'ombilic à la région crurale et elle a la forme d'un cylindre. Sa partie inférieure est en communication directe en arrière avec l'intestin, de sorte qu'il n'y a pas de cloison recto-vésicale. Cette cavité, commune à la vessie et au rectum, porte le nom de *cloaque*. C'est dans cette cavité que s'ouvrent l'intestin, la vessie, les deux canaux de Wolff, les deux conduits de Müller et les deux uretères.

Vers le milieu de la vie intra-utérine, la partie supérieure de ce cylindre se rétrécit, s'oblitère et se transforme en un cordon plein qui donnera naissance à l'*ouraque*.

Le cloaque est fermé par en bas dans les quatre premiers jours de l'incubation. L'*anus* se forme au quatrième jour, par résorption du feuillet moyen, application du feuillet externe au feuillet interne et destruction de ces deux derniers.

Ensuite, les bords de la gouttière rectale, qui formaient la partie postérieure du rectum, se rapprochent en se portant en avant et complètent le *rectum*. En même temps, le *sinus uro-génital*, sorte de prolongement tubuliforme de l'allantoïde, se porte en bas et forme la *paroi postéro-inférieure de la vessie,* ainsi que les *portions prostatique* et *membraneuse* du canal de l'urèthre.

Vésicules séminales. — Le cloaque présente en haut deux angles appelés *cornes latérales* du cloaque. Ces deux cornes se portent en avant pour former la paroi antérieure du rectum et concourir à la formation de la cloison recto-vésicale. Les canaux déférents sont entraînés et englobés dans le *sinus uro-génital* pour donner naissance aux *canaux éjaculateurs.* Ils donnent naissance à un diverticule latéral, qui sera la *vésicule séminale.*

Lorsque l'*anus* est formé, il constitue l'orifice inférieur du cloaque, commun à l'intestin et aux organes urinaires. C'est le bord de la cloison qui divise l'anus en deux parties qui constituera le *périnée.*

Organes génitaux externes. — Nous avons vu que, au début du développement embryonnaire, le cloaque s'ouvre à l'extérieur par un orifice unique qui communique avec la cavité rectale et la cavité de l'allantoïde qui deviendra la vessie. Il n'y a encore aucune cloison.

On voit apparaître sur la ligne médiane, aux dépens du mésoblaste, un petit *tubercule* qui va atteindre le prolongement allantoïdien que j'ai désigné plus haut sous le nom de *sinus uro-génital.* (Voy. *Vessie.*) Ce tubercule se creuse d'un sillon qui parcourt sa face inférieure d'arrière en avant jusqu'à l'ouverture du sinus uro-génital.

A ce moment, le sexe est indécis, et pour cette raison on appelle cette période *période de l'indifférence sexuelle.*

Le tubercule médian, qui formera le clitoris dans le sexe féminin, se développe et donne naissance au *pénis.* Les deux bords de la gouttière située au-dessous du tubercule se rapprochent, se soudent et donnent naissance à un canal qui sera la portion spongieuse de *l'urèthre.* Nous avons vu plus haut la formation des portions prostatique et membraneuse. Quelquefois, la soudure des deux bords de la gouttière n'est pas complète ; il y a alors *hypospadias.* Le gland est formé par un renflement de l'extrémité antérieure des parois du canal.

Toutes ces parties sont formées aux dépens du mésoblaste.

Quant au *scrotum,* il résulte de la soudure de deux replis latéraux situés de chaque côté du tubercule médian. Ces deux replis, en se soudant, donnent naissance à cette crête médiane connue sous le nom de *raphé scrotal.*

Migration du testicule. Débris du corps de Wolff.

Le testicule présente dans son évolution deux périodes bien distinctes, avant et après la naissance : avant la naissance, il n'est pas apparent ; au moment de la naissance, il se montre dans les bourses.

1° Descente du testicule, formation de la tunique vaginale. — Vers la fin du deuxième mois, le corps de Wolff disparaît, l'épididyme et le testicule se réunissent. A ce moment, le testicule est situé au-dessous du péritoine, au-devant du muscle psoas : il soulève un peu le péritoine qui s'adosse à lui-même, en arrière du testicule, et lui forme un repli, *mésotestis*, analogue au *mésocôlon*, au *mésorectum*, etc.

Le testicule doit descendre dans le scrotum. Cette migration du testicule est facilitée par la présence d'un cordon, appelé *gubernaculum testis* (Hunter). Ce cordon s'insère par son extrémité supérieure à la partie inférieure du testicule, et par son extrémité inférieure il se divise en trois faisceaux : un externe, qui se fixe à l'arcade crurale, au niveau de l'épine iliaque antéro-inférieure ; un interne, qui pénètre dans le canal inguinal, et va s'insérer à l'épine du pubis ; et un moyen, qui passe dans le canal inguinal, et va se fixer au fond du scrotum. Ce cordon, ou *gubernaculum testis*, est placé sous le péritoine, au-devant du psoas. Il est formé de fibres musculaires striées et d'un faisceau cellulo-vasculaire. Ce faisceau, qui constitue l'axe du cordon, forme la division du gubernaculum qui se porte au fond du scrotum ; les fibres musculaires, en se séparant en bas, constituent les deux faisceaux latéraux du gubernaculum qui viennent d'être indiqués.

Vers la fin du troisième mois de la vie intra-utérine, le testicule quitte la région rénale et se dirige vers le canal inguinal, où il arrive au sixième mois. A cette époque, il pénètre dans le canal, et atteint l'anneau inguinal. Enfin, dans le cours du neuvième mois, il sort du canal et descend dans les bourses. La descente du testicule dans les bourses ne se fait quelquefois qu'après la naissance.

Il semble que le gubernaculum attire en bas le testicule, car le péritoine se déprime, au niveau du canal inguinal, à mesure que le testicule s'en approche. Plus le testicule avance dans sa marche, plus la dépression du péritoine augmente, jusqu'à ce qu'elle arrive au fond des bourses, où elle constituera la tunique vaginale. Au moment où cette dépression du péritoine traverse le canal inguinal, les deux faisceaux latéraux musculaires se renversent, de sorte que leur extrémité testiculaire, qui était supérieure, devient inférieure. Voici donc, au moment de la

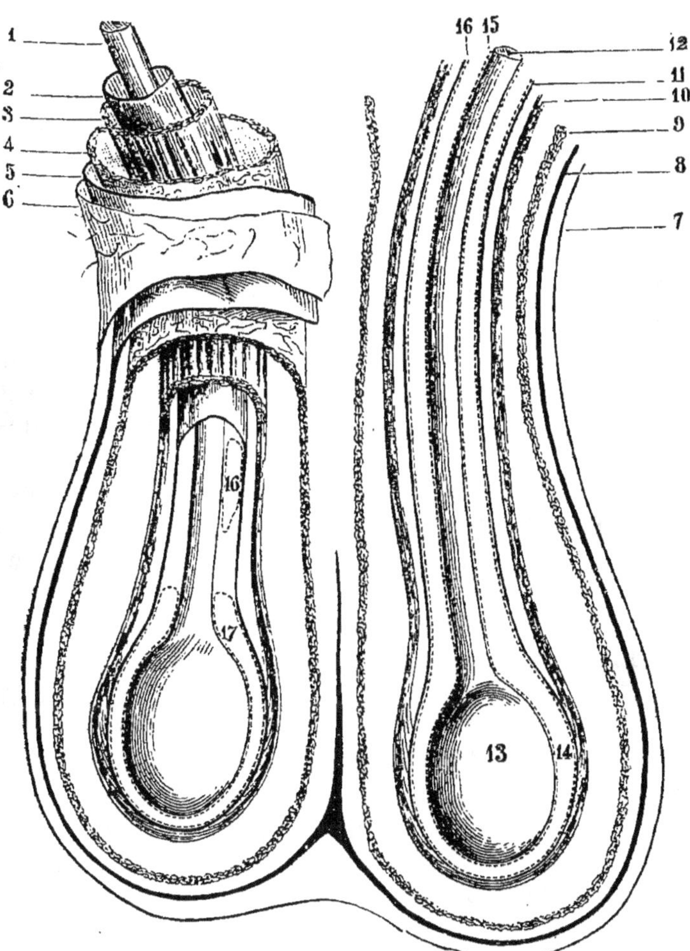

Fig. 197. — Enveloppes des bourses (figure schématique). A gauche de la figure, elles sont complètes à la partie supérieure, tandis qu'à la partie inférieure et à droite on voit la coupe des diverses couches.

1. Canal déférent droit. — 2. Couche fibreuse. — 3. Couche musculeuse. — 4. Couche celluleuse. — 5. Dartos. — 6 Peau ou scrotum. — 7, 8, 9, 10, 11. Coupe de la peau, du dartos, de la couche celluleuse, de la couche musculeuse et de la couche fibreuse. — 12 Canal déférent. — 13. Testicule recouvert du feuillet pariétal de la séreuse. — 14. Cavité de la tunique vaginale communiquant encore avec le péritoine. — 15. Péritoine recouvrant le cordon spermatique. — 16. Péritoine doublant la couche fibreuse. L'intervalle qui sépare les lignes ponctuées 15 et 16 constitue le canal vagino-péritonéal. Le chiffre 16 à gauche de la figure représente une portion du canal vagino-péritonéal non oblitéré ; c'est là une des origines des kystes du cordon. — 17. Cavité de la tunique vaginale séparée du péritoine.

naissance, deux phénomènes nouveaux : le passage du testicule de la cavité abdominale dans les bourses, et le prolongement du péritoine dans le même lieu.

Cette migration du testicule nous explique le développement des bourses, ou plutôt elle aide la mémoire pour cette étude. Sans admettre, avec Carus, que le testicule déprime par sa propre force la paroi abdominale qui serait fermée, et tout en épousant l'opinion de Sappey qui veut que la descente du testicule s'opère grâce à l'absence de développement du gubernaculum, nous ferons remarquer que, si *l'on suppose* le canal inguinal fermé à cette époque, ce qui n'est pas, la descente du testicule nous fait comprendre la formation des bourses. En effet, avant le neuvième mois de la vie intra-utérine, le scrotum et le dartos existent seuls dans les bourses, les autres tuniques n'existent pas; mais, si nous *supposons* la paroi abdominale refoulée, nous verrons que les plans, que repousse devant lui le testicule, correspondent précisément aux quatre tuniques les plus intérieures.

Nous venons de voir le péritoine s'enfoncer dans les bourses. Ce prolongement constitue la *tunique vaginale;* sur un plan plus antérieur, existe le *fascia transversalis*, qui s'enfonce dans le canal inguinal et dans les bourses pour doubler la tunique vaginale et former la *tunique fibreuse*, commune au testicule et au cordon. Enfin, continuant son trajet, le testicule, entraînant péritoine et fascia transversalis, entraînerait aussi la partie inférieure du petit oblique et du transverse pour former la *tunique érythroïde*. C'est cette explication de Carus qui a fait dire à quelques auteurs que le crémaster et la tunique musculaire étaient formés par les muscles de la paroi abdominale. Enfin, le testicule, arrivant à l'anneau inguinal, entraînerait l'aponévrose d'enveloppe du grand oblique, qui recouvre l'anneau inguinal, et qui formerait la *tunique celluleuse.* Si l'on compare le nombre des couches des bourses à celui des couches de la paroi abdominale, on voit qu'elles se correspondent, à l'exception de l'aponévrose du grand oblique, qui présente une ouverture naturelle. Ainsi, si nous les prenons sur la paroi abdominale, du péritoine vers la peau, dans le sens du refoulement, s'il avait lieu, nous voyons le péritoine former la tunique vaginale ; le fascia transversalis, la tunique fibreuse ; les muscles petit oblique et transverse, le crémaster ; l'aponévrose d'enveloppe du grand oblique, la tunique celluleuse. Viennent ensuite le dartos et le scrotum qui préexistaient. Cette théorie, qui est fausse, est fort utile pour la mémoire de l'élève.

Comment la tunique vaginale se sépare-t-elle du péritoine ? — Au moment de la migration du testicule, les deux feuillets se forment.

D'abord, la dépression péritonéale qui précède le testicule, et qui est produite par le gubernaculum, formera le feuillet pariétal de la séreuse, tandis que le testicule lui-même, enveloppé par une autre portion de péritoine, entraîne avec lui le feuillet viscéral. Donc, au moment de la naissance, il existe une cavité séreuse dans les bourses, cavité qui communique librement avec celle du péritoine, par l'intermédiaire d'un canal séreux contenu dans le canal inguinal et le long du cordon. Ce canal est appelé *canal vagino-péritonéal*. C'est lui qui laisse passer l'intestin ou le liquide dans la hernie congénitale, et l'hydrocèle congénitale. Mais, d'ordinaire, les choses ne se passent pas ainsi, et le canal s'oblitère, en même temps qu'au niveau de la partie inférieure du cordon le feuillet pariétal et le feuillet viscéral de la tunique vaginale se confondent. L'occlusion du canal vagino-péritonéal se fait après la naissance. Elle est complète vers le sixième mois, et à son niveau on voit une dépression qui forme la *fossette inguinale externe*. Comme je viens de le faire pressentir, le canal reste toujours perméable chez quelques sujets.

Débris du corps de Wolff. — Le testicule, en descendant vers la région du scrotum, entraîne avec lui les vestiges du corps de Wolff, s'il en existe ; c'est ce qui arrive, en effet. Des canalicules du corps glanduleux, plus ou moins atrophiés, restent dans la région du rein ; ils sont dispersés autour du testicule et autour de l'épididyme nouvellement développés. Lorsque le testicule descend, quelques-uns de ces tubes accompagnent l'épididyme et le testicule ; d'autres restent épars au milieu des éléments du cordon spermatique.

Ces vestiges, ces débris du corps de Wolff ont été découverts insensiblement, un à un, et aujourd'hui on les désigne sous des noms particuliers.

On a constaté l'origine de quelques-uns des organes que nous allons nommer : il n'en est pas moins vrai qu'ils sont considérés par la plupart des anatomistes comme des débris du corps de Wolff.

1° Haller en découvrit un à la queue de l'épididyme ; il lui donna le nom de *vas aberrans*.

2° Morgagni a décrit sur la tête de l'épididyme une petite saillie, en forme de sac clos, pourvue d'un pédicule, et une autre du même genre, sans pédicule, à la surface du testicule, dans le voisinage de la tête de l'épididyme. Il donna à ces saillies le nom d'hydatides ; elles sont connues aujourd'hui sous le nom d'*hydatide pédiculée* et d'*hydatide non pédiculée de Morgagni*. Ces petits corps ont été décrits par Gosselin sous le nom d'appendices testiculaires.

3° En 1858, Giraldès a découvert un nouveau débris du corps de Wolff, à la partie inférieure du cordon spermatique. Il lui a donné le nom de *corps innominé ;* Henle l'a appelé *parépididyme;* aujourd'hui, on lui donne le nom de *corps de Giraldès.*

4° Des *tubes solitaires* ont été signalés, çà et là, au voisinage de l'épididyme, dans le cordon ; ils n'ont pas reçu de nom.

Il est fort utile de connaître les organes que nous venons de nommer, ils ont les connexions les plus intimes avec les kystes de la région du testicule et du cordon spermatique.

Vas aberrans. — Le vas aberrans est un tube situé à la queue de l'épididyme, dont l'une des extrémités s'ouvre dans le canal de l'épididyme, tandis que l'autre est fermée. Il est flexueux, enroulé à son extrémité libre, ce qui lui donne la forme d'un cône à base libre. (Voy. fig. 184, *g.*)

Sa longueur est de 1 à 5 centimètres (2 1/2 en moyenne). Il atteint 6 à 8 centimètres lorsqu'il est déroulé ; on l'a vu arriver jusqu'à 20 et même 25 centimètres (Sappey). Son calibre est égal à celui de l'épididyme ; il se rétrécit à son embouchure et au niveau de son extrémité fermée.

Il est formé d'une paroi fibreuse et d'un épithélium polyédrique.

Le vas aberrans n'est pas constant ; on le trouve une fois sur six (Sappey), une sur quatre (Monro), une sur trois (Lauth). Rarement, on en trouve deux et même trois.

Monro avait pris le vas aberrans pour un vaisseau lymphatique. Sappey le considère comme un diverticule de l'épididyme comparable à ceux que nous avons décrits le long des canalicules séminifères. Lauth a émis l'opinion que c'était un débris du corps de Wolff. Follin a parfaitement démontré cette origine.

Hydatide pédiculée de Morgagni. — L'hydatide pédiculée de Morgagni est un petit corps, souvent gros comme un grain de millet, situé à l'extrémité antérieure du testicule, *sur la tête de l'épididyme.* Ce petit corps a une couleur jaunâtre, une longueur de quelques millimètres, et ressemble à un lobule graisseux ; il est libre dans la cavité de la tunique vaginale, et il est retenu au testicule par un pédicule plus ou moins long. Il renferme un liquide séreux.

L'hydatide pédiculée de Morgagni ne communique jamais avec les voies spermatiques. On la considère comme un vestige de l'extrémité supérieure du canal de Müller atrophié. Elle a son analogue chez la femme, dans une petite cavité close retenue par un pédicule au pavillon de la trompe de Fallope.

Hydatide sessile, ou non pédiculée de Morgagni. — On appelle ainsi une petite masse blanchâtre, située sur l'extrémité antérieure du testicule, *dans le voisinage de la tête de l'épididyme.* Cette masse est une petite cavité, tantôt close, tantôt communiquant avec le canal de l'épididyme. Elle est tapissée d'épithélium cylindrique à cils vibratiles. Becker dit que cet épithélium n'existe que dans les cas où l'hydatide communique avec l'épididyme.

Cet organe est considéré comme un débris des culs-de-sac supérieurs du corps de Wolff.

Corps de Giraldès. — Ce corps est situé dans le tissu cellulaire de la partie inférieure du cordon, au voisinage de la tête de l'épididyme ; il est séparé du canal déférent par les vaisseaux spermatiques.

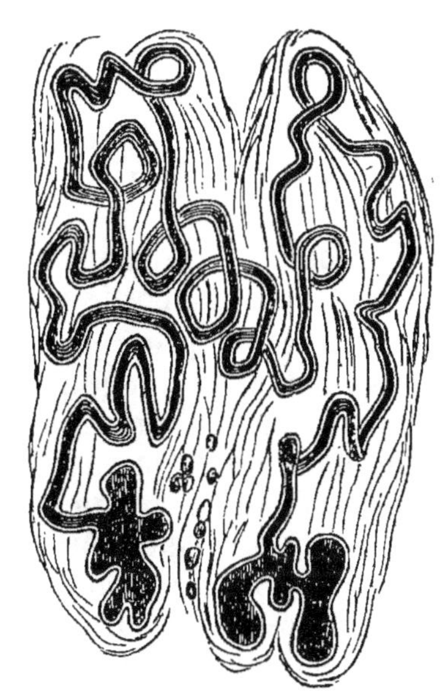

Fig. 198. — Un tube du corps innominé de Giraldès.

Il consiste en une petite plaque allongée de 13 millimètres, formée de corpuscules blanc jaunâtre. Chacun de ces corpuscules est un tube de 100 à 200 μ de diamètre, enroulé sur lui-même et terminé par deux extrémités fermées, quelquefois renflées. Parfois, les tubes offrent des ramifications sur leur trajet comme une glande en grappe en développement. La paroi du tube est formée d'une *tunique fibreuse*, tapissée d'une couche d'*épithélium pavimenteux*. La cavité est remplie par un liquide transparent, et ne communique pas avec les voies spermatiques. Entre ces tubes enroulés, on trouve de la substance conjonctive riche en vaisseaux et quelques corps vésiculeux.

Cet organe existe chez le nouveau-né ; il atteint son développement complet entre six et dix ans, selon Giraldès. Il a été considéré avec raison par cet anatomiste comme un débris du corps de Wolff, formé par les canalicules de la partie supérieure de cette glande. Giraldès le compare à l'*organe de Rosen-Müller* de la femme.

Tubes solitaires. — Au voisinage du vas aberrans, du corps de Giraldès et des hydatides, on trouve quelquefois de petits tubes isolés, analogues à ceux du corps de Giraldès et offrant la même structure. On peut les rencontrer un peu plus haut dans le cordon. Ils sont évidemment constitués par des canalicules du corps de Wolff. Leur existence est révélée quelquefois par la production de certains kystes dont la paroi mince est tapissée par une couche épithéliale. (Voy. ces kystes dans le *Traité des tumeurs* de Broca.)

Pathologie.

Les enveloppes du testicule sont le siège fréquent de lésions diverses. Le but de ce livre ne me permet pas de m'étendre sur toutes ces maladies; j'indiquerai seulement les plus importantes, et ce qu'il est indispensable à l'élève de connaître.

On rencontre fréquemment l'*infiltration* du tissu cellulaire des bourses, l'*hydrocèle*, l'*hématocèle*.

L'*infiltration* est l'hydropisie du tissu conjonctif. Appelée encore hydrocèle du scrotum, cette lésion est très rarement isolée; elle est le plus souvent déterminée par des inflammations locales. Dans la majorité des cas, l'infiltration des bourses accompagne l'hydropisie des maladies du cœur, du foie ou de la maladie de Bright. Son diagnostic est des plus faciles.

L'*hydrocèle* proprement dite est l'épanchement d'un liquide séreux dans la tunique vaginale. Ce liquide, dont le développement est ordinairement lent et dont l'origine est souvent inconnue, s'accumule dans la vaginale et la distend insensiblement jusqu'à un degré pouvant varier, selon les individus, depuis le volume du poing jusqu'à celui d'une tête d'enfant. Ordinairement, d'un seul côté, l'hydrocèle forme une tumeur ovoïde à grand axe vertical. La surface est uniforme et lisse, et peut être souvent limitée par le palper, du côté du canal inguinal. Elle est élastique, et si on la place entre l'œil et la flamme d'une bougie, on constate sa *transparence* en même temps qu'on aperçoit un point obscur formé par le testicule, qui est porté *en bas, en dedans et en arrière*, par suite de l'expansion de la tunique vaginale. La position du testicule a fait donner comme règle d'introduire à la partie supérieure et antérieure de la tumeur le trocart qui doit la vider. Lorsqu'on peut faire refluer le liquide de l'hydrocèle dans la cavité abdominale, on est assuré de la persistance, après la naissance, du canal vagino-péritonéâl, et l'hydrocèle est dite *congénitale*.

L'*hématocèle* a aussi pour siège la tunique vaginale. C'est l'accumulation de sang dans cette séreuse. Elle reconnaît souvent pour cause un choc, et au début elle s'accompagne presque toujours d'une infiltration sanguine dans l'épaisseur de la peau (ecchymose). Elle a beaucoup d'analogie avec l'hydrocèle ; lorsque le sang est liquide et que l'ecchymose a disparu, on ne peut guère être fixé que par le défaut de transparence de la tumeur. Il arrive souvent, lorsque la lésion est ancienne, que les parois de la tunique vaginale deviennent le siège de dépôts fibrineux, et que ces dépôts se transforment en substance cartilagineuse et même calcaire, au point que certaines hématocèles ont une coque épaisse et comme osseuse.

Le diagnostic des tumeurs des bourses étant difficile, l'élève doit se familiariser de bonne heure avec elles. La connaissance exacte de toutes ces tumeurs sera pour lui de la plus grande difficulté s'il n'a pas préalablement étudié l'anatomie de cette région.

ARTICLE SIXIÈME

CORDON SPERMATIQUE.

On donne ce nom à l'ensemble des organes qui se portent de l'anneau inguinal au testicule. Parmi ces organes, les uns constituent le cordon proprement dit : ils pénètrent d'une part dans le testicule, d'autre part dans le canal inguinal ; les autres forment les enveloppes des premiers : ils se confondent d'un côté avec les plans de la paroi abdominale, tandis que de l'autre côté ils entourent le testicule.

Dissection. — On prépare ordinairement le cordon spermatique avec le canal inguinal, ou bien avec le testicule. Cette dissection est minutieuse ; elle nécessite une connaissance exacte des organes qui entrent dans la composition du cordon. Nous conseillons de l'étudier avec soin avant de le préparer. On le disséquera ensuite, en même temps que les enveloppes du testicule, par une incision faite avec ménagement depuis l'anneau inguinal jusqu'à la partie la plus déclive du scrotum.

Partie centrale du cordon spermatique. — Cette partie, qui constitue la partie essentielle du cordon, est formée par le canal déférent, les artères spermatique et déférentielle, les veines spermatiques, les lymphatiques du testicule et les nerfs. Tous ces organes sont unis entre eux par du tissu cellulaire lâche.

Canal déférent. — Situé en arrière des autres éléments du cordon, il donne au doigt qui le presse la sensation d'une plume de corbeau. Cette dureté du canal est due à la grande épaisseur de ses parois. En arrière de lui, on trouve un petit groupe de veines spermatiques (fig. 199).

Artère spermatique — Cette artère, unique, est située à la partie antérieure du cordon, à quelques millimètres en avant du canal déférent. Tantôt elle est située en avant du faisceau principal des veines spermatiques, tantôt elle est au centre de ces veines.

Artère déférentielle. — Elle est accolée au canal déférent, auquel elle donne des rameaux dans son trajet. Son calibre est très petit.

Veines spermatiques. — Ces veines sont nombreuses, et forment deux groupes : un groupe principal, composé de plusieurs veines volumineuses qui entourent l'artère spermatique et qui sont placées en avant du canal déférent, et un groupe accessoire formé de deux ou trois petites veines qui se placent derrière ce canal.

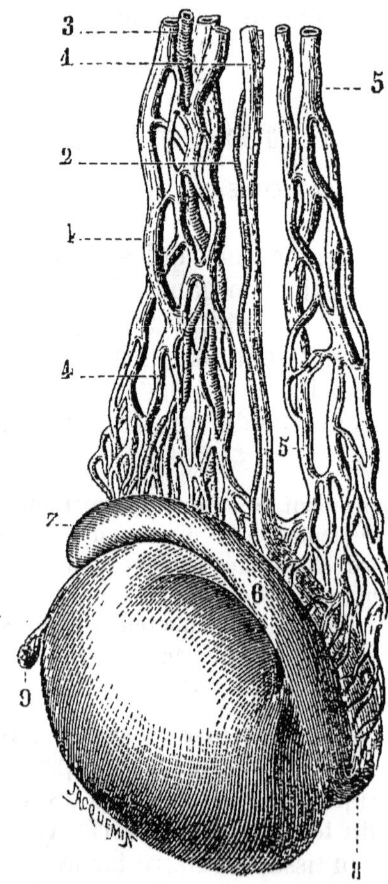

Fig. 199. — Éléments du cordon spermatique.

1. Canal déférent. — 2. Artère déférentielle. — 3. Artère spermatique. — 4, 4. Veines spermatiques. — 5, 5. Faisceau postérieur des veines spermatiques. — 6. Corps de l'épididyme. — 7. Tête de l'épididyme. — 8. Queue de l'épididyme. — 9. Hydatide de Morgagni.

Lymphatiques. — Venus du testicule et de l'épididyme, les lymphatiques entourent l'artère et les veines spermatiques.

Nerfs. — Ils viennent du grand sympathique ; ils forment le plexus spermatique qui accompagne l'artère spermatique, et le plexus déférentiel qui descend avec le canal déférent.

Tissu cellulaire. — Un tissu cellulaire lâche réunit tous ces organes et les unit à la tunique fibreuse.

Vers la partie inférieure, avant d'arriver au testicule, tous ces organes sont entourés par une gaine séreuse, dépendant de la tunique vaginale.

Tous ces organes se confondent avec le testicule ; mais, de l'autre côté, que deviennent-ils ? Ils pénètrent dans le canal inguinal, qu'ils parcourent dans toute son étendue jusqu'à l'orifice péritonéal de ce canal où ils se séparent, de sorte que la partie essentielle du cordon spermatique est contenue en partie dans le canal inguinal, en partie dans les bourses.

Enveloppes du cordon spermatique. — Le cordon n'est pas formé uniquement par le canal déférent et les organes vasculaires et nerveux que nous venons d'étudier ; il est formé aussi

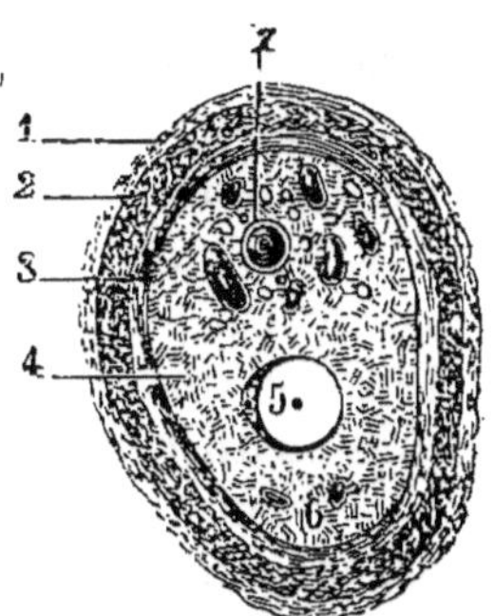

Fig. 200. — Coupe du cordon spermatique.

1. Couche celluleuse. — 2. Couche musculeuse. — 3. Couche fibreuse. — 4. Tissu cellulaire réunissant les organes centraux du canal déférent. — 5. Coupe du canal déférent et de l'artère déférentielle. — 6. Petit faisceau de veines spermatiques situé en arrière du canal déférent. — 7. Artère spermatique entourée des veines spermatiques, des lymphatiques et des nerfs.

par plusieurs couches de tissu, dépendant des enveloppes des testicules. De dedans en dehors, ces enveloppes sont : la tunique fibreuse, la tunique musculaire et la tunique celluleuse.

Tunique fibreuse. — Elle entoure à sa partie inférieure la surface externe de la tunique vaginale, tandis qu'en haut elle pénètre dans le canal inguinal avec les éléments essentiels du cordon qu'elle accompagne jusqu'au fascia transversalis, avec lequel elle se confond. C'est la plus profonde de ces enveloppes.

Tunique musculaire. — C'est le crémaster, dont les fibres sont interposées à la tunique fibreuse et à la tunique celluleuse. Il se continue autour du testicule, sous le nom de tunique érythroïde, tandis que de l'autre côté il se perd dans le canal inguinal.

Tunique celluleuse. — Continue en bas avec la tunique celluleuse des bourses, en haut avec l'aponévrose d'enveloppe du grand oblique, cette couche forme la partie la plus superficielle du cordon spermatique. (Voy. *Vaisseaux et nerfs*, plus loin.)

ARTICLE SEPTIÈME

PÉNIS.

Dissection. — Pour la dissection du pénis, nous renvoyons au périnée, ces deux régions devant être préparées en même temps.

La verge est l'organe de la copulation. Flasque, pendant, et d'un petit volume à l'état de repos, cet organe se redresse et devient rigide et volumineux à l'état d'activité. La description anatomique et la conformation extérieure de cet appareil ne présentent aucune considération importante. Chaque organe qui entre dans sa composition devant être étudié séparément, nous commencerons immédiatement l'étude de sa structure.

La verge se compose : d'une partie centrale, l'urèthre et les corps caverneux; d'enveloppes, au nombre de quatre ; de vaisseaux et de nerfs.

Lorsqu'on examine la verge à l'état d'érection, on remarque qu'elle représente un prisme triangulaire ayant une face supérieure et deux latérales, un bord inférieur et deux latéraux. La face supérieure correspond aux corps caverneux, tandis que le bord inférieur est formé par l'urèthre.

L'urèthre ne fait partie de la verge que par sa portion antérieure. Il sort du périnée, se place au-dessous des corps caverneux, dans le sillon qui résulte de leur réunion, et présente à sa partie terminale un renflement qui coiffe l'extrémité des corps caverneux à la manière d'un casque : c'est le gland. Le gland et l'urèthre seront étudiés plus loin. (Voy. *Urèthre.*)

§ 1er. — Corps caverneux.

On appelle corps caverneux deux cylindres formés de tissu érectile, et destinés à donner à la verge la rigidité nécessaire pour la copulation.

Ces cylindres sont adossés comme les canons d'un fusil double. Ils présentent deux faces et deux extrémités.

La *face supérieure* est parcourue d'avant en arrière par un sillon sensible au toucher pendant l'érection. La *face inférieure* présente un sillon analogue, un peu plus profond, qui loge le canal de l'urèthre. L'*extrémité antérieure* des corps caverneux est arrondie et forme une double tête qui est complètement recouverte par le gland. Au niveau de l'*extrémité postérieure*, les deux corps caverneux se séparent et vont s'insérer, en s'amincissant, sur les branches ascendante de l'ischion et descendante du pubis. Ces prolongements constituent les *racines* des corps caverneux.

A l'état de repos, les corps caverneux présentent une longueur de 14 à 15 centimètres et une largeur de 2 à 3 centimètres 1/2. A l'état d'érection, ils ont une longueur de 20 centimètres environ, sur une largeur de 3 à 4 centimètres 1/2.

Rapports. — Par la face supérieure, les corps caverneux sont en rapport avec les vaisseaux dorsaux de la verge et avec le ligament suspenseur qui s'insère au point de réunion des deux racines. Par la face inférieure, ils sont en rapport avec l'urèthre, et par les faces latérales avec les enveloppes de la verge. L'extrémité antérieure est en rapport avec le gland qui la coiffe. L'extrémité postérieure est en rapport, au niveau de la séparation des deux racines, avec le canal de l'urèthre qui passe au-dessous des corps caverneux ; le ligament suspenseur de la verge s'insère à ce niveau ; enfin, les racines sont en rapport avec le muscle ischio-caverneux en bas, et la branche ischio-pubienne en haut.

Structure. — Les corps caverneux ont la structure de tous les tissus érectiles, c'est-à-dire qu'ils sont formés par une membrane qui les limite, par des prolongements ou *trabécules* qui s'entrecroisent pour limiter des aréoles, et par des vaisseaux qui affectent une disposition particulière.

L'*enveloppe fibreuse et élastique* a 1 millimètre 1/2 d'épaisseur ; elle est formée de tissu conjonctif et d'une grande quantité de fibres élastiques fines. Elle clôt les corps caverneux de tous côtés.

Au milieu des corps caverneux, on voit un prolongement de l'enveloppe fibreuse et élastique qui forme une cloison médiane et incomplète, dentelée comme un peigne, d'où le nom de *cloison pectinée;* cette cloison mince offre la même structure que l'enveloppe.

Les *trabécules* ont une couleur rougeâtre moins accusée que celle des trabécules du corps spongieux de l'urèthre ; elles sont constituées, comme ces dernières, par des filaments et des lamelles venus de la face interne de l'enveloppe, ramifiés et entrecroisés en tous sens pour donner naissance aux aréoles des corps caverneux.

La *structure* de ces trabécules est la même que celle des trabécules du corps spongieux de l'urèthre ; elles sont formées de fibres de tissu conjonctif, de fibres élastiques et de fibres musculaires lisses. Selon Kölliker, ces trois ordres de fibres existent à parties égales. Rouget admet que ces trabécules sont presque uniquement composées de fibres musculaires, et Sappey dit que ces dernières en constituent les quatre cinquièmes. Leur surface est tapissée par un *endothélium* analogue à celui des vaisseaux sanguins. Dans l'épaisseur d'un grand nombre de trabécules, on trouve des artères et des nerfs.

Les aréoles communiquent toutes entre elles ; elles sont petites à la périphérie, et augmentent de capacité à mesure qu'on se rapproche du centre des corps caverneux.

Vaisseaux des corps caverneux. — Les *artères* des corps caverneux (voy. *Artères de la verge*) sont remarquables par les nombreux rameaux qu'elles donnent et par les bouquets de ramuscules que ces rameaux fournissent. Ces ramuscules pénètrent dans l'épaisseur des trabécules en décrivant des flexuosités et en s'enroulant sur eux-mêmes. Müller a, le premier, vu cette disposition, et donné à ces artères le nom d'*artères hélicines*. Ces ramuscules s'ouvrent dans les aréoles, et y versent le sang qui en remplit la cavité. Les *veines* prenant naissance à ce niveau même, on peut dire que les aréoles du tissu du corps caverneux ne sont que les extrémités veineuses dilatées, et que les artères et les veines se continuent à ce niveau sans intermédiaire de capillaires. Ce qui permet de parler ainsi, c'est que les parois de ces aréoles sont tapissées par l'épithélium pavimenteux de la surface interne des veines. Nous verrons plus loin ce que deviennent ces vaisseaux. Les *nerfs* se perdent sur les parois artérielles et dans l'épaisseur des trabécules musculaires.

§ 2. — Enveloppes de la verge.

D'après Sappey, la verge présente quatre tuniques : les trois premières occupent toute la longueur de la verge et forment le prépuce; la plus profonde recouvre seulement le corps du pénis.

De dehors en dedans, ces quatre couches sont : cutanée, musculaire, celluleuse et élastique.

Peau. — La peau de la verge est remarquable par sa couleur foncée, sa souplesse, sa finesse et son élasticité. Elle contribue à former le prépuce. (Voy. *Prépuce*.) Son derme est dépourvu, comme celui du scrotum, de fibres musculaires; il est formé uniquement de fibres de tissu conjonctif et de fibres élastiques. Les fibres conjonctives, qui entrent dans sa constitution, sont très lâchement unies entre elles, et, par suite, elles se laissent très facilement infiltrer. On ne trouve jamais de graisse accumulée au-dessous de cette couche.

Enveloppe musculaire. — Au-dessous de la peau, on trouve une couche de fibres musculaires lisses, analogue au dartos, et décrite pour la première fois par Sappey sous le nom de *muscle péripénien*. Ces fibres musculaires ont une disposition circulaire, quelques-unes sont obliques. Elles s'insèrent, pour la plupart, sur la peau de la ligne médiane de la face supérieure de la verge. Elles entrent dans la constitution du prépuce.

Enveloppe celluleuse. — C'est une couche de tissu cellulaire lâche, placée au-dessous du muscle péripénien, et destinée à faciliter ses glissements. Cette couche se prolonge dans l'épaisseur du prépuce.

Enveloppe élastique. — Cette enveloppe est la plus profonde. Mince et transparente, elle fait suite aux fibres élastiques du ligament suspenseur de la verge et entoure complètement le pénis. Elle recouvre immédiatement les corps caverneux et la portion spongieuse de l'urèthre, et envoie un prolongement entre l'urèthre et les corps caverneux, de sorte que le canal est contenu dans un dédoublement de cette membrane. Cette enveloppe est extrêmement adhérente à ces parties, de même qu'aux artères, aux veines et aux nerfs qui la traversent, ou qui sont sous-jacents.

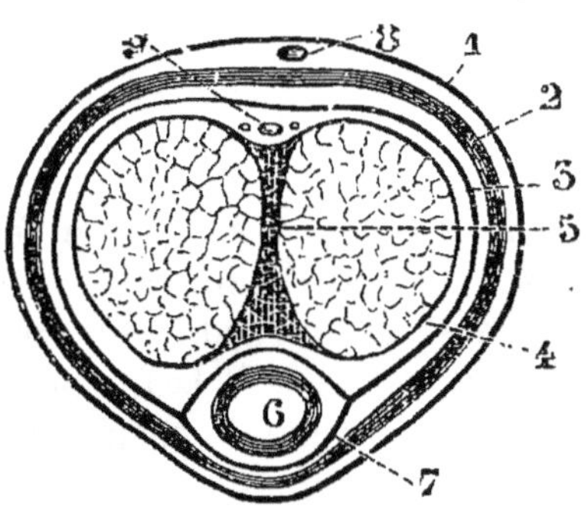

Fig. 201. — Coupe de la verge pendant l'érection.

1. Peau. — 2. Couche musculaire. — 3. Enveloppe fibreuse. — 4. Paroi des corps caverneux. — 5. Cloison des corps caverneux. — 6. Coupe de l'urèthre. — 7. Enveloppe fibreuse de la verge se dédoublant au niveau de l'urèthre. — 8. Coupe de la veine dorsale superficielle de la verge. — 9. Coupe de l'artère dorsale et des veines dorsales profondes.

Prépuce. — Le prépuce est un repli membraneux qui forme une couronne autour du gland. Sa longueur varie avec les sujets.

Il présente une surface externe ou cutanée, une surface interne ou muqueuse en rapport avec le gland, un bord antérieur ou orifice préputial, et un bord postérieur qui se continue sans ligne de démarcation avec les enveloppes de la verge. L'orifice préputial est quelquefois rétréci, au point de ne pouvoir laisser passer le gland. Cet état du prépuce constitue le *phimosis*, qui peut être congénital ou accidentel.

Le prépuce est très mobile et se porte facilement en arrière de la couronne du gland. Chez quelques sujets, à l'état normal, le gland est à découvert; dans ces cas, la muqueuse préputiale prend les caractères de la peau. Vers la partie inférieure, au-dessous du méat urinaire, le prépuce adhère au gland au moyen d'un repli muqueux triangulaire : c'est le frein de la verge, dont un des bords adhère à la face inférieure du gland ; l'autre bord adhère au prépuce, tandis que le troisième, inférieur, est libre. On trouve dans ce repli des faisceaux musculaires et quelques vaisseaux.

La *structure* du prépuce est la suivante : il est formé de trois couches repliées sur elles-mêmes et formant, par conséquent, six plans. Ces trois couches sont les trois premières enveloppes de la verge. La plus superficielle qui forme la peau du prépuce, arrivée à son bord libre, se réfléchit pour former la muqueuse ; elle se confond avec celle de la base du gland. Au-dessous d'elle, se trouve la couche musculaire, qui se réfléchit aussi de la même façon jusqu'à la base du gland, où elle cesse d'exister. On peut donner à ces faisceaux musculaires le nom de *sphincter du prépuce*. Enfin, la troisième couche celluleuse s'adosse à elle-même, et forme la partie centrale de ce repli. Lorsqu'on exerce une traction sur la peau de la verge et qu'on la porte en arrière, le prépuce disparaît en se dédoublant ; ce dédoublement se fait aux dépens du tissu cellulaire qui forme la partie centrale.

Vaisseaux et nerfs des bourses, du cordon spermatique et de la verge.

1° *Artères.* — L'artère fémorale, l'iliaque interne et l'iliaque externe fournissent toutes ces artères.

Le scrotum reçoit, sur ses côtés et en avant, les honteuses externes venues de la fémorale, et la terminaison de la honteuse interne à sa partie postérieure. Ces rameaux se terminent dans le scrotum et dans la cloison médiane des bourses.

Le cordon reçoit l'artère funiculaire, fournie par l'épigastrique, branche de l'iliaque externe. Cette artère se ramifie dans les enveloppes du cordon et s'anastomose avec les honteuses externes, qui cheminent dans l'épaisseur du scrotum.

Le pénis reçoit des ramifications des honteuses externes et les deux branches terminales de la honteuse interne, c'est-à-dire la dorsale de la verge et la caverneuse. Les premières se rendent aux enveloppes, tandis que les deux dernières, tout en fournissant, chemin faisant, quelques rameaux à la peau du pénis, se portent dans l'épaisseur de cet organe. La dorsale de la verge, double, s'insinue entre la couche élastique du pénis et la face supérieure des corps caverneux, donne, chemin faisant, quelques ramuscules à la paroi des corps caverneux, et va se terminer dans le gland. (Voy. *Urèthre.*) La caverneuse, double aussi, se porte dans le corps caverneux par sa partie supérieure et interne. En pénétrant dans le corps caverneux, cette artère donne un rameau rétrograde à la racine et se continue en avant dans l'épaisseur du corps caverneux.

2° *Veines.* — Les veines des bourses et du cordon sont irrégulières et ne suivent pas le trajet des artères. Les unes se jettent dans la saphène interne, d'autres se portent dans la veine honteuse interne. Les veines du pénis, comme celles des membres, comme celles de la langue, doivent être divisées en superficielles et profondes. Les veines superficielles viennent des enveloppes du pénis ; elles se portent en arrière, et forment le plus souvent un tronc veineux à la face supérieure de la verge, *veine dorsale superficielle*, qui va se jeter dans la saphène interne, à sa terminaison. Les veines profondes se rendent à un tronc médian et antéro-postérieur qui chemine entre la couche élastique et le sillon dorsal de la verge, pour se jeter ensuite dans le plexus de Santorini.

3° *Lymphatiques.* — Les lymphatiques de la peau des bourses, de la peau de la verge, du prépuce et du gland, sont extrêmement nombreux ; ils se portent tous dans les ganglions inguinaux superficiels, supérieurs et internes.

4° *Nerfs.* — Les nerfs du scrotum viennent de la terminaison du honteux interne à la partie supérieure du scrotum. On voit aussi quelques ramifications des branches collatérales du plexus lombaire.

Le cordon spermatique reçoit ses nerfs du nerf grand abdomino-génital et du génito-crural.

La verge reçoit ses nerfs de la terminaison du honteux interne.

ARTICLE HUITIÈME

URÈTHRE ET PÉRINÉE CHEZ L'HOMME.

§ 1er. — Urèthre.

Dissection. — Voyez *Périnée.*

L'urèthre est un canal destiné à l'excrétion de l'urine et du sperme.

Il s'étend depuis le col de la vessie jusqu'au méat urinaire ; il concourt à former la plus grande partie de la verge.

Nous étudierons ce canal dans l'ordre suivant : situation, forme et direction, dimensions et division, mobilité, conformation extérieure et rapports, conformation intérieure, structure.

Situation. — L'urèthre est situé en partie dans le périnée, en partie dans la verge, d'où la division de ce conduit en deux portions : *portion périnéale* et *portion pénienne.*

Forme et direction. — A l'extérieur, il représente un tube offrant des renflements et des rétrécissements alternatifs ; il est très irrégulier. Du côté interne, c'est un canal à surface unie, quoique dilaté et rétréci en certains points.

L'urèthre, depuis la vessie jusqu'au méat urinaire, décrit deux courbures lorsque la verge est à l'état de repos. La courbure postérieure est concave en haut et assez petite, la courbure antérieure est concave en bas, de sorte que ces deux courbures réunies représentent assez exactement une S. Lorsque la verge est à l'état d'activité, la courbure antérieure disparaît, et la postérieure persiste seule. La courbure postérieure, presque fixe, mérite quelques considérations. On a beaucoup discuté sur sa longueur et ses rapports.

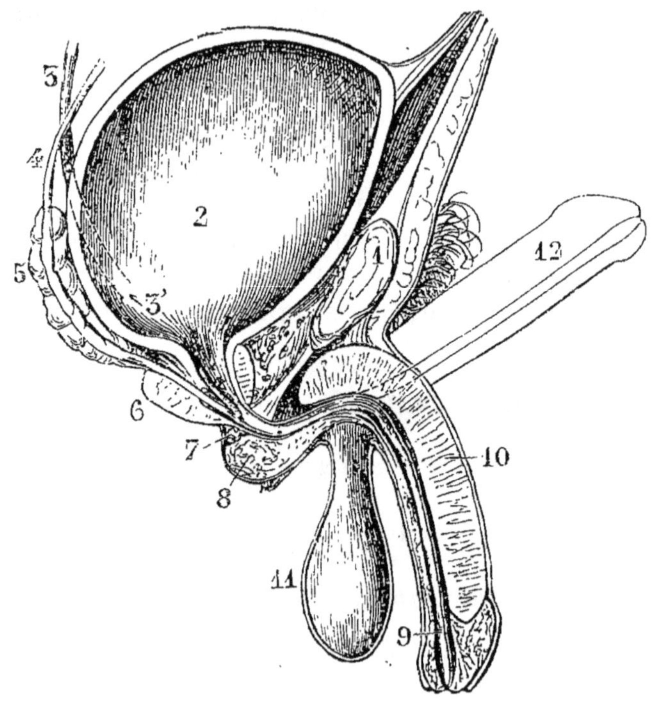

FIG. 202. — Vessie, urèthre, pénis.

1. Coupe de la symphyse pubienne. — 2. Vessie. — 3, 3. Uretère s'ouvrant dans la vessie. — 4. Canal déférent — 5. Vésicule séminale. — 6. Prostate — 7. Glandes de Méry ou de Cooper. — 8. Bulbe — 9. Fosse naviculaire. — 10. Corps caverneux. — 11. Scrotum. — 12. Pénis relevé, en érection.

La courbure postérieure de l'urèthre, étendue du col de la vessie à l'angle de l'urèthre [1], c'est-à-dire au point où la verge pendante est maintenue par le ligament suspenseur, est de 8 centim., et la ligne droite, qui réunirait les deux extrémités de cette courbe, est de 7 centim. Cette ligne traverse la symphyse, tout près de sa partie inférieure ; elle n'est pas horizontale, mais oblique d'avant en arrière et de bas en haut, car l'extrémité postérieure

1. On appelle angle de l'urèthre l'angle que forme la portion pendante de l'urèthre avec l'extrémité de la courbe de la portion périnéale.

de la courbe est plus élevée que l'antérieure. Pour parler un autre langage, nous dirons que l'urèthre, à son origine, est séparé de la symphyse par un intervalle de 3 centimètres à 3 centimètres 1/2, qu'il se porte en bas et en avant, en décrivant une courbe distante de 1 centimètre 1/2 à 2 centimètres de la symphyse, et qu'il remonte ensuite pour continuer sa courbe jusqu'à l'angle uréthral, mais seulement dans une étendue de 1 centimètre. En un mot, l'extrémité antérieure de la courbe uréthrale est située à 2 ou 3 centimètres plus bas que l'extrémité postérieure.

Il suffit de se rappeler les chiffres précédents pour imprimer une direction convenable à une sonde rigide.

Division. — La division de l'urèthre en portion pénienne et portion périnéale n'est pas la seule admise ; on divise encore ce conduit en *urèthre postérieur*, comprenant la portion située en arrière du bulbe, et *urèthre antérieur*, situé en avant. On a aussi divisé l'urèthre, d'après sa conformation extérieure, en trois portions : une postérieure, contenue dans la prostate, *portion prostatique ;* une moyenne, *portion membraneuse*, et une antérieure, dont les parois sont formées par du tissu spongieux, *portion spongieuse*. Nous reviendrons sur cette division.

Longueur. — On admet généralement que l'urèthre a une longueur moyenne de 16 centim., d'après Sappey Or, c'est là une erreur, ainsi que nous nous en sommes assuré maintes fois. Dans un mémoire présenté en 1891 à l'Académie de médecine, nous avons établi que l'urèthre tendu par la main, pendant le cathétérisme, a une longueur moyenne de 26 centimètres. Si on le mesure, la verge étant à l'état de repos, ce canal n'offre plus que 19 à 20 centimètres.

Chacun peut se rendre compte de l'exactitude de ces chiffres. Il suffit d'introduire une sonde dans la vessie et de la retirer doucement jusqu'à ce que l'écoulement de l'urine cesse. C'est de cette manière que nous avons procédé. Nous reconnaissons que nos chiffres sont bien différents de ceux de Sappey, qui n'a pris les mesures que sur des urèthres de cadavre.

On comprendra l'importance de ces chiffres si nous ajoutons qu'il existe des rétrécissements uréthraux à une profondeur de 20, 22 et 23 centimètres, la verge étant tendue. (Voir, pour plus de détails, *Revue chirurgicale des maladies des voies urinaires*, année 1890, p. 108.)

Chez l'enfant naissant, l'urèthre n'a que 6 centimètres de longueur ; à cinq ans, il en a 7 ; à dix ans, de 8 à 9 ; à quinze ou seize ans, de 12 à 14 ; enfin il a 16 centimètres de dix-huit à vingt ans. (Sappey, mesures prises sur le cadavre.)

Quelle est la longueur de chacune des trois portions isolées de l'urèthre ? La portion prostatique a, en moyenne, 2 centimètres 1/2; la portion membraneuse, 1 centimètre 1/2 ; la portion spongieuse est très variable, c'est elle qui détermine les variétés de longueur de ce canal. Les deux premières portions et une partie de la troisième forment la courbure postérieure.

Mobilité. — L'urèthre est très mobile dans sa partie antérieure, et fixe dans sa partie postérieure. La portion fixe correspond à la courbure postérieure ou périnéale. Nous verrons bientôt que cette fixité est due à des plans fibreux résistants, situés dans l'épaisseur du périnée. Cependant, cette fixité n'est pas telle qu'elle ne permette l'introduction d'un instrument rectiligne dans la vessie.

Conformation extérieure et rapports. — Vu extérieurement, l'urèthre présente à son extrémité postérieure un renflement glanduleux, connu sous le nom de prostate. En avant de la prostate, ce canal s'amincit considérablement dans une étendue de 1 centimètre 1/2. Il présente ensuite un renflement sur sa face inférieure, et plus loin, à l'extrémité libre, un renflement sur sa face supérieure ; le renflement postérieur constitue le *bulbe*, et le renflement antérieur le *gland*. Entre ces deux renflements, l'urèthre est volumineux, à cause du tissus pongieux qui constitue ses parois. Ce sont ces variétés de conformation qui ont fait diviser l'urèthre en trois portions : prostatique, membraneuse et spongieuse.

Rapports de la portion prostatique. — Cette portion de l'urèthre est entourée par la prostate, si bien qu'on ne peut pas l'en séparer.

La prostate repose, par sa face inférieure, sur l'aponévrose périnéale moyenne ; elle est située entre les deux muscles releveurs de l'anus, dont elle est séparée par l'aponévrose pubio-rectale. En arrière, elle est en rapport avec l'aponévrose prostato-péritonéale, qui la sépare du rectum ; en avant, elle est séparée de la symphyse pubienne par des veines. (Voy. *Prostate*.)

Rapports de la portion membraneuse. — Appelée *musculeuse* par quelques auteurs, cette portion est divisée, vers sa partie inférieure, en deux parties par l'aponévrose périnéale moyenne qu'elle traverse. La partie qui se trouve située entre la prostate et l'aponévrose, longue de 1 centimètre environ, est située dans la loge prostatique, et en rapport avec le muscle de Wilson et le plexus de Santorini. La partie qui se trouve en avant de l'aponévrose périnéale moyenne, fort courte, est, en grande partie, recouverte par le bulbe. Entre les deux feuillets de l'aponévrose

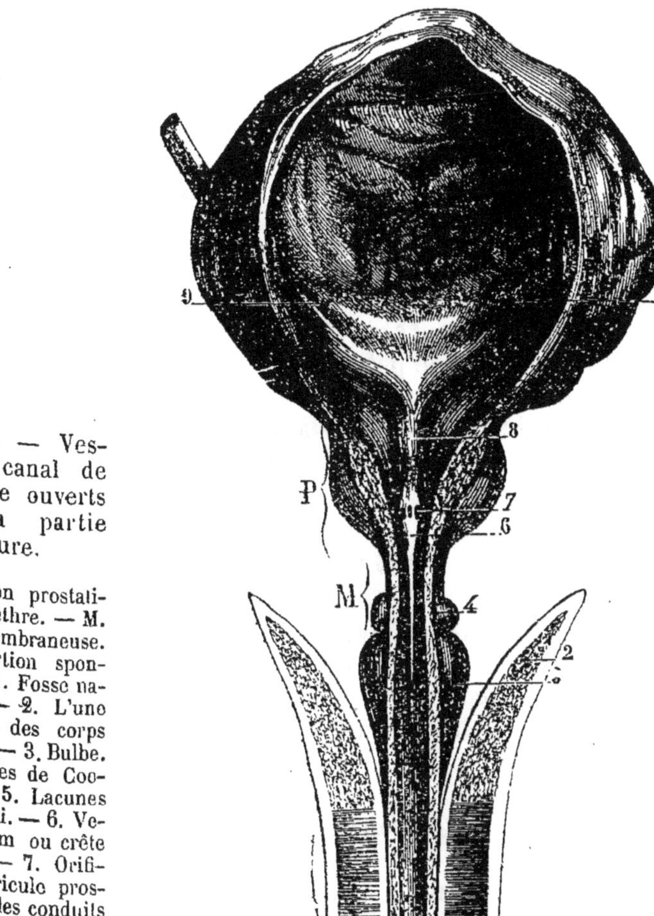

FIG. 203. — Vessie et canal de l'urèthre ouverts par la partie supérieure.

P. Portion prostatique de l'urèthre. — M. Portion membraneuse. — S. Portion spongieuse. — 1. Fosse naviculaire. — 2. L'une des racines des corps caverneux. — 3. Bulbe. — 4. Glandes de Cooper. — 5, 5. Lacunes de Morgagni. — 6. Veru-montanum ou crête uréthrale. — 7. Orifices de l'utricule prostatique et des conduits éjaculateurs sur le veru-montanum. — 8. Luette vésicale correspondant au col de la vessie. — 9, 9. Embouchure des uretères dans la vessie.

moyenne, cette portion est en rapport avec le muscle de Guthrie. (Voy. *Périnée.*)

Rapports de la portion spongieuse. — La portion spongieuse est située dans le sillon inférieur des corps caverneux, qu'elle déborde en arrière et en avant. Dans ce sillon, cette portion est maintenue par un dédoublement de la tunique élastique qui entoure la verge.

La partie de l'urèthre qui déborde les corps caverneux en arrière, est un renflement connu sous le nom de *bulbe;* celui-ci est situé sur la face inférieure de l'urèthre. Ce renflement présente sur la ligne médiane une petite dépression qui lui donne un aspect bilobé. Il est en rapport, à sa partie supérieure, avec l'aponévrose périnéale moyenne, et à sa partie inférieure, avec le *muscle* bulbo-caverneux qui le recouvre.

La portion spongieuse, qui déborde les corps caverneux en avant et qui termine la verge, constitue le gland. Il coiffe l'extrémité antérieure des corps caverneux, à laquelle il adhère intimement.

Conformation intérieure. — L'urèthre est fermé comme l'œsophage; ses parois sont appliquées sur elles-mêmes. Cependant, il est très dilatable, et il peut admettre une soude d'un diamètre supérieur à celui du canal, sonde de 12 millimètres.

En examinant le calibre de ce canal, on voit qu'il n'est pas le même partout, et qu'il existe trois points dilatés et trois points rétrécis. En procédant d'avant en arrière, on trouve un premier point rétréci, le *méat urinaire.* En arrière de ce point, est une dilatation correspondant au gland, c'est la *fosse naviculaire ;* en arrière de cette dilatation, le canal se rétrécit de nouveau dans toute l'étendue de la portion spongieuse jusqu'au bulbe, où il se dilate de nouveau pour former le *cul-de-sac du bulbe.* Immédiatement en arrière de ce cul-de-sac, se trouve un point plus étroit qui indique le commencement de la portion membraneuse; ce point s'appelle *collet du bulbe.* Enfin, plus en arrière, est la dilatation prostatique, qui précède l'orifice vésical. Lorsqu'on examine la surface interne de l'urèthre, abstraction faite des points dilatés et rétrécis qui viennent d'être indiqués, on remarque des plis longitudinaux dus à la rétractilité de la couche musculeuse. On y remarque aussi des saillies et de nombreux orifices. Un mot d'abord des extrémités du canal.

Le *méat urinaire,* qui forme l'extrémité antérieure, est une fente verticale, de 6 à 7 millimètres de longueur, dont les lèvres sont appliquées l'une contre l'autre. A son niveau, la muqueuse uréthrale se continue avec celle du gland. Cet orifice est la partie la moins dilatable de l'urèthre ; elle offre de grandes variétés de conformation ; elle est quelquefois si petite qu'on est obligé de l'inciser pour introduire des instruments dans la vessie. Chez quelques sujets, le méat est situé un peu plus haut que de coutume, mais ordinairement il est plus bas, et quelquefois tout à fait au-dessous du gland ; c'est dans ces cas un *hypospadias*.

L'*orifice postérieur* ou *vésical* est toujours fermé par la tonicité du sphincter de la vessie. Cet orifice n'a aucune forme déterminée, ou plutôt varie beaucoup quant à sa forme. Cependant, chez les vieillards, il est modifié par la présence de la *luette*, saillie qui s'élève de la paroi inférieure du col, et qui modifie l'aspect de cet orifice. Cette saillie est un obstacle à la miction lorsqu'elle est très développée. Elle a été décrite sous le nom de *valvule du col* par Mercier, et d'hypertrophie du lobe moyen de la prostate par Everard Home.

A la paroi supérieure de la fosse naviculaire, on aperçoit très fréquemment un repli valvulaire décrit pour la première fois par Alphonse Guérin. Ce repli n'est que la lèvre postérieure de l'ouverture du canal excréteur d'une grosse glande uréthrale. Il est, quelquefois, tellement développé qu'il arrête au passage la pointe d'une bougie, même volumineuse.

Au niveau de la prostate, on trouve, sur la paroi inférieure du canal uréthral, une saillie antéro-postérieure blanchâtre, appelée *veru-montanum*. Cette saillie a, ordinairement, 1 millimètre d'épaisseur, 1 à 2 millimètres de hauteur, et 13 millimètres de longueur ; elle se perd insensiblement en avant et donne naissance à plusieurs petits prolongements appelés *freins* du veru-montanum.

Sur le point le plus culminant de cette saillie, on trouve un orifice qui conduit dans une dépression de 1 centimètre de profondeur environ, dépression connue sous le nom d'*utricule prostatique*. Cette dépression est un cul-de-sac, dont on ne connait pas les usages, placé entre les deux conduits éjaculateurs.

De chaque côté de l'orifice de l'utricule, sur le veru-montanum, on trouve un orifice de 1 millimètre de diamètre ; ce sont les orifices des conduits éjaculateurs qui versent le sperme dans l'urèthre.

Au même niveau, de chaque côté du veru-montanum, on aperçoit une rangée de petits orifices, au nombre de cinq à huit, de chaque côté. Ces orifices, rangés en séries linéaires antéro-postérieures, sont les embouchures principales des conduits prostatiques, par lesquelles s'écoule le produit de sécrétion de la prostate ; on trouve, en outre, de nombreux orifices plus petits.

On trouve encore, le long de la paroi supérieure de l'urèthre, sur la portion spongieuse, plusieurs petits orifices qui regardent en avant. Ces orifices conduisent dans des cavités ou *lacunes de Morgagni*. Ils sont, quelquefois, un obstacle à l'introduction de la sonde dans la vessie, parce que l'instrument peut s'engager dans l'un d'eux. C'est à cause de la conformation intérieure de l'urèthre qu'on recommande d'introduire la sonde en rasant avec le bec la paroi inférieure dans la portion spongieuse, et la paroi supérieure dans les portions prostatique et membraneuse. Les lacunes de Morgagni n'existent pas uniquement à la paroi supérieure de l'urèthre, elles existent sur toute sa surface, mais elles sont plus nombreuses en haut. Ces orifices ne sont autre chose que les embouchures des canaux des glandes de Littre. Morgagni avait donné le nom de *foramina* aux plus grands, et de *foraminula* aux autres.

Structure.

Dans l'étude de la structure de l'urèthre, nous avons à examiner, en allant de dedans en dehors : 1° la couche muqueuse ; 2° la couche musculaire ; 3° les tissus qui recouvrent la couche musculaire, et dans lesquels nous trouvons la prostate, le bulbe, le gland, etc. ; 4° enfin, les vaisseaux et les nerfs.

1° Muqueuse de l'urèthre. — Généralement blanche, la muqueuse uréthrale présente une coloration rosée au niveau de la portion musculeuse et de la région naviculaire, coloration due à la stase sanguine. Elle est très adhérente à la couche musculaire par sa face externe.

La muqueuse offre des *papilles* très petites, dans la fosse naviculaire, disposées en séries linéaires, et pouvant occuper une étendue de 1 à 4 centimètres, à partir du méat urinaire, selon Jarjavay. D'après le même observateur, ces papilles seraient disposées en triangle à sommet postérieur, sur la paroi supérieure de l'urèthre. Sappey dit avoir constaté l'existence des papilles sur toute l'étendue de la muqueuse uréthrale.

On voit encore, à la surface de la muqueuse, un grand nombre d'ouvertures : utricule prostatique, conduits éjaculateurs, lacunes de Morgagni, orifices des glandes de Cooper, de la prostate, des glandes de Littre. On y voit, de plus, la valvule de Guérin, ainsi que le veru-montanum.

La *valvule de Guérin*[1] est un repli muqueux situé à la paroi supérieure de la fosse naviculaire, à 2 ou 3 centimètres en arrière du méat urinaire ; elle limite, entre elle et la paroi de l'urèthre, un cul-de-sac de 4 à 6 millimètres de profondeur. Sappey affirme

1. La valvule de Guérin manquerait onze fois sur soixante-dix (Jarjavay).

que cette valvule n'existe pas, que c'est tout simplement la partie postérieure de l'orifice d'un conduit de glande.

Le *veru-montanum* ou *crête uréthrale*, qui offre à son sommet l'ouverture de l'utricule prostatique, et, sur les côtés, l'embouchure des conduits éjaculateurs, est une saillie d'un centimètre et demi de longueur. De même que les quatre ou cinq replis, ou *freins*, qui naissent de ce point, le veru-montanum est formé de fibres élastiques et de fibres musculaires, ces dernières dirigées surtout longitudinalement.

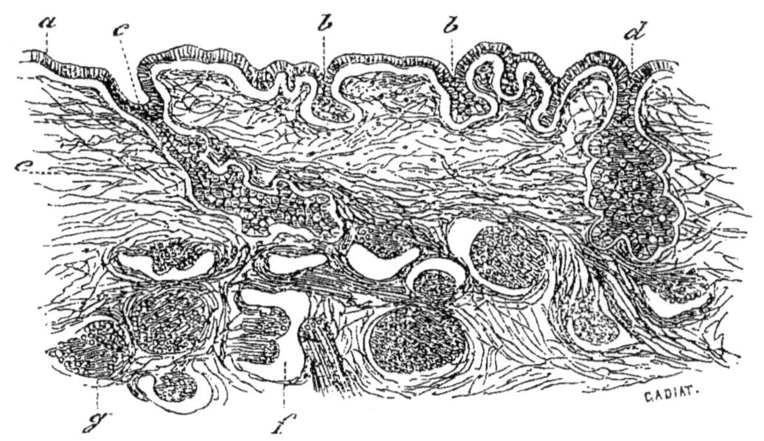

Fig. 204. — Muqueuse de l'urèthre de l'homme, portion spongieuse.

a. Couche épithéliale. — *b.* Follicules. — *c.* Glandes en grappe à trajet oblique. — *d.* Grosse glande en grappe à trajet perpendiculaire. — *e.* Trame élastique de la muqueuse. — *f.* Tissu érectile. — *g.* Faisceaux musculaires du tissu érectile (Cadiat).

La muqueuse uréthrale offre à étudier la couche épithéliale, le derme, chorion, muqueuse proprement dite, et des glandes.

Épithélium. — Les cellules épithéliales reposent sur une membrane vitrée excessivement mince. Dans toute la partie comprise entre le méat urinaire et la partie postérieure de la fosse naviculaire, l'*épithélium* est *pavimenteux stratifié*; au delà, il est formé par des cellules cylindriques disposées sur plusieurs couches, jusqu'au col de la vessie.

Chorion muqueux. — La muqueuse proprement dite est représentée par une mince couche de tissu conjonctif, au milieu duquel on trouve une prodigieuse quantité de fibres élastiques anastomosées en réseau serré. Ce réseau élastique est extrêmement adhérent à la couche musculeuse sous-jacente.

Glandes muqueuses. — Elles sont abondantes dans les trois portions de l'urèthre.

1° Dans la portion prostatique, elles offrent la plus grande analogie avec les glandes qui constituent la prostate, seulement elles sont plus petites ; elles s'ouvrent en grand nombre sur toute la périphérie du canal, au niveau du tiers postérieur ou vésical de la portion prostatique. En avant de ce point, les orifices de ces glandes forment un pointillé irrégulier à la paroi supérieure, et des séries linéaires très régulières entre les freins du veru-montanum, à la paroi inférieure.

Les culs-de-sac et les conduits de ces glandes sont tapissés par un épithélium cylindrique.

2° Dans la portion membraneuse et dans la portion spongieuse, ces glandes sont connues, depuis 1700, sous le nom de *glandes de*

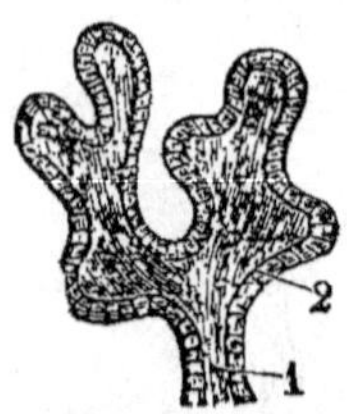

Fig. 205. — Petite glande uréthrale prise dans la fosse naviculaire (grossissement, 150).

1. Conduit excréteur. — 2. Epithélium de la glande.

Littre. Ces glandes se montrent principalement sur la paroi supérieure ; elles sont moins nombreuses sur les autres points. Les plus volumineuses ont de 3 à 4 millimètres de diamètre ; leurs canaux excréteurs ont une longueur de 2 à 10 millimètres. Elles ont la forme de glandes en grappe dont les culs-de-sac seraient un peu longs, flexueux et inégaux.

Les conduits et les culs-de-sac de ces glandes sont tapissés par un épithélium polyédrique, se rapprochant autant du pavimenteux que du cylindrique.

La direction des canaux excréteurs des glandes de Littre offre ceci de particulier, que le canal traverse obliquement la muqueuse d'arrière en avant. Le corps de ces glandes est situé dans la couche musculeuse, quelquefois plus profondément ; il sécrète un mucus grisâtre, très visqueux.

Lacunes de Morgagni. — Ce sont des ouvertures que Morgagni a signalées en 1706, et qu'il a divisées en deux espèces : les grandes et les petites, *foramina* et *foraminula*. Les auteurs les signalent comme des culs-de sac pouvant atteindre un millimètre. Kölliker dit qu'elles ne sont pas constantes, et qu'elles n'offrent aucun caractère glanduleux. D'un autre côté, Robin, Verneuil et Sappey, qui paraissent les avoir étudiées avec soin, affirment que ces lacunes sont les ouvertures des glandes de Littre.

2° Couche musculaire. — Au-dessous de la muqueuse, on trouve une tunique musculaire sur toute l'étendue du canal. On y rencontre les deux sortes de muscles : des muscles lisses et des muscles striés.

Muscles lisses de l'urèthre. — Ils forment deux plans : un plan profond longitudinal, et un plan superficiel circulaire. Les *fibres longitudinales* semblent faire suite aux fibres en réseau de la couche musculeuse de la vessie ; elles sont immédiatement appliquées contre le chorion muqueux, dont le réseau élastique pénètre entre les fibres musculaires. Les *fibres circulaires* entourent les précédentes, elles sont beaucoup moins nombreuses.

D'une manière générale, les fibres musculaires lisses sont beaucoup moins abondantes au niveau de la portion spongieuse ; elles sont, au contraire, nombreuses dans les régions prostatique et membraneuse. Dans ces deux régions, les fibres circulaires sont tellement accusées, qu'on leur a donné le nom de *sphincter uréthral involontaire, sphincter vésical interne* de Henle. Au niveau de la prostate et de la portion membraneuse, on trouve des fibres musculaires, même dans le chorion muqueux.

Les faisceaux de fibres sont réunis par une petite quantité de tissu conjonctif et par le prolongement du réseau élastique du chorion muqueux. On pourrait considérer ces deux couches comme n'en formant qu'une seule, tant elles sont adhérentes. Les glandes muqueuses sont disséminées entre les faisceaux musculaires.

Muscles striés de l'urèthre. — Les fibres musculaires striées sont situées en dehors des précédentes ; elles occupent toute l'étendue de la paroi supérieure des portions prostatique et membraneuse. Ces fibres se confondent, en avant, avec celles qui sont décrites, autour de la portion membraneuse, sous le nom de *muscle orbiculaire de l'urèthre* ou de *sphincter uréthral.* Elles constituent, entre la portion membraneuse et le col de la vessie, une couche de *fibres musculaires striées,* placée sur la partie antérieure de l'urèthre seulement, en avant des lobules de la prostate, et formant des arcs musculaires à concavité postérieure : c'est le *sphincter vésical externe de Henle* (Kölliker).

Le *sphincter uréthral* est formé par des *fibres striées* régulièrement, circulaires et non entre-croisées ; il a une épaisseur de 5 à 6 millimètres et une longueur de 12 à 14 millimètres ; il adhère en haut au muscle de Wilson, composé de fibres lisses. C'est le sphincter uréthral qui est le siège du spasme de l'urèthre ; il peut empêcher le passage de la sonde, même après la mort, car il conserve une rigidité assez prononcée.

3° Tissus placés en dehors de la tunique musculeuse. — Ces tissus sont celui de la prostate et le tissu spongieux de l'urèthre.

A. **Prostate.** — La prostate est un organe musculo-glandulaire situé dans l'épaisseur du périnée, au niveau du col de la vessie, autour de l'origine de l'urèthre.

Forme. — La prostate a la forme d'un cône qui aurait été comprimé de haut en bas.

Direction. — Son axe est oblique d'arrière en avant et de haut en bas.

Volume. — Son volume, d'après Sappey, n'augmenterait pas chez les vieillards, comme la plupart des auteurs le pensent, et lorsque cette augmentation de volume se montre, elle serait due à un état pathologique. D'après cet anatomiste, les dimensions de cet organe seraient les suivantes. Diamètre transversal, 42 mill.; diamètre antéro-postérieur, 27 mill. Longueur de la face antérieure, 24 mill.; longueur de la face postérieure, 3 cent.

Couleur. — Cette glande a une couleur jaune rougeâtre.

Consistance. — Elle est très dure au toucher, elle crie presque sous le scalpel. On peut la sentir facilement par le toucher rectal.

Rapports intérieurs. — La prostate est traversée par plusieurs organes. Elle présente à sa partie antérieure le canal de l'urèthre. Ce canal traverse complètement la glande, mais il est plus rapproché de sa face antérieure. Il y a union intime entre les parois du canal et la glande prostate. Si l'on prend le centre du canal et qu'on mesure la distance qui le sépare de la surface de la prostate, on trouve qu'il est séparé : 1° de la face antérieure par un intervalle de 5 millim.; 2° de la face postérieure par un intervalle de 17 millim.; 3° de la face latérale par un intervalle de 15 millim. Un intervalle de 25 millim. le sépare du point qui réunit la face postérieure à la face latérale. C'est à cause de la plus grande longueur de ce rayon que les chirurgiens incisent la prostate en arrière et en dehors pour extraire les calculs de la vessie, dans l'opération de la *taille*.

La prostate est traversée, en outre, par les conduits éjaculateurs (voy. plus haut). On trouve également dans son épaisseur, entre ces conduits, l'utricule prostatique. Enfin, les conduits prostatiques traversent cette glande pour s'ouvrir sur la paroi inférieure du canal uréthral. Ajoutons, pour terminer, que l'extrémité antérieure des vésicules séminales et celle des canaux déférents s'enfoncent dans la partie postérieure de la glande.

Rapports extérieurs. — La prostate présente quatre faces; antérieure, postérieure, latérales, une base et un sommet.

La face antérieure est séparée du pubis par un intervalle de

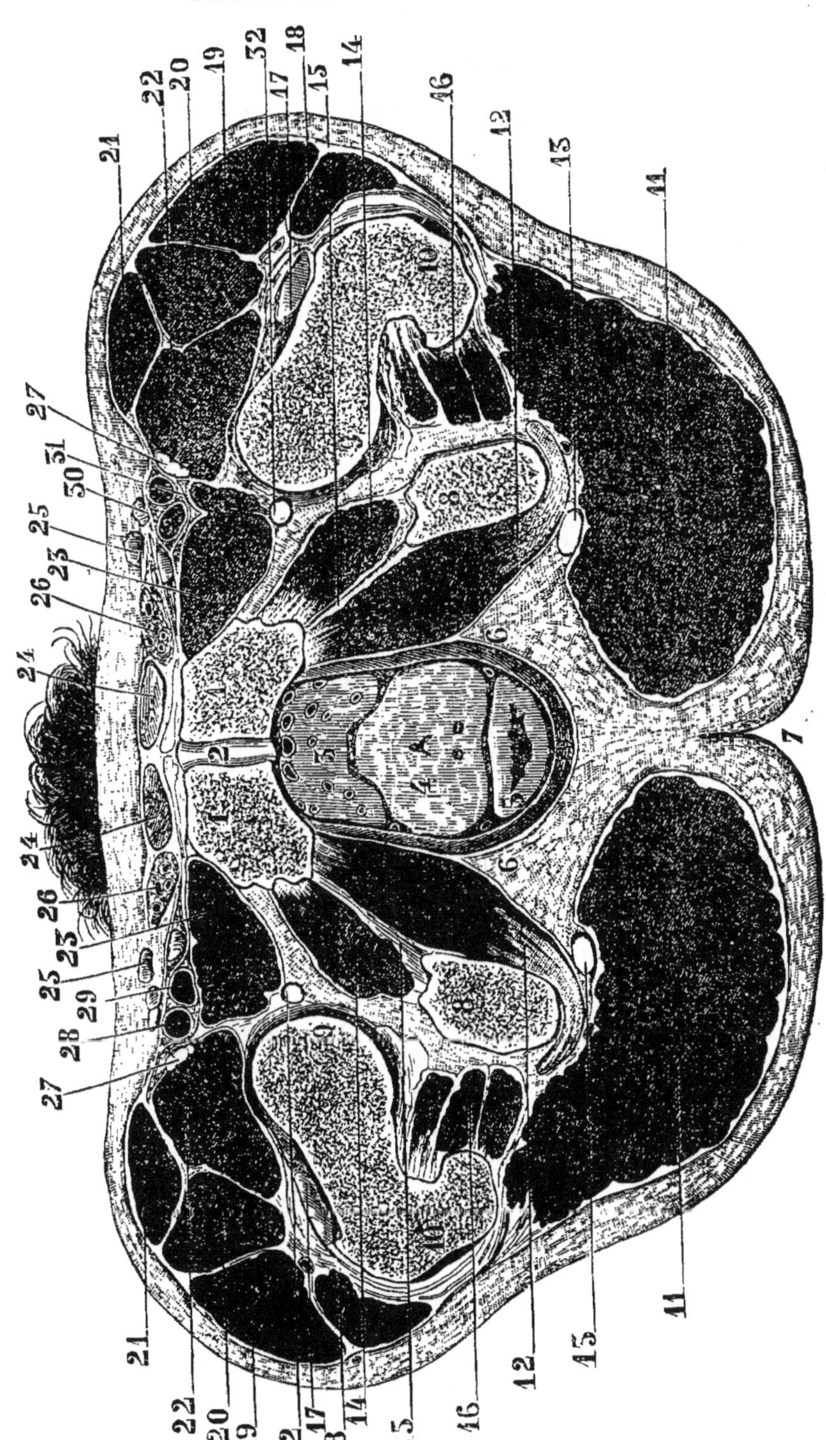
1
2
3
4
5
6
7
8
9
10
11
12
13
14
15
16
17
18
19
20
21
22
23
24
25
26
27
28
29
30
31
32

Fig. 206. — Coupe transversale du bassin passant par l'ischion, le pubis, le grand trochanter et la prostate, au-dessous du coccyx.

(Cette coupe, comme plusieurs autres contenues dans cet ouvrage, a été faite au Val-de-Grâce, pendant le siège de Paris, sur le corps d'un militaire de vingt-deux ans. Le sujet était congelé ; la température était à 16° au-dessous de 0. Après l'action de la scie, nous avons enlevé une mince couche de tissu au moyen d'un long couteau bien tranchant Ce dessin est très exact, il a été minutieusement décalqué et dessiné par le Dr Julien, alors mon aide-major aux ambulances-baraques du Luxembourg, annexées au Val-de-Grâce, et par Léveillé)

1, 1. Coupe des pubis. — 2. Fibro-cartilage de la symphyse pubienne. — 3. Intervalle rempli de tissu conjonctif dans lequel on voit la coupe de plusieurs vaisseaux. — 4. Coupe de la prostate ; on y voit la section de l'urèthre et des canaux éjaculateurs. — 5. Coupe du rectum près de l'anus. — 6, 6. Tissu cellulo-adipeux des fosses ischio-rectales et les deux muscles releveurs de l'anus se continuant en arrière du rectum. — 7. Partie inférieure de la rainure interfessière. — 8, 8. Coupe de l'ischion. — 9, 9. Tête du fémur. — 10, 10. Grand trochanter. — 11, 11 Grand fessier. — 12, 12. Obturateur interne dont on voit le tendon contournant la partie postérieure de l'ischion. — 13, 13. Grand nerf sciatique. — 14, 14. Portion adhérente de l'obturateur externe. — 15, 15. Coupe de la membrane obturatrice. — 16, 16. Portion des muscles pelvi-trochantériens s'insérant dans la cavité digitale. — 17, 17. Ligament de Bertin renforçant la capsule fibreuse de l'articulation. — 18, 18. Portion inférieure du moyen fessier. — 19, 19. Tenseur du fascia lata. — 20, 20. Droit antérieur du triceps. — 21, 21. Couturier. — 22, 22. Psoas-iliaque. — 23, 23. Pectiné — 24, 24. Droit interne. — 25, 25. Ganglions inguinaux superficiels. — 26, 26. Coupe du cordon spermatique. — 27, 27. Nerf crural dans la gaine du psoas. — 28, 28. Artère fémorale. — 29, 29. Veine fémorale. — 30, 30. Feuillet postérieur de la gaine des vaisseaux fémoraux. — 31, 31. Feuillet antérieur de la même gaine. — 32, 32. Coupe du nerf obturateur.

2 à 3 centimètres ; elle est en rapport avec les ligaments antérieurs de la vessie et le plexus de Santorini. La face postérieure est séparée du rectum par la couche de tissu fibro-musculaire, dite *aponévrose prostato-péritonéale.* Elle repose, par sa partie inférieure, sur la face supérieure de l'aponévrose périnéale moyenne.

Les faces latérales sont en rapport avec la face interne du releveur de l'anus et avec une couche de tissu cellulo-musculaire, dite *aponévrose pubio-rectale*, qui les séparent de ce muscle.

La base embrasse le col vésical et reçoit l'extrémité antérieure des vésicules séminales et des canaux déférents.

Le sommet entoure l'urèthre ; il est situé sur la limite de la portion musculeuse, en arrière et au-dessous de la symphyse pubienne et du plexus veineux de Santorini.

Structure. — La prostate diffère des autres glandes en ce que les lobules donnent naissance à des conduits excréteurs qui s'ouvrent isolément dans l'urèthre ; elle en diffère encore par la disposition des acini autour des canaux excréteurs. On trouve dans la prostate : les lobules de la glande, du tissu musculaire à fibres lisses et du tissu musculaire à fibres striées, du tissu conjonctif, l'utricule prostatique, des vaisseaux et des nerfs.

a. Lobules et culs-de-sac glandulaires de la prostate. — Si l'on examine avec soin la muqueuse de l'urèthre, dans l'épaisseur de la prostate, on peut voir qu'il y existe de 50 à 60 petites ouvertures, indépendamment des ouvertures microscopiques des glandes muqueuses. Les orifices les plus volumineux sont situés sur la paroi inférieure du canal. Ce sont les embouchures des canaux excréteurs de la glande, qui rayonnent en tous sens et qui, en se divisant et se subdivisant, arrivent aux acini et aux culs-de-sac glandulaires.

La prostate est donc un assemblage d'un certain nombre de glandules, 40 à 50, de dimensions différentes ; le chiffre de 12 15, admis autrefois, est certainement trop faible.

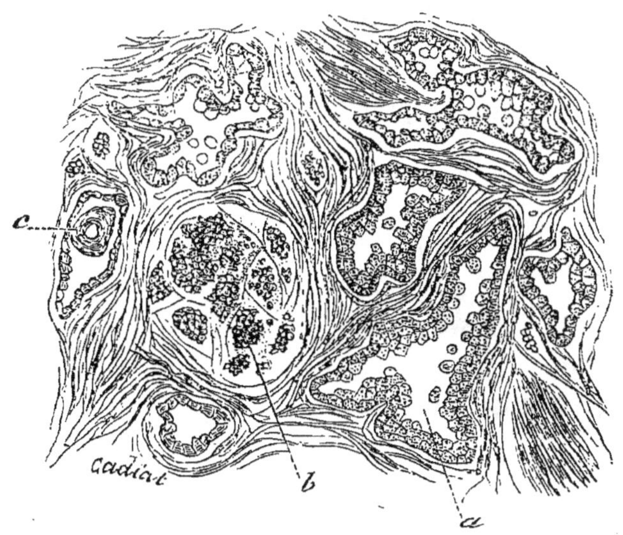

FIG. 207. — Coupe de la prostate d'un supplicié.

a. Cavité glandulaire. — *b*. Faisceaux de fibres musculaires. — *c*. Calcul prostatique (Cadiat).

Si l'on prend l'un de ces *canaux excréteurs* qui rayonnent à partir de l'urèthre, on voit qu'il est bosselé et tortueux, et qu'il se divise en rameaux de plus en plus petits qui deviennent canaux sécréteurs, dès qu'ils ont moins de 200 μ. La paroi du canal excréteur est formée de fibres de tissu conjonctif et d'une quantité au moins égale de fibres musculaires lisses, sans fibres élastiques, selon Robin. Un *épithélium cylindrique* tapisse le canal excréteur.

Les canaux excréteurs de la prostate ne se divisent pas dichotomiquement à partir de leur embouchure ; ils forment, ordinairement, un conduit central autour duquel viennent s'échelonner, sans ordre, des conduits plus petits. Ceux-ci reçoivent de la même manière l'insertion des canaux sécréteurs.

La *portion sécrétante* de chaque glandule est constituée par des canaux sécréteurs et des culs-de-sac. La disposition des *culs-de-sac* est remarquable ; il n'y a pas, à proprement parler, d'acini ; chaque cul-de-sac s'ouvre isolément dans les canaux sécréteurs, et il est séparé des culs-de-sac les plus voisins par un intervalle de 10 à 90 μ.

Les *culs-de-sac* ou *vésicules glandulaires* sont sphériques, ou allongés en poire, souvent aplatis. Leur diamètre est de 70 à 100 μ ; leur longueur, de 300 à 400 μ (Robin) (le diamètre serait de 110 à 220 μ selon Kölliker). La paroi propre du cul-de-sac a de 2 à 3 μ ; elle est adhérente à la trame et se déchire facilement. D'après Langerhans, on trouve deux variétés de cellules : 1° des *cellules cylindriques*, 2° des *cellules cubiques ou sphériques globuleuses* situées entre les premières.

Les *tubes sécréteurs*, qui reçoivent directement la plupart des culs-de-sac, ont aussi une paroi propre et le même revêtement épithélial.

Concrétions prostatiques. — Connues encore sous le nom de *calculs prostatiques*, ces concrétions se développent dans les culs-de-sac de la glande ; leur nombre augmente avec l'âge. Ces calculs finissent par remplir les culs-de-sac et même par les dilater ; cette dilatation des culs-de-sac par les concrétions serait la cause de l'augmentation de volume de la prostate chez le vieillard, selon Sappey, qui ne veut pas voir une hypertrophie dans cette augmentation.

L'hypertrophie de la prostate détermine, quelquefois, une saillie qui soulève la muqueuse de l'urèthre sur la paroi inférieure de la région prostatique. C'est cette saillie qui est connue, depuis Lieutaud, sous le nom de *luette vésicale;* c'est ce que Everard Home a appelé le *développement du lobe moyen de la prostate*, expression impropre, puisqu'il n'y a pas de lobe moyen.

Les calculs prostatiques sont petits lorsqu'ils ne sont pas trop anciens ; ils sont formés de couches stratifiées, et quelques-uns ressemblent à des grains d'amidon, en raison de cette stratification des couches. Ils sont formés d'une matière azotée, protéique, soluble dans l'acide acétique. Il est rare qu'ils atteignent la dimension d'un millimètre.

b. Trame musculaire et conjonctive. — Tous les lobules convergent vers le canal de l'urèthre ; ils sont séparés les uns des autres par du tissu conjonctif et du tissu musculaire qui s'insinuent entre les lobules, les canaux et les culs-de-sac. Les fibres musculaires lisses forment de gros faisceaux mélangés à du tissu conjonctif. Ces faisceaux musculaires sont, pour la plupart, en continuité avec le tissu musculaire qui entoure la glande. Ils diminuent de nombre à mesure qu'on avance en âge, et ils forment les deux tiers de l'organe, chez les jeunes sujets (Sappey).

c. *Enveloppe conjonctive et musculaire.* — Les faisceaux musculaires qui sortent de la glande s'étalent à sa surface et se mélangent à une petite quantité de tissu conjonctif et à quelques éléments élastiques, pour former à la glande une enveloppe très mince. Indépendamment de cette enveloppe, il en existe une autre formée aussi de tissu musculaire lisse et d'une plus grande quantité de tissu conjonctif, enveloppe très accusée surtout sur les côtés, en arrière et en bas ; elle est formée par les lames fibro-musculaires, connues sous les noms d'*aponévroses latérales de la prostate* et *aponévrose prostato-péritonéale*. Ces deux enveloppes sont unies par des faisceaux musculaires, par des vaisseaux et par des nerfs.

Répartition du tissu musculaire strié et du tissu musculaire lisse. — Outre les *fibres musculaires lisses* dont il vient d'être question, qui cheminent entre les lobules ou qui entourent la glande, nous rappellerons les fibres lisses nombreuses qui se trouvent autour du canal de l'urèthre dans l'épaisseur même de la prostate. Les fibres sous-muqueuses sont longitudinales ; elles sont entourées par un plan épais de fibres circulaires, qui occupe toute la longueur de la prostate, depuis la partie antérieure de cette glande jusqu'au sphincter de la vessie, auquel elles semblent faire suite. Nous avons dit plus haut que cette couche circulaire était appelée par quelques anatomistes, Henle entre autres, *sphincter vésical interne*, on ne sait trop pourquoi, et mieux *sphincter de la prostate*. C'est au milieu de toutes ces fibres, entourant la portion prostatique de l'urèthre, que se trouvent les glandes muqueuses, s'ouvrant par une quantité infinie d'orifices microscopiques, à côté de ceux des glandules de la prostate qu'on voit à l'œil nu, si l'on a soin de presser cette glande pour en faire sourdre le liquide.

Des *fibres musculaires striées* se montrent à la périphérie de la prostate. Elles existent surtout en avant ; nous en avons déjà parlé avec la couche musculeuse de l'urèthre, et nous avons vu qu'elles forment des arcs juxtaposés, à concavité postérieure et inférieure, étendus du muscle orbiculaire de l'urèthre au col de la vessie. Ces fibres constituent le muscle *sphincter vésical externe* de Henle, ou *sphincter volontaire*, quoiqu'elles n'entourent pas complètement l'urèthre. Les extrémités de ces fibres se confondent latéralement avec l'enveloppe fibro-musculaire de la prostate.

On trouve *d'autres fibres musculaires striées* dans cette glande : quelques-unes existent sur les côtés et en arrière, sur l'enveloppe fibro-musculaire ; elles font suite aux muscles releveurs de l'anus, dont quelques fibres pénètrent dans l'enveloppe.

Si l'on considère, en outre, que des fibres se portent du corps de la vessie et de la partie antérieure du rectum dans la prostate, on comprendra combien il doit être difficile d'établir une limite bien nette entre ce qui appartient à cette glande et ce qui revient aux parties voisines.

d. Utricule prostatique. — L'utricule prostatique est un petit tube, d'un centimètre de longueur en moyenne, en forme de cul-de-sac, situé dans l'épaisseur de la prostate, parallèlement aux deux conduits éjaculateurs qu'il sépare. Son embouchure est située sur le sommet du veru-montanum ; le fond, le cul-de-sac, est dirigé en arrière. Cet organe est quelquefois rudimentaire : dans certains cas, il dépasse la prostate en arrière.

Deux couches le constituent : une couche superficielle épithéliale, et une couche profonde fibreuse. La première est un *épithélium cylindrique stratifié*, comme celui de l'urèthre ; il a une épaisseur totale de 40 μ environ. Cet épithélium est pourvu de cils vibratiles chez certains animaux, comme le cheval, mais non chez l'homme.

La *couche fibreuse*, d'une couleur blanc jaunâtre, est formée de tissu conjonctif, de fibres élastiques et de fibres musculaires lisses ; ces dernières sont plus abondantes vers le fond de la vésicule qu'au niveau de l'ouverture du col. La couche fibreuse adhère aux glandules de la prostate, et, sur les côtés, aux canaux éjaculateurs.

Des *glandes* existent dans la paroi de l'utricule : ce sont de petites glandes en grappe, analogues aux glandules prostatiques, les plus grosses atteignant à peine un tiers de millimètre. Il y en aurait 120 à 150 (Sappey). On y trouve souvent des calculs concentriques formés de matière azotée, comme dans les glandes prostatiques ; de même que ceux de la prostate, ils se montrent de préférence chez le vieillard.

L'utricule prostatique est le vestige de la portion inférieure du *conduit de Müller* du fœtus. Les uns prétendent que cet organe est l'analogue de l'utérus de la femme ; d'autres disent que ce sont les vésicules séminales qui représentent l'utérus.

L'orifice de l'utricule est limité, sur les côtés, par deux faisceaux musculaires longitudinaux du veru-montanum, qui ferment, pour ainsi dire, l'ouverture ; les glandes de la paroi exhalent un liquide visqueux qui remplit l'utricule et qui comprime les canaux éjaculateurs. Au moment de l'éjaculation, les canaux éjaculateurs, dilatés par le sperme, chassent ce liquide dans l'urèthre.

e. Vaisseaux et nerfs. — L'hémorrhoïdale moyenne et les vésicaux, l'inférieure surtout, fournissent des *artères* à la prostate; celles-ci se ramifient et donnent naissance à un *réseau capillaire* à mailles serrées, polygonales, et à capillaires minces, qui recouvre la surface externe des culs-de-sac glandulaires. Les *veines* se jettent dans le plexus vésico-prostatique. Les *lymphatiques*, décrits par Sappey en 1854, naissent en grand nombre de la périphérie des culs-de-sac glandulaires; ils s'anastomosent en réseau à la surface de la glande. En arrière de ce réseau, et en bas principalement, partent, de chaque côté, deux vaisseaux volumineux, qui se rendent à deux ganglions pelviens distincts. Le ganglion qui reçoit le lymphatique supérieur est petit et situé sur la branche horizontale du pubis, entre le trou obturateur et le détroit supérieur du bassin; l'autre se trouve beaucoup plus bas, sur les côtés de l'excavation pelvienne.

Les *nerfs*, venus du plexus hypogastrique, sont très nombreux; ils forment des faisceaux composés de tubes minces et de fibres de Remak; on ne connaît pas leur mode de terminaison.

Notre manière d'envisager la prostate.

Nous l'avons dit à plusieurs reprises dans notre *Revue chirurgicale des maladies des voies urinaires*: il n'y a pas de prostate en tant qu'organe distinct et isolable. Cette assertion pourrait passer pour un paradoxe, si nous ne démontrions pas la justesse de ces mots: il n'y a pas de prostate.

Quand on lit la description de la prostate dans un ouvrage, on est convaincu qu'il s'agit d'un organe distinct, isolable, ayant des fonctions déterminées, des vaisseaux et des nerfs. Si on se faisait une idée semblable de la prostate, on se tromperait étrangement. L'urèthre est rempli de glandes muqueuses, comme la plupart des canaux tapissés d'une muqueuse. Dans son cinquième postérieur, l'urèthre est pourvu de glandes muqueuses considérables, d'une grande longueur, s'enchevêtrant les unes dans les autres, et formant une masse plus ou moins volumineuse qu'on a appelée prostate. Ces glandules s'ouvrent dans l'urèthre par des orifices distincts.

N'en est-il pas de même dans le duodénum, où les glandes de Brunner forment une masse, un peu moins compacte, il est vrai, mais dont les glandules s'ouvrent par des orifices distincts?

Il en est ainsi également pour la glande sublinguale, qui n'est qu'un assemblage de glandules s'ouvrant au-dessous de la langue par des orifices distincts.

Il n'y a donc pas une glande prostate entourant l'urèthre, il y a des glandules uréthrales volumineuses, glandes muqueuses, s'ouvrant dans le canal par des orifices distincts.

Ces glandes sont tellement volumineuses que leurs culs-de-sac les plus profonds pénètrent entre les fibres musculaires du col vésical, des releveurs de l'anus, du rectum, etc. A leur niveau, ces fibres musculaires se mêlent, s'entre-croisent et forment un tout inextricable.

Les vaisseaux et les nerfs de la prostate sont les vaisseaux et les nerfs de l'urèthre.

Le mucus prostatique est identique au mucus uréthral, et il se forme dans les mêmes conditions, avant l'éjaculation.

D'après cette manière d'envisager la prostate, les maladies de cet organe se trouvent simplifiées.

Qu'est-ce qu'une prostatite ? c'est l'inflammation des glandules uréthrales postérieures. Une blennorrhagie produit une prostatite aiguë. Il s'agit ici non pas d'une affection spéciale, mais de la propagation de l'uréthrite à l'urèthre postérieur et aux glandules uréthrales qui y versent leur contenu. En somme, la prostatite aiguë n'est qu'une *uréthrite postérieure aiguë.* Il en est de même de la prostatite chronique, qui n'est autre qu'une uréthrite postérieure chronique. Tantôt l'inflammation de la paroi de l'urèthre est prédominante, tantôt c'est l'inflammation des glandules. (Voir, pour plus de détails, un article de la *Revue chirurgicale des maladies des voies urinaires,* intitulé : *Il n'y a pas de prostate*, année 1891, page 227.)

B. **Tissu spongieux de l'urèthre.** — Autour du canal de l'urèthre, en avant de la portion membraneuse, on trouve une couche considérable de tissu spongieux, *corps spongieux.* Il présente autour du canal une épaisseur de 2 à 3 millimètres, et deux renflements, le bulbe et le gland.

Bulbe. — C'est le renflement postérieur de la portion spongieuse de l'urèthre ; il est en rapport, en haut, avec l'aponévrose périnéale moyenne, qui le sépare du muscle de Wilson ; en bas, avec l'aponévrose périnéale inférieure et les muscles bulbo-caverneux ; au même niveau, on trouve les glandes de Cooper, situées un peu en arrière, et la réunion des racines des corps caverneux un peu en avant. Le bulbe se rapproche du rectum chez le vieillard. Tandis que, chez les jeunes sujets, un intervalle de 2 centimètres le sépare de cet intestin, cet intervalle se réduit à 1 centimètre chez le vieillard. Les aréoles du bulbe communiquent avec celles du gland par l'intermédiaire de la paroi spongieuse du canal.

Gland. — Le gland, ou renflement antérieur de la portion spongieuse, recouvre l'extrémité antérieure des corps caverneux. Il a la forme d'un cône dont la base déborde, de chaque côté, les corps caverneux, en formant un relief circulaire ou *couronne;* cette base est taillée obliquement, de haut en bas et d'arrière en avant. Derrière la couronne, dans le sillon qui la sépare du prépuce, se trouvent des glandes sébacées volumineuses qui sécrètent une matière caséeuse très odorante : ce sont les glandes de Tyson. Le sommet, situé en avant et en bas, présente le méat urinaire ; la surface est recouverte par la muqueuse qui présente des papilles extrêmement nombreuses. Elle est interrompue en bas par la présence du frein de la verge.

Structure. — Le *corps spongieux* est formé d'une enveloppe extérieure, parfaitement close, et de trabécules entre-croisées qui limitent des espaces ou aréoles communiquant les uns avec les autres.

Enveloppe. — L'enveloppe offre près d'un demi-millimètre d'épaisseur, un quart de millimètre au niveau du gland. Elle est formée de tissu conjonctif, d'une grande quantité de fibres élastiques fines, entre-croisées dans tous les sens, et de fibres musculaires lisses. L'élément fondamental de cette enveloppe est l'élément élastique ; les fibres musculaires sont disposées en forme d'anneaux réguliers ; elles sont nombreuses dans la portion cylindrique, éparses dans le bulbe ; elles manquent dans le gland. Sur le gland, l'enveloppe est uniquement formée par un beau réseau élastique et un peu de tissu conjonctif, le tout confondu avec le derme de la muqueuse.

Trabécules. — Les trabécules sont des filaments et de petites lamelles de couleur rougeâtre, qui partent de la face interne de l'enveloppe et qui s'entre-croisent en se ramifiant. Ces trabécules sont formées de fibres musculaires lisses, unies entre elles, dans chaque trabécule, par un peu de tissu conjonctif et un riche réseau de fibres élastiques fines. Les fibres musculaires ont environ 50 μ de long, sur 5 μ de large.

Parmi les prolongements partis de l'enveloppe, on remarque une cloison incomplète dans le bulbe ; cette cloison, formée du même tissu que les trabécules, divise la partie postérieure du bulbe en deux ; mais elle se perd en avant, en se confondant avec les trabécules du bulbe, qui s'insèrent en partie sur ces deux faces.

Dans le gland, les éléments fibreux et élastique forment un faisceau assez considérable, entourant en forme de collet, d'anneau, le méat urinaire : c'est, sans doute, ce collet qui met obstacle à la dilatation de cette ouverture. A la partie inférieure, des fibres semblables se portent dans l'épaisseur du frein de la verge.

Aréoles. — On trouve à la surface des trabécules une couche endothéliale analogue à celle des vaisseaux. Les aréoles sont petites, polygonales, plus serrées dans le gland que dans les autres parties. Lorsqu'on les coupe, on dirait qu'on a divisé une éponge fine imbibée de sang.

4° Vaisseaux et nerfs. — Les *artères* viennent de la honteuse interne. Le bulbe reçoit les deux *artères bulbeuses* qui le pénètrent en haut et en arrière ; par le gland, il reçoit les branches terminales des *artères dorsales* du pénis, qui s'écartent à la base du gland, pour pénétrer dans son épaisseur par les parties latérales de la couronne ; par la portion cylindrique, intermédiaire au bulbe et au gland, il reçoit des branches collatérales du tronc, des artères dorsales de la verge, qui arrivent à l'urèthre en contournant les corps caverneux. Des branches des *artères caverneuses* pénètrent, de haut en bas, dans le corps spongieux de l'urèthre.

Une fois que les artères ont pénétré dans le corps spongieux, elles ne sont plus faciles à suivre.

1° Les uns admettent qu'elles s'anastomosent toutes entre elles, et qu'elles donnent naissance à des ramuscules très petits et très flexueux, *artères hélicines* de Müller, qui verseraient le sang dans les aréoles du tissu spongieux (Sappey et un grand nombre d'anatomistes). D'après cette opinion, on admet que l'épithélium de la tunique interne des veines tapisse les trabécules, les aréoles du tissu spongieux étant considérées comme des veinules dilatées. Les *veines*, nées de ces aréoles, sortent de la surface du corps spongieux par plusieurs points correspondant à ceux par où pénètrent les artères. Celles du *gland*, nées de chaque côté de la couronne, forment un riche plexus et se réunissent en haut pour donner naissance à une veine unique, *veine dorsale profonde* de la verge, qui se termine au plexus de Santorini, en arrière de la symphyse. Celles de la *portion cylindrique* du corps spongieux naissent principalement à la face supérieure, entre le corps spongieux et la gouttière des corps caverneux, et sortent de chaque côté, au nombre de cinq ou six, pour se jeter dans le tronc de la veine dorsale profonde en contournant les corps caverneux. Celles du *bulbe* se portent en haut et en arrière, passent entre les racines des corps caverneux, et se jettent directement dans le plexus de Santorini. Quelques veines naissent de la face inférieure du corps spongieux et se jettent, les antérieures dans les veines scrotales, les postérieures dans les veines honteuses internes.

2° D'après une autre manière de voir, le sang artériel ne serait directement versé dans les aréoles du corps spongieux qu'au niveau du bulbe ; mais, au niveau de la portion moyenne et du gland, il y aurait un réseau capillaire très fin, à vaisseaux flexueux, rampant à la surface des trabécules et donnant naissance aux veines (Langer, Kölliker).

En somme, la différence entre ces deux opinions est très minime, car ce que les uns appellent aréoles est appelé veines par les autres ; il faut se rappeler que les aréoles sont assez fines dans le gland pour être comparées à des veinules.

Les artères des couches muqueuse et musculeuse de l'urèthre, venues des artères prostatiques, des branches qui se rendent au muscle orbiculaire de l'urèthre et de celles qui se portent au corps spongieux, donnent naissance à un réseau capillaire qui enlace les faisceaux musculaires de la tunique sous-muqueuse, et qui devient très serré dans la muqueuse.

Les *lymphatiques* de la muqueuse de l'urèthre se réunissent à ceux du gland, et se jettent ensuite dans les ganglions inguinaux superficiels.

Les *nerfs*, venus du honteux interne par les branches périnéale superficielle et dorsale de la verge, forment, dans l'épaisseur du corps spongieux, un réseau nerveux très développé. Une certaine quantité de filets se perdent dans les trabécules ; les autres se portent en dedans jusqu'aux couches musculeuse et muqueuse de l'urèthre, qui en sont abondamment pourvues ; on voit même quelques filets se perdre dans l'épaisseur des papilles de la fosse naviculaire, sans qu'on puisse dire comment ils se terminent. Dans les trabécules, on trouve, au milieu des tubes minces, des fibres de Remak qui viennent du grand sympathique avec l'artère honteuse interne.

Pathologie.

L'urèthre peut être atteint de vices de conformation nombreux. La véritable maladie de l'urèthre est l'*uréthrite* et ses conséquences, les *rétrécissements*.

L'uréthrite est aiguë ou chronique. La forme chronique succède ordinairement à une uréthrite aiguë mal soignée ou rebelle aux médications employées. Il est rare qu'elle s'établisse d'emblée ; mais cela peut s'observer lorsque, dès le début, elle est peu intense et n'attire pas particulièrement l'attention du malade.

Uréthrite aiguë. — Elle reconnaît pour cause, dans la grande majorité des cas, le contact du pus blennorrhagique, et elle prend alors le nom de *blennorrhagie* ou de *chaude-pisse*, les inflammations vénériennes ayant, en général, reçu des noms particuliers, comme, par exemple, l'adénite de cause vénérienne qui s'appelle *bubon*.

Lorsqu'on n'a pas soin de prendre des soins préventifs pendant un coït douteux, comme de graisser l'extrémité de la verge, et principalement le méat urinaire, avec la vaseline boriquée, d'uriner immédiatement après le coït, ou de faire usage d'un préservatif en caoutchouc, les effets de la contagion se manifestent plus ou moins rapidement, quelquefois dès le lendemain, selon le degré de virulence du pus blennorrhagique qui se trouvait dans le récipient vaginal.

C'est d'abord une cuisson au méat urinaire, puis de la rougeur et un léger picotement au moment de la miction. Plus ou moins rapidement, selon l'intensité de l'inflammation, la rougeur se propage, ainsi que la cuisson, et la muqueuse se tuméfie jusqu'à la fosse naviculaire. Les douleurs sont alors plus vives pendant la miction.

Peu à peu la lésion gagne, de proche en proche, toute l'étendue de la portion spongieuse de l'urèthre, et elle arrive au cul-de-sac du bulbe, où elle paraît se localiser. Quelques auteurs l'ont cru; mais rien ne prouve qu'il en soit ainsi. C'est une supposition due à ce qu'on regardait la prostate comme un organe spécial traversé par l'urèthre, modifié au niveau de cette glande. La vérité est que *la prostate n'existe pas*, en tant qu'organe distinct, et qu'on a pris pour un organe spécial les glandes uréthrales si volumineuses de cette région de l'urèthre, et que l'inflammation envahit toute l'étendue du canal. Ce qui le prouve, c'est la facilité avec laquelle surviennent l'orchite et la cystite compliquant la blennorrhagie.

Il y a cinq centimètres environ entre le col vésical et le cul-de-sac du bulbe, et, si la blennorrhagie ne dépassait pas le bulbe, les complications que nous venons de nommer seraient infiniment plus rares.

Lorsque l'inflammation occupe toute la longueur du canal, les douleurs sont parfois intolérables, et le passage de l'urine cause une brûlure atroce, tellement violente que le vulgaire a l'habitude de dire *qu'on rend des lames de rasoir;* le méat est rouge et tuméfié. L'écoulement, qui était très modéré au début, augmente d'intensité et se montre sous forme d'un pus jaune verdâtre très abondant, surtout si l'on presse légèrement le canal.

La blennorrhagie est l'une des maladies qu'on guérit *ordinairement* avec facilité dès le début. Il faut bien se garder de croire certains praticiens qui prétendent qu'il faut laisser couler la blennorrhagie. Non, mille fois non ; il faut arrêter l'écoulement le plus tôt possible, car les conséquences de l'uréthrite, les *rétrécis-*

sements, sont consécutifs à l'inflammation et non au traitement employé, comme on le croit trop souvent.

Le *traitement* doit être institué avec la plus grande rigueur, si l'on veut guérir rapidement l'écoulement et se mettre à l'abri des complications.

1° Repos complet; ne pas rester longtemps debout, éviter la marche autant que possible ; 2° porter un suspensoir pour éviter l'*épididymite* qui survient assez fréquemment ; 3° faire baigner l'organe malade dans un bain tiède de lait, d'eau de son, de décoction de racine de guimauve, en un mot, dans un bain émollient pendant un quart d'heure (3 fois par jour) ; et ne pas presser le canal entre les doigts, comme le font beaucoup de malades, pour constater les progrès du mal ; 4° ne point introduire de sonde, et ne pas faire les injections avec force, afin d'éviter l'introduction du pus blennorrhagique dans la vessie, ce qui occasionnerait une *cystite blennorrhagique* souvent difficile à guérir.

Le *traitement vraiment curatif* consiste dans l'administration de médicaments variés, tels que le pepto-santal de Vicario, le copahivate de soude de Fumouze, les bols astringents de Cirette, le copahu, le santal, le cubèbe, etc., et surtout d'injections astringentes et jamais caustiques : injection aux trois sulfates, injection de permanganate de potasse, injection de sulfate de zinc, de nitrate d'argent, etc., etc. Il nous est impossible de nous étendre sur ce traitement dans un ouvrage d'anatomie.

Blennorrhagie chronique. Blennorrhée. Prostatite. Rétrécissements de l'urèthre. — Nous avons dit qu'il est fréquent de constater que la blennorrhagie aiguë résiste au traitement employé, qu'elle s'éternise, qu'elle devient, en un mot, chronique. Elle prend alors le nom de *blennorrhée*. Puis, elle se localise spécialement, dans la majorité des cas, dans la partie postérieure, entre le bulbe et le col vésical, dans l'urèthre postérieur, maintenu vigoureusement serré par la contraction de cette portion de l'urèthre. Voilà ce qu'on appelle l'*uréthrite postérieure*.

L'uréthrite postérieure se reconnaît aux symptômes suivants : cuisson en urinant, miction plus fréquente qu'à l'état normal, goutte de pus au méat quand on presse l'urèthre, le matin, avant d'uriner (c'est ce qu'on appelle la goutte militaire), filaments blanchâtres dans les premières gouttes d'urine, écoulement de mucus semblable à un crachat se montrant en plusieurs circonstances, notamment quand les malades vont à la selle. On prend souvent cet écoulement muqueux pour des pertes séminales.

L'inflammation de l'urèthre postérieur ne se borne pas toujours à la muqueuse même ; elle se propage aux glandules qui entourent cette portion de l'urèthre et dont l'ensemble a reçu le nom de prostate. La *prostatite* n'est donc pas une maladie spéciale d'un organe particulier, c'est une propagation de l'inflammation de l'urèthre aux glandes uréthrales. Il faut donc confondre la prostatite avec l'uréthrite postérieure dont elle fait partie. Lorsque l'inflammation des glandules uréthrales est assez intense pour amener la suppuration, il se forme un abcès qui entoure le canal, et qui s'ouvre toujours dans l'urèthre. Quelquefois, le pus se vide dans l'urèthre postérieur par les orifices naturels des glandules uréthrales.

On a beaucoup écrit sur la contagion du pus. Le pus virulent de la blennorrhagie aiguë est extrêmement contagieux, et cette contagion est due au gonocoque de Neisser, microbe contenu dans le pus blennorrhagique.

Le pus de la goutte militaire n'est pas contagieux dans beaucoup de cas. Mais, si l'inflammation devient plus aiguë, à la suite d'excès, par exemple, un pus qui n'était pas contagieux peut le devenir. Qu'on songe aux conséquenses fâcheuses de cette possibilité de la contagion ! C'est tout simplement effrayant, étant donné la quantité d'hommes qui sont affectés de goutte militaire. Il ne faut pas s'étonner si certains chirurgiens pensent que la femme est plus fréquemment contaminée qu'on ne le croit généralement, et que les trois quarts des *salpingites*, nécessitant la laparatomie, sont d'origine blennorrhagique.

Formation des rétrécissements. — Lorsque l'inflammation s'est localisée pendant un certain temps dans l'urèthre, voici ce qui se passe.

Quelquefois rien, et on a vu des blennorrhagies durer pendant plusieurs années sans produire de lésions de la paroi uréthrale.

Mais, dans la majorité des cas, l'action prolongée du pus détermine la chute de l'épithélium de la muqueuse, et ce liquide, continuant à agir sur le derme, y produit une inflammation de ses éléments, une sclérose, un durcissement. Cette lésion, sclérose du derme de la muqueuse uréthrale, se propage en profondeur et en étendue. De circonscrite qu'elle était, elle devient diffuse et envahit toute la circonférence du canal. Le tissu scléreux, d'une nature analogue au tissu inodulaire, se rétracte insensiblement et diminue la lumière du canal jusqu'à obstruction presque complète. Telle est, en résumé, la pathogénie des rétrécissements uréthraux.

Unique au début, le rétrécissement siège, en général, dans la portion membraneuse de l'urèthre, mais il peut arriver que le plus exerce, en même temps, une action funeste sur plusieurs points du canal, ce qui donne lieu à des rétrécissements multiples.

On peut dire, en thèse générale, que les rétrécissements multiples sont la règle, et le rétrécissement unique l'exception.

Nous avons fait aussi la remarque suivante : lorsqu'un individu est atteint d'un rétrécissement, celui-ci exerce une influence nocive sur la vitalité des parois uréthrales, et, sans qu'on puisse invoquer l'influence d'un pus virulent, on voit se produire spontanément des rétrécissements sur plusieurs points de l'urèthre. Il nous est arrivé fréquemment, à nous qui voyons une quantité considérable de rétrécissements, étant donné notre spécialité de traiter cette maladie, de constater trois ou quatre rétrécissements chez des individus qui n'en présentaient qu'un, six mois auparavant, et qui n'avaient pas contracté de nouvelle blennorrhagie.

Comment guérit-on les rétrécissements uréthraux ? Quatre méthodes sont en usage : la dilatation, la divulsion, l'uréthrotomie, l'électrolyse.

Dilatation. — La dilatation des rétrécissements se fait au moyen de sondes. C'est à la *dilatation graduelle* qu'on a presque toujours recours. Elle consiste dans le passage de bougies, dont on augmente graduellement la force, tous les jours ou tous les deux jours. Cette méthode est longue, ennuyeuse et douloureuse. De plus, elle n'est pas exempte de dangers, car elle peut produire des accès fébriles très graves. Nous la rejetons complètement, parce qu'elle est de beaucoup inférieure sous tous les rapports à l'électrolyse.

Divulsion. — La divulsion consiste dans la dilatation brusque, et plus ou moins instantanée du rétrécissement, par des instruments volumineux qui produisent fréquemment des ruptures, peuvent donner lieu à des accidents, et dont l'emploi, dans tous les cas, est extrêmement douloureux. Après la divulsion, comme après la dilatation, la récidive est extrêmement fréquente. Nous rejetons également cette méthode.

Uréthrotomie. — L'uréthrotomie est une opération qui consiste à diviser l'urèthre, au niveau du point rétréci, au moyen d'instruments tranchants. On distingue l'uréthrotomie externe et l'uréthrotomie interne.

Dans l'*uréthrotomie externe*, on fait une incision à la peau du périnée, et on va à la recherche du canal (c'est l'opération de la boutonnière).

L'*uréthrotomie* interne, beaucoup plus usitée que l'externe, se fait au moyen d'instruments tranchants, dits *uréthrotomes*, qu'on introduit dans l'urèthre, et au moyen desquels on divise le rétrécissement par incision. Il s'écoule du sang, l'opération est un peu douloureuse, elle effraye à juste titre les malades, et elle donne lieu parfois à des accidents formidables qui peuvent causer la mort. Les statistiques, même celles des chirurgiens qui ont pour habitude de cacher leurs insuccès, avouent, toutes, un certain degré de mortalité après l'uréthrotomie interne.

Quand cette opération est pratiquée avec succès, elle nécessite une dilatation consécutive du point opéré, au moyen de bougies, et cela pendant plusieurs semaines.

Du reste, cette opération ne met pas les malades à l'abri de la récidive, et on peut dire, sans exagération, que la récidive est la règle après l'uréthrotomie, et que la guérison durable est l'exception.

Electrolyse. — La méthode de l'électrolyse est basée sur la propriété, que possèdent les pôles des piles à courant continu, de détruire les substances animales en général et les tissus vivants, normaux ou pathologiques, en particulier.

L'action électrolytique se produit absolument *à froid,* sans qu'on puisse constater une élévation appréciable de température. Cette action est des plus curieuses, et nous avons la certitude qu'elle n'est pas complètement connue, quoiqu'elle ait été étudiée par des savants tout à fait compétents en électrologie. Il est, en effet, fort curieux de constater que, dans la décomposition des tissus organiques, les acides des tissus se portent au pôle positif, tandis que les alcalis se portent au pôle négatif. C'est pour cela que l'on compare l'action destructive du pôle positif à celle que produirait un acide en donnant lieu à une cicatrice dure, non rétractile. On compare l'action du pôle négatif à celle d'un alcali, comme la potasse ou la soude, donnant lieu à une cicatrice molle, non rétractile.

C'est à cause de ces propriétés qu'on a coutume de placer le pôle négatif dans l'urèthre, quand on applique l'électrolyse aux rétrécissements.

Il y a près d'un demi-siècle qu'on a appliqué cette méthode au traitement des rétrécissements uréthraux. Elle a été tour à tour délaissée et reprise, mais elle n'a pas donné les résultats qu'on était en droit d'espérer.

La cause des insuccès de cette méthode tenait à la défectuosité des instruments employés, et on peut affirmer que l'électrolyse n'a donné de bons résultats que le jour où, construisant un instrument analogue à l'uréthrotome de Maisonneuve, Jardin a eu l'idée de faire de l'*électrolyse linéaire*, traçant un sillon électrolytique analogue à l'incision faite par l'uréthrotome.

Malheureusement, si l'idée de Jardin était bonne, son instrument était défectueux et causait des accidents immédiats, comme l'hémorrhagie, et des accidents consécutifs, comme l'infection urineuse.

Nous ne reviendrons pas sur les nombreuses imperfections de l'appareil de Jardin, imperfections que nous avons fait connaître dans notre mémoire présenté par le professeur Richet à l'Académie de médecine en 1888, et à plusieurs reprises dans notre *Revue chirurgicale des maladies des voies urinaires.*

Depuis que nous avons inventé un nouvel instrument, dit *uréthro-électrolyseur*, ou plus simplement *uréthrolyseur*, la question a changé de face, et les succès sont devenus si nombreux et si éclatants, que nous avons complètement délaissé les autres méthodes de traitement des rétrécissements de l'urèthre.

Malgré l'opposition que nous avons rencontrée, surtout parmi les membres de l'enseignement officiel ; malgré la mauvaise foi avec laquelle on nous a combattu, quoique quelques-uns de nos détracteurs, altérant sciemment la vérité, aient dénaturé nos procédés, nous attribuant des accidents imaginaires ; quoiqu'ils aient affirmé, ce qui est absolument faux, que nous opérons par divulsion et non par électrolyse, nous sommes parvenu à faire adopter *notre procédé d'électrolyse linéaire* par un grand nombre de confrères.

Nous avons obtenu des succès extrêmement nombreux, à tel point que nous comptons, à la fin de l'année 1891, près de *mille opérations* d'électrolyse linéaire.

Notre procédé opératoire est des moins compliqués ; l'opération est rapide et exempte de douleur. Il est exceptionnel que l'opération s'accompagne d'un écoulement sanguin, et, dans la grande majorité des cas, il ne se produit, après l'opération, aucune réaction fébrile.

Ce qui est certain, c'est que *nous n'avons jamais perdu un malade* à la suite de l'électrolyse linéaire.

Si nous ajoutons que la récidive, après l'électrolyse linéaire, est beaucoup plus rare qu'à la suite des autres méthodes de traitement, on conviendra avec nous qu'il y a des raisons fort sérieuses pour *qu'on adopte l'électrolyse linéaire comme méthode de choix dans le traitement des rétrécissements de l'urèthre.*

Il semble que l'action destructive de l'électrolyse soit plus efficace dans la décomposition du tissu scléreux du rétrécissement que dans celle de tout autre tissu organique.

§ 2. — Périnée.

La description que je donne du périnée diffère, quant à l'exposition, de celle de certains auteurs qui décrivent, dans des chapitres fort éloignés, les muscles du périnée, les aponévroses, les organes génitaux, les vaisseaux et les nerfs. J'ai remarqué que cette région est généralement mal connue des élèves, et moi-même j'ai éprouvé de grandes difficultés lorsque j'ai voulu l'étudier. Cette difficulté tient évidemment à l'exposition vicieuse que je viens d'indiquer ; j'ai cru bien faire en réunissant toutes ces parties sous forme de région, et en les plaçant immédiatement après les organes génitaux.

Avant d'entrer en matière, je ferai remarquer que, dans cette étude, nous supposerons le sujet debout. Pour éviter la confusion, je ne me suis servi que des mots supérieur, inférieur, qui équivalent aux mots profond et superficiel de beaucoup d'auteurs. Je dois faire remarquer ensuite que l'étude de cette région est facilitée par l'étude préalable des muscles. Par exemple, je crois qu'un élève ne peut connaître l'aponévrose périnéale supérieure sans avoir préalablement étudié le releveur de l'anus. Je le crois également incapable de comprendre la loge prostatique et le muscle de Wilson sans l'étude préalable du canal de l'urèthre et de la prostate.

Je dois avouer que la description du périnée diffère un peu sur quelques points dans les divers traités d'anatomie. La description qui me paraît la plus exacte est, sans contredit, celle que Richet en donne dans son *Traité d'Anatomie médico-chirurgicale*. Non seulement elle est la plus exacte, mais encore elle est présentée avec cette méthode, cette lucidité qui donnent un cachet particulier à tous les travaux de ce savant. Dans la description qui suit, j'ai adopté la marche qu'a suivie Richet, et j'ai complété la description isolée de chaque partie.

J'engage les élèves à préparer le périnée par la dissection ; mais si, par une raison quelconque, ils ne peuvent se procurer des sujets, je crois qu'ils se serviront avec fruit des belles pièces du docteur Auzoux, qui a imité avec un grand talent la région périnéale d'après la description de Richet.

Dissection. — Les muscles du périnée sont très difficiles à préparer sur un cadavre infiltré, en sorte que l'on choisira de préférence un sujet mort d'une maladie aiguë. On place le cadavre comme pour l'opération de la taille, c'est-à-dire que les fesses dépasseront le bord de la table, les cuisses et les jambes seront fléchies, les pieds attachés aux mains et les genoux maintenus écartés par un bâton placé en travers. Le bassin pourra encore être élevé au moyen d'un billot qu'on placera sous lui.

Le scrotum et le pénis étant relevés et fixés au moyen d'une érigne, et le rectum étant rempli de crin, de papier, etc., on fait : 1° une incision transversale réunissant les ischions au-devant de l'anus ; 2° sur le raphé une incision peu profonde, qui, de la base du scrotum, s'étende à l'anus ; 3° une incision semblable sera faite depuis le bord postérieur de l'anus jusque sur le coccyx. En disséquant la peau de côté, on trouve le *sphincter externe*, qui entoure l'anus. Le *sphincter interne* se voit dans l'intérieur de l'anus, après avoir enlevé la membrane muqueuse qui le tapisse.

En continuant la dissection des lambeaux de peau vers la partie supérieure de l'incision, on rencontre les *bulbo-caverneux*, recouverts en bas, dans leur partie moyenne, par la portion supérieure du sphincter externe. Plus en dehors que les muscles bulbo-caverneux, sont les corps caverneux du pénis, dont le bord interne est recouvert par les muscles *ischio-caverneux*. Au fond d'une légère excavation qui se trouve entre le bulbe de l'urèthre et le muscle ischio-caverneux, se trouve le *transverse du périnée*, petit plan musculeux, divisé en plusieurs paquets par les branches des vaisseaux et nerfs honteux qui le traversent.

Au-dessus du bord supérieur du muscle transverse du périnée, on trouve assez profondément le *releveur de l'anus*, espèce de diaphragme qui, du bord de l'anus et du coccyx, se porte dans le petit bassin ; on le met à découvert en enlevant la quantité de graisse qui se trouve entre le transverse et le bord inférieur du grand fessier. A la partie postérieure du releveur, se trouve l'*ischio-coccygien*, très profondément situé, et qui n'est séparé du releveur que par un peu de tissu cellulo-graisseux.

Pour bien voir les rapports de ces deux derniers muscles avec les viscères du bassin, et ceux de ces viscères entre eux, il faut, maintenant, les examiner par une coupe en profil, après avoir enlevé une portion de la moitié droite du bassin. On ouvre, à cet effet, le bas-ventre pour en extraire les viscères de la digestion, et, comme il convient de conserver l'ouraque et les artères ombilicales en rapport avec la vessie, l'incision cruciale ordinaire ne devra pas être faite ; mais on commencera par faire un lambeau inférieur médian au moyen de deux incisions, qui, de l'ombilic, se dirigeront vers le tiers externe des arcades crurales. Les viscères de la digestion, à l'exception du rectum, seront enlevés, en ayant soin de ne pas endommager les organes urinaires et ceux de la génération ; ce sont surtout les capsules surrénales qui sont facilement coupées, quand on emporte le foie et la rate ; on aura donc soin de ne pas porter le scalpel trop près de la colonne vertébrale. La veine cave inférieure devant rester en rapport avec les reins, il faut la couper à l'endroit où elle entre dans le sillon du foie. Cela étant fait, on sépare du côté droit les muscles transverse du périnée. releveur de l'anus et ischio-coccygien de leur attache au bassin, le plus près possible de l'os ; on sépare de l'os des îles, du pubis et de l'ischion, du même côté, le péritoine qui les tapisse, à la face externe duquel on laisse attachés le cordon spermatique, le canal déférent, l'uretère et les principaux troncs qui résultent de la division des vaisseaux hypogastriques ; alors, après avoir rejeté à gauche les parties molles renfermées dans l'excavation pelvienne, on scie la branche horizontale du pubis à 3 centimètres environ de la symphyse, et la branche de l'ischion immédiatement au-dessous de l'insertion de la racine du corps caverneux. On divise la symphyse sacro-iliaque droite, en coupant une partie des ligaments qui l'affermissent en avant, et en achevant de la luxer : par là, on peut enlever toute l'extrémité inférieure droite avec la partie correspondante du bassin.

On passe maintenant à la dissection de la *portion membraneuse de l'urèthre*, et, pour en faciliter la préparation, on introduit une sonde dans la vessie. Même avant de commencer la dissection, il sera facile de s'apercevoir que la portion membraneuse de l'urèthre est retenue en place au-dessous de l'angle sous-pubien par l'*aponévrose moyenne*, cloison membraneuse très ferme, tendue entre les deux branches du pubis. Il est important de connaître cette disposition, parce que l'ouverture de la cloison, par où passe le canal, étant plus étroite que lui et très peu extensible, c'est elle surtout qui porte obstacle à l'introduction de la sonde dans la vessie; on verra, en même temps, qu'en tirant en avant la verge, on allonge le canal de l'urèthre, qu'on établit le parallélisme entre la portion membraneuse et l'ouverture de la cloison par où elle passe, et que, par ce moyen, la sonde pénètre avec facilité. Il faut donc conserver avec soin cette membrane, ainsi que le faisceau de fibres musculaires qui en recouvre la face postérieure, et qui est connu sous le nom de *muscle de Wilson*. Dans la position où se trouvent maintenant préparées les parties, on remarquera que la portion membraneuse de l'urèthre ne se continue pas en ligne droite avec la partie postérieure du bulbe, mais qu'elle s'en détache à angle droit. C'est à la partie postérieure et supérieure de l'extrémité du bulbe que se trouvent les *glandes de Cooper*.

Pour compléter l'étude des parties vues de profil, on sépare un peu le péritoine, qui recouvre la partie inférieure, de la face antérieure du rectum, et on suit le canal déférent le long de la face externe de la séreuse, afin de trouver la vésicule séminale appuyée sur le rectum; au-devant d'elle, on voit la prostate, et, au-dessus de celle-ci, la vessie en rapport avec la face postérieure du pubis. Après toutes ces préparations, on rend la pièce propre à être étudiée en insufflant un peu la vessie.

On appelle périnée les parties molles qui ferment le détroit inférieur du bassin. Ces parties molles sont traversées par la partie inférieure des organes génito-urinaires et du tube digestif. Cette région est divisée presque naturellement en deux régions plus petites par une ligne étendue d'un ischion à l'autre : c'est la *ligne bi-ischiatique*. La portion de périnée qui se trouve en avant constitue la *région périnéale antérieure* ou périnée proprement dit; l'autre forme la *région périnéale postérieure* ou région anale.

A. — *Région périnéale antérieure.*

Cette région est limitée en arrière par la ligne bi-ischiatique, sur les côtés par les branches ischio-pubiennes, et en avant par la région du scrotum. Lorsqu'on procède à sa dissection, on remarque qu'elle est composée de neuf couches, qui sont les suivantes, en comptant depuis la peau jusqu'au péritoine : 1° peau; 2° tissu cellulaire sous-cutané; 3° aponévrose périnéale inférieure; 4° couche musculaire inférieure; 5° aponévrose périnéale moyenne; 6° couche musculaire supérieure; 7° aponévrose périnéale supérieure; 8° tissu cellulaire sous-péritonéal; 9° péritoine.

Si l'on fait abstraction de la peau et du péritoine, doublés de leur tissu cellulaire sous-jacent, on voit que l'étude du périnée comprend trois aponévroses superposées et séparées les unes des autres par des couches musculaires.

1° Peau. — La peau de la région périnéale antérieure se continue avec celle du scrotum en avant, de l'anus en arrière et des cuisses sur les côtés. On voit sur la ligne médiane le raphé périnéal qui se continue avec le raphé du scrotum. Cette peau est brune et présente quelques poils.

2° Tissu cellulaire sous-cutané. — Ce tissu forme deux couches : l'une superficielle, aréolaire, l'autre profonde, lamelleuse ; c'est dans la première que s'accumule la graisse. La couche lamelleuse est épaisse et résistante sur la ligne médiane, elle forme à ce niveau une bandelette étendue de l'anus au scrotum, décrite par Velpeau sous le nom d'*aponévrose ano-scrotale*. Le tissu cellulaire de cette région se continue avec celui des régions voisines.

3° Aponévrose périnéale inférieure. — Cette aponévrose, appelée aussi *superficielle*, mince, sépare le tissu cellulaire sous-cutané des muscles superficiels du périnée. Elle est triangulaire ; son bord postérieur arrive à la ligne bi-ischiatique, et se continue derrière le muscle transverse avec le feuillet inférieur de l'aponévrose périnéale moyenne ; ses bords latéraux s'insèrent sur les branches descendante du pubis et ascendante de l'ischion. Les deux angles postérieurs de cette aponévrose s'insèrent sur l'ischion, tandis que l'angle antérieur se confond avec l'enveloppe de la verge.

Inutile de dire que la face supérieure de l'aponévrose périnéale inférieure envoie des gaines cellulo-fibreuses aux muscles de la couche superficielle. Nous avons vu, maintes fois, que tous les muscles de l'économie sont pourvus de gaines plus ou moins résistantes.

4° Couche musculaire superficielle. — Lorsqu'on a enlevé par la dissection l'aponévrose périnéale inférieure, on trouve dans cette région une couche de muscles, au nombre de trois, de chaque côté de la ligne médiane. Ces trois muscles forment de chaque côté un triangle équilatéral, qui a reçu le nom de *triangle ischio-bulbaire*. Ce sont : en dehors, l'ischio-caverneux ; en arrière, le transverse ; en dedans, le bulbo-caverneux. Chez les sujets bien musclés, on trouve dans le triangle ischio-bulbaire un petit muscle décrit par Jarjavay sous le nom de muscle ischio-bulbaire.

Ischio-caverneux. — Petit muscle allongé, situé à la partie interne des branches ascendante de l'ischion et descendante du pubis. Il s'insère, en arrière, à la tubérosité de l'ischion au-dessous du transverse, et en avant il s'insère sur la racine du corps caverneux, à son point de réunion avec celle du côté opposé, et sur le ligament suspenseur de la verge.

Il est peu développé et entoure les parties inférieure et interne des racines du corps caverneux.

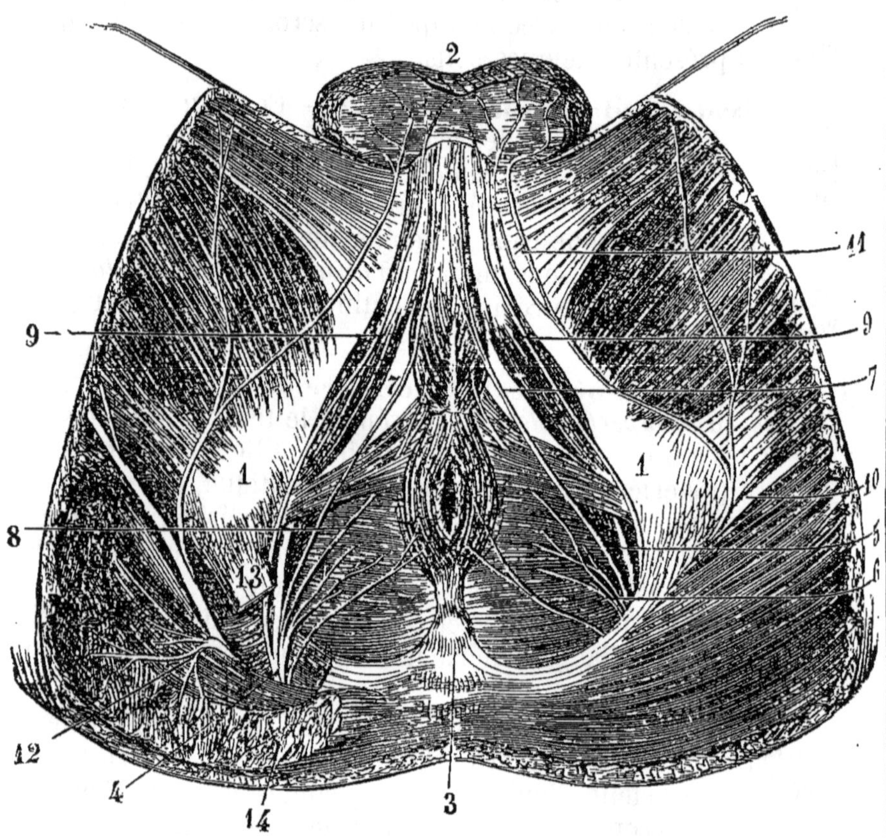

FIG. 208. — Muscles et nerfs du périnée.

1, 1. Ischion. — 2. Scrotum relevé vers la paroi abdominale. — 3. Coccyx. En avant du coccyx, on voit l'anus et le sphincter externe qui l'entoure. De chaque côté du sphincter, on voit le releveur de l'anus et l'ischio-coccygien dont les fibres sont transversales. — 4. Nerf honteux interne. — 5. Branche périnéale profonde. — 6. Nerf du releveur de l'anus. Il prend naissance sur le plexus sacré. — 7. Nerf périnéal superficiel pour la peau du périnée et du scrotum. Le 7 du côté gauche se trouve au milieu du triangle ischio-bulbaire, limité par le transverse du périnée en arrière, le bulbo-caverneux en dedans et l'ischio-caverneux en dehors. — 8 Branche du honteux interne se portant au transverse et au bulbo-caverneux. — 9, 9. Muscle ischio-caverneux et rameau superficiel du honteux interne. — 10. Nerf petit sciatique fournissant un rameau cutané au périnée. — 11. Insertion du droit interne de la cuisse.

Il a pour action d'attirer la verge en bas et en arrière et de comprimer les racines des corps caverneux pour chasser vers l'extrémité antérieure de ces corps le sang qu'elles contiennent.

Transverse. — Ce muscle est dirigé transversalement. Son épaisseur varie, mais, en général, il est assez mince. Il s'insère, d'une part, à la face interne de la tubérosité de l'ischion au-dessus de l'ischio-caverneux ; d'autre part, il s'insère, en se confondant avec celui du côté opposé, sur une intersection fibreuse qui sépare le sphincter externe de l'anus du bulbo-caverneux.

Lorsqu'il se contracte, il tend cette intersection, qui devient ainsi le point fixe sur lequel le bulbo-caverneux prend son point d'appui lorsqu'il se contracte.

Bulbo-caverneux. — Ce muscle forme le côté interne du triangle ischio-bulbaire ; il est si bien confondu avec celui du côté opposé que les deux muscles sont inséparables, et qu'on les décrit ordinairement comme un seul muscle.

Il prend son point d'insertion fixe en arrière sur une intersection fibreuse commune à ce muscle, au sphincter externe et aux transverses. De là, ses fibres se portent en avant et s'insèrent sur la face inférieure du bulbe, en se rapprochant de la ligne médiane à la manière des barbes d'une plume sur l'axe. Les fibres externes, au lieu de se fixer au bulbe, contournent la racine de la verge et vont s'entre-croiser sur le dos de cet organe. Ces fibres constituent le *muscle de Houston.*

Lorsque ce muscle se contracte, il chasse de l'urèthre les dernières gouttes d'urine et de sperme qui y sont contenues, d'où le nom que lui donnaient les anciens : *accelerator urinæ et seminis.* Il agit aussi dans l'érection en comprimant le bulbe par des mouvements convulsifs. Cette compression du bulbe chasse vers le gland, à travers les aréoles du tissu spongieux de l'urèthre, le sang que contient son tissu. Chacune de ces contractions détermine le soulèvement brusque de la verge et la turgescence du gland.

Ischio-bulbaire. — Jarjavay a donné ce nom à des fibres que l'on rencontre quelquefois dans le triangle ischio-bulbaire. Elles s'insèrent sur la face interne de l'ischion, pour se porter vers le bulbe.

Rapports de ces muscles. — Ces trois muscles forment les trois côtés du triangle ischio-bulbaire, dans lequel passe l'artère bulbeuse au milieu du tissu cellulo-graisseux de cette région. Ils sont placés entre deux aponévroses : l'aponévrose périnéale inférieure, qui se trouve au-dessous, et l'aponévrose périnéale moyenne qui se trouve au-dessus. En outre, le bulbo-caverneux entoure le bulbe ; l'ischio-caverneux entoure la racine du corps caverneux ; il est situé en dedans de la branche ischio-pubienne. Le transverse forme la limite postérieure de la région périnéale antérieure ; c'est sur son bord postérieur que se confondent l'aponévrose périnéale inférieure et la moyenne ; il limite en avant l'entrée de l'excavation ischio-rectale.

5° Aponévrose périnéale moyenne ou ligament de Carcassonne. — Très épaisse et résistante, cette aponévrose a une forme régulièrement triangulaire. Nous étudierons ses trois bords, ses deux faces et sa structure. Ses bords latéraux s'insèrent sur la branche ischio-pubienne, un peu au-dessus de l'aponévrose inférieure. Son bord postérieur correspond à la ligne bi-ischiatique. Nous verrons avec la structure de cette membrane comment il se termine. Cette aponévrose, par son angle antérieur, au lieu de se porter sur la verge comme l'inférieure, se fixe à la symphyse pubienne.

La *face inférieure* de l'aponévrose périnéale moyenne est en rapport avec les muscles ischio-caverneux, transverse et bulbo-caverneux, avec le bulbe et le triangle ischio-bulbaire.

Sa *face supérieure* est en rapport, sur la ligne médiane, avec la prostate, le muscle de Wilson et le plexus de Santorini ; sur les côtés, avec le releveur de l'anus, dont elle est, en partie, séparée par le prolongement antérieur de la fosse ischio-rectale. Sur cette face supérieure s'insère, de chaque côté de la prostate, l'aponévrose pubio-rectale ou latérale de la prostate.

Cette aponévrose présente un *orifice* à 2 centimètres ou 2 centimètres 1/2 de la symphyse. C'est par là que passe le canal de l'urèthre. Cet orifice correspond à la partie inférieure de la portion membraneuse de ce canal.

La *structure* de l'aponévrose périnéale moyenne mérite une grande attention ; elle facilite l'étude de cette région très compliquée. Elle est formée de deux feuillets, entre lesquels on trouve plusieurs organes. Ces feuillets présentent les insertions indiquées plus haut ; seulement, ils se comportent d'une manière toute particulière au niveau du bord postérieur de l'aponévrose.

Le feuillet inférieur, qui est situé à la face supérieure du muscle transverse, passe derrière ce muscle et descend vers le bord postérieur de l'aponévrose périnéale inférieure, avec laquelle il se confond : de sorte que ces deux aponévroses réunies forment une loge fibreuse, ouverte en avant, fermée en haut, en bas et en arrière, et contenant la couche musculaire inférieure.

Le feuillet supérieur, au niveau de la ligne bi-ischiatique, se divise en trois parties : deux latérales, une médiane. Les parties latérales se portent, avec le feuillet inférieur, vers l'aponévrose périnéale inférieure, et se confondent avec elle de la même manière que ce feuillet inférieur ; mais la partie médiane, au lieu de descendre, remonte en haut et en arrière, et vient se placer entre le rectum et la prostate, où elle est décrite sous le nom d'*aponévrose prostato-péritonéale*.

L'*aponévrose prostato-péritonéale* est donc une dépendance du feuillet supérieur de l'aponévrose périnéale moyenne. Cette lamelle a été décrite pour la première fois, en 1837, par Denonvilliers. Elle forme la partie postérieure de la loge fibreuse pro-

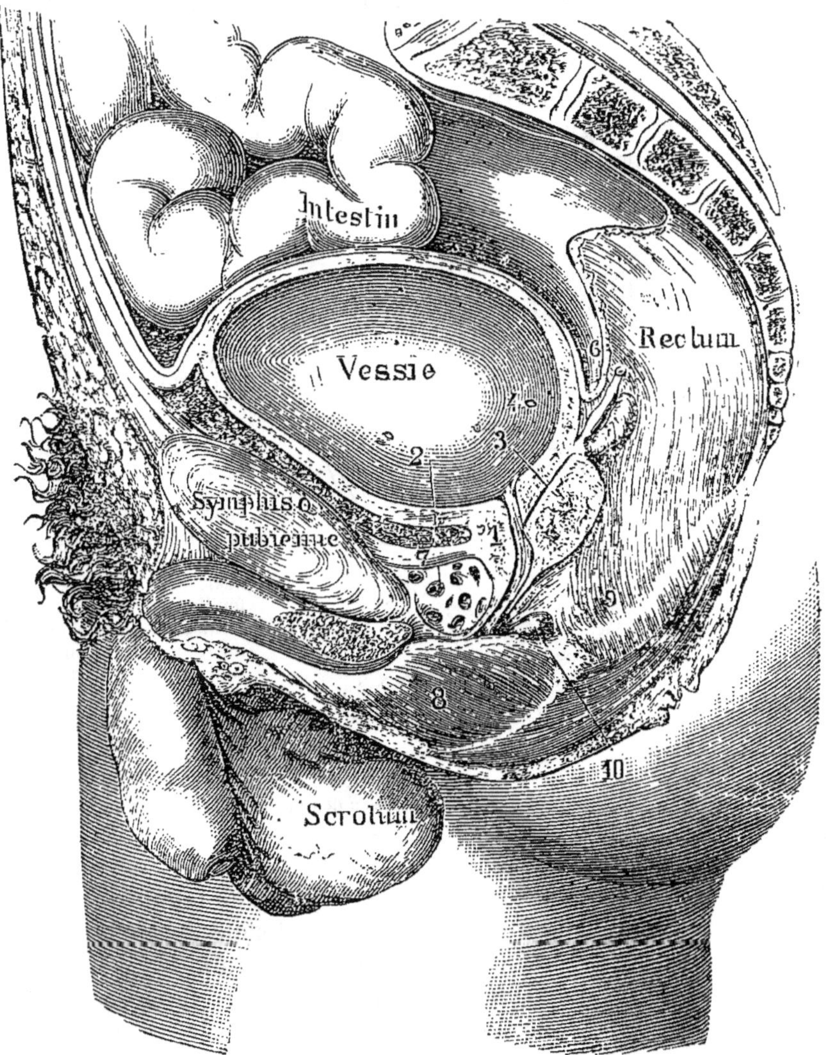

FIG. 209. — Coupe antéro-postérieure du petit bassin de l'homme.

1. Prostate. — 2. Plexus de Santorini. — 3. Canal éjaculateur traversant la prostate. — 4. Orifice de l'uretère. — 6. Cul-de-sac recto-vésical. — 7. Ligaments antérieurs de la vessie. — 8. Bulbo-caverneux. — 9. Rectum, fibres longitudinales. — 10. Glande de Cooper.

statique. Ses bords sont peu marqués, et se confondent insensiblement avec le tissu cellulaire du voisinage. Chez beaucoup de sujets, elle est réduite à une lame celluleuse. Sappey décrit cette lame comme formée de tissu musculaire de la vie organique. Je crois qu'en combinant ces deux opinions, on aura la vraie structure de cette aponévrose : c'est une lame cellulo-fibreuse, contenant une grande quantité de fibres musculaires lisses, décrites dans cette région par Rouget.

Dans l'épaisseur de l'aponévrose moyenne, c'est-à-dire entre les deux feuillets, on trouve plusieurs organes : le muscle de Guthrie, quelquefois les glandes de Méry ou de Cooper, l'artère honteuse interne, et des veines nombreuses.

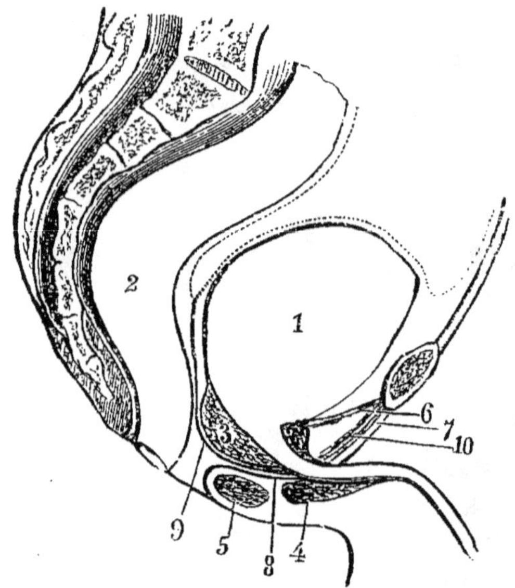

Fig. 210. — Coupe antéro-postérieure du bassin, destinée à montrer les aponévroses du périnée (figure schématique).

1. Vessie. — 2. Rectum. — 3. Prostate. — 4. Bulbe. — 5. Coupe du muscle transverse. — 6. Ligaments antérieurs de la vessie, paroi supérieure de la loge prostatique. — 7. Aponévrose périnéale moyenne avec ses deux feuillets. — 8. Feuillet inférieur se continuant avec l'aponévrose superficielle, et passant sur le bord postérieur du muscle transverse. — 9. Feuillet supérieur de l'aponévrose moyenne allant former l'aponévrose prostato-péritonéale. — 10. Muscle de Wilson.

Dans cette figure, les organes ont été écartés à dessein pour montrer les divers feuillets aponévrotiques.

Le *muscle de Guthrie,* ou *ischio-uréthral,* ou *transverse profond* de Cruveilhier, est un muscle rayonné, formé de quelques fibres qui partent de la symphyse pubienne et de la branche descendante du pubis pour se fixer à la portion membraneuse de l'urèthre qui traverse l'aponévrose. Ce muscle, placé entre les deux feuillets de cette aponévrose, dilate le canal de l'urèthre.

Les *glandes de Méry* ou *de Cooper,* ou *bulbo-uréthrales,* sont deux petites glandes en grappe composée, de la grosseur d'un pois; on les trouve ordinairement au-dessous de l'aponévrose moyenne du périnée. Elles sont situées en arrière du bulbe ; elles donnent naissance à un mince conduit excréteur qui va s'ouvrir sur la paroi inférieure de l'urèthre, à une distance plus ou moins considérable, presque toujours en avant du *veru-montanum.*

L'artère honteuse interne est située entre les deux feuillets du ligament de Carcassonne, contre la branche ischio-pubienne. (Voy. *Vaisseaux et nerfs.*)

Des *veines* nombreuses cheminent entre ces deux feuillets. Elles sont adhérentes à l'un et à l'autre. Elles cheminent irrégulièrement dans l'épaisseur de cette aponévrose, en s'anastomosant. Ces veines vont se continuer autour du col de la vessie avec le plexus veineux vésico-prostatique. Elles augmentent considérablement de volume à mesure qu'on avance en âge.

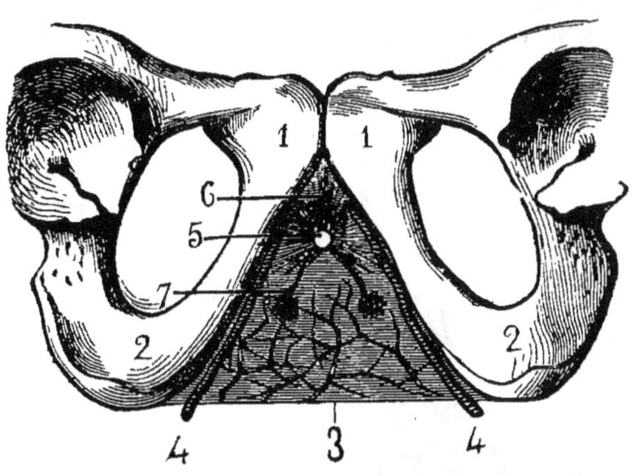

Fig. 211. — Aponévrose périnéale moyenne, avec les organes qui sont contenus entre ses deux feuillets.

1, 1. Pubis. — 2, 2. Ischion. — 3. Bord postérieur de l'aponévrose moyenne. — 4, 4. Artère honteuse interne. — 5. Orifice indiquant le point où l'urèthre traverse l'aponévrose. On voit tout autour les fibres rayonnées du muscle de Guthrie. — 6. Angle antérieur de l'aponévrose moyenne inséré à la symphyse pubienne. — 7. Glandes de Cooper.

6° Couche musculaire supérieure. — Cette couche, dans laquelle se trouve la prostate, est formée par trois muscles : le muscle de Wilson, sur la ligne médiane, et les releveurs de l'anus sur les côtés. Ces muscles sont séparés par deux cloisons aponévrotiques dont l'étude se rattache à la description de l'aponévrose supérieure. Un mot, d'abord, de la prostate.

Cette glande, qui a été décrite avec le canal de l'urèthre, repose sur l'aponévrose périnéale moyenne. Elle est située dans une cavité fermée de toutes parts, et à laquelle on peut considérer six parois. La paroi inférieure est formée par le ligament de Carcassonne, ou aponévrose moyenne du périnée; la supérieure est constituée par une dépendance de l'aponévrose supérieure, ou, pour mieux dire, par les ligaments antérieurs de la vessie ; les parois latérales sont formées par l'aponévrose pubio-rectale ou latérale de la prostate, qui sépare cette glande du releveur de l'anus; la paroi antérieure, par la symphyse pubienne et une partie du pubis; la paroi postérieure, par l'aponévrose prostato-péritonéale qui sépare cette glande du rectum. De toutes ces parois, cinq sont immédiatement appliquées sur la glande, l'antérieure seule en est un peu éloignée, de sorte que la loge prostatique présente, en avant de la glande, un espace entre le sommet de la glande et le pubis. C'est dans cet espace qu'on trouve le muscle de Wilson, le plexus de Santorini et l'origine de la portion membraneuse de l'urèthre.

Muscle de Wilson. — Le muscle de Wilson est décrit différemment par les auteurs. Disons d'abord que c'est un muscle de la

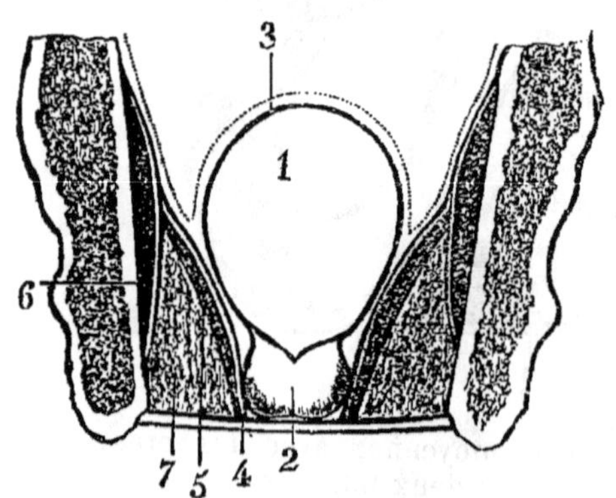

Fig. 212. — Coupe transversale et verticale du bassin passant sur la vessie et la prostate.

1. Vessie. — 2. Prostate. — 3. Péritoine recouvrant la vessie et se réfléchissant sur les releveurs de l'anus 5. — 4. Aponévrose latérale de la prostate se continuant avec l'aponévrose supérieure du releveur de l'anus. — 5. Coupe du releveur de l'anus. — 6. Coupe de l'obturateur interne. — 7. Tissu cellulo-graisseux remplissant un espace triangulaire qui est un prolongement antérieur de la fosse ischio-rectale. Les deux lignes transversales inférieures indiquent les deux feuillets de l'aponévrose moyenne du périnée.

vie organique, composé de faisceaux entre-croisés dans tous les sens. Ces faisceaux, situés dans la partie antérieure de la loge prostatique, adhèrent à la symphyse et aux parois latérales, supérieure et inférieure de cette loge, de même qu'à la portion membraneuse de l'urèthre. Les veines du plexus de Santorini sont situées dans l'épaisseur de cette masse musculaire. Contrairement à ce que disent les auteurs, Sappey affirme que ce muscle n'envoie aucun faisceau autour du canal de l'urèthre.

Muscle releveur de l'anus. — Le muscle releveur de l'anus est assez généralement mal compris des élèves, et je crois que la difficulté de son étude contribue considérablement à la difficulté apparente de l'étude du périnée.

Ce muscle, dont il importe de donner une description complète, est situé au-dessus de l'aponévrose moyenne, au-dessous de l'aponévrose supérieure.

Forme. — Il est aplati et large. Lorsqu'on l'examine du côté de la cavité pelvienne avec celui du côté opposé, on voit qu'ils forment une concavité supérieure qui a une certaine analogie avec la concavité du diaphragme, regardant en sens opposé.

Fig. 213. — Figure schématique montrant la face supérieure des muscles ischio-coccygiens et releveurs de l'anus, leurs rapports avec la prostate et les ligaments antérieurs de la vessie (coupe horizontale du bassin).

1. Coupe du rectum. — 2. Coupe de la prostate. — 3, 3. Face supérieure concave du releveur de l'anus recouverte par le péritoine. — 4, 4. Ligne courbe indiquant l'insertion du releveur de l'anus. — 5, 5. Bord interne du releveur de l'anus correspondant à l'aponévrose latérale de la prostate. — 6, 6. Bord postérieur du releveur de l'anus parrallèle à l'ischio-coccygien. — 7. Ligaments antérieurs de la vessie, paroi supérieure de la loge prostatique.

Insertions. — Les insertions fixes de ce muscle se font à un cordon fibreux, étendu du corps du pubis à l'épine sciatique et

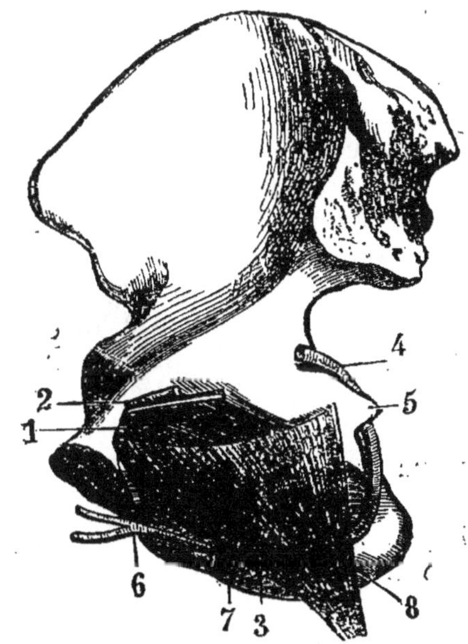

Fig. 214. — Face interne du releveur de l'anus du côté droit.

1. Obturateur interne, sur lequel s'insère le point fixe du releveur de l'anus. — 2. Vaisseaux et nerf obturateurs. — 3. Face interne du releveur de l'anus. — 4. Artère honteuse interne. — 5. Epine sciatique. — 6. Terminaison de la honteuse interne. — 7. Bord antérieur du releveur de l'anus dirigé d'avant en arrière. — 8. Bord postérieur du releveur de l'anus dirigé de haut en bas et de dehors en dedans.

appliqué contre le muscle obturateur interne. On peut dire encore que ce cordon fibreux n'est qu'un épaississement de l'aponévrose qui recouvre la face interne de l'obturateur. Les insertions mobile.

se font aux environs de l'anus, de la façon suivante: les unes se continuent avec les fibres longitudinales du rectum; d'autres s'entre-croisent avec celles du sphincter externe et se fixent à la face profonde de la peau de la marge de l'anus; d'autres, enfin, se confondent avec les fibres du sphincter et du transverse, et rendent la dissection de cette région extrêmement difficile (fig. 213 et 214).

Direction. — Considéré dans son ensemble, le muscle releveur de l'anus est dirigé de haut en bas et de dehors en dedans, de sorte que son insertion fixe est située sur un point plus élevé que son insertion mobile. Considérées séparément, les fibres de ses diverses portions présentent une direction différente. Les antérieures, venues du pubis et de son voisinage, se portent directement en arrière et glissent sur les parties latérales de la prostate, sans y prendre insertion. Les moyennes se dirigent obliquement en bas, en arrière et en dedans. Les postérieures, parties de l'épine sciatique et de son voisinage, sont transversales. Toutes ces fibres se portent vers le rectum, et s'y comportent comme je viens de le dire.

Rapports. — Ce muscle a deux faces et trois bords. Il est très étendu, et occupe les deux régions : périnéale antérieure et périnéale postérieure, de sorte que si les deux régions sont naturellement séparées dans les plans inférieurs, ici elles cessent de l'être. La face supérieure de ce muscle, concave, est en rapport avec l'aponévrose périnéale supérieure; sa face inférieure est en rapport avec l'aponévrose moyenne du périnée en avant, et avec le tissu cellulo-graisseux de la fosse ischio-rectale en arrière. Mais nous savons, d'après ses insertions, que cette aponévrose est transversale, tandis que le muscle est oblique en bas et en dedans. Aussi existe-t-il, entre ce muscle et le ligament de Carcassonne, un espace qui s'étend à toute la face inférieure du muscle; cet espace, rempli de tissu cellulo-graisseux, est un prolongement antérieur de la fosse ischio-rectale (fig. 212). Le bord externe de ce muscle est en rapport avec le pubis, l'épine sciatique et la face interne de l'obturateur interne. Son bord interne, étendu du pubis au rectum, est en rapport avec la prostate, dont le sépare l'aponévrose pubio-rectale. Son bord postérieur transversal, étendu de l'épine sciatique au rectum, est parallèle au bord antérieur du muscle ischio-coccygien, qui semble continuer en arrière le releveur de l'anus.

Action — Le releveur de l'anus tend à rapprocher ses insertions mobiles de ses insertions fixes. Il soulève l'anus en même temps qu'il tend à le dilater. Il agit donc dans la défécation. Il agit aussi dans tous les efforts, en diminuant sa concavité supérieure et en rétrécissant d'autant la cavité abdominale. A ce point de vue, on peut le considérer comme un petit muscle diaphragme à concavité supérieure.

7° Aponévrose périnéale supérieure. — Appelé aussi *aponévrose périnéale ou profonde aponévrose pelvienne*, ce feuillet aponévrotique est disposé comme il suit. D'abord, il faut dire qu'il n'est pas limité à la région périnéale antérieure, et qu'il s'étend en arrière comme le releveur de l'anus. Cette aponévrose occupe une étendue plus grande que le périnée, elle est plus étendue même que la face supérieure du releveur de l'anus. Voici sa description. Ce n'est pas, à proprement parler, une aponévrose distincte, mais bien la réunion d'un certain nombre de feuillets aponévrotiques. En un mot, elle est formée par la réunion des lames cellulo-fibreuses qui recouvrent la face pelvienne des muscles situés dans le petit bassin, c'est-à-dire du pyramidal, de l'obturateur interne, du releveur de l'anus et de l'ischio-coccygien. Toutes ces aponévroses, qui ont les mêmes insertions osseuses que les muscles, se portent vers le périnée et se confondent pour former un seul feuillet. Il s'agit maintenant de savoir comment cette aponévrose se comporte sur la ligne médiane, et de connaître ses rapports.

Sur la ligne médiane, elle rencontre le rectum et la prostate. Au niveau du rectum, elle se perd sur les parois de ce conduit. En arrière du rectum, elle est continue et devient celluleuse à ce niveau. Au niveau de la prostate et jusqu'au pubis, cette aponévrose se comporte de la façon suivante : au lieu de se fixer à la prostate et de se continuer en avant d'un côté à l'autre, elle descend entre la prostate et le bord interne du releveur de l'anus pour s'insérer sur la face supérieure du ligament de Carcassonne ; c'est précisément cette portion qu'on appelle *aponévrose pubio-rectale* ou *latérale de la prostate* (fig. 212).

Décrite par Denonvilliers en 1837, en même temps que l'aponévrose prostato-péritonéale, l'aponévrose pubio-rectale s'étend du pubis au rectum. Elle est un peu concave en dehors pour se mouler sur les fibres du releveur de l'anus. On considère deux faces, deux bords et deux extrémités à l'*aponévrose pubio-rectale* ou *latérale de la prostate*. La face interne, un peu convexe, est en rapport avec la face latérale de la prostate, le plexus de Santorini et le muscle de Wilson ; elle forme la paroi latérale de la loge prostatique. La face externe, concave, est en rapport avec le releveur de l'anus. Son bord supérieur se continue avec la portion d'aponévrose qui recouvre la face supérieure du releveur de l'anus. Son bord inférieur s'insère sur la face supérieure du ligament de Carcassonne. Son extrémité antérieure est fixée au pubis, et son extrémité postérieure se confond avec les parois du rectum. En résumé, ce petit feuillet aponévrotique divise en trois loges la couche musculaire profonde ou supérieure : 1° la loge médiane, où sont contenus le muscle de Wilson, le plexus de Santorini et la prostate ; 2° les loges latérales, dans lesquelles sont contenus les muscles releveurs de l'anus.

De même que l'aponévrose prostato-péritonéale, celle-ci est considérée par Sappey comme une lame musculaire. La vérité est qu'elle est fibreuse et musculaire à la fois.

Que devient cette aponévrose entre les deux releveurs de l'anus, en arrière du pubis ?

Nous venons de voir l'aponévrose périnéale supérieure s'incliner au niveau du bord interne du releveur de l'anus. La loge prostatique va donc rester ouverte par son côté supérieur ? Non, cette loge est fermée par un feuillet fibreux, mais ne dépendant pas de l'aponévrose. Ce feuillet, étendu du col de la vessie au pubis, se confond à droite et à gauche avec l'aponévrose périnéale supérieure ; il est recouvert en haut par le péritoine, en bas, il est en rapport avec la loge prostatique. Il présente au milieu quelques petits orifices pour laisser passer des veines. Eh bien, ces feuillets fibreux, formés de deux faisceaux parallèles, et connus sous le nom de *ligaments antérieurs de la vessie*, ne sont autre chose, ainsi que l'a démontré Sappey, que les tendons antérieurs des fibres longitudinales de la vessie (fig. 210, 213).

En résumé, l'aponévrose périnéale supérieure, formée par la réunion des aponévroses des muscles contenus dans le petit bassin, a la forme d'une coupe à concavité supérieure. Le bord de cette coupe s'insère sur les os du bassin aux mêmes points que les muscles ; la face supérieure, concave, est recouverte par le péritoine, et la face inférieure, convexe, recouvre les muscles du petit bassin : releveur de l'anus, ischio-coccygien, pyramidal, obturateur interne. Près de la ligne médiane, au niveau du bord interne du releveur de l'anus, elle s'insère sur le ligament de Carcassonne pour former l'aponévrose pubio-rectale. Au niveau de la ligne médiane même, elle manque, et les ligaments antérieurs de la vessie, qui semblent se continuer avec elle, complètent ce plan fibreux.

8° Tissu cellulaire sous-péritonéal. — Ce tissu est assez abondant ; il se continue en haut avec celui des fosses iliaques ; on y trouve des fibres musculaires de la vie organique (Rouget).

9° Péritoine. — (Voy. *Péritoine*, *Vessie*, *Rectum*.)

Résumons ces détails. On sait que la région périnéale antérieure est formée par une série de couches superposées. Dans cette région de forme triangulaire, limitée par la ligne bi-ischiatique et par les branches ischio-pubiennes, nous avons vu, en allant de bas en haut :

1° La *peau* colorée, et présentant le raphé périnéal.

2° Le *tissu cellulaire sous-cutané*, divisé en deux couches et présentant à la couche profonde l'aponévrose ano-scrotale.

3° L'*aponévrose périnéale inférieure*, se continuant avec l'enveloppe de la verge en avant et avec le feuillet inférieur de l'aponévrose moyenne en arrière, au niveau du bord postérieur du transverse.

4° La *couche musculaire superficielle inférieure*, formée de chaque côté de la ligne médiane par les muscles transverse, bulbo-caverneux, ischio-caverneux et ischio-bulbaire, quand il existe.

5° L'*aponévrose périnéale moyenne*, ou *ligament de Carcassonne*, triangulaire, séparant les deux couches musculaires, et entre les deux feuillets qui la constituent, le muscle de Guthrie, l'artère honteuse interne et des veines nombreuses ; les glandes de Cooper, situées ordinairement au-dessous de l'aponévrose, sont quelquefois dans son épaisseur. Cette aponévrose, qui est traversée à sa partie antérieure par l'urèthre, présente en arrière une séparation des deux feuillets ; le feuillet inférieur et les parties latérales du feuillet supérieur se continuent derrière le muscle transverse avec l'aponévrose périnéale inférieure, tandis que la partie moyenne du feuillet supérieur se porte en haut et en arrière pour former l'*aponévrose prostato-péritonéale*.

6° La *couche musculaire supérieure* ou *profonde*, formée par le muscle de Wilson et le releveur de l'anus.

7° L'*aponévrose périnéale supérieure*, ou *profonde*, ou *pelvienne*, formée par les feuillets aponévrotiques des muscles contenus dans le petit bassin, et sa dépendance, l'*aponévrose pubio-rectale*.

8° Le *tissu cellulaire sous-péritonéal*.

9° Le *péritoine*.

Étudions maintenant la région périnéale postérieure, puis nous examinerons les vaisseaux et nerfs de ces deux régions.

B. — *Région périnéale postérieure.*

La région périnéale postérieure, ou anale, comprend toute la portion du périnée située en arrière de la ligne bi-ischiatique. Elle est limitée en avant par cette ligne, sur les côtés par le bord inférieur du grand fessier, en arrière par le coccyx. Nous trouvons au milieu de cette région l'anus et le rectum, et, de chaque côté, la fosse ischio-rectale.

La **peau** de cette région est fine et présente, chez l'homme, quelques poils aux environs de l'anus. Vers cet orifice, on voit aussi des plis rayonnés qui sont déterminés par l'adhérence des fibres musculaires du sphincter, du releveur de l'anus et du rectum à la peau. Au même niveau, on trouve la peau toujours humide; cette humidité est due à la présence de nombreuses glandes qui sécrètent un liquide âcre et odorant. La peau se déprime au niveau de l'anus et pénètre dans le rectum, à une hauteur d'un centimètre environ, avant de se continuer avec la muqueuse.

La **couche sous-cutanée** se divise en deux plans. Le plan superficiel, formé d'un tissu cellulaire lamelleux, disparaît presque complètement autour de l'anus, où les fibres musculaires de cette région s'implantent en partie sur la peau. Le plan profond, moins lamelleux, n'existe pas autour de l'anus; mais, de chaque côté du rectum, ce tissu, chargé de graisse, remonte à une très grande hauteur pour combler une large cavité située entre le rectum et l'ischion : c'est la *fosse ischio-rectale*.

Plus profondément, nous trouvons une couche musculaire formée par le sphincter externe au milieu, par le releveur de l'anus et l'ischio-coccygien sur les côtés.

Sphincter externe. — Ce muscle est situé dans la région anale, autour de l'extrémité inférieure du rectum, qu'il embrasse.

Il s'insère en arrière sur une ligne fibreuse étendue de la pointe du coccyx à l'anus. Parties de ce point, ces fibres décrivent des courbes autour de l'extrémité inférieure du rectum, et vont s'insérer en avant sur une intersection fibreuse qui est commune au sphincter, aux transverses et au bulbo-caverneux. Quelques fibres se fixent aussi à la face profonde de la peau de cette région.

Ce muscle s'entre-croise avec les fibres du releveur de l'anus et avec quelques fibres longitudinales du rectum. Sa face externe est en rapport avec le tissu cellulo-graisseux de la fosse ischio-rectale. Sa face interne est en rapport avec le rectum et le sphincter interne qu'elle déborde, vers son bord inférieur, de 4 à 5 millimètres.

Il sert par sa tonicité à maintenir l'occlusion de l'anus; par ses contractions au moment de la défécation, il divise les matières fécales. Enfin, il se contracte pendant l'érection et pendant l'éjaculation pour fournir un point d'appui au bulbo-caverneux.

Sur les côtés de ce muscle, après avoir enlevé le tissu cellulo-graisseux abondant qui s'y trouve, on rencontre le releveur de l'anus et l'ischio-coccygien. Le premier a déjà été étudié.

Ischio-coccygien. — Petit muscle triangulaire, aplati, situé sur la paroi interne de la fosse ischio-rectale.

Il s'insère par son sommet à la face interne de l'épine sciatique et du petit ligament sacro-sciatique. De ce point, les fibres divergent et se portent sur le bord du coccyx et le sommet du sacrum.

La face supérieure de ce muscle est en rapport avec l'aponévrose périnéale supérieure. La face inférieure forme une partie de la paroi interne de la fosse ischio-rectale. Son bord antérieur est contigu au bord postérieur du releveur. Son bord postérieur est parallèle au pyramidal. Il semble former avec le releveur un seul plan musculeux.

Il a pour usage de relever le coccyx lorsqu'il a été abaissé.

Au-dessus de ce muscle, c'est-à-dire profondément, on trouve l'aponévrose périnéale profonde, le tissu cellulaire sous-péritonéal et le péritoine. L'aponévrose à son niveau se continue derrière le rectum ; elle est formée, comme nous l'avons déjà vu, par la réunion des feuillets aponévrotiques qui recouvrent les muscles pyramidal, obturateur interne, releveur de l'anus et ischio-coccygien. Le tissu cellulaire sous-péritonéal est assez abondant à ce niveau ; il se continue avec celui de la région périnéale antérieure et avec celui des fosses iliaques. C'est là que fusent quelquefois les abcès de la fosse iliaque, les abcès par congestion eux-mêmes, pour s'ouvrir dans le rectum ou bien dans la fosse ischio-rectale, après avoir traversé l'aponévrose et le muscle ischio-coccygien. L'espace celluleux qui sépare l'aponévrose du péritoine, au niveau du rectum, est décrit par Richet sous le nom d'*espace pelvi-rectal supérieur*, par rapport à l'inférieur, ou fosse ischio-rectale, que Richet appelle *espace pelvi-rectal inférieur*. Le péritoine forme le plan le plus profond ; il se réfléchit sur le rectum et la vessie.

On voit dans cette étude que la limite entre les deux régions périnéales n'est pas bien tranchée vers les parties profondes.

En étudiant cette région, nous avons vu sur les côtés du rectum une cavité remplie de tissu cellulo-graisseux. Cette cavité est d'une trop grande importance pour que nous n'y revenions pas. Son étude, du reste, complétera celle du périnée.

Cette cavité est connue sous le nom de *fosse ischio-rectale, creux ischio-rectal*.

La **fosse ischio-rectale** est un espace profond situé de chaque côté du rectum, entre le rectum et la face interne de l'ischion. A l'état normal, elle est comblée par du tissu cellulo-graisseux; mais lorsque, par la dissection, elle a été débarrassée de ce tissu, elle se présente sous la forme d'une cavité qui présente une ouverture inférieure regardant la peau, un cul-de-sac supérieur au fond, deux parois, interne et externe, et deux extrémités, antérieure et postérieure.

L'*orifice* est limité par le sphincter externe de l'anus en dedans, par l'ischion en dehors, par le bord postérieur du muscle trans-

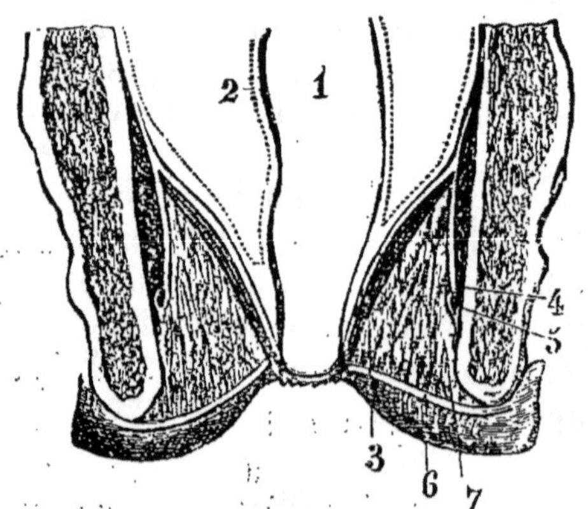

FIG. 215. — Coupe verticale et transversale du petit bassin passant par le rectum, les fosses ischio-rectales et les ischions.

1. Rectum. — 2. Péritoine, ponctué dans toute son étendue. — 3. Coupe du releveur de l'anus recouvert de son aponévrose sur sa face interne, et formant la paroi interne de la fosse ischio-rectale par sa face externe. — 4. Coupe de l'obturateur interne concourant à former la paroi externe de la fosse ischio-rectale. — 5. Artère honteuse interne dans l'épaisseur de l'aponévrose de l'obturateur. (Cette artère est située un peu trop haut sur ce dessin. — 6. Face profonde du derme. — 7. Tissu cellulo-graisseux remplissant la fosse ischio-rectale. Entre le rectum, le releveur de l'anus et le péritoine, on voit un espace sans chiffre indicateur : c'est l'espace pelvi-rectal supérieur de Richet.

verse en avant, par le bord inférieur du grand fessier et le grand ligament sacro-sciatique en arrière.

Le *fond* n'est pas situé directement au-dessus de l'orifice, il est placé sur la paroi externe et formé par l'insertion du bord supérieur du releveur sur l'obturateur interne (fig. 215).

La *paroi externe* est formée par la face interne de l'ischion et par l'obturateur interne qui recouvre cet os. Une aponévrose recouvre le muscle et le sépare du tissu cellulaire qui remplit la cavité; l'artère honteuse interne est appliquée contre l'ischion et l'obturateur dans un dédoublement de cette aponévrose. La paroi externe est verticale.

La *paroi interne* est formée par la face inférieure des muscles releveur de l'anus et ischio-coccygien, et par le sphincter externe de l'anus.

La paroi externe est immobile, tandis que la paroi interne change d'aspect, selon que le muscle releveur de l'anus est relâché ou contracté. Lorsque ce muscle se contracte, la paroi interne se raccourcit, elle se tend; lorsqu'il est à l'état de repos, elle s'allonge et se rapproche un peu de la paroi externe.

L'*extrémité antérieure* de cette cavité est un espace situé au-dessus du transverse et de l'aponévrose moyenne, au-dessous du releveur de l'anus. Ce prolongement de la fosse ischio-rectale se dirige assez loin en avant; il est rempli aussi par le tissu cellulo-graisseux de cette fosse qui s'y introduit (fig. 212).

L'*extrémité postérieure* est un petit cul-de-sac au-dessus du bord inférieur du grand fessier.

Vaisseaux et nerfs du périnée.

Les *artères* des régions périnéales antérieure et postérieure viennent de la *honteuse interne*, branche de terminaison de l'hypogastrique. Cette artère sort du bassin par la grande échancrure sciatique et passe derrière l'épine sciatique, qu'elle contourne pour rentrer dans le bassin par la petite échancrure. Elle s'applique ensuite à la face interne de l'ischion et du muscle obturateur interne, dans un dédoublement de l'aponévrose qui recouvre ce muscle, à 3 centimètres et demi environ du bord inférieur de l'ischion. Puis, cette artère se porte en avant, située à la face interne de la branche ischio-pubienne, entre les deux feuillets de l'aponévrose périnéale moyenne. Arrivée près de la symphyse, elle se bifurque en *dorsale de la verge et caverneuse.*

Dans son trajet, cette artère donne plusieurs branches *hémorrhoïdales inférieures*, qui traversent le tissu cellulaire de la fosse ischio-rectale pour se terminer dans la partie inférieure du rectum. Vers le muscle transverse, elle fournit l'*artère périnéale superficielle*, qui descend en arrière du muscle transverse et se porte à la peau de la région périnéale antérieure et de la partie postérieure des bourses. Un peu plus loin, elle fournit l'*artère bulbeuse* ou *transverse* du périnée. Cette branche se porte au bulbe en traversant le triangle ischio-bulbaire.

Indépendamment de ces artères, le périnée, dans ses couches supérieures ou profondes, reçoit des branches de la vésicale.

Les *veines* de la région périnéale antérieure se divisent en deux groupes : les unes se portent vers la honteuse interne qui accompagne l'artère de même nom pour se jeter dans la veine hypogastrique; les autres sont situées en arrière de la symphyse. Elles reçoivent les veines des corps caverneux, du gland, du bulbe, et constituent le plexus de Santorini, plexus qui se prolonge vers le col de la vessie et de la prostate pour former le plexus veineux vésico-prostatique. Les veines de la région anale sont nombreuses; les unes vont se jeter dans la honteuse interne, mais le plus grand nombre gagne les parois du rectum pour former l'origine de la veine porte.

Les *lymphatiques* superficiels se rendent dans les ganglions inguinaux. Les profonds se jettent dans les ganglions pelviens et lombaires.

Les *nerfs* sont fournis par le *honteux interne*. Après avoir pris naissance sur le plexus sacré, le honteux interne se porte en avant et en bas sur la face interne de l'ischion avec l'artère honteuse interne. A ce niveau, il se divise en deux branches : l'une inférieure ou périnéale, l'autre supérieure ou dorsale de la verge. La *branche périnéale* se divise en un grand nombre de rameaux, qui se distribuent à la peau du périnée, de la partie supérieure de la cuisse, du scrotum et de la face inférieure de la verge, à la muqueuse de l'urèthre et aux muscles sphincter externe de l'anus, bulbo-caverneux, ischio-caverneux et transverse. La *branche dorsale* de la verge continue le trajet primitif du nerf et se porte dans le sillon dorsal des corps caverneux, qu'elle suit jusqu'au gland, à la muqueuse duquel le nerf se distribue. Il donne, chemin faisant, des rameaux à la peau des parties supérieure et latérales de la verge, de même qu'au prépuce.

CHAPITRE V

APPAREIL GÉNITAL DE LA FEMME.

L'appareil génital de la femme est un appareil de sécrétion; l'ovaire représente l'*organe sécréteur;* la trompe de Fallope, le *conduit vecteur ;* l'utérus, le *réservoir ;* le vagin, le *canal excréteur*. Le produit est le fœtus. Cette division, si rationnelle qu'elle soit, ne se prête pas à une étude facile de l'appareil, dans lequel plusieurs organes ne trouveraient pas leur place. A la manière de quelques anatomistes, je préfère la méthode qui consiste à étudier séparément les organes génitaux externes et les organes génitaux internes.

ARTICLE PREMIER

ORGANES GÉNITAUX EXTERNES OU VULVE.

L'ensemble de ces organes constitue la vulve ou le vestibule du vagin. On trouve, sur la ligne médiane et de haut en bas, le pénil ou mont de Vénus, le clitoris, le vestibule de la vulve, le méat urinaire, l'orifice du vagin, la membrane hymen et la fosse naviculaire. Toutes ces parties médianes sont recouvertes et protégées de chaque côté par deux replis : l'un interne, muqueux, qui forme la petite lèvre ; l'autre externe, muqueux et cutané, qui constitue la grande lèvre. C'est dans cet ordre que nous étudierons toutes ces parties.

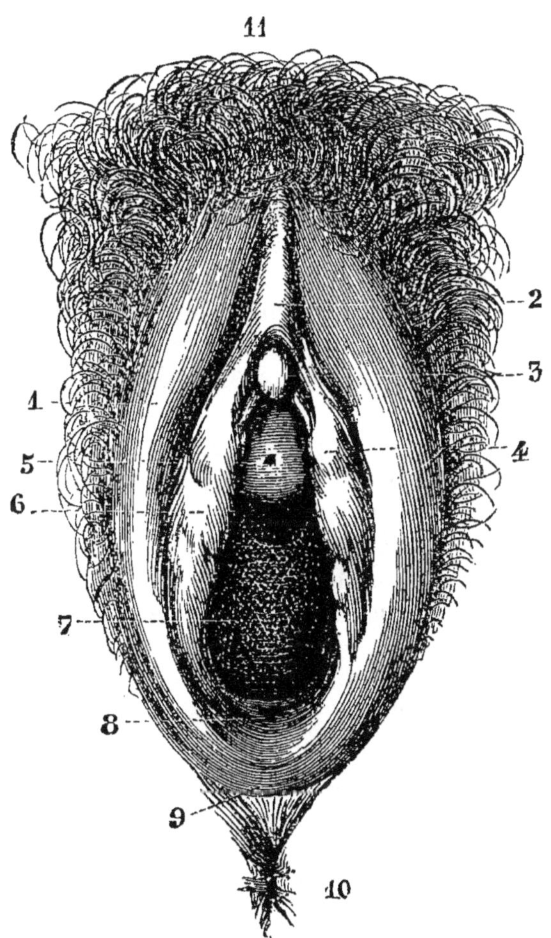

FIG. 216. — Vulve.

1. Grande lèvre. — 2. Extrémité supérieure des petites lèvres. — 3. Clitoris. — 4. Vestibule. — 5. Méat urinaire. — 6. Orifice du vagin. — 7. Membrane hymen. — 8. Fosse naviculaire. — 9. Fourchette de la vulve. — 10. Anus. — 11. Mont de Vénus.

§ 1er. — Pénil ou mont de Vénus.

On donne ce nom à une saillie arrondie située au-devant du pubis, au-dessus des grandes lèvres, et couverte de poils abondants.

§ 2. — Clitoris.

Le clitoris est un petit organe érectile, *situé* à la partie supérieure du vestibule de la vulve, à l'extrémité des petites lèvres.

Sa *forme* est variable. Ordinairement, il ressemble à un cône à sommet libre. On l'a vu quelquefois bifide (Dolbeau). Dans presque tous les cas, il présente à sa face inférieure un sillon médian étendu de la base au sommet. Sa surface est parsemée de papilles.

Sa *longueur* est en général de 3 à 4 millimètres à l'état de repos, et de 8 à 10 millim. lorsqu'il est en érection. On trouve quelquefois des clitoris rudimentaires; on en trouve aussi de très volumineux, qui simulent un petit pénis. Ce sont des cas de ce genre qu'on a souvent pris pour de l'hermaphrodisme.

Sa *direction* est verticale; mais lorsqu'il est en érection, sa pointe est déviée en bas et en arrière, comme pour se présenter à la face dorsale du pénis et s'exposer plus directement à ses frottements.

Ses *rapports* sont les suivants : il est situé à la partie supérieure du vestibule de la vulve et protégé par les grandes lèvres, qu'il faut écarter pour l'apercevoir. Sa partie antérieure, à l'état de repos, est presque complètement recouverte par un repli des petites lèvres qu'on appelle prépuce. La partie postérieure est confondue en partie avec la branche inférieure de bifurcation des petites lèvres.

A l'état d'érection, le clitoris proémine en avant et se découvre en laissant le prépuce à sa base.

Sa *structure* est identique à celle des corps caverneux chez l'homme. Il présente comme eux deux corps caverneux et une cloison médiane incomplète. Comme eux, il a deux racines qui s'insèrent à la face interne de la branche ascendante de l'ischion. Comme eux, au niveau du point où les deux racines se réunissent, il présente un ligament suspenseur élastique qui va se fixer à la partie inférieure et antérieure de la symphyse pubienne; comme eux, il est formé d'une enveloppe fibreuse, et de trabécules musculaires qui limitent des aréoles communiquant toutes entre elles. De même que les corps caverneux, le clitoris présente dans son épaisseur des artères hélicines.

De petites glandes sébacées, analogues à celle du prépuce de l'homme, sont situées dans l'épaisseur du prépuce et fournissent une matière odorante analogue à celles que fournissent, chez l'homme, les glandes de Tyson.

§ 3. — Vestibule de la vulve.

On appelle ainsi une surface triangulaire d'une étendue de 2 centimètres environ. Cette surface est limitée en haut par le clitoris, en bas par le méat urinaire, et de chaque côté par les petites lèvres qu'il faut écarter pour l'apercevoir. Cette surface est plane et pourvue de petites papilles.

§ 4. — Méat urinaire.

Le méat urinaire est un orifice arrondi, de 3 à 4 millimètres de largeur, et très dilatable. Il est situé au-dessous du vestibule et au-dessus de l'orifice du vagin. Au-dessous de lui, se trouve un tubercule muqueux formé par l'extrémité antérieure de la colonne de la paroi supérieure du vagin. Un intervalle de 4 à 6 millimètres le sépare de ce tubercule. En se rappelant ses rapports, il est assez aisé d'introduire une sonde dans l'urèthre de la femme sans la découvrir. Pour cela il suffit, avec la pulpe de l'index gauche, de rechercher le tubercule signalé et d'introduire immédiatement au-dessus le bec de la sonde, qui pénètre ordinairement dans le canal. Cette opération n'est pas toujours facile, car il arrive fréquemment que le méat urinaire est dévié, et qu'au lieu de s'ouvrir en avant dans la vulve, il s'ouvre à la paroi supérieure du vagin. Cette déviation s'observe surtout pendant la grossesse, et quelquefois, lorsque l'utérus est à l'état de vacuité chez les femmes qui ont eu un grand nombre d'enfants.

§ 5. — Orifice du vagin et membrane hymen.

(Voy. *Vagin.*)

§ 6. — Fosse naviculaire.

On donne ce nom à une dépression située entre l'orifice vaginal et la fourchette de la vulve. Cette dépression, qui disparaît quelquefois par déchirement après l'accouchement, est devenue, dans certains cas, le réceptacle du pénis pendant le coït. On a vu, en effet, des femmes dont l'orifice vaginal était complètement obturé, pratiquer le coït pendant plusieurs années et présenter une fosse naviculaire qui avait acquis par l'usage une profondeur de plusieurs centimètres.

§ 7. — Petites lèvres.

Les *petites lèvres,* ou *nymphes*, sont deux replis muqueux, minces, situés à la face interne des grandes lèvres, de chaque côté des organes sur la ligne médiane.

Ces replis, très minces, ont ordinairement une hauteur de 3 à 4 millim., qui peut acquérir de 2 à 4 centim. chez les femmes qui s'adonnent à la masturbation. Le *tablier des Hottentotes* n'est autre chose qu'un prolongement de ces replis muqueux, qui peut acquérir jusqu'à 15 ou 18 centim. de longueur chez quelques peuplades de l'Afrique.

Les petites lèvres sont dirigées d'avant en arrière ; leur extrémité postérieure se perd insensiblement sur les parois de la vulve ; leur extrémité antérieure se divise en deux portions, dont l'une, supérieure, va se confondre avec celle du côté opposé en passant sur le clitoris, auquel elle forme un capuchon ou prépuce, tandis que l'autre, inférieure, va s'insérer à la face inférieure du clitoris pour se confondre avec lui.

Structure. — Les petites lèvres consistent en un repli muqueux; leur partie profonde offre la même structure, conjonctive et élastique, que la muqueuse du vagin ; leur partie superficielle est formée d'épithélium pavimenteux stratifié.

De nombreuses papilles se montrent sur toute leur surface; celles de la face interne sont plus volumineuses et disposées en séries linéaires beaucoup plus régulières que celles de la face externe.

Les *vaisseaux* sont nombreux ; ils forment un réseau serré et donnent une anse simple ou ramifiée aux papilles.

Des *glandes* en grappe, glandes sébacées, se montrent en grand nombre dans les petites lèvres et dans le capuchon du clitoris. Elles existent en plus grande quantité à la face externe. Martin et Léger, qui les ont bien décrites en 1862, en ont trouvé 135 en moyenne, par centimètre carré, sur la face externe, et 28 sur la face interne. Ces glandes sont quelquefois volumineuses, jusqu'à 1 millimètre; leur surface rappelle celle d'un chou-fleur. Les auteurs que je viens de citer ont trouvé jusqu'à 150 culs-de-sac dans une seule glande.

§ 8. — Grandes lèvres.

On donne ce nom à deux saillies verticales étendues du pénil à la fourchette de la vulve, et rapprochées de telle sorte qu'elles dérobent à la vue toutes les autres parties de la vulve. Une vulve bien conformée présente seulement une fente antéro-postérieure entre les deux grandes lèvres. La masturbation, les accouchements répétés, les inflammations de cette région déforment souvent la vulve et permettent d'apercevoir les petites lèvres.

Les grandes lèvres présentent une face externe cutanée, couverte de poils à la partie supérieure, une face interne muqueuse, dépourvue de poils et en contact avec la face interne de la grande lèvre du côté opposé, un bord libre parallèle à celui du côté opposé, un bord adhérent plus épais que le bord libre, une extrémité supérieure qui se perd insensiblement sur les côtés du clitoris, au-dessous du pénil, et une extrémité inférieure qui se réunit à celle du côté opposé en formant un repli à concavité supérieure. Ce repli constitue la *fourchette de la vulve ;* il limite la partie inférieure de la fosse naviculaire.

Dans la *structure* des grandes lèvres, on remarque : 1° du côté de la peau, une grande quantité de pigment qui lui donne une couleur brun foncé, des bulbes pileux, des glandes sébacées et des glandes sudoripares très nombreuses ; 2° dans l'épaisseur de ce repli, la présence d'un appareil élastique analogue à celui que nous avons vu dans les bourses ; cet appareil a été décrit par Sappey. Broca a décrit dans la grande lèvre un sac dartoïque analogue au dartos. Ce *sac dartoïque* de Broca a fait son temps ; il est remplacé par le sac élastique de Sappey. Les parois de ce sac sont pourvues de fibres élastiques. Ce sac élastique, situé dans l'épaisseur de la grande lèvre, a une grosse extrémité qui regarde en bas et une petite qui regarde en haut. La cavité de ce sac est remplie d'un tissu graisseux qui donne à la grande lèvre sa fermeté.

Ce sac élastique, de même que le ligament suspenseur du clitoris, est un prolongement des lames élastiques nombreuses qui descendent du pubis et de la symphyse, et qui sont entremêlées de tissu cellulo-adipeux.

Muqueuse de la vulve. — La muqueuse de la vulve se porte du bord libre des grandes lèvres à l'entrée du vagin ; elle recouvre la fosse naviculaire, le clitoris, le vestibule de la vulve ; elle forme les petites lèvres et la membrane hymen.

Un *épithélium pavimenteux stratifié*, de 200 μ d'épaisseur, en moyenne, constitue la couche superficielle de la muqueuse. Cet épithélium est composé de cellules un peu allongées dans les parties profondes, de cellules arrondies ou polyédriques vers le milieu, et de cellules plates, en forme de lamelles, de 30 à 40 μ de largeur, dans la partie superficielle.

Le *derme*, ou partie fondamentale de la muqueuse, fait suite au derme de la peau ; c'est du tissu conjonctif mêlé de fibres élastiques. La partie de cette couche, la plus voisine de l'épithélium, est condensée et mesure environ 1/2 millimètre ; la partie profonde est très vasculaire, comme spongieuse. Le derme est surmonté d'un grand nombre de papilles, surtout sur les petites lèvres et sur le clitoris.

Indépendamment des glandes en grappe sébacées, qui existent dans la grande lèvre et dans la petite lèvre, il existe, autour de l'ouverture vaginale, des glandes muqueuses disséminées, qui ont la forme des glandes en grappe, et dont le volume varie entre 1/2 millimètre et 3 millimètres. Ces glandes sont nombreuses autour du méat urinaire et dans le vestibule de la vulve ; elles sont pourvues d'un conduit très mince, qui peut offrir une longueur de plus d'un centimètre.

Les *artères* de la vulve viennent des honteuses externes et de la terminaison de la honteuse interne, qui prend le nom de *dorsale du clitoris*. Le réseau capillaire de cette région est très abondant. Les *veines* s'anastomosent dans l'épaisseur même de la muqueuse de la vulve et lui donnent un aspect spongieux, érectile. Elles se réunissent, constituent des troncs dirigés en arrière et en bas, et se jettent dans les plexus veineux situés sur les côtés du vagin. Les *lymphatiques* se rendent aux ganglions inguinaux internes. Les *nerfs* sont nombreux ; ils viennent du génito-crural et du honteux interne. Krause a signalé des *corpuscules*, dits *de Krause*, dans les papilles du clitoris.

ARTICLE DEUXIÈME

ORGANES GÉNITAUX INTERNES.

Pour la description de ces organes, nous procéderons de l'extérieur vers l'intérieur, et nous étudierons : 1° le vagin ; 2° l'utérus ; 3° les annexes de l'utérus, qui sont : l'ovaire, la trompe et le ligament rond, y compris un repli du péritoine qui a reçu le nom de ligament large.

§ 1er. — Vagin et urèthre.

Dissection. — Voyez plus loin la *Dissection du Périnée* chez la femme.

Le vagin est un conduit musculo-membraneux destiné à recevoir le pénis pendant l'acte du coït. Nous étudierons sa direction, sa forme, sa longueur, son élasticité, ses parois, ses extrémités, ses rapports et sa structure.

Direction. — Il est dirigé de haut en bas et d'arrière en avant. Il décrit dans cette direction une courbe à concavité antérieure.

Forme. — Le vagin est aplati de haut en bas, et ses parois sont appliquées l'une contre l'autre, ce dont on s'assure facilement en plongeant les regards dans un spéculum, au moment où on l'introduit dans le vagin. Vers son extrémité postérieure, ses deux parois sont séparées par le col utérin.

Longueur. — Les auteurs ne sont pas d'accord à ce sujet. En général, on dit que le vagin présente une longueur de 12 centimètres. Ce conduit offre, en réalité, de l'ouverture vers la partie la plus reculée, une longueur de 9 centimètres 1/2.

Élasticité. — Le vagin, étant élastique, s'allonge facilement, et s'élargit surtout considérablement, soit pendant l'accouchement, soit lorsqu'on pratique le tamponnement. On peut introduire, pour le tamponnement, une quantité énorme de charpie ou de coton. Il faut remarquer que le fond est la partie la plus dilatable, tandis que l'orifice antérieur l'est fort peu. On s'aperçoit facilement de cette disposition lorsqu'on introduit un spéculum bivalve ; l'orifice antérieur du vagin s'applique sur la partie arrondie du spéculum, tandis que les deux valves de l'instrument peuvent subir dans le fond du vagin un écartement très considérable, sans provoquer de douleur.

Parois ou surface interne du vagin. — La surface interne du vagin présente une paroi supérieure, une paroi inférieure et deux bords. Dans toute son étendue, cette surface interne est rosée et parsemée d'un grand nombre de saillies qui présentent la disposition suivante : très accusées surtout dans la moitié antérieure du vagin, ces saillies sont dirigées transversalement et présentent quelquefois des sinuosités. Au niveau de la ligne médiane, elles se réunissent à une saillie antéro-postérieure, d'autant plus accusée qu'on se rapproche davantage de l'entrée du vagin. Cette saillie médiane, plus marquée sur la paroi supérieure du vagin que sur la paroi inférieure, se termine à l'ouverture du vagin par un tubercule muqueux très développé à la paroi supérieure, au-dessous du méat urinaire. Formées par un épaississement des saillies transversales, ces deux saillies médianes constituent la *colonne antérieure* et la *colonne postérieure* du vagin. Les nombreuses saillies ne s'effacent ni par le coït ni par l'accouchement, car elles ne sont pas des replis de la muqueuse, comme on l'a souvent répété. Leur surface est parsemée d'un nombre considérable de papilles analogues à celles qu'on trouve sur le clitoris.

Extrémité antérieure. — L'extrémité antérieure du vagin, l'ouverture, est entourée par plusieurs organes, musculeux et érectiles, dont l'ensemble constitue l'*anneau vulvaire*. Cette ouverture reste toujours la partie la plus étroite et la moins dilatable du vagin, quoiqu'elle se distende et se déchire même souvent, pendant l'accouchement. Elle est, chez quelques femmes,

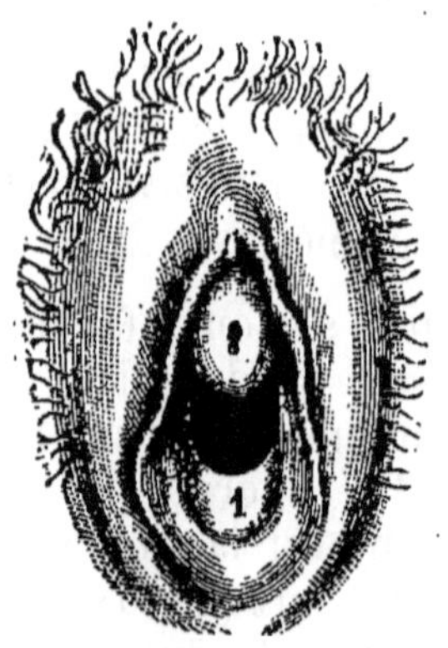

Fig. 217. — Hymen en croissant, 1.

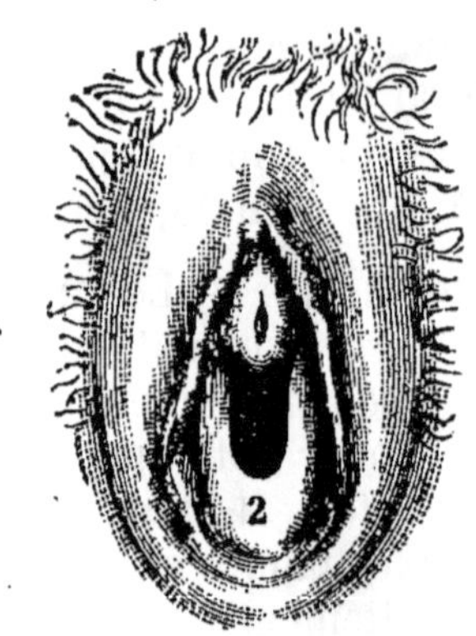

Fig 218. — Hymen en fer à cheval, 2.

le siège d'une contraction volontaire qui comprime le pénis, lorsque le pourtour de l'anneau vulvaire n'a pas été profondément déchiré pendant l'accouchement. L'anneau vulvaire est ce que les gens du peuple désignent sous le nom vulgaire de *casse-noisette*.

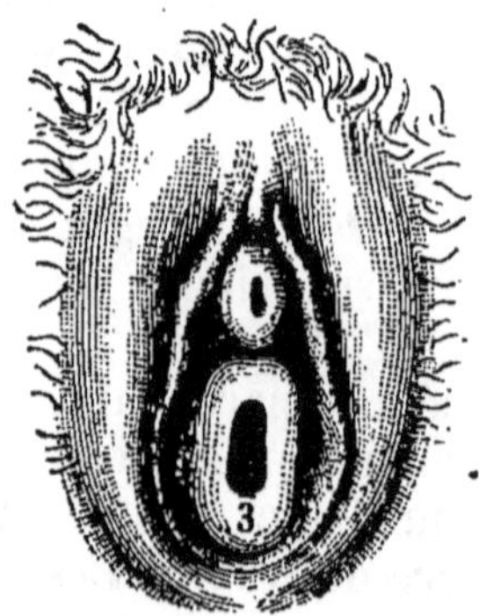

Fig. 219. — Hymen annulaire, 3.

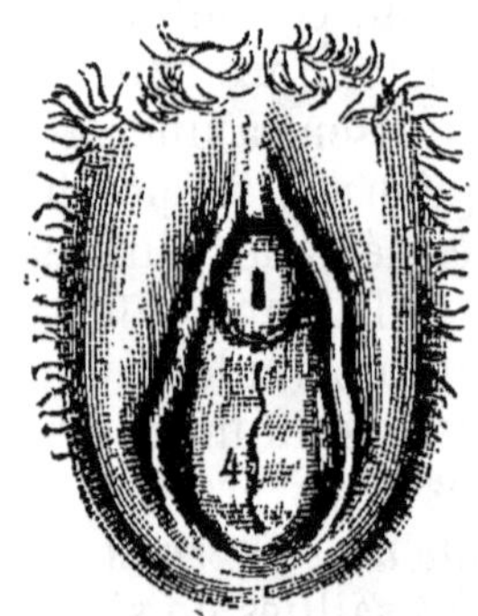

Fig. 220. — Hymen bilabié, 4.

Il n'est pas très rare d'observer chez la femme, chez les jeunes mariées principalement, une contracture de l'anneau vulvaire (vaginisme) qui rend le coït extrêmement douloureux et même impossible.

L'année dernière, nous en avons guéri un cas très grave avec notre confrère, le Dr Gascard.

Chez la femme vierge, on trouve, au niveau de l'extrémité antérieure du vagin, la membrane *hymen*.

L'*hymen* est un repli de la muqueuse du vagin. La présence de cette membrane chez une femme est une probabilité de la virginité, mais non une certitude, car on a vu des femmes, non seulement devenir grosses malgré la persistance de la membrane de l'hymen, mais encore présenter cette membrane au moment de l'accouchement.

L'absence de l'hymen n'est pas non plus un signe certain de défloraison : car, outre que cette membrane peut manquer complètement, elle peut être déchirée accidentellement par une chute sur le périnée, etc.

Sa forme varie. Quelquefois, cette membrane obture si complètement l'orifice du vagin, que le chirurgien est obligé de la déchirer pour permettre, à l'époque de la menstruation, l'écoulement du sang. L'hymen affecte quatre formes principales, comme on peut le voir dans les figures ci-jointes : la forme de *croissant*, celle de *fer à cheval,* la forme *annulaire* et la *bilabiée*.

Lorsque la membrane hymen a été déchirée, les lambeaux qui résultent de cette déchirure se rétractent vers les bords de l'orifice du vagin, et forment de petites saillies désignées sous le nom de *caroncules myrtiformes*. Sappey croit que ces prétendues caroncules ne sont que des saillies de la paroi vaginale, et que les lambeaux de l'hymen sont trop peu considérables pour les former.

L'hymen est pourvu de petites papilles analogues à celles du vagin. Cette membrane est recouverte, sur ses deux faces et sur son bord libre, par un épithélium pavimenteux stratifié. Au-dessous de l'épithélium, on trouve, sur chacune des faces, une couche de tissu conjonctif avec beaucoup de fibres élastiques. Tout à fait au centre, on voit des vaisseaux, des nerfs et quelques fibres musculaires lisses.

Les caroncules myrtiformes ont une couche d'épithélium pavimenteux stratifié à leur surface. Profondément, on trouve un mélange d'éléments de tissu conjonctif et d'éléments élastiques, des vaisseaux et des filets nerveux, en continuité avec ceux des parois vaginales.

Extrémité postérieure. — L'extrémité postérieure du vagin s'insère directement autour du col de l'utérus. Cette insertion, très solide, limite, du côté de la cavité vaginale, un cul-de-sac circulaire qui entoure le col utérin. Ce cul-de-sac, peu prononcé en avant, augmente de profondeur sur les côtés, et surtout en arrière. On a donné aux diverses portions de ce cul-de-sac les noms de cul-de-sac vaginal antérieur, cul-de-sac latéral, cul-de-sac postérieur. La différence qui existe entre la profondeur du cul-de-sac antérieur et celle du cul-de-sac postérieur est due à ce que l'insertion du vagin se fait beaucoup plus haut en arrière qu'en avant sur le col de l'utérus. Chez les femmes qui ont eu plusieurs enfants, le col de l'utérus diminuant de longueur, disparaissant même, on conçoit que le cul-de-sac diminue de profondeur (fig. 221).

Rapports. — La face supérieure du vagin est en rapport avec la base de la vessie, *cloison vésico-vaginale*, et avec l'urèthre. Elle adhère fortement à la vessie par un tissu cellulaire dense, et plus encore à l'urèthre, qui est, pour ainsi dire, creusé dans l'épaisseur de cette paroi. L'extrémité inférieure des uretères est aussi en contact avec cette paroi.

Ces rapports nous expliquent comment on peut extraire un calcul urinaire en incisant la cloison vésico-vaginale, traiter une cystite chronique rebelle en pratiquant une ouverture dans la même cloison, et faire le diagnostic d'un corps étranger de la vessie ou d'une tumeur de cet organe. Les perforations de cette cloison, *fistules vésico-vaginales*, sont dues le plus souvent à la destruction d'une portion de cette cloison par la compression prolongée, contre le pubis, des parties molles de la mère par la tête de l'enfant arrêtée longtemps au passage.

La face inférieure est en rapport, d'arrière en avant : 1° avec le péritoine, qui recouvre la partie la plus reculée de cette paroi, dans une étendue de 1 centimètre 1/2 environ; le péritoine forme là le cul-de-sac recto-vaginal ; il n'est séparé de la cavité du vagin que par l'épaisseur de sa paroi ; 2° avec la paroi antérieure du rectum, dans une étendue de 3 à 5 centimètres, *cloison recto-vaginale ;* 3° avec la partie postérieure de l'anneau vulvaire et les parties molles du périnée.

Ces rapports sont du plus haut intérêt. On peut extraire un liquide pathologique par le cul-de-sac postérieur en y plongeant un bistouri ou un trocart; il suffit de traverser l'épaisseur du vagin et le péritoine. C'est aussi au même niveau qu'on établit le drainage du péritoine après les opérations graves de l'abdomen.

Il se produit des *fistules recto-vaginales* comme des fistules vésico-vaginales et sous l'influence de la même cause.

Le toucher vaginal est d'un grand secours dans le diagnostic des tumeurs du rectum. Par le même toucher, on peut s'assurer si le rectum est plein ou libre de matières fécales.

Les bords du vagin sont en rapport, de haut en bas : 1° avec la partie inférieure du ligament large ; 2° avec le tissu cellulaire sous-péritonéal, très abondant à ce niveau ; 3° avec l'aponévrose péritonéale supérieure ; 4° avec les muscles releveurs de l'anus, qui prennent quelques insertions sur le vagin ; 5° avec l'aponévrose périnéale moyenne ou ligament de Carcassonne ; 6° avec le bulbe du vagin.

Structure. — Le vagin est pourvu de parois qui mesurent 3 millimètres d'épaisseur en moyenne. Depuis l'orifice vulvaire jusqu'à son insertion sur l'utérus, on trouve dans ses parois trois couches superposées, des vaisseaux et des nerfs. Les trois couches sont de dehors en dedans : une couche fibreuse, une couche musculeuse, une couche muqueuse.

Couche fibreuse. — Elle est composée de tissu conjonctif, mélangé d'un grand nombre de fibres élastiques. Les éléments de cette couche, qui est la plus mince, sont serrés, condensés vers la couche moyenne, tandis qu'ils sont lâches en dehors. Ce tissu conjonctif se confond, en dehors : 1° avec le cul-de-sac du péritoine situé entre le vagin et le rectum ; 2° avec le tissu conjonctif de la partie inférieure des ligaments larges ; 3° avec celui de l'aponévrose moyenne du périnée ; 4° avec les fibres musculaires de la base de la vessie ; 5° avec le tissu conjonctif de la région périnéale.

Couche musculeuse — La couche musculeuse, de couleur rougeâtre, forme plus de la moitié de l'épaisseur totale des parois du vagin. C'est un mélange de fibres musculaires lisses, de tissu conjonctif et de fibres élastiques. Les fibres musculaires sont disposées suivant deux plans.

1° Dans le *plan superficiel*, les fibres sont *longitudinales* ; elles se rassemblent en faisceaux, mais elles ne se constituent pas une membrane régulière. Quelques-unes de ces fibres abandonnent les parois du vagin, en avant, pour aller se fixer à la branche descendante du pubis ; en arrière, on en voit un certain nombre qui se continuent dans l'épaisseur de l'utérus et des ligaments utéro-sacrés.

2° Les fibres du *plan profond* ne sont pas régulièrement circulaires, elles sont obliques, et entre-croisées sous des angles tellement variés, qu'on peut dire qu'elles constituent une couche plexiforme ; c'est, en effet, un véritable réseau musculaire.

Entre les diverses fibres musculaires du vagin, on trouve un peu de tissu conjonctif et un réseau de fibres élastiques fines.

Les dimensions moyennes des fibres musculaires sont les suivantes : longueur 70 μ ; largeur 6 μ. Elles augmentent de volume pendant la grossesse et deviennent plus faciles à observer.

On trouve, à la partie antérieure du vagin, des fibres musculaires striées, qui font partie de l'anneau vulvaire.

Couche muqueuse. — La muqueuse, de couleur rosée, offre une épaisseur d'un millimètre environ. Au niveau de l'utérus, elle se réfléchit sur le col, pour se continuer ensuite dans la cavité utérine.

Un *épithélium pavimenteux stratifié* forme la couche superficielle de la muqueuse vaginale ; il offre de 15 μ à 200 μ d'épaisseur.

Le *derme* de la muqueuse est uni intimement à la couche musculaire, absolument comme nous l'avons vu pour l'utérus ; la muqueuse ne peut donc pas se déplacer. Il est constitué par du tissu conjonctif et par une quantité prodigieuse de fibres élastiques, auxquelles la muqueuse est redevable de sa grande extensibilité.

Des *papilles* coniques et filiformes, abondantes surtout dans la moitié inférieure du vagin, sur les replis de la muqueuse, sont totalement effacées par l'épithélium qui les recouvre ; leur longueur moyenne est de 150 μ, leur largeur est de 60 μ.

La muqueuse du vagin ne possède pas de glandes ; les cas rares, cités par Henle et Huschke, peuvent être considérés comme des anomalies.

Vaisseaux et nerfs. — De nombreuses *artères* arrivent au vagin ; elles viennent des artères voisines : utérines, vésicales inférieures, hémorrhoïdales moyennes, honteuses internes et hypogastriques. L'artère principale, venue de l'hypogastrique, *artère vaginale* proprement dite, se ramifie avec les autres dans les parois du vagin. Ces artères traversent les couches fibreuse et musculeuse, et donnent naissance à un réseau capillaire de plus en plus fin, à mesure qu'on se rapproche de la surface du derme de la muqueuse. Au niveau des papilles, on trouve une ou plusieurs anses capillaires.

Les *veines* naissent du réseau capillaire de la muqueuse, en particulier des papilles, où elles forment une sorte de plexus veineux. Elles augmentent de volume et s'anastomosent entre elles dans l'épaisseur de la musculeuse, où elles constituent un nouveau plexus veineux. Dans la couche fibreuse, ce plexus est encore plus serré et plus considérable, de sorte que les parois du vagin offrent, quant à leur apparence, une certaine analogie avec les tissus érectiles. Enfin, les veines se jettent dans les troncs veineux situés le long des bords du vagin.

Les *lymphatiques* naissent de la muqueuse, et se divisent en deux groupes : *ceux des deux tiers antérieurs* sortent du côté de la vulve et se jettent dans les *ganglions inguinaux internes; ceux du tiers postérieur* se confondent avec ceux qui naissent de la *surface vaginale du col,* et se portent dans les *ganglions latéraux du petit bassin*, et non aux ganglions lombaires. Aubry les a injectés le premier à Paris, en 1843.

Nerfs. — Les nerfs sont fournis par le plexus hypogastrique ; on a constaté des fibres isolées dans la muqueuse vaginale, et leur division en filaments ténus, dépourvus de moelle.

Bulbes du vagin.

On donne le nom de *bulbes du vagin* à deux organes érectiles situés de chaque côté de l'ouverture du vagin, à la circonférence interne de l'anneau vulvaire, entre le muscle constricteur et la muqueuse de l'entrée du vagin. Ils s'adossent en haut, par leur petite extrémité, qui est située entre le clitoris et le canal de l'urèthre.

Les bulbes du vagin offrent, comme le clitoris, la même structure que les tissus érectiles du pénis. Ils ont chacun, à l'état d'érection, une longueur de 3 centimètres et demi, et une largeur qui dépasse un centimètre.

Urèthre.

Pour terminer la structure du vagin, il nous reste à parler de l'urèthre de la femme, car ce conduit est creusé dans l'épaisseur de la paroi antérieure du vagin, dont on ne peut pas le séparer.

Long de 3 centimètres en moyenne, l'urèthre occupe la ligne médiane de la paroi supérieure du vagin. Sa largeur est de 7 millimètres, et il admet facilement des instruments de 12 millimètres. Comme chez l'homme, le méat urinaire est la partie la moins dilatable.

Il est en rapport inférieurement avec la paroi du vagin, et supérieurement avec les ligaments antérieurs de la vessie, le constricteur du vagin et le bulbe.

Structure. — L'urèthre de la femme est plus large que celui de l'homme ; c'est pour cela, et aussi à cause de sa brièveté, que la femme expulse son urine avec plus de rapidité et de force que l'homme, dont l'urèthre est d'une longueur excessive.

Nous croyons que cette facilité d'expulsion de l'urine est cause de la rareté des calculs urinaires chez la femme. Règle générale, les calculs chez la femme se développent autour d'un corps étranger trop volumineux pour être expulsé par l'urèthre. Si les calculs vésicaux sont infiniment plus rares chez la femme que chez l'homme, cela tient à la facilité avec laquelle elle expulse les petits calculs de la colique néphrétique et les dépôts de l'urine qui sont, chez l'homme, l'origine de la plupart des calculs, sinon de tous.

La dilatabilité de l'urèthre de la femme permet d'introduire le doigt dans la vessie pour le diagnostic des tumeurs, des corps étrangers, etc. Comme cette introduction n'est pas exempte de douleurs, on a coutume de soumettre les malades à l'action du chloroforme.

On trouve dans ce canal deux couches superposées, des glandes, des vaisseaux et des nerfs.

Couche musculeuse. — Cette couche est la plus externe ; elle est formée d'un plan de fibres longitudinales et d'un plan de fibres circulaires. Les deux plans réunis ont une épaisseur de 3 à 4 millimètres.

Les *fibres longitudinales* sont profondes ; ce sont des fibres musculaires, lisses, en continuité avec les fibres de la couche plexiforme de la vessie.

Les *fibres circulaires* entourent les précédentes ; elles s'étendent depuis le col de la vessie jusqu'au méat urinaire. Ce sont des fibres striées, au milieu desquelles se trouvent quelques fibres lisses. Quelques-unes de ces fibres circulaires se détachent de l'urèthre pour se perdre sur les parois du vagin, ce qui explique l'union intime des deux organes.

Couche muqueuse. — La muqueuse est mince et doublée d'un tissu conjonctif sous-muqueux lâche. Elle est formée de tissu conjonctif et de quelques fibres élastiques ; un *épithélium cylindrique* la recouvre. Cet épithélium passe insensiblement à l'état d'épithélium pavimenteux du côté du méat urinaire, d'épithélium mixte du côté de la vessie.

Glandes. — Les glandes sont très difficiles à observer. Sappey est le seul auteur qui en fasse mention ; il les a vues. On observe, sur la surface muqueuse, des orifices plus nombreux que dans la portion spongieuse de l'urèthre de l'homme, et rangés en séries linéaires ; à chaque orifice correspond une glande. Ce sont des glandes en grappe *identiques aux glandes muqueuses de l'urèthre de l'homme ;* le corps de la glande est situé dans le tissu sous-muqueux ou dans l'épaisseur de la couche musculeuse ; le canal excréteur traverse la muqueuse. Les glandes muqueuses de la vulve existent en grand nombre autour du méat urinaire.

Vaisseaux et nerfs. — Les *artères*, venues des honteuses internes, des vaginales et des vésicales inférieures, se répandent dans l'urèthre; elles donnent naissance à un réseau capillaire qui se porte surtout autour des culs-de-sac glandulaires. Les *veines*, nées de la muqueuse, forment un réseau sous-muqueux, un vrai plexus, d'où elles se rendent sur les parties latérales du vagin. Les lymphatiques vont, d'après Sappey, aux ganglions pelviens. Les *nerfs* sont des ramifications du plexus hypogastrique et du honteux interne.

§ 2. — Utérus.

L'utérus est un organe destiné à recevoir le produit de la conception et à l'expulser au terme de la grossesse. C'est lui qui fournit aussi le sang de la menstruation. L'utérus présente à étudier sa situation, sa consistance, sa direction, sa mobilité, son poids, son volume, sa conformation extérieure et ses rapports, sa conformation intérieure et sa structure.

Situation. — L'utérus est situé dans le petit bassin, entre le rectum et la vessie, avec laquelle il est plus immédiatement en rapport; il est placé au-dessus du vagin et au-dessous des circonvolutions intestinales, qui, en le recouvrant, le séparent du rectum.

Consistance. — Différent pendant la vie et après la mort, le tissu de l'utérus est mou pendant la vie, comme celui des autres muscles; il devient rigide après la mort. La mollesse de ce tissu est démontrée par les impressions que laissent sur son fond les anses intestinales (Depaul, Sappey). Cette mollesse de l'utérus pendant la vie rend compte de certains phénomènes curieux qui, relatifs à la direction et à la mobilité de cet organe, ont échappé à beaucoup d'anatomistes.

Direction. — La direction de l'utérus varie. Ces variations sont en rapport avec l'état de vacuité ou d'ampliation de la vessie, et aussi avec la mollesse du tissu utérin.

Lorsque la vessie est vide, le corps de l'utérus se porte en avant et le col un peu en arrière comme dans l'antéversion; si elle contient une certaine quantité d'urine, l'axe de l'utérus est oblique de haut en bas et d'avant en arrière; enfin, si ce réservoir est très distendu, le corps de l'utérus est porté en arrière et son axe dirigé de haut en bas et d'arrière en avant. Lorsque le corps est incliné en avant, on voit ordinairement un léger coude se montrer entre le col et le corps; cet angle est déterminé par la pression qu'exercent sur le corps de l'utérus les circonvolutions de l'intestin. Cet angle disparait lorsque la pression cesse; mais si la mort survient pendant que l'utérus est ainsi incliné, l'axe fléchi conserve cette direction à cause de la rigidité que prend le tissu de l'utérus.

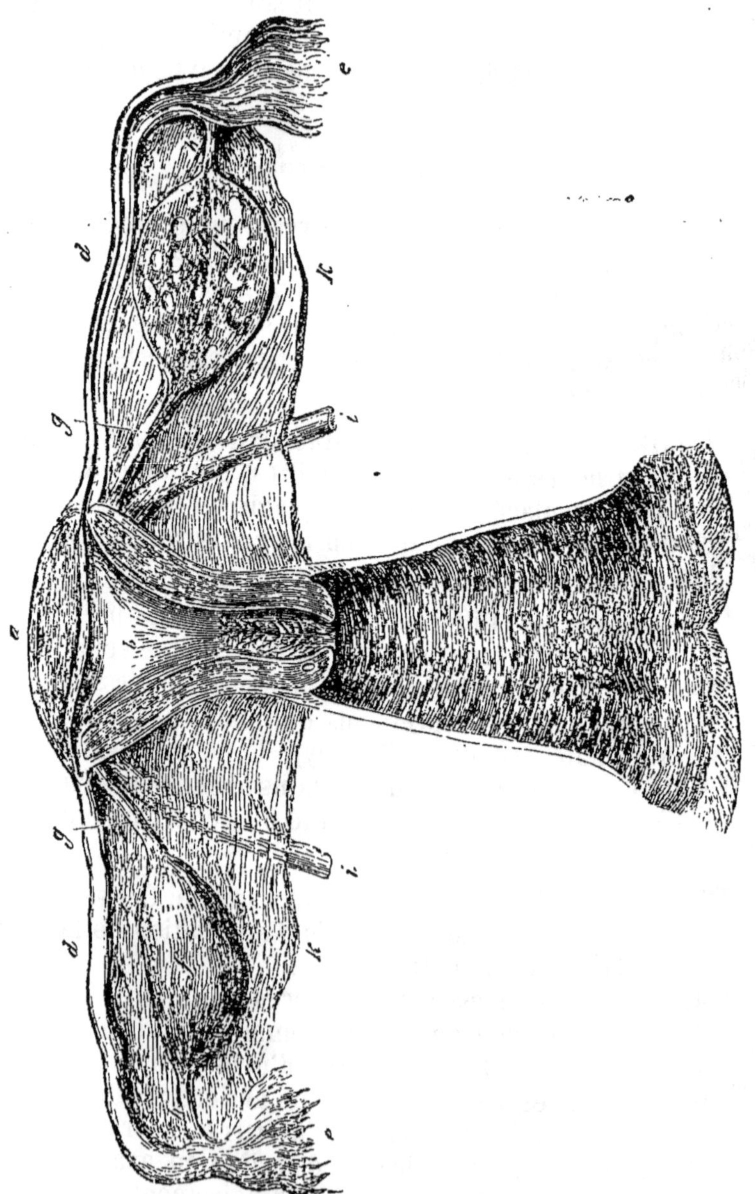

Fig. 221. — Montrant les organes génitaux de la femme.

a. Fond de l'utérus. — *b.* Cavité du corps de l'utérus. — *c.* Cavité du col et arbre de vie. — *d, d.* Trompes de Fallope dont l'une est divisée et l'autre entière. — *e, e.* Pavillon de la trompe. — *f, f.* Ovaire dont l'un est divisé. — *g, g.* Ligament de l'ovaire. — *h, h.* Frange du pavillon de la trompe adhérant à l'ovaire. — *i, i.* Ligament rond. — *k, k.* Les deux ligaments larges. — *l.* Vagin.

On conçoit que la disposition du corps de l'utérus à se porter en avant soit bien plus marquée après l'accouchement, car la grossesse relâche les ligaments de l'utérus et augmente le poids de cet organe.

Mobilité. — Nous venons de voir que l'utérus jouit d'une certaine mobilité, et que la partie supérieure de cet organe s'incline facilement soit en avant, soit en arrière. A l'état normal, il ne peut pas s'incliner sur les côtés à cause de la présence des ligaments larges ; il se déplace difficilement aussi, soit en bas, soit en haut. Mais lorsqu'il devient, par suite d'un état pathologique, le siège d'une tuméfaction, lorsqu'il se dilate par le développement du produit de la conception, ses moyens de fixité se relâchent, et cet organe présente des inclinaisons variées. Les déplacements se voient fréquemment aussi, même après la disparition de la grossesse ou de l'état pathologique, parce que les ligaments qui le retenaient ont perdu une partie de leur résistance.

L'utérus est maintenu en position : 1° par les ligaments larges, replis péritonéaux qui se portent de ses parties latérales sur les côtés de l'excavation pelvienne ; 2° par les ligaments utéro-sacrés, qui le fixent aux parties latérales et inférieure du sacrum ; 3° par les ligaments ronds qui vont s'insérer au pubis ; 4° par son adhérence à la vessie ; 5° par son insertion à l'extrémité postérieure du vagin.

La mobilité de l'utérus est d'un grand intérêt en pathologie. Lorsqu'on pratique le toucher vaginal sur une femme en bonne santé, on peut déplacer l'utérus dans tous les sens et le faire danser, pour ainsi dire, sur le doigt. Mais, s'il y a inflammation, métrite, si les annexes sont malades, s'il y a inflammation péri-utérine, l'organe devient plus lourd, moins mobile, et, dans certains cas, il est comme enclavé, immobilisé dans le bassin.

Poids. — D'après Sappey, le poids moyen de l'utérus est de 42 grammes. Les plus petits ont un poids d'environ 32 grammes, et les plus volumineux de 55 grammes, en dehors de tout état pathologique.

Volume. — Les trois diamètres de l'utérus varient chez les nullipares et chez les multipares. Voici le résultat auquel est arrivé Sappey, d'après des mesures prises sur huit femmes nullipares et sur huit multipares, de seize à cinquante ans :

NULLIPARES.		MULTIPARES.	
Longueur. . .	62 millim.	Longueur. . .	68 millim.
Largeur. . . .	40	Largeur. . . .	43
Épaisseur. . .	23	Épaisseur. . .	25

Ces dimensions doivent varier considérablement, et il est rare de trouver deux auteurs qui s'accordent sur ces chiffres.

Les dimensions augmentent sous l'influence de la menstruation. Au moment des règles, en effet, le sang tuméfie l'utérus, qui double presque de volume à la manière des tissus érectiles. Cette congestion, d'après Rouget, est une vraie érection.

Selon Aran, la longueur de l'utérus augmente jusqu'à l'âge de trente ans, pour diminuer ensuite à mesure que la femme avance en âge.

Les dimensions relatives du col et du corps varient avec l'âge. Chez l'enfant naissant et pendant les premières années, le col est plus volumineux et plus long que le corps ; il forme les trois cinquièmes de la longueur totale de l'organe ; plus tard, le col diminue à mesure que le corps augmente, et celui-ci finit par former les trois cinquièmes de la longueur de l'utérus. L'épaisseur du col est égale à celle du corps, sa largeur est moins considérable.

Conformation extérieure et rapports. — L'utérus a la forme d'une poire un peu aplatie d'avant en arrière. Il présente une partie inférieure plus étroite, le *col*, et une partie supérieure plus large, le *corps*.

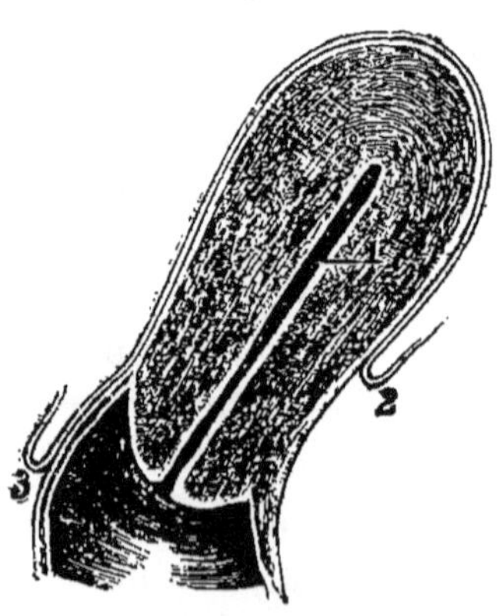

FIG. 222. — Rapports de l'utérus avec le vagin et le péritoine (coupe).

1. Cavité utérine. — 2. Cul-de-sac vésico-utérin. — 3. Cul-de-sac recto-vaginal.

Le **corps** offre à étudier une face antérieure, une face postérieure, deux bords latéraux et le fond.

Face antérieure. — Un peu moins convexe que la postérieure, cette face est en rapport avec la vessie, dont elle est séparée par un cul-de-sac du péritoine appelé *vésico-utérin*. Ce cul-de-sac ne s'élève pas à la même hauteur chez tous les sujets : on le voit quelquefois recouvrir toute l'étendue du col et arriver au contact du vagin. Ordinairement, la partie inférieure de cette face est immédiatement en rapport avec la vessie.

On peut toucher du doigt la face antérieure de l'utérus, à travers la vessie, en déprimant fortement avec le doigt la paroi antérieure du vagin au voisinage du col.

Face postérieure. — Plus convexe, cette face présente une saillie médiane et verticale. Elle est recouverte par le péritoine, qui se prolonge sur la partie postérieure du vagin pour former le cul-de-sac *recto-vaginal.* Ce cul-de-sac, beaucoup plus considérable que l'antérieur, reçoit les circonvolutions intestinales dans l'état de vacuité de la vessie. Lorsque ce réservoir est plein, les circonvolutions sont déplacées, et la face postérieure de l'utérus, se renversant un peu en arrière, s'applique contre le rectum.

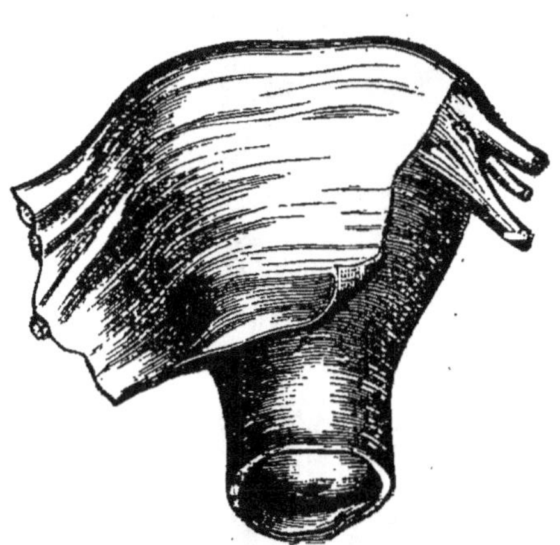

Fig. 223. — Face antérieure de l'utérus. On voit dans cette figure le péritoine se prolongeant à gauche pour former le ligament large. A droite, le ligament a été enlevé ; on y voit les organes contenus dans le repli du péritoine.

Par le *toucher rectal*, on peut explorer la face postérieure de l'utérus au point de vue des tumeurs, des déplacements; on explore en même temps le cul-de-sac vagino-péritonéal qui sépare le rectum de l'extrémité supérieure du vagin.

Bords. — Les bords de l'utérus sont sinueux ; convexes en haut, ils deviennent légèrement concaves vers la partie inférieure. A la partie supérieure de ces bords, on trouve l'insertion de la trompe de Fallope, de l'ovaire et du ligament rond. C'est sur les bords de l'utérus que commencent les ligaments larges. Ces ligaments sont formés par l'adossement des deux feuillets du péritoine qui viennent des faces de l'utérus.

Fond. — Le fond de l'utérus est convexe et recouvert par le péritoine. Il est situé à 2 centimètres ou 2 centimètres et demi au-dessous du détroit supérieur du bassin. Les anses intestinales le recouvrent. Paul Dubois indique le moyen de connaître si une femme a eu des enfants en examinant le fond de l'utérus sur le cadavre. En effet, chez celle qui n'a pas eu d'enfant, le fond est horizontal et se continue directement avec les trompes de Fallope, de sorte que les angles sont très marqués.

Chez la femme qui a eu des enfants, le fond de l'utérus est convexe et les angles en partie effacés.

Le **col de l'utérus** est la partie inférieure de cet organe. Il est séparé du corps par un léger rétrécissement.

Le col de l'utérus est relativement plus long et le corps plus petit chez l'enfant. Ce n'est qu'à l'époque de la puberté et plus tard que cet organe prend son volume normal.

Il est divisé en deux portions par l'insertion du vagin, une portion sus-vaginale et une portion vaginale.

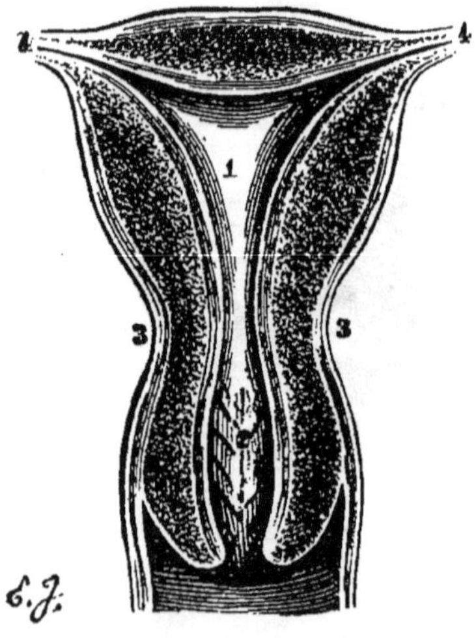

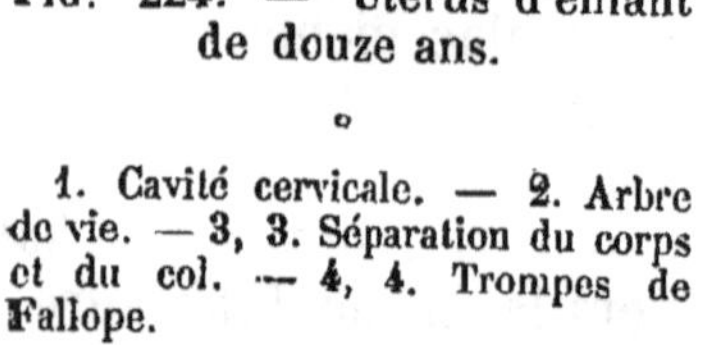

Fig. 224. — Utérus d'enfant de douze ans.

1. Cavité cervicale. — 2. Arbre de vie. — 3, 3. Séparation du corps et du col. — 4, 4. Trompes de Fallope.

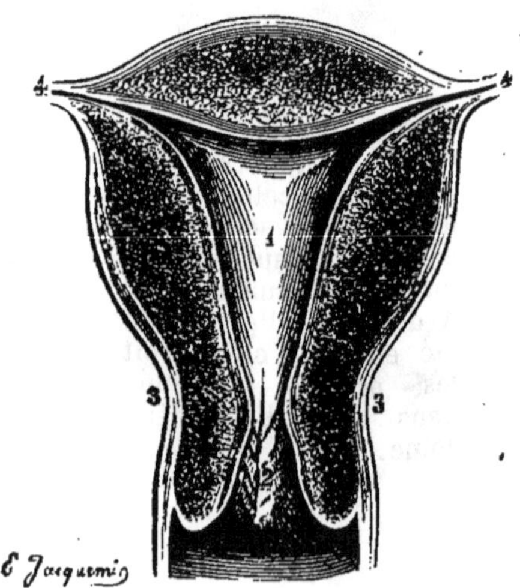

Fig. 225. — Utérus d'une femme ayant eu des enfants.

1. Cavité utérine. — 2. Cavité cervicale et arbre de vie — 3, 3. Séparation du corps et du col. — 4, 4. Trompes de Fallope.

La *portion sus-vaginale du col* est en rapport, en avant, avec la vessie, à laquelle elle est unie par un tissu cellulaire peu résistant, et en arrière avec le péritoine qui se prolonge sur le vagin. A cause de l'insertion plus élevée du vagin en arrière, cette portion du col est presque nulle en arrière et présente en avant une longueur de 1 centimètre et demi à deux centimètres. Sur les côtés, la portion sus-vaginale est en rapport avec les ligaments larges et l'artère utérine qui se distribue au col.

Il n'est plus permis aujourd'hui d'ignorer les rapports exacts du col utérin avec le vagin. C'est là qu'on porte l'instrument tranchant pour pratiquer l'*hystérectomie vaginale*. Péan se sert du bistouri ; nous préférons le galvano-cautère, qui évite la plus petite perte de sang et moins d'instrumentation. Voici comment on procède.

Dans un *premier temps*, on détache le vagin de la face antérieure du col, et plus loin on sépare la vessie du col, mais *en ayant soin de maintenir les instruments contre le tissu utérin*. Il va sans dire qu'on a préalablement abaissé l'utérus jusqu'à la vulve et qu'on le fait maintenir abaissé.

On fait la même chose en arrière et sur les côtés, et on reconnait bien vite que le péritoine est ouvert.

Dans le *deuxième temps*, le doigt, ou un crochet mousse, étant introduit en arrière de l'utérus, on renverse cet organe de manière à porter le fond de l'utérus en dehors de la vulve.

Dans un *troisième temps*, on applique de longues pinces à pression constante en dehors des annexes, de manière à comprimer les ligaments larges dans toute leur étendue. Puis, on incise le long du bord interne de la pince qui comprime.

L'opération est terminée. On bourre le vagin de gaze iodoformée et de coton antiseptique, et on laisse les pinces en place pendant 48 heures.

Cette opération se fait sans une seule ligature, elle est très rapide.

La *portion vaginale* forme le *museau de tanche ;* c'est elle que l'on aperçoit lorsqu'on introduit un spéculum. A ce niveau, le col a la forme d'un cône à sommet inférieur percé d'une ouverture. Ce cône est très ferme, élastique, rosé, et pointu chez la femme qui n'a pas eu d'enfant (nullipare). Son orifice est très petit et arrondi ; on ne voit alors rien qui ressemble aux lèvres qui se montreront plus tard. Le coït ne change rien à la forme du col ni à l'orifice ; mais il détermine, lorsqu'il est fréquemment répété, une diminution dans la fermeté du col, qui, en même temps, prend une coloration plus foncée. Chez la femme qui a eu un enfant (unipare), le cône est moins pointu, sa consistance moins ferme, sa coloration plus foncée, et son orifice prend l'aspect d'une petite fente transversale de 3 à 4 millimètres de long, présentant sur l'extrémité gauche une ou deux petites incisures. Chez la femme qui a eu plusieurs enfants (multipare), le col tend à s'effacer, le cône qu'il forme diminue considérablement de longueur, il s'aplatit ; en même temps, des incisures se voient tout autour de l'orifice, et si le nombre d'enfants a été jusqu'à huit, dix, etc., le col disparaît complètement, et, à sa place, on ne trouve qu'un large orifice entouré de tubercules et de dépressions de toutes dimensions. Cette disposition du col utérin donne au doigt une sensation assez analogue à celle du cancer de cet organe.

Après un et surtout après plusieurs accouchements, l'orifice du col de l'utérus divise cet organe en deux parties ou lèvres. La lèvre antérieure sépare l'orifice externe du col du cul-de-sac antérieur du vagin ; elle est peu saillante à cause de l'insertion vaginale sur un point très rapproché de son extrémité libre. La lèvre postérieure sépare l'orifice externe du col du cul-de-sac postérieur. Cette lèvre a une longueur considérable, qu'elle doit à l'insertion du vagin sur un point élevé de la partie postérieure. Lorsque l'utérus est vertical, les deux lèvres descendent à la même hauteur. On conçoit que l'une d'elles descende plus bas lorsque l'utérus s'incline de son côté, ou lorsqu'elle devient le siège d'une tuméfaction.

Conformation intérieure. — L'utérus présente une cavité qui occupe le corps et le col. Etudions-les séparément.

1° *Cavité du corps.* — Cette cavité est très petite et de forme triangulaire. Les trois bords du triangle qu'elle forme sont con-

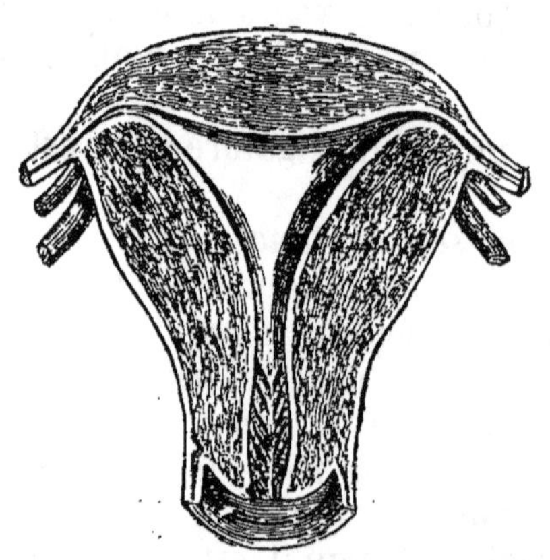

Fig. 226. — Cavité utérine, cavité cervicale et arbre de vie chez une femme nullipare.

vexes du côté de la cavité chez la femme qui n'a pas eu d'enfants, rectilignes au contraire, et même concaves chez la femme qui en a eu plusieurs. Les trois angles de cette cavité présentent chacun un orifice, l'orifice interne du col et l'orifice des deux trompes.

La cavité du corps est peu considérable, elle est très resserrée entre les deux parois de l'utérus, qui arrivent presque à contact. Cette cavité a une longueur de 22 millimètres.

2° *Cavité du col,* appelée aussi *cavité cervicale.* — La cavité du col est plus longue que celle du corps et mesure 25 millimètres. Cette cavité est fusiforme, c'est-à-dire renflée à sa partie moyenne, et aplatie d'avant en arrière. Sur les deux parois de la cavité du col, on trouve une saillie verticale, avec des ramifications comparables à celles d'une feuille de fougère. Ces saillies ramifiées constituent les *arbres de vie* du col de l'utérus. Leurs branches s'entre-croisent sur les bords de cette cavité. L'arbre de vie de la paroi postérieure dévie à gauche en s'approchant de la cavité du corps, où il disparait. Celui de la paroi antérieure dévie à droite pour disparaître de la même façon.

La cavité du col présente deux orifices : l'orifice externe, qui a été étudié avec le museau de tanche, et l'orifice interne, sorte de rétrécissement intermédiaire au corps et au col. Ce rétrécissement, qui n'est pas linéaire, a une longueur de 5 millimètres. C'est au niveau de cet orifice que Richet décrit un anneau musculaire, sphincter de l'utérus. C'est aussi au niveau de cet orifice qu'on rencontre pendant les huit premiers mois de la grossesse une masse visqueuse connue sous le nom de *bouchon gélatineux*.

La cavité du corps ayant 22 millimètres, celle du col 25, et celle de l'orifice interne ou portion intermédiaire 5, nous avons 52 millimètres pour la longueur totale de la cavité utérine ; mais cette longueur a été prise chez les nullipares. Chez les multipares, elle s'élève à 57, dont 28 pour le corps, 24 pour le col et 5 pour la portion intermédiaire.

La cavité cervicale offre des parois dures et résistantes. A l'état normal, on peut y faire pénétrer facilement un instrument dit *hystéromètre*, dont le diamètre correspond à celui d'une sonde n° 10 de la filière Charrière.

Souvent, la cavité cervicale se présente avec un certain degré d'étroitesse ; l'hystéromètre ne pénètre pas et l'écoulement du sang des règles est douloureux, *dysménorrhée*. Il y a alors *atrésie du col*. Cette atrésie peut être combattue par la dilatation, souvent inefficace, par les incisions, toujours dangereuses, ou par l'électrolyse linéaire, absolument inoffensive.

Les femmes atteintes d'atrésie sont ordinairement stériles, et il n'est pas rare de guérir la stérilité en guérissant l'atrésie.

La *rigidité* des parois du canal cervical peut être vaincue par la dilatation lente au moyen de tiges de *laminaria* qui écartent les parois de la cavité en se gonflant. On peut aussi dilater le col utérin de manière à introduire le doigt dans la cavité utérine, au moyen de dilatateurs métalliques. On fait alors la dilatation extemporanée. Les fausses couches ramollisent aussi les parois du col, au point qu'après l'avortement on peut y faire pénétrer le bout du doigt. (Ce signe est important pour le médecin légiste.)

Structure.

L'utérus est formé de trois couches superposées : *séreuse*, *musculeuse*, *muqueuse*, de vaisseaux et de nerfs.

Couche séreuse. — Le péritoine revêt toute la surface postérieure de l'utérus, le fond et les deux tiers supérieurs de la face antérieure; sur les côtés, la séreuse des deux faces s'adosse pour former le ligament large. Dans tous ces points, le péritoine est uni à la couche musculeuse, principalement sur la ligne médiane. On trouve même quelques fibres musculaires lisses dans l'épaisseur de la séreuse.

Couche musculeuse. — La *direction* et les *rapports* des fibres musculaires de l'utérus occupent depuis longtemps les anatomistes. Ces fibres ne sont pas régulières comme dans l'intestin; elles constituent un tissu presque inextricable, dont les divers plans sont entremêlés par des faisceaux de fibres qui passent de l'un à l'autre. On peut, néanmoins, en forçant un peu la description, admettre dans l'utérus trois plans de fibres musculaires.

1° *Plan superficiel.* — Ce plan est mince; il contient des fibres transversales et des fibres verticales.

Les *fibres transversales* naissent sur toute la surface de l'utérus, en avant, en arrière et sur le fond. Elles se dirigent sur les parties latérales et dépassent l'utérus, pour se porter dans l'épaisseur des ligaments larges. Celles qui sont situées sur le fond de l'utérus se *continuent avec les fibres longitudinales de la trompe de Fallope.* Les fibres nées de la partie supérieure de la face postérieure *donnent naissance au ligament de l'ovaire.* De la partie supérieure de la face antérieure, des fibres transverses superficielles se portent en dehors pour *former le ligament rond.* Toutes les autres fibres constituent des faisceaux minces, rubanés, qui *doublent la face profonde du péritoine dans l'épaisseur du ligament large.*

Appendices musculaires du plan superficiel. La couche superficielle envoie des faisceaux dans la trompe de Fallope, le ligament de l'ovaire et le ligament rond; ces organes seront décrits plus loin.

Les *fibres verticales*, déjà connues depuis Weitbrecht, désignées par Hélie sous le nom de *faisceau ansiforme* [1], recouvrent les fibres transversales que nous venons de décrire et s'entre-croisent en partie avec elles. Ces fibres n'appartiennent qu'au corps de l'utérus; elles parcourent toute la face antérieure, le fond et la face postérieure, pour se perdre insensiblement à la base du col. Ce faisceau, large d'un centimètre environ, est plus large sur la face postérieure de l'utérus; au niveau du fond de cet organe,

1. Hélie et Chenantais, *Recherches sur la disposition des fibres musculaires de l'utérus*, 1864, avec Atlas.

il s'anastomose sur ses bords avec les fibres transversales superficielles.

2° *Plan moyen.* — Le plan moyen est très épais, beaucoup plus que les plans externe et interne réunis. Il est remarquable par l'abondance de ses vaisseaux. Les fibres qui le composent forment des faisceaux et des lamelles entre-croisés dans toutes les directions, et constituent une *couche plexiforme* dont les fibres s'anastomosent dans tous les sens et forment des mailles dans lesquelles passent les vaisseaux.

3° *Plan profond.* — Il est mince, et il offre des fibres dirigées dans tous les sens et entre-croisées. Quelques-unes affectent, cependant, une direction que l'on retrouve constamment, au niveau de l'embouchure des trompes, à l'orifice interne du col et à l'arbre de vie. 1° *Autour de l'ouverture des trompes,* on voit des fibres circulaires formant des anneaux qui s'agrandissent de plus en plus et qui ont cette ouverture pour centre. 2° A l'*orifice interne du col, canal intermédiaire* de quelques auteurs, *isthme* de l'utérus, on peut constater l'existence d'un sphincter qui soulève la muqueuse, *sphincter uteri.* 3° L'*arbre de vie* serait formé, sur les deux parois de la cavité cervicale de l'utérus, par des fibres musculaires qui partent de l'orifice externe du col, et qui se portent en haut, en se ramifiant, pour donner naissance aux plis, aux ramifications de l'arbre de vie.

Le *col de l'utérus*, dans sa portion intrà-vaginale, est formé *presque uniquement de fibres circulaires ;* on y trouve seulement quelques fibres verticales. Dans la portion extrà-vaginale du col, on rencontre les mêmes fibres, avec cette différence que les fibres verticales sont plus nombreuses, et que les fibres transverses superficielles du corps se prolongent sur cette portion du col. A ce niveau, on voit manifestement quelques fibres verticales de l'utérus se perdre dans l'épaisseur des parois du vagin.

Les *fibres de l'utérus sont des fibres musculaires lisses*, offrant une longueur moyenne de 50 à 60 μ, sur une largeur de 5 μ environ. Elles sont très serrées et réunies entre elles par un peu de tissu conjonctif, dense, et pourvu de cellules fusiformes, comme celui que nous avons décrit entre les fibres musculaires de la trompe et dans le stroma de l'ovaire. Les fibres musculaires utérines, au moment de l'accouchement et pendant la grossesse, acquièrent des dimensions considérables.

Couche muqueuse. — La muqueuse utérine offre des particularités remarquables de structure. Sa surface présente, à l'état normal, une couleur rosée dans le corps, une couleur blanche dans le col. La surface d'une coupe de l'utérus offre une teinte uniforme dans la couche muqueuse et dans la couche musculaire. D'autre part, les fibres musculaires de la couche moyenne de l'utérus sont tellement adhérentes à la muqueuse, qu'on ne peut séparer les deux couches. L'épaisseur de la muqueuse utérine est d'environ 1 millimètre. Elle augmente au moment de la menstruation.

1° *Derme.* — Les auteurs ont longtemps nié son existence; mais elle est admise universellement aujourd'hui. Le derme est constitué par une fine couche de tissu conjonctif homogène, qui disparait rapidement après la mort.

Uniforme dans la cavité du corps, le derme suit toutes les irrégularités de surface de la cavité cervicale de l'utérus.

Il existe quelques *papilles* dans la portion vaginale du col.

2° *Ephithélium.* — Il présente des différences suivant qu'on étudie la muqueuse du corps ou celle du col.

a. *Muqueuse du corps.* — L'épithélium est formé par des cellules cylindriques à cils vibratiles. Il se prolonge, comme nous le verrons bientôt, dans les glandes, dont les orifices criblent la surface de la muqueuse.

b. *Muqueuse du col.* — Dans sa partie postérieure, au voisinage de l'isthme de l'utérus, la muqueuse cervicale possède un *épithélium cylindrique à cils vibratiles*, comme la muqueuse du corps; mais, à mesure qu'on se rapproche de l'orifice du museau de tanche, les cellules épithéliales changent de caractère, elles deviennent *caliciformes*. Ces cellules sont faciles à voir, dans une coupe faite au niveau des arbres de vie. Enfin, sur la portion vaginale du museau de tanche et dans une courte partie de l'orifice du col, on trouve un *épithélium pavimenteux*.

3° *Glandes de l'utérus.* — Les glandes de l'utérus sont extrêmement nombreuses ; elles sont toutes situées dans la muqueuse du col et du corps, dont la surface libre offre l'aspect d'un crible, lorsqu'on l'examine avec le secours d'instruments grossissants. L'intervalle qui les sépare est égal à leur propre diamètre.

Ces glandes sont un peu différentes dans le corps et dans le col.

a. *Glandes du corps.* — Ce sont des glandes *en tubes* qui traversent perpendiculairement la muqueuse et dont l'extrémité fermée, le fond, repose sur la couche musculeuse. Elles ont, par conséquent, une longueur égale à l'épaisseur de la muqueuse, 1 millimètre à 1 millimètre 1/2 ; leur largeur est de 100 μ environ. Le calibre des glandes utérines, au niveau de l'orifice, est de 70 à 80 μ.

Ces glandes sont cylindriques, rectilignes ou légèrement flexueuses, de même diamètre partout, excepté à leur ouverture, où elles se dilatent un peu, en forme de godet. A part cette dernière particularité, elles ont la disposition des glandes de l'estomac. Rarement elles se bifurquent vers le fond.

La *paroi propre* de ces glandes se confond avec le derme de la muqueuse, leur *épithélium* est cylindrique cilié. On peut, en réalité, considérer ces glandes comme une invagination de la muqueuse du corps.

b. *Glandes du col.* — Les glandes du col sont absolument différentes de celles du corps. Ce sont des *glandes en grappe*. Elles s'enfoncent dans les interstices des fibres musculaires du col. Leur *paroi propre* est peu évidente. Leur *épithélium* est formé par des cellules *caliciformes*, très serrées les unes contre les autres. Ces glandes sécrètent un mucus filant et abondant, qui forme souvent un bouchon muqueux à l'orifice externe du col.

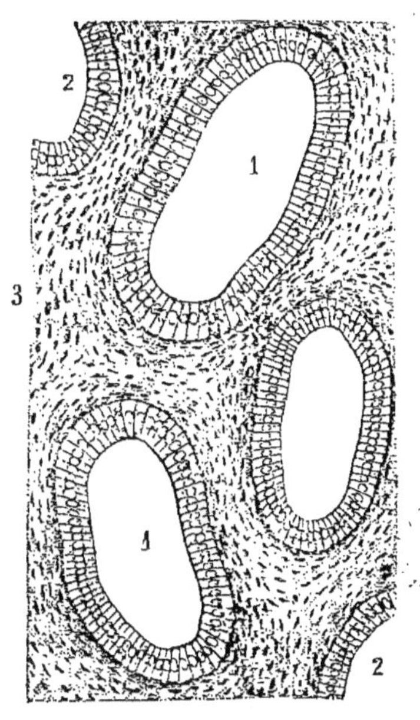

Fig. 227. — Coupe de la muqueuse utérine parallèle à la surface libre.

1, 1. Deux glandes utérines avec leur épithélium. — 2, 2. Deux glandes divisées. — 3. Tissu intermédiaire (grossissement, 200).

c. *Œufs de Naboth.* — Un médecin du nom de Naboth trouva un jour, sur la muqueuse du col, de petites saillies arrondies, grisâtres, comme perlées; il les prit pour des œufs tombés de la cavité du corps de l'utérus. Depuis, on les nomme *œufs de Naboth*. Ce sont de petits kystes se montrant très fréquemment dans la muqueuse du col, et rarement dans le corps. Ils sont dus à la dilatation des glandes, par l'accumulation d'un mucus très visqueux. L'ouverture des glandes s'obstrue en même temps que le kyste se développe. Ces kystes varient depuis 1/2 millimètre jusqu'à 5 millimètres; on les rencontre fréquemment chez les vieilles femmes. D'après Sappey, on les trouverait quelquefois au fond de la muqueuse, près de la couche musculeuse, parce que, dit-il, ces kystes sont formés par la dilatation des culs-de-sac des glandes en grappe situées dans la profondeur de la muqueuse du col.

Vaisseaux et nerfs. — Les vaisseaux et les nerfs de l'utérus offrent ceci de particulier, que le corps et le col reçoivent chacun des organes vasculaires et nerveux distincts. Du reste, cette différence de structure entre le corps et le col s'étend plus loin. Le lecteur aura remarqué sans doute que la muqueuse du col diffère de celle du corps, que les fibres musculaires ne sont pas les mêmes dans ces deux parties. Enfin, au point de vue physiologique, le corps diffère du col ; il est seul le siège de l'écoulement sanguin pendant les règles, et seul il se dilate pendant la grossesse ; sa cavité est séparée de la cavité du col par un bouchon gélatineux siégeant à l'isthme de l'utérus, jusqu'au milieu du neuvième mois de la grossesse, époque à laquelle le col participe à la distension de l'utérus.

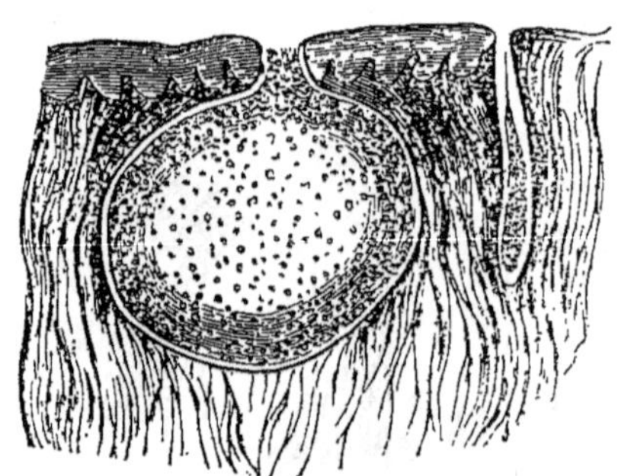

Fig. 228. — Coupe d'un œuf de Naboth sur la muqueuse du col de l'utérus ; à droite, on voit une glande qui commence à se dilater.

1° *Vaisseaux et nerfs du corps.* — Quatre *artères* arrivent au corps de l'utérus : la branche utérine de l'utéro-ovarienne et une branche longue et grêle, fournie par l'épigastrique ou la funiculaire, qui passe dans le ligament rond pour arriver à l'utérus. Toutes ces artères se portent à la partie supérieure des bords de l'utérus ; les branches utérines s'anastomosent à plein canal avec les artères du col, puis elles pénètrent dans les parois utérines, principalement dans la couche moyenne, en affectant la forme flexueuse, hélicine, que nous avons déjà vue dans plusieurs organes. Elles se ramifient en se rapprochant de la muqueuse, où elles forment un réseau serré qui entoure les glandes.

Les *veines*, extrêmement nombreuses, s'anastomosent dans l'épaisseur de la couche musculaire. Elles sont dépourvues de valvules dans l'épaisseur du corps de l'utérus ; leur paroi, mince, adhère au tissu musculaire au moyen d'un tissu conjonctif dense. Les unes se jettent dans le plexus veineux utéro-ovarien situé entre les deux feuillets du ligament large, d'où naissent les veines utéro-ovariennes. D'autres veines, très petites et pourvues de valvules, passent dans le ligament rond et vont se jeter, les unes dans la veine iliaque externe ou dans la veine épigastrique, les autres dans les veines des grandes lèvres ou du mont de Vénus, avec lesquelles elles s'anastomosent.

Les *lymphatiques*, nés de la couche muqueuse et de la couche musculaire, sont extrêmement nombreux ; ils forment sous le péritoine un réseau plus ou moins serré, d'où naissent des troncs qui accompagnent les veines utéro-ovariennes, et se jettent dans les ganglions lombaires.

Les *nerfs* viennent du plexus utéro-ovarien et pénètrent dans l'utérus avec l'artère ; ils sont composés de tubes minces et de quelques tubes larges. Ils paraissent destinés surtout à la couche musculeuse. On n'a pas constaté de ganglions sur leur trajet.

2° *Vaisseaux et nerfs du col.* — Les deux *artères* utérines, branches de l'hypogastrique, arrivent aux parties latérales de la portion extra-vaginale du col, s'anastomosent avec les artères du corps, se répandent dans le tissu du col, en formant aussi des hélices, et donnent naissance à un réseau capillaire très abondant sur les parois glandulaires.

Les *veines* ont la même disposition que dans le corps ; elles s'anastomosent avec celles du corps, sur les bords de l'utérus, et se jettent dans les veines hypogastriques.

Les *lymphatiques* offrent la même origine que ceux du corps ; ils s'anastomosent avec eux à la surface de l'organe, et ils vont se jeter dans les ganglions pelviens latéraux.

Les *nerfs* existent dans le col, ils viennent du plexus hypogastrique et pénètrent dans le tissu de l'organe avec les artères. Ils sont peu nombreux. Autrefois, on rejetait leur existence, parce que le col de l'utérus à l'état normal est insensible aux irritations physiques. Cependant, la douleur de cette partie de l'utérus, dans la métrite du col et dans la névralgie, aurait dû mettre les anatomistes dans la bonne voie.

Métrite. — L'inflammation de l'utérus, est une maladie extrêmement fréquente, surtout chez les femmes qui ont eu des fausses couches ou qui ont accouché.

On a de la tendance à croire que ces maladies sont dues au défaut de précautions après l'avortement ou l'accouchement.

On distingue la *périmétrite*, la *paramétrite* et *l'endométrite*, selon que l'inflammation siège autour, dans l'épaisseur ou à la surface interne de l'utérus. L'endométrite, de beaucoup la plus fréquente, n'est autre chose que la métrite interne des anciens auteurs.

L'endométrite se complique fréquemment de salpingite et d'ovarite.

On la guérit par les caustiques ou par le curettage. M. Dumontpallier la traite par le crayon de chlorure de zinc ou de sulfate de cuivre mêlés à la farine de seigle et laissé à demeure.

Nous préférons le *curettage*, qui consiste à dilater le col et à gratter la surface interne de l'utérus au moyen de curettes. Ne pas oublier le lavage antiseptique. L'*endométrite hémorrhagique* est le triomphe du curettage.

Les parois utérines ont une grande résistance. Cependant, on a vu cet organe se rompre pendant les efforts de contraction nécessités par l'accouchement.

Le tissu propre de l'utérus devient quelquefois le siège d'une hyperplasie considérable, hyperplasie qui porte sur les éléments conjonctif et musculaire, pour former les *tumeurs fibreuses*, les *myomes* de l'utérus. Ces tumeurs peuvent être *sous-péritonéales* et presque libres dans l'abdomen (rare) ; elles peuvent être *sous-muqueuses*, faire saillie dans la cavité utérine et même dans le vagin ; elles portent alors le nom de *polypes* ; enfin, elles sont *interstitielles*, ce qui est le cas le plus fréquent.

Elles donnent lieu à des douleurs violentes et à des hémorrhagies répétées.

Il est rare qu'elles guérissent ; on les a vues quelquefois diminuer de volume à l'époque de la ménopause. On les a améliorées, surtout au point de vue des hémorrhagies, par l'usage des bains et des douches à Salies-de-Béarn. On en a guéri par l'électrolyse. Mais, il faut bien le dire, la plupart des malades ont été forcées de recourir à l'opération de l'*hystérectomie abdominale*. Nous avons pratiqué cette opération seize fois.

On ouvre l'abdomen, on détruit les adhérences, s'il y en a, on lie l'utérus au-dessous de la tumeur, on excise la tumeur en même temps que l'utérus et les annexes, on laisse le pédicule à l'intérieur ; et la guérison survient sept ou huit fois sur dix. On fait, dans ce cas, le *traitement extra-abdominal du pédicule*.

Modifications de l'utérus pendant la menstruation.

Il n'est pas facile de se procurer un utérus pendant l'époque menstruelle ; aussi, les auteurs ne s'entendent-ils pas, généralement, sur les modifications que la menstruation imprime à cet organe. Les renseignements les plus précis nous sont donnés par Kölliker.

L'organe tout entier augmente de volume ; il offre moins de dureté. Toutes les modifications portent sur la muqueuse, et spécialement sur la muqueuse du corps.

La *muqueuse* est hypertrophiée et se plisse ; son épaisseur peut atteindre 6 millimètres, et même 12 au niveau des plis. Elle est rouge, molle et friable. Tout le système sanguin est distendu dans l'utérus ; mais cette dilatation porte surtout sur la muqueuse du corps de l'organe, dont le réseau capillaire est considérablement injecté, notamment vers le fond.

Les glandes sont augmentées de longueur ; elles peuvent atteindre 6 millimètres.

L'*épithélium* est éliminé en partie dans le corps, au moment où les vaisseaux capillaires superficiels du réseau de la muqueuse se déchirent pour verser le sang. Une fois que l'écoulement a cessé, un nouvel épithélium à cils vibratiles se reproduit.

Pendant l'époque menstruelle, l'épithélium du col reste intact ; c'est à peine si la muqueuse, en ce point, offre une teinte rosée, un peu plus foncée qu'à l'état normal.

Modifications de l'utérus pendant la grossesse.

Pendant la grossesse, l'utérus s'hypertrophie. Sa masse devient vingt-quatre fois plus considérable, selon Meckel. A la fin de la grossesse, il offre une longueur de 37 centimètres, une largeur de 26 centimètres, et une épaisseur de près de 2 centimètres. Dans les cinq premiers mois, il se dilate, en même temps que ses parois s'épaississent ; dans les quatre derniers mois, il s'amincit en se dilatant. Toutes les couches, tous les éléments de l'utérus, participent à cette hypertrophie considérable ; mais, il faut le reconnaître, c'est surtout la couche musculaire qui se modifie, qui subit une transformation presque complète. L'utérus devient un muscle creux, analogue au cœur.

Les modifications, que nous allons indiquer, font des progrès depuis le début de la grossesse jusqu'à la fin, car elles se produisent dans le but de fournir un muscle puissant, destiné à expulser le fœtus au moment de l'accouchement.

Couche séreuse. — Le péritoine n'est pas seulement distendu, il est hypertrophié ; ce qui peut s'expliquer par l'hypertrophie des fibres musculaires sous-séreuses qui adhèrent à sa face profonde. Cette membrane n'est pas seulement soulevée, comme elle l'est par la vessie qui se dilate, il est certain que sa surface a considérablement augmenté. En certains points, cependant, elle offre des séparations, des solutions de continuité, de sorte qu'une portion du tissu utérin proprement dit fait partie de la surface de la cavité abdominale. Les culs-de-sac persistent en avant et en arrière de l'utérus ; ils sont légèrement remontés. Les ligaments larges sont devenus beaucoup plus considérables.

2° *Couche musculeuse.* — La couche musculeuse offre les trois plans de fibres que nous avons décrits, mais ils sont plus accentués ; les faisceaux ayant la même direction, on comprend qu'on doive étudier ces fibres sur un utérus de femme morte en couches (ce qu'a fait Hélie, qui nous a donné une bonne description de ces fibres).

Les fibres musculaires anciennes s'accroissent en changeant de nature; en même temps, il s'en produit de nouvelles.

a. *Fibres musculaires anciennes.* — La modification qui frappe le plus, dans ces fibres, c'est leur hypertrophie. Ces fibres, qui offraient auparavant une longueur de 50 μ et une largeur de 5 μ, peuvent acquérir 250 à 500 μ de longueur, sur 25 de largeur.

En même temps, la fibre musculaire s'entoure d'une mince enveloppe, sorte de sarcolemme, qui lui donne une certaine ressemblance avec les faisceaux primitifs des muscles striés. Voici un autre caractère qui rapproche ces fibres lisses des fibres striées : vers la fin de la grossesse, au moment où le muscle utérin doit se contracter énergiquement pour expulser le fœtus, les fibres lisses offrent des stries obliques, se rapprochant plus ou moins de la direction transversale. Ces stries disparaissent lorsque l'utérus rétracté revient à son état normal. Nous avons déjà vu que la striation des fibres musculaires est en rapport avec l'énergie de la contraction; celle-ci ne peut être vigoureuse qu'à la condition d'être produite par des fibres striées.

Moleschott et Piso-Borme ont décrit des bifurcations dans les fibres musculaires, pendant la grossesse.

b. *Fibres musculaires nouvelles.* — C'est à la partie interne et un peu à la partie externe de la couche musculaire que se développent les nouvelles fibres ; elles se montrent surtout pendant les cinq ou six premiers mois. Les unes sont très courtes ; d'autres offrent un développement moyen ; enfin, on trouve toutes les formes intermédiaires entre les plus petites et les fibres colossales dont nous venons de parler.

Retour des fibres à l'état primitif. — Lorsque l'accouchement a eu lieu, l'utérus revient sur lui-même, les fibres musculaires se rétractent. Elles s'atrophient rapidement ; des granulations graisseuses se montrent dans leur épaisseur ; les stries disparaissent, et, trois semaines après l'accouchement, elles ont repris leurs dimensions primitives. Il est probable que les nouvelles fibres formées ont disparu par suite d'une dégénérescence graisseuse.

L'utérus ne reprend jamais sa forme primitive ; il reste toujours un peu plus volumineux.

Le *tissu conjonctif* qui réunit les éléments musculaires participe aussi à l'hypertrophie de l'utérus.

3° *Couche muqueuse.* — La muqueuse s'hypertrophie également et offre des phénomènes particuliers.

Pendant que l'œuf fécondé parcourt la trompe pour se rendre à l'utérus, la muqueuse utérine se congestionne, et sa surface libre présente des replis plus ou moins nombreux, qui comblent la cavité utérine. L'œuf arrive dans l'utérus, s'arrête sur un de ses replis et s'y fixe.

La muqueuse se tuméfie autour de l'œuf et monte insensiblement à sa surface jusqu'à ce que celle-ci soit complètement recouverte. Ce phénomène peut être comparé à ce qui se passe sur un cautère dont les bourgeons charnus s'élèvent autour du pois et tendent à le recouvrir. La portion de muqueuse qui s'est prolongée sur l'œuf est la *caduque réfléchie*. On appelle *caduque directe*, ou *caduque vraie*, le reste de la muqueuse, c'est-à-dire celle qui recouvre l'utérus.

Pendant que la caduque réfléchie recouvre l'œuf, le point de la muqueuse, sur lequel celui-ci s'est arrêté, s'épaissit. Ce lieu, qui deviendra le siège du placenta et qui est le point de réunion de la caduque directe et de la caduque réfléchie, a reçu le nom de *caduque inter-utéro-placentaire*.

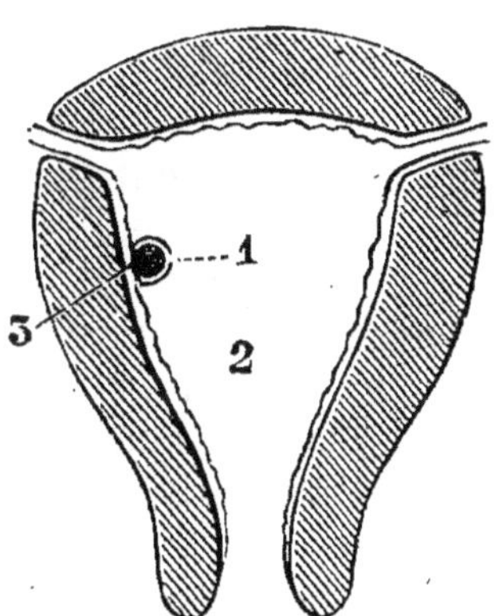

FIG. 229. — Formation de la caduque réfléchie.

1. Caduque réfléchie. Elle ne recouvre pas encore complètement l'œuf ; le chiffre est en regard du hile. — 2. Muqueuse utérine formant la caduque directe. — 3. Réunion de la caduque directe et de la caduque réfléchie, ou caduque inter-utéro-placentaire.

Dès que l'œuf a acquis un certain volume, la caduque réfléchie qui le recouvre arrive au contact de la caduque directe. Ces deux portions de muqueuse adossées se confondent et forment un seul feuillet qui n'a, vers le septième mois de la grossesse, qu'un millimètre d'épaisseur. On ne trouve plus trace de leur épithélium.

Vers le quatrième mois, la muqueuse utérine, ou caduque directe, est moins adhérente à la couche musculaire de l'utérus. Cette séparation fait des progrès insensibles jusqu'au moment de l'accouchement, où elle se détache complètement. Dès le quatrième ou le cinquième mois, on peut enlever cette muqueuse par lambeaux.

Pendant que la caduque directe se détache de la couche musculaire de l'utérus, on peut constater, vers le milieu de la grossesse, la reproduction des éléments qui forment la nouvelle muqueuse. Cette régénération fait des progrès insensibles. Elle est terminée à l'époque de l'accouchement.

Au moment de l'expulsion du fœtus, la caduque est rejetée avec l'œuf, autour duquel elle forme une couche mince, rougeâtre, à surface irrégulière.

La muqueuse du col reste intacte, ne prend aucune part à la formation de la caduque et conserve son épithélium.

Les glandes participent à l'hypertrophie générale de l'utérus; dans les premiers mois de la grossesse, elles ont doublé de largeur, et leur longueur est de trois à cinq fois plus considérable.

4° *Vaisseaux et nerfs.* — L'hypertrophie de l'utérus porte aussi sur les vaisseaux et les nerfs. Les flexuosités des *artères* ne diminuent pas, comme on serait tenté de le croire en songeant à la distension de l'utérus; elles augmentent, au contraire. Les *veines*, abondantes surtout dans la couche musculeuse, se dilatent considérablement et prennent le nom de *sinus*. Elles restent béantes lorsqu'on coupe le tissu de l'utérus, parce qu'elles sont maintenues contre les fibres musculaires par un tissu conjonctif dense. Des fibres musculaires longitudinales s'ajoutent à celles qui existaient déjà dans leur tunique externe; les fibres musculaires de la tunique moyenne augmentent, et il se développe des faisceaux de fibres longitudinales dans la couche sous-épithéliale de la tunique interne qui en était dépourvue à l'état de vacuité.

Les *lymphatiques* sont également très volumineux ; on les distingue facilement dans leur trajet.

Les *nerfs* sont hypertrophiés aussi. On a voulu savoir si l'hypertrophie consistait dans une augmentation de nombre ou de volume des éléments, ou si elle portait uniquement sur le névrilème. Il est incontestable, aujourd'hui, que les tubes nerveux ne sont pas multipliés; seulement, ils ont augmenté de volume, et l'hypertrophie des nerfs est due surtout à une prolifération des éléments du tissu conjonctif qui constitue le névrilème du nerf.

Kilian a étudié ces nerfs sur des animaux ; il a remarqué qu'à l'état de vacuité les tubes nerveux perdent leur myéline, pour former des fibres pâles au moment où ils pénètrent dans l'utérus, tandis qu'ils conservent leur myéline, c'est-à-dire leurs contours obscurs, jusqu'à une certaine distance, dans l'épaisseur de l'utérus gravide. Il est probable que les extrémités terminales pâles des nerfs se multiplient pour se mettre en rapport avec les éléments musculaires nouvellement développés.

On se fait une idée de la puissance de contraction du muscle utérin ainsi hypertrophié. Ceux qui ont eu l'occasion de pratiquer la version ont pu se rendre compte de l'énergie de ce muscle par l'endolorissement de la main qui se trouve prise entre le fœtus et la paroi utérine pendant une douleur, c'est-à-dire pendant une contraction de l'utérus. Nous avons déjà dit que l'utérus emprunte cette puissance aux stries des fibres musculaires qui le composent et qui le rapprochent des muscles striés.

Les contractions utérines offrent cette particularité d'être excitées par le seigle ergoté et ses préparations.

Quoique les fibres de l'utérus présentent des stries, elles ne sont pas influencées par les anesthésiques. En effet, l'utérus peut se contracter pendant le sommeil des muscles striés, du cerveau, et des nerfs sensitifs. On utilise cette singulière propriété pour chloroformer les femmes auxquelles on veut éviter les douleurs d'un accouchement pénible.

Les fibres de l'utérus, à l'état de vacuité, ne sont pas contractiles ; il semble que leur fonction sommeille. Elle n'est réveillée que vers le troisième mois de la grossesse. C'est pour cette raison que les substances abortives, seigle ergoté par exemple, qui font contracter l'utérus après le troisième mois, sont sans action au commencement de la grossesse.

§ 3. — **Ovaire.**

Les ovaires sont les organes formateurs des ovules.

Situés dans l'aileron postérieur du ligament large, les ovaires font saillie sur la face postérieure de ce ligament, du côté du rectum.

Ils sont *maintenus* dans cette position par le feuillet du ligament large qui les entoure, et par un cordon musculeux qui les fixe aux bords de l'utérus et qu'on appelle *ligament de l'ovaire.*

Dirigés horizontalement, ces organes ont une couleur blanchâtre. Leur *surface* est régulière et lisse chez la fille vierge, puis elle se couvre de cicatrices qui augmentent de nombre à mesure que la femme avance en âge. Ces cicatrices correspondent à la rupture des vésicules de de Graaf, rupture qui a lieu tous les mois au moment de la menstruation. (Voy. plus loin.)

Le *poids* des ovaires est de 6 à 8 grammes. Le diamètre transversal est de 38 millim., le vertical de 8 millim., et l'antéro-postérieur de 15 millimètres.

Ces organes ont la forme d'une amande. Ils offrent à étudier une extrémité interne, une extrémité externe, une face supérieure, une face inférieure, un bord antérieur et un bord postérieur.

L'*extrémité interne* donne insertion par sa partie inférieure au ligament de l'ovaire.

L'*extrémité externe*, libre, donne insertion à une des franges du pavillon de la trompe de Fallope.

La *face supérieure* et la *face inférieure* sont recouvertes par le péritoine, qui adhère intimement au tissu de l'ovaire.

Le *bord postérieur* est libre, convexe, et recouvert aussi par le péritoine.

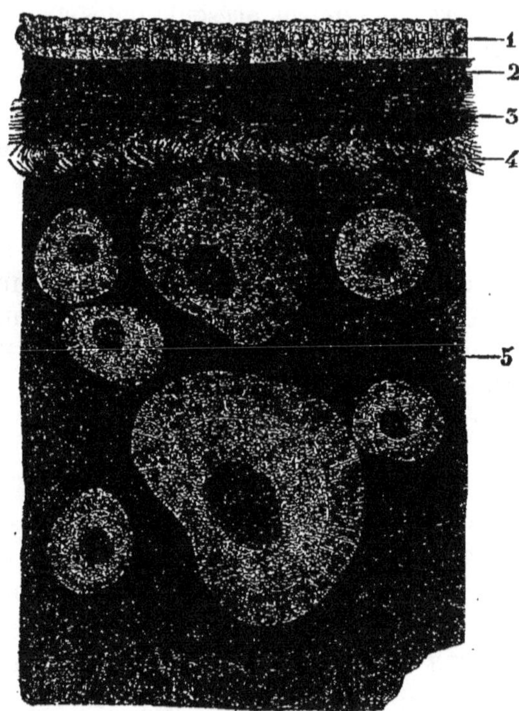

FIG. 230. — Couche ovigène de l'ovaire.

1. Épithélium germinatif. — 2, 3, 4, 5. Diverses parties du stroma conjonctif. — 6. Follicule de de Graaf volumineux. — 7. Follicule plus petit.

Le *bord antérieur*, rectiligne, regarde le centre du ligament large et reçoit les vaisseaux et nerfs ovariens. Ce bord s'appelle *hile*.

Le *ligament de l'ovaire* est un cordon de 3 centimètres à 3 centimètres et demi de longueur sur 3 ou 4 millim. de largeur. Il est situé dans le bord libre de l'aileron postérieur du ligament large. Il est formé de fibres lisses longitudinales qui se portent de la face postérieure de l'utérus à l'extrémité interne de l'ovaire.

Structure de l'ovaire.

Quand on sectionne en deux un ovaire, on constate qu'il est décomposable en deux régions : 1° une région périphérique, blanchâtre, assez mince, qu'on appelle la *couche ovigène;* 2° une région centrale, beaucoup plus volumineuse, riche en vaisseaux sanguins : c'est le *bulbe de l'ovaire.* Nous étudierons successivement ces deux couches, les vaisseaux et les nerfs de l'ovaire, et enfin les ovisacs ou follicules de de Graaf, qui sont contenus dans la couche ovigène.

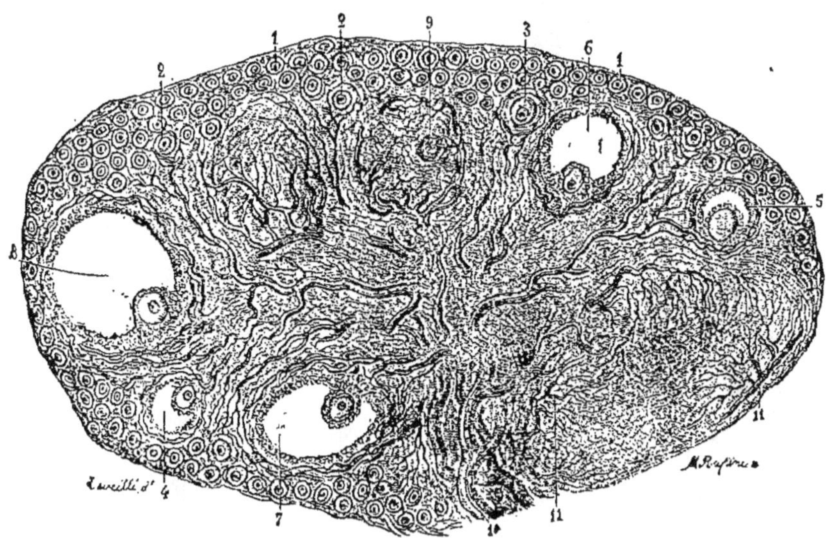

FIG. 231. — Coupe longitudinale de l'ovaire d'une chatte, d'après Otto Schrön.

1. Vésicules rudimentaires de de Graaf, répandues en nombre considérable dans la couche corticale ; elles sont dépourvues de vaisseaux. — 2. Follicules plus avancés. Les éléments granuleux apparaissent, et les vaisseaux commencent à les entourer. — 3. Les éléments granuleux ne remplissent plus les follicules et commencent à former une membrane sur leur paroi. — 4, 5, 6, 7, 8. Périodes plus avancées du développement des follicules. Plusieurs ont atteint leur maturité ; mais il ne faut pas perdre de vue que la chatte porte plusieurs petits à la fois, et qu'en conséquence la maturité doit être simultanée pour plusieurs follicules. — 9. Follicule entier à travers lequel on entrevoit les éléments de l'œuf. — 10. Gros vaisseaux de l'ovaire dont les ramifications sont apparentes au milieu du parenchyme. — 11, 11. Bouquets vasculaires entourant et limitant la masse d'un corps jaune. Dans cette figure, la mince couche qui sépare les vésicules de la surface de l'ovaire représente la membrane albuginée, très mince chez le chat (grossissement, 12).

1° Couche ovigène. — Cette couche est la plus importante, elle contient les *ovisacs* ou *follicules de de Graaf.* Elle forme, à la périphérie de l'organe, une enveloppe mince, blanchâtre, résistante. Lisse et régulière chez la fillette qui n'est pas encore réglée, la surface extérieure de la couche ovigène devient irrégulière et fendillée après la menstruation.

Cette couche de l'ovaire est constituée par du tissu conjonctif très serré, entremêlé de fibres musculaires lisses; au sein de ce stroma, on trouve des ovisacs nombreux et plus ou moins volumineux.

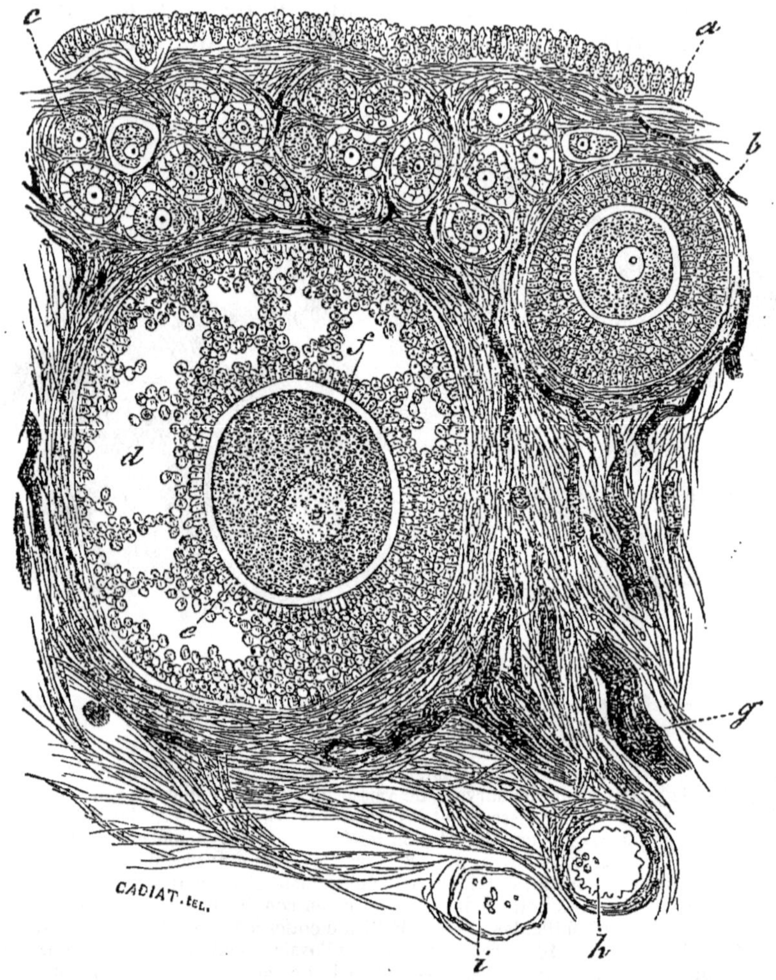

FIG. 232. — Coupe de l'ovaire d'une chatte montrant des vésicules de de Graaf à différentes périodes de leur développement.

a. Epithélium germinatif. — *b.* Petite vésicule de de Graaf. — *c.* Premier degré de la vésicule de de Graaf avant la formation de l'épithélium folliculaire — *d.* Vésicule de de Graaf très développée. — *e.* Couche épithéliale prismatique entourant l'ovule. — *f.* Membrane vitelline. — *g.* Vaisseaux veineux. — *h, i.* Artérioles.

A la périphérie de la couche ovigène, on trouve une couche épithéliale uniforme formée par des cellules cylindriques. Cet épithélium, dont les cellules sont en contact avec l'endothélium péritonéal, a reçu le nom d'*épithélium germinatif*.

Il n'existe pas autour de l'ovaire de membrane conjonctive, analogue à l'albuginée du testicule.

2° **Bulbe de l'ovaire.** — Cette région est chargée de la nutrition de l'organe. Elle est très riche en vaisseaux : on y trouve des artères hélicines, des veines variqueuses, des lymphatiques. Tous ces vaisseaux sont plongés dans une trame conjonctive, riche en fibres musculaires lisses ; c'est presque du tissu érectile.

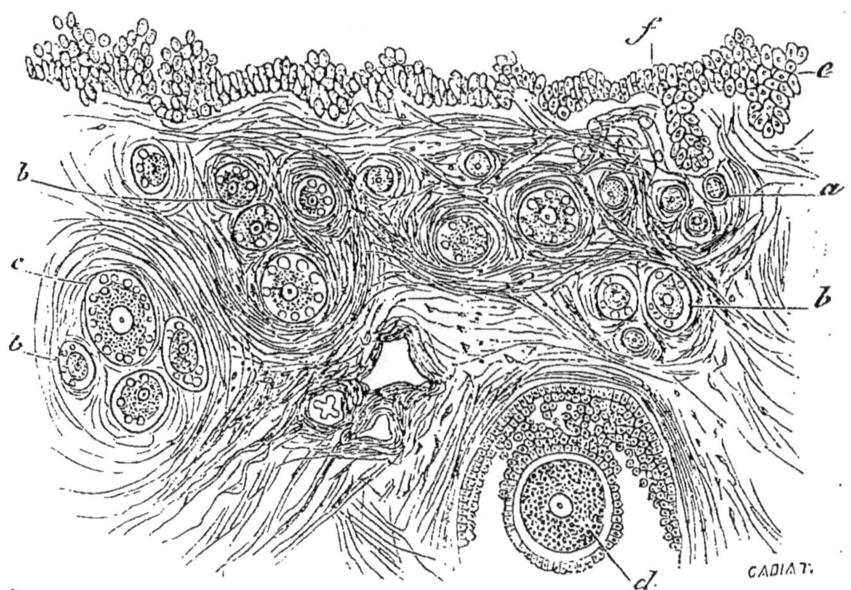

Fig. 233. — Coupe de la couche ovigène d'un ovaire d'enfant de douze ans avant la puberté.

3° **Vaisseaux et nerfs.** — *Vaisseaux sanguins.* — L'*artère utéro-ovarienne* fournit à l'ovaire une branche qui pénètre par le bord antérieur, ou hile, et qui se ramifie dans l'épaisseur du bulbe. Ses divisions et subdivisions se dirigent vers la couche ovigène, où elles s'épanouissent en réseau capillaire destiné surtout aux ovisacs, comme nous le verrons bientôt dans la description de ces organes. Les *capillaires* qui ne sont pas destinés aux ovisacs, et qui se dirigent vers la surface de l'ovaire, rétrogradent une fois qu'ils sont arrivés à une petite distance de la périphérie de la glande, en formant des anses ; il résulte de cette disposition qu'il existe à la surface de l'ovaire, immédiatement en dehors de la zone des ovisacs, une mince partie de la couche ovigène, qui est peu vasculaire. Les artères et artérioles de l'ovaire offrent de particulier leur disposition flexueuse ; ce sont de vraies artères hélicines, contournées en tire-bouchon depuis leur entrée dans l'ovaire jusqu'aux capillaires (fig. 234). Des capillaires naissent les *veines*, qui se jettent dans la substance médullaire en s'entre-croisant et donnant naissance à une sorte de plexus caverneux. Elles vont se jeter dans la veine utéro-ovarienne. Il résulte de cette disposition des veines ovariennes que la substance médullaire offre tout à fait l'aspect des corps caverneux.

Vaisseaux lymphatiques. — Ces vaisseaux sont nombreux et volumineux; ils accompagnent la veine utéro-ovarienne et se jettent dans les ganglions lombaires. L'origine des lymphatiques

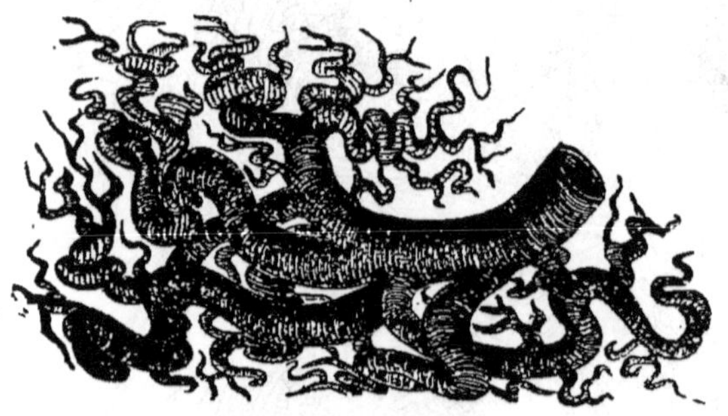

Fig. 234. — Ramifications artérielles dans le plexus utéro-ovarien, d'après Rouget.

a lieu, selon His, à la surface des ovisacs, par un réseau qui se trouve dans l'épaisseur de la paroi même de ces organes. On peut constater les cellules épithéliales propres aux canaux lymphatiques, dans l'épaisseur de l'ovaire, à la suite de l'imprégnation par le nitrate d'argent.

c. *Nerfs.* — Les nerfs viennent du *plexus ovarien*, qui accompagne l'artère dans l'épaisseur de l'organe; ils possèdent des fibres à myéline et des fibres de Remak. On ne sait pas comment ils se terminent.

4° Ovisacs. — Nous avons vu que ces organes microscopiques sont extrêmement nombreux dans la couche ovigène de l'ovaire; il faut maintenant étudier leur structure, leurs fonctions et leurs modifications. On désigne encore les ovisacs sous les noms de *vésicules ovariennes, follicules de de Graaf, follicules de l'ovaire.*

Structure des ovisacs. — Les ovisacs, aperçus par plusieurs anatomistes, ne furent bien décrits qu'en 1672 par Régnier de Graaf. Nous avons vu qu'ils sont extrêmement nombreux, 700,000 d'après Sappey, 72,000 seulement d'après Henle. Ils occupent uniquement la couche ovigène.

Il est question ici des ovisacs de la femme adulte.

Les ovisacs offrent une forme sphérique et un diamètre moyen de 40 μ. Ils sont composés d'une paroi et d'un contenu. Nous supposerons un ovisac volumineux de 1 à 2 millimètres.

a. *Paroi de l'ovisac.* — La paroi de l'ovisac se compose de deux couches : une *couche externe* dont le tissu conjonctif se confond avec celui du stroma de la couche ovigène ; une *couche interne* formée par un tissu finement réticulé et riche en cellules conjonctives. On y trouve de nombreuses lacunes lymphatiques. C'est également dans cette paroi que se ramifient les capillaires destinés à l'ovisac.

b. *Contenu de l'ovisac.* — Le contenu est, dans les premiers temps de la vie, uniquement formé par une masse de cellules épithéliales, qui remplit complètement la cavité de l'ovisac et qui renferme l'ovule à son centre. Au moment de la puberté, lorsque les ovisacs augmentent de volume, un liquide se développe au milieu de la masse épithéliale, dont il applique les cellules contre la paroi de l'ovisac. L'ovule lui-même est refoulé contre la paroi, entraînant une grande quantité de cellules qui l'enveloppent. Donc, le contenu d'un ovisac se compose chez la femme adulte : d'une couche de cellules épithéliales appelée *membrane granuleuse ;* de l'*ovule*, entouré par une masse de cellules épithéliales qui constitue le *disque proligère*, et d'un *liquide* central.

α. La *membrane granuleuse*, couche d'épithélium stratifié, est mince, 25 à 35 μ. Elle est constituée par des cellules polyédriques à forme variable, se rapprochant parfois de la forme sphérique et mesurant en moyenne de 6 à 9 μ, comme les globules rouges du sang. Chaque cellule possède un gros noyau et souvent des granulations graisseuses.

Les cellules épithéliales de la membrane granuleuse sont superposées et forment plusieurs couches, qu'on ne peut bien observer qu'à l'état frais, parce que les cellules, très délicates, se détruisent rapidememt après la mort.

Quelques anatomistes font mention d'une couche amorphe, transparente, qui se montre sous la forme d'un liséré entre l'épithélium et la paroi de l'ovisac, une *membrane vitrée.*

La membrane granuleuse est séparée de la paroi conjonctive de l'ovisac par une couche de tissu homogène, qui forme la *paroi propre* de l'ovisac.

β. Le *liquide* est visqueux, transparent, un peu jaunâtre, albumineux, coagulable par l'alcool, les acides et la chaleur.

γ. L'*ovule* est complètement entouré par les cellules du disque proligère ; il sera décrit après l'ovisac.

δ. Le *disque proligère* est également formé des mêmes cellules épithéliales en couches superposées ; cette masse d'épithélium est encore nommée *cumulus proligerus*, *disque oophore*, et *disque ovigère* par Kölliker.

c. *Vaisseaux et nerfs de l'ovisac.* — La paroi de l'ovisac est très vasculaire (Robin, Frey, Kölliker). Les capillaires, venus de tous côtés, du stroma environnant, forment, dans l'épaisseur de la paroi conjonctive de l'ovisac, un réseau serré, à mailles arrondies, qui arrive au contact de la membrane granuleuse. Aucun capillaire ne pénètre dans la cavité de l'ovisac.

Les *lymphatiques* prennent naissance, dans la couche réticulée de la paroi de l'ovisac, par les lacunes que nous y avons décrites.

On n'a pas suivi les *nerfs* jusqu'aux ovisacs.

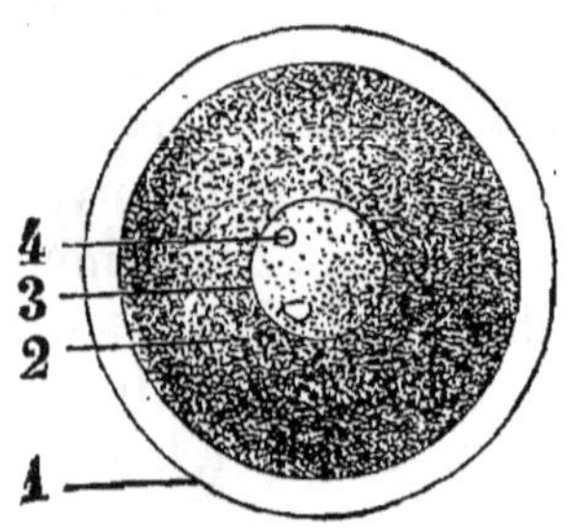

FIG. 235.

1. Membrane vitelline (enveloppe de cellule). — 2. Vitellus (protoplasma granuleux). — 3. Vésicule germinative (noyau). — 4. Tache germinative (nucléole).

5° Ovules ou œufs. — Les ovules sont contenus dans les *follicules de de Graaf ;* chaque follicule n'en contient généralement qu'un.

Jusqu'en 1827, époque à laquelle de Baër découvrit l'ovule, on prenait les ovisacs eux-mêmes pour les œufs ; de Graaf, en les signalant, avait cru avoir trouvé les véritables œufs des mammifères.

L'ovule peut être considéré comme une cellule parfaite, c'est-à-dire pourvue d'une enveloppe. Son diamètre moyen est de 10 μ ; il a donc les mêmes dimensions que les globules blancs du sang.

Avant la menstruation, il est situé au centre de la masse épithéliale qui remplit l'ovisac ; dès l'époque de la puberté, l'accumulation de liquide dans l'ovisac repousse l'ovule vers la paroi, celui-ci se porte sur le côté qui regarde la surface de l'ovaire, dont il se rapproche de plus en plus jusqu'à ce qu'il soit arrivé au contact de la paroi de l'ovisac. Chez la femme réglée, l'ovule a doublé ou triplé de volume ; il mesure de 20 à 35 μ, et il est parfaitement sphérique.

L'ovule, véritable cellule parfaite, montre à l'examen microscopique : une enveloppe, la *membrane vitelline,* et un contenu protoplasmique, le *vitellus*. Dans le vitellus, contre la membrane vitelline, on aperçoit un noyau vésiculeux, la *vésicule germinative*; dans celle-ci existe un nucléole, la *tache germinative*, appliqué aussi contre la paroi de la vésicule. Chacune de ces parties a été découverte à des époques différentes; on n'avait pas saisi tout d'abord l'identité complète de l'ovule et d'une cellule parfaite.

a. *Membrane vitelline*. — Cette membrane, qui constitue l'enveloppe de l'ovule, est extrêmement épaisse, 9 μ en moyenne. Elle est parfaitement transparente, amorphe, et se montre au microscope sous la forme d'un anneau transparent dont on n'aperçoit que les deux circonférences; ce qui lui a fait donner encore le nom de *zone transparente* ou *zone pellucide*. Cette membrane présente de fines stries, suivant les rayons de l'ovule.

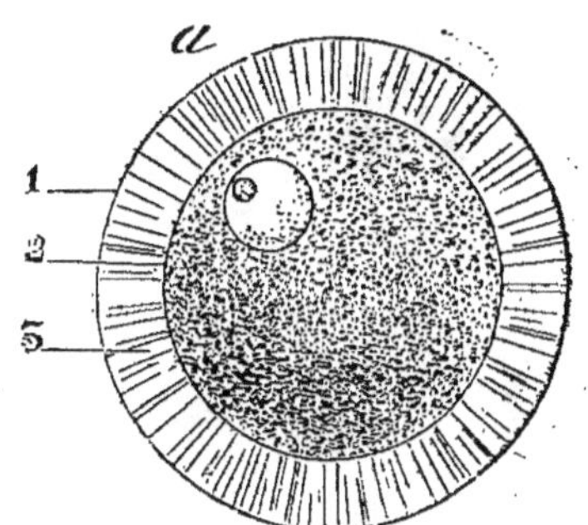

FIG. 236. — Ovule de taupe.

1. Limite extérieure de la membrane vitelline. — 2. Limite intérieure. — 3. Canaux déterminant les porosités de cette membrane.

Cette membrane est homogène; jusqu'à présent, elle n'a pas offert, dans *l'espèce humaine*, le moindre conduit; on n'a jamais pu y observer de pertuis, de porosités.

D'après Remak, la membrane vitelline de *l'œuf des mammifères* est sillonnée de stries rectilignes, traversant la membrane vitelline de la surface externe vers le vitellus; il les considère comme des canalicules poreux, analogues à ceux qu'on trouve sur le plateau des cellules épithéliales de l'intestin grêle.

Il résulte des recherches faites par Leydig sur l'ovule de la taupe que les canalicules poreux sont manifestes, qu'une portion du jaune peut fuser à travers ces canalicules, qui deviennent ensuite légèrement sinueux (fig. 236).

Dans l'*œuf des poissons*, il est certain qu'il existe un micropyle, c'est-à-dire un canal infundibuliforme traversant la membrane vitelline. Les poissons sont les *seuls vertébrés* chez lesquels l'existence de ce micropyle ne soit point douteuse. C'est en France que le micropyle des poissons a été découvert. Doyère l'a signalé le premier chez le *syngnatus ophidium*. Plus tard, Bruch le découvrit, de son côté, sur les œufs de la *truite;* Leuckart, sur les œufs du *silure* et du *brochet*. Le micropyle des poissons aurait la forme d'un infundibulum à sommet dirigé vers le vitellus (Reichert).

Dans l'*œuf des invertébrés*, l'existence du micropyle est fréquente. On le trouve dans l'œuf des *holoturies*, et dans l'œuf de quelques vers. Le micropyle est très répandu chez les lamellibranches. Les insectes possèdent le micropyle; on l'observe multiple quelquefois.

b. *Vitellus*. — Le vitellus, ou *jaune de l'œuf*, offre une teinte légèrement jaunâtre; il remplit complètement la membrane vitelline sur les œufs frais. Il est formé d'un protoplasma visqueux

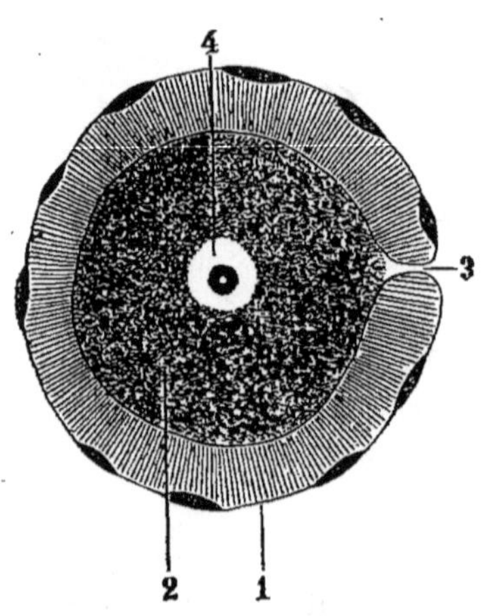

FIG. 237. — Micropyle dans l'œuf de l'*holoturia tubulosa* (Leydig).

1. Membrane vitelline et noyaux. — 2. Vitellus — 3. Micropyle. — 4. Vésicule germinative.

tenant en suspension une quantité considérable de granulations; des granulations graisseuses se développent dans les ovules arrivés à maturité, sous forme de petits globules. Le vitellus est l'analogue de l'œuf des oiseaux. Il est susceptible de se rétracter vers la membrane vitelline.

c. *Vésicule germinative*. — Elle fut découverte par Purkinje chez les oiseaux; depuis, on l'appelle quelquefois *vésicule de Purkinge*. En 1834, Coste la signala chez les mammifères. Cette vésicule représente le *noyau* de la cellule, parfaitement arrondi, mesurant de 20 à 40 μ, sur un œuf à maturité. La vésicule germinative se rapproche constamment de la membrane vitelline, à mesure que l'œuf mûrit. Le contenu de la vésicule germinative est une substance complètement transparente.

Chez tous les vertébrés, la vésicule germinative occupe la même position excentrique dans le vitellus. Elle est unique chez les mammifères et les oiseaux ; multiple chez les amphibies, les poissons, et surtout chez les batraciens.

Tache germinative. — Découverte par Wagner, cette tache représente le *nucléole* du noyau. C'est un corpuscule arrondi, parfaitement homogène, de 7 à 10 μ, dans un œuf arrivé à maturité. De même que la vésicule germinative, la tache germinative occupe une position excentrique ; elle est appliquée à la surface interne de l'enveloppe de la vésicule.

Dans ces derniers temps, Balbiani a communiqué aux sociétés savantes le résultat de ses recherches sur la structure de l'ovule. Cet auteur prétend qu'il existe constamment, dans le vitellus des êtres de la série animale, depuis les insectes jusqu'à l'homme, une deuxième vésicule qu'il nomme *vésicule embryogène.* Cette vésicule embryogène, plus petite que la vésicule germinative, serait le centre du mouvement nutritif qui transforme le vitellus, d'abord transparent, en une masse granuleuse, opaque. La vésicule embryogène persisterait après la fécondation, pour donner naissance à certains organes. Ces assertions sont vagues, et attendent confirmation.

Balbiani prétend encore avoir vu, dans l'œuf des *myriapodes* et des *arachnides*, un canal se montrant sous l'influence de l'acide acétique. Ce canal partirait de la tache germinative, traverserait la vésicule germinative, offrirait une double enveloppe en sortant de la vésicule et se porterait à la périphérie du vitellus, en s'infléchissant et en diminuant de diamètre.

§ 4. — Trompes de Fallope.

Les trompes de Fallope ou *trompes utérines* sont deux conduits étendus de l'ovaire à l'utérus.

Elles sont *situées* dans l'aileron supérieur du ligament large.

Leur *direction* est transversale. Rectilignes du côté de l'utérus, elles deviennent sinueuses à mesure qu'elles se rapprochent de l'ovaire.

Leurs *dimensions* sont les suivantes : longueur, 12 centimètres; largeur, 4 millimètres vers l'utérus, 7 à 8 vers l'ovaire. Leur calibre augmente à mesure qu'on s'éloigne de l'utérus, de sorte qu'elles admettent avec peine une soie de sanglier vers l'orifice utérin et une sonde ordinaire vers l'orifice ovarique.

Les *rapports* qu'elles affectent avec les parties voisines sont les suivants. Entourées par le péritoine, elles forment le bord libre de l'aileron supérieur. Leur extrémité interne s'insère aux angles de l'utérus, à l'extrémité supérieure des bords de cet organe. Leur extrémité externe est située au-dessus de l'ovaire qu'elle surmonte et auquel elle adhère par une frange du pavillon. Dans toute leur étendue, les trompes sont en contact avec les anses intestinales.

La *cavité* des trompes s'étend de la cavité utérine à la cavité péritonéale, de sorte qu'un instrument très fin, pénétrant par l'orifice externe et conduit par la cavité de la trompe, arriverait dans la cavité utérine.

Le *pavillon* de la trompe est l'extrémité externe dilatée de ce conduit, extrémité autour de laquelle sont disposées des franges analogues à celles des pétales de certaines corolles. Ces franges présentent de particulier qu'elles sont dentelées sur leur bord; ces dentelures se voient parfaitement dans l'eau. L'une des franges du pavillon forme une gouttière qui conduit dans la cavité de la trompe et vient s'insérer par son extrémité inférieure sur la partie externe de l'ovaire, *frange ovarique*. On observe quelquefois deux et même trois pavillons sur une même trompe. (A. Richard.)

Au niveau de l'orifice du pavillon, on voit le péritoine se continuer avec la muqueuse de la trompe, de sorte que la cavité péritonéale et la cavité utérine communiquent entre elles. C'est le seul exemple de la communication d'une séreuse et d'une muqueuse.

L'orifice de l'extrémité interne de la trompe est tellement petit qu'il peut admettre à peine une soie de sanglier. Tous les médecins ne croient pas qu'un liquide puisse passer de l'utérus dans le péritoine en parcourant la trompe de Fallope. Cependant, voici une observation recueillie en 1873, par Quenu, dans le service du professeur Lorain, à la Pitié :

« La malade est une jeune fille âgée de seize ans, presque une enfant; elle est affectée de vaginite blennorrhagique.

« On essaye à plusieurs reprises, mais sans succès, de cautériser la muqueuse vaginale avec un pinceau légèrement imbibé d'une solution faible d'azotate d'argent et introduit directement sans spéculum. On ne réussit pas davantage en se servant du crayon lui-même. Alors, le chef de service prescrit l'injection d'une solution faible de nitrate d'argent. Cette injection vaginale est faite le 20 novembre, à dix heures et demie, au moyen d'une petite seringue en verre contenant à peine 5 centigrammes de liquide ; la solution employée étant au cinquantième, la seringue renferme 1 décigramme de nitrate ; elle est enfoncée très peu, et l'injection poussée avec lenteur ; une partie s'échappe même du vagin. Après l'injection, la malade se plaint, comme après les autres examens, de douleurs dans le ventre ; mais, comme la même scène se renouvelait toutes les fois qu'elle était examinée, on n'y attache qu'une médiocre importance.

« Cependant, les douleurs deviennent beaucoup plus vives, l'anxiété devient très grande. La malade s'agite, se tord sur son lit, les yeux s'excavent; à deux heures, la peau et la langue sont froides, le pouls est très petit, le facies est tout à fait abdominal. Après sept jours de maladie, la malade succombe.

« Le professeur Lorain pense qu'on doit attribuer ces accidents à la pénétration dans le péritoine de quelques gouttes de pus provenant des trompes, pénétration qui se serait faite par suite des mouvements réflexes déterminés par la douleur.

« Tardieu fit l'autopsie à la Morgue; il constata une métrite de la muqueuse avec suppuration; les trompes étaient remplies de pus, dont une partie s'était écoulée dans le péritoine et y avait causé une péritonite diffuse. »

Structure. — Les trompes de Fallope, dont les parois offrent une épaisseur d'un millimètre, sont formées de trois couches : séreuse, musculeuse, muqueuse; de vaisseaux et de nerfs.

Couche séreuse. — Le péritoine constitue la couche séreuse; il est lâchement uni à la couche musculeuse, dont il ne recouvre pas le quart inférieur. Vers l'extrémité externe de la trompe, le péritoine arrive au bord libre des franges du pavillon, dont il recouvre la surface externe.

Couche musculeuse. — Elle est formée de deux plans de fibres musculaires lisses : un plan longitudinal superficiel, et un plan circulaire profond.

Les *fibres longitudinales* font manifestement suite aux fibres de l'utérus, qui partent du fond et des deux faces de cet organe. Ces fibres n'arrivent pas jusqu'aux franges, elles se terminent sur la face externe du pavillon, excepté un faisceau qui se prolonge dans la frange ovarique, jusqu'à l'ovaire.

Les *fibres circulaires* forment une couche plus épaisse vers la partie interne de la trompe. Elles sont régulièrement disposées depuis le pavillon, où elles constituent une sorte de sphincter, jusqu'à l'utérus, où elles se confondent avec les fibres de cet organe. La portion de trompe qui chemine dans l'épaisseur de la paroi utérine est réduite à sa tunique muqueuse, qui adhère intimement au tissu musculaire de l'utérus.

Au milieu des éléments musculaires, qu'il est assez difficile d'isoler, on trouve du tissu conjonctif, sans fibres élastiques, analogue à celui du stroma de l'ovaire et contenant comme lui une certaine quantité de corpuscules fusiformes du tissu conjonctif.

Couche muqueuse. — Elle offre des plis longitudinaux, plis ramifiés et anastomosés entre eux, dans la portion externe, dilatée, de la trompe. On y trouve le derme et une couche épithéliale.

Le *derme* de la muqueuse de la trompe est formé par un tissu conjonctif très fin et très délicat, qui forme, dans la cavité de la trompe, de petits plis longitudinaux, sur lesquels vient se poser l'épithélium. Hennig a décrit, dans la trompe de la chienne, de petites glandes en grappe. On ne les retrouve pas dans les trompes de la femme.

L'*épithélium* est un *épithélium cylindrique simple, à cils vibratiles*, c'est-à-dire une rangée simple de cellules coniques, sur la base desquelles on trouve de six à huit cils par cellule. Le mouvement vibratile est dirigé de l'ovaire vers l'utérus ; il est donc destiné à porter l'ovule. Les cellules sont très longues et très larges : leur longueur varie de 50 à 70 μ ; leur largeur est, à la base, de 15 à 25 μ.

L'épithélium de la trompe se continue directement avec celui de la cavité utérine; du côté de l'ovaire, il arrive jusqu'au bord libre des franges, où il s'arrête brusquement, pour être remplacé par les cellules pavimenteuses du péritoine. L'*ostium abdominale* de la trompe est le seul point du corps où l'on voit une muqueuse se continuer avec une séreuse. La chose vaut la peine d'être signalée aux points de vue anatomique, physiologique et pathologique, bien que Sappey accorde à cette communication une mince importance.

Vaisseaux et nerfs. — Les *artères* sont fournies par l'utéro-ovarienne : elles offrent, encore ici, la disposition des artères hélicines. Les *capillaires* forment un réseau à mailles un peu lâches dans la couche musculeuse, un réseau plus serré dans la muqueuse. Les *veines* se jettent dans la veine utéro-ovarienne. Les *lymphatiques*, d'après Sappey, se réunissent à ceux de l'ovaire et se portent avec eux aux ganglions lombaires. Les *nerfs* viennent du plexus qui accompagne l'artère utéro-ovarienne ; on ne connaît pas leur terminaison.

La *salpingite* est l'inflammation des trompes ; elle s'accompagne fréquemment d'ovarite. Cette maladie est extrêmement fréquente, et ce n'est que depuis quelques années qu'on l'a remarqué. Les femmes qui se plaignent de douleurs abdominales fréquentes, qui ont des troubles de la menstruation, des écoulements muqueux, ont fréquemment de la salpingite. Il se forme des abcès et l'existence devient insupportable. Il faut, lorsque la maladie est intense, avoir recours à une opération. On fait l'extraction de la trompe et de l'ovaire malade, des deux ovaires et des deux trompes quelquefois. On peut aborder ces organes par la voie vaginale en détachant de l'utérus le cul-de-sac postérieur du vagin, ou par la voie abdominale en pratiquant la *laparotomie.*

§ 5. — Ligaments ronds.

Les ligaments ronds sont deux cordons qui partent de la partie latérale, supérieure et un peu antérieure de l'utérus; ils se portent dans le canal inguinal, qu'ils parcourent dans toute son étendue. A leur origine, ils sont formés par la continuation de quelques fibres lisses de l'utérus, et dans leur moitié antérieure par des fibres striées. Après avoir traversé le canal inguinal, leurs fibres s'insèrent sur la paroi inférieure de ce canal, sur l'épine du pubis et à la face profonde de la peau du pubis.

Ils soulèvent le péritoine et s'en forment un repli connu sous le nom d'aileron antérieur du ligament large. Dans leur trajet, les ligaments ronds croisent la face supérieure des vaisseaux iliaques externes, du muscle psoas-iliaque, et embrassent par une concavité inférieure la concavité supérieure de l'origine de l'épigastrique.

Les ligaments ronds sont formés par du tissu conjonctif très serré, contenant de nombreuses fibres élastiques. On y rencontre aussi des fibres musculaires lisses.

Une artère destinée à l'utérus est contenue dans les ligaments ronds. Elle vient de l'épigastrique et souvent de la funiculaire. Les veines, pourvues de valvules, sont assez nombreuses et vont se jeter dans la veine iliaque externe ou dans la veine épigastrique. Pendant la grossesse, les veines deviennent considérables; on les a vues variqueuses. Les nerfs des ligaments ronds viennent de la branche génitale du nerf génito-crural.

L'étude du *canal de Nuck* se rattache à celle du ligament rond. Le canal de Nuck est un canal séreux qui, existant chez le fœtus, est formé par le prolongement du péritoine sur le ligament rond. Voici comment il se forme: dans les premiers mois de la vie fœtale, les deux orifices du canal inguinal sont superposés. Le ligament rond qui adhère au péritoine est extrêmement adhérent à la région des pubis. On comprend facilement qu'au moment où l'orifice abdominal s'écarte de l'autre, le péritoine s'enfonce dans le canal, où il est maintenu par le ligament rond: c'est ce prolongement qu'on appelle canal de Nuck; il est le plus souvent oblitéré à la naissance.

§ 6. — Corps de Rosen-Müller.

L'organe de Rosen-Müller, formé des débris des tubes glandulaires moyens du corps de Wolff, est situé dans l'aileron supérieur du ligament large, entre la partie externe et supérieure de l'ovaire et le pavillon de la trompe de Fallope. Il occupe l'espace qui sépare les deux feuillets du péritoine.

Il est constitué par *quinze à vingt canalicules* verticaux ou obliques qui montent vers la trompe et se jettent dans un canalicule commun, horizontal, qui était probablement, dans le principe, un canal excréteur secondaire du corps de Wolff. Ces tubes constituent un petit système clos de toutes parts.

L'ensemble de ces tubes forme une *petite plaque* qu'on aperçoit par transparence dans l'aileron supérieur du ligament large, et mieux encore en enlevant le feuillet péritonéal qui la recouvre. Le corps de Rosen-Müller a une forme triangulaire, à sommet dirigé vers le hile de l'ovaire. Son étendue peut être évaluée à 2 centimètres en largeur, à 1 centimètre environ en hauteur. Lorsqu'on déroule le corps de Rosen-Müller, il peut acquérir une longueur de 12 centimètres (Sappey).

Les canalicules qui le constituent sont un peu flexueux, et de longueur inégale; chacun d'eux commence par un cæcum légèrement dilaté, et se termine dans le canal horizontal commun. Ces canalicules ont une épaisseur moyenne qui varie entre un quart de millimètre et un demi-millimètre. Ils contiennent un liquide séreux, transparent et un peu jaunâtre.

Quant à leur structure, elle est très simple : ils sont constitués par une *membrane fibreuse* et une *couche épithéliale interne*. La couche fibreuse offre, en moyenne, une épaisseur de 50 μ ; la couche interne est constituée par un épithélium cylindrique simple, à cils vibratiles. Les cellules de cet épithélium sont très pâles.

Le corps de Rosen-Müller est l'analogue du corps de Giraldès, que nous avons décrit chez l'homme.

Selon l'âge, l'organe de Rosen-Müller offre une *position* et une *structure* spéciales. Chez le fœtus, il correspond au milieu de l'ovaire et il occupe l'aileron supérieur du ligament large. Il grandit, et à la naissance il mesure 8 millimètres environ. Ce n'est que plus tard qu'il semble se porter en dehors, pour occuper l'intervalle qui sépare l'extrémité externe de l'ovaire du pavillon de la trompe. A la naissance, les canalicules ont un calibre régulier, et, d'après Sappey, ils auraient une *enveloppe musculaire* à fibres longitudinales, et une muqueuse intérieure tapissée d'*épithélium pavimenteux.* Il faut se tenir en garde contre cet épithélium pavimenteux, car la plupart des auteurs signalent un épithélium à cils vibratiles. Du reste, on a rencontré des kystes formés aux dépens des canalicules du corps de Rosen-Müller, et dont la poche était tapissée par de l'épithélium cylindrique à cils vibratiles.

Sappey conseille le moyen suivant pour bien *observer l'organe de Rosen-Müller* : le faire macérer quelque temps dans l'acide tartrique, l'étaler ensuite sur une plaque de verre bleu ou noir, à l'aide d'une lame de verre transparente, l'examiner d'abord à la loupe, ensuite au microscope.

De même qu'il se développe des *kystes* dans les débris du corps de Wolff chez l'homme, de même les canalicules de l'organe de Rosen-Müller sont fréquemment le siège de kystes dits *para-ovariens*. Kölliker a constaté que la surface interne de ces kystes était tapissée par un épithélium cylindrique à cils vibratiles ; Becker a fait la même observation sur les kystes de la jument.

Hydatide de Morgagni. — On nomme ainsi une petite vésicule, une sorte de kyste suspendu à l'extrémité de la trompe de Fallope. Elle est l'analogue de l'*hydatide pédiculée de Morgagni* chez l'homme. Cette petite vésicule atteint à peine le volume d'un grain de millet ; elle a une paroi mince, et elle contient un liquide séreux et transparent.

ARTICLE TROISIÈME

PÉRINÉE CHEZ LA FEMME.

Comme chez l'homme, nous décrirons sous le nom de périnée les parties molles qui remplissent le détroit inférieur du bassin, et nous le diviserons par la ligne bi-ischiatique en deux régions : la région périnéale antérieure et la région périnéale postérieure ou anale. Cette dernière est identique à celle de l'homme, avec cette seule différence que l'anus de la femme est placé un peu plus en avant que celui de l'homme.

Dissection. — Après avoir étudié la conformation extérieure des parties génitales, on passe à la dissection *des muscles du périnée*. Le sujet étant disposé comme pour l'opération de la taille, on distend légèrement le vagin et le rectum avec du crin, et l'on circonscrit les parties génitales externes par une incision passant en dehors des grandes lèvres, et comprenant le mont de Vénus. On fait ensuite sur le raphé une autre incision peu profonde, qui permettra de préparer le sphincter de l'anus et les autres muscles, comme nous l'avons indiqué pour la préparation du périnée chez l'homme. Pour préparer les organes génitaux internes, on enlève une portion de l'un des os iliaques, en ménageant dans toute sa longueur le ligament rond de l'utérus qui traverse l'anneau inguinal, et en le laissant en rapport avec la face externe du péritoine qui tapisse le petit bassin. Le pubis et l'ischion seront sciés à 3 centimètres et demi en dehors de la symphyse, afin de conserver l'attache des racines du clitoris à la branche montante de l'ischion ; la symphyse sacro-iliaque sera désarticulée. Par là on obtient une coupe en profil qui permet d'examiner toutes les parties génitales dans leurs rapports et de les disséquer, en enlevant la graisse qui les entoure. C'est alors aussi que l'on trouvera aisément le *muscle constricteur du vagin*, à la partie antérieure de ce canal. On prépare ensuite les deux racines clitoridiennes, afin de voir comment elles se réunissent en avant pour s'unir au gland du clitoris.

Quand toutes les parties génitales ont été étudiées en place, on les détache, comme nous l'avons indiqué en parlant des parties génitales de l'homme, en ayant soin surtout de porter l'instrument le plus près possible des branches de l'ischion, afin de conserver les corps caverneux dans leur intégrité. On dispose ensuite la préparation sur une planche et l'on achève de la disséquer. Le rectum pourra être séparé du vagin.

On fendra la *vessie* et le *canal de l'urèthre* par leur face antérieure pour en examiner l'intérieur ; puis, pour voir le *vagin*, on le fendra non sur sa face antérieure, mais un peu à côté de la ligne médiane, afin de ne pas couper la crête longitudinale que l'on y remarque. Dans le fond du vagin, on étudie la disposition du *col de l'utérus* et celle de son orifice ; puis, on ouvre la matrice elle-même par sa face antérieure, en se guidant au moyen d'une sonde cannelée, introduite dans sa cavité par l'orifice externe. L'incision devra se bifurquer vers le fond de la matrice, afin de pénétrer dans les deux angles supérieurs où se trouvent les orifices des trompes. Si l'on ne parvient pas à voir ces orifices, on introduira dans le pavillon de la trompe une soie de sanglier, et on la fera peu à peu arriver dans la cavité de la matrice, en la tournant sur son axe entre les doigts et en tâchant de redresser les courbures du canal qui pourraient en empêcher le passage ; ou bien, on plongera la matrice dans l'eau, et l'on poussera, dans le pavillon de la trompe, de l'air qui sortira, sous la forme de petites bulles, par l'orifice utérin de la trompe. Cependant, nous croyons devoir le faire observer : il arrive quelquefois que les trompes sont oblitérées ; ces sujets sont, en général, peu propres à l'examen des parties génitales, parce que les différentes parties qui composent ces organes ont alors presque toujours contracté entre elles des adhérences contre nature

La membrane muqueuse de l'utérus ne peut être facilement séparée qu'après avoir soumis la pièce à la macération. Pour bien voir la disposition du pavillon de la trompe, on le plonge dans l'eau, afin d'en faire flotter les franges dans le liquide. L'intérieur de l'ovaire sera étudié en fendant l'organe sur son bord libre.

Région périnéale antérieure.

Cette région présente les mêmes limites que chez l'homme, c'est-à-dire les branches ischio-pubiennes en avant et sur les côtés, et la ligne bi-ischiatique en arrière.

On trouve ici les mêmes couches que dans le périnée de l'homme ; seulement, elles sont moins accusées, et les aponévroses surtout sont beaucoup plus minces. Cette région est traversée par le vagin et l'urèthre.

1° La peau et le tissu sous-cutané n'ont d'importance que dans l'étude de la vulve, que nous avons déjà vue.

2° Au-dessous de la peau, on trouve l'aponévrose périnéale inférieure ou superficielle. Elle a les mêmes limites et les mêmes rapports que chez l'homme. Elle se confond avec l'enveloppe du clitoris, de même que chez l'homme elle se confond avec l'enveloppe de la verge. Elle en diffère en ce qu'elle est extrêmement mince, quelquefois simplement celluleuse, et qu'elle se laisse traverser par les infiltrations liquides.

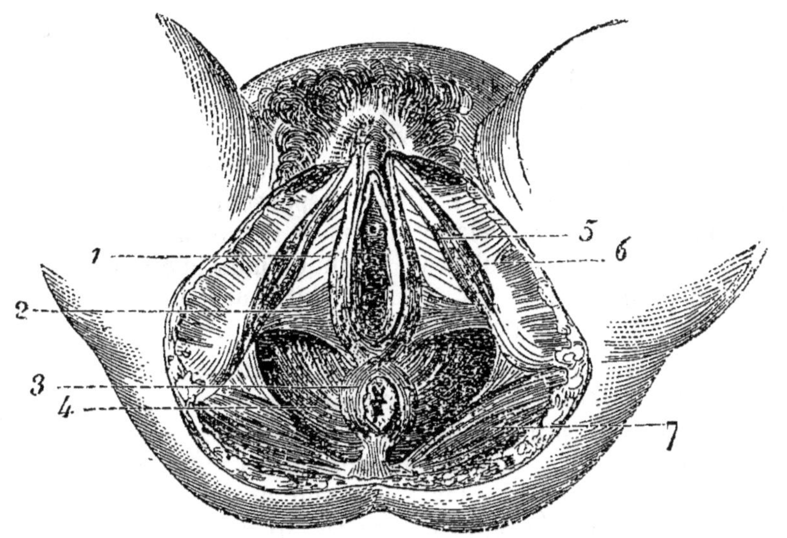

Fig. 238. — Muscles du périnée chez la femme.

1. Constricteur du vagin. — 2. Transverse du périnée. — 3. Sphincter de l'anus. — 4. Releveur de l'anus. — 5, 6. Ischio-caverneux. — 7. Grand fessier.

3° Plus profondément, on rencontre une couche musculaire analogue à celle que nous avons vue chez l'homme. Cette couche est constituée de chaque côté de la ligne médiane par trois muscles qui limitent un triangle. Le transverse du périnée forme le bord postérieur, l'ischio-clitoridien forme le côté externe, et le constricteur du vagin le côté interne. On trouve aussi dans cette couche la glande vulvo-vaginale.

4° Plus profondément, on voit l'aponévrose moyenne qui se continue avec l'inférieure en arrière du transverse. On ne peut pas, comme chez l'homme, reconnaître deux feuillets dans cette aponévrose, ni les fibres musculaires du muscle de Guthrie, qui manque ici.

5° Plus profondément encore, nous trouvons le releveur de l'anus. Le muscle de Wilson n'existe pas.

6° A la face supérieure des muscles releveurs de l'anus, on trouve l'aponévrose périnéale supérieure ou profonde, identique à celle de l'homme.

7° Enfin, on trouve le tissu cellulaire sous-péritonéal, et le péritoine.

Muscle ischio-clitoridien. — L'analogue de l'ischio-caverneux, ce muscle s'insère à la branche ascendante de l'ischion, au-dessus du transverse; il entoure la racine correspondante du clitoris, et s'insère au ligament suspenseur de cet organe.

Muscle constricteur du vagin. — Ce muscle représente le bulbo-caverneux de l'homme. Il est formé de fibres arciformes qui décrivent des courbes autour de l'ouverture du vagin.

En arrière, ce muscle se fixe au point fibreux commun au sphincter externe de l'anus et aux transverses du périnée; en avant, il vient s'insérer au ligament suspenseur du clitoris.

Ses fibres concourent à la formation de l'anneau vulvaire. Elles entourent en partie le bulbe du vagin. Ce muscle est constricteur de l'orifice vulvaire. Il est soumis à l'influence de la volonté, et souvent il est déchiré pendant l'accouchement.

Glandes vulvo-vaginales. — Les *glandes vulvo-vaginales*, ou *glandes de Bartholin*, ont la dimension moyenne d'une petite noisette ; elles sont situées à la partie inférieure de l'anneau vulvaire, de chaque côté de la fourchette de la vulve, à l'extrémité inférieure de la grande lèvre. Ce sont des amas de glandules dont les acini ont une *paroi propre*, recouverte par un épithélium caliciforme. Les acini fournissent des tubes sécréteurs qui convergent pour donner naissance, après plusieurs anastomoses successives, au canal excréteur commun. Autour des acini, on trouve une couche de tissu conjonctif parsemée de noyaux et dépourvue de fibres musculaires.

Le canal excréteur, long de 15 à 18 millimètres, n'offre que 1 millimètre de largeur. Il s'ouvre immédiatement en avant de l'insertion de la membrane hymen. La partie fondamentale de ce canal est formée de tissu fibreux et d'une certaine quantité de fibres musculaires lisses, dirigées longitudinalement; elle est revêtue d'une couche d'épithélium cylindrique simple, dont les cellules offrent, en moyenne, 20 μ de hauteur.

Les vaisseaux de cette glande viennent des vaisseaux de la partie antérieure du vagin; on trouve à la surface externe de ses culs-de-sac un réseau de capillaires fins formant des mailles arrondies.

Le liquide sécrété par ces glandes est acide et d'une odeur très pénétrante; il lubrifie la vulve pour faciliter l'introduction du pénis dans le vagin. Chez quelques femmes, il s'échappe sous forme d'un jet analogue à celui du sperme pendant l'éjaculation. Ce phénomène se produit sous l'influence d'excitations ou de désirs vénériens, etc.

DÉVELOPPEMENT DES ORGANES GÉNITO-URINAIRES CHEZ LA FEMME.

Il est indispensable de faire précéder cette étude de celle du développement des mêmes organes chez l'homme, parce qu'un certain nombre d'organes se développent de la même manière dans les deux sexes, comme, par exemple, les reins primitifs, les reins définitifs, le canal de Wolff, l'uretère, le cloaque, etc.

Je ne répéterai donc pas ce qui a été dit sur le développement de ces organes. J'étudierai simplement le développement de l'*ovaire*, des *trompes de Fallope*, de l'*utérus*, du *vagin* et de la *vulve*.

Ovaire. — L'ovaire se montre, comme le testicule, sur l'*éminence sexuelle* (voy. *Testicule*), par épaississement de la lame germinative et du tissu sous-jacent, c'est-à-dire de la masse cellulaire intermédiaire. Il y a à ce niveau prolifération cellulaire dans les deux sexes, et, à ce moment, il n'est pas possible de distinguer les sexes. Cette période de l'évolution embryonnaire, qui dure jusqu'au quatrième mois, est appelée *période de l'indifférence sexuelle*.

Au moment où le sexe s'établit, on voit se former au niveau de l'éminence sexuelle des cordons cellulaires, qui sont connus sous le nom de *tubes de Pflüger*. Dans ces tubes, il existe à la périphérie des petites cellules granuleuses, au centre desquelles se trouvent des cellules plus grosses qui représentent les *ovules*. Les tubes de Pflüger, ainsi constitués, pénètrent dans le tissu conjonctif de l'éminence sexuelle. Ils y subissent des étranglements successifs, dans lesquels, au milieu des petites cellules granuleuses, on trouve une grosse cellule, l'*ovule*. Ainsi se trouvent formés les *follicules de de Graaf*.

Trompes de Fallope. — Nous avons vu que le conduit de Müller s'ouvre dans la cavité pleuro-péritonéale par une ouverture un peu évasée. Ce conduit donnera naissance à l'oviducte ou *trompe de Fallope*. L'ouverture formera le *pavillon* de la trompe, et l'une des *franges* du pavillon adhère à l'ovaire.

Lorsque l'ovaire opérera sa descente, à la manière du testicule, il entraînera avec lui la trompe de Fallope, qui deviendra horizontale, de verticale qu'elle était.

Utérus et vagin. — Les deux conduits de Müller, qui forment les trompes, s'adossent inférieurement et se soudent, en même temps que leur cavité se dilate et que leur paroi s'épaissit. Cette cavité et cet épaississement donnent naissance à l'utérus et au vagin, qui, dans le principe, se trouvent ainsi cloisonnés dans toute leur étendue. La cloison se détruit bientôt, de manière à former une cavité unique ; mais dans certains cas un arrêt de développement peut faire que la cloison utérine et la cloison vaginale persistent : *utérus bifide, vagin cloisonné*. Chez certains animaux, il persiste un rudiment de cloison au fond de l'utérus, ce qui a fait donner le nom de *cornes utérines* aux deux moitiés du fond de la cavité utérine.

Vulve. — Si nous nous reportons à ce qui a été dit à propos du développement des organes génitaux externes chez l'homme, cette description sera des plus simples.

Nous avons vu un tubercule médian se former aux dépens du feuillet moyen du blastoderme et se creuser en bas d'un sillon qui atteint jusqu'au *sinus uro-génital*.

Le tubercule médian forme le *clitoris*. La gouttière sous-jacente donne naissance au *vestibule*. L'orifice uro-génital va former l'entrée du *vagin*, tandis que les bords de la gouttière donneront naissance aux *nymphes*. Les *grandes lèvres* sont formées par les replis situés de chaque côté du tubercule médian et qui forment, par leur soudure, le scrotum chez l'homme.

ARTICLE QUATRIÈME.

MAMELLES.

Les mamelles sont deux glandes destinées à la sécrétion du lait.

Leur importance est telle, qu'elles ont servi à caractériser toute une classe d'animaux, les mammifères, animaux dont les femelles ont la propriété de mettre au monde des petits vivants (vivipares).

Dissection. — Après avoir étudié la conformation extérieure des mamelles, on procède à l'étude de leur organisation intérieure. On enlève, à cet effet, la peau et la graisse de l'une des mamelles pour découvrir la glande et ses *conduits excréteurs ;* ceux-ci sont très minces, en sorte qu'il est bien difficile de les trouver ; le meilleur moyen pour les mettre à découvert, c'est l'injection. Pour cela, on détache une mamelle, en emportant toutes les parties molles qui recouvrent un côté de la poitrine jusque vers l'aisselle, et on la plonge dans de l'eau tiède. Après l'y avoir laissée pendant quelque temps, on lave avec grand soin l'extrémité du mamelon avec de l'eau savonneuse pour en enlever toute la matière sébacée qui bouche les orifices des conduits, et l'on introduit, dans chacun de ces orifices, une soie de porc qui servira à les distinguer les uns des autres, chaque conduit devant être injecté séparément. On place, ensuite, un tube fin dans un des orifices en le maintenant avec les doigts, et l'on injecte ; quand la matière à injection est figée, on passe à un second conduit, et ainsi de suite. Cette manière de procéder permet toujours de distinguer les conduits injectés de ceux qui ne le sont pas encore, parce que les soies sont introduites dans ces derniers. En plaçant les tubes, il faut avoir soin de ne pas les enfoncer trop profondément, de crainte de déchirer les conduits. On passe ensuite à la dissection de la glande en travaillant avec beaucoup de précaution là où se trouvent les conduits, dont la marche est très tortueuse, ce qui les expose à être facilement coupés. Si tous les conduits de la glande n'ont pas été injectés, on voit alors les lobes injectés de la glande alterner avec ceux qui ne le sont pas, ce qui prouve bien que les conduits ne communiquent pas entre eux.

On peut encore injecter les canaux galactophores, après avoir placé des soies dans les conduits. Si l'on enlève avec précaution la peau fine de l'aréole, on distinguera en cet endroit les canaux par les soies qui y ont été introduites ; on les ouvre pour y placer des tubes que l'on fixe, comme dans les injections ordinaires.

Pour l'injection des *artères* et des *veines*, on choisira une femme morte pendant l'allaitement ; ces vaisseaux sont alors beaucoup plus développés que dans l'état ordinaire.

Ces organes se conservent fort bien dans l'alcool ; d'autres fois, on les dessèche après les avoir fait macérer dans un mélange de térébenthine et d'alcool. Par ce moyen, les mamelles gardent assez bien leur aspect glanduleux, et elles ne perdent que peu de leur volume.

On conserve souvent des glandes mammaires dont les canaux excréteurs ont été remplis de mercure. Ces conduits ne communiquant pas entre eux, l'injection doit en être faite séparément ; mais la préparation exige des soins infinis, parce que les canaux sont très tortueux et que la glande envoie fréquemment, dans la graisse voisine, de petits prolongements qui, étant divisés, laissent échapper le mercure. Le métal sera retenu dans la glande au moyen d'une ligature dont on entourera le mamelon. Quand on a enlevé autant de graisse que possible, on fait sécher la pièce ; puis, on la conserve dans l'essence de térébenthine, qui, en rendant les tissus transparents, permet de distinguer parfaitement la distribution des canaux excréteurs jusque dans les grains de la glande.

Nombre. — Au nombre de deux, ces organes existent dans les deux sexes, avec cette différence que chez l'homme ils sont rudimentaires. Les mamelles sont, chez les femmes comme chez les animaux en général, en nombre double de celui des petits. Il existe des anomalies portant sur le nombre de ces organes. Champion (de Bar-le-Duc) a observé une femme qui portait quatre mamelles ; les deux supplémentaires étaient placées sous les aisselles et sécrétaient du lait comme les autres. Jean Borel a vu une femme avec trois mamelles; la supplémentaire était située au-dessous de la mamelle gauche normale et fournissait du lait. Marotte a vu une jeune fille de dix-sept ans portant deux mamelles supplémentaires dans les aisselles et fournissant du lait comme les autres.

On a observé également des mamelles supplémentaires chez l'homme. François et Blandin citent deux exemples de quatre mamelles : l'un chez un lieutenant d'artillerie, l'autre chez un chirurgien d'armée.

Siège. — Les mamelles siègent sur la face antérieure de la poitrine, de chaque côté du sternum, au-devant du grand pectoral. On cite quelques anomalies de siège. C'est ainsi qu'on a vu des femmes présenter une mamelle dans le dos. Le docteur Robert (de Marseille) a communiqué le fait d'une femme portant une mamelle supplémentaire sur la cuisse gauche, mamelle avec laquelle elle a allaité plusieurs enfants.

Volume et forme. — Le développement de ces glandes varie beaucoup. Rudimentaire chez la jeune fille avant la puberté, cet organe augmente rapidement de volume à ce moment. Il a une forme arrondie, hémisphérique ; tantôt il est piriforme, tantôt il est complètement aplati ; d'autres fois, enfin, il est flasque et tombant au-devant de l'épigastre, au point que la femme se voit contrainte de le soulever par des moyens artificiels. Il existe certaines peuplades africaines dont les femmes ont des mamelles tellement pendantes qu'elles descendent jusqu'à l'aine et même jusqu'aux genoux : elles les relèvent et les rejettent derrière les épaules pour allaiter leurs enfants, qu'elles portent sur le dos.

Consistance. — Ces organes sont fermes et élastiques chez la jeune fille vierge. Ils perdent de leur consistance par les attouchements répétés, par la grossesse. Il existe à cette règle de nombreuses exceptions.

Dimensions. — Il est difficile d'apprécier les dimensions des mamelles. Voici les résultats auxquels est arrivé Sappey, qui indique en moyenne : 11 à 12 centimètres transversalement, 10 verticalement, et de 5 à 6 d'avant en arrière. Il est inutile de faire remarquer qu'il existe lon nombre de mamelles avec des dimensions très différentes; et qu ique, en général, le volume de ces organes soit en rapport avec l'embonpoint de l'individu, on ne peut établir aucune règle à ce sujet.

D'après les chiffres de Sappey, on voit donc que la mamelle est, en général, plus étendue tranversalement que de haut en bas.

Les mamelles ont rarement le même volume chez la femme.

Ordinairement, celle du côté gauche est un peu plus volumineuse que la droite.

La mamelle offre à étudier une face antérieure, une face postérieure, une circonférence.

Face antérieure, mamelon et auréole. — Très lisse et très unie, la face antérieure de la mamelle est recouverte d'une peau extrêmement fine et blanche, qui laisse voir, par transparence, la coloration bleuâtre des veines sous-cutanées. Elle est recouverte d'une forêt de petits poils de duvet. Au centre même de cette face, se trouve un gros tubercule, ou *mamelon*, entouré d'un cercle brun, ou *auréole*.

1° *Mamelon*. — Le mamelon est une saillie de volume variable, présentant une coloration rosée chez la femme qui n'a pas eu d'enfants, et brune chez celle qui a été mère. La coloration brune est due au pigment qui se développe au-dessous de l'épiderme. D'une consistance molle, le mamelon est susceptible d'érection, et prend alors la dureté du clitoris ou des corps caverneux. Le docteur Delmas (de Bordeaux), dans un mémoire fort bien fait sur l'anatomie et la pathologie du mamelon, a publié un tableau dans lequel on voit 21 planches, montrant une variété infinie dans le volume et le nombre des mamelons. Les uns consistent en une dépression, d'autres sont cylindriques et petits, d'autres ont l'aspect d'une cerise ; quelques-uns sont coniques; les uns sont petits, les autres volumineux. Parmi ces derniers, il en existe un, observé par le docteur Péry (de Bordeaux). Ce mamelon monstrueux a le volume d'un petit œuf de pigeon ; il a 18 millimètres de haut en bas, 15 transversalement et 25 d'avant en arrière. Le volume moyen du mamelon est de 8 à 10 millimètres en diamètre, et de 9 à 11 millimètres en longueur. Le mamelon présente une surface recouverte de papilles très développées qui lui donnent un aspect rugueux.

Au sommet, il présente de 10 à 16 petits orifices qui constituent les embouchures des canaux galactophores.

2° *Auréole*.— Comme le mamelon, l'auréole est rosée chez la femme qui n'a pas eu d'enfants et brune chez celle qui a été mère. Elle entoure le mamelon ; à sa circonférence, elle se perd insensiblement sur la peau blanche. Chez la négresse, elle présente une teinte noire plus prononcée que le reste de la surface du sein.

Le diamètre de l'auréole est variable. Il est de 5 centimètres ordinairement. Sa surface est extrêmement douce au toucher ; elle présente des sailliees qui sont dues à la présence de glandes sébacées. On y trouve peu de poils et de follicules pileux.

Quelques auteurs disent *aréole* et non auréole.

Face postérieure. — La face postérieure de la mamelle est plane ; elle repose sur le muscle grand pectoral, dont la sépare une couche de tissu cellulaire dans lequel Chassaignac aurait souvent rencontré une bourse séreuse.

Circonférence. — Elle se confond avec la peau environnante. A la partie inférieure, elle est accusée par un sillon peu profond, en général. A la partie supérieure, la circonférence n'est pas marquée, la surface de la glande monte insensiblement vers la clavicule. A la partie interne, les deux mamelles sont séparées par un sillon dans lequel ne s'accumule jamais de graisse.

Structure.

La structure de la mamelle comprend celle du mamelon, celle de l'auréole et celle de la glande mammaire proprement dite.

Mamelon. — Le mamelon est recouvert de nombreuses *papilles,* dont le volume et le nombre augmentent à mesure qu'on se rapproche du sommet du mamelon. La plupart des papilles sont *composées ;* elles ont une longueur de 100 à 200 μ.

L'*épiderme,* qui recouvre toute la surface du mamelon, offre une couche cornée très mince, ne dépassant pas 15 μ. Le corps muqueux, au contraire, la couche molle, offre une épaisseur de 80 μ ; on trouve dans ces cellules un grand nombre de granulations de pigment.

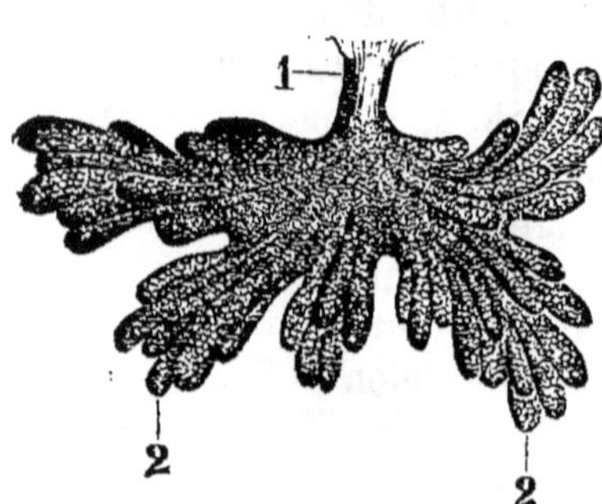

Fig. 239. — Glande sébacée du mamelon.

Le *derme* est très mince ; il est formé de tissu conjonctif et de fibres élastiques ; il adhère intimement par sa face profonde aux éléments sous-jacents. Dans son épaisseur, il existe une couche de *glandes sébacées*, bien décrites par Sappey, au nombre de 80 à 150. Elles se composent de trois à cinq acini, contenant chacun un grand nombre de culs-de-sac. La couche de ces glandes est presque continue ; elles versent leur produit onctueux autour des canaux galactophores, entre les papilles. On ne trouve, dans le derme du mamelon, ni follicules pileux, ni glandes sudoripares, ni fibres musculaires.

Au centre du mamelon, on voit les conduits galactophores, au nombre de 10 à 14. Autour de ces conduits, le tissu du mamelon renferme du tissu conjonctif, des fibres musculaires lisses et une grande quantité de fibres élastiques. Au milieu des autres éléments, entre-croisés sans régularité, les fibres musculaires affectent, les unes une direction longitudinale, les autres une direction circulaire; ces dernières sont les plus nombreuses. Ces fibres forment un réseau musculaire, dans les mailles duquel sont compris les canaux galactophores.

Auréole. — Sa surface est recouverte de *papilles*, comme le mamelon; seulement, elles sont beaucoup plus petites.

L'*épiderme* est exactement le même que celui du mamelon.

Le *derme* est également formé de tissu conjonctif et de fibres élastiques, comme le derme du mamelon; mais il diffère de celui-ci par les organes qui y sont contenus : follicules pileux, glandes sébacées, glandes sudoripares.

Les *follicules pileux* sont petits et peu nombreux, ils reçoivent le canal de deux *glandes sébacées*, ou *pileuses;* or, comme le derme est mince et que ces glandes sont volumineuses et superficielles, il en résulte des saillies assez considérables, tubercules de Morgagni, qui augmentent de volume pendant la grossesse, pour constituer de petites saillies rosées de 2 à 3 millimètres. Ces glandes sécrètent une matière sébacée un peu liquide, d'une couleur blanc jaunâtre, qu'on a prise autrefois pour du lait. A l'époque où vivait Morgagni, on conçoit qu'on ait pu considérer ces glandules comme de petits lobules égarés de la glande mammaire; mais, aujourd'hui, on peut affirmer que tout anatomiste qui écrit dans un ouvrage que ce sont des glandes galactophores aberrantes, fournissant du lait, est dans une erreur profonde.

Les *glandes sudoripares* sont volumineuses et s'hypertrophient également pendant la grossesse.

Des *fibres musculaires lisses* existent au-dessous du derme; elles sont visibles à l'œil nu, et leurs faisceaux égalent presque un millimètre. Le muscle a la même étendue que l'auréole; son épaisseur totale est de 2 à 3 millimètres; il adhère à la face profonde du derme. Les faisceaux qui le constituent sont circulaires, mais un peu irréguliers; ils se croisent sous des angles très aigus. Sappey considère ce muscle comme un muscle peaucier de la mamelle; il l'appelle, avec raison, *muscle sous-aréolaire*, ou encore muscle rétracteur du mamelon. C'est ce muscle qui ride la peau de l'auréole. On peut observer sa contraction, chez la femme, en plaçant un corps froid sur l'auréole ou en chatouillant l'auréole avec les barbes d'une plume.

Vaisseaux et nerfs de l'auréole et du mamelon. — Les *artères* de la mamelle, mammaire interne et thoracique inférieure, envoient à l'auréole et au mamelon quelques rameaux qui forment un réseau capillaire, peu serré autour des faisceaux musculaires, mais très serré, à mailles polygonales, dans l'épaisseur du derme, et surtout autour des glandules. De petits réseaux en forme d'anses se voient dans les papilles du mamelon; les petites papilles ont une anse simple Les *veines* naissent des capillaires, et vont former un cercle incomplet au-dessous de l'auréole, *cercle veineux de Haller ;* puis, ces veines se continuent avec les veines superficielles de la mamelle. Les *lymphatiques* sont extrêmement nombreux ; ils constituent un réseau très serré, d'où partent des vaisseaux qui se rendent dans les ganglions axillaires. On voit dans le mamelon des *nerfs* assez volumineux, qui se portent dans l'épaisseur du derme ; on n'a pu constater leur mode de terminaison.

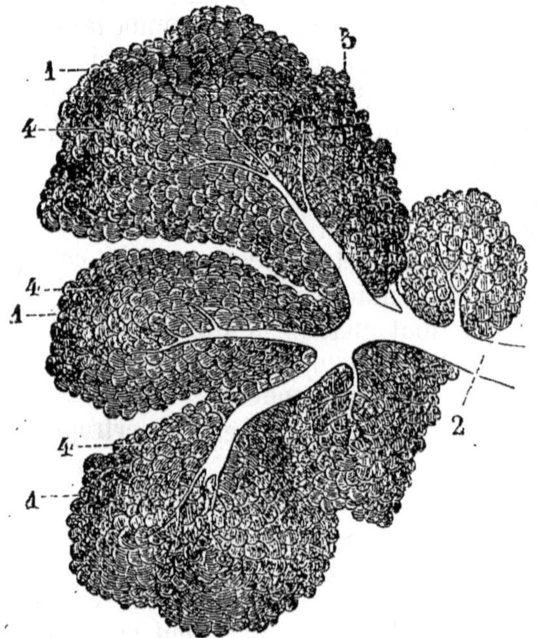

FIG. 240. — Un lobe de la glande mammaire.

1, 1, 1. Cinq lobules de la glande. — 2. Conduit excréteur principal, canal galactophore. — 3. L'un des canaux excréteurs secondaires. — 4, 4, 4. Bosselures correspondant aux culs-de-sac de la glande.

Glande mammaire. — La glande offre à étudier : le tissu glandulaire (acini, lobules et lobes), les canaux galactophores, des vaisseaux et des nerfs.

1° *Tissu glandulaire.* — La glande mammaire est une glande en grappe, formée par plusieurs lobes ayant chacun leur conduit excréteur. Elle possède, en effet, de dix à quatorze canaux galactophores, se portant vers des lobes qu'on peut sentir facilement avec les doigts, sur une femme un peu maigre. Ce sont ces lobes, ou une partie de ces lobes, qui s'hypertrophient quelquefois et forment les tumeurs adénoïdes du sein ; celles-ci se séparent parfois de la glande, deviennent libres par suite de la rupture du conduit excréteur, et roulent sous le doigt, comme des ganglions.

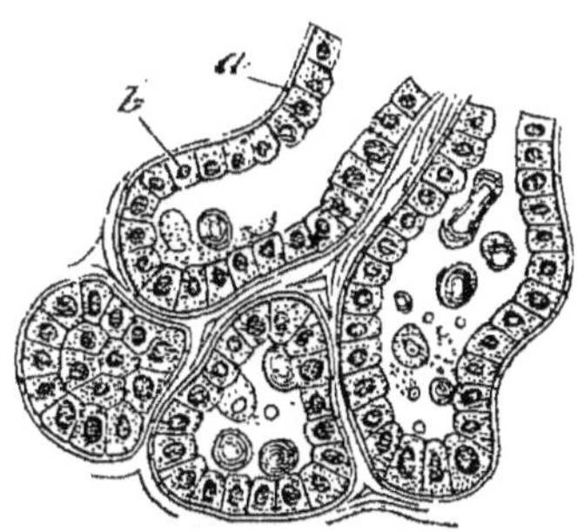

Fig. 241. — Cul-de-sac glandulaire de la mamelle d'une brebis pendant la lactation.

a. Paroi propre glandulaire. — *b*. Épithélium (Cadiat).

Chaque *lobe* est une masse, polyédrique si elle occupe le centre, plus ou moins arrondie, si elle se trouve à la surface ou à la circonférence, de 1 à 3 centimètres de diamètre. Le canal ga-

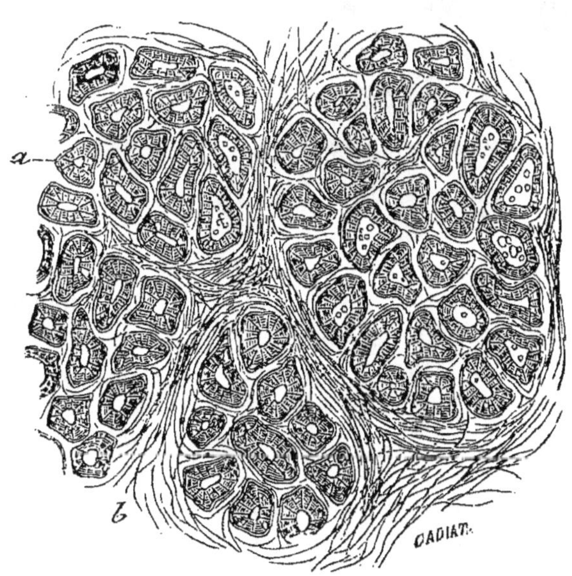

Fig. 242. — Glande mammaire pendant la lactation.

a. Culs-de-sac remplis d'épithélium régulièrement disposé. — *b*. Tissu conjonctif intermédiaire (Cadiat).

lactophore se divisant en plusieurs branches dans le lobe, celui-ci peut être décomposé en lobules, qui se décomposent à leur tour en acini, ou grains glanduleux, de manière à former une grappe.

Chaque *acinus* forme un petit grain d'un quart de millimètre à deux millimètres, après l'accouchement. Ce grain contient des culs-de-sac arrondis ou ovoïdes, assez volumineux, 60 μ ; quelques-uns peuvent atteindre 150 μ de largeur. La paroi des culs-de-sac, ou vésicules glandulaires, est une membrane amorphe, tapissée à sa surface interne par une couche simple d'*épithélium polyédrique*, dont les cellules, de 12 μ environ, se rapprochent beaucoup de la forme pavimenteuse. Ces cellules, cellules de sécrétion, cellules glandulaires, se remplissent de granulations

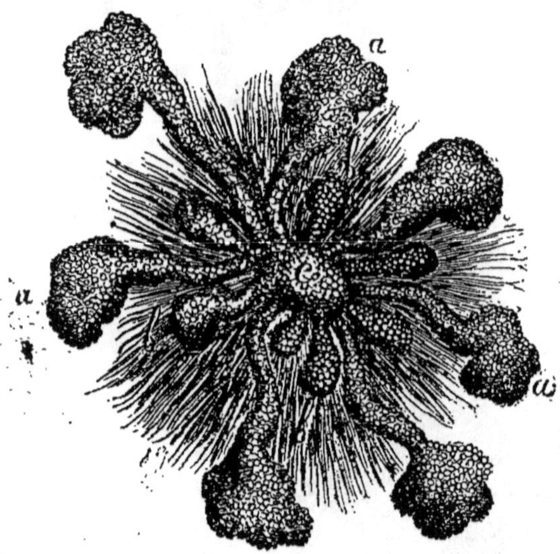

FIG. 243. — Développement de la glande mammaire.

a, a, a. Acini. — *b, b, b.* Tissu conjonctif périphérique. — *c.* Point central d'où partent les bourgeons épithéliaux devant former les acini.

graisseuses au moment de la lactation. Elles forment alors plusieurs assises de cellules dont les plus superficielles, gorgées de graisse, se rompent dans l'acinus et y versent leur contenu.

Chaque cul-de-sac, étant allongé et saillant, est séparé des voisins par une mince couche de *tissu conjonctif* qui entoure également l'acinus. Ce tissu réunit les acini, recouvre les lobules, puis les lobes, et fournit, enfin, une enveloppe totale au tissu glandulaire, composé de tous les acini. Ce tissu conjonctif est dense, ce qui rend les acini très cohérents. Autour des lobules et des lobes, c'est du vrai tissu fibreux qui les entoure, à tel point qu'on décrit généralement ce tissu fibreux abondant comme partie intégrante de la glande mammaire.

Le tissu conjonctif qui enveloppe les éléments de la mamelle est très riche en vésicules graisseuses. On y trouverait aussi, d'après Morel, des fibres musculaires lisses, dans le voisinage des lobules.

2° *Canaux galactophores.* — Tous les acini d'un lobe donnent naissance à de petits conduits qui se réunissent ; des conduits plus volumineux partent des lobules ; enfin, ceux-ci se confondent et constituent le canal galactophore. Tous ces canaux excréteurs convergent vers le mamelon pour s'ouvrir par autant d'orifices distincts.

Les canaux galactophores, appelés aussi *lactifères*, sont dépourvus de valvules. Arrivés au niveau de l'auréole, ils offrent des dilatations par suite de l'élargissement de leur calibre, puis ils traversent le mamelon, où ils sont parallèles et rectilignes, et d'une largeur de 1 à 2 millimètres ; ils s'ouvrent par des orifices

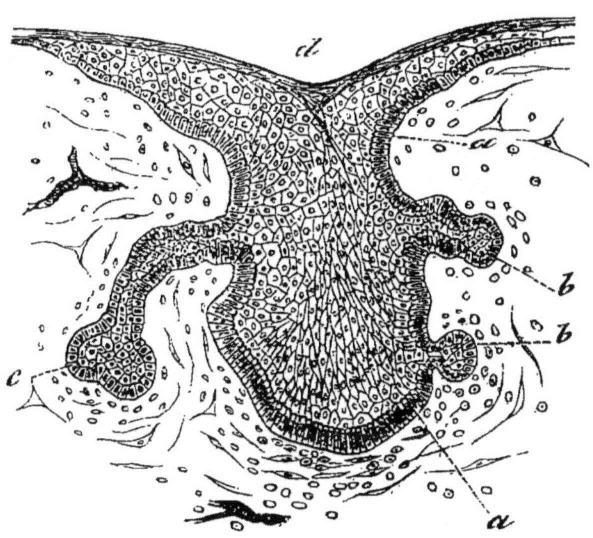

FIG. 244. — **Développement de la glande mammaire. Un bourgeon grossi de la figure précédente.**

a. Couche profonde de petites cellules prismatiques se continuant avec la couche de Malpighi. — *b*, *c*. Bourgeons épithéliaux en voie de développement. — *d*. Couche cornée de l'épiderme (Cadiat).

plus étroits que les canaux eux-mêmes, demi-millimètre environ. Les dilatations des canaux, qu'on nomme *ampoules, sinus, réservoirs, sacs*, sont en nombre variable, de dix à vingt ; elles offrent une largeur de 5 à 9 millimètres.

Les canaux galactophores ne s'anastomosent qu'exceptionnellement entre eux. Généralement, chaque lobe a son canal indépendant.

Les canaux galactophores sont constitués par une *membrane fibreuse* blanche, dans laquelle on trouve du tissu conjonctif à noyaux et à fibres dirigées longitudinalement, et par des fibres élastiques fines, à direction transversale, en général. Dans l'épaisseur de leur paroi, on trouve aussi des fibres musculaires lisses. A leur surface interne, on trouve une couche simple d'épithélium, séparée de la membrane fibreuse par une couche amorphe et transparente, très mince (basement membrane). Les fibres élastiques sont beaucoup plus abondantes en dedans de la tunique fibreuse qu'à sa face externe.

L'épithélium est formé par des *cellules cylindriques* de 20 μ de hauteur, en moyenne, dans les canaux principaux. A mesure qu'on examine des canaux plus petits, on voit que les cellules diminuent de hauteur, et qu'elles passent insensiblement à la forme cubique. Du reste, nous l'avons dit lorsque nous avons traité du *Système glandulaire*, les petits conduits qui partent des acini ont la même structure et jouent le rôle d'organes sécréteurs, comme l'acinus. C'est ainsi que le canalicule pulmonaire, qu'on peut comparer au tube sécréteur partant de l'acinus, sert à l'hématose, comme le lobule pulmonaire, auquel il fait suite.

Les auteurs sont unanimes, Robin et Sappey exceptés, pour rejeter les fibres musculaires lisses de la structure des canaux galactophores. Celles qu'on rencontre près des lobules, et qui ont été signalées par Henle, nous paraissent appartenir au tissu conjonctif du voisinage.

3° *Vaisseaux et nerfs.* — Le *réseau capillaire* est formé par les ramifications des *artères* mammaire interne et thoracique inférieure, et par quelques rameaux des intercostales. Il se répand à la surface externe des culs-de-sac glandulaires ; ses mailles sont arrondies et assez serrées. De ces capillaires naissent des veines nombreuses qui se jettent dans la veine mammaire interne et dans la veine axillaire. Les *lymphatiques* sont abondants, d'après Sappey ; ils constituent un réseau autour des acini et des lobules, et se rendent dans les ganglions axillaires, avec les lymphatiques de l'auréole et du mamelon. Ces lymphatiques existent ; les tumeurs malignes de la mamelle et la propagation de la lésion aux ganglions axillaires le prouvent. Cependant, dans sa dernière édition, Kölliker affirme que *personne n'en a rencontré jusqu'ici.* Les *nerfs*, venus des intercostaux, des branches thoraciques du plexus brachial, et pour la peau, des rameaux sous-claviculaires du plexus cervical, n'ont pu être poursuivis dans l'épaisseur de la glande.

De la glande mammaire à l'état de repos.

La description qui précède s'applique à la mamelle de la femme qui allaite. Lorsque l'allaitement a cessé depuis longtemps, la mamelle diminue de volume, non seulement parce qu'elle reçoit moins de sang et que ses vaisseaux se rétractent, mais encore parce que la glande elle-même s'atrophie.

Les culs-de-sac glandulaires existent à peine ; la plupart disparaissent ; le tissu glandulaire, au lieu d'être mou, granuleux et lobulé comme une grappe, au lieu d'avoir un tissu jaune

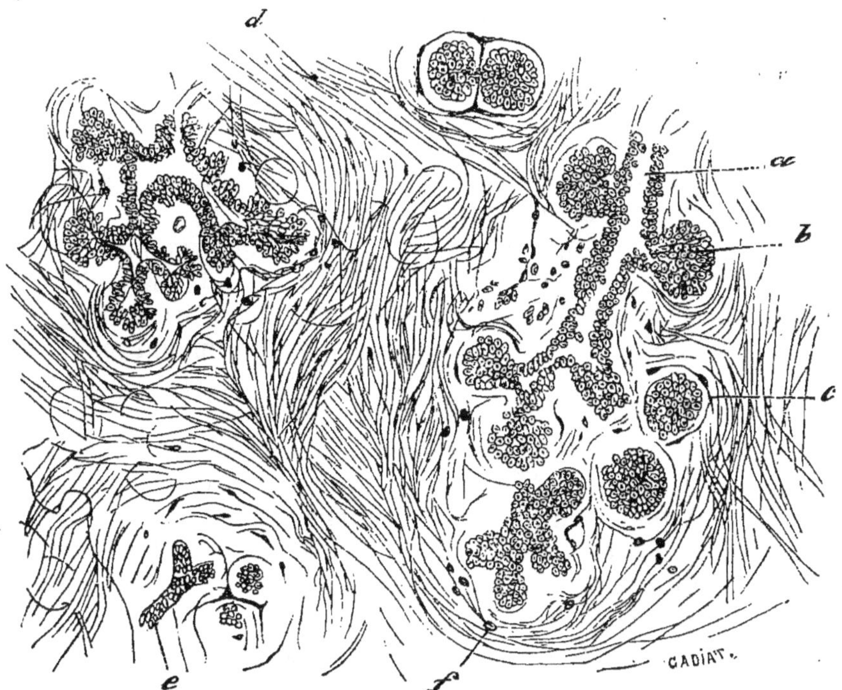

Fig. 245. — Mamelle de jeune fille de vingt et un ans n'ayant jamais fonctionné.

a. Conduits épithéliaux avec de petites cellules, sans parois propres, pour la plupart. — b. Extrémité des conduits épithéliaux prête à entrer en voie de développement. — c. Paroi propre, visible sur certains conduits. — d. Tissu fibreux intermédiaire. — e. Petits conduits. — f. Corpuscules du tissu conjonctif intermédiaire (Cadiat).

rougeâtre, devient dense, blanchâtre et homogène. On ne voit plus le tissu rougeâtre de la glande trancher sur le reste de l'organe. Sappey affirme que les canaux galactophores s'atrophient à un degré extrême ; ils se raccourcissent.

De la glande mammaire chez l'homme.

A part quelques cas exceptionnels, la glande mammaire de l'homme est rudimentaire ; elle n'atteint pas le volume d'une petite noix aplatie.

La *mamelle* comprend, non seulement la glande mammaire,

l'aréole et le mamelon, que nous venons d'étudier, mais encore la peau et une couche considérable de tissu graisseux situé entre la peau et la glande mammaire proprement dite, et traversé par les canaux galactophores.

Développement de la glande mammaire.

La glande mammaire se développe à la façon des glandes de la peau dont elle n'est qu'une variété. Un tubercule central se divise en autant de branches qu'il y aura de lobes; ces branches divergent, et chacune d'elles se divise à son tour et se subdivise, jusqu'aux petites masses qui constitueront les acini.

Vers la fin du quatrième mois et pendant toute la durée du cinquième, la glande n'est, suivant Langer et Kölliker, qu'une excroissance formée par les cellules du corps muqueux de l'épiderme et située dans l'épaisseur du derme. Ce n'est que du sixième au septième mois que les premières ramifications, les premiers rudiments des lobes se montrent.

A la naissance, on distingue déjà le tissu conjonctif embryonnaire des canaux excréteurs de l'épithélium cylindrique qui les tapisse. A ce moment, la glande mammaire n'a pas un centimètre de largeur. Si l'on examine les divisions situées à l'extrémité de ces conduits, on constate qu'elles sont pleines. Petit à petit, tous les prolongements deviennent creux. D'après Langer, les véritables vésicules glandulaires ne se montreraient qu'au moment de la première menstruation.

Sécrétion de la glande mammaire.

Pendant la grossesse, les culs-de-sac glandulaires se développent, les canaux galactophores s'allongent; on voit l'épithélium tapisser les acini et les conduits excréteurs; le mamelon et l'auréole s'agrandissent, non seulement par la coloration, mais encore par le développement de nouveaux éléments.

En même temps, les cellules de sécrétion qui tapissent les culs-de-sac glandulaires se remplissent de granulations graisseuses; elles augmentent de volume. Elles acquièrent des dimensions suffisantes pour obstruer complètement la cavité du cul-de-sac glandulaire et celle des tubes sécréteurs. Ces cellules se détachent, sont repoussées par de nouvelles cellules chargées de graisse, et remplissent les canaux galactophores.

Dans les derniers mois de la grossesse, ces cellules, plus ou moins altérées, constituent un liquide qu'on peut extraire de la glande, mais qui n'est pas du lait[1]. On lui donne le nom de *colostrum*. Vu au microscope, le colostrum montre de vrais globules de lait, et des cellules épithéliales graisseuses plus ou moins altérées, détachées des culs-de-sac glandulaires, *corpuscules de colostrum* (fig. 246).

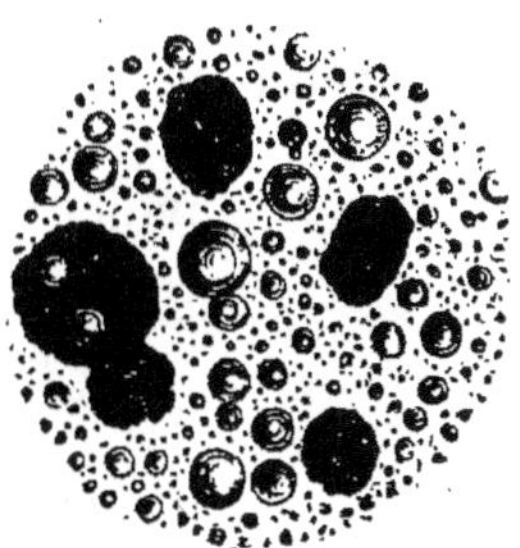

Fig. 246. — Une goutte de colostrum de femme contenant des globules de lait, de grosseur variée, et des corpuscules granuleux de colostrum (250 diamètres).

Ces corpuscules de colostrum sont enveloppés par les membranes des cellules épithéliales ; ils offrent une surface mamelonnée et mesurent de 13 à 40μ (fig. 246).

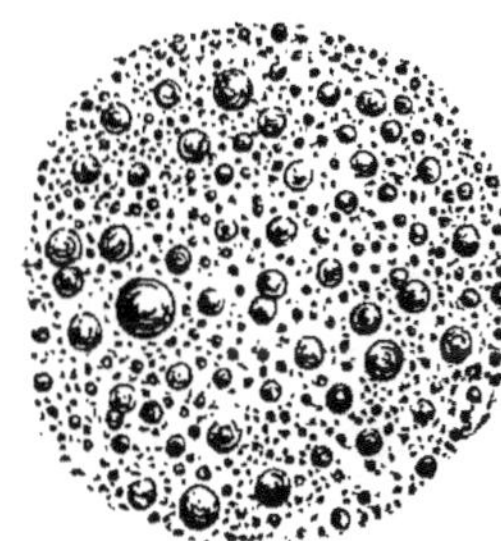

Fig. 247. — Une goutte de lait de vache vue à un grossissement de 250 diamètres. On y constate seulement des globules de lait de différentes dimensions.

Le colostrum est plus alcalin que le lait ; il contient plus de sels et de substances solides.

Au moment de l'accouchement, la lactation va commencer ; il s'écoule du colostrum pendant trois ou quatre jours. Alors, la prolifération des cellules épithéliales des culs-de-sac glandulaires devient extrêmement active. A mesure que ces cellules, chargées

1. Le lait n'est autre chose qu'une émulsion. Il doit sa couleur blanche aux globules graisseux tenus en suspension, absolument comme une émulsion d'amandes tient en suspension des gouttelettes d'huile d'amande.

Les globules de lait ne s'agglutinent pas immédiatement, parce qu'ils ont une enveloppe de caséine ; mais un acide, l'acide acétique, par exemple, la présure, la chardonnette, déterminent leur fusion. On a alors le *caillé*. Le *petit-lait* est le liquide transparent qui soutient le caillé. Lorsqu'on laisse du lait au repos, les globules graisseux, étant plus légers que le sérum, forment une couche superficielle épaisse, la *crème du lait*. Lorsqu'on écrase ces globules par un battage prolongé, on fait du *beurre*.

de gouttelettes graisseuses, se forment, elles se dissolvent, et les canaux galactophores se trouvent bientôt remplis de véritable lait qui a chassé le colostrum.

Si on examine une goutte de lait au microscope, on y observe une matière amorphe liquide, contenant en suspension les *globules de lait*. Ceux-ci sont arrondis et brillants ; ils ressemblent à des gouttelettes de graisse ; ils mesurent de 2 à 9 μ environ (fig. 247) ; on les croit formés d'une goutte de graisse entourée d'une mince enveloppe de caséine. (Voir mon *Cours de physiologie.*)

Pathologie.

La mamelle est sujette à de nombreuses maladies dans le sexe féminin. On y voit prédominer les maladies inflammatoires et les affections cancéreuses. On constate souvent aussi l'hypertrophie partielle ou générale de cette glande, et quelquefois des tumeurs laiteuses [1].

Maladies inflammatoires. — Le mamelon peut être affecté, de même que l'auréole, de phlegmons, d'abcès, de gerçures, d'excoriations, d'eczéma. Les phlegmons et abcès sont ordinairement très petits. Ils déterminent des douleurs excessives et se terminent presque toujours favorablement. Ils doivent être ouverts de bonne heure pour empêcher la formation de cicatrices vicieuses, par suite du décollement de la peau. Les *gerçures* et les *excoriations,* dues très souvent à l'action irritante de la salive de l'enfant, sont très douloureuses et quelquefois rebelles aux traitements employés. L'*eczéma* s'observe fréquemment dans cette région. Le médecin doit être prévenu que cet eczéma de l'auréole et du mamelon le met fréquemment sur la voie du diagnostic de la gale, car cette maladie parasitaire a le privilège de déterminer une éruption eczémateuse sur les seins.

Le tissu cellulo-graisseux qui recouvre la glande mammaire est quelquefois aussi le siège de *phlegmons* et d'*abcès*. Ceux-ci peuvent siéger aussi dans le tissu cellulaire sous-mammaire et dans l'épaisseur de la glande. Les *abcès* du tissu graisseux, ou *sus-mammaires*, sont ordinairement uniques, étendus, et diffèrent des *abcès sous-mammaires* en ce que ces derniers soulèvent en masse la glande et déterminent, lorsqu'on exerce sur celle-ci une pression d'avant en arrière, la formation d'un bourrelet circulaire qui entoure la circonférence de la mamelle et qui con-

1. Je n'indique que les maladies les plus fréquentes, et succinctement, n'oubliant pas que mon intention est de présenter à l'élève une transition insensible de l'anatomie à la pathologie.

tient du pus. Les *abcès intra-mammaires* sont souvent multiples; ils ne déterminent pas de changement de couleur à la peau.

Affections cancéreuses. — Le cancer est une des affections qu'on rencontre le plus fréquemment dans la mamelle chez la femme. On y rencontre toutes les variétés de cancer, mais les deux plus fréquents sont les cancers *squirrheux* et l'*encéphaloïde*.

Sans parler de certains cancers qui ont une physionomie spéciale, je dirai que la plupart des tumeurs cancéreuses de cette glande ont des caractères communs. 1° Dans la première période ou d'*induration*, douleurs lancinantes; augmentation irrégulière du volume du sein; noyaux durs, sensibles au toucher, souvent bosselés et entremêlés de points ramollis; veines dilatées et bleuâtres à la surface de la tumeur, et, si la maladie date de longtemps, engorgement des ganglions axillaires. 2° Dans la deuxième période ou d'*ulcération*, il se fait une excoriation qui grandit et se transforme en un vaste ulcère, dont les bords deviennent durs et souvent relevés. Cet *ulcère cancéreux* est caractérisé par une odeur fétide, des hémorrhagies fréquentes, et l'écoulement d'un liquide roussâtre d'odeur nauséabonde, tenant en suspension des éléments anatomiques, appelés par certains pathologistes *cellules* et *noyaux cancéreux*. Ce liquide roussâtre est connu sous le nom d'*ichor cancéreux*.

D'après Richet, les tumeurs malignes de la mamelle occuperaient de préférence le côté supérieur et externe de cet organe.

Hypertrophie. — L'hypertrophie générale de la mamelle s'observe quelquefois; elle se distingue du cancer par l'absence de la plupart des symptômes précédents, elle n'a de commun avec lui que l'augmentation de volume. Ici la tumeur, est régulière, très volumineuse, avec peau normale, ce qui se voit rarement dans le cancer. L'hypertrophie partielle, ou *tumeur adénoïde*, de Velpeau, se rencontre fréquemment. Elle forme des noyaux ovoïdes profonds qui n'ont point les caractères du cancer. Ces tumeurs sont formées par une hypergénèse de l'épithélium des culs-de-sac mammaires affectant isolément certains points de la glande.

Tumeurs laiteuses. — Appelées aussi galactocèles, ces tumeurs sont formées par l'accumulation du lait dans un point dilaté des conduits galactophores. Elles s'observent rarement.

CHAPITRE VI

PÉRITOINE.

Je place le péritoine après la description de tous les organes, de tous les appareils qui peuvent affecter avec lui les moindres rapports. De cette façon, les détails pourront en être mieux compris des élèves, et je ferai remarquer qu'il est impossible de comprendre la description du péritoine si l'on n'a étudié préalablement les viscères abdominaux. Je n'ai nullement adopté la méthode des auteurs dans la description de cette séreuse, parce que je suis persuadé qu'elle est défectueuse. Voici l'ordre que j'ai suivi : après avoir jeté un coup d'œil sur l'ensemble de la séreuse, j'ai donné une description générale du feuillet pariétal et du feuillet viscéral. Les moyens de communication entre ces deux feuillets étant étudiés, j'ai classé ces moyens de communication ; viennent ensuite la structure de cette membrane, sa cavité et ses usages. Après cette description générale, la marche et les rapports du péritoine ont été indiqués en décrivant d'abord la portion sous-ombilicale, ensuite la portion sus-ombilicale. Dans cette étude, j'ai eu soin de donner une description détaillée des diverses parties qui ont reçu un nom, tels que *mésentère*, *épiploon*, etc.

Dissection. — Choisissez pour cette préparation le cadavre d'un jeune sujet qui n'ait pas eu une inflammation du bas-ventre. Un billot ayant été placé sous la région lombaire, incisez crucialement la peau, les aponévroses et les muscles de la paroi antérieure de l'abdomen, et disséquez les quatre lambeaux en sens contraire, de manière à mettre le péritoine à nu. Cette préparation n'est un peu difficile que derrière le muscle droit, à la gaine duquel la séreuse adhère assez intimement. L'ombilic sera conservé, ainsi que les cordons ligamenteux formés par les vaisseaux ombilicaux et l'ouraque oblitérés.

On continue à décoller le péritoine dans la région lombaire en détruisant avec les doigts, ou le manche du scalpel, le tissu cellulaire lâche qui l'unit aux parois abdominales. Près des reins, on observera une lame celluleuse, qui se détache du péritoine pour passer derrière ces viscères ; cette lame sera détruite de manière à laisser les reins en place, et l'on glissera peu à peu la main au-devant de la colonne vertébrale et des gros troncs vasculaires, en passant entre l'artère mésentérique supérieure et l'inférieure. Une préparation semblable ayant été faite du côté opposé, on pourra soulever, sans l'avoir ouvert, tout le sac péritonéal avec les parties sur lesquelles il se réfléchit.

Le péritoine sera ensuite ouvert par une incision transversale, qui passera immédiatement sous l'ombilic ; en soulevant la partie supérieure du sac, on verra dans son intérieur comment il forme le *ligament de la veine ombilicale* et le *ligament suspenseur du foie*, en passant sous la veine ombilicale. Cette disposition se verra plus parfaitement encore si l'on incise verticalement la séreuse des deux côtés du ligament suspenseur, après avoir séparé ce ligament en deux lames, entre lesquelles on pénètre par la face antérieure. On incise ensuite en long la partie inférieure du péritoine jusque vers les pubis, et l'on en renverse les deux lambeaux.

On passe de suite à l'étude de la position des viscères, en général ; mais on aura soin de laisser bien intacts le péritoine et ses prolongements ; la position du duodénum et du pancréas ne sera cependant étudiée qu'après avoir ouvert la cavité des épiploons.

Dans l'examen de la distribution du péritoine, on suivra la marche que nous avons indiquée dans la description. Là, il sera naturellement souvent nécessaire d'écarter les viscères en sens opposé, de les sortir de leur position, surtout ceux qui, comme le foie et la rate, sont profondément placés.

L'*hiatus de Winslow* est très petit ; on le trouve lorsqu'après avoir renversé en haut la face inférieure du foie, on porte le doigt de droite à gauche, en le glissant derrière le col de la vésicule du fiel, le commencement du canal cholédoque et le paquet des vaisseaux qui entrent dans le foie. On introduit dans cette ouverture un tube que l'on peut garnir de crin pour bien la remplir, et on l'insuffle ; la *cavité des épiploons* est distendue et l'*épiploon gastro-hépatique* se soulève. Si le sujet est jeune, et surtout si c'est un fœtus, l'air pénètre entre les lames de l'épiploon gastro-côlique et les écarte. Après avoir pris connaissance de cette disposition, on ouvre la cavité des épiploons en incisant l'épiploon gastro-hépatique, et, alors seulement, on voit au fond de cette cavité le *duodénum*, qui reçoit le *pancréas* dans sa courbure, et tous les deux encore recouverts du péritoine. Ce n'est qu alors aussi qu'on pourra bien se rendre compte de la formation du grand épiploon et du mésocôlon transverse.

Le péritoine est une membrane séreuse dont la surface est beaucoup plus grande que celle de toutes les autres séreuses réunies. Elle recouvre tous les points de la paroi abdominale et tous les viscères qui sont contenus dans l'abdomen.

Cette membrane est partout continue à elle-même. Cependant, chez la femme, elle présente un orifice qui la met en communication avec la muqueuse de la trompe de Fallope. Tapissant d'une part la surface intérieure de la cavité abdominale, et d'autre part la surface des viscères abdominaux, cette membrane, n'étant nulle part interrompue, doit nécessairement former des replis séreux réunissant les parois aux viscères et ceux-ci entre eux.

Le feuillet qui tapisse la cavité constitue le *feuillet pariétal ;* celui qui recouvre les viscères est appelé *feuillet viscéral ;* les *moyens de communication* entre ces deux feuillets sont formés par de nombreux replis séreux.

1° *Du péritoine pariétal en général.*

Le péritoine pariétal recouvre toutes les parois de la cavité abdominale. Il est plus épais, plus résistant et plus adhérent que le péritoine viscéral, et peut être détaché des parties qu'il recouvre. On le sépare avec assez de facilité du diaphragme, plus aisément encore de la paroi abdominale antérieure et latérale, et plus encore des fosses iliaques et des parois du petit bassin. Un tissu cellulaire abondant le double dans toute son étendue.

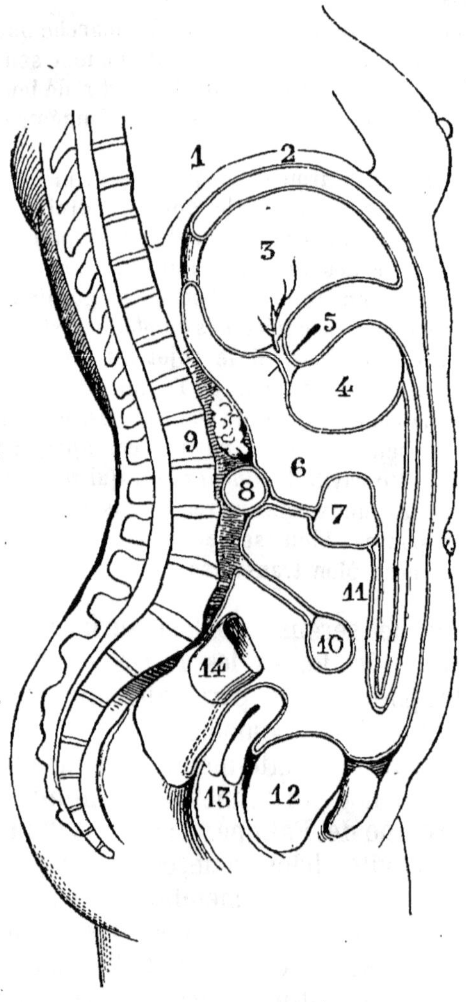

Fig. 248. — Figure schématique montrant la coupe du péritoine et des viscères situés sur la ligne médiane.

1. Diaphragme. — 2. Péritoine sous le diaphragme. — 3. Foie. — 4. Estomac. — 5. Petit épiploon. — 6. Arrière-cavité des épiploons. — 7. Côlon transverse. — 8. Troisième portion du duodénum. — 9. Pancréas. — 10. Intestin grêle. — 11. Grand épiploon. — 12. Vessie. — 13. Vagin. — 14. Rectum.

En petite quantité à la face inférieure du diaphragme, ce tissu cellulaire forme une couche assez marquée au niveau de la paroi abdominale, et surtout au niveau des fosses iliaques et du petit bassin, où il devient assez souvent le siège d'inflammation. Au niveau de l'ombilic, le péritoine offre une adhérence exceptionnelle (voy. *Muscles de l'abdomen*), et en ce point le tissu cellulaire sous-péritonéal disparaît. Sur tout le reste de la paroi abdominale antérieure, ce tissu lâche est assez abondant et constitue le *fascia propria*. Le tissu cellulo-graisseux qui double le péritoine pariétal est très abondant au niveau du rein, où son inflammation n'est pas rare. Cette inflammation constitue la périnéphrite.

2° *Du péritoine viscéral en général.*

Le péritoine viscéral est beaucoup plus mince que l'autre. Tandis que le feuillet pariétal est opaque et cache le plus souvent la couche des organes sous-jacents, le feuillet viscéral est transparent et permet d'apercevoir la couleur des viscères qui en sont recouverts. Sur certains organes, il est tellement mince qu'il est réduit à sa couche épithéliale, et qu'il est confondu avec la substance du viscère, exemple : foie, rate, ovaire. Sur d'autres organes, quoique assez ténu, il peut être séparé sous forme de membrane, exemple : estomac, intestins, pancréas. On remarque sur ce feuillet viscéral, et en certains points seulement, des éraillures (foie, utérus), au niveau desquelles la surface péritonéale est remplacée par la surface même de l'organe.

3° *Moyens de communication entre les deux feuillets.*

De la paroi de la cavité abdominale, on voit le péritoine se porter sur les viscères en formant des replis. On voit aussi des replis qui s'étendent d'un organe à un autre organe.

Il existe dans la cavité abdominale trois espèces de replis :

a. Les uns se portent des parois de l'abdomen aux diverses portions du tube digestif. On leur donne le nom de la portion du tube digestif sur laquelle ils s'insèrent, précédé du mot *méso* : ainsi, le *mésorectum* est un repli du péritoine qui se porte du rectum à un point de la paroi de la cavité ; le *mésocôlon iliaque* est un repli analogue soutenant le côlon iliaque ; le *mésocôlon descendant*, le *mésocôlon transverse* et le *mésocôlon ascendant* soutiennent le côlon descendant, le côlon transverse et le côlon ascendant ; enfin, au *mésentère* s'attache l'intestin grêle. Tous ces replis, formés par le péritoine qui entoure l'intestin, se confondent sur la paroi postérieure de la cavité abdominale avec le feuillet pariétal de la séreuse.

b. D'autres s'étendent des parois de l'abdomen aux autres viscères ; ils ont reçu le nom de *ligaments*, exemple : *ligament coronaire, ligaments triangulaires droit et gauche*, étendus du foie aux parois de la cavité, *ligaments larges*, étendus des bords de l'utérus aux parties latérales du petit bassin.

c. D'autres enfin sont étendus entre les viscères ; on les appelle *épiploons*. Ceux-ci sont au nombre de trois ; l'*épiploon gastro-hépatique* ou petit épiploon, rattachant l'estomac au foie ; l'*épiploon gastro-côlique,* s'étendant de l'estomac au côlon transverse ; et l'*épiploon gastro-splénique,* allant de l'estomac à la rate.

Tous ces replis péritonéaux sont formés par deux feuillets de la séreuse. Ces deux feuillets sont séparés par du tissu cellulo-graisseux au milieu duquel on trouve ordinairement les vaisseaux et les nerfs qui se rendent aux viscères. Il faut bien remarquer que les nerfs et les vaisseaux ne peuvent prendre d'autre voie, car la cavité péritonéale, de même que les autres séreuses, ne se laisse traverser par aucun vaisseau, par aucun nerf.

4° *Structure.*

Le péritoine est formé de deux couches : une couche superficielle, endothéliale, et une profonde, celluleuse. L'endothélium est constitué par des cellules polygonales, à bords très nets ; ses cellules possèdent un noyau ovalaire. Cette couche est partout continue chez le fœtus et le nouveau-né, tandis que, chez l'adulte et le vieillard, on trouve des points où elle manque complètement. La *couche celluleuse* est formée par des fibres de tissu cellulaire isolées ou réunies en faisceaux. Ceux-ci s'entre-croisent irrégulièrement ou s'entremêlent en certains points avec de rares fibres élastiques. On y trouve aussi quelques vésicules graisseuses et même de petits pelotons graisseux. Dans les replis du péritoine, il s'accumule souvent une grande quantité de graisse, par exemple, dans le mésentère, dans les épiploons et dans les appendices épiploïques du gros intestin. Des fibres musculaires lisses existent aussi à la face profonde du péritoine ; elles ont été décrites avec soin par Rouget. Elles existent en grande quantité dans le mésentère, et surtout à la face profonde du péritoine qui tapisse les parois et les organes de l'excavation pelvienne. Dans cette région, les fibres musculaires lisses sont extrêmement adhérentes à la face profonde de cette séreuse ; elles se prolongent même autour de certains organes de cette région ; elles entourent les vésicules séminales, la prostate ; elles forment, selon Sappey, ou plutôt elles doublent les aponévroses prostato-péritonéale et latérale de la prostate, décrites par Denonvilliers. Ces fibres musculaires s'entremêlent avec des vaisseaux et simulent un tissu érectile (Rouget).

Le feuillet viscéral, considéré d'une manière générale, est beaucoup plus mince que l'autre et formé souvent d'une simple couche épithéliale, comme sur l'ovaire. Dans les points où il présente sa couche profonde, celle-ci est mince, dépourvue de graisse et de fibres musculaires, et très adhérente ordinairement aux organes sous-jacents.

Les artères du péritoine se distribuent à sa couche celluleuse ; on ne les voit que sur le feuillet pariétal. Les lymphatiques appartiennent aux tissus sous-jacents. Les nerfs ont été peu étudiés.

5° *Cavité du péritoine.*

Les deux feuillets de cette séreuses ont sans cesse appliqués l'un sur l'autre et limitent une cavité virtuelle dans laquelle, à l'état normal, on ne trouve ni gaz ni liquide. La surface épithéliale du feuillet viscéral est en contact avec celle du feuillet pariétal ; elles sont recouvertes d'une couche liquide onctueuse qui ne s'accumule jamais dans la cavité, et qui facilite le glissement des viscères qui y sont contenus. La cavité péritonéale n'existe réellement qu'à l'état pathologique, comme, par exemple, lorsqu'un épanchement gazeux ou liquide s'y accumule. Elle est complètement close, excepté cependant chez la femme, où elle communique avec la cavité utérine par la trompe de Fallope. C'est précisément au niveau de l'orifice péritonéal de la trompe que se fait la continuité de la séreuse avec la muqueuse. Cette communication explique pourquoi on a vu, rarement il est vrai, des injections poussées avec force dans la cavité utérine passer dans la cavité abdominale et provoquer le développement d'une péritonite.

Le péritoine est doué à un haut degré de la faculté d'absorber. Rien de plus aisé que de faire absorber une certaine quantité d'eau que l'on injecte dans le péritoine d'un chien. L'absorption de l'iode dans les injections que l'on a pratiquées à la suite de la paracentèse en est encore une preuve. Enfin, on sait aussi que des fragments de viande, introduits dans la cavité péritonéale des animaux, ont pu être absorbés.

6° *Applications pathologiques.*

Le péritoine peut devenir le siège d'hydropisie, d'inflammation et de productions morbides, tuberculeuse ou cancéreuse.

L'*hydropisie*, ou *ascite*, est caractérisée par l'épanchement d'une quantité plus ou moins considérable de sérosité tenant en dissolution de l'albumine.

Elle peut être déterminée par l'action directe du froid, par l'irritation du péritoine recouvrant quelque tumeur de l'un des viscères abdominaux. Souvent, elle est le résultat d'une altération profonde du sang (déglobulisation et désalbuminisation), comme on le voit presque toujours dans la maladie de Bright, et souvent aussi dans la cachexie paludéenne. Enfin, elle est quelquefois déterminée par un obstacle à la circulation de la veine porte (tumeur comprimant le tronc de la veine porte, phlébite de la veine porte, et plus souvent cirrhose).

Le liquide séreux de l'ascite se porte toujours dans les parties les plus déclives, quelle que soit la position du malade; la maladie fait des progrès insensibles, jusqu'à ce que la cavité péritonéale soit complètement remplie de liquide.

Alors, la maladie peut être confondue avec un kyste de l'ovaire très développé. Pour éviter l'erreur, il faut se rappeler que, dans l'ascite, les intestins sont toujours placés à la surface du liquide, quelle que soit son abondance. Si le malade est couché, on perçoit la sonorité intestinale au niveau de l'ombilic; s'il est debout, elle se trouve à la région épigastrique; s'il se couche sur le côté gauche, on la constate dans le flanc droit, etc. Dans l'ascite, la fluctuation est beaucoup plus manifeste que dans toute autre maladie, excepté dans quelques kystes de l'ovaire; de plus, l'ombilic est presque toujours refoulé par le liquide. Enfin, les causes et les symptômes concomitants mettront sur la voie du diagnostic.

L'*inflammation* de cette membrane, ou *péritonite*, est des plus fréquentes. Elle est aiguë ou chronique.

Dans la *péritonite* aiguë, qui ne manque pas d'analogie avec la pleurésie aiguë, l'épithélium se détache; la surface enflammée devient chagrinée, un peu rugueuse, et présente un état *poisseux* particulier. Au niveau du point enflammé, la fibrine est exhalée en quantité plus ou moins considérable, et il s'établit, de même que dans la pleurésie, ou des adhérences entre les feuillets ou un épanchement.

L'épanchement, s'il est abondant, peut être pris pour une ascite; mais les symptômes généraux mettent généralement sur la voie du diagnostic.

Souvent, il n'y a pas de liquide épanché; on constate seulement quelques gouttes de liquide purulent dans les interstices qui séparent les anses intestinales.

Le ventre est extrêmement *douloureux*. Il y a du *météorisme;* quelquefois, les anses intestinales se dessinent sur la paroi abdominale. En même temps, il existe des symptômes généraux caractéristiques, tels que : *vomissements verdâtres*, *petitesse* du pouls qui est en même temps accéléré, *facies hippocratique*.

L'inflammation aiguë du péritoine se montre très souvent : 1° sous l'influence du traumatisme, plaies et blessures, déchirure des viscères abdominaux, accouchement laborieux; 2° sous l'influence de l'état puerpéral. Le froid et le voisinage d'un foyer inflammatoire peuvent déterminer cette espèce de péritonite.

La plus intéressante, sans contredit, de toutes les péritonites, est celle qui se montre à l'état subaigu et qui amène des adhérences plus ou moins étendues entre les diverses portions du péritoine. C'est sur cette propriété d'adhérences que possède le péritoine, que sont fondés un grand nombre de procédés opératoires. Ce sont aussi ces adhérences qui donnent la clef d'une foule de phénomènes pathologiques.

En général, toutes les fois qu'une légère inflammation envahit une portion du péritoine, il y a, dans le point enflammé, une exhalation de lymphe plastique qui détermine l'adhérence de ce point avec la portion du péritoine immédiatement en contact avec lui. De même, lorsqu'un corps étranger, comme une aiguille, un couteau, chemine lentement dans un viscère de l'abdomen, il se fait autour du corps étranger, sur le feuillet pariétal en même temps que sur le feuillet viscéral du péritoine, une inflammation qui détermine l'adhérence des deux feuillets.

C'est ainsi qu'on peut expliquer comment deux anses intestinales adossées peuvent être perforées et communiquer à la suite d'une ulcération de fièvre typhoïde, sans que la cavité du péritoine soit ouverte. De la même manière, un calcul de la vésicule biliaire peut passer dans le duodénum ou dans le côlon, en traversant par inflammation et ulcération la paroi de la vésicule biliaire, le péritoine et la paroi de l'intestin. C'est ainsi que s'explique la migration du pus d'un abcès du foie à travers le péritoine, le diaphragme, la plèvre et le poumon. C'est enfin sur ces propriétés du péritoine qu'est fondé le procédé de Récamier pour ouvrir les kystes et les abcès du foie. On sait, en effet, que ce médecin usait, pour ainsi dire, la paroi abdominale avec des caustiques jusqu'à ce qu'il arrivât au voisinage du péritoine. A ce moment, l'inflammation déterminée par le caustique fait souvent adhérer le feuillet pariétal à la portion du feuillet viscéral qui recouvre le kyste ou l'abcès, et le chirurgien peut plonger un trocart.

Un corps étranger qui perfore le péritoine agit de même. C'est en se fondant sur cette connaissance que Trousseau circonscrivait au niveau des kystes du foie une surface de 5 à 6 centimètres avec des aiguilles très fines qu'il enfonçait dans le tissu du foie. Il pensait déterminer une adhérence circulaire pouvant permettre la ponction à son centre. Le docteur Barry, de Viverols (Puy-de-Dôme), a eu l'obligeance de m'envoyer l'observation recueillie par lui sur un homme de vingt-huit ans, très borné, qui s'était introduit par l'anus un couteau ouvert mesurant plus de 20 centimètres. Ce couteau a séjourné onze mois dans le ventre de cet individu ; il a traversé insensiblement les tissus du bassin, et il est venu se montrer par la pointe à 10 centimètres au-dessous de l'ombilic, et à 4 centimètres à gauche de la ligne blanche. Pendant que les adhérences se formaient et que le couteau cheminait insensiblement à travers les tissus, le malade se livrait à des travaux manuels pénibles. C'est ainsi que se comportent les corps étrangers, fourchette, etc., introduits dans l'estomac et sortant par un abcès de l'aine ou d'une autre région.

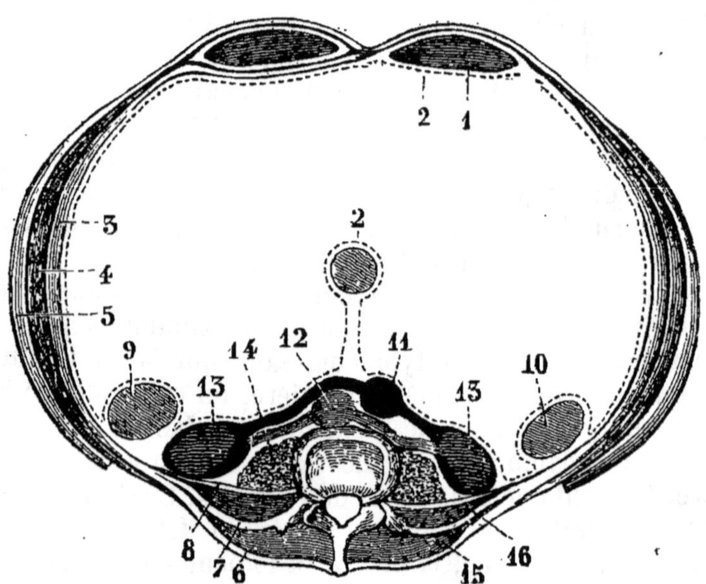

FIG. 249. — Coupe horizontale du tronc au niveau de la deuxième vertèbre lombaire, pour montrer les rapports du péritoine.

1. Coupe du muscle droit montrant les rapports dans le cinquième inférieur de ce muscle. — 2, 2. Ligne ponctuée indiquant la manière dont le péritoine se comporte avec les muscles de l'abdomen, l'intestin grêle, les côlons ascendant et descendant et les reins. — 3. Coupe du transverse. — 4. Petit oblique. — 5. Grand oblique. — 6. Feuillet postérieur de l'aponévrose du transverse. — 7. Feuillet moyen. — 8 Feuillet antérieur. — 9. Coupe du côlon descendant. — 10. Coupe du côlon ascendant. — 11. Veine cave inférieure. — 12. Aorte. — 13, 13. Rein. — 14. Coupe du psoas. — 15. Coupe des muscles spinaux. — 16. Coupe du carré des lombes.

Il est universellement reconnu aujourd'hui que, grâce aux progrès réalisés par l'asepsie et l'antisepsie, on peut sans inconvénient inciser largement le péritoine. La *laparotomie*, dans laquelle on ouvre largement la cavité péritonéale, est devenue une opération courante. Quand elle est pratiquée par un chirurgien soigneux et attentif, elle n'entraîne à sa suite aucune complication sérieuse.

La *péritonite tuberculeuse* présente le caractère chronique ; c'est la plus fréquente des péritonites chroniques. Elle se développe le plus souvent chez les phtisiques, quelquefois d'emblée. Cette maladie est caractérisée par la présence de granulations tuberculeuses sur toute la surface du péritoine et par le développement d'une certaine quantité de liquide dans la cavité séreuse. Les malades qui en sont affectés maigrissent considérablement et sont, le plus ordinairement, atteints d'une diarrhée qu'on arrête très difficilement.

La *péritonite cancéreuse* est aussi une variété de péritonite chronique, dans laquelle on trouve de petites tumeurs cancéreuses ou des plaques de ce tissu morbide disséminées à la surface du péritoine. Souvent, elle est occasionnée par l'extension d'une tumeur cancéreuse d'un organe du voisinage.

7° *Rapports du péritoine.*

Comme tous les auteurs, nous divisons le péritoine en deux parties par un plan horizontal passant par l'ombilic. Nous étudierons d'abord la portion sous-ombilicale, puis la portion sus-ombilicale. Dans cette étude, nous suivrons insensiblement cette membrane dans tous ses points, en ayant soin de décrire séparément, à mesure que nous les rencontrerons, toutes les parties qui ont reçu un nom particulier.

A. — Portion sous-ombilicale du péritoine.

Si l'on suit le péritoine à partir de l'ombilic, on voit qu'il descend pour recouvrir toute la partie inférieure de la paroi abdominale antérieure. Il se continue sur les côtés, le long de la face interne du muscle transverse, qu'il accompagne jusqu'à la paroi postérieure, où il rencontre le côlon ascendant à droite, le côlon descendant à gauche. Le plus souvent, il recouvre la face externe du côlon, puis sa face antérieure, puis sa face interne, pour se continuer ensuite vers la colonne vertébrale en recouvrant la face antérieure du rein et le psoas, sur lequel il applique l'uretère et les vaisseaux spermatiques. Il laisse aussi la face postérieure du côlon en rapport avec la paroi postérieure de l'abdomen. Quelquefois, au lieu de passer seulement au-devant de cet intestin, il s'applique à lui-même sur la face postérieure du côlon et constitue un *mésôcolon*.

Mésocôlons ascendant et descendant. — On donne ces noms à deux replis du péritoine, identiques, s'étendant de la face postérieure du côlon de même nom à la paroi postérieure de l'abdomen. Ces replis, qui souvent n'existent pas, n'ont que quelques centimètres de longueur, de 1 à 3 de largeur ; ils sont formés par le péritoine qui, après avoir recouvert les faces antérieure et latérales du côlon, s'adosse à lui-même sur la face postérieure, pour se continuer ensuite de chaque côté avec le péritoine pariétal. On trouve dans ces replis les artères côliques et les nerfs du grand sympathique qui les accompagnent.

Je reviens au péritoine, que j'ai laissé sur la colonne vertébrale. Arrivé à ce niveau, il recouvre à droite la veine cave inférieure, à gauche l'artère aorte, et s'adosse à lui-même pour former le *mésentère,* au bord antérieur duquel les deux feuillets se séparent pour contourner l'intestin grêle.

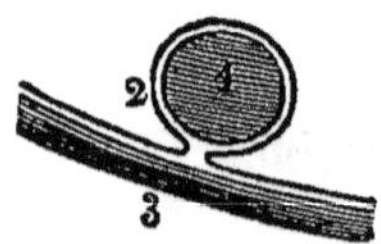

FIG. 250. — Coupe du côlon et du mésocôlon.

1. Côlon. — 2. Péritoine formant le mésocôlon. — 3. Paroi postérieure de l'abdomen.

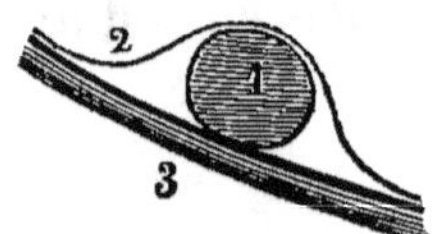

FIG. 251. — Coupe du côlon sans mésocôlon.

1. Côlon. — 2. Péritoine passant sur sa face antérieure. — 3. Paroi postérieure de l'abdomen.

Mésentère. — Le mésentère est un repli du péritoine, étendu de la colonne vertébrale à l'intestin grêle ; il présente deux faces, deux bords et deux extrémités.

Les *faces* sont latérales : l'une regarde à droite, l'autre à gauche ; elles sont formées par la surface libre du péritoine, et sont en rapport avec les circonvolutions intestinales.

Le *bord postérieur*, adhérent, s'étend depuis le côté gauche de la deuxième vertèbre lombaire jusqu'au côté droit de la cinquième, de telle sorte que ce bord, oblique, mesure une longueur de 10 centimètres environ ; à son niveau, on voit les deux feuillets qui le constituent se séparer et se porter de chaque côté vers le psoas et le côlon.

Le *bord antérieur* est convexe. Si on le prend à l'extrémité supérieure du mésentère, on le voit se porter en avant et en bas, décrire une convexité antérieure, pour se terminer ensuite à l'extrémité inférieure. Ce bord antérieur s'insère sur le bord postérieur de l'intestin grêle et présente une longueur égale à celle de l'intestin (8 mètres), qu'il supporte depuis la terminaison du duodénum jusqu'au cæcum. Ce bord, pour se mettre en rapport avec les nombreuses circonvolutions de l'intestin, présente une foule de replis ondulés. A ce niveau, on voit les deux feuillets du mésentère se séparer, entourer l'intestin grêle pour se confondre ensuite.

L'*extrémité supérieure* du mésentère est effilée ; elle répond à la deuxième vertèbre lombaire et réunit les deux bords. Elle se termine au niveau du point où la troisième portion du duodénum se sépare de la colonne vertébrale pour donner naissance à la première circonvolution de l'intestin grêle. En ce point, les deux feuillets de l'extrémité supérieure se séparent, se portent à droite et à gauche pour former le feuillet inférieur du mésocôlon trans-

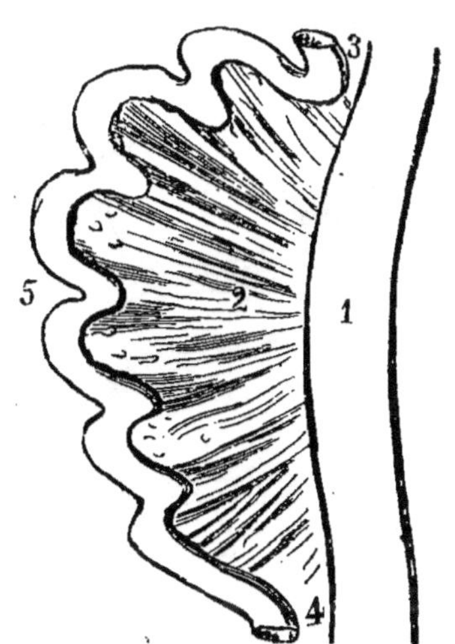

Fig. 252. — Dessin schématique du mésentère.

1. Colonne vertébrale. — 2. Feuillet gauche du mésentère. — 3. Extrémité supérieure du mésentère et commencement de l'intestin grêle. — 4. Extrémité inférieure du mésentère et fin de l'intestin grêle. — 5. Intestin grêle inséré sur le bord convexe du mésentère.

verse et se continuer, au-dessous du côlon transverse, avec le feuillet postérieur du grand épiploon. J'ajouterai que le feuillet droit, en concourant à la formation du mésocôlon transverse, recouvre la face inférieure de la troisième portion du duodénum.

L'*extrémité inférieure* répond au côté droit de la cinquième vertèbre lombaire. Elle est effilée comme la supérieure, car à ce niveau l'intestin grêle se porte en arrière et à droite pour se jeter dans le cæcum, et l'on voit les deux feuillets du mésentère se séparer et se porter vers les fosses iliaques. Dans l'épaisseur du mésentère, on trouve de la graisse, l'artère mésentérique supérieure, la grande veine mésaraïque et les nerfs qui les accompagnent.

Je reviens au péritoine qui recouvre la paroi abdominale antérieure, c'est-à-dire au point où j'ai commencé sa description. On le voit descendre de cette paroi vers le petit bassin et les fosses iliaques.

Avant d'arriver au petit bassin, le péritoine est soulevé par l'ouraque sur la ligne médiane, et par les artères ombilicales sur les côtés, pour former trois replis séreux qui se portent vers la vessie et qu'on a appelés *petites faux* du péritoine. Ces trois replis sont peu accusés, car, dans les années qui suivent la naissance, les artères ombilicales se détruisent dans la partie qui avoisine l'ombilic (Robin). En passant de la paroi abdominale sur la vessie, le péritoine s'applique à la symphyse pubienne pour passer ensuite sur le sommet de la vessie. Du sommet de cet organe, on le voit se continuer sur les faces latérales et sur la face postérieure. Des faces latérales, il se réfléchit sur les parois latérales du petit bassin, après avoir recouvert le releveur de l'anus, dont il est séparé par l'aponévrose périnéale supérieure. De la face postérieure de la vessie, *chez l'homme*, il se porte sur la face

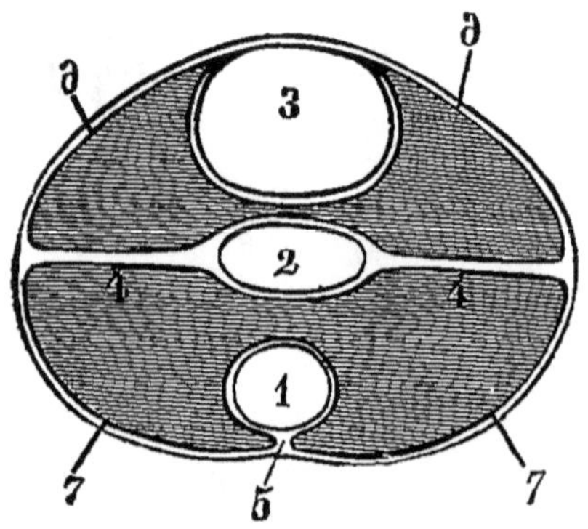

Fig. 253. — Péritoine dans le petit bassin. Coupe horizontale du petit bassin passant au milieu de la vessie, de l'utérus et du rectum.

1. Rectum. — 2. Utérus. — 3. Vessie. — 4, 4. Ligaments larges. — 5. Méso-rectum. — 6, 6. Péritoine tapissant les parois du bassin, se continuant en arrière avec le feuillet antérieur des ligaments larges, et en avant avec le péritoine qui recouvre la vessie. — 7, 7. Péritoine tapissant les parois du bassin et s'étendant du mésorectum aux ligaments larges.

antérieure et sur les faces latérales du rectum, en formant le *cul-de-sac recto-vésical*, puis il s'adosse à lui-même et constitue le mésorectum. On voit donc que le péritoine forme autour de la vessie un cul-de-sac qu'on peut appeler *péri-vésical*, et dont les culs-de-sac *vésico-utérin* chez la femme et *recto-vésical* chez l'homme ne sont que la partie postérieure.

Chez la femme, le péritoine se réfléchit de la face postérieure de la vessie sur la face antérieure de l'utérus et forme ainsi le *cul-de-sac vésico-utérin*. Il se porte ensuite sur le fond de cet organe, puis sur la face postérieure, qu'il recouvre dans toute son étendue ; il continue son trajet descendant sur la paroi postérieure du vagin, dans une étendue de 2 à 3 centimètres, pour se réfléchir, comme chez l'homme, sur le rectum. En se réfléchissant sur cet organe, il donne naissance au *cul-de-sac recto-vaginal*. Le péritoine qui recouvre les deux faces et le fond de l'utérus est très adhérent. Vers les bords de cet organe, le feuillet péritonéal qui recouvre la face antérieure s'adosse à celui de la face postérieure et se porte avec lui sur les parois latérales du petit bassin, en formant un repli transversal et vertical qu'on appelle *ligament large*, et dans lequel sont contenues les annexes de l'utérus.

Etudions séparément toutes ces régions du péritoine.

Cul-de-sac péri-vésical. — Je donne ce nom à la dépression circulaire qu'on trouve autour de la vessie. Il est formé par le péritoine, qui se réfléchit de la vessie sur la paroi abdominale, sur l'utérus (femme), sur le rectum (homme), et sur le releveur de l'anus. Ce cul-de-sac, d'autant plus profond qu'il est plus pos-

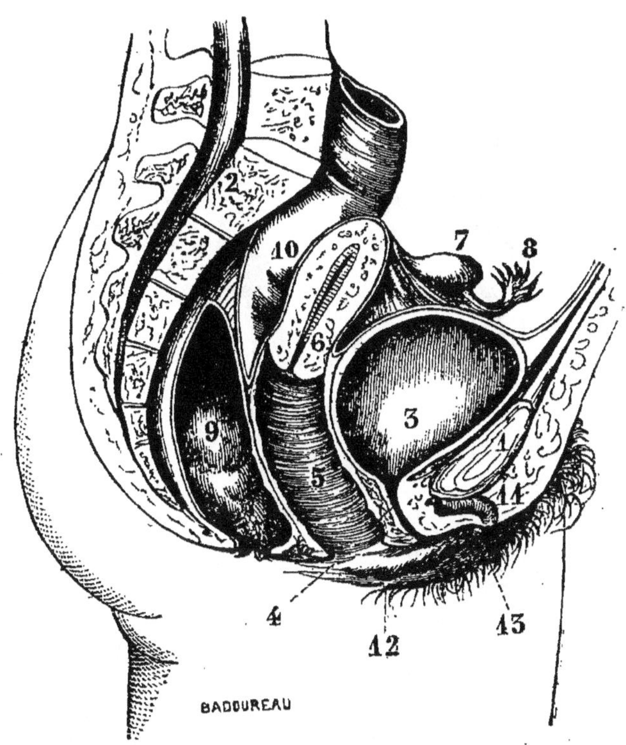

FIG. 254. — Coupe antéro-postérieure du bassin ; rapports du péritoine dans le petit bassin chez la femme.

1. Pubis. — 2. Sacrum. — 3. Vessie. — 4. Urèthre. — 5. Vagin. — 6. Utérus. — 7. Ovaire. — 8. Trompe de Fallope. — 9. Rectum. — 10. Cul-de-sac péritonéal recto-vaginal. — 11. Mont de Vénus. — 12. Grande lèvre. — 13. Partie supérieure de la nymphe gauche et clitoris.

térieur, change de position et de forme lorsque la vessie est dilatée par l'urine, ou que l'utérus est développé par le produit de la conception.

Lorsque la vessie se dilate, elle ne s'insinue pas entre le péritoine pariétal et la paroi abdominale, comme beaucoup d'auteurs le prétendent ; mais, comme le fait fort bien observer Sappey, le sommet de la vessie s'élève, et le cul-de-sac séreux, qui se trouve entre ce réservoir et la paroi abdominale, se prononce davantage tout en remontant, de telle sorte que le fond de ce cul-de-sac est séparé du pubis par un intervalle de 2 à 3 centimètres lorsque la vessie est moyennement dilatée, et de 5 à 7 centimètres lorsqu'elle est très volumineuse. Sur les côtés, le cul-de-sac péri-vésical est soulevé aussi de quelques centimètres par l'ampliation de la vessie.

Cul-de-sac recto-vésical.— Formé par le péritoine, qui se porte de la vessie sur le rectum, ce cul-de-sac diminue par l'ampliation de ces deux organes ; il augmente, au contraire, lorsqu'ils se vident. Dans le premier état, la vessie et le rectum arrivent à

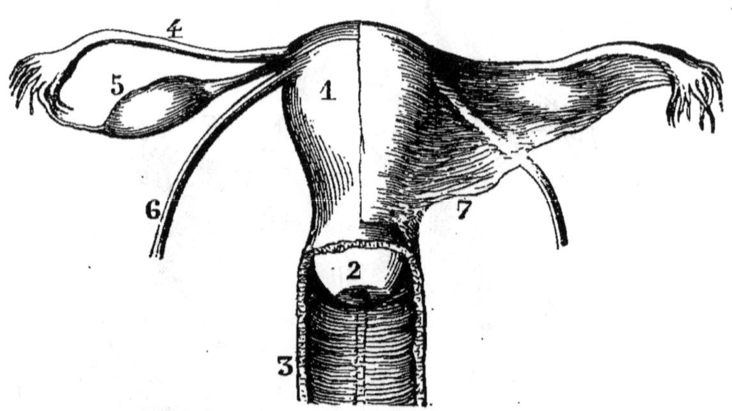

FIG. 255. — Organes génitaux de la femme D'un côté, on voit le ligament large ; de l'autre côté, le péritoine qui le constitue a été enlevé.

1. Corps de l'utérus. — 2. Col de l'utérus. — 3. Vagin. — 4. Trompe. — 5. Ovaire. — 6. Ligament rond. — 7. Ligament large.

contact ; dans le dernier, au contraire, les anses intestinales comblent ce cul-de-sac. Très adhérent à ces organes, le cul-de-sac recto-vésical présente sur ses parties latérales deux petits replis péritonéaux, doublés de tissu cellulo-fibreux, qui se portent des parties latérales de la vessie au rectum ; ces replis constituent les ligaments postérieurs de la vessie. Ce cul-de-sac, adhérent au rectum et à la vessie, arrive au contact des vésicules séminales. La face profonde est doublée de tissu cellulo-musculaire et donne insertion, dans la partie la plus déclive, à l'aponévrose prostato-péritonéale.

Cul-de-sac vésico-utérin. — Situé entre l'utérus et la vessie, ce cul-de-sac descend jusqu'au point de séparation du col et du corps de l'utérus. Chez quelques sujets, il descend plus bas, et peut même atteindre le vagin, sans que cette disposition soit en rapport avec la grossesse ou avec l'état des organes voisins. Ce cul-de-sac, très resserré, n'admet pas les anses intestinales. Il est très adhérent à ces deux organes.

Cul-de-sac recto-vaginal. — Analogue au cul-de-sac recto-vésical, large comme lui, ce cul-de-sac reçoit les anses intestinales; il adhère intimement au vagin, et un peu moins au rectum. En avant de ce cul-de-sac, sur les côtés, on voit deux replis du péritoine partir du point de réunion du vagin et de l'utérus pour se porter en arrière et en haut sur la face antérieure du sacrum, en contournant les parties latérales du rectum. Ces replis, ou *ligaments utéro-sacrés,* renferment quelques fibres musculaires lisses, dont une partie se confond avec les fibres du rectum.

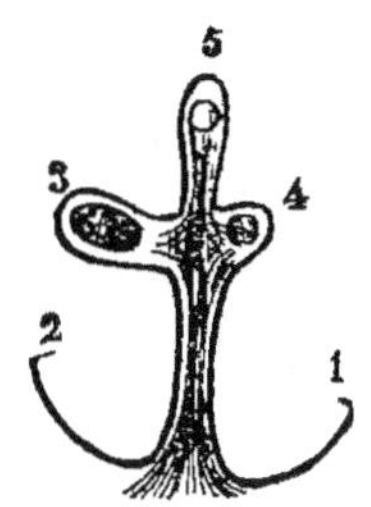

FIG. 256. — Coupe verticale et antéro-postérieure du ligament large.

1. Feuillet péritonéal antérieur se réfléchissant pour se continuer sur la portion du bassin qui loge la vessie. — 2. Feuillet péritonéal postérieur se continuant vers la portion rectale du bassin. — 3. Aileron postérieur du ligament large renfermant l'ovaire. — 4. Aileron antérieur et ligament rond. — 5. Aileron supérieur et trompe de Fallope.

Ligaments larges. — Les ligaments larges sont deux replis du péritoine, étendus des bords de l'utérus aux parties latérales des parois du bassin. Dirigés comme l'utérus, ces replis sont formés par les deux feuillets venus des faces de l'utérus, et s'adossant au niveau de ces bords. Pour faire comprendre cette disposition, on peut dire encore que l'utérus est situé au milieu d'un repli du péritoine, allant d'un côté à l'autre du petit bassin.

Les ligaments larges, réunis à l'utérus, forment un plan qui divise la cavité du bassin en deux parties : l'une antérieure, qui renferme la vessie ; l'autre postérieure, qui contient le rectum. Chaque ligament large présente deux faces et quatre bords. La *face antérieure,* formée par le feuillet antérieur de ce repli, est en rapport avec la vessie; elle se continue avec le péritoine qui remonte vers la vessie et qui forme le cul-de-sac péri-vésical. La *face postérieure* est en rapport avec le rectum et se continue avec le péritoine de l'excavation pelvienne. Le *bord interne* adhère à l'utérus et présente une séparation des deux feuillets qui se portent sur les deux faces de l'utérus. Le *bord externe,* inséré sur les parois du bassin, présente une séparation des deux feuillets, dont l'un se porte en avant et l'autre en arrière sur les parois du bassin. Le *bord inférieur*, en rapport avec l'aponévrose périnéale supérieure, présente un dédoublement des deux feuillets, qui se portent en avant et en arrière. Le *bord supérieur* est libre ; à son niveau, les deux feuillets sont continus.

Entre les deux feuillets du ligament large, on trouve les annexes de l'utérus, ovaire, ligament rond et trompe de Fallope. Chacun de ces trois organes soulève le péritoine et forme un repli ou *aileron*. Il y a trois ailerons dans le ligament large : l'aileron postérieur, ou repli du péritoine qui rattache l'ovaire au ligament large ; l'aileron antérieur qui soutient le ligament rond, et l'aileron supérieur, qui est formé par la saillie de la trompe de Fallope.

Du tissu cellulaire, abondant surtout vers le bord inférieur du ligament et vers le col de l'utérus, est situé entre les deux feuillets. On y trouve aussi du tissu musculaire de la vie organique (Rouget), formant deux lames bien distinctes. Ces deux lames musculaires, bien distinctes principalement pendant la grossesse, sont séparées par la lame celluleuse, de sorte qu'il existe cinq couches dans le ligament large : une celluleuse, deux musculaires et deux séreuses.

Je reviens au péritoine que j'avais abandonné à la partie inférieure de la paroi abdominale, pour l'étudier dans le petit bassin. Avant d'arriver à l'arcade crurale, de chaque côté de la ligne médiane, le péritoine recouvre l'artère épigastrique et les fossettes inguinales interne et externe. Il dépasse l'arcade crurale et recouvre de dedans en dehors le septum crural, les vaisseaux iliaques externes et le muscle psoas-iliaque, sur lequel il remonte. Il revêt la face supérieure de l'aponévrose iliaque, dont il est séparé par du tissu cellulaire abondant, communiquant avec celui du petit bassin et de la région du rein. Il se continue en dedans avec le péritoine du petit bassin, en passant sur les vaisseaux iliaques externes.

Dans la fosse iliaque droite, le péritoine passe au-devant du cæcum, qu'il applique sur le muscle iliaque ; plus rarement, il lui forme un mésocæcum, analogue aux mésocôlons. Il se comporte de même sur l'appendice vermiculaire du cæcum. Dans la fosse iliaque gauche, il se comporte de la même manière ; seulement, il forme un repli séreux, oblique en bas et en dedans, qui supporte le côlon iliaque : c'est le *mésocôlon iliaque*, repli qui se continue en dedans avec le mésorectum.

Mésocôlon iliaque. — Repli séreux, étendu de la fosse iliaque gauche au côlon iliaque. Il est assez long, 6 à 10 centimètres. Il se termine insensiblement en dehors vers le côlon descendant, en dedans vers le rectum.

Mésorectum. — C'est un repli séreux, triangulaire, étendu du rectum au sacrum. Il est formé par le péritoine, qui, après avoir recouvert la face antérieure et les côtés du rectum, s'adosse à lui-même et se porte à la face antérieure du sacrum, où les deux feuillets se séparent. A sa partie supérieure, ce repli s'incline à gauche et se continue avec le mésocôlon iliaque. Il renferme du tissu cellulo-graisseux, les vaisseaux et les nerfs hémorrhoïdaux supérieurs.

B. — Portion sus-ombilicale du péritoine.

Commençons l'étude de cette portion du péritoine au même niveau que celle de la portion sous-ombilicale. De l'ombilic, on peut suivre le péritoine sur la paroi abdominale antérieure, où il monte jusqu'à la face inférieure du diaphragme, qu'il recouvre dans la plus grande partie de son étendue. Immédiatement au-dessus de l'ombilic, on voit la veine ombilicale qui se porte de l'ombilic au sillon antéro-postérieur du foie : cette veine, dirigée en haut, en arrière et en dehors, soulève le péritoine de manière à lui former un repli connu sous le nom de *ligament falciforme* ou *suspenseur du foie*.

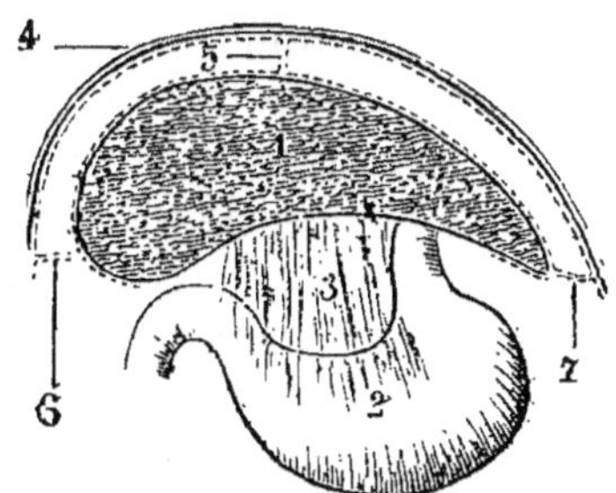

Fig. 257. — Péritoine sur le foie. Coupe verticale et transversale du foie et du diaphragme.

1. Coupe du foie. — 2. Estomac. — 3. Epiploon gastro-hépatique. — 4. Diaphragme recouvert par la plèvre. — 5. Coupe du ligament suspenseur du foie. — 6. Coupe du ligament triangulaire droit. — 7. Coupe du ligament triangulaire gauche.

Ligament suspenseur du foie ou falciforme. — Ce repli est formé par deux feuillets du péritoine adossés. Il est triangulaire. Ses *faces latérales* sont lisses et s'étendent depuis l'ombilic jusqu'à la partie postérieure de la face supérieure du foie. Son *bord inférieur*, mousse, renferme la veine ombilicale, au-dessous de laquelle le péritoine se réfléchit comme au bord supérieur des ligaments larges. Ce bord se perd insensiblement à la face inférieure du foie. Le *bord antérieur* est en rapport avec la paroi abdominale et avec la face inférieure du diaphragme, qu'il divise dans la plus grande partie de son étendue. Le *bord postérieur* s'insère sur la face supérieure du foie, depuis la partie postérieure jusqu'au bord antérieur, qu'il embrasse pour rejoindre le bord postérieur du repli.

Ce repli divise le foie en lobe droit et lobe gauche. Verticalement dirigé entre le foie et le diaphragme lorsqu'on écarte ces deux organes, il se termine en arrière par une extrémité effilée comme en avant vers l'ombilic. Les deux feuillets s'écartent au niveau du bord supérieur pour tapisser à droite et à gauche la face inférieure du diaphragme. Ils s'écartent aussi au niveau du bord inférieur pour s'étaler à droite et à gauche sur le foie.

Je reviens au péritoine à la face inférieure du diaphragme. Après avoir recouvert le diaphragme, il se réfléchit sur la face convexe du foie en formant un cul-de-sac qui arrête la main lorsqu'on veut l'enfoncer entre ces deux organes. Ce cul-de-sac est divisé en deux parties par le ligament falciforme. Le feuillet qui forme le cul-de-sac constitue la lame supérieure du *ligament coronaire* et le feuillet supérieur des *ligaments triangulaires* droit et gauche.

En suivant le péritoine d'arrière en avant, sur le foie, on le voit arriver au bord antérieur de cet organe, qu'il recouvre pour se porter ensuite à la face inférieure. En l'étudiant d'avant en arrière sur cette face inférieure, on voit qu'il se comporte différemment sur le tiers externe, le tiers interne et le tiers moyen. 1° Sur les tiers externe et interne, il tapisse la face inférieure du foie jusqu'au diaphragme. Du côté externe, il rejoint le diaphragme et s'applique, au niveau de l'extrémité droite du foie, au feuillet de la face supérieure pour constituer le *ligament triangulaire droit*. Du côté interne, il se compose de même, et va former avec le feuillet supérieur le *ligament triangulaire gauche*. 2° Sur le tiers moyen, il arrive au niveau du sillon transverse du foie, où il se comporte d'une manière toute particulière.

Ligaments triangulaires droit et gauche. — Ce sont deux petits replis du péritoine, variables en étendue, mais ne dépassant que bien rarement 3 à 5 centimètres. Ils sont constitués d'une façon identique. L'un se trouve à l'extrémité droite du foie, l'autre à l'extrémité gauche. Les feuillets de ces deux replis se continuent en arrière du foie avec ceux du ligament coronaire. Voici comment ils sont formés : aux extrémités de la face supérieure du foie, on voit le péritoine se porter sur le diaphragme en remontant, et former un cul-de-sac qui se continue avec celui qui constitue le feuillet supérieur du ligament coronaire. Aux extrémités de la face inférieure, on voit également le péritoine se rendre sur le diaphragme pour descendre et se continuer avec le péritoine pariétal. Ces deux feuillets adossés constituent les ligaments triangulaires.

Je reviens au péritoine, que j'ai laissé au niveau du sillon transverse du foie. Arrivé là, il se porte vers la petite courbure de l'estomac en formant le feuillet antérieur du *petit épiploon.* Il descend ensuite sur la face antérieure de l'estomac jusqu'à la grande courbure, où il quitte cet organe pour former le feuillet antérieur du grand épiploon. Ce feuillet antérieur descend jusqu'au niveau du pubis, pour remonter ensuite et former le feuillet postérieur du grand épiploon, qui arrive à la face inférieure du côlon transverse. Là, le péritoine recouvre la face inférieure du côlon et se porte transversalement en arrière, en formant le feuillet inférieur du *mésocôlon transverse,* large cloison horizontale qui sépare l'intestin grêle de l'estomac, du foie, du pancréas et de la rate. Nous avons déjà vu (voy. *Mésentère*) comment le feuillet inférieur du mésocôlon transverse se continue sur la ligne médiane avec les deux feuillets du mésentère.

Le feuillet du péritoine qui recouvre la face antérieure de l'estomac ne va pas former seulement le grand épiploon, mais il se porte aussi à gauche pour former le feuillet antérieur de l'*épiploon gastro-splénique.* Il enveloppe la rate, et, après l'avoir contournée, s'applique à lui-même, et passe derrière les vaisseaux spléniques et la queue du pancréas jusqu'au pilier gauche du diaphragme; là, il se continue avec le feuillet pariétal, qui, à ce niveau, passe au-devant du rein gauche et de la capsule surrénale gauche.

Pour me faire comprendre, je vais reprendre ces dernières lignes en changeant mon premier mode d'explication.

Suivons le péritoine à partir de la face antérieure de l'estomac. De là, il se porte : 1° *en haut,* pour former le feuillet antérieur du petit épiploon et tapisser la partie antérieure de la face inférieure du foie ; 2° *en bas,* pour former la lame la plus antérieure du grand épiploon, descendre jusqu'au pubis, remonter en formant la lame la plus postérieure du grand épiploon, tapisser la face inférieure du côlon transverse et former, enfin, le feuillet inférieur du mésocôlon transverse, avant de se continuer avec les deux lames du mésentère sur la ligne médiane et avec le péritoine pariétal sur les côtés de la colonne vertébrale ; 3° *à gauche,* pour former le feuillet antérieur de l'épiploon gastro-splénique, arriver au hile de la rate, contourner cet organe, revenir à la partie postérieure du hile, s'adosser à lui-même pour former le feuillet postérieur de l'épiploon gastro-splénique, enfin, se confondre, au niveau du pilier gauche du diaphragme, avec le péritoine pariétal ; 4° *à droite*, pour continuer, au-dessus du pylore et de la première portion du duodénum, le feuillet antérieur du grand et du petit épiploon.

Lorsqu'on étudie le péritoine sur le cadavre, on n'aperçoit dans la portion sus-ombilicale que ce qui vient d'être décrit, à moins qu'on ne déchire certains feuillets. La face postérieure de l'estomac et la face antérieure du pancréas, par exemple, ne sont pas accessibles aux regards. Si l'on passe le doigt au-dessous du foie, au niveau du lobule de Spigel, en arrière du petit épiploon, on aperçoit un trou qui admet à peine deux doigts et qui conduit dans une cavité située au-dessous du foie, au-dessus du mésocôlon transverse, en arrière de l'estomac et en avant du pancréas. Cette cavité est l'*arrière-cavité des épiploons*, et la porte d'entrée, l'ouverture, est connue sous le nom d'*hiatus de Winslow*.

Hiatus de Winslow. — Orifice irrégulièrement arrondi, faisant communiquer la cavité péritonéale avec un diverticulum de cette séreuse ou arrière-cavité des épiploons. Cet orifice est limité à sa partie supérieure par le lobule de Spigel, à sa partie inférieure par la première portion du duodénum, à sa partie postérieure par la veine cave inférieure, et à sa partie antérieure par le petit épiploon et la veine porte qui est contenue entre ses deux feuillets. Cet orifice peut être comparé au collet d'une hernie, et la cavité dans laquelle il conduit peut être comparée au sac herniaire. On voit, en effet, qu'au niveau de l'hiatus de Winslow, le péritoine s'invagine dans cet orifice pour aller recouvrir les parois de la cavité.

Arrière-cavité des épiploons. — C'est un espace limité principalement par le foie, le mésocôlon transverse, l'estomac et le pancréas. Cette cavité présente deux prolongements, l'un dans l'épaisseur du grand épiploon, l'autre dans l'épaisseur de l'épiploon gastro-splénique. Au niveau de l'hiatus de Winslow, on voit le péritoine de la face inférieure du foie se continuer dans l'arrière-cavité ; partout continu à lui-même, il en recouvre toutes les parois. Parti de la portion du foie qui forme la paroi de cette arrière-cavité, il descend vers le petit épiploon, dont il forme le feuillet postérieur, et tapisse la paroi postérieure de l'estomac, qu'il quitte au niveau de la grande courbure pour s'appliquer contre la lame la plus antérieure du grand épiploon venue de la face antérieure de l'estomac. Ce feuillet péritonéal arrive vers le pubis, remonte, en s'appliquant à lui-même, entre lui et la lame la plus postérieure du grand épiploon, tapisse la face supérieure du côlon transverse et forme ensuite le feuillet supérieur du mésocôlon transverse. Ce feuillet arrive à la colonne, remonte en recouvrant la deuxième et une partie de la troisième portion du duodénum, de même que la face antérieure du pancréas, et se termine enfin à la face inférieure du foie, où il se confond avec lui-même, après avoir formé au niveau du bord postérieur de cet organe le feuillet inférieur du ligament coronaire.

Vers le côté gauche, l'arrière-cavité des épiploons forme un cul-de-sac qui s'enfonce entre les deux feuillets de l'épiploon gastro-splénique, comme cela se voit aussi pour le cul-de-sac qui se porte vers le grand épiploon.

Petit épiploon ou épiploon gastro-hépatique. — On donne ce nom à un repli du péritoine étendu du sillon transverse du foie à la petite courbure de l'estomac. Il présente deux faces et quatre bords. La *face antérieure* est formée par le feuillet péritonéal qui descend de la face inférieure du foie sur la face antérieure de l'estomac. La *face postérieure* regarde l'arrière-cavité des épiploons : elle est formée par le péritoine de cette arrière-cavité qui descend du foie sur la face postérieure de l'estomac. Le *bord supérieur* s'insère sur le sillon transverse du foie, où les deux feuillets se séparent. Le bord inférieur s'insère sur la petite courbure de l'estomac et sur le bord supérieur de la première portion du duodénum. Le *bord droit* est libre et formé par la réflexion du péritoine sur lui-même. Il constitue le bord antérieur de l'hiatus de Winslow et s'étend du duodénum au foie. Le bord gauche est très court et se porte du cardia au foie.

On trouve dans le petit épiploon : du tissu graisseux, la veine porte, l'artère hépatique, le canal cystique et le canal cholédoque, des lymphatiques et des nerfs qui vont au foie.

Grand épiploon ou épiploon gastro-côlique. — On appelle grand épiploon cet énorme repli péritonéal qui descend de l'estomac et du côlon pour se placer entre l'intestin, qu'il recouvre, et la paroi abdominale. Ce repli, qui n'existe pas dans les premières années de la vie, est jaunâtre et recouvre les intestins à la manière d'un tablier qui s'étend jusqu'au pubis. Il est formé par les deux lames péritonéales qui descendent de l'estomac vers le pubis, en s'adossant. A ce niveau, ces deux lames remontent en formant un cul-de-sac jusqu'au côlon transverse, où elles se séparent pour envelopper le côlon et former en arrière de cet intestin le mésocôlon transverse. (Tous les feuillets de cet épiploon ne sont pas séparables ; ils n'existent même pas, et il est difficile de montrer entre ces feuillets le cul-de-sac de l'arrière-cavité des épiploons.) (Fig. 258.)

On trouve dans le grand épiploon du tissu cellulo-graisseux, et les artères épiploïques qui se portent de la grande courbure de l'estomac au côlon transverse, après avoir parcouru toute l'étendue du grand épiploon.

Épiploon gastro-sphénique. — C'est le repli du péritoine qui se porte de la grosse tubérosité de l'estomac au hile de la rate. Il est formé par quatre feuillets : les deux profonds sont un prolongement du péritoine qui tapisse l'arrière-cavité des épiploons ; on y trouve les vaisseaux spléniques. Les deux superficiels se portent des deux faces de l'estomac à la rate, qu'ils enveloppent.

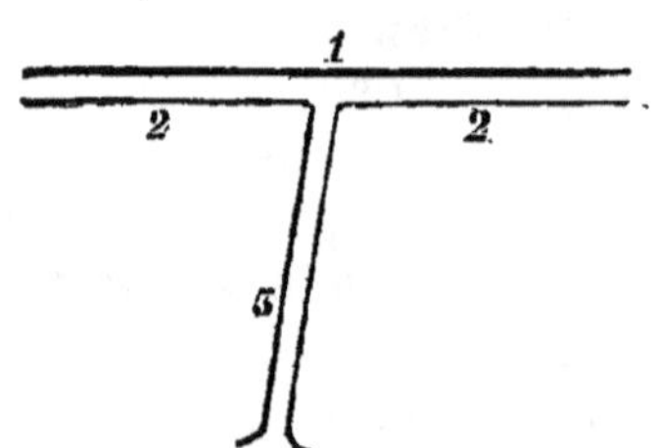

Fig. 258. — Coupe verticale et transversale du mésocôlon transverse et du mésentère.

1. Feuillet supérieur du mésocôlon transverse formant la paroi inférieure de l'arrière-cavité des épiploons. — 2, 2. Feuillet inférieur du mésocôlon transverse se continuant avec les deux feuillets du mésentère. — 3 Mésentère dirigé obliquement et se confondant avec le feuillet inférieur du mésocôlon transverse.

Mésocôlon transverse. — Repli du péritoine étendu transversalement et horizontalement du bord postérieur du côlon transverse à la paroi abdominale postérieure. Le *feuillet supérieur* est formé par le péritoine de l'arrière-cavité des épiploons qui, en arrière, remonte pour appliquer contre la colonne vertébrale le pancréas, la deuxième et la troisième portion du duodénum, en passant sur la face antérieure de ces organes. Le *feuillet inférieur* vers la ligne médiane forme le mésentère.

Ligament coronaire. — C'est un repli du péritoine situé au niveau du bord postérieur du foie, entre ce bord et le diaphragme. Son feuillet supérieur est formé par le cul-de-sac que nous avons vu à la face supérieure du foie près du bord postérieur. Son feuillet inférieur se porte du foie sur le pancréas ; il fait partie de l'arrière-cavité des épiploons. De chaque côté, il se continue avec les ligaments triangulaires du foie. Ce ligament est fait de telle façon que les deux feuillets ne se touchent pas et qu'ils sont séparés par un assez grand intervalle, au niveau duquel le bord postérieur du foie, en contact immédiat avec le diaphragme, reçoit les divisions du nerf phrénique droit.

Avant de terminer, je ferai remarquer qu'un certain nombre d'organes sont dépourvus de péritoine sur leur face postérieure, de sorte que ces organes peuvent être blessés par la partie postérieure du tronc sans lésion du péritoine. Exemples : bord postérieur du foie ; face postérieure du rein ; tête et corps du pancréas, deuxième et troisième portion du duodénum, souvent côlon ascendant et côlon descendant.

DEUXIÈME PARTIE

ORGANES DES SENS

Les sens sont au nombre de cinq : le toucher, l'odorat, le goût, l'ouïe et la vue. Les sens ne fonctionnent qu'au moyen de certains organes qui constituent un appareil pour chacun d'eux. On devrait donc dire appareils du toucher, de l'odorat, du goût, de l'ouïe et de la vue. Ce sont ces appareils que nous allons décrire dans l'ordre qui vient d'être indiqué.

CHAPITRE PREMIER

PEAU ET SENS DU TOUCHER.

Le toucher a pour siège la peau.

La peau, ou *tégument externe*, est une membrane molle, sensible, qui limite de toutes parts la surface du corps et qui se continue, au niveau des orifices, avec un système de membranes analogues tapissant les cavités du corps, qui communiquent avec l'extérieur. Ces membranes sont appelées membranes muqueuses.

Couleur. — La peau est rosée chez l'enfant au moment de la naissance, d'un rose moins tendre quelque temps après. Chez l'adulte, cette couleur varie selon les individus, selon les races, selon les régions du corps, selon les saisons et les maladies qui affectent l'organisme.

Épaisseur. — L'épaisseur de la peau est assez considérable; elle est en général de 2 à 3 millimètres, si l'on ne considère que la peau séparée de la couche adipeuse; cette dernière est tellement adhérente et surtout tellement confondue avec le derme, qu'il n'est pas rationnel de vouloir les séparer. Quand on considère l'épaisseur de la peau, on devrait donc y comprendre toutes les couches jusqu'aux aponévroses d'enveloppe. Du reste, les glandes sudoripares s'enfoncent au centre de la couche graisseuse entre les lobules.

Étendue. — L'étendue de la peau est plus considérable que la surface du corps. En effet, la peau ne recouvre pas seulement toutes les saillies et toutes les dépressions, mais encore elle forme

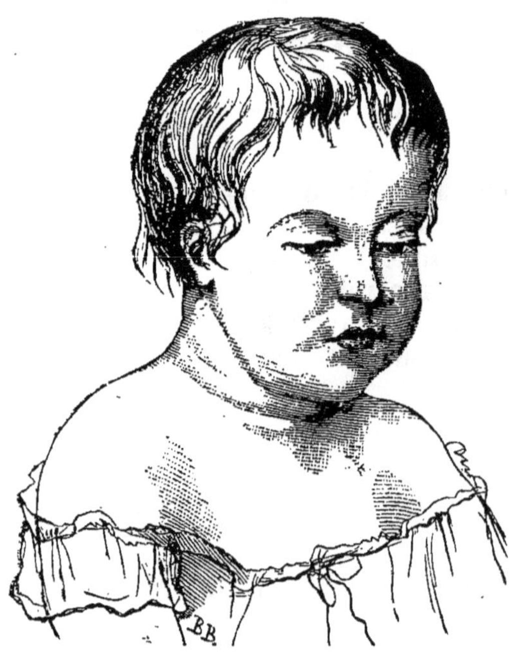

FIG. 259. — Visage d'enfant dont la peau sans rides est soulevée et tendue par le tissu adipeux sous-jacent.

des replis dans certaines régions, en s'adossant à elle-même. Exemple : à la circonférence du pavillon de l'oreille, aux narines, sur la verge. D'après Sappey, cette étendue serait de 12 pieds carrés sur un homme robuste et de taille élevée, de 8 pieds sur une femme de taille et d'embonpoint ordinaires.

La peau présente à étudier deux faces : l'une profonde, l'autre superficielle et libre.

Face profonde. — Elle est toujours humide, et en rapport plus ou moins intime avec les parties sous-jacentes. Sur le tronc et sur les membres, la peau glisse sur les parties profondes au moyen d'une couche de tissu conjonctif connue sous le nom de *fascia superficialis*. A la paume des mains et à la plante des pieds, l'adhérence est plus considérable et le déplacement de la peau presque impossible.

Face superficielle. — Cette face présente : 1° des productions cornées, normales et accidentelles ; 2° des saillies permanentes ; 3° des saillies passagères ; 4° des orifices ; 5° des sillons ; 6° des plis.

1° Les *productions cornées* seront étudiees avec la structure de l'épiderme.

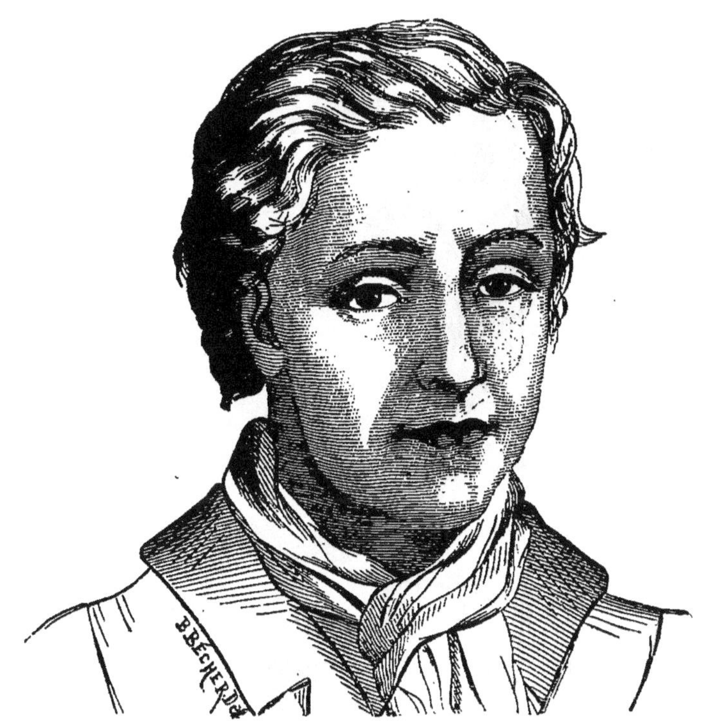

Fig. 260. — Visage jeune sans rides.

2° Les *saillies permanentes*, qui ont reçu le nom de papilles, sont disséminées à la surface de la peau ; leur ensemble forme le *corps papillaire*. Ces petites élevures, destinées, la plupart du moins, à la sensibilité, ont été vues pour la première fois au milieu du dix-septième siècle, par Malpighi, sur la langue du bœuf, et plus tard sur la peau de l'homme. Elles ont été étudiées par Ruysch, qui a compris, à tort, dans leur description, les saillies que forment à la surface de la peau les follicules pileux. Elles ont été bien mieux décrites par Albinus, dont la description laisse peu à désirer. Il les a divisées en grandes, moyennes et petites. Les grosses papilles se rencontrent à la main et au pied ;

c'est au talon qu'elles acquièrent leur plus grand développement. Les papilles moyennes sont placées sous les ongles de la main et du pied ; les petites recouvrent le reste de la peau. Les grandes papilles sont coniques, les moyennes cylindriques, les petites hémisphériques.

3° Les *saillies passagères* se produisent à la surface de la peau, sous l'influence du froid, de la peur, etc. ; elles s'accompagnent du redressement des poils. C'est ce phénomène qui a reçu le nom de *chair de poule*.

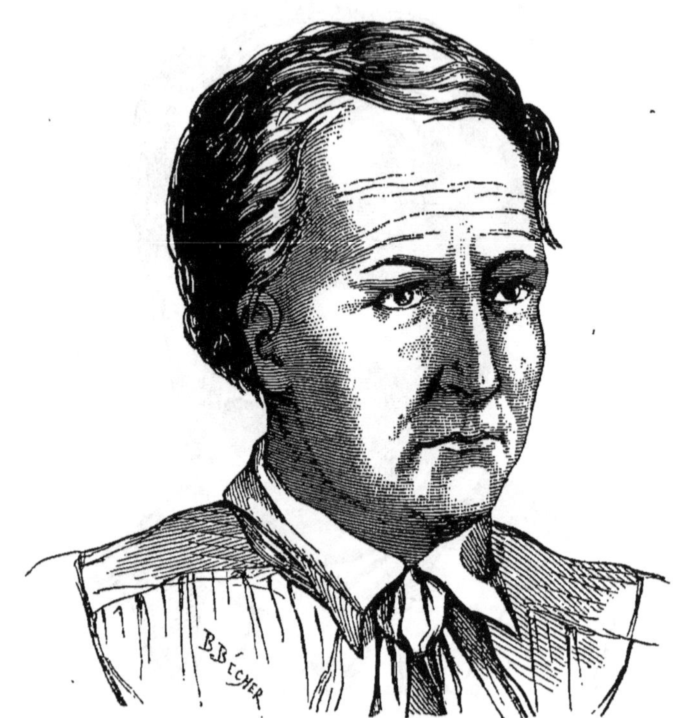

FIG. 261. — Visage de l'homme préoccupé par des travaux intellectuels (rides frontales).

4° De nombreux *orifices* se rencontrent à la surface de la peau. Chaque follicule pileux s'ouvre par un orifice distinct. Il en est de même de quelques glandes sébacées et de toutes les glandes sudoripares. Remarquons, en passant, que les orifices de la paume des mains et de la plante des pieds n'appartiennent qu'à des glandes sudoripares.

5° La peau est couverte de petits *sillons*, bien marqués surtout à la paume des mains et à la plante des pieds; ils sont séparés par des crêtes couvertes de papilles. Sur la peau qui recouvre la pulpe de la dernière phalange, ils décrivent des courbes concentriques ; tandis qu'ils suivent une direction transversale ou oblique sur le reste de la peau du pied et de la main.

Des sillons irréguliers, d'aspect luisant, connus sous le nom de *vergetures*, se montrent sur la paroi abdominale des femmes qui ont eu des enfants et des sujets dont la paroi abdominale a été distendue par le liquide de l'ascite ou par une tumeur considérable. Ces taches, indélébiles, sont produites par l'éraillure du derme.

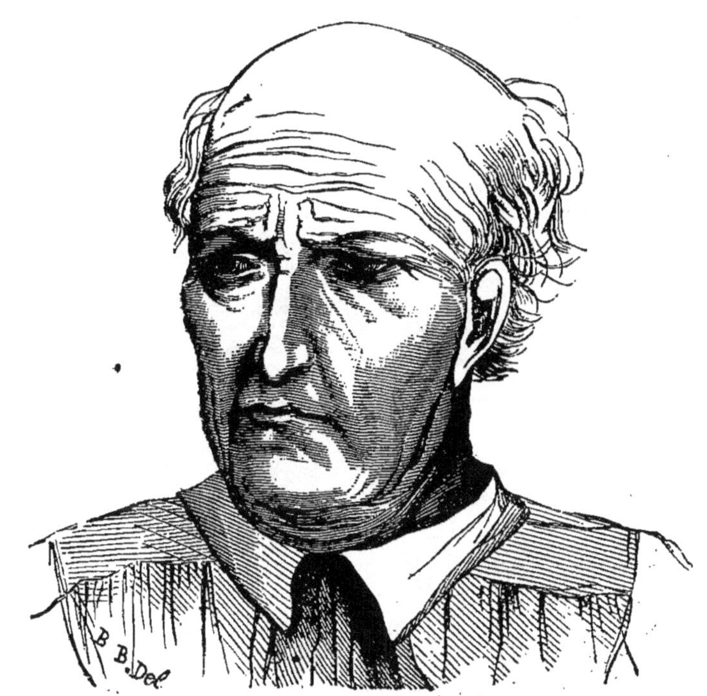

Fig. 262. — Visage de vieillard. Rides multiples ; la peau a perdu sa souplesse.

6° Les *plis* que l'on trouve à la surface de la peau sont nombreux : les uns, les *rides*, sont dus à la contraction des muscles sous-jacents ; ils sont passagers au début de la vie et n'existent qu'au moment de la contraction de ces muscles ; ils deviennent plus tard permanents. On les observe surtout à la face, où ils peuvent servir d'étude au point de vue du caractère, des aptitudes, etc.

D'autres plis sont dus aux mouvements des articulations, on pourrait les appeler *plis de locomotion*. Ils sont surtout remarquables aux mains et aux pieds, où ils sont d'une grande utilité au chirurgien qui veut pratiquer des opérations dans ces régions.

Structure de la peau.

La peau est composée de deux couches : une couche superficielle, l'*épiderme*, et une couche profonde, contenant des vaisseaux et des nerfs, le *derme*. Nous étudierons immédiatement après ces deux couches la structure des nombreux organes annexés à la peau : les *papilles*, les *glandes sudoripares*, les *glandes sébacées*, les *follicules pileux*, les *poils* et les *ongles*.

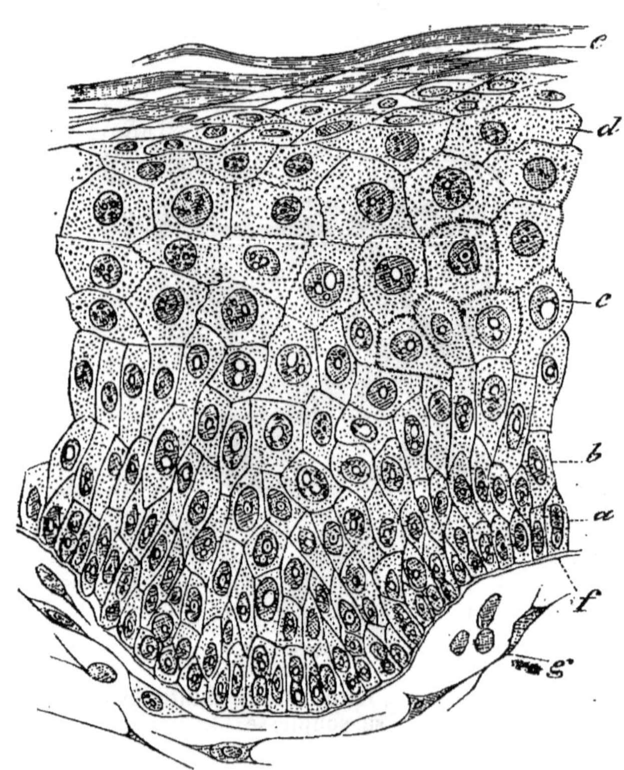

Fig. 263. — Coupe de l'épiderme du prépuce.

a. Petites cellules de la couche de Malpighi. — *b.* Cellules un peu plus avancées. — *c.* Cellules polyédriques crénelées sur les bords. — *d.* Cellules superficielles s'aplatissant pour former la couche cornée. — *e.* Couche cornée (Cadiat).

1° Epiderme. — L'épiderme constitue la couche la plus superficielle de la peau. Il est absolument dépourvu de vaisseaux et de nerfs, et il offre une insensibilité complète. Les ongles et les poils sont des productions épidermiques. L'épaisseur de l'épiderme est en moyenne de 100 à 200 μ ; elle varie entre 30 μ et 3 millimètres 1/2.

L'épiderme est transparent. Sa *face superficielle* est criblée d'ouvertures (pores de la peau); ce sont les orifices des diverses glandes contenues dans l'épaisseur de la peau. De nombreuses saillies s'y rencontrent également, ce sont les papilles du derme qui refoulent la couche épidermique.

La *face profonde* de l'épiderme, molle et humide, est en rapport avec le derme; elle offre des prolongements épidermiques nombreux qui se continuent avec la surface épithéliale des glandes contenues dans la peau. Lorsqu'on arrache cette lamelle sur un sujet en putréfaction, on voit ces prolongements à la face profonde de l'épiderme.

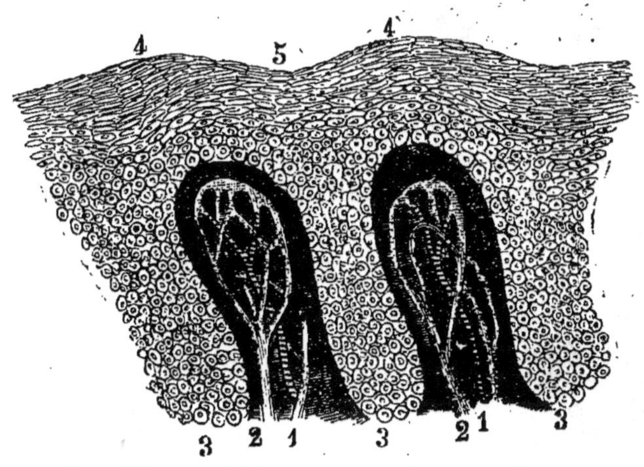

Fig. 264. — L'épiderme avec deux papilles.

1 et 2. Artère et veine de la papille. — 3, 3, 3. Jeunes cellules. — 4, 4, 5. Lamelles cornées de l'épiderme.

Cette membrane est uniquement composée de cellules qui se renouvellent sans cesse, de la profondeur à la superficie. Ces éléments forment un grand nombre de couches stratifiées. A mesure qu'ils deviennent plus superficiels, ils s'aplatissent, se condensent et se dessèchent.

L'épiderme n'est formé, en somme, que par un seul élément; seulement celui-ci offre des caractères variables dans sa forme et dans sa structure, suivant qu'on l'observe dans la partie profonde ou dans la partie superficielle de la couche épidermique.

L'épiderme peut être décomposé en trois couches: *a.* la *couche cornée*; *b.* la *couche intermédiaire*; *c.* le *corps muqueux de Malpighi*.

a. *Couche cornée.* — C'est la couche la plus superficielle de l'épiderme; elle a pour but de protéger le corps contre l'action des agents extérieurs. Ses cellules sont aplaties, lamellaires. Elles adhèrent intimement entre elles. Leurs noyaux ne sont pas très visibles ; on finit cependant par les constater, en faisant agir du picro-carmin sur les cellules pendant un certain temps. Elles tombent continuellement et sont remplacées par des cellules de la couche immédiatement sous-jacente.

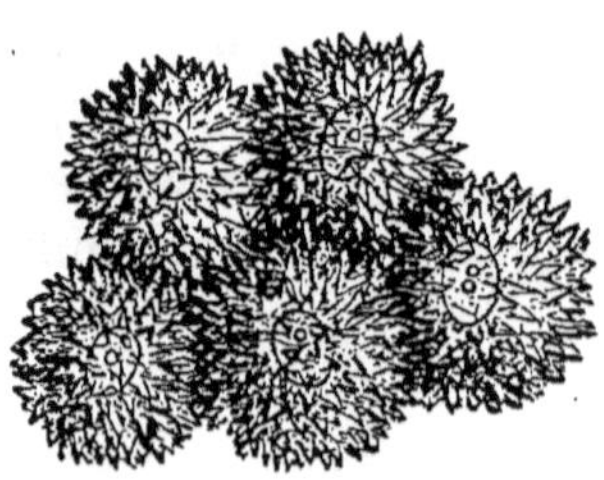

Fig. 265. — Cellules dentelées du corps muqueux de Malpighi.

b. *Couche intermédiaire.* — Immédiatement au-dessous de la couche cornée, on trouve cette couche de l'épiderme. Elle est constituée par des cellules vésiculeuses, rondes, claires, possédant un noyau très apparent. Ces cellules contiennent un protoplasma très fluide, et quand elles se rompent, elles donnent issue à un liquide clair, incolore, peu abondant, l'*éléidine*, découverte par Ranvier. Pour cette raison, elles sont encore nommées *cellules à éléidine*. L'ensemble de ces cellules forme le *stratum lucidum*. Au-dessous d'elles, on trouve des cellules granuleuses, qui fixent avec intensité les réactifs colorants; elles forment le *stratum granulosum*.

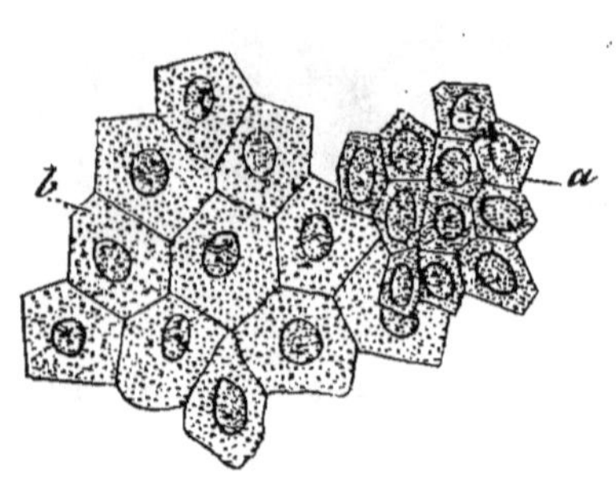

Fig. 266. — Cellules à éléidine en voie de transformation.

c. *Corps muqueux.* — Les *cellules* du corps muqueux sont directement appliquées contre le derme ; elles ont une forme allongée, comme les cellules d'épithélium cylindrique. Leur direction est perpendiculaire à la surface du derme, auquel elles adhèrent par l'une de leurs extrémités. Elles ont 10 μ de long sur 5 de large. *Ces cellules forment une couche simple.* Mais, en quelques points, on trouve deux ou trois plans de cellules allongées : à la paume des mains, à la plante des pieds, sous les ongles, etc.

Les cellules du corps muqueux de Malpighi sont assez volumineuses; elles possèdent un noyau très apparent. Elles sont caractérisées par la présence, à leur périphérie, de petits prolongements exoplastiques, analogues à des piquants et au moyen desquels elles s'engrènent les unes dans les autres.

Pigment. — Le pigment est la matière qui colore la peau en brun. Il existe chez tous les hommes, sous forme de granulations brunes, plus ou moins foncées, qui infiltrent les cellules profondes de l'épiderme. Nous répétons ici que l'épiderme est uniquement composé de cellules; or, c'est dans les cellules de l'épiderme qu'on rencontre la matière pigmentaire, dans le corps muqueux.

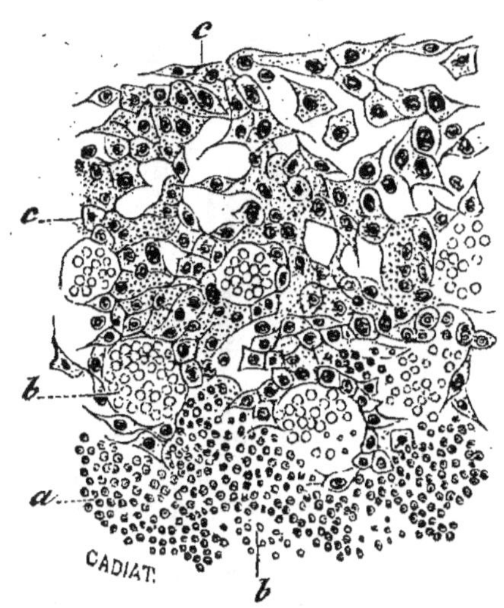

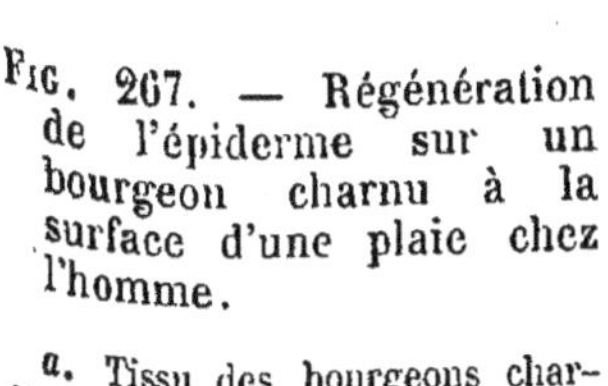
FIG. 267. — Régénération de l'épiderme sur un bourgeon charnu à la surface d'une plaie chez l'homme.

a. Tissu des bourgeons charnus. — *b.* Vaisseaux sanguins. — *c.* Cellules épithéliales de l'épithélium.

Lorsqu'on dépouille la peau d'un nègre de son épiderme, on voit que le derme dénudé offre la même couleur que chez le blanc. Les cellules de l'épiderme du nègre sont exactement les mêmes que celles du blanc, et la différence de coloration tient uniquement à la quantité plus ou moins considérable de granulations pigmentaires contenues dans les cellules.

Chez le nègre, ce sont surtout les cellules du corps muqueux qui sont infiltrées de pigment; les cellules allongées les plus profondes en sont complètement remplies; à mesure qu'on se rapproche des couches superficielles de l'épiderme, la quantité de pigment diminue insensiblement. Les granulations pigmentaires sont extrêmement petites, arrondies et groupées autour du noyau.

Chez le blanc, les granulations pigmentaires existent également, dans toute l'étendue de la peau; seulement elles sont plus nombreuses en certaines régions : scrotum, pénis, mamelon, etc. Ces granulations sont encore plus fines que chez le nègre; elles sont, pour ainsi dire, dissociées. Selon Sappey, on peut leur donner le volume et la forme de celles du nègre, par l'action suffisamment prolongée de l'acide acétique au centième.

Régénération de l'épiderme. — L'épiderme est en desquamation et, par suite, en régénération incessante. Les cellules les

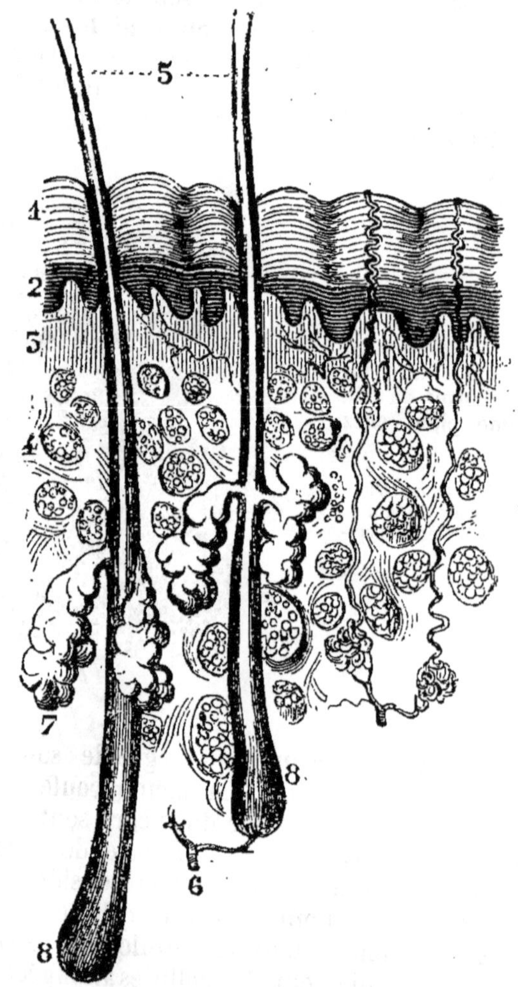

Fig. 268. — Coupe de la peau de la paume de la main.

1. Épiderme. — 2. Corps muqueux. — 3. Papilles. — 4. Lobules graisseux. — 5. Poils. — 6. Vaisseaux se rendant au bulbe des poils. — 7. Glandes sébacées. — 8. Bulbe du poil. On y voit aussi à droite deux glandes sudoripares.

plus actives sont celles du corps muqueux, dont d'ailleurs dérivent les cellules des deux autres couches. En effet, les cellules du corps muqueux se multiplient sans cesse et chassent devant elles les cellules déjà vieilles de la même couche. Ces cellules perdent leurs prolongements exoplastiques, et on voit se développer à leur intérieur de l'éléidine. Elles perdent ce liquide à mesure qu'elles arrivent plus près de la surface de l'épiderme, où elles se *kératinisent* pour former les cellules de la couche cornée. La *kératinisation* consiste précisément dans une sorte de dessiccation de la cellule.

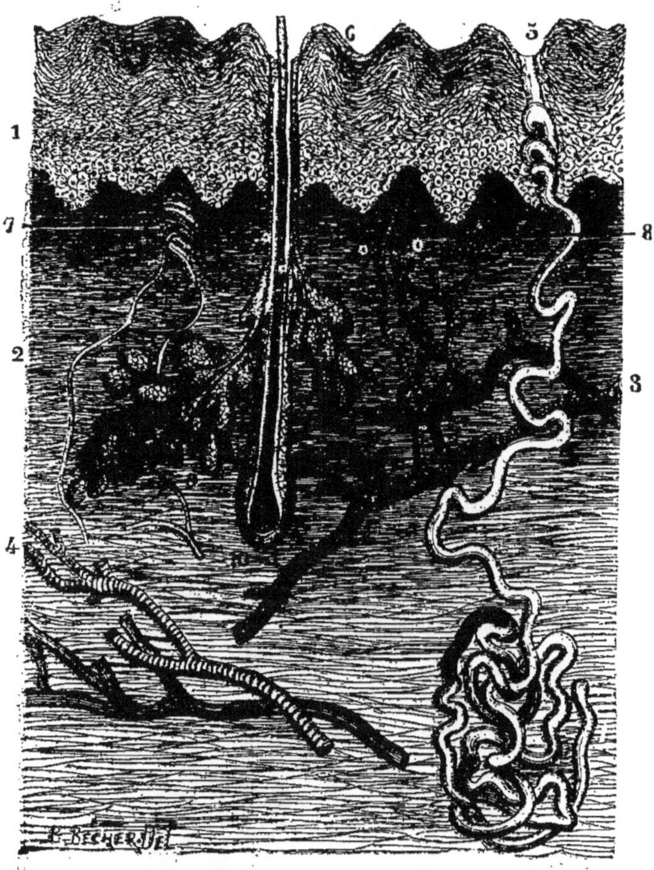

FIG. 269. — Coupe de la peau. Schéma.

1. Epiderme. — 2. Derme. — 3, 4. Vaisseaux du derme. — 5. Orifice de glande sudoripare entre deux saillies papillaires. — 6. Crêtes de la surface de l'épiderme. — 7. Corpuscule du tact et terminaison de ce nerf. — 8. Vaisseaux d'une papille vasculaire. — Glande sébacée. — 10. Follicule pileux.

2° Derme. — Le derme est la partie essentielle de la peau; il est sensible et vasculaire ; c'est dans son épaisseur qu'on trouve les glandes sébacées, les follicules pileux, les vaisseaux et les nerfs.

Le derme offre à étudier : son tissu propre, le tissu cellulo-graisseux sous-cutané, les vaisseaux et les nerfs.

a. *Tissu propre du derme.* — Le derme est composé principalement d'éléments de tissu conjonctif et de tissu élastique ; on y trouve des fibres musculaires lisses et des vésicules graisseuses.

Le *tissu conjonctif* est extrêmement abondant dans le derme. Il se montre sous forme de faisceaux ou de lamelles entre-croisés

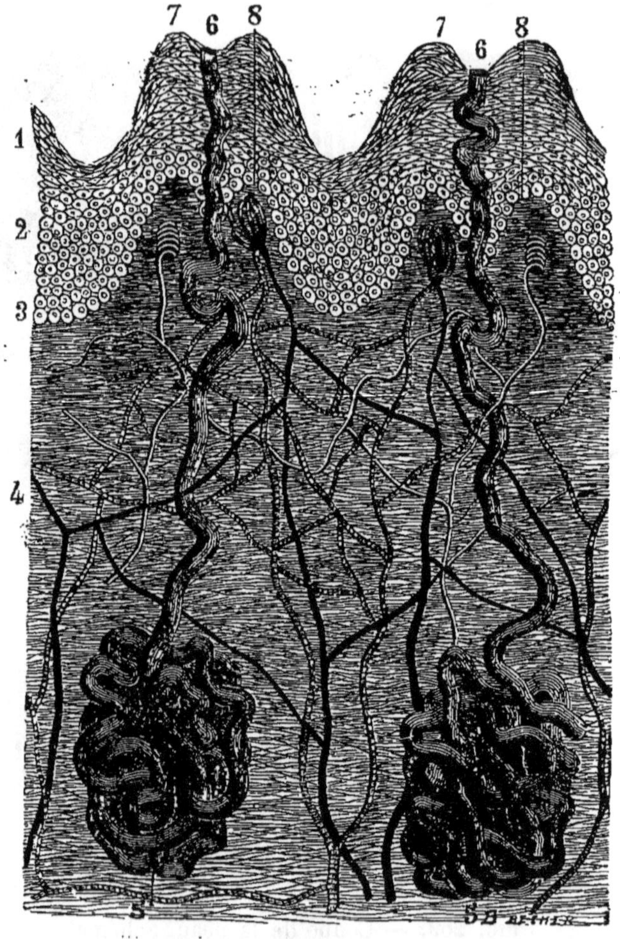

FIG. 270. — Coupe de la peau chez le blanc Schéma.

1. Couche cornée de l'épiderme. — 2. Corps muqueux. — 3. Surface du derme. — 4. Derme. — 5, 5. Corps des glandes sudoripares. — 6. Orifices des glandes sudoripares. — 7, 8. Crêtes papillaires entre lesquelles s'ouvrent les glandes sudoripares.

en divers sens. Ces faisceaux sont d'autant plus serrés qu'on se rapproche davantage de la surface épidermique ; dans les parties profondes du derme, ils s'entre-croisent irrégulièrement, de manière à limiter des espaces, ou aréoles, qui logent les lobules graisseux.

On trouve de nombreuses cellules conjonctives fusiformes et

étoilées, disséminées entre les faisceaux, ou dans leur épaisseur.

Le *tissu élastique*, quoique moins répandu que le précédent, se trouve néanmoins en grande quantité dans le derme. On rencontre des réseaux serrés de fibres élastiques et des fibres isolées, de moyenne et de petite dimension.

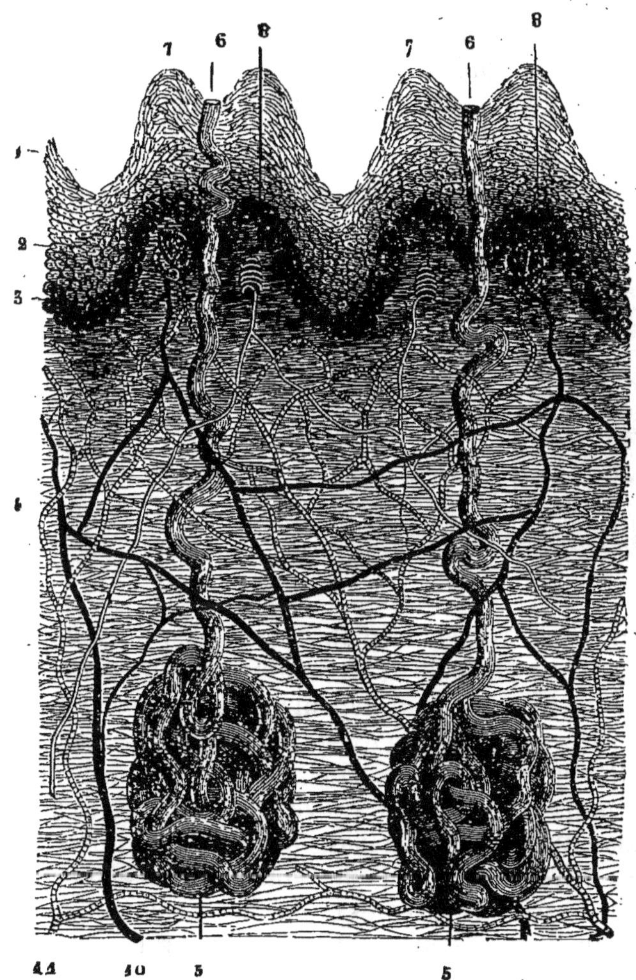

FIG. 271. — Coupe de la peau chez le nègre. Schéma.

1. Couche cornée de l'épiderme. — 2. Corps muqueux — 3. Surface du derme. — 4. Derme. — 5, 5. Corps des glandes sudoripares. — 6. Orifices des glandes sudoripares. — 7, 8. Crêtes papillaires entre lesquelles s'ouvrent les glandes sudoripares.

Le *tissu musculaire lisse* se montre en plusieurs points : au scrotum, au pénis, au mamelon et à l'auréole, où il constitue des membranes musculaires sous-cutanées que nous avons étudiées dans d'autres chapitres; ici nous devons mentionner surtout les *muscles redresseurs des poils*.

Ces muscles, signalés par Kölliker, sont de petits faisceaux microscopiques, d'épaisseur variable : 100 μ en moyenne. Ces faisceaux prennent naissance à la surface même du derme, au-dessous des cellules profondes allongées du corps muqueux ; ils se dirigent obliquement vers le fond des follicules pileux, et ils s'insèrent soit sur le fond, soit tout près de ce point. Deux ou trois muscles se rendent à chaque follicule. Ce sont ces muscles qui se contractent et qui soulèvent le follicule pileux, en redressant le poil, dans le phénomène connu sous le nom de *chair de poule*.

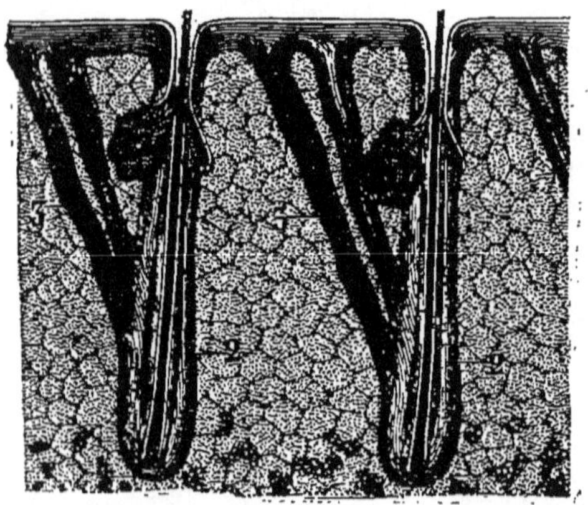

FIG. 272. — Muscles redresseurs des poils.

1. Coupe du derme. — 2, 2. Follicules pileux. — 3, 3. Muscles redresseurs des poils.

La paume des mains, la plante des pieds, le pavillon de l'oreille, toute la portion de la face située au-dessous des sourcils, le derme sous-unguéal, sont dépourvus de faisceaux musculaires.

Les *vésicules graisseuses* n'existent pas dans les parties les plus superficielles du derme, mais on les rencontre plus profondément. Elles se montrent sous forme de vésicules isolées et de petits pelotons graisseux, dans le voisinage des follicules pileux. Plus profondément, elles constituent des lobules graisseux, de volume variable, logés dans les aréoles de la face profonde du derme, et en continuité avec les lobules graisseux de la couche sous-cutanée.

b. *Tissu cellulo-graisseux sous-cutané*. — Ce tissu forme une couche au-dessous du derme ; elle constitue le *pannicule graisseux*, la *membrane adipeuse*. On y trouve des pelotons graisseux au milieu des faisceaux de tissu conjonctif. Cette couche se confond avec la face profonde du derme. Du côté opposé, elle se continue avec un tissu conjonctif plus lâche, dit *fascia superficialis*.

Son épaisseur varie depuis 2 millimètres jusqu'à 1 centimètre 1/2.

Au scrotum, au pénis et aux paupières, on ne trouve que quelques vésicules graisseuses isolées dans cette couche ; elle est donc réduite au tissu conjonctif.

C'est dans cette région qu'on rencontre les bourses séreuses sous-cutanées, qui ne sont que des aréoles du tissu conjonctif, agrandies par suite de la déchirure des cloisons les plus voisines.

c. *Vaisseaux et nerfs.* — Le derme est abondamment pourvu de vaisseaux et de nerfs. Les *artères* traversent le tissu sous-cutané et les parties profondes du derme, en se ramifiant. Elles constituent, au-dessous de la couche des papilles, un réseau artériel d'où partent les capillaires destinés aux papilles, où ils se perdent en formant des anses simples dans les petites papilles et des anses ramifiées dans les papilles plus volumineuses. Les lobules graisseux, les follicules pileux, les glandes sébacées, les glandes sudoripares et les faisceaux musculaires lisses reçoivent des capillaires.

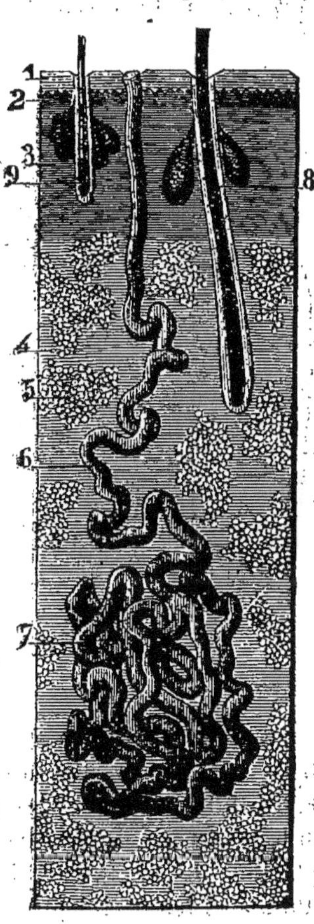

FIG. 273. — Coupe de la peau du creux axillaire. On y voit une grosse glande sudoripare, deux follicules pileux, avec leurs glandes sébacées, et des éléments graisseux.

Suivant la situation qu'ils occupent, les capillaires artériels forment au niveau du derme des réseaux qui ont été désignés par les noms de : 1° *réseau papillaire* ; 2° *réseau sous-papillaire* ; 3° *réseau intra-dermique* ; 4° *réseau sous-dermique*.

Les *veines*, nées des capillaires, s'anastomosent en réseau au-dessous de la couche des papilles, puis se jettent dans les veines qui rampent dans le tissu conjonctif sous-cutané.

Les *lymphatiques* naissent dans les interstices limités par les fibres conjonctives du derme. Ils forment dans cette couche de la peau des réseaux lymphatiques correspondant aux réseaux artériels.

Les *nerfs* de la peau sont très nombreux. Ils traversent la couche sous-cutanée, et pénètrent dans le derme, pour former un réseau dans le voisinage des papilles. De ce réseau partent des filaments nerveux qui s'anastomosent, de manière à constituer un réseau encore plus superficiel, véritable *plexus terminal*. C'est de ce plexus que partent des filaments extrêmement ténus, qui se terminent dans les papilles. Le diamètre de ces filaments est de 3 à 4 μ dans le plexus terminal, de 2 à 3 μ dans les papilles.

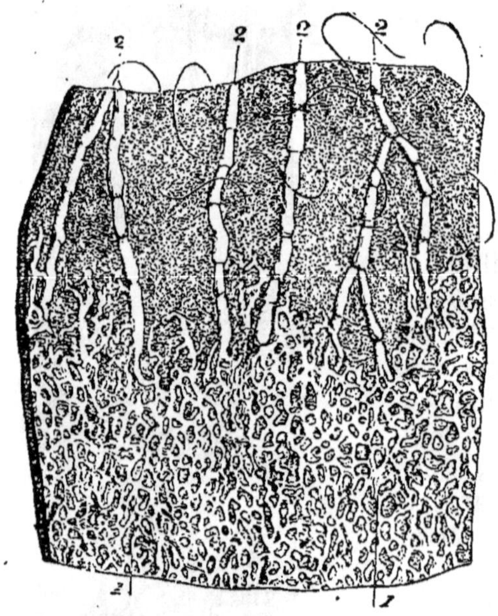

Fig. 274. — Vaisseaux lymphatiques de la peau.

1, 1. Réseau lymphatique. — 2, 2. Vaisseaux.

Il existe plusieurs modes de terminaison des nerfs de la peau. Indépendamment des nerfs qui se terminent dans les muscles lisses et dans les follicules pileux, on peut constater quatre espèces de terminaison bien distinctes : les corpuscules du tact, les corpuscules de Pacini ou de Vater les terminaisons intra-épidermiques et les ménisques tactiles.

Corpuscules de Pacini ou de Vater. — Ces corpuscules, dans lesquels se terminent les nerfs sensitifs, se montrent d'une manière constante sur les nerfs cutanés de la face palmaire des doigts et des orteils. Ils sont plus nombreux au niveau de la dernière phalange. On trouve encore quelques corpuscules de Pacini isolés sur d'autres points du corps.

Ces corpuscules sont ovoïdes ; leur longueur varie, chez l'homme, depuis 1 millimètre jusqu'à 4 millimètres 1/2.

Le corpuscule se compose d'une fibre nerveuse, d'un bulbe central et d'une enveloppe.

La *fibre nerveuse* pénètre dans le corpuscule, se porte au milieu du bulbe central, dont elle parcourt toute la longueur en s'aplatissant, et se termine à l'extrémité du corpuscule de Pacini. Cette fibre, plate, offre 13 μ de largeur et 9 μ d'épaisseur ; elle est très pâle. A son extrémité terminale, on observe un renflement granuleux ; cette extrémité est tantôt simple, tantôt divisée en deux ou trois branches. (Voy. *Terminaison des nerfs.*)

Le *bulbe central* entoure la fibre nerveuse sous forme d'un cordon granuleux parsemé de noyaux.

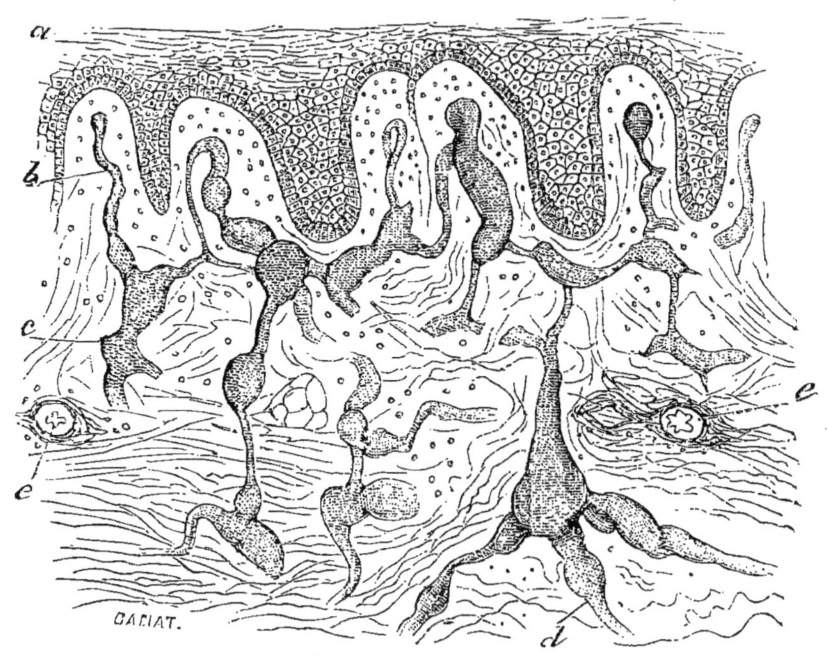

Fig. 275. — Lymphatiques de la peau de la dernière phalange d'un doigt.

a. Épiderme. — *b*. Vaisseaux lymphatiques. — *c*. Vaisseaux plus profonds forman de larges réseaux et munis de valvules.

L'*enveloppe* se compose de plusieurs feuillets superposés, ou *capsules* emboîtées les unes dans les autres, au nombre de 20 à 60. Chacune de ces capsules est formée de tissu conjonctif et de corpuscules de tissu conjonctif. Sur les capsules les plus superficielles, on peut distinguer des fibres externes, à direction transversale, et des fibres profondes longitudinales. Entre les capsules, on observe des espaces plus ou moins considérables, remplis par un liquide transparent.

Nous étudierons les *corpuscules du tact* ou *de Meissner* avec les *papilles*.

Terminaisons nerveuses intra-épidermiques. — Elles sont constituées par des fibres dépourvues de myéline, qui se détachent

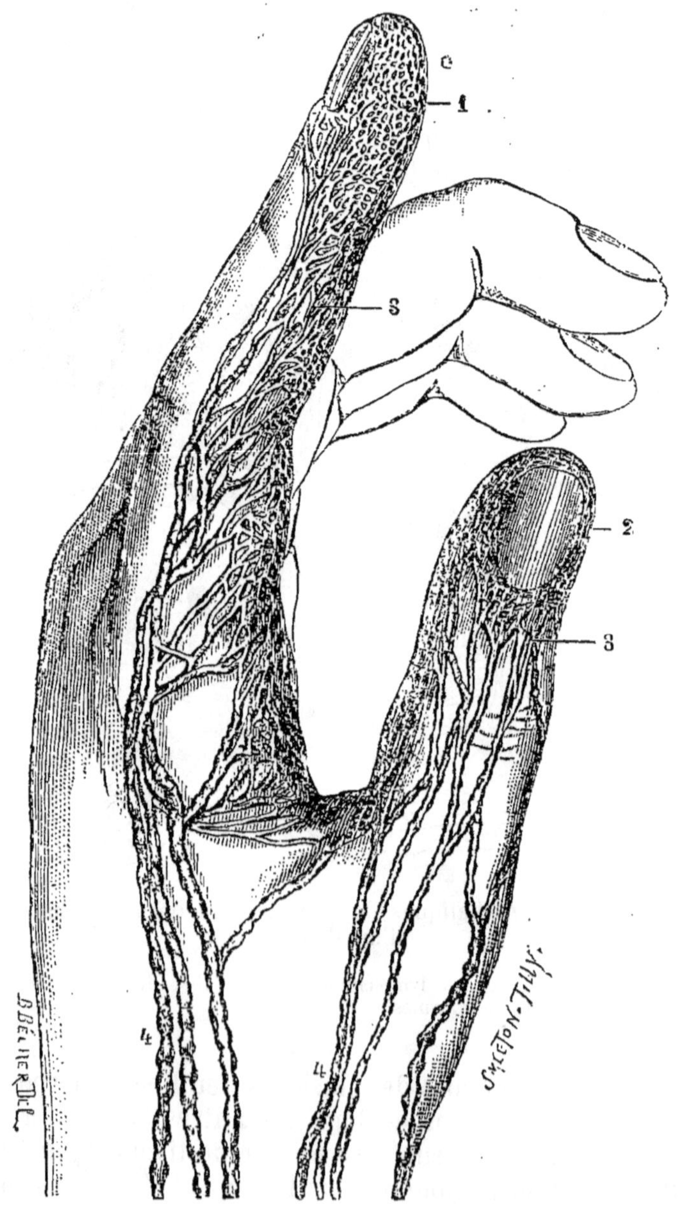

Fig. 276. — Trajet des troncs lymphatiques venus de la peau des doigts.

du réseau nerveux papillaire et vont se terminer par de fines extrémités libres dans les cellules du corps muqueux.

Ménisques tactiles. — Ces terminaisons s'observent à la partie supérieure du derme où elles surmontent les branches nerveuses de la région. Chaque ménisque représente une sorte de petit bouton, formé de tissu conjonctif très délicat. A l'intérieur du ménisque, on trouve une grande cellule ovalaire, à protoplasma clair, recevant par un de ses pôles une fibre nerveuse. C'est la *cellule tactile*.

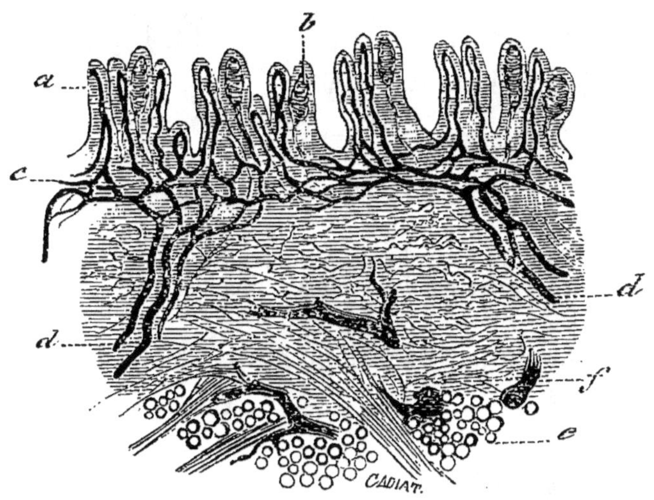

Fig. 277. — Coupe du derme de la dernière phalange de l'indicateur; diverses papilles.

a. Papille vasculaire. — *b.* Papille nerveuse. — *c.* Réseau sanguin du corps papillaire. — *d.* Artère et veine se rendant à ce réseau. — *e.* Pannicule adipeux. — *f.* Vaisseaux profonds du derme (Cadiat).

3° Papilles. — Les papilles sont revêtues d'une couche épidermique qui les recouvre à la manière d'un cornet. Ces organes sont coniques, et la largeur de leur base est ordinairement la moitié ou les trois quarts de leur longueur. Les plus volumineuses ont de 150 à 200 μ de longueur en moyenne ; les plus petites, qui se montrent à la face, mesurent de 40 à 50 μ.

Quoique les papilles soient de véritables élevures du derme, on n'y trouve pas partout une structure fibreuse manifeste ; en plusieurs points, elles paraissent formées d'une substance homogène recouverte d'une mince couche complètement transparente. Cependant, dans les papilles de la paume des mains et de la plante des pieds, on rencontre des fibres élastiques fines.

La papille est *simple* si elle offre un seul sommet, *composée* si elle en présente plusieurs. Elle est *vasculaire* lorsqu'elle ne renferme que des vaisseaux ; *nerveuse* si les nerfs sensitifs s'y terminent. Il est rare de voir des vaisseaux et des nerfs dans une même papille, à moins que celle-ci ne soit composée et ne renferme

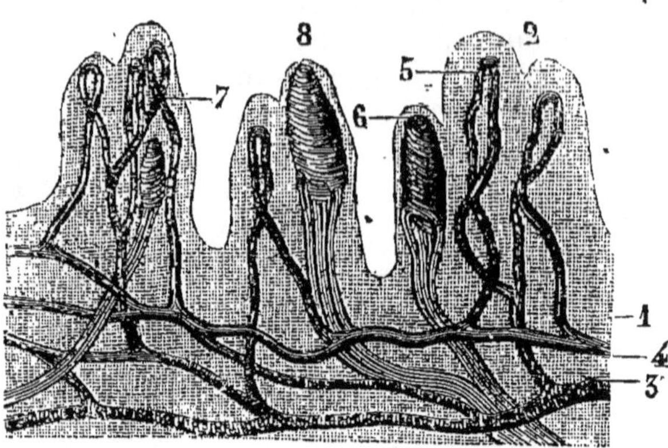

Fig. 278. — Papilles vasculaires et nerveuses. Les numéros indiquent des parties faciles à reconnaître.

un corpuscule du tact dans l'un des sommets, et des vaisseaux dans les autres.

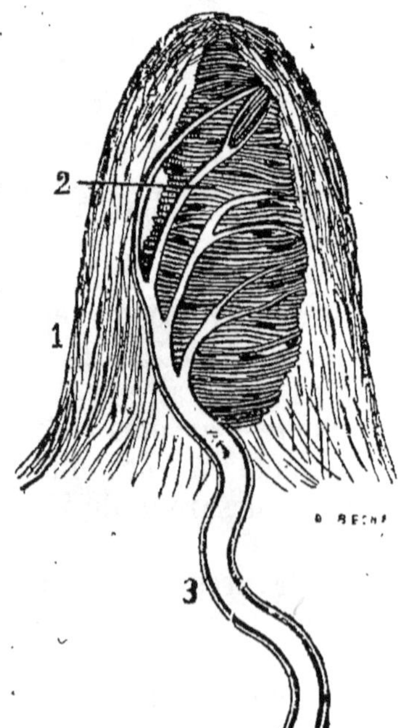

Fig. 279. — Corpuscule de Meissner.

1. Enroulement des tubes nerveux terminaux. — 2. Tube nerveux arrivant au corpuscule et se dépouillant de sa moelle. — 3. Il s'amincit. — 4. Il s'enroule.

Les papilles ont une *anse vasculaire simple*, si elles sont petites ; des anses ramifiées se montrent dans les papilles volumineuses.

Les nerfs des papilles se terminent dans des organes particuliers décrits sous le nom de *corpuscules du tact.*

Corpuscules du tact ou de Meissner. — Ces corpuscules se trou-

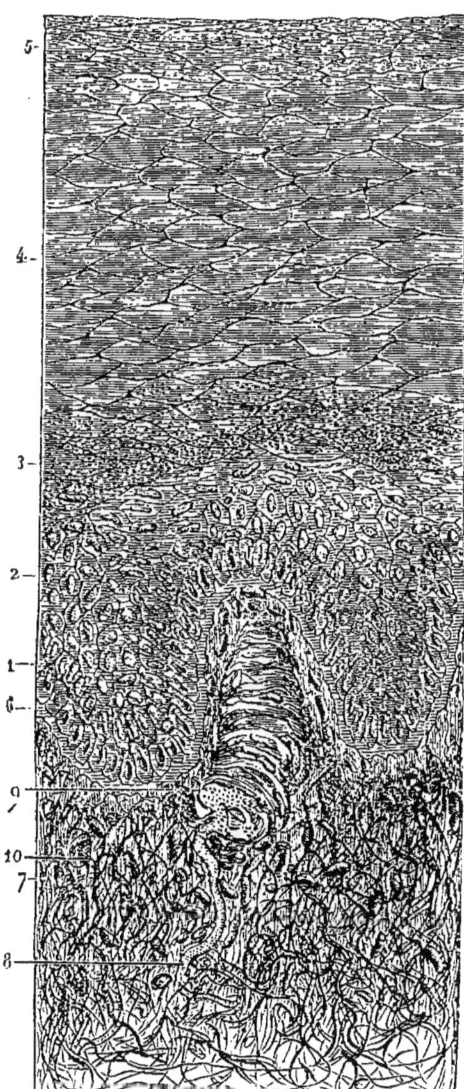

Fig. 280. — Coupe de la peau du doigt passant par un corpuscule de Meissner.

1. Cellules profondes allongées du corps muqueux et pigment. — 2. Corps muqueux. — 3, 4, 5. Couche cornée de l'épiderme. — 6. Couche amorphe recouvrant le derme. — 7. Derme. — 8. Filet nerveux se rendant à un corpuscule de Meissner. — 9, 10. Fibres élastiques du derme. (Grossissement, 400) Morel et Villemin.

vent dans la substance même de la papille, au sommet de cette éminence. Leur forme est ovoïde ; leur longueur moyenne est de 80 μ ; ils peuvent atteindre 180 μ à la paume de la main ; ils ne dépassent pas 40 μ à la face dorsale des doigts.

On observe les corpuscules du tact en plusieurs régions du corps, surtout aux mains et aux pieds.

On leur considère des fibres nerveuses terminales, un bulbe central et une enveloppe.

Les *fibres nerveuses*, généralement au nombre de deux, trois ou quatre, se portent vers le corpuscule du tact, en parcourant sa surface en ligne droite et, le plus souvent, en s'enroulant autour du corpuscule, comme dans la figure 279. Elles pénètrent à l'intérieur du corpuscule sous forme de fibres pâles, et s'y terminent par des *extrémités libres*.

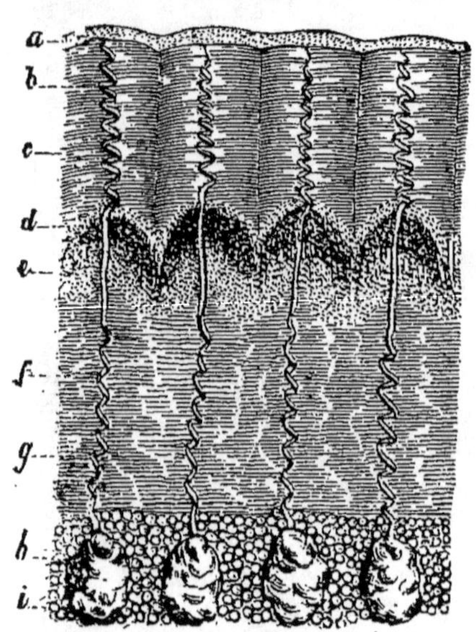

Fig. 281. — Coupe schématique de la peau. On y voit l'épiderme, le derme avec ses papilles et des glandes sudoripares.

a, b, c. Couche cornée de l'épiderme. — *d.* Corps muqueux de Malpighi. — *e.* Couche des papilles. — *f, g, h.* Derme et tissu sous-cutané. — Corps de la glande sudoripare. — *i.* Cellules adipeuses entourant le corps de la glande.

Le *bulbe central* est formé par une substance transparente, homogène, contenant de fines granulations.

L'*enveloppe*, l'écorce des corpuscules du tact, est composée d'une substance encore peu connue. Traitée par l'acide acétique, cette substance laisse voir un grand nombre de noyaux dirigés transversalement, et appartenant peut-être à des corpuscules de tissu conjonctif.

Autrefois, on croyait que les nerfs se terminaient en anse dans les papilles.

4° Glandes sudoripares. — Les glandes sudoripares, glandes de la sueur, existent dans toute l'étendue de la peau, excepté dans le conduit auditif externe, à la face concave du pavillon de l'oreille et dans le derme sous-unguéal.

Ces glandes sont formées par un tube mince enroulé sur lui-même à sa partie profonde, pour former le *corps* de la glande, ou le glomérule; il traverse ensuite la peau sous forme de *canal excréteur* pour s'ouvrir à la surface de l'épiderme.

Le *volume* du corps de ces glandes est variable ; leur *structure* varie également selon leur volume. Les plus petites descendent à 200 μ et même à 100 μ ; elles sont mêlées aux grosses, et elles occupent quelques régions particulières : paupières, scrotum, nez, etc. Les plus volumineuses peuvent acquérir de 2 à 3 millimètres : creux axillaire. Le chiffre moyen est de 1/2 millimètre, toutes les glandes étant prises d'une manière générale. Le tube qui constitue ces glandes est filiforme, très mince ; nous ferons connaître plus loin ses dimensions. Commençons par examiner la structure des glandes ordinaires.

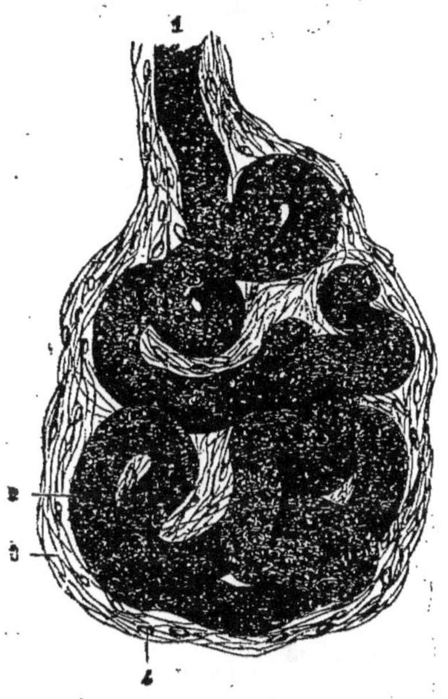

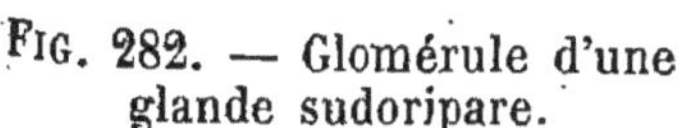

FIG. 282. — Glomérule d'une glande sudoripare.

1. Tube et épithélium. — 2. Noyaux de l'épithélium. — 3. Tissu conjonctif périphérique.

a. *Corps de la glande, ou glomérule.* — Il est formé par l'enroulement du tube sur lui-même. Cet enroulement n'est pas un véritable pelotonnement, mais un amas de flexuosités assez analogues à celles des canalicules spermatiques et de l'épididyme (fig. 282).

Les parois du glomérule de la glande sudoripare sont formées par deux couches : α. une *couche conjonctive et musculaire* ; β. une *couche épithéliale*.

α. La couche conjonctive est formée par du tissu conjonctif assez dense, contenant à sa face profonde des fibres musculaires lisses *spiroïdes*, disposées sur un seul plan.

β. La *couche épithéliale* possède deux sortes de cellules : des cellules *cylindriques* centrales et des cellules périphériques *striées* qu'on regarde comme *myo-épithéliales*.

Des *capillaires* nombreux se détachent des artères de la peau et se rendent à la paroi du tube, en se ramifiant dans l'épaisseur de la couche externe, selon Sappey.

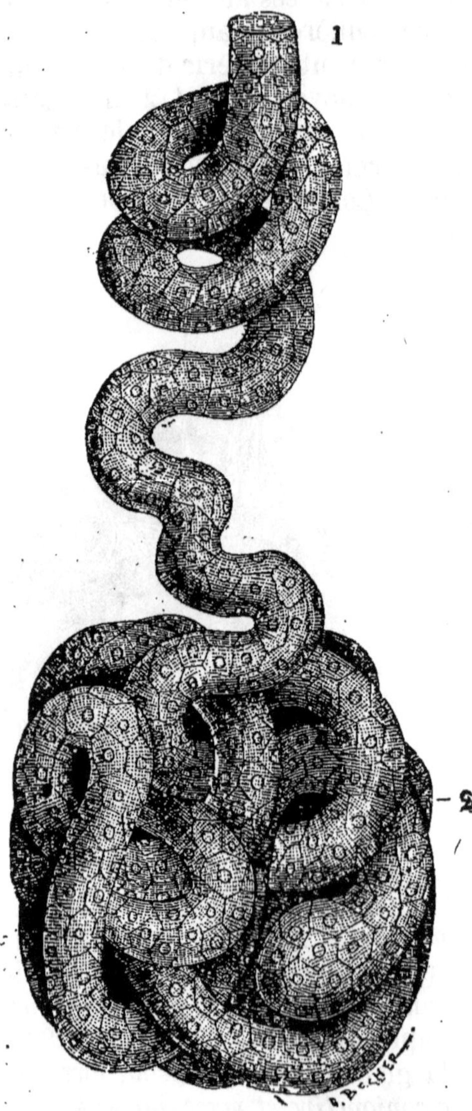

Fig. 283. — Schéma de la structure d'une glande sudoripare de la paume des mains.

1. Canal excréteur. — 2. Glomérule ou corps de la glande.

Les *lymphatiques* et les *nerfs* ne sont pas connus. Sappey affirme avoir vu un plexus nerveux autour du glomérule, et des filaments, partis de ce plexus, se perdre dans l'épaisseur de la glande.

b. *Canal excréteur.* — Le canal excréteur fait suite au tube du glomérule et traverse les parties superficielles du derme, en décrivant de petites flexuosités. Il sort du derme entre les papilles, jamais en traversant une papille. Dans l'épiderme, ce canal se comporte d'une manière différente selon les régions. A la paume des mains et à la plante des pieds, il décrit une spirale qui peut offrir plus de trente demi-tours, selon Sappey. Dans les autres régions, ce canal est à peine flexueux, et il s'ouvre à la surface de l'épiderme, en prenant une direction oblique au moment de sa terminaison.

Dans son trajet à travers le derme, le canal offre la même structure que le tube du glomérule; on y trouve les deux couches : conjonctive et épithéliale.

Quand le tube arrive au niveau de l'épiderme, il perd sa paroi propre, et les cellules épidermiques qui s'écartent limitent simplement son trajet.

Dans les diverses régions du corps, les orifices des glandes sudoripares sont entremêlés à ceux des follicules pileux et des glandes sébacées ; mais à la paume des mains et à la plante des pieds, les glandes sudoripares s'ouvrent suivant des séries régulières qui décrivent les mêmes courbes que les rangées de papilles qu'on observe à la pulpe des doigts (fig. 284).

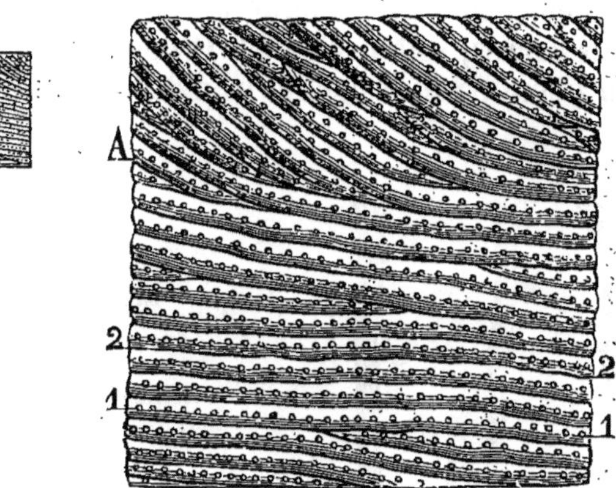

FIG. 284. — Orifices des glandes sudoripares.

A. Portion de la paume de la main vue à la oupe. — 1, 1. Orifices glandulaires (pores). — 2, 2. Sillons qui séparent les crêtes sur lesquelles s'ouvrent les glandes. — B. La même portion d'épiderme vue à l'œil nu.

De quelques glandes sudoripares en particulier. — Les glandes de la peau du *creux axillaire*, de la *racine du pénis* et de l'*auréole du mamelon*, offrent une structure particulière. Celles de l'aisselle présentent une division du canal, dont les branches se subdivisent quelquefois en plusieurs ramifications tubulées. Ces glandes sont volumineuses et constituent une couche continue.

Développement. — Les glandes sudoripares se montrent vers le quatrième ou le cinquième mois de la vie fœtale. Au début, elles sont représentées par des prolongements du corps muqueux de l'épiderme, qui pénètrent dans l'épaisseur du derme sous forme de cordons pleins, uniquement composés de cellules. Au sixième mois, on voit déjà quelques flexuosités à l'extrémité du prolongement ; au septième mois, le canal apparaît ; enfin elles se complètent avant la naissance (fig. 285).

La *longueur* du canal excréteur est variable, d'où il résulte que le corps de la glande occupe une *position* différente ; le plus souvent, il siège dans les aréoles du derme, au contact des pelotons graisseux. Lorsque le conduit est plus long, le corps de la glande est situé dans le tissu conjonctif sous-cutané. On ne trouve point de glandes sudoripares dans les couches superficielles, condensées, du derme.

Le *nombre* de ces glandes est plus considérable à la paume des mains et à la plante des pieds. Dans ces régions, Sappey a trouvé 106 glandes pour un espace de 25 millimètres carrés, soit 240,000 pour les deux mains et les deux pieds. Sur les autres parties du corps, le même auteur indique un chiffre moyen de 30 par 25 millimètres carrés, soit 1,800,000. On peut donc admettre que la peau d'un homme renferme environ 2 millions de glandes sudoripares.

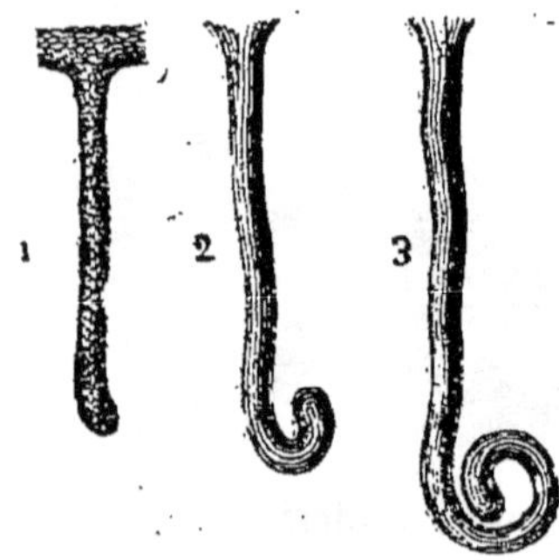

FIG. 285. — Développement des glandes sudoripares.

1. Glande d'un embryon de trois mois ; — 2. De quatre mois ; — 3. De cinq mois.

5° Glandes sébacées. — Les glandes sébacées sont disséminées dans l'épaisseur de la peau. Elles sécrètent une matière grasse, qui se répand insensiblement à la surface de la peau et des poils qu'elle lubrifie. On les rencontre partout, excepté à la paume des mains, à la plante des pieds, à la face palmaire des doigts et à la face plantaire des orteils. On pourrait dire qu'on les trouve partout où il y a des poils développés ou des poils follets, s'il n'en existait en certaines régions dépourvues de follicules pileux : bord libre des lèvres, mamelon, vulve, face interne du prépuce et couronne du gland. Nous ferons remarquer que, rigoureusement, ces parties, à l'exception du mamelon, sont recouvertes par une membrane muqueuse, et non par la peau.

Les glandes sébacées offrent la plus grande analogie avec un acinus, ou avec un lobule de glande en grappe, selon son volume. Ce sont, en effet, des *glandes en grappe* plus ou moins développées.

Ce qu'elles offrent de remarquable, c'est leur connexion avec les follicules pileux, dont le développement est inverse ; un follicule pileux volumineux est accompagné de glandes sébacées petites ; les glandes les plus grosses sont annexées aux follicules pieux des poils follets. Il en résulte que, dans le premier cas, qui est le plus fréquent, la glande s'ouvre dans le follicule, tandis que, dans le second, le follicule s'ouvre dans la glande. Quoi qu'il en soit, ces deux organes ont une ouverture commune sur la peau, ouverture qui laisse passer le poil et qui verse la matière sébacée.

La glande sébacée se compose de culs-de-sac glandulaires et d'un conduit excréteur.

Les *culs-de-sac glandulaires, vésicules glandulaires,* sont constitués par une membrane de tissu conjonctif, tapissée à sa face in

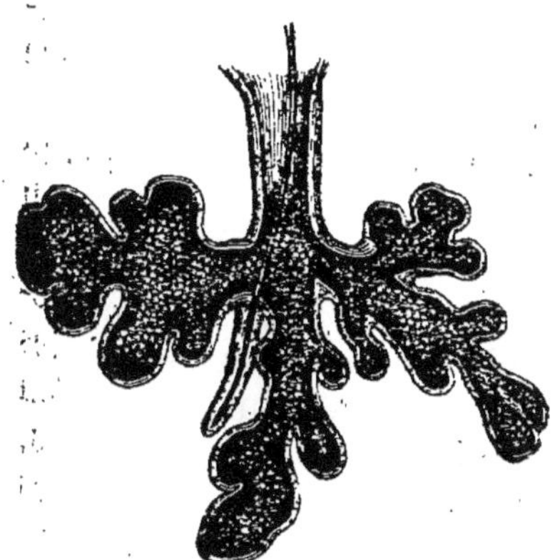

FIG. 286. — Glande sébacée et follicule pileux ayant une embouchure commune (follicule pilo-sébacé).

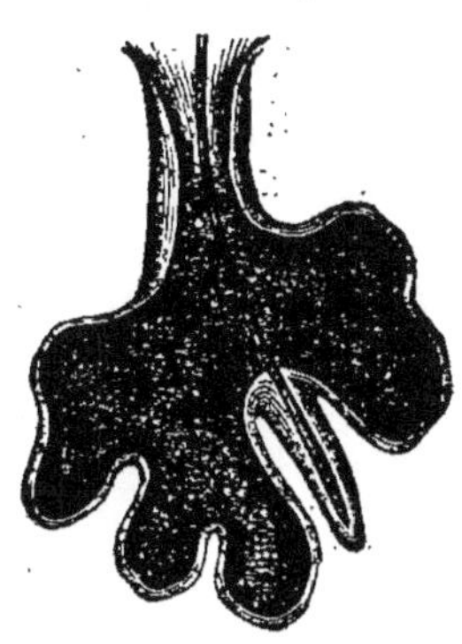

FIG. 287. — Glande sébacée recevant un follicule pileux.

terne d'une couche épithéliale. Le tissu conjonctif paraît être un prolongement de la paroi du follicule pileux ou du tissu du derme. Les vésicules, arrondies, ont en moyenne 70 μ de diamètre; celles qui ont une forme allongée mesurent 170 μ de longueur et 70 μ de largeur.

Les *cellules épithéliales* forment une couche simple. Elles sont volumineuses, 30 à 60 μ, plus ou moins arrondies, et renferment un noyau et des granulations graisseuses. Les granulations se multiplient à mesure que les cellules sont plus anciennes ; elles s'agglomèrent pour former des gouttelettes graisseuses ; enfin, elles finissent, dans certains cas, par remplir complètement la cellule de substance grasse. Cet élément ressemble alors à une vésicule de tissu graisseux.

Lorsque les cellules épithéliales sont plus ou moins chargées de graisse, elles se détachent pour être remplacées par de plus jeunes cellules; elles remplissent les culs-de-sac glandulaires, les conduits et le follicule pileux, sous l'aspect d'une matière jaunâtre qui a reçu le nom de *matière sébacée*. Lorsqu'on examine cette matière sébacée au microscope, on y trouve des cellules remplies de matière grasse (cellules épithéliales devenues graisseuses), des gouttelettes grasses libres et des débris de cellules (cellules précédentes rompues), et des cellules d'épithélium polyédrique ou pavimenteux, qui se sont détachées du follicule pilo-sébacé dans le trajet que parcourt la matière sébacée, avant d'arriver à la surface cutanée.

On trouve aussi dans la matière sébacée des glandes de la face un parasite qui se rencontre presque constamment chez les personnes affectées d'acné de cette région. C'est le *demodex folliculorum* décrit par Simon, étudié par Lanquetin ; il vit de préférence au fond des culs-de-sac glandulaires.

Le *conduit* de la glande sébacée, que celle-ci s'ouvre dans le follicule pileux, ou sur la peau, offre une couche externe de tissu conjonctif, en continuité avec celle du follicule pileux ou avec le derme, et une couche interne épithéliale. Les cellules épithéliales sont plus aplaties que celles des culs-de-sac glandulaires ; à mesure qu'on passe des culs-de-sac dans les conduits, on voit que les granulations graisseuses diminuent de nombre, disparaissent même, pour être remplacées par des granulations pigmentaires. Au moment où le conduit s'ouvre dans le follicule pileux ou sur la peau, il offre plusieurs couches stratifiées de cellules polyédriques, à granulations pigmentaires, analogues à celles du corps muqueux.

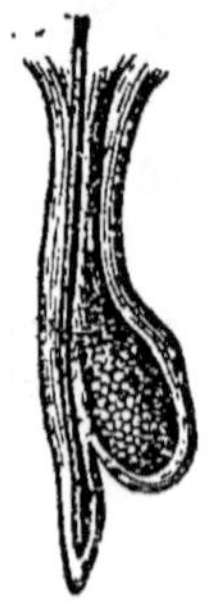

Fig. 288. — Glande sébacée, formée par un cul-de-sac et recevant un follicule pileux.

Le conduit offre une longueur qui varie entre 1/2 millimètre et 3/4 de millimètre. Sa largeur est de 100 à 300 μ. La couche épithéliale qui le tapisse est épaisse de 50 μ, en moyenne.

Quelques *capillaires* rampent à la surface des glandes sébacées. On ne connait ni leurs *vaisseaux lymphatiques*, ni leurs *nerfs*.

Développement. — Ces glandes se montrent au quatrième mois de la vie fœtale, sous forme de prolongements cylindriques, renflés à l'extrémité en forme de bouteille. Ce prolongement, sorte d'excroissance de la paroi du follicule pileux (lequel prend son point de départ dans le corps muqueux de Malpighi), est uniquement constitué par des cellules, comme les glandes sudoripares au moment de leur formation. Les culs-de-sac glandulaires se forment par bourgeonnement des prolongements primitifs, par prolifération des cellules qui les constituent. Leur cavité résulte du ramollissement des cellules centrales.

Le *nombre* des glandes annexées aux follicules pileux est variable, quelques rares follicules en sont dépourvus ; dans un grand nombre, on ne trouve qu'une glande ; le plus ordinairement, chaque follicule offre deux glandes sébacées. Aux grandes lèvres et au scrotum, le follicule pileux reçoit de 4 à 8 glandes sébacées, qui forment une sorte de couronne autour de cet organe.

Le nombre des glandes sébacées de la peau n'a pas été évalué ; il est au moins double de celui des follicules pileux.

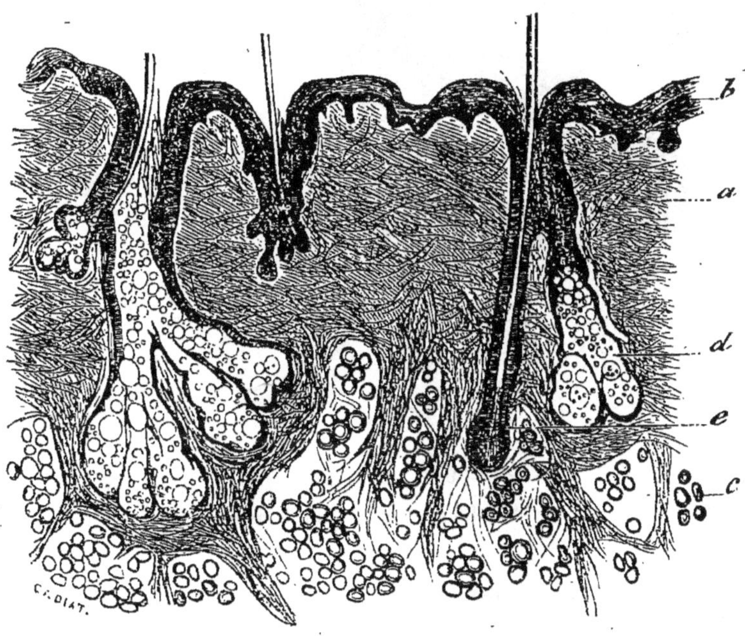

FIG. 289. — Coupe de la peau montrant les follicules pilo-sébacés.

a. Derme avec sa trame élastique. — *b*. Couche épithéliale. — *c*. Vésicules adipeuses du pannicule graisseux. — *d*. Glandes sébacées. — *e*. Follicules pileux.

Les *dimensions* de ces organes sont extrêmement variables. Celles du cuir chevelu n'atteignent pas 1/2 millimètre de diamètre (200 à 400 μ) ; celles qui sont annexées aux poils de la barbe, du creux axillaire et de la poitrine, offrent en moyenne 1/2 millimètre ; au nez, à l'oreille et en plusieurs régions, les glandes sébacées ont un volume qui varie entre 1/2 millimètre et 2 millimètres.

Les glandes sébacées ne siègent pas au-dessous du derme, comme la plupart des glandes sudoripares ; elles occupent l'épaisseur même du derme.

Les tannes, les kystes sébacés, les loupes sont des tumeurs formées par des glandes sébacées pleines d'enduit sébacé.

6° Follicules pileux. — Les follicules pileux sont de petits tubes fermés à leur extrémité profonde et contenant la racine des poils. Leur longueur, de 2 à 7 millimètres, varie selon la longueur du poil ; ceux du cuir chevelu et de quelques autres régions sont tellement longs, que leur extrémité profonde dépasse le derme et se montre sous forme de brosse, lorsqu'on renverse la peau disséquée.

La surface externe des follicules est en rapport avec les glandes

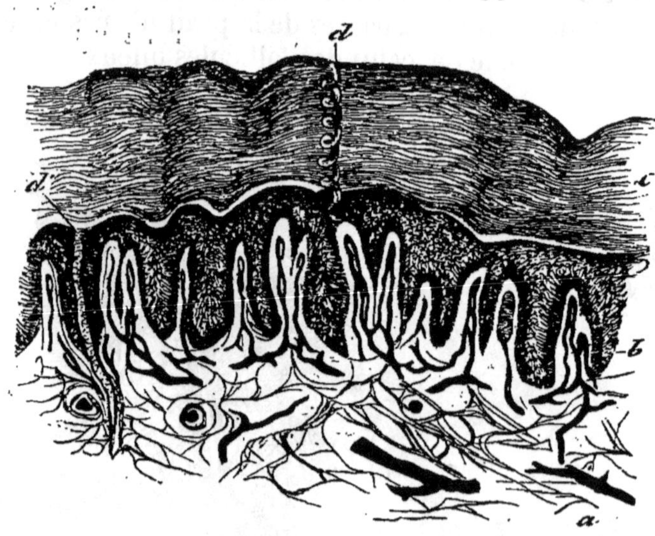

Fig. 290. — Coupe de la peau des doigts.

a. Derme. — *b.* Couche de Malpighi. — *c.* Couche cornée. — *d.* Canaux de glandes sudoripares.

sébacées, les muscles redresseurs des poils et le tissu du derme. La surface interne présente, vers le fond, une saillie conique, en forme de papille, *papille* du poil. Elle est en rapport très étroit avec la surface du poil, dont elle est à peine séparée par la couche mince de matière grasse que les glandes sébacées versent dans la cavité du follicule pileux.

La structure du follicule pileux comprend : une paroi externe, *paroi propre,* ou *follicule proprement dit ;* la *papille,* dépendance du follicule ; une paroi interne, *épithélium ;* des *vaisseaux sanguins* et des *nerfs.* Les *lymphatiques* ne sont pas connus.

a. *Paroi propre du follicule.* — Cette paroi se compose de trois couches superposées, qui mesurent ensemble une épaisseur de 45 μ en moyenne.

1° La couche externe, la plus résistante, se confond avec le tissu du derme. Elle est formée de *tissu conjonctif à fibres longitudinales,* sans fibres élastiques, mais avec un grand nombre de corpuscules de tissu conjonctif, la plupart fusiformes. Cette couche se continue directement avec la paroi externe des glandes sébacées.

2° La couche moyenne, la plus épaisse, offre des éléments dirigés en travers. Ces derniers se composent d'une *substance fondamentale* fibrillaire, à stries transversales, et de corpuscules fusiformes de tissu conjonctif, dirigés en travers et disposés en plusieurs couches. Ces corpuscules offrent un noyau, dirigé aussi transversalement et allongé en forme de bâtonnet. Cette couche n'existe que dans la moitié profonde du follicule ; au-dessus de l'embouchure des glandes sébacées, on n'en trouve plus trace.

3° La couche interne est une membrane amorphe, très adhérente à la précédente, et offrant seulement quelques stries longitudinales. Elle représente la *membrane vitrée* de l'épiderme.

b. *Papille du poil.* — Elle n'est pas autre chose qu'une des papilles du derme sur laquelle viennent se fixer les parois du follicule pileux. On la désigne encore par le nom de *bulbe* ou *racine du poil.* Suivant qu'il est renflé en massue ou déprimé en cul-de-bouteille, le *bulbe* est dit *plein* ou *creux.*

c. *Épithélium.* — Les cellules épithéliales, qu'on rencontre à l'intérieur du poil, se présentent sur deux couches qui s'étendent depuis le bulbe jusqu'à l'ouverture du col du follicule pileux. On les appelle encore *gaines épithéliales interne et externe* du poil.

La *gaine épithéliale externe*, très épaisse à la partie moyenne du follicule, va en s'amincissant vers le bulbe. Elle est formée par les cellules du corps muqueux.

La *gaine épithéliale interne* est formée par les autres couches cellulaires de l'épiderme. On y distingue trois couches de cellules : la *couche de Henle* (cellules claires et volumineuses), la *couche de Huxley* (cellules cylindriques irrégulières), la *cuticule de la gaine épithéliale externe*, formée par des cellules lamellaires.

d. *Vaisseaux et nerfs.* — Les follicules sont très vasculaires ; le réseau capillaire pénètre dans les couches externe et moyenne ; les vaisseaux de la couche externe sont dirigés longitudinalement, comme les fibres ; ceux de la couche moyenne, beaucoup plus fins, ont de 6 à 7 μ de diamètre. On trouve quelques *filets nerveux* dans la paroi externe du follicule.

Le fond du follicule est plus riche en vaisseaux que le reste de ce cul-de-sac. La papille est vasculaire également ; on n'y a pas encore rencontré de nerfs.

7° Poils et cheveux. — Les poils et les cheveux ont la même structure ; ils ne diffèrent que par la forme et l'épaisseur. Ces filaments offrent : 1° un canal central, rempli d'une substance dite *tissu médullaire ;* 2° le *tissu cortical,* qui constitue la paroi du canal ; 3° une *couche épidermique*, tapissant la surface du cheveu ou du poil ; 4° un renflement terminal, du côté du follicule le *bulbe* du poil.

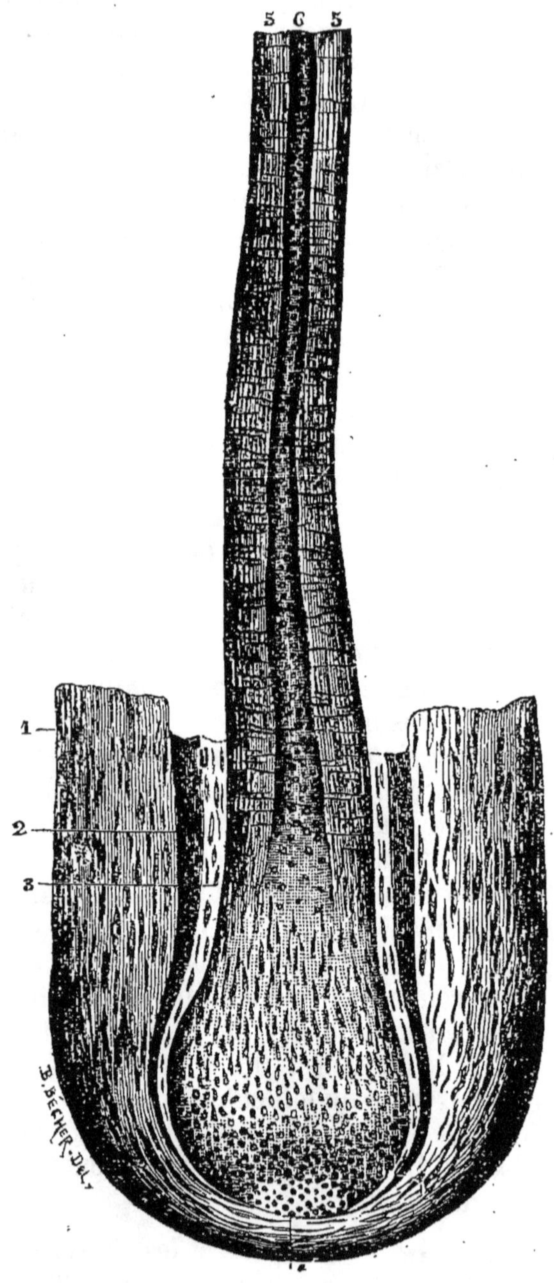

Fig. 291. — Un poil dans son follicule.

1. Follicule pileux. — 2. Couche amorphe. — 3. Gaine interne de la racine. — 5. Substance fondamentale du poil. — 6. Canal médullaire et substance médullaire du poil.

a. *Tissu médullaire.* — Le canal médullaire occupe le tiers ou le quart de l'épaisseur du poil ; il est plus volumineux dans les poils courts et gros, plus mince dans les cheveux et les poils follets. On peut ouvrir le canal dans toute sa longueur, en déchirant un poil fendu à son extrémité. Pour observer la coupe d'un canal, il faut placer sous le microscope les petites tranches de poils que l'on enlève en passant de nouveau le rasoir sur une barbe faite.

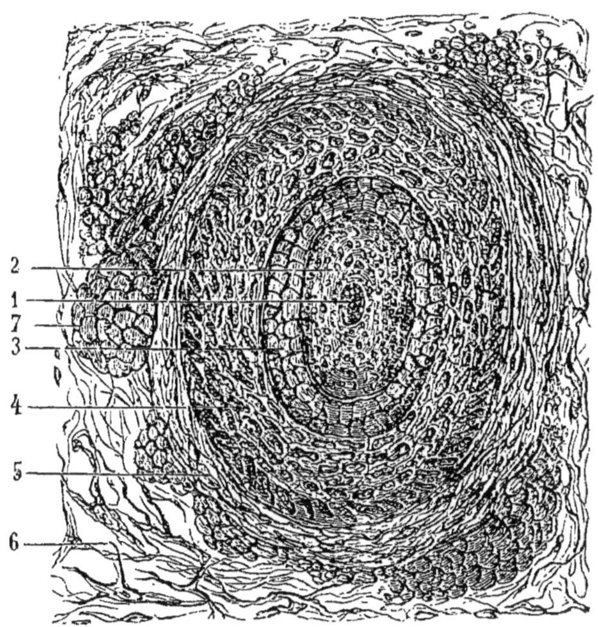

Fig. 292. — Coupe d'un cil et de son follicule pileux, d'après More et Villemin (grossissement, 220).

1. Substance médullaire. — 2. Substance corticale. — 3. Gaine interne du poil, cuticule. — 4. Gaine externe du poil, épithélium du follicule. — 5. Paroi du follicule. — 6. Derme.

Le tissu médullaire est composé de cellules à noyau et à granulations pigmentaires, tout à fait semblables à celles du corps muqueux de l'épiderme et à celles du bulbe.

Les *cellules médullaires* sont le plus souvent polyédriques, de 16 à 22 μ de diamètre. On trouve quelquefois, à leur intérieur, des granulations graisseuses.

Certains auteurs ont aussi avancé que la substance médullaire du poil contenait des lacunes remplies d'air.

b. *Tissu cortical.* — La substance corticale du poil représente un cylindre creux, contenant le tissu médullaire, et revêtu à l'extérieur par la couche épithéliale. A la surface de ce cylindre, on trouve des stries, qui sont formées par la réunion d'un certain nombre de cellules plates, lamellaires, sans noyaux très apparents, mais intimement réunies les unes aux autres.

c. *Epiderme.* — Les cheveux et les poils sont recouverts, dans toute leur étendue, par une couche épithéliale allant depuis le bulbe du poil jusqu'à son extrémité libre. On lui donne encore le nom de *cuticule*. Les cellules de cette couche sont aplaties, de 25 à 45 μ de diamètre, et imbriquées de bas en haut, de sorte que chaque cellule, recouvrant celle qui est immédiatement au-dessus, se termine par un bord libre, que l'on aperçoit à la surface du poil sous forme de stries transversales.

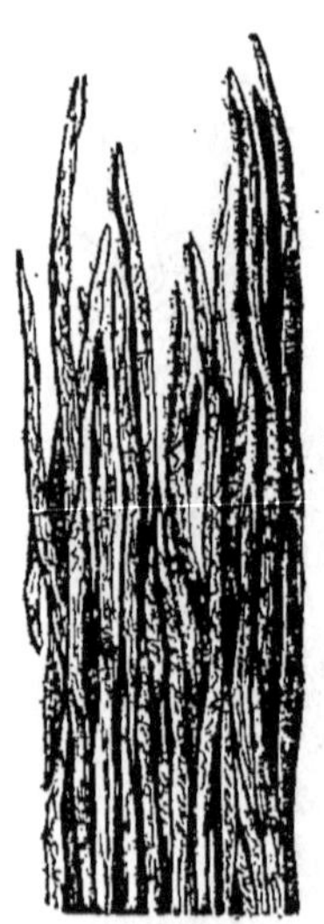

Fig. 293. — Cellules du tissu cortical du poil traitées par la potasse.

d. *Bulbe du poil.* — Nous avons déjà étudié le bulbe avec la structure du follicule pileux ; nous n'y reviendrons pas.

e. *Développement.* — Les poils se développent, chez l'embryon, au commencement du quatrième mois. On voit les cellules du corps muqueux de Malpighi fournir un prolongement cylindrique qui s'enfonce dans l'épaisseur du derme. Les cellules externes de ce prolongement formeront la gaine externe du poil, ou épiderme du follicule, tandis que les cellules centrales, en s'allongeant, donneront naissance au poil proprement dit.

Peu de temps après la naissance, les poils follets sont repoussés par un autre poil qui remplit le follicule et détermine la chute du premier.

8° Ongles. — Les ongles sont des lames cornées, que l'on peut considérer comme un simple épaississement de la couche cornée de l'épiderme.

On appelle *racine* l'extrémité de l'ongle enfoncée dans les parties molles : elle est blanche et moins dure que le reste de l'organe. La partie moyenne, rosée, constitue le *corps* de l'ongle ; celle qui dépasse le doigt est l'*extrémité libre*.

Si l'on considère les *rapports* de l'ongle avec les parties voisines, on voit ce qui suit : 1° sur les bords de l'ongle, le derme constitue un repli; la couche cornée vient adhérer aux bords de l'ongle, avec lesquels elle se continue; le corps muqueux passe au-dessous et constitue le corps muqueux sous-unguéal. 2° Au niveau du bord libre de l'ongle, on voit l'épiderme de la pulpe du doigt qui se divise en deux couches : le corps muqueux passe au-dessous de l'ongle, en remontant vers la racine, et concount à la formation du derme sous-unguéal; la couche cornée forme une sorte de bourrelet, et se confond avec le tissu même de l'ongle. 3° Au niveau de la racine, la peau se déprime profondément pour constituer la *matrice* ou le *lit* de l'ongle. Cette matrice, dépression du derme, est tapissée, dans toute son étendue, par le corps muqueux, qui se porte au-dessous de l'ongle, en contournant la racine. A ce niveau on trouve une série de petites saillies linéaires qui représentent les papilles du derme. La couche cornée de l'épiderme s'adosse à elle-même vers la lunule de l'ongle; puis elle se continue dans la cavité de la matrice, pour se confondre avec le tissu de l'ongle, vers la racine.

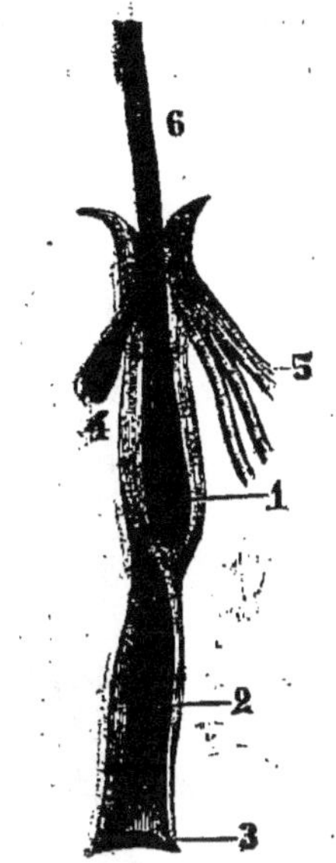

FIG. 294. — Renouvellement des poils.

1, 6. Ancien poil. — 2. Poil nouveau. — 3. Papille du follicule pileux. — 4. Glande sébacée. — 5. Fibres du derme.

Relativement à sa *structure*, l'ongle est formé de lamelles épithéliales superposées et disposées en séries longitudinales et transversales. Il peut être considéré comme un renforcement de la couche cornée de l'épiderme. Selon Sappey, l'ongle serait constitué uniquement par les cellules du corps muqueux.

Physiologie.

1° *Sécrétions de la peau.* — Les nombreuses glandes situées dans l'épaisseur du derme séparent du sang deux substances : la matière sébacée et la sueur. La matière sébacée est sécrétée par les glandes de même nom. Cette sécrétion est continue, et le produit de ces glandes est sans cesse rejeté au dehors, où il forme une couche protectrice à la surface de l'épiderme; il sort du follicule pileux et protège aussi la surface du poil, sur laquelle il s'étale.

Les glandes sudoripares sont le siège de la sécrétion de la sueur et de la perspiration cutanée insensible. La sueur est un liquide transparent et limpide, d'une odeur pénétrante caractéristique. Ce liquide, d'une réaction acide, devient promptement alcalin après la sécrétion. Pendant la sécrétion même, si l'on vient à fragmenter le liquide sécrété, on remarque que le premier tiers est acide, le deuxième neutre, et le troisième alcalin.

La quantité de sueur sécrétée est augmentée par une atmosphère chaude et sèche ; l'état électrique de l'atmosphère l'accélère également. Les exercices violents, le travail de la digestion, les émotions morales fortes, activent aussi la sécrétion de la sueur. On sait qu'un homme qui se livre à un exercice fatigant en peut perdre jusqu'à 200 grammes en une heure : cette quantité peut s'élever jusqu'à 1,000 grammes, si on fait l'expérience dans une étuve chauffée à une haute température.

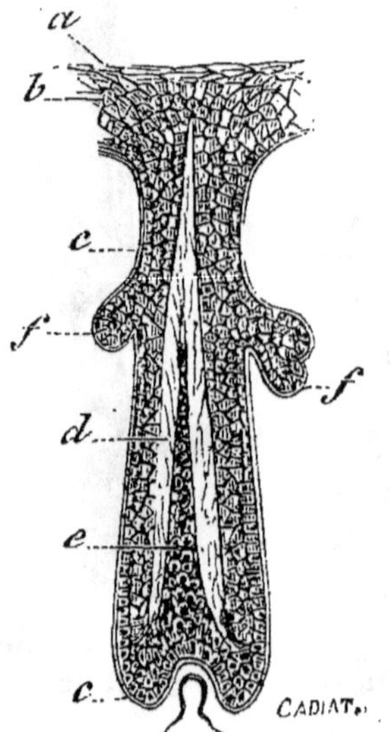

FIG. 295. — Développement d'un follicule pilo-sébacé.

a. Couche cornée de l'épiderme. — b. Couche de Malpighi — c. Paroi propre. — d. Couche fibreuse du poil. — e. Couche médullaire. — f, f. Glandes sébacées au début de leur formation (Cadiat).

Quand la sueur ne suinte pas à la surface de la peau, celle-ci est encore le siège d'une perspiration insensible, d'une exhalation qui se fait aussi par les glandes sudoripares ; la partie liquide se répand dans l'atmosphère sous forme de vapeur ; la partie fixe restant sur la peau avec la matière sébacée nécessite certains soins de propreté. La quantité d'eau évaporée ainsi à la surface de la peau est de 1,000 grammes en vingt-quatre heures. Cette quantité n'est pas toujours la même : elle augmente quand la température est sèche ; elle diminue au contraire quand elle est humide, c'est-à-dire quand elle tient en dissolution une certaine quantité d'eau qui la sature plus ou moins complètement. L'évaporation de l'eau à la surface de la muqueuse pulmonaire est soumise aux mêmes oscillations et pour les mêmes raisons ; mais la sécrétion urinaire en est le régulateur et rétablit l'équilibre. C'est ainsi que, sous l'influence d'une température basse et humide, la sécrétion urinaire augmente, tandis que la perspiration cutanée diminue, et que, sous l'influence d'une température élevée et sèche, la première diminue et la seconde augmente.

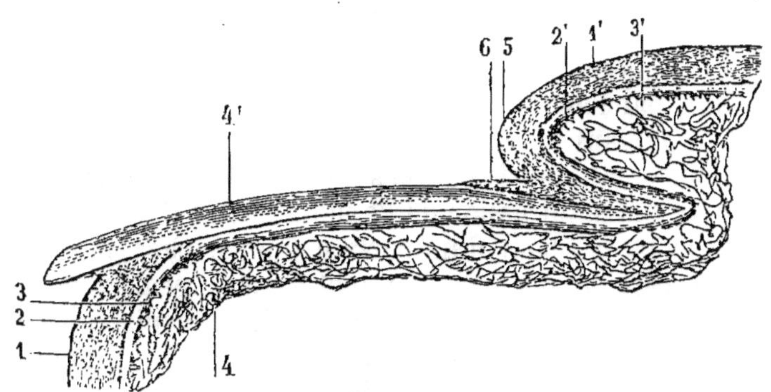

FIG. 293. — Rapports de l'ongle avec la peau.

1, 1'. Epiderme. — 2, 2'. Corps muqueux. — 3, 3'. Papilles. — 4. Ongle. — 5. Bord de la matrice de l'ongle. — 6. Epiderme adossé (grossissement, 6).

Berzélius, Thénard, Anselmino se sont occupés de l'analyse de la sueur ; mais c'est à Fabre qu'on doit le travail le plus complet sur la composition de ce liquide.

Pour obtenir une certaine quantité de sueur (les expériences ont été faites sur 55 litres), Fabre faisait prendre au sujet soumis à l'expérience un bain de vapeur tous les deux jours. Avant de le placer dans l'appareil, il lui donnait un bain simple et une douche d'eau tiède. On le plaçait ensuite dans une baignoire en tôle étamée reposant sur une table inclinée, et munie à l'extrémité déclive d'une rigole conduisant le liquide dans un flacon. Les pieds du sujet en expérience étaient placés du côté déclive.

L'appareil était chauffé dans une étuve par un jet de vapeur. Chaque séance durait une heure à une heure et demie, et immédiatement après on soumettait à l'analyse la sueur recueillie.

Analyse de 10,000 grammes de sueur : chlorure de sodium, 22,30 ; chlorure de potassium, 2,43 ; sulfates alcalins, 0,11 ; albuminates alcalins, 0,05 ; lactates alcalins, 3,17 ; sudorates alcalins, 15,62 ; urée, 0,42 ; matières grasses, 0,13 ; eaux, 9955,73 ; total, 10,000 grammes.

2° *Respiration cutanée.* — La peau, chez l'homme et les animaux, est le siège d'une vraie respiration qui, quoique lente, n'est pas moins évidente que la respiration pulmonaire. Cette respiration consiste dans l'exhalation d'acide carbonique et l'absorption d'oxygène à la surface de cette membrane en contact avec l'air. Pour se convaincre de cette vérité, on peut faire l'expérience suivante :

Plongez le bras dans une cloche pleine d'oxygène ; vous verrez, au bout d'un certain temps, que l'oxygène a diminué ; et si vous voulez constater dans le gaz de la cloche la présence de l'acide carbonique, vous n'avez qu'à y introduire de l'eau de chaux, qui, par l'agitation, vous donnera du carbonate de chaux insoluble troublant le liquide.

Des expériences physiologiques prouvent encore cette respiration cutanée : la suppression de l'exhalation de l'acide carbonique amène la mort, au bout d'un certain temps, chez les animaux. Pour faire cette expérience, on met à nu la peau d'un animal, chien, lapin, cheval, et on la recouvre d'un vernis qui empêche l'exhalation d'acide carbonique et l'exhalation de vapeur d'eau ; celle-ci ne détermine aucun accident très probablement, car le liquide de la peau se porte vers la glande rénale, et la sécrétion augmente ; mais il n'en est pas de même pour l'acide carbonique, qui s'accumule lentement dans le sang et qui détermine la mort des animaux par asphyxie lente.

Il est facile de se rendre compte de ce curieux phénomène. Chez l'homme, par exemple, la quantité d'acide carbonique exhalée par la peau est la 38e partie de celle qui est exhalée par les poumons ; elle est beaucoup moindre chez les animaux. Mais si l'homme était recouvert d'un vernis imperméable, il se serait accumulé dans son sang, après 38 inspirations, une quantité d'acide carbonique équivalant à celle qu'il rend dans chaque expiration. Or, l'acide carbonique s'accumulant peu à peu dans son sang, il arriverait un moment où il périrait d'asphyxie, comme cela arrive dans la suppression de la respiration. Cette asphyxie serait probablement 38 fois plus lente que l'asphyxie pulmonaire. Donc la respiration cutanée est indispensable à la vie, car il ne faut pas croire que le poumon puisse suppléer à l'exhalation de la peau. Le poumon, en effet, en vertu d'une loi physique, échange une telle quantité d'acide carbonique pour une telle quantité d'oxygène. Il est donc inévitable que l'acide carbonique qui ne peut pas s'exhaler par la peau s'accumule dans le sang ; celui-ci devient noir et impropre à la nutrition.

Après la mort, on trouve les tissus de l'animal gorgés d'un sang noir comme dans l'asphyxie vraie.

Je crois que le siège de la respiration cutanée réside dans les glandes sudoripares. Cette idée, que j'ai mise le premier en avant, commence à être acceptée par un certain nombre de physiologistes.

3° *Absorption par la peau.* — La peau est-elle le siège d'une absorption ? Oui, elle peut absorber des liquides et des gaz.

La respiration cutanée prouve l'absorption gazeuse. Chaussier a placé des lapins et des oiseaux dans l'hydrogène sulfuré, en maintenant la tête de ces animaux au dehors des vessies qui contenaient ce gaz, et a constaté leur mort au bout de douze minutes.

Les liquides sont absorbés, mais en petite quantité. Il faut distinguer ici l'absorption de l'eau pure de celle de l'eau chargée de substances minérales ou organiques. Personne ne songe aujourd'hui à contester l'absorption de l'eau ; il est évident que l'homme augmente de poids dans un bain. Il est bien entendu qu'il s'agit d'un bain tiède, car si la température de l'eau est supérieure à celle du corps, celui-ci exhale de la sueur et il perd de son poids ; si elle est à peu près la même que celle du corps, il ne perd ni ne gagne en poids.

Malgré les expériences contradictoires de Homolle, on ne peut contester l'absorption des substances médicamenteuses dissoutes dans les bains. Les expériences de Bonfils (de Nancy), de Séguin, de Bradner Stuart et de Parisot sont concluantes. Ces physiologistes ont expérimenté sur une solution de sublimé, sur la gomme gutte, l'émétique, la scammonée, le musc et le cyanure de potassium. Et comment pourrait-on nier l'absorption par la peau, quand on voit les effets thérapeutiques des bains de sublimé, des lotions mercurielles, des frictions mercurielles ? Comment expliquer autrement que par l'absorption des vomissements qui surviennent après l'application sur la peau de compresses imbibées d'une solution d'émétique ? Peut-on aussi nier l'absorption quand on voit une garde-malade, un infirmier, être pris de stomatite mercurielle pour avoir fait une simple friction à un malade ?

Quelle est la voie de cette absorption ? Les physiologistes sont unanimes pour invoquer l'imbibition préalable de l'épiderme et l'absorption par la surface du derme. Je ne comprends pas cette imbibition ; je l'admettrais volontiers, si l'on séjournait plusieurs semaines dans un bain ; mais on affirme l'imbibition de l'épiderme, dans l'espace d'une heure à deux heures ! Examinez donc sa structure et jugez. Comment d'ailleurs admettre le ramollissement et l'imbibition de l'épiderme, quand on emploie un corps gras tel que la pommade mercurielle ? Qu'il me soit permis de donner une explication qui me paraît la seule admissible, et qui, je crois, n'a jamais été proposée.

Considérant : 1° Que l'épiderme ne se laisse traverser qu'après une immersion longtemps prolongée dans l'eau ;

2° Que les corps gras ne peuvent en aucune façon pénétrer l'épaisseur de l'épiderme ;

3° Que les substances médicamenteuses dissoutes ou en nature sont rapidement absorbées ;

4° Que des frictions facilitent l'absorption de ces substances, comme on le voit pour les frictions mercurielles et autres ;

5° Que cette absorption est plus rapide et plus facile dans les régions où il existe une grande quantité de glandes sudoripares isolées (plante des pieds, paume des mains) ;

Je crois que cette absorption se fait non pas à la surface de la peau, mais dans l'épaisseur du derme ; que les substances médicamenteuses, de même que l'eau, pénètrent dans les canaux des glandes sudoripares, et que cette pénétration est facilitée par les frictions. Les canaux sont revêtus d'une couche d'épithélium beaucoup plus mince que celle de l'épiderme, et à quelque distance de la surface libre de la peau, cet épithélium passe à l'état d'épithélium nucléaire. Là, on peut admettre sans répugnance une absorption active, si l'on considère le nombre des glandes sudoripares contenues dans la peau. Il est probable que cette absorption a lieu aussi à la surface interne des glandes sébacées, mais en fort petite quantité, à cause de la matière onctueuse qui se trouve dans la cavité de ces glandes [1].

Il serait curieux de faire des expériences pour savoir si l'absorption des médicaments est moins énergique quand la température du bain est très élevée et que les glandes sécrètent de la sueur. Cela nous paraît probable.

Je regrette que la nature de cet ouvrage ne me permette pas de développer les idées d'un anatomiste aussi savant que modeste, le professeur Bitot, de Bordeaux. Ce chirurgien, remarquant que la paume des mains et la plante des pieds ne sont jamais affectées par la pustule maligne et que ces parties sont seules dépourvues de glandes sébacées, suppose, jusqu'à preuve du contraire, que la voie de transmission du virus charbonneux se fait par les vaisseaux lymphatiques des glandes sébacées.

1. J'avais déjà donné cette théorie de l'absorption dans mon *Traité élémentaire d'histologie* publié en 1863. J'ai été surpris de la rencontrer dans l'article *Absorption* du *Dictionnaire de Médecine et de Chirurgie pratiques*, 1864, sans avoir été cité par le signataire de l'article.

CHAPITRE II

MUQUEUSE PITUITAIRE ET SENS DE L'ODORAT.

L'appareil dans lequel réside le sens de l'odorat se compose : 1° d'un organe essentiel qui perçoit les odeurs : c'est la *muqueuse pituitaire ;* 2° de parties accessoires qui servent à protéger et à étendre la surface de cette membrane : ce sont les fosses nasales et le nez. Pour les fosses nasales, voyez *Ostéologie.*

Je ferai précéder l'étude de la pituitaire de celle des parties accessoires.

I. — Nez.

Le nez est un organe en forme de pyramide triangulaire, situé au milieu du visage. Il semble appliqué sur le visage par l'une de ses faces. On lui considère une base, un sommet et trois faces.

Base. — La base du nez surmonte l'orifice buccal. On y remarque, sur la ligne médiane, la sous-cloison qui sépare les narines, le lobule du nez en avant, et les ailes du nez, de chaque côté.

La *sous-cloison* s'étend du sillon médian de la lèvre supérieure au lobule du nez. Elle est plus large en arrière qu'en avant, et elle prolonge la cloison des fosses nasales. Elle est mobile comme le lobule.

Les *narines* sont deux cavités, situées de chaque côté de la sous-cloison à l'entrée des fosses nasales. Elles diffèrent des fosses nasales par la mobilité de leur paroi externe et par l'absence de muqueuse à leur surface interne. Ces cavités ont un orifice supérieur qui les sépare des fosses nasales et qui correspond au sillon naso-labial, un orifice inférieur dirigé d'avant en arrière et de dedans en dehors, une paroi interne formée par la sous-cloison, une paroi externe formée par l'aile du nez, une extrémité antérieure arrondie, creusée dans l'épaisseur du lobule du nez, et une extrémité postérieure séparée de celle du côté opposé par la base de la sous-cloison. La surface de ces cavités est recouverte de poils ou *vibrisses,* plus volumineux et plus nombreux sur la partie antérieure de la paroi interne. Elle est tapissée par la peau, qui se réfléchit à l'entrée des narines comme celle de l'anus dans le rectum.

La paroi interne présente une hauteur de 8 à 10 millimètres, l'externe une hauteur de 12 à 15 ; à cette hauteur, la peau des narines se continue avec la muqueuse des fosses nasales.

Les *ailes* du nez, qui forment la paroi externe des narines, sont mobiles. Leurs mouvements sont volontaires et involontaires chez quelques individus, involontaires seulement chez d'autres. Les mouvements volontaires consistent dans une projection en dehors de l'aile du nez, pendant que son bord supérieur semble se porter en dedans, en déprimant le sillon naso-labial, à sa partie antérieure. Les mouvements involontaires consistent en un affaissement de l'aile du nez, sous l'influence d'un courant d'air inspirateur rapide, et, de plus, en l'écartement des ailes du nez. Ce dernier mouvement se remarque au moment des émotions vives, pendant la colère, pendant les plaisirs de l'amour, etc. Volontaire chez les personnes dont les ailes du nez sont très mobiles, il dénote souvent une nature ardente et passionnée.

Le *lobule du nez* est la partie la plus antérieure de la base. D'une consistance molle et d'une conformation variable chez les divers individus, il est formé par la peau doublée d'une couche épaisse de tissu graisseux et par la partie antérieure des cartilages de l'aile du nez et des cartilages latéraux, qui convergent en ce point.

Sommet. — Le sommet, ou racine, prend naissance au-dessous de la région frontale, sur la ligne médiane. Convexe transversalement, il est concave de haut en bas. La saillie qu'il forme varie avec les individus.

Faces latérales. — Les faces obliques regardent en dehors et un peu en avant et en haut. Elles présentent de haut en bas : 1° une surface plane, correspondant aux cartilages latéraux du nez; 2° un sillon concave inférieurement, c'est la partie antérieure du sillon naso-labial, qui commence en arrière du lobule du nez et qui descend en bas et en dehors ; 3° une surface convexe mobile, correspondant à la narine, et séparée du lobule du nez par l'origine du sillon précédent.

Face postérieure. — Elle est creusée par les fosses nasales, et présente, au milieu, l'insertion de la cloison.

Bords. — Son *bord antérieur,* étendu de la racine du nez au lobule, est obtus et sinueux ; il commence en haut par une dépression. Au-dessous est une saillie, ou bosse nasale, formée par les os propres du nez ; plus bas, une légère dépression ; enfin le lobule. Une grande variété existe dans le développement de ces saillies et de ces dépressions ; c'est, en partie, pour cette raison que les nez sont si peu semblables. Ses bords latéraux, obliques en bas et en dehors, et adhérents, sont séparés des parties voisines par trois sillons : 1° le sillon *naso-palpébral,* qui sépare le nez de la paupière inférieure; 2° le sillon *naso-génien*, qui le sépare de la joue; 3° et le sillon *naso-labial*, qui part du bord supérieur de l'aile du nez, et se continue entre la joue et la lèvre supérieure.

Structure.

Le nez se compose : 1° d'un squelette; 2° d'une couche cutanée; 3° d'une couche musculaire; 4° d'une couche muqueuse; 5° de vaisseaux et de nerfs.

Squelette. — Il est formé en haut par les os propres du nez, en haut et sur les côtés par l'apophyse montante du maxillaire supérieur, en bas par les cartilages (voy. *Ostéologie*).

Trois cartilages principaux constituent cette charpente cartilagineuse : le cartilage de la cloison, les cartilages latéraux, et ceux de l'aile du nez. On y trouve aussi quelques cartilages accessoires.

1° *Cartilage de la cloison.* — Situé sur la ligne médiane, ce cartilage complète la cloison des fosses nasales, formée par le vomer et la lame perpendiculaire de l'ethmoïde; il présente quatre bords. Le bord supérieur s'articule avec la lame perpendiculaire de l'ethmoïde; le bord postérieur, avec la partie antérieure du vomer et avec la crête qui surmonte le bord interne de l'apophyse palatine du maxillaire supérieur; le bord antérieur s'étend des os propres du nez au lobule, où il se place entre les cartilages de l'aile du nez, et se confond avec le bord antérieur des cartilages latéraux. Le bord inférieur est placé au-dessous de la sous-cloison; il s'étend du lobule du nez à l'épine nasale antérieure.

2° *Cartilages latéraux.* — Les cartilages latéraux sont deux lames triangulaires, confondues, par leur bord antérieur, entre elles et avec le bord antérieur du cartilage de la cloison. Ils s'insèrent, par leur bord supérieur, sur le bord inférieur des os propres du nez. Leur bord inférieur donne attache à un tissu fibreux qui les unit au cartilage de l'aile du nez.

3° *Cartilages de l'aile du nez.* — Ces cartilages, au nombre de deux, sont complètement séparés. Ils ont la forme d'un fer à cheval à concavité postérieure et à branche externe plus longue que l'interne. La convexité de ces deux cartilages est située dans l'épaisseur du lobule, de chaque côté de l'angle antérieur et inférieur du cartilage de la cloison, qui les déborde quelquefois. Il est presque toujours possible, en comprimant d'avant en arrière le lobule du nez, d'écarter les deux cartilages de l'aile du nez, et de sentir celui de la cloison.

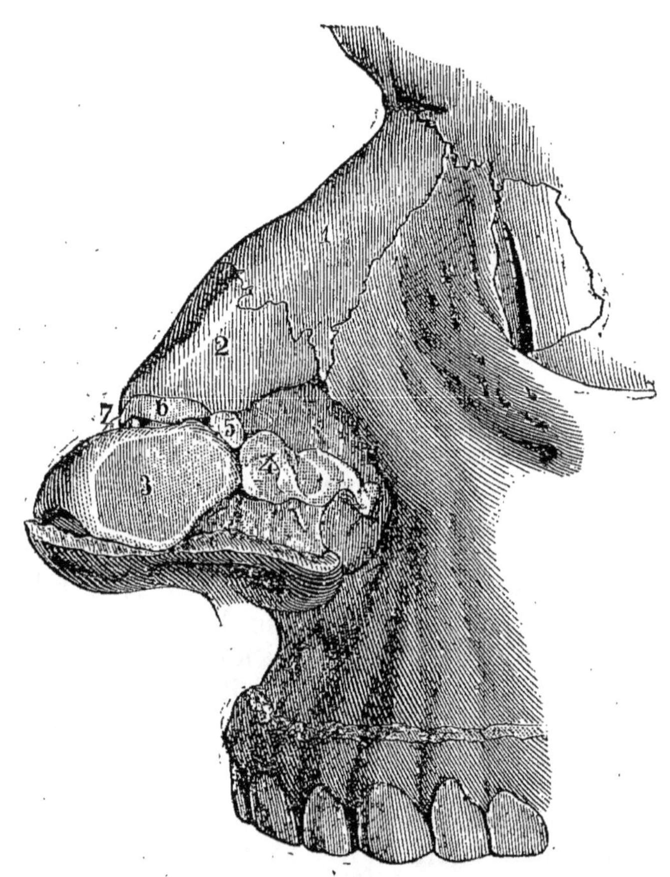

FIG. 297. — Squelette du nez.

1. Os nasal du côté gauche. — 2. Cartilage latéral du nez. — 3. Cartilage de l'aile du nez. — 4, 5, 6, 7. Cartilages accessoires.

La branche interne de ce cartilage s'adosse à celle du côté opposé et au cartilage de la cloison, sur la ligne médiane ; elle ne correspond qu'à la moitié antérieure de la sous-cloison.

La branche externe forme la charpente de l'aile du nez ; elle est beaucoup plus étendue que l'interne. Cette branche présente une face externe convexe, une face interne concave, et un bord inférieur recouvert par la peau qui se réfléchit dans la narine ; un bord supérieur, uni à du tissu fibreux, et correspondant au sillon naso-labial ; une extrémité antérieure continue avec la branche interne, et une extrémité postérieure, qui se cache sous l'apophyse montante du maxillaire supérieur.

4° *Cartilages accessoires.* — On appelle ainsi de petits noyaux cartilagineux placés dans les intervalles qui séparent les cartilages principaux du nez. On en trouve sur les côtés du bord antérieur du cartilage de la cloison, à son point de contact avec les cartilages de l'aile du nez. Deux autres noyaux cartilagineux se voient de chaque côté du bord inférieur du même cartilage, près de l'épine nasale antérieure. Enfin, on en trouve quelques-uns, non constants, et variables pour le volume et pour la forme, dans l'épaisseur du tissu fibreux qui réunit la partie postérieure des cartilages latéraux et de l'aile du nez.

Le *périchondre*, continuation du périoste, recouvre les deux faces des cartilages, et comble les espaces qui existent entre ces derniers.

Couche cutanée. — La peau du nez présente la même structure que la peau, en général. Les poils y sont rudimentaires, et les glandes sébacées extrêmement nombreuses et développées. Leur orifice se montre sous forme de points plus ou moins foncés, si abondants surtout vers le lobule, que, pendant les chaleurs de l'été, la matière sébacée se liquéfie à la surface de la peau, qui paraît enduite d'une substance grasse. Au-dessous de la peau, il existe une couche graisseuse peu développée ; plus profondément, on trouve les muscles.

Couche musculaire. — Plusieurs muscles constituent cette couche. (Voy. *Muscles de la face.*)

Couche muqueuse. — Formée par la pituitaire, elle tapisse les deux gouttières qui terminent en avant les fosses nasales, c'est-à-dire la face externe du cartilage de la cloison et la face interne des cartilages latéraux. La muqueuse se termine en bas, au niveau du bord supérieur de l'aile du nez, où elle se continue directement avec la peau. (Voy. *Pituitaire.*)

Vaisseaux et nerfs. — Les *artères* du nez viennent de la terminaison de l'ophthalmique et de la faciale. (Voy. ces artères.) Les *veines* suivent un trajet irrégulier, et se jettent dans l'ophthalmique ou la faciale. Les *lymphatiques* sont nombreux ; ils vont se jeter dans les ganglions sous-maxillaires, et suivent le trajet de la veine faciale. Les *nerfs* viennent du facial, qui donne le mouvement aux muscles, et du trijumeau, qui fournit la sensibilité à la peau et à la muqueuse.

II. — Pituitaire.

La pituitaire, ou membrane de Schneider, présente une couleur rosée ; sa *surface libre* est creusée d'orifices qui sécrètent du mucus : ce sont les orifices des glandes.

Consistance. — La consistance de la pituitaire est faible ; elle se laisse déchirer très facilement, d'où les nombreuses hémorrhagies dont elle est si fréquemment le siège.

Épaisseur. Trajet. — D'une épaisseur très variable sur les parois propres des fosses nasales, elle devient très mince dans les nombreuses cavités qui constituent leurs prolongements.

Au niveau de la cloison, la pituitaire est plus épaisse vers la moitié antérieure. Elle est adhérente aux os et aux cartilages ; cependant, on peut voir la formation de bosses sanguines entre l'os et sa face adhérente.

A la voûte, l'épaisseur est médiocre. Là, elle revêt les os propres du nez et la lame criblée, adhère au corps du sphénoïde, et tapisse le sinus sphénoïdal, dont elle rétrécit beaucoup l'orifice circulaire ; cet orifice s'ouvre à la partie antérieure et supérieure du sinus.

Du côté externe, elle tapisse les cellules ethmoïdales antérieures, et s'applique en haut sur le cornet supérieur ; en arrière, elle s'enfonce dans la gouttière qui sépare ce cornet du sinus sphénoïdal, et ferme le trou sphéno-palatin ; elle descend dans le méat supérieur, et pénètre dans les cellules postérieures de l'ethmoïde, qu'elle tapisse. Elle recouvre le cornet moyen, se replie sur le méat moyen et pénètre dans le sinus maxillaire, dans l'infundibulum et dans les sinus frontaux. Puis elle passe sur le cornet inférieur, le revêt sur ses deux faces, ainsi que le méat inférieur, et se continue avec le canal nasal.

Au niveau du plancher, cette membrane tapisse l'apophyse palatine du maxillaire supérieur et la portion horizontale du palatin ; elle se déprime au niveau du conduit palatin antérieur.

En avant, la muqueuse pituitaire se confond avec la peau des narines ; en arrière, elle recouvre une ouverture quadrilatère. Là, elle se continue à son bord inférieur avec la muqueuse du voile du palais. Elle se continue en haut et sur les côtés avec la muqueuse de l'arrière-cavité des fosses nasales.

Structure.

Le derme de cette muqueuse adhère intimement au périoste, surtout dans les cellules ethmoïdales et dans les sinus. C'est donc une fibro-muqueuse, dans laquelle nous aurons à étudier l'épithélium, le derme, les glandes, les vaisseaux et les nerfs.

Disons d'abord que la muqueuse pituitaire n'est pas influencée par les odeurs dans toute son étendue, mais seulement dans la région qui reçoit les divisions terminales du nerf olfactif, c'est-à-dire le tiers supérieur des parois des fosses nasales. Comme, en ce point, la membrane de Schneider est un peu différente, on lui donne le nom de *région olfactive.* Cette région, quelquefois fortement pigmentée sur les animaux, est souvent désignée sous le nom de *tache olfactive.*

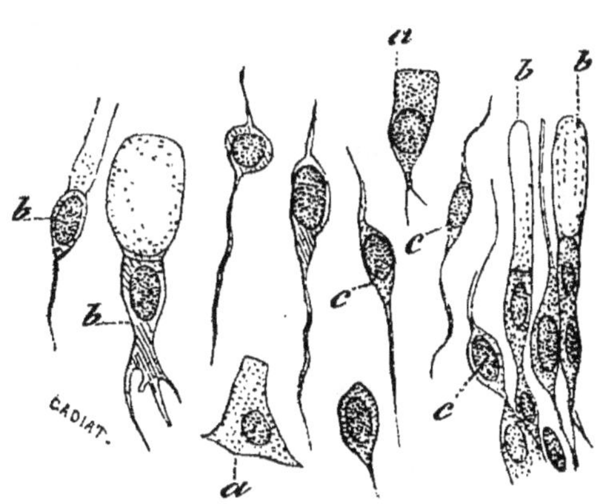

FIG. 298. — Eléments isolés de la tache olfactive chez l'homme.

a, b. Cellules de soutènement. — *c.* Cellules olfactives.

Épithélium. — L'épithélium diffère selon qu'on le considère dans la région olfactive ou dans les autres points de la muqueuse pituitaire.

1° Dans toutes les régions qui ne servent pas à l'olfaction (plancher des fosses nasales, cornet inférieur, méat inférieur et méat moyen, cellules ethmoïdales, sinus), on rencontre un *épithélium cylindrique à cils vibratiles stratifié,* analogue à celui de la trachée. La couche épithéliale mesure une épaisseur de 80 à 100 μ ; dans les cellules ethmoïdales, et dans les divers sinus qui prolongent les fosses nasales, cette couche s'amincit et n'atteint pas 40 μ.

2° dans la région olfactive, c'est-à-dire dans la portion de membrane de Schneider qui reçoit les ramifications terminales du nerf olfactif, et qui s'étend de la voûte des fosses nasales jusqu'au milieu du cornet moyen, l'épithélium n'est plus le même.

Chez les animaux, on trouve une couche d'*épithélium cylindrique* dépourvu de cils vibratiles.

Chez l'homme, d'après Max Schultze, il y aurait trois sortes d'éléments dans la couche épithéliale de la région olfactive : des *cellules de soutènement,* des *cellules basales,* des *cellules olfactives.*

Les *cellules de soutènement* sont des *cellules cylindriques* dont le *noyau* est volumineux. Elles sont rattachées au derme de la muqueuse par un fin prolongement se détachant de leur pôle d'implantation. Vers leur pôle libre, le protoplasma présente des granulations disposées en série linéaire ; elles rappellent les cellules caliciformes.

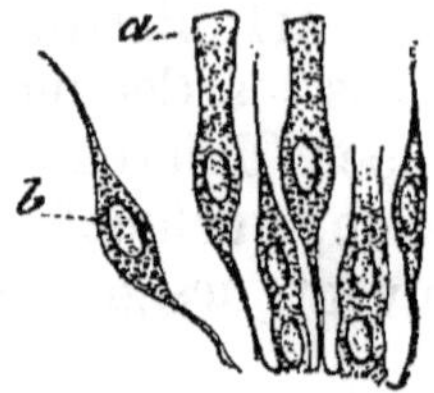

FIG. 299. — Eléments isolés de la tache olfactive chez le chien.

a. Cellules de soutènement. — *b.* Cellule olfactive.

Les *cellules basales* sont représentées par des cellules étoilées, s'anastomosant entre elles et formant une couche uniforme à la surface du derme.

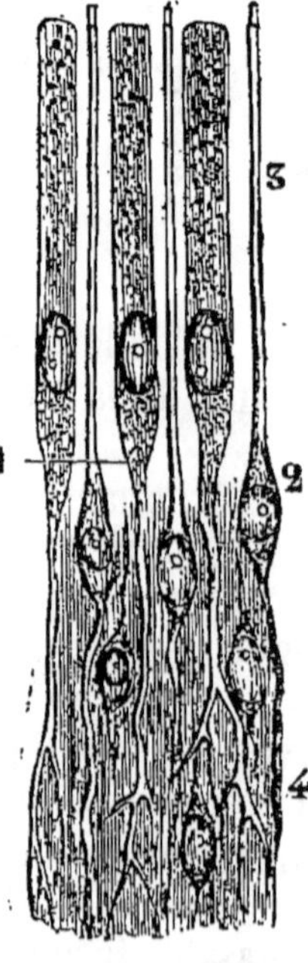

FIG. 300. — Cellules épithéliales et cellules olfactives chez l'homme.

1. Cellules de soutènement. — 2. Corps des cellules olfactives. — 3. Leur prolongement en forme de bâtonnet, avec le petit appendice déterminé à leur sommet par la préparation. — 4. Prolongement profond des cellules olfactives.

Les *cellules olfactives* représentent l'élément important de la muqueuse pituitaire. Elles sont placées entre les cellules de soutènement, et par une de leurs extrémités, elles se continuent avec un filet nerveux terminal, dépendant du nerf olfactif.

Ces cellules, que l'on peut voir dans la figure 300, ont une forme ovoïde, et sont pourvues de deux prolongements filiformes, dont l'un se porte du côté de la surface libre de la muqueuse, tandis que l'autre s'enfonce profondément.

Le corps de la cellule est situé un peu profondément, souvent au-dessous du corps des cellules de soutènement. Il est ovoïde et renferme un noyau arrondi et nucléolé.

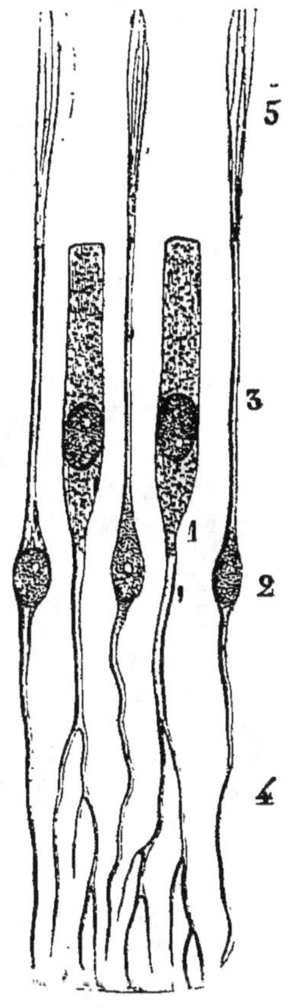

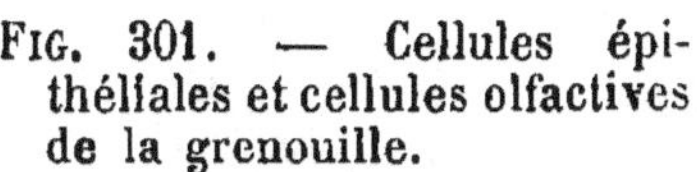

Fig. 301. — Cellules épithéliales et cellules olfactives de la grenouille.

1. Épithélium de soutènement. — 2. Corps des cellules olfactives. — 3. Prolongement externe ou bâtonnet. — 4. Prolongement interne. — 5. Pinceau de filaments à l'extrémité du bâtonnet.

Le prolongement qui se dirige vers la surface de la muqueuse porte le nom de *bâtonnet ;* il mesure 1 μ d'épaisseur au maximum, et se porte directement jusqu'au niveau de la surface libre de l'épithélium, en passant entre les cellules épithéliales. Son mode de terminaison varie avec les animaux. Chez la *grenouille*, l'extrémité du prolongement porte un petit bouquet de filaments ou poils, raides, analogues à des cils vibratiles, et doués de certains mouvements d'ondulation (fig. 301). Chez les *poissons,* on ne trouve pas ces filaments. *Chez l'homme*, on admet que le bâtonnet se termine par un plateau sur lequel reposent deux cils vibratiles, qui s'infléchissent l'un vers l'autre, à la manière de deux personnes qui se saluent. On admet que ces cils sont destinés à brasser les particules odorantes, pour les mettre en contact plus intime avec la cellule olfactive.

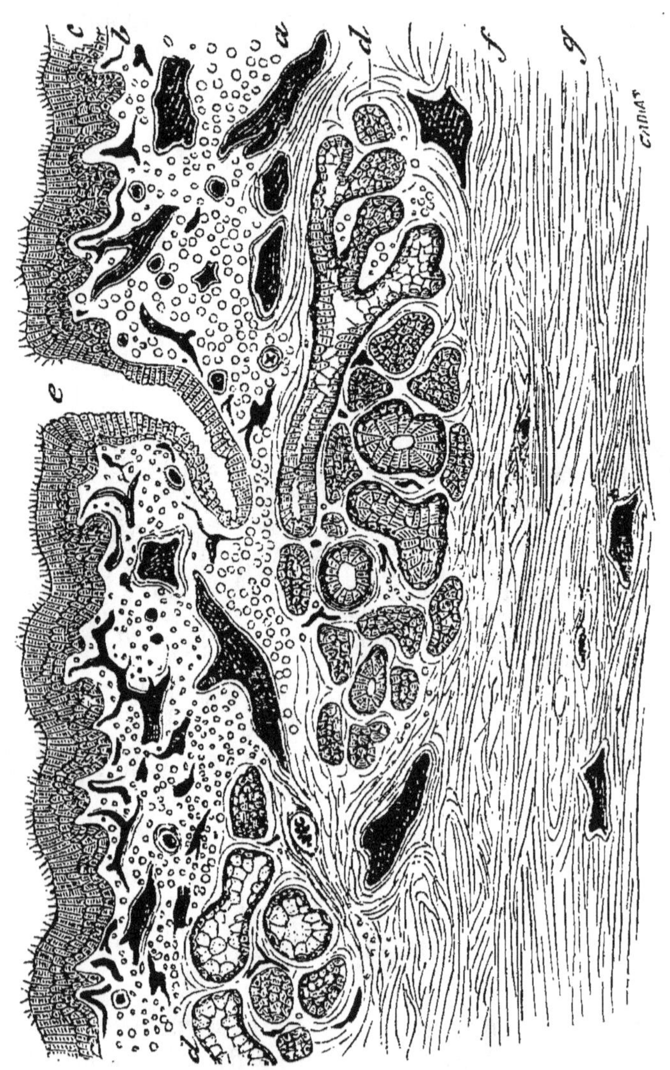

Fig. 302. — Coupe de la muqueuse pituitaire sur le cornet inférieur.

a. Tissu de la muqueuse. — *b.* Saillies papilliformes. — *c.* Couche épithéliale de cellules ciliées. — *d, d.* Glandes en grappe. — *e.* Canal excréteur d'une glande. — *f.* Tissu conjonctif sous-muqueux. — *g.* Périoste (Cadiat).

Le *prolongement profond* part de l'extrémité profonde de la cellule et s'enfonce dans l'épaisseur de la muqueuse ; il est plus mince que le prolongement superficiel, et il présente, de distance en distance, de petites varicosités. Il se termine par de petits filaments qui se mettent en continuité avec des tubes nerveux.

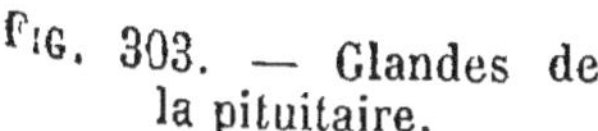

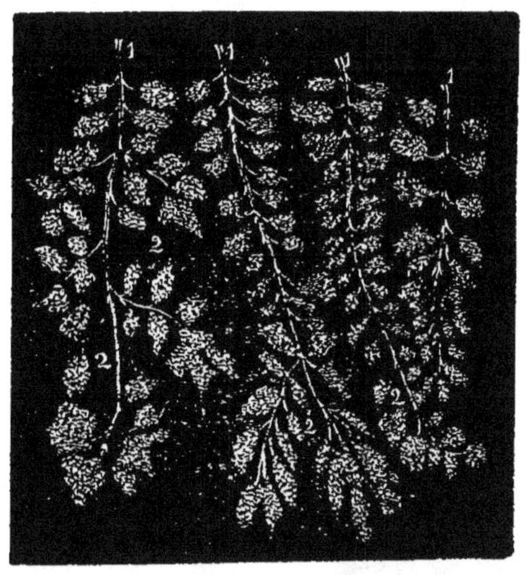

Fig. 303. — Glandes de la pituitaire.

1, 1, 1, 1. Orifices des glandes. — 2, 2, 2. Conduits excréteurs et acini.

Derme. — Le derme de la muqueuse est constitué par du tissu conjonctif, confondu avec celui du périoste des fosses nasales. On trouve dans le derme, surtout dans les parties profondes, un grand nombre de cellules conjonctives.

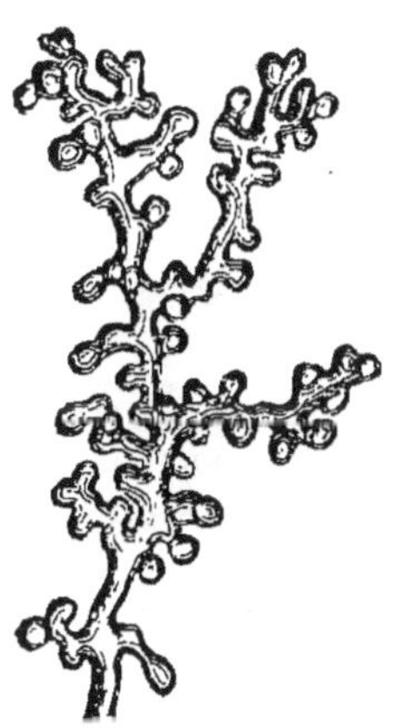

Fig. 304. — Glande de la pituitaire prise sur les parois des sinus sphénoïdaux.

L'épaisseur du derme varie depuis un demi-millimètre jusqu'à 3 millimètres. La partie la plus épaisse se trouve dans les fosses nasales, principalement au bord libre des cornets; la muqueuse des sinus est la portion la plus mince et la plus adhérente.

Glandes. — Les glandes de la pituitaire sont nombreuses; elles existent dans les fosses nasales et dans les prolongements des fosses nasales. On les trouve aussi dans la région olfactive, mais avec des caractères particuliers.

Celles des fosses nasales et des sinus sont des glandes en grappe, qui ont été bien décrites par Sappey en 1853. D'après cet anatomiste, le nombre de ces glandes est considérable; on en trouverait de 30 (minimum) à 150 (maximum) par centimètre carré. Elles sont plus nombreuses sur la paroi externe des fosses nasales, et surtout au-devant des cornets inférieurs et moyens. Celles des sinus sont très nombreuses également chez l'homme et les mammifères.

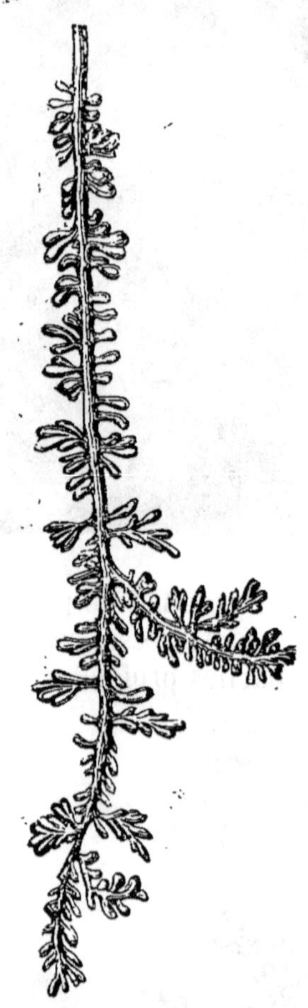

Fig. 305. — Glande de la pituitaire prise sur les parois du sinus maxillaire.

Les *glandes des fosses nasales* sont des glandes en grappe, de volume et de forme variables. Elles occupent l'épaisseur même de la muqueuse pituitaire, et quelques-unes arrivent jusqu'à sa face profonde.

Elles sont constituées par des vésicules glandulaires plus ou moins nombreuses et par un conduit excréteur. Le conduit est formé de tissu conjonctif condensé, sans fibres élastiques ; il est tapissé par une couche simple d'épithélium cylindrique. Les culs-de-sac, les vésicules glandulaires, de 50 à 100 μ, sont échelonnés le long du conduit excréteur, dans lequel ils versent leur contenu tantôt directement, tantôt après s'être réunis pour former de petits canaux excréteurs secondaires. L'épithélium qui tapisse les culs-de-sac est un épithélium cylindrique. Les *glandes rameuses* de Sappey sont celles dont le conduit excréteur se divise en plusieurs branches. Les autres affectent une forme plus ou moins sphérique.

Les *glandes des sinus* sont nombreuses, elles sont souvent ramifiées, et affectent les formes les plus bizarres, comme on peut le voir dans les figures 304 et 305, représentant, d'après Sappey, deux glandes du sinus sphénoïdal et du sinus maxillaire.

Les *glandes de Bowman* sont des glandes spéciales, situées dans la région olfactive de la muqueuse pituitaire. Elles ont été décrites par Bowmann comme des glandes en tube ; mais Sappey et Robin en nient l'existence. Pour ces deux anatomistes, les glandes de Bowmann ne différeraient nullement des glandes en grappe du reste de la pituitaire.

Il faut, ici, faire une distinction : Robin et Sappey ont parfaitement raison pour l'homme, mais non pour les animaux. On sait depuis longtemps que les glandes de la région olfactive de l'homme diffèrent à peine de celles que nous avons décrites plus haut ; ce sont des glandes muqueuses en grappe. Mais, chez les animaux, ces glandes ont une forme spéciale : ce sont des tubes

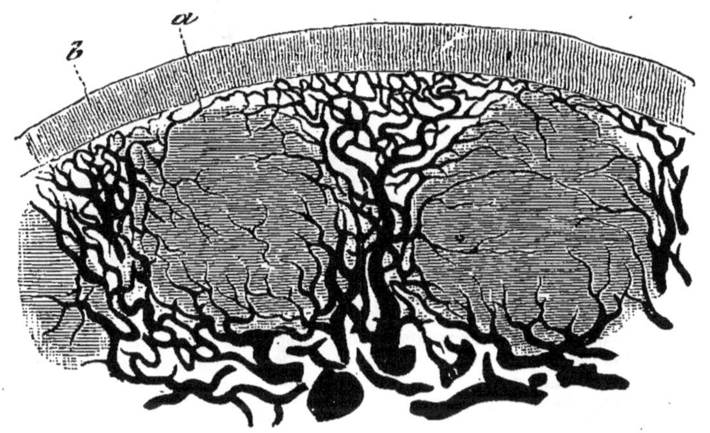

FIG. 306. — Follicules clos de l'arrière-cavité des fosses nasales.

a. Follicules. — *b.* Épithélium. Les vaisseaux ont été injectés (Cadiat).

de 40 à 50 μ de largeur, qui se rétrécissent légèrement au moment où ils vont s'ouvrir à la surface de la muqueuse. Ces glandes sont quelquefois contournées en forme de crochet ou de vrille vers leur partie profonde ; elles sont tapissées par une couche d'épithélium polyédrique de 15 μ d'épaisseur, dont les cellules renferment un certain nombre de granulations pigmentaires.

On trouve quelques follicules clos dans la muqueuse de l'arrière-cavité des fosses nasales.

Ils sont le point de départ ordinaire des tumeurs adénoïdes du nez.

Vaisseaux. — Les *artères* sont : 1° la *sphéno-palatine*, qui pénètre par le trou sphéno-palatin et se divise en sphéno-palatine interne pour la muqueuse de la cloison, et en sphéno-palatine externe pour la muqueuse de la paroi externe des fosses nasales ; 2° les *ethmoïdales* antérieure et postérieure, qui pénètrent dans les fosses nasales par la fente ethmoïdale et par les

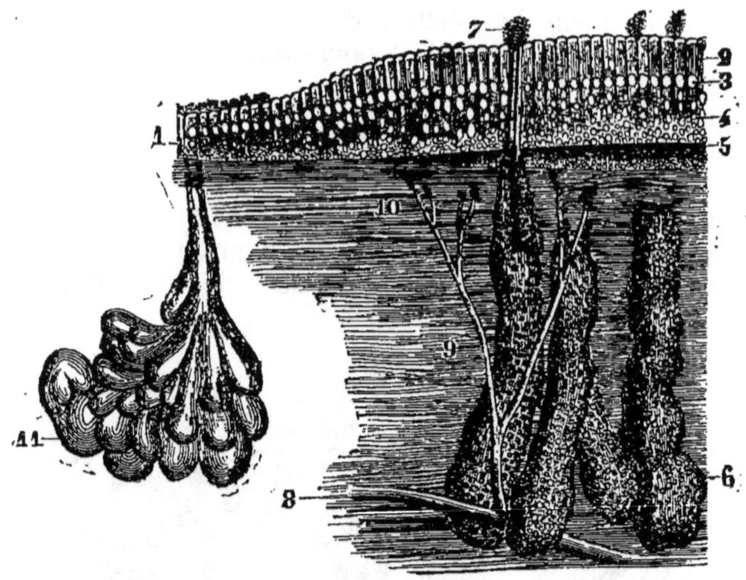

FIG. 307. — Coupe verticale de la région olfactive chez le renard, d'après Ecker.

1. Cellules à cils vibratiles, appartenant à la muqueuse voisine de la région olfactive. On y voit une glande muqueuse en grappe, 11. — 2. Epithélium cylindrique sans cils. — 3. Ses noyaux. — 4. Les petits points blancs ovales indiquent le corps des cellules olfactives. — 5. Surface du derme. — 6. Glande de Bowmann. — 7. L'orifice d'une glande de Bowmann. — 8, 9. Rameaux nerveux de l'olfactif. — 10. Division des rameaux.

trous de la lame criblée de l'ethmoïde ; 3° une branche de la palatine supérieure qui se porte vers le cornet inférieur en

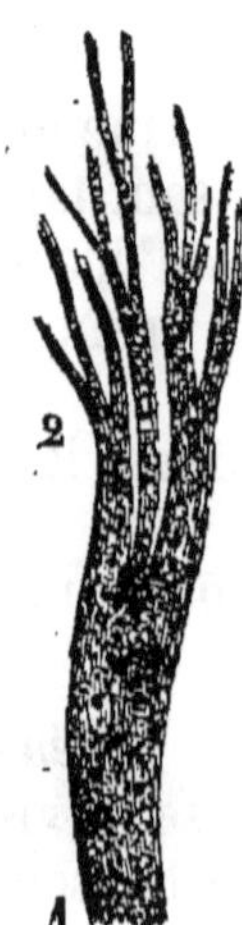

FIG. 308. — Ramifications terminales du nerf olfactif chez le chien, d'après Frey.

1, 1. Faisceau de fibres avec leurs noyaux. — 2. Fibrilles déliées.

accompagnant le nerf nasal postérieur; 4° quelques branches de la faciale qui pénètrent par l'ouverture antérieure des fosses nasales; 5° une partie de la ptérygo-palatine; 6° la sous-orbitaire, qui envoie des branches à la muqueuse du sinus maxillaire.

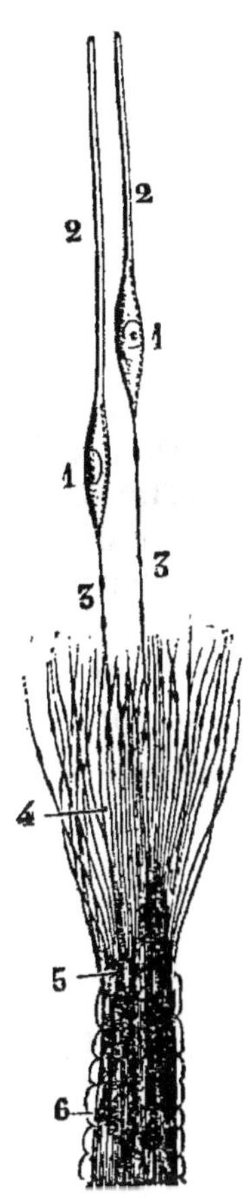

Fig. 309. — Terminaison probable du nerf olfactif chez le brochet (Max Schultze).

1, 1. Corps de deux cellules olfactives. — 2, 2. Prolongement externe ou bâtonnet. — 3, 3. Prolongement interne avec ses varicosités. — 4. Epanouissement des fibrilles nerveuses. — 5. Faisceau de fibrilles entouré d'une gaine, 6.

Les *veines* se jettent dans la veine faciale, en passant par l'ouverture antérieure des fosses nasales, et dans le plexus veineux ptérygoïdien, en passant par le trou sphéno-palatin.

Les *lymphatiques*, injectés en 1859 par Edmond Simon, naissent par un réseau très fin et très superficiel, à la surface de la muqueuse. Ce réseau donne naissance à deux troncs, dont l'un se jette dans un ganglion situé au-devant du corps de l'axis, tandis que l'autre se porte, en se bifurquant, dans deux ganglions situés aux environs des grandes cornes de l'os hyoïde.

Nerfs. — Les nerfs de la pituitaire sont de deux ordres:

des nerfs de sensibilité générale fournis par le *trijumeau*, et des nerfs de sensibilité spéciale, l'*olfactif*.

Les rameaux que le trijumeau fournit à la muqueuse pituitaire sont : 1° le *nasal interne*, qui se distribue à la partie antérieure de la muqueuse ; 2° le *sphéno-palatin externe*, qui se porte à la muqueuse de la cloison, et le *sphéno-palatin interne*, à la muqueuse de la paroi externe des fosses nasales ; 3° le *nasal postérieur*, branche du palatin antérieur, qui se porte à la muqueuse du cornet inférieur.

L'*olfactif* se ramifie dans la région olfactive de cette muqueuse. A partir du bulbe du nerf olfactif, les ramifications de ce nerf sont formées de fibres pâles, aplaties, de 4 à 7 μ de largeur, et offrant de distance en distance de petits noyaux allongés. La gaine de ces tubes nerveux présente une certaine résistance.

Ces fibres paraissent naître des cellules nerveuses du bulbe de l'olfactif (Leydig, Schultze).

Vers leur partie terminale, elles se réduisent à des filaments de 1 à 2 μ, qui se divisent et s'anastomosent en réseau.

Quant à leur terminaison ultime, il semble établi, *au moins chez la grenouille* et chez d'autres animaux, que chaque fibre se termine par un faisceau de filaments qui s'unissent avec le prolongement profond des cellules olfactives (Max Schultze).

CHAPITRE III

LANGUE ET SENS DU GOUT.

Le sens du goût siège sur la muqueuse linguale. L'appareil sur lequel il est situé, connu sous le nom de langue, est composé d'un grand nombre de parties. J'étudierai d'abord la conformation extérieure de la langue, ensuite sa structure.

Forme. — La langue a la forme d'un cône aplati de haut en bas et décrivant une courbe à concavité antérieure.

Direction. — Dans sa moitié postérieure, elle est verticale ; dans sa moitié antérieure, horizontale. Cette direction permet de lui considérer deux portions : l'une verticale ou *pharyngienne*, l'autre horizontale ou *buccale*.

Régions. — On considère à la langue une base ; un sommet, une face inférieure, une face supérieure et deux bords.

La *base* est très large, à cause de l'écartement des muscles de la langue à ce niveau. Elle se continue en avant avec le plancher de la bouche; en arrière, elle est unie à l'épiglotte par trois replis muqueux, *glosso-épiglottiques,* un médian et deux latéraux, réunissant le milieu et les bords de l'épiglotte à la base de la langue; sur les côtés, elle se confond avec la muqueuse pharyngienne.

Le *sommet* de la langue présente souvent un petit sillon qui réunit celui de la face supérieure à celui de la face inférieure.

La *face supérieure* est parcourue d'arrière en avant, sur la ligne médiane, par un sillon peu marqué, sillon sur lequel les rangées de papilles tombent obliquement, comme les barbes d'une plume sur leur tige.

La *face inférieure* est lisse et unie. On trouve sur la ligne médiane un repli muqueux, appelé *frein* ou *filet* de la langue. Sur le frein, de chaque côté de la ligne médiane et à sa partie inférieure, on voit deux petits tubercules adossés: ce sont les embouchures des conduits de Warthon. Enfin, de chaque côté de ce frein, la face inférieure de la langue nous offre une veine volumineuse: c'est la *veine ranine.*

Les *bords* sont arrondis et situés en arrière des dents de la mâchoire inférieure. De même que la face supérieure, ils sont recouverts de papilles.

Structure.

La langue se compose: 1° d'un squelette; 2° de muscles nombreux; 3° d'une membrane qui entoure tous ces muscles à la manière d'un étui; 4° de glandes; 5° de vaisseaux; 6° de nerfs.

1° *Squelette.*

Le squelette de la langue est osseux et fibreux. Il est formé par l'os hyoïde et par deux membranes fibreuses qui prennent naissance sur cet os, le fibro-cartilage médian de la langue et la membrane hyo-glosse.

L'*os hyoïde* n'offre rien de spécial; son périoste se confond avec les insertions de muscles nombreux.

Le *fibro-cartilage médian de la langue* est une lamelle blanc jaunâtre, placée verticalement dans la langue, dont elle occupe le plan médian. Cette lamelle commence à l'os hyoïde par une extrémité en forme de languette étroite; elle existe à peine dans le tiers antérieur de la langue, où elle se perd. Ses deux faces sont en contact avec les deux muscles génio-glosses, et donnent attache à une partie des fibres du muscle transverse; son bord supérieur est séparé de la face dorsale de la langue par un intervalle de 3 à 4 millimètres; son bord inférieur correspond au point d'entre-croisement des deux génio-glosses. Ce n'est point du fibro-cartilage qui forme cette membrane, mais bien du tissu fibreux (faisceaux de tissu conjonctif entrelacés), analogue à celui des ligaments. Sur ces limites, ce ligament se continue avec le tissu conjonctif inter-musculaire. Cette continuité est un peu moins brusque en bas, où l'on ne voit pas distinctement le bord inférieur du ligament; celui-ci se continue avec l'enveloppe des muscles génio-glosses. On trouve fréquemment des cellules graisseuses dans son voisinage.

La *membrane hyo-glosse* est un ligament mince et transversal, qui part du bord supérieur de l'os hyoïde et qui se perd dans la base de la langue, en se confondant avec le tissu conjonctif inter-musculaire; sa longueur ne dépasse pas 2 ou 3 centimètres.

2° *Muscles.*

Les muscles de la langue sont au nombre de dix-sept, dont un impair et huit pairs. Un grand nombre d'auteurs les divisent en deux groupes, les muscles intrinsèques et les muscles extrinsèques. Sappey n'admet pas qu'il existe de muscles intrinsèques, et croit que tous les muscles de la langue présentent une insertion en dehors de cet organe. Cependant il paraît évident qu'il existe, indépendamment des quinze muscles extrinsèques que décrit Sappey, un muscle transversal étendu des bords de la langue au fibro-cartilage médian.

Ces muscles prennent, pour la plupart, le nom de l'organe sur lequel ils s'insèrent, suivi de la terminaison *glosse;* ainsi :

Trois viennent de parties osseuses. Ce sont : le *génio-glosse*, le *stylo-glosse*, l'*hyo-glosse*.

Trois s'insèrent sur des parties non osseuses : le *palato-glosse*, le *pharyngo-glosse*, l'*amygdalo-glosse*.

Indépendamment de ces six muscles pairs, on trouve le *muscle transverse* dans l'épaisseur de la la langue, le muscle *lingual supérieur* impair, au-dessous de la muqueuse de la face supérieure de la langue, et le *lingual* inférieur, pair, sous-jacent à la muqueuse de la face inférieure. En tout dix-sept muscles.

Génio-glosse. — Muscle triangulaire rayonné, situé sur la ligne médiane, où il s'adosse à celui du côté opposé.

Il *s'insère* par son point fixe sur les apophyses géni supérieures au moyen d'un tendon résistant. Ces fibres se portent ensuite en divergeant, en arrière, en haut et en avant, comme les plis d'un éventail. Elles traversent l'épaisseur de la langue pour s'insérer à la muqueuse de la face dorsale dans toute son étendue, depuis la base jusqu'à la pointe.

Au-dessous du fibro-cartilage médian, les deux génio-glosses s'entre-croisent en grande partie, de sorte que beaucoup de fibres du côté droit passent à gauche, et *vice versâ*.

Ce muscle est en rapport, par sa face interne, avec celui du côté opposé. Sa face externe est en rapport avec la glande sublinguale, le conduit de Warthon, le nerf grand hypoglosse et le nerf lingual.

Stylo-glosse. — Ce muscle s'étend de l'apophyse styloïde du temporal jusqu'aux parties latérales de la langue.

Il se dirige obliquement d'arrière en avant, de haut en bas et de dehors en dedans.

Son extrémité postérieure ou fixe s'insère à la partie interne de l'apophyse styloïde. Ses fibres se portent ensuite vers le côté de la langue en passant entre la glande parotide et le muscle ptérygoïdien interne qui sont en dehors, et le constricteur supérieur du pharynx qui est en dedans. Arrivé à la langue, ce muscle se divise en trois faisceaux : un faisceau *supérieur* qui se porte en dedans et en avant pour former des fibres transversales et obliques, au-dessous du palato-glosse ; un faisceau *moyen* étendu de la base à la pointe et situé sous la muqueuse du bord de la langue ; un faisceau *inférieur* qui se porte au-dessous de cet organe en passant entre les deux portions de l'hyo-glosse, pour se continuer ensuite avec quelques fibres du lingual inférieur et du génio-glosse.

Hyo-glosse. — L'hyo-glosse est situé sur la partie inférieure et latérale de la langue. Il est quadrilatère et aplati.

Il s'insère, par son bord inférieur, sur le bord supérieur du corps de l'os hyoïde et de la grande corne. De l'os hyoïde, les fibres se portent verticalement en haut, sur le bord correspondant de la langue, au niveau duquel elles changent de direction, pour se porter en dedans et un peu en avant, et s'insérer sur le fibro-cartilage médian de la langue.

On appelle *basio-glosse* la portion du muscle qui s'insère au corps de l'os hyoïde, et *cérato-glosse* celle qui part de la grande corne. Entre ces deux portions, on voit souvent un intervalle celluleux qui permet d'apercevoir l'artère linguale un peu au-dessus de l'os hyoïde.

Les rapports de ce muscle sont importants à connaître. Sa face interne est en rapport avec l'artère linguale et le constricteur moyen du pharynx ; sa face externe est en rapport avec le tendon du digastrique, le stylo-hyoïdien, la glande sous-maxillaire et les nerfs grand hypoglosse et lingual.

Ce muscle forme l'aire d'un triangle limité en haut par le nerf grand hypoglosse et en bas par la concavité de la courbe que forme le tendon du digastrique. C'est dans ce triangle qu'il faut chercher l'artère linguale lorsqu'on veut en pratiquer la ligature, après avoir divisé insensiblement les fibres de l'hyo-glosse.

Palato-glosse. — Le palato-glosse, ou *glosso-staphylin*, est le muscle contenu dans l'épaisseur du pilier antérieur du voile du palais. Il s'insère en haut à la face inférieure du voile, tandis qu'en bas il s'épanouit sur la face dorsale de la langue et concourt à former les fibres longitudinales (voy. *Voile du palais*).

Pharyngo-glosse. — On donne ce nom à quelques fibres que le constricteur supérieur du pharynx envoie à la langue. Ces fibres forment un faisceau assez irrégulier; elles se portent en avant en se divisant : les unes se continuent avec le génio-glosse, d'autres avec le lingual inférieur, quelques-unes avec la partie antérieure de l'hyo-glosse, sous lequel passe le pharyngo-glosse.

Amygdalo-glosse. — Ce muscle a été décrit par Broca. Il prend naissance à la face externe de l'amygdale, entre cette glande et l'aponévrose du pharynx. Il se dirige en bas, en avant et en dedans, le long de la face externe de l'amygdale. Plus bas, il devient sous-muqueux et s'incline en dedans vers la base de la langue, en décrivant une courbe à concavité interne et supérieure. A son extrémité inférieure, il forme des fibres transversales situées au-dessous du lingual supérieur et paraissant se confondre avec celles de l'amygdalo-glosse du côté opposé.

Muscle transverse. — Le muscle transverse est le muscle intrinsèque de la langue. Il s'insère en dedans sur les faces du fibro-cartilage médian. Ses fibres se portent toutes transversalement en dehors, s'entre-croisent avec les fibres longitudinales et s'insèrent à la face profonde de la muqueuse qui recouvre les bords de la langue.

Lingual supérieur. — Ce muscle, impair et médian, occupe la face supérieure de la langue. Il est situé au-dessous de la muqueuse. Il s'insère en arrière par trois faisceaux : un médian, qui se fixe au repli muqueux glosso-épiglottique médian, et deux latéraux, aux petites cornes de l'os hyoïde. Ces trois faisceaux se portent en avant en s'élargissant, et constituent un plan musculaire longitudinal qui s'insère à la face profonde de la muqueuse jusqu'à la pointe. Il forme à la face dorsale de la langue un vrai muscle peaucier, que complètent sur les côtés les fibres du palato-glosse et du stylo-glosse.

Lingual inférieur. — Le lingual inférieur est un faisceau musculaire situé à la face inférieure de la langue, de chaque côté des génio-glosses. Il naît en arrière par un faisceau principal,

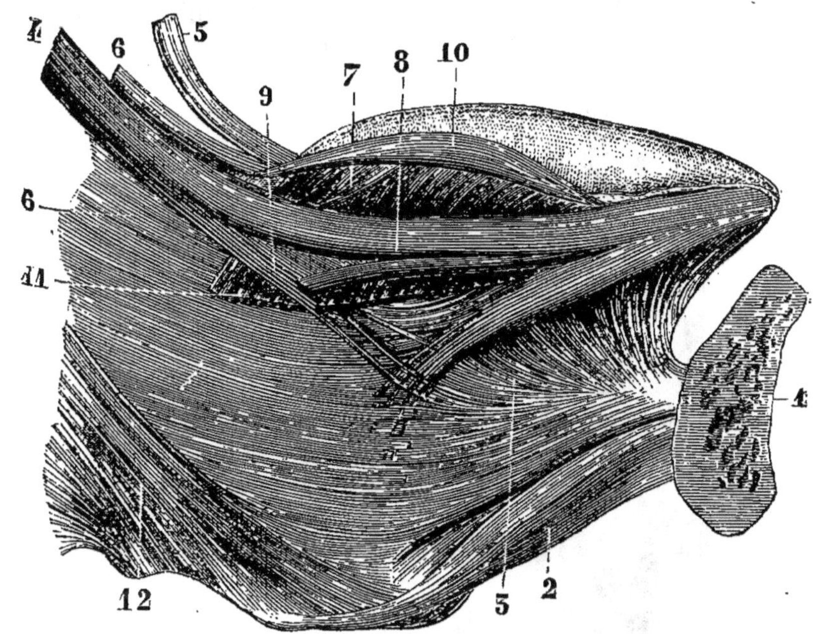

FIG. 310. — Muscles de la langue.

1. Coupe du maxillaire inférieur. — 2. Génio-hyoïdien. — 3. Génio-glosse. — 4. Stylo-glosse. — 5. Palato-glosse. — 6. Amygdalo-glosse. — 7. Faisceau supérieur du stylo-glosse. — 8. Faisceau moyen. — 9. Faisceau inférieur. — 10. Amygdalo-glosse relevé pour laisser voir les fibres transversales. — 11. Hyo-glosse coupé. — 12. Constricteur moyen du pharynx.

sur la petite corne de l'os hyoïde et par quelques autres fibres venues, soit des fibres antérieures du génio-glosse, soit des fibres inférieures du stylo-glosse. Ce muscle se porte ensuite en haut et en avant vers la pointe de la langue, pour s'insérer à la face profonde de la muqueuse.

Des muscles de la langue en général.

Les nombreux muscles qui entrent dans la composition de la langue sont des muscles striés, qui ne diffèrent des autres muscles striés que par leur disposition plexiforme.

Il y a peu de *tissu conjonctif* dans la langue ; les faisceaux musculaires sont, pour ainsi dire, en contact; cependant, autour des vaisseaux et des nerfs, on en trouve une quantité plus appréciable.

Il est facile de suivre les divers muscles de la langue, si on les prend à leur extrémité périphérique; mais, vers le milieu de la langue, leurs fibres se dissocient: l'entre-croisement entre les diverses espèces de fibres est tellement serré, qu'on doit renoncer à en poursuivre une grande quantité (fig. 311).

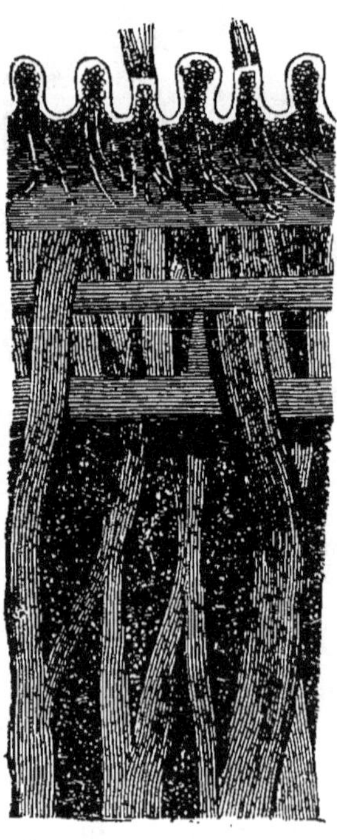

Fig. 311. — Coupe antéro-postérieure d'un fragment de langue humaine, pour montrer l'entre-croisement des fibres. On y voit des fibres verticales, des fibres antéro-postérieures, la section des fibres transversales et quelques papilles.

Au niveau de leur entre-croisement, on peut distinguer des fibres longitudinales, verticales et transversales. Les *fibres longitudinales* entourent, pour la plupart, la langue, à laquelle elles forment comme un second étui en dedans de la muqueuse. Ces fibres sont fournies à la face dorsale par le *lingual supérieur* et le *palato-glosse;* sur les bords, par le faisceau moyen du *stylo-glosse*, et en bas par les deux muscles *linguaux inférieurs* qui séparent les fibres les plus inférieures des *génio-glosses*. On trouve encore quelques fibres longitudinales au centre de la langue; elles se portent à la pointe et appartiennent au génio-glosse. Les *fibres transversales* croisent à angle droit quelques fibres longitudinales, mais surtout les fibres verticales; elles sont formées par le *transverse*, le faisceau supérieur du *stylo-glosse* et la partie postérieure de l'*hyo-glosse;* les unes s'étendent d'un bord à l'autre de la langue; les autres prennent des insertions sur le fibro-cartilage médian. Quelques faisceaux du muscle transverse, partis de ce prétendu fibro-cartilage, se portent en dehors, et en même temps un peu en haut, pour se fixer à la face profonde de la muqueuse de la face dorsale. Les *fibres verticales* sont situées surtout sur la ligne médiane et sur les parties latérales de la base de la langue; elles sont fournies par les *génio-glosses* et par l'*hyo-glosse;* quelques fibres verticales isolées existent vers la pointe, et s'étendent de la muqueuse de la face supérieure à la muqueuse de la face inférieure.

La *terminaison* de ces fibres mérite d'attirer l'attention; elles vont se fixer à la face profonde du derme de la muqueuse; quelques-unes adhèrent aux glandes muqueuses de la base de la langue, et un grand nombre *pénètrent dans l'épaisseur du derme.* Une certaine quantité de fibres musculaires se bifurquent vers leur terminaison chez l'homme (Kölliker); Billroth assure avoir vu, chez l'homme également, les fibres musculaires se diviser brusquement *en fibrilles dont les extrémités sont en continuité avec des corpuscules de tissu conjonctif.* Ces divisions de fibres sont très multipliées et très faciles à observer chez la grenouille (fig. **312**). Plusieurs autres anatomistes ont constaté des bifurcations sur la langue de divers mammifères. Dans d'autres observations, Billroth et Key affirment avoir vu aussi, chez la grenouille, une continuité entre les extrémités divisées des fibrilles et les corpuscules de tissu conjonctif. Waller, cité par Kölliker, a montré des fibres musculaires se portant dans les grosses papilles gustatives chez la grenouille.

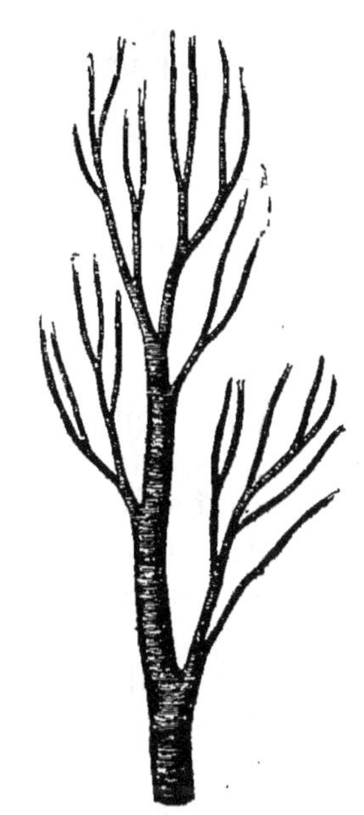

FIG. 312. — Extrémité ramifiée d'un faisceau primitif de la grenouille (grossissement, 350).

L'action de ces muscles est très difficile à constater si l'on considère chaque muscle isolément. On peut bien dire que le génioglosse refoule la langue en arrière du maxillaire, que l'hyoglosse déprime ses bords, que le stylo-glosse les porte en arrière, que le lingual supérieur par ses contractions érige les papilles;

mais ces actions isolées n'expliquent pas les mouvements variés et étendus de cet organe, résultant probablement de l'intrication des fibres. Qui explique, par exemple, pourquoi la langue peut devenir complètement cylindrique? Pourquoi cet organe se creuse-t-il à la face supérieure en forme de cuiller ou en forme de gouttière? Pourquoi se tord-il avec tant d'énergie de haut en bas et sur les côtés? Qui rendra compte des mouvements multiples nécessaires à l'articulation des sons?

3° *Muqueuse linguale.*

La muqueuse linguale enveloppe la langue à la manière d'un étui. Elle recouvre sa pointe, ses faces et ses bords. Vers la base de cet organe, elle se continue avec la muqueuse des parties voisines. En bas, elle se continue avec celle du plancher de la bouche et forme un repli médian, *frein* de la langue. En arrière, elle se continue avec la muqueuse du larynx, et forme trois replis assez minces qui se portent sur le milieu et sur les bords de l'épiglotte, replis *glosso-épiglottiques médian* et *latéraux*. Sur les côtés, elle se continue avec la muqueuse du pharynx et du voile du palais.

La muqueuse linguale est assez mince à la face inférieure, plus épaisse sur les bords et à la pointe, très épaisse surtout à la face dorsale. Elle atteint jusqu'à 4 à 5 millimètres sur la ligne médiane. Sur les côtés de la ligne médiane, elle s'amincit et s'épaissit de nouveau sur les bords, mais beaucoup moins que sur la ligne médiane.

Face profonde. — La face profonde de la muqueuse est très adhérente aux muscles sous-jacents, qui prennent sur elle de nombreuses insertions. A la face inférieure, elle présente moins d'adhérence, et, au niveau du point où elle se réfléchit sur le plancher de la bouche, il existe une bourse muqueuse décrite en 1842 par Fleichmann. Cette cavité sous-muqueuse, souvent cloisonnée de lames celluleuses, n'est pas constante. Elle est quelquefois le siège de kystes séreux.

Face superficielle. — Cette face est rosée après le repas, blanchâtre avant le repas, et surtout le matin à jeun. Cette surface est en desquamation incessante. Les lamelles épithéliales qui s'en détachent sont entraînées par la mastication et laissent voir la couleur rose de la langue, tandis qu'elles s'accumulent entre les repas et forment un enduit dont l'épaisseur est très variable.

On trouve à la surface de la langue un sillon médian antéro-postérieur, qui parcourt toute l'étendue de la face dorsale et dont on voit un prolongement sur la pointe. De ce sillon médian on voit partir une foule de sillons interpapillaires, obliques d'arrière en avant et de dedans en dehors.

On divise la face superficielle de la muqueuse linguale en deux portions : la *portion gustative*, comprise entre le sommet du V lingual et la pointe de la langue, et la *portion non gustative*.

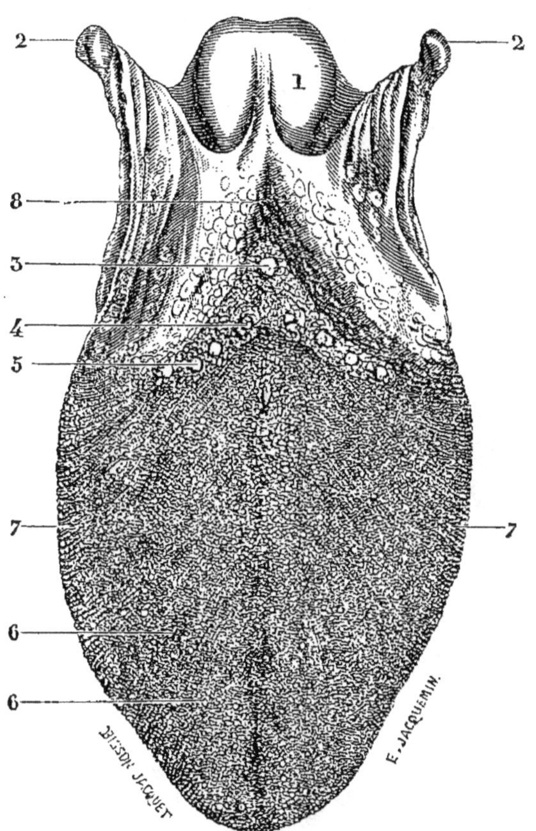

FIG. 313. — Face dorsale de la langue.

1. Face antérieure de l'épiglotte et repli glosso-épiglottique médian. — 2, 2. Grandes cornes de l'os hyoïde. — 3. Sommet du V lingual, foramen cæcum. — 4, 5. Papilles caliciformes formant les bords du V lingual. — 6, 6. Papilles fongiformes. — 7, 7. Papilles corolliformes. — 8. Portion pharyngienne de la muqueuse linguale.

qui recouvre la face dorsale en arrière du V lingual et la face inférieure de la langue. Celle-ci ne diffère nullement de la muqueuse buccale décrite plus haut ; elle est mince, pourvue d'une couche de tissu sous-muqueux et recouverte de petites papilles hémisphériques, comme les gencives et la muqueuse de la voûte palatine.

La *portion gustative de la muqueuse linguale*, celle dont nous allons nous occuper, recouvre les deux tiers antérieurs de la face dorsale de la langue, ou portion horizontale, la pointe et les

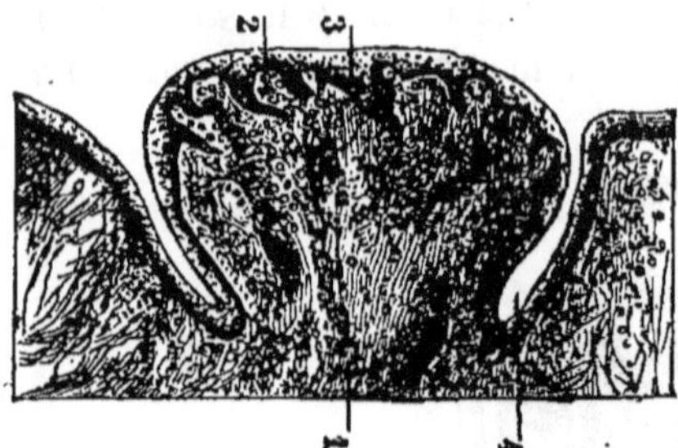

Fig. 314. — Coupe d'une papille caliciforme (grossissement, 25). Morel et Villemin.

1. Corps de la saillie centrale. — 2. Papilles secondaires. — 3. Epithélium. — 4. Sillon formant le calice.

deux bords ; elle est limitée en arrière par une ligne transversale passant par le sommet du V lingual.

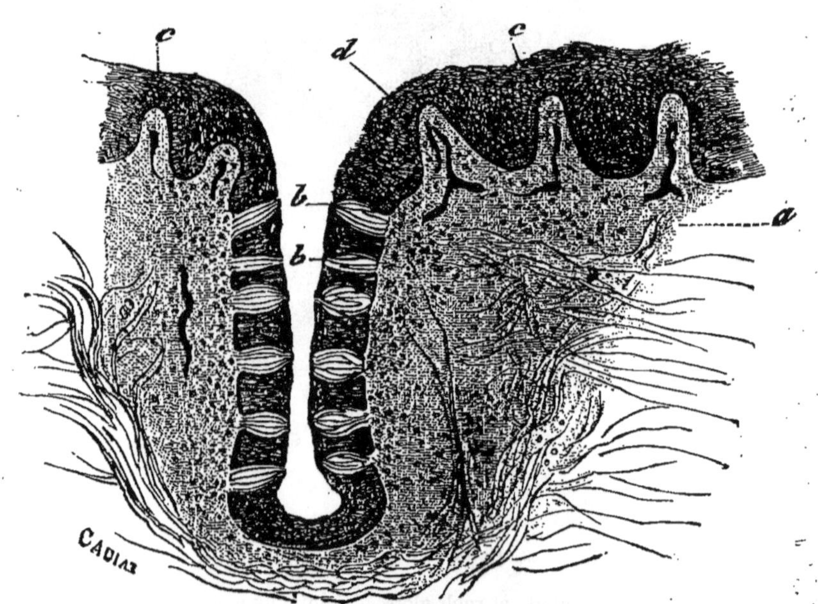

Fig. 315. — Coupe d'une papille caliciforme chez un supplicié, avec une forte dépression centrale.

a. Papille composée surmontée de papilles secondaires. — *b*. Corpuscules du goût. — *d*. Epithélium périphérique (Cadiat).

Papilles. — Cette portion de la muqueuse buccale diffère du reste par la présence de papilles très développées. Ces saillies sont de quatre espèces : papilles caliciformes, papilles fongiformes, papilles corolliformes et papilles hémisphériques.

Les *papilles caliciformes* sont situées à la partie postérieure de la face dorsale, à l'union du tiers moyen et du tiers postérieur. Au nombre de 9 ou 11, elles forment deux lignes se réunissant à angle aigu en arrière et en dedans, et représentent un V très ouvert, V lingual. Le sommet du V est formé par une papille caliciforme considérable, dont la partie centrale, fortement déprimée, constitue le *trou borgne* de la langue ou *foramen cæcum* (Morgagni). Les autres papilles de même ordre diminuent de volume à mesure qu'on se rapproche de l'extrémité antérieure des branches du V. Elles sont formées toutes par un bourrelet circulaire, au centre duquel est une dépression. Une saillie se montre au fond de cette dépression (fig. 314).

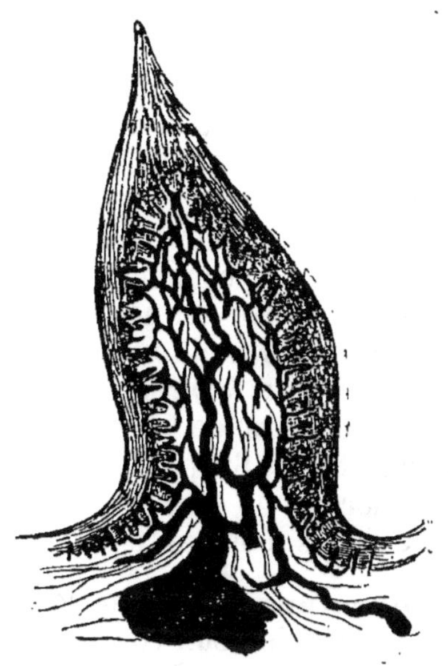

FIG. 316. — Papille composée de la langue du chien.

La saillie centrale offre de 1 à 2 millimètres de largeur, sur un demi-millimètre à un millimètre et demi de hauteur ; le bourrelet circulaire mesure environ un demi-millimètre d'épaisseur. Ce sont les papilles les plus sensibles aux saveurs. C'est *à la base de la langue*, au V lingual, que la sensibilité gustative est la plus fine. C'est là que sont perçues les saveurs amères ; les saveurs sucrée et salée sont senties par les papilles fongiformes de *la pointe*.

Les *papilles fongiformes* sont rouges et moins volumineuses que les précédentes. Au nombre de 150 à 200, d'après Sappey, elles sont disséminées à la surface de la langue, en avant du V lingual ; elles sont nombreuses vers la pointe de la langue. Leur base est plus étroite que leur extrémité libre, à la manière d'un champignon ou d'une massue, disposition qui leur a valu le nom qu'elles portent. On les aperçoit à l'œil nu à la surface de la langue, sous forme de petits boutons rosés.

Leur longueur varie de un demi-millimètre à 2 millimètres ; leur largeur est de un demi-millimètre à un millimètre. Elles sont séparées par des intervalles de un à 2 millimètres.

Les papilles fongiformes et les papilles caliciformes sont les *vraies papilles de la gustation ;* elles sont molles, leur épithélium est mince, et leurs nerfs sont nombreux.

Les *papilles corolliformes* de Sappey, filiformes ou coniques des autres auteurs, sont innombrables. Elles sont situées en avant du V lingual, sur la surface dorsale, la pointe et les bords, où elles ont un aspect foliacé. Elles forment des séries linéaires, obliques en arrière et en dedans, vers le sillon médian. On en trouve quelques-unes aussi en arrière du V lingual, entre les deux amygdales.

Ces papilles ont une longueur qui varie depuis un demi-millimètre jusqu'à 3 millimètres, et une largeur qui ne dépasse pas un demi-millimètre. Elles sont plus développées et plus nombreuses entre les deux branches du V lingual. Il y en a de si petites qu'elles sont enfouies au-dessous de l'épithélium, comme les papilles hémisphériques.

Ces papilles, comme les caliciformes et les fongiformes, sont recouvertes par un nombre considérable de petites papilles. Ce sont donc des papilles composées.

Les *papilles hémisphériques* sont de petites saillies situées à la face inférieure de la langue et dans l'intervalle des autres papilles. Selon Sappey, les papilles corolliformes, fongiformes et caliciformes ne seraient qu'une agglomération de papilles hémisphériques sous des aspects différents.

Structure. — La portion gustative de la muqueuse linguale est formée de deux couches : l'épithélium et le derme.

Épithélium. — C'est un *épithélium pavimenteux stratifié*, analogue à celui du reste de la muqueuse buccale. Il recouvre la surface et les intervalles des papilles, et son épaisseur varie sur les différents points où on l'examine. Vers le milieu de la face dorsale, on peut affirmer qu'il atteint un demi-millimètre d'épaisseur.

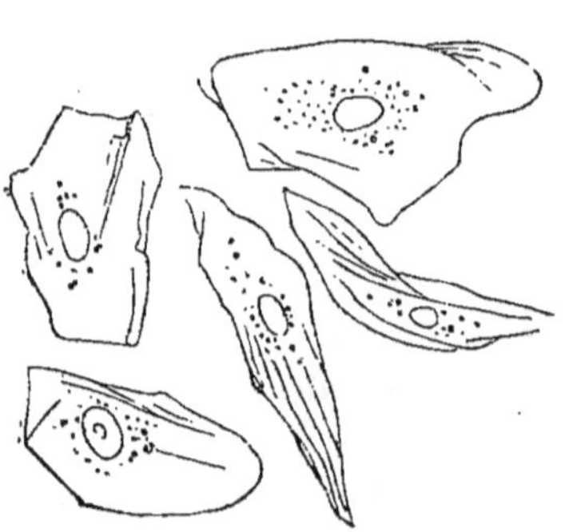

FIG. 317. — Cellules cornées de l'épithélium lingual.

Malpighi, qui en 1665 découvrit les papilles de la langue et étudia la couche épidermique, eut recours à des procédés, ébullition en particulier, qui lui permirent de séparer l'épithélium en deux couches, comme celui de l'épiderme cutané ; il décrivit, par conséquent, à cet épithélium une couche cornée et un corps muqueux. Cette séparation est purement artificielle : il n'y a pas de couche cornée dans l'épithélium lingual, qui est perméable aux liquides. On considère aujourd'hui la couche épithéliale de la langue et de toute la cavité buccale comme une continuation du corps muqueux de l'épiderme.

Il se compose de trois plans de cellules, comme le corps muqueux de l'épiderme : les *cellules profondes*, vésiculeuses, sont polyédriques, à noyau et à granulations pigmentaires entourant le noyau. Les plus profondes de ces cellules ont une forme un peu allongée et une direction perpendiculaire au derme de la muqueuse. Les *cellules moyennes* sont polygonales, plus ou moins aplaties, souvent dentelées, comme hérissées de pointes. Les *cellules superficielles*, aplaties, à noyau rudimentaire, comme atrophié, varient en plusieurs points que nous allons examiner, après avoir fait remarquer que toutes ces cellules possèdent un grand nombre de granulations graisseuses.

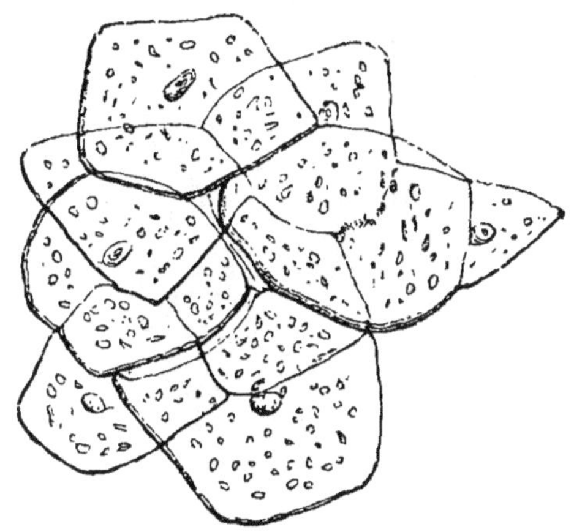

Fig. 318. — Cellules d'épithélium pavimenteux stratifié, prises sur la langue.

L'épithélium recouvre tous les interstices des papilles et la surface de celles-ci, sur lesquelles il se moule de différentes manières :

1° Sur les *papilles hémisphériques*, il ne présente aucune saillie, de sorte que ces petites papilles sont enfouies au-dessous de l'épithélium et qu'on ne les voit bien qu'après que celui-ci a été enlevé.

2° Sur les *papilles corolliformes* ou *coniques*, il offre une disposition spéciale. Il forme sur ces papilles des prolongements semblables à des cils [1], et signalés pour la première fois par Todd

1. Ces prolongements s'hypertrophient quelquefois, blanchissent, s'inclinent en arrière et simulent un *enduit blanchâtre*. On voit exceptionnellement, chez le vieillard principalement et chez certains malades, ces filaments s'allonger jusqu'à présenter 10 à 12 millimètres : la langue est dite alors *villeuse*.

et Bowmann. Ces filaments, analogues à de petits poils, peuvent atteindre 2 millimètres et plus [1] ; on en trouve de 5 à 20 par papille. Ils sont formés par les cellules épithéliales superficielles cornées, aplaties et superposées, qui se transforment en filaments, se divisant à leur tour et se terminant en pointe à la manière d'un pinceau (fig. 319). Ces filaments, qui résistent aux alcalis et aux acides, sont formés de petites écailles imbriquées de 50 à 60 μ de largeur ; leur partie centrale est plus dense que leur surface.

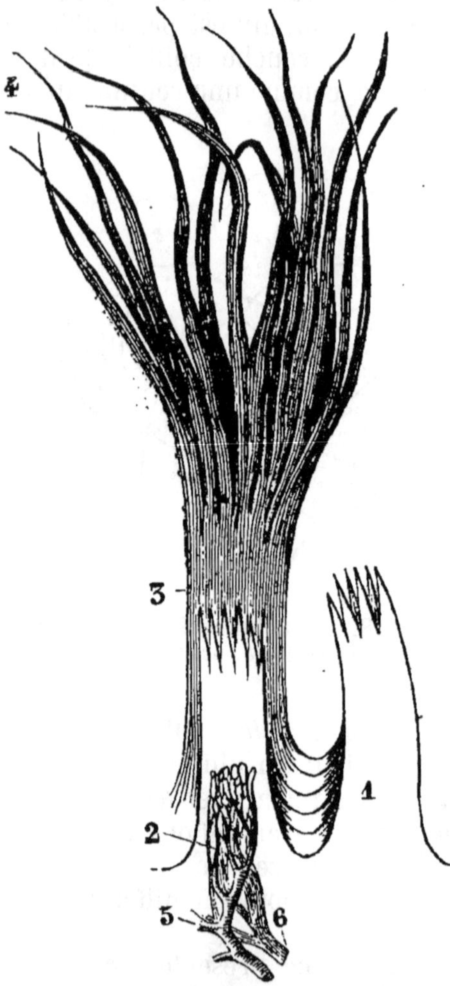

FIG. 319. — Papilles corolliformes.

1. Papille dépourvue de son enduit épithélial. — 2. Papille avec son épithélium. — 3. Épithélium formant une gaine à la papille. — 4. Prolongements épithéliaux. — 5. Artère de la papille. — 6. Veine (grossissement, 35).

Chez les ruminants, il n'y a pas de filaments épithéliaux ; ils semblent tous confondus pour former une pointe rigide, presque comparable à une épine.

3° Sur les *papilles fongiformes*, l'épithélium est mou, il n'offre ni cellules cornées, ni filaments épithéliaux ; il se moule exactement sur chacune des petites papilles hémisphériques, parfaitement visibles lorsqu'on les examine à un grossissement de 20 diamètres ; il mesure à ce niveau 100 μ environ d'épaisseur.

4° Sur les *papilles caliciformes*, l'épithélium est mince et re-

1. Dès que la langue est à l'état de repos depuis quelques heures seulement, même chez les personnes en bonne santé, les filaments épithéliaux

couvre le bourrelet circulaire qui entoure la grosse papille centrale ; il s'enfonce dans le sillon qui limite le point d'implantation de la papille centrale, enfin il recouvre la surface de celle-ci. La surface de l'épithélium est lisse et l'on n'aperçoit que très imparfaitement, même avec un grossissement de 20 diamètres, les saillies que déterminent les papilles hémisphériques disséminées à la surface des papilles corolliformes ; ces saillies sont beaucoup moins considérables que sur les papilles fongiformes [1].

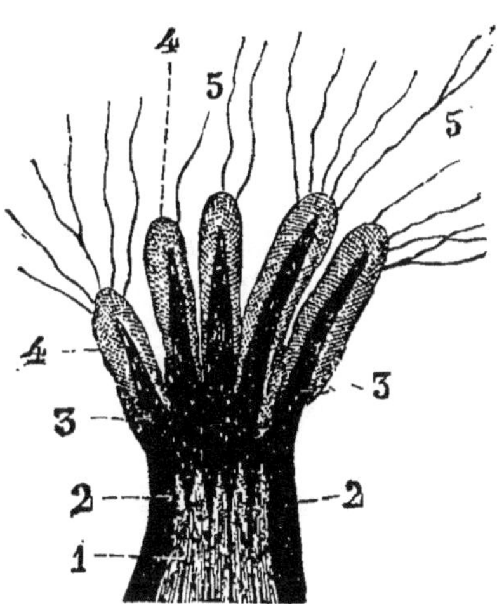

FIG. 320. — Papille corolliforme ou filiforme avec des cryptogames.

1. Papille. — 2, 2. Enveloppe épithéliale de la papille. — 3, 3. Prolongements filiformes de l'épithélium. — 4, 4. Matrice des cryptogames. — 5, 5. Filaments des cryptogames.

Derme. — Le *chorion*, ou derme de la portion gustative de la muqueuse linguale, est plus épais sur la ligne médiane ; il s'amincit latéralement, pour s'épaissir encore sur les bords de la langue, où il n'acquiert jamais l'épaisseur de la partie médiane. Sa face profonde, qui donne attache aux fibres musculaires de la langue, est dépourvue de tissu sous-muqueux ; sa face superficielle est recouverte d'une mince membrane amorphe, homogène, sous-jacente à l'épithélium, *basement membrane*. Comme le derme du reste de la muqueuse buccale, il représente un feutrage de faisceaux de tissu conjonctif et de fibres élastiques très nombreuses, entre-croisés et mêlés d'une grande quantité de cellules graisseuses.

se recouvrent de parasites végétaux, absolument comme cela se produit lorsqu'une substance organique moisit : une substance granulée forme une espèce d'écorce aux filaments épithéliaux ; c'est la *matrice du cryptogame* (150 μ de largeur sur près d'un demi-millimètre de longueur). Le cryptogame lui-même est le *Leptothrix buccalis* de Robin : on le rencontre aussi sur les dents, où il se montre sous forme de filaments de 1 μ à 1 μ 5 de largeur.

1. Billroth a signalé des prolongements filiformes des cellules épithéliales anastomosés avec les corpuscules du tissu conjonctif des papilles.

En arrière du trou borgne, le derme se transforme en *tissu lymphoïde* qui entoure les glandes folliculeuses. A mesure qu'on se rapproche de la surface du derme, ce tissu feutré est de plus en plus serré.

Les *papilles* sont des saillies du derme. Les papilles *hémisphériques* ne possèdent pas de fibres élastiques, mais une substance conjonctive à peu près homogène, un peu granuleuse. Les papilles *corolliformes* sont formées de tissu conjonctif et de *fibres élastiques extrêmement nombreuses ;* celles-ci sont fines, de 1 μ, et donnent de la consistance aux papilles ; on les retrouve, même en grand nombre, dans les pointes qui terminent la papille. Les papilles *fongiformes* sont constituées, en général, par des *faisceaux de tissu conjonctif anastomosés en réseau* et entremêlés d'une très petite quantité de fibres élastiques. Les papilles hémisphériques qui hérissent la surface de la papille fongiforme sont simplement conjonctives. Quant aux papilles *caliciformes*, elles sont également formées de *tissu conjonctif* et dépourvues de fibres élastiques.

Pour les nerfs et les vaisseaux de la muqueuse et des papilles, voir ci-après (*Vaisseaux* et *Nerfs de la langue).*

4° *Glandes de la langue.*

Les glandes de la langue sont situées au-dessous de la muqueuse ; elles occupent la face dorsale de la base, la partie postérieure des bords, et la face inférieure de la pointe. Considérées dans leur ensemble, elles forment une sorte de fer à cheval dont la partie moyenne serait située en arrière du *foramen cæcum*, tandis que les extrémités, passant sur les bords, viendraient se terminer au-dessous de la pointe, de chaque côté du frein. Autrement dit, elles siègent dans les parties de la muqueuse pourvues de tissu conjonctif sous-muqueux, dans la portion non gustative de la muqueuse linguale.

Les glandes muqueuses sont de deux espèces : les unes, décrites généralement comme des *glandes en grappe*, sont les plus nombreuses; elles siègent à la base, sur les bords et sous la pointe de la langue ; les autres, *glandes folliculeuses*, se trouvent seulement à la base.

1° *Glandes en grappe.* — On en distingue trois groupes principaux : à la base, sur les bords et sous la pointe.

a. Celles de la *base* forment une couche large et épaisse qui s'étend transversalement d'une amygdale à l'autre ; cette couche de glandes se porte en avant jusqu'aux papilles caliciformes les plus antérieures, et en arrière jusqu'à l'épiglotte. Son épaisseur n'égale pas tout à fait un centimètre. Cette couche glandulaire est en *rapport*, en haut avec la couche de glandes folliculeuses e la muqueuse, en bas avec les fibres musculaires de la langue entre lesquelles elle s'insinue ; quelques-unes de ces fibres s'insèrent sur la surface des glandes. Les plus petites de ces glandes sont situées au niveau du V lingual ; elles sont plus volumineuses à la partie postérieure. Leur conduit excréteur est quelquefois très long, pouvant dépasser un centimètre. Dans toute la partie de la langue située entre le trou borgne et l'épiglotte, les conduits excréteurs *s'ouvrent dans la cavité des glandes folliculeuses ;* celles qui correspondent aux papilles caliciformes s'ouvrent librement à la surface de la langue, quelques-unes sur les parois du trou borgne.

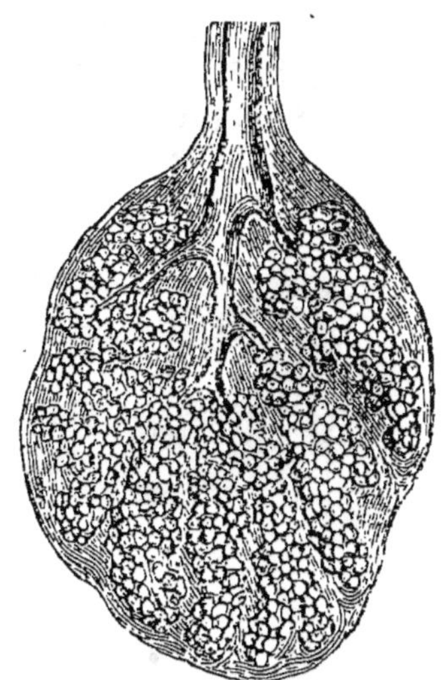

Fig. 321. — Glande muqueuse de la langue (grossissement, 40).

b. Le groupe des *bords* de la langue est situé près de la base et se continue, en arrière avec le groupe précédent, et sur les côtés avec les glandes molaires ; on le décrit ordinairement sous le nom de *glande de Weber*.

c. Enfin, le groupe de la *pointe* est constitué par des glandes qui s'enfoncent entre les fibres du lingual inférieur ; ces glandes forment une masse de la forme et du volume d'un haricot ordinaire. Elles s'ouvrent sur les côtés du frein, par quatre, cinq ou six conduits excréteurs. On décrit ce groupe sous le nom de *glande de Blandin*, ou encore de *glande de Nühn*.

Nous répéterons ici ce que nous avons dit au sujet des glandes muqueuses de la muqueuse buccale, dont elles présentent la structure. Ces glandes ont l'apparence de glandes en grappe ; cependant, quand on veut en étudier les lobules et les acini, on voit que chaque lobule est formé par un tube replié sur lui-même, et offrant des culs-de-sac, en forme de diverticulum, analogues à ceux qu'on rencontre dans les vésicules séminales.

2° *Glandes folliculeuses.* — Ces glandes forment une couche presque régulière, superposée à la couche de glandes en grappe de la base de la langue qui s'ouvrent dans leur cavité, et tellement superficielle, qu'elle soulève la muqueuse linguale sous forme de saillies. Elles siègent dans la portion verticale, ou pharyngienne, de la base de la langue, dans l'espace limité de chaque côté par les amygdales, en avant par le trou borgne, et en arrière par l'épiglotte.

Chacune de ces glandes, qu'on appelle simplement *follicules muqueux*, a le volume d'un grain de millet ou de chènevis, de 1 à 4 millimètres, et une forme lenticulaire. Elles sont situées dans le tissu conjonctif sous-muqueux, entre la muqueuse et les glandes en grappe sous-jacentes. Elles s'ouvrent sur la muqueuse par un orifice qui mesure quelquefois jusqu'à un millimètre de diamètre, et elles reçoivent dans leur propre cavité l'ouverture des glandes muqueuses sous-jacentes. La glande étant sous-muqueuse, et la muqueuse étant très mince en ce point, on conçoit qu'elles

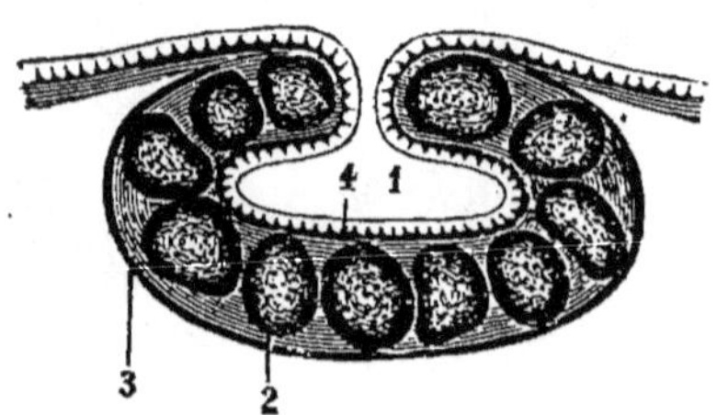

FIG. 322. — Coupe d'une glande folliculeuse de la base de la langue (grossissement, 25).

1. Cavité de la langue tapissée d'épithélium. — 2. Follicules. — 3. Tissu conjonctif. — 4. Papilles de la muqueuse qui tapisse la cavité de la glande.

n'ont pas de conduit excréteur à proprement parler, et qu'elles s'ouvrent directement sur la muqueuse, par un simple orifice dans lequel pénètre la muqueuse pour recouvrir la surface interne de la cavité glandulaire.

La *structure* de ces glandes folliculeuses rappelle celle des ganglions lymphatiques, des plaques de Peyer, des amygdales : ce sont des organes lymphoïdes, dont la structure est connue depuis la description donnée par Kölliker, en 1850.

La *paroi* de la glande a une épaisseur d'un demi-millimètre à un millimètre. Elle est plongée dans le tissu conjonctif sous-muqueux, condensé en membrane autour de la glande; sa surface interne est tapissée par la muqueuse linguale, pourvue de son épithélium et de ses petites papilles. On voit, au fond, l'orifice d'une glande en grappe. Quant au tissu qui forme la paroi même, c'est une substance conjonctive fibrillaire confondue avec le derme muqueux, pourvue d'un grand nombre de vaisseaux, et contenant dans son épaisseur des *follicules clos*. Cette paroi de la glande folliculeuse est, pour ainsi dire, un épaississement du derme de la muqueuse, car les follicules clos dont nous venons de parler sont situés presque immédiatement au-dessous de la couche épithéliale qui en tapisse l'intérieur.

Ces follicules clos sont disposés sur une couche régulière; ils sont placés les uns à côté des autres, et leur diamètre varie depuis

200 μ jusqu'à un demi-millimètre. Ronds ou ovalaires, ces follicules clos ont une *enveloppe* membraneuse de 5 à 7 μ d'épaisseur, résistante, formée de tissu conjonctif, et un *contenu* liquide, grisâtre, alcalin, *traversé par un réseau capillaire* (Kölliker, 1855). En 1858, Billroth fit voir quelle est la disposition des éléments qui constituent la paroi des follicules. On est persuadé aujourd'hui que c'est du tissu conjonctif réticulé, mélangé à des cellules lymphatiques abondantes, autrement dit du *tissu adénoïde*. Ces cellules lymphatiques sont contenues, pour la plupart, dans les mailles du tissu conjonctif ; mais quelques-unes sont en suspension dans le liquide intérieur, d'où on peut les faire sortir en piquant la paroi du follicule. Dans quelques cas, le tissu adénoïde n'est pas exactement limité dans des follicules clos ; il se présente sous forme de masses irrégulières entre les follicules clos, dans les parois des glandes folliculeuses (Schmidt), caractère qui rapproche ces glandes des organes lymphoïdes : ganglions lymphatiques, thymus, plaques de Peyer, rate.

Pour les *vaisseaux*, voyez le paragraphe suivant. Quant aux *nerfs*, on n'en a pas encore observé dans ces glandes.

5° *Vaisseaux de la langue.*

L'*artère linguale* pénètre dans la langue en glissant sur la face profonde de l'hyo-glosse ; près de l'extrémité inférieure de ce muscle, elle donne l'*artère sublinguale* qui se porte à la partie inférieure de la langue, l'*artère dorsale* qui se porte dans la portion verticale ou pharyngienne de la muqueuse buccale, et se termine à la pointe sous le nom de *ranine*. Les principales ramifications vasculaires cheminent entre les faisceaux musculaires, dont elles sont séparées par une couche de tissu conjonctif ; les rameaux vont en décroissant de plus en plus pour se porter à la muqueuse et aux glandes de la langue.

Les *capillaires* des faisceaux primitifs des muscles de la langue ne diffèrent pas de ceux que nous avons vus avec le système musculaire. Les artères s'anastomosent dans le derme de la muqueuse, elles sont extrêmement nombreuses et se terminent dans les papilles et dans les glandes. *Vers les papilles*, elles donnent une anse capillaire aux papilles hémisphériques, un petit réseau aux papilles corolliformes, un réseau plus considérable aux papilles fongiformes, plus considérable même que celui des papilles caliciformes. *Dans les glandes muqueuses*, les capillaires forment un réseau lâche à l'extérieur de la paroi propre de la glande. *Dans les glandes folliculeuses*, les artères fournissent de belles arborisations entre les follicules clos de la paroi de la glande ; les capillaires pénètrent dans l'épaisseur du follicule pour s'y terminer. Quelques-uns vont aux papilles qui tapissent l'intérieur de la cavité. Les *veines*, plus superficielles que les artères dans les papilles, vont se jeter dans les veines sous-muqueuses, qui représentent les veines sous-cutanées des membres; elles sont larges et nombreuses à leur origine et forment trois groupes : l'un supérieur et médian, qui se dirige vers la base de la langue et se jette dans la jugulaire interne ou l'un de ses affluents, les deux autres, inférieurs et latéraux, constituant les veines ranines. Profondément, l'artère linguale est accompagnée par des veines profondes comme les veines des membres.

Les *lymphatiques* de la langue sont extrêmement nombreux; ils forment un réseau à mailles très serrées en avant du V lingual, à la surface même des papilles, un réseau plus superficiel que le réseau veineux ; vers le trou borgne, les vaisseaux augmentent de volume, et leurs anastomoses en réseau sont plus rares. Dans la portion verticale et glanduleuse de la langue, ils se portent sur les côtés du pharynx et se jettent dans les ganglions profonds du cou, en traversant, les uns le muscle hyo-glosse, les autres le muscle mylo-hyoïdien. Teichmann prétend avoir trouvé dans chaque papille un vaisseau lymphatique occupant le centre de la papille. Selon le même anatomiste, il y aurait plus de lymphatiques dans le tissu conjonctif sous-muqueux qu'à la surface du derme. Ceux du tissu sous-muqueux seraient des canaux lymphatiques. Il y aurait aussi des vaisseaux lymphatiques dans les muscles de la langue. (Toutes ces assertions de Teichmann nous paraissent hasardées.) Au niveau des glandes folliculeuses de la base de la langue, on trouverait des lymphatiques analogues à ceux des amygdales (Frey).

6° *Nerfs de la langue.*

Les *nerfs* de la langue sont nombreux. On peut les diviser en nerfs *végétatif, moteurs* et *sensitifs*.

Le nerf végétatif (vaso-moteur) est formé par des ramifications que le grand sympathique envoie sur l'artère linguale et qui pénètrent dans l'épaisseur de la langue.

Les nerfs moteurs sont fournis par la septième et la douzième paires crâniennes; on en trouve trois : 1° la corde du tympan (est-ce un nerf moteur ?); 2° le rameau du stylo-glosse et du palato-glosse venu du facial; 3° la terminaison du grand hypoglosse, qui pénètre dans la langue par la face inférieure et qui se termine dans tous les autres muscles.

Les nerfs sensitifs sont au nombre de trois également. Ils

viennent des cinquième, neuvième et dixième paires crâniennes : 1° le *nerf lingual*, rameau du maxillaire inférieur, qui se rend à la muqueuse des deux tiers antérieurs de la face dorsale et des bords, ainsi qu'à la pointe; 2° le *nerf glosso-pharyngien*, neuvième paire, dont les branches terminales s'épuisent dans la muqueuse du tiers postérieur de la face dorsale; 3° le *nerf laryngé supérieur*, dont les ramifications antérieures animent la muqueuse de la base de la langue au voisinage de l'épiglotte.

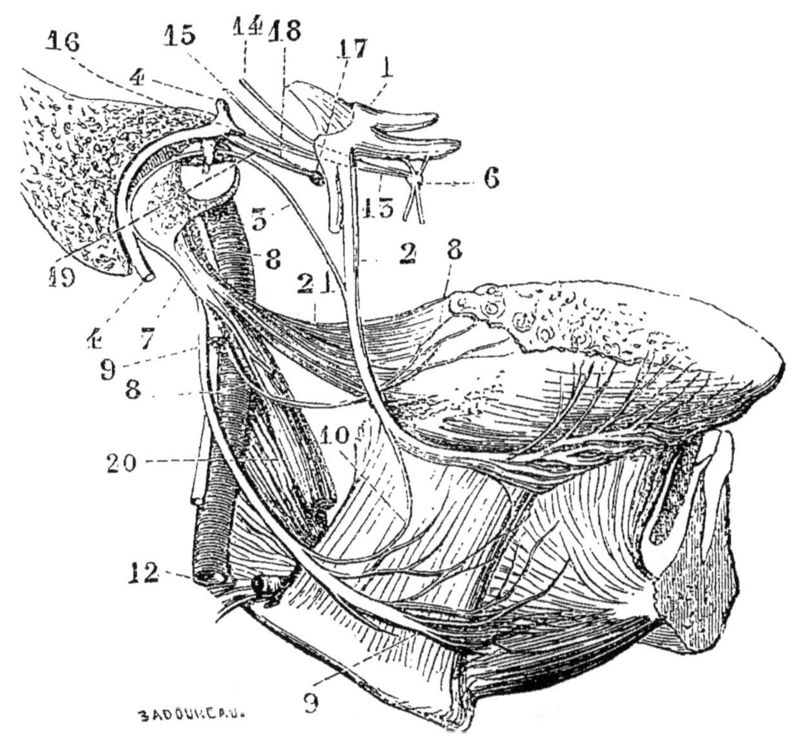

FIG. 323. — Nerfs de la langue.

8, 8. Glosso-pharyngien, sensitif. — 2. Lingual, sensitif. — 9. Grand hypoglosse, moteur. (Pour l'explication des autres chiffres, voy. Tome II, *Névrologie*.)

La langue reçoit en outre un filet nerveux que le tronc du glosso-pharyngien envoie au stylo-glosse, et un petit filet qui vient de la branche descendante interne du plexus cervical profond, pour se continuer, avec le tronc du grand hypoglosse, dans l'épaisseur de la langue.

Comment les nerfs se terminent-ils dans les papilles ?

Dans les papilles *corolliformes*, on voit difficilement les nerfs ; on aperçoit à leur base plusieurs tubes formant un ou deux petits troncs; ces tubes pénètrent dans la papille et s'amincissent insensiblement, puis on les perd, et il est difficile de dire comment ils se terminent. D'après R. Wagner, la terminaison se ferait par des extrémités libres, les fibres nerveuses foncées se transformant en fibres pâles au moment où elles atteignent les parties superficielles des papilles.

Plusieurs filets nerveux pénètrent dans les papilles *fongiformes* et s'y anastomosent en plexus; la plupart se dirigent ensuite vers les petites saillies papillaires qui hérissent la surface de la

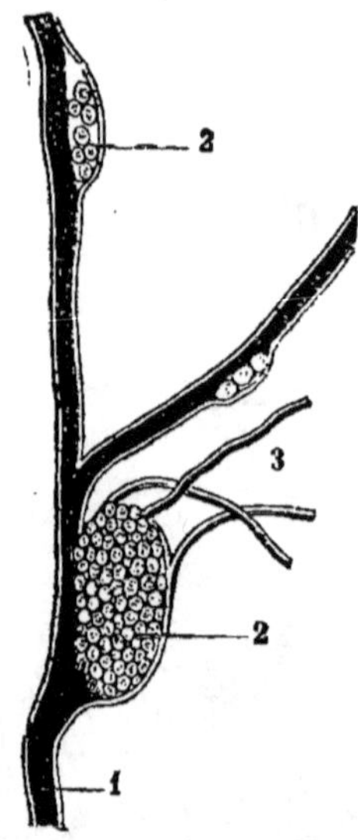

Fig. 324. — Petit rameau terminal du glosso-pharyngien, avec trois ganglions microscopiques (Kölliker).

papille fongiforme, et se terminent dans les corpuscules de Krause situés au sommet de ces saillies. Outre les filaments qui vont aux corpuscules de Krause, il y en a un certain nombre dont on ne connaît pas le mode de terminaison, car toutes les opinions qui ont été exprimées à ce sujet ont été émises sous forme de doute : terminaison par des filaments pâles et très fins (Waller, Wagner), union des filaments nerveux avec des prolongements filiformes des cellules épithéliales dans la langue de la grenouille (Billroth, Axel, Key).

Les papilles *caliciformes* contiennent un certain nombre de nerfs anastomosés en plexus, dans le bourrelet circulaire qui entoure la papille centrale, ainsi que dans la papille elle-même. De ce plexus partent les filaments nerveux, qui sont déjà très amincis et mesurent à peine 3 μ; ils s'amincissent encore et se terminent dans les corpuscules de Krause situés au sommet des petites papilles qui forment la surface des papilles caliciformes (W. Krause).

On trouve des filets nerveux dans les parois des glandes muqueuses de la langue et dans les parois des glandes folliculeuses (Kölliker).

Des *ganglions microscopiques* ont été signalés par Remak sur les ramifications du glosso-pharyngien ; Kölliker, 1852, et Schiff, 1853, en ont confirmé l'existence (fig. 324). Ces ganglions ne se trouvent que sur les ramuscules les plus déliés ; on ne les observe pas sur les branches d'un certain volume. Remak a encore signalé de petits ganglions sur le trajet des divisions du nerf lingual ; mais ces renflements sont beaucoup plus petits et plus rares.

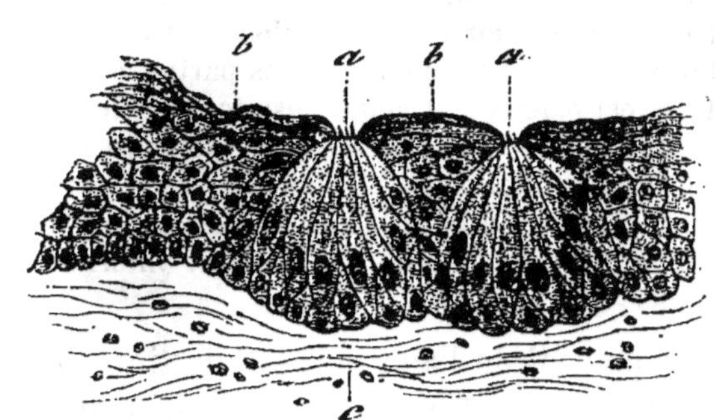

Fig. 325. — Organes du goût des papilles foliacées de la langue du lapin.

a. Corpuscules du goût. — *b.* Épithélium pavimenteux.

Corpuscules du goût. — Ils ont été surtout étudiés dans les papilles caliciformes. Ces corpuscules ont la forme de petits culs-de-bouteille présentant à leur extrémité libre une surface plane de laquelle se détachent des filaments nerveux très fins. Par leur autre extrémité ils se continuent avec un tube nerveux légèrement variqueux.

Ces corpuscules sont plongés au sein même des éléments épithéliaux des papilles caliciformes, de manière que les particules sapides, accumulées dans le calice, viennent se mettre en contact avec eux.

CHAPITRE IV

APPAREIL DE L'AUDITION ET SENS DE L'OUIE.

L'étude de l'oreille est souvent négligée par les élèves, et je crois qu'il faut attribuer cela, non seulement à la difficulté du sujet, mais encore et surtout à l'impossibilité où ils se trouvent de faire ou même de posséder des préparations complètes. Je suis certain que ces difficultés peuvent être aplanies, et que l'oreille préparée par le docteur Auzoux facilite au plus haut degré l'étude de cet appareil si compliqué. J'engage les élèves à se servir de cette oreille gigantesque, dans laquelle l'auteur de l'Anatomie classique a exprimé avec une admirable précision jusqu'aux moindres détails. La science est redevable, du reste, à ce savant de quelques découvertes concernant l'anatomie et la physiologie de l'appareil de l'audition.

Le docteur Auzoux, lorsqu'il a voulu exécuter le modèle de l'oreille, s'est livré à une étude approfondie de cet appareil ; c'est surtout lui qui a signalé les variétés nombreuses qui existent dans la longueur du limaçon, et dans sa belle collection, que chacun peut voir dans son cabinet, on se rend compte de ces différences. Voici le moyen que cet habile anatomiste a employé pour arriver à prendre le moule de l'appareil de l'audition : il fait fondre de l'alliage d'imprimerie, dans lequel il place un rocher frais et qui n'a subi aucune mutilation ; sous l'influence de la température très élevée du métal fondu, toutes les parties organiques de l'os sont détruites et l'os est calciné. Il coule ensuite dans le conduit auditif externe le métal, qui pénètre dans la caisse du tympan et ses dépendances, et qui remplit l'oreille interne en passant par les fenêtres ronde et ovale. Le métal étant refroidi, on détruit l'os, et l'on a, exactement représentées, les cavités de l'oreille externe, moyenne et interne. Cette opération est facile à répéter.

L'appareil de l'audition est destiné au sens de l'ouïe ; on le désigne dans son ensemble sous le nom d'oreille.

L'oreille est située, en grande partie, dans l'épaisseur du rocher. On la divise en trois portions ; oreille externe, oreille moyenne, oreille interne.

On appelle oreille externe le pavillon de l'oreille et le conduit auditif externe qui lui fait suite ; elle est limitée profondément par la membrane du tympan.

L'oreille moyenne, complètement séparée de la précédente par la membrane du tympan, est située dans l'épaisseur du rocher : c'est une cavité se prolongeant en arrière dans l'apophyse mastoïde, sous le nom de cellules mastoïdiennes, et en avant, vers le pharynx, sous celui de trompe d'Eustache. C'est, pour ainsi dire, un prolongement de l'arrière-cavité des fosses nasales.

L'oreille interne, partie la plus essentielle du sens de l'ouïe, est située au centre du rocher ; c'est elle qui est le siège de l'audition ; les deux autres portions ne sont que des appareils de perfectionnement.

ARTICLE PREMIER

OREILLE EXTERNE.

Elle offre à étudier le pavillon et le conduit auditif externe.

§ 1er. — Pavillon de l'oreille.

Le pavillon représente, à lui seul, l'oreille pour le vulgaire. Mais pour l'anatomiste, l'oreille s'étend très loin dans les profondeurs du rocher.

Le pavillon de l'oreille présente à l'étude une face externe, une face interne, une circonférence et sa structure.

Face externe. — Cette face est disposée en forme de cornet dont les parois présentent des dépressions et des saillies. L'une de ces saillies forme la moitié supérieure de la circonférence du

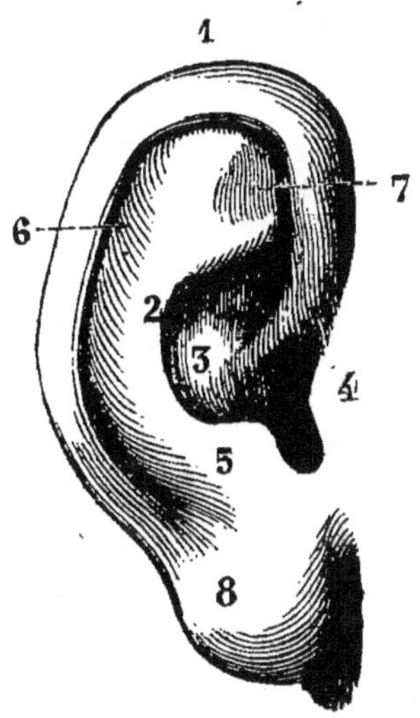

Fig. 326. — Pavillon de l'oreille.

1. Hélix. — 2. Anthélix. — 3. Conque. — 4. Tragus. — 5. Antitragus. — 6. Gouttière de l'hélix. — 7. Fossette de l'anthélix. — 8. Lobule.

pavillon. Elle prend naissance au fond de la conque, se porte en haut et en avant, puis décrit une courbe à concavité inférieure, pour se terminer insensiblement à la partie inférieure et postérieure de la circonférence. On donne à cette saillie, dont le bord libre se renverse sur la face externe, le nom d'*hélix*. Au-dessous de l'hélix, on voit une gouttière formée par le renversement en dehors de cette saillie. On l'appelle *gouttière de l'hélix*. Plus bas se trouve une éminence, connue sous le nom d'*anthélix*. Elle prend naissance au niveau de la terminaison postérieure de l'hélix ; elle se porte en haut et en avant, en décrivant une courbe à concavité antérieure, séparant la gouttière de l'hélix de la cavité de la conque qui est en avant, et se divise en deux branches, dont l'inférieure forme la limite supérieure de la conque, et dont la supérieure se perd dans la gouttière de l'hélix. Entre les deux branches, on trouve une surface déprimée : c'est la *fossette de l'anthélix* ou *fosse naviculaire*. Plus bas, on rencontre deux autres points proéminents : l'un antérieur ou *tragus*, l'autre postérieur ou *antitragus*. Le tragus, sorte de couvercle placé en avant de l'orifice du conduit auditif externe, se termine insensiblement sur la peau par sa partie supérieure, et se continue en bas et en arrière avec l'antitragus. Il présente sur sa face postérieure un bouquet de poils, très développés chez les vieillards et servant à protéger le conduit auditif; il est séparé de la partie antérieure de l'hélix par une petite gouttière, presque verticale, qui interrompt la circonférence du pavillon de l'oreille. L'antitragus est une saillie qui forme la partie inférieure de l'entrée de la conque, et qui est située entre la partie inférieure de l'anthélix et le tragus. Enfin, la face externe du pavillon présente, à sa partie centrale, la *cavité de la conque*, cavité profonde, limitée par le tragus et l'hélix en avant, par l'anthélix en arrière et par l'antitragus en bas. Au fond de cette cavité est placée l'origine de l'hélix, et plus en avant, un rebord saillant qui sépare la cavité de la conque de celle du conduit auditif externe. Cette saillie peut s'effacer en grande partie, et permettre l'exploration du conduit auditif, lorsqu'on attire le pavillon en haut et en arrière.

Face interne. — La face interne représente les dépressions et les saillies de la face externe. Les dépressions externes forment des saillies internes, dont la plus considérable est celle de la conque, et les points proéminents de la face externe déterminent des dépressions sur la face interne.

Circonférence. — La circonférence du pavillon de l'oreille est interrompue, à sa partie antérieure, par une scissure qui sépare le tragus de l'origine de l'hélix. Dans sa moitié supérieure, elle est formée par un repli de la peau qui suit la courbe de l'hélix ; en arrière elle se continue directement avec le lobule de l'oreille, qu'elle contourne en bas, pour se terminer en remontant vers le tragus.

Structure.

La structure du pavillon présente à étudier la peau, un fibrocartilage, des ligaments, des muscles, des vaisseaux et des nerfs.

Peau. — La peau suit toutes les sinuosités des deux faces du pavillon, et s'enfonce dans le conduit auditif externe. Elle est partout recouverte de poils de duvet extrêmement nombreux; elle présente dans son épaisseur des glandes sébacées et des glandes sudoripares. La peau est adhérente au cartilage par sa face profonde. Au niveau de la circonférence du pavillon, elle forme un bord arrondi qui cache les aspérités du cartilage, et, dans certains points, elle s'adosse à elle-même. Ainsi, au niveau du bord externe de l'hélix, la peau forme un repli; à la partie inférieure de la circonférence, elle s'applique à elle-même et forme un repli considérable qu'on appelle *lobule*. Dans l'épaisseur du lobule, on trouve du tissu graisseux.

Fibro-cartilage. — Le fibro-cartilage de l'oreille, flexible, détermine par sa conformation les saillies et dépressions du pavillon. Cependant, il ne s'étend pas à tous les points du pavillon, et sa surface présente quelques irrégularités. Le lobule en est dépourvu. Au niveau de la partie antérieure de l'hélix, au-dessus du tragus, on voit une apophyse, *apophyse de l'hélix*. En arrière, l'hélix se termine en formant un prolongement en arrière de l'anthélix: c'est la *languette cartilagineuse de l'hélix*. Enfin, à la paroi interne du cartilage, à la partie supérieure de la conque, se trouve une éminence ou *apophyse de la conque*.

Ce fibro-cartilage est recouvert de périchondre, membrane fibreuse analogue au périoste, et adhérente à la face profonde de la peau.

Ligaments. — Les ligaments unissent le pavillon aux parties voisines et les diverses pièces du pavillon entre elles. Les premiers, ou *ligaments extrinsèques*, sont au nombre de deux. L'antérieur s'insère en avant, à la face externe de l'aponévrose temporale et au tubercule de l'apophyse zygomatique; il se dirige ensuite en arrière pour s'insérer au tragus et à la partie antérieure de l'hélix et de la conque. Le postérieur s'étend de la base de l'apophyse mastoïde à l'apophyse de la conque et à la partie supérieure du conduit auditif. Les *ligaments intrinsèques* sont formés par des couches plus ou moins épaisses de tissu fibreux qui réunissent, soit la convexité de la conque à celle de la face interne de l'anthélix, soit celle-ci à la saillie de l'hélix, soit les extrémités de l'hélix à l'antitragus en arrière, et au tragus en avant. Inutile d'ajouter que ces ligaments sont placés contre ce cartilage plus profondément que toutes les parties molles.

Muscles. — Les uns sont extrinsèques, les autres intrinsèques. Les premiers sont au nombre de trois : 1° l'*auriculaire supérieur* s'insère, en haut, à la face externe de l'aponévrose temporale, et, en bas, à la convexité de la fossette de l'anthélix; 2° l'*auriculaire antérieur* s'insère, en avant, sur l'aponévrose temporale, au-dessus de l'arcade zygomatique, et en arrière au bord antérieur de la conque et à l'apophyse de l'hélix; 3° l'*auriculaire* *postérieur* s'étend de la base de l'apophyse mastoïde à la partie moyenne de la convexité de la conque.

Il y a cinq muscles intrinsèques : le grand et le petit muscle de l'hélix, le muscle du tragus, celui de l'antitragus et le transverse.

Le *grand muscle de l'hélix* est un faisceau musculaire de 1 à 2 millimètres de largeur, sur 1 centimètre de longueur. Il prend

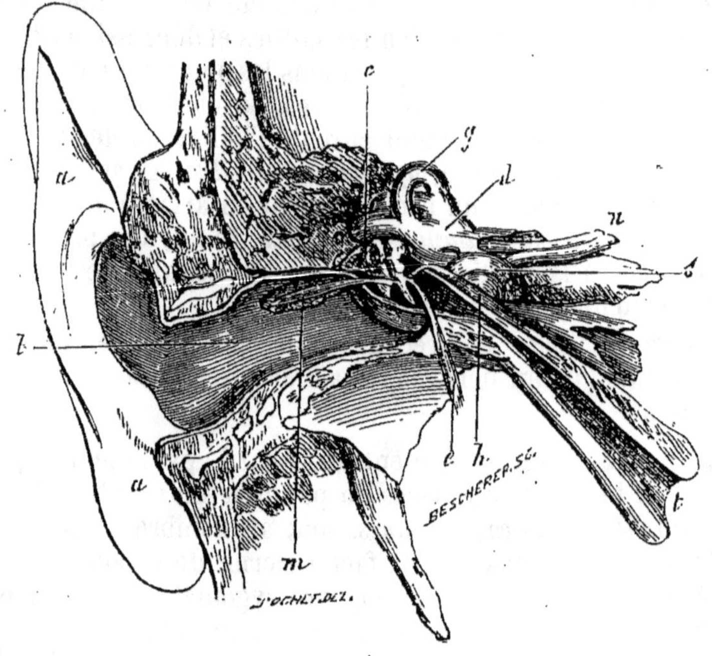

FIG. 327. — Appareil de l'audition.

a, *a*. Pavillon. — *b*. Conduit auditif externe. — *c*. Chaîne des osselets. — *d*. Vestibule. — *e*. Muscle externe du marteau. — *g*. Canaux demi-circulaires. — *h*. Muscle antérieur ou interne du marteau. — *m*. Ligament. — *n*. Nerf acoustique. — *s*. Limaçon. — *t*. Trompe d'Eustache.

son point d'insertion fixe à l'apophyse de l'hélix, et son point d'insertion mobile à la face profonde de la peau de l'hélix, à 1 centimètre au-dessus.

Le *petit muscle de l'hélix* est un tout petit faisceau musculaire, placé à la face profonde de la peau qui recouvre l'hélix, au niveau du point où celui-ci devient ascendant.

Le *muscle du tragus* est un faisceau quadrilatère qui se fixe, en haut, au bord supérieur du tragus et au tissu fibreux qui l'unit à l'hélix, tandis que, par sa partie inférieure, il adhère à la face antérieure ou convexe du tragus.

Le *muscle de l'antitragus*, très mince et très court, s'étend de la queue de l'hélix et de l'anthélix à la face postérieure de l'antitragus.

Le *muscle transverse* est formé par un plan de fibres musculaires étendues de la convexité de la conque à la convexité de l'hélix. Ses fibres sont parallèles et entremêlées avec des fibres ligamenteuses.

Vaisseaux et nerfs. — Les *artères* du pavillon sont les auriculaires antérieures, qui viennent de la temporale superficielle, et l'auriculaire postérieure qui donne un grand nombre de rameaux à la partie postérieure du pavillon.

Les *veines* se divisent en deux groupes : les unes, antérieures, se jettent dans la veine jugulaire externe ; les autres, postérieures, se portent dans la veine mastoïdienne, qui traverse le trou mastoïdien pour se jeter dans le sinus latéral.

Les *lymphatiques* sont nombreux, et le réseau qui les forme est extrêmement serré. Ils se divisent en deux groupes : les antérieurs se jettent dans le ganglion situé en avant du tragus ; et les postérieurs, dans les deux ou trois ganglions situés à la base de l'apophyse mastoïde, en arrière de la conque.

Les *nerfs* viennent de l'auriculo-temporal, du plexus cervical et du nerf sous-occipital.

§ 2. — Conduit auditif externe.

Le conduit auditif externe fait suite à la conque. Il est limité profondément par la membrane du tympan. Le conduit auditif est *dirigé* transversalement, mais cette direction n'est pas rectiligne. Il décrit des flexuosités. Ainsi, sa moitié externe présente une légère courbure à concavité postérieure et supérieure, tandis que la courbure de la moitié interne est concave en bas et en avant.

Ses *dimensions* varient aussi sur les divers points de son étendue. Dans son tiers externe, ce conduit est aplati d'avant en arrière ; au tiers moyen, il est à peu près arrondi, et au tiers interne, aplati de haut en bas. Le tiers externe présente 11 millimètres pour le diamètre vertical, et 6 pour le diamètre antéro-postérieur ; le tiers moyen, 7 à 8 millimètres pour les deux diamètres ; le tiers interne, 7 à 8 pour le diamètre vertical, et 9 pour l'antéro-postérieur.

La longueur du conduit est de 20 à 22 millimètres au niveau de son axe ; elle est plus étendue à la paroi inférieure et moins à la paroi supérieure, car le fond du conduit n'est pas un plan vertical, c'est une surface oblique, dirigée de haut en bas et de dehors en dedans, et formée par la membrane du tympan.

Structure.

Ce conduit est formé d'un squelette osseux dans sa moitié interne, d'un squelette fibro-cartilagineux dans sa moitié externe. A la surface interne de cette charpente, on trouve une couche cutanée.

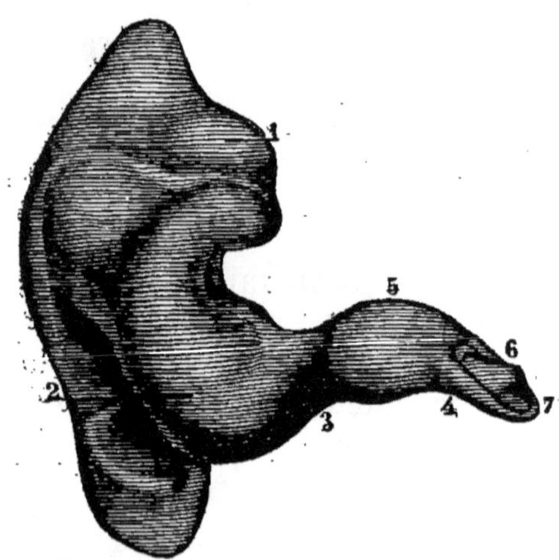

FIG. 328. — Moule du conduit auditif externe et de la face concave du pavillon de l'oreille.

1. Saillie correspondant à la ossette de l'anthélix. — 2. Saillie correspondant à la cavité de la conque. — 3, 4. Les deux concavités correspondant aux saillies de la paroi inférieure du conduit auditif. — 5. Courbure supérieure du conduit auditif. — 6, 7. Moule de la face externe de la membrane du tympan.

Portion cartilagineuse. — L'épiderme offre tous les caractères de l'épiderme en général. Dans le derme, on trouve des follicules pileux contenant les racines des poils, des glandes sébacées, des glandes cérumineuses et des papilles.

Les *glandes sébacées* et les *follicules pileux* n'offrent ici rien de particulier.

Les *glandes cérumineuses* ont toutes les apparences des glandes sudoripares. Le corps de la glande offre, en moyenne, la grosseur d'un grain de millet ; il est constitué par un tube pelotonné sur lui-même. Ces glandes sont situées au-dessous du derme, à des niveaux différents. Leur conduit excréteur, formé par le tube devenu rectiligne, s'ouvre à la surface de l'épiderme ; mais quelquefois il s'ouvre dans la portion supérieure d'un follicule pileux.

La largeur du tube est de 100 μ, en moyenne, dans le corps de la glande et à son embouchure ; elle est quelquefois moindre dans la portion rectiligne du conduit.

Deux couches constituent les glandes cérumineuses : une couche externe, de 10 μ d'épaisseur, et une couche interne épithéliale, de même épaisseur, quelquefois un peu plus mince.

La *couche épithéliale* est constituée par un *épithélium cylindrique*, dont les cellules sont disposées sur une seule couche. Ces cellules ont 15 μ en moyenne : elles renferment des granulations graisseuses et pigmentaires, isolées ou réunies dans la même cellule.

Vers l'embouchure de la glande, l'épithélium devient pavimenteux, se compose de plusieurs couches, et se continue directement avec l'épiderme.

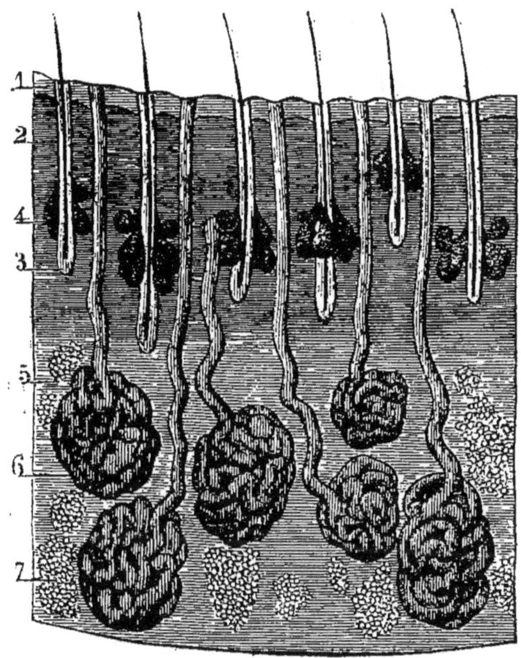

Fig. 329. — Coupe de la peau et du conduit auditif externe (glandes cérumineuses).

1. Epiderme. — 2. Derme. — 3. Follicule pileux. — 4. Glande sébacée. — 5. Tissu conjonctif sous-cutané. — 6. Glande cérumineuse. — 7. Cellules adipeuses.

La *paroi externe* des glandes cérumineuses est formée de tissu conjonctif contenant des cellules. Dans la portion non enroulée, qui sert de conduit excréteur, cette couche se mélange de quelques fibres élastiques fines. A sa face interne, sous l'épithélium, le conduit excréteur offre une couche de fibres musculaires lisses dirigées longitudinalement.

Les *vaisseaux sanguins* n'offrent aucune particularité ; les artères viennent de l'auriculaire postérieure et des parotidiennes. Les *lymphatiques* se mélangent à ceux du pavillon. Les *nerfs* sont fournis par l'auriculo-temporal et par la branche auriculaire du plexus cervical.

Portion osseuse. — Dans la portion osseuse, la peau s'amincit insensiblement, de manière à être réduite à la couche épidermique, au fond du conduit. L'épiderme se continue jusqu'à la membrane du tympan, sur laquelle il s'étale, pour former le fond du cul-de-sac représenté par le conduit auditif. Le derme est fort mince et ne contient que des papilles très courtes ; mais on n'y trouve ni follicules pileux, ni glandes d'aucune sorte ; il est intimement confondu avec le périoste.

Les *vaisseaux* sont les mêmes que ceux de la portion cartilagineuse ; les *nerfs* viennent du rameau auriculaire du pneumogastrique, qui donne aussi la sensibilité à la membrane du tympan.

ARTICLE DEUXIÈME

OREILLE MOYENNE.

Appelée aussi *caisse du tympan,* l'oreille moyenne est une cavité située dans l'épaisseur du rocher, au fond du conduit auditif.

L'oreille moyenne est complètement séparée de l'externe et de l'interne. Elle est une dépendance des voies respiratoires, et elle est remplie d'un air qui pénètre pendant la déglutition. Cet air est nécessaire pour faire équilibre à l'air extérieur qui remplit l'oreille externe jusqu'à la membrane du tympan. L'oreille moyenne est rétrécie vers le pharynx, où elle prend le nom de trompe d'Eustache ; dilatée au niveau du rocher, où elle prend celui de caisse du tympan ; rétrécie de nouveau en arrière de la caisse, et enfin dilatée dans l'apophyse mastoïde, où elle forme les cellules mastoïdiennes.

Cette cavité a, dit-on, la forme d'un tambour dont les deux extrémités seraient rapprochées et en même temps déprimées. Son diamètre transversal est très court (2 millimètres environ), tandis que ses diamètres vertical et antéro-postérieur sont beaucoup plus étendus (2 centimètres environ). La caisse du tympan est située dans le rocher de telle sorte que sa face externe regarde en bas, en dehors et en avant, tandis que sa face interne regarde en haut, en dedans et en arrière. Elle est plus large de haut en bas et d'avant en arrière que le conduit auditif externe et que l'oreille interne. Elle communique en outre avec l'arrière-cavité des fosses nasales par la trompe d'Eustache, et avec les cellules mastoïdiennes par un orifice particulier.

La caisse du tympan, toujours remplie d'air, est recouverte par un prolongement de la muqueuse de l'arrière-cavité des fosses nasales. Nous avons, par conséquent, à étudier dans la caisse du tympan : deux parois, une circonférence, la cavité traversée par une chaîne d'osselets, les muscles qui font mouvoir ces derniers, la trompe d'Eustache, les cellules mastoïdiennes et la membrane muqueuse qui recouvre la cavité et ses deux prolongements.

Paroi externe.

Elle est formée par la membrane du tympan et par un cercle osseux qui l'entoure, appelé cercle tympanal.

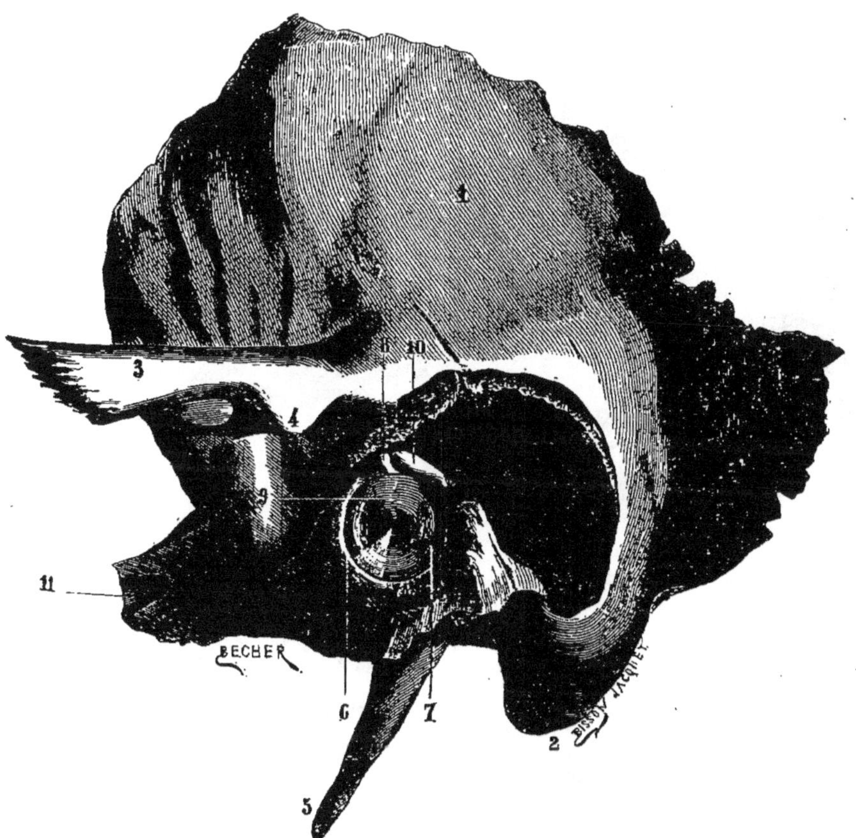

FIG. 330. — Membrane du tympan du côté gauche, vue par sa face externe.

1. Portion écailleuse du temporal. — 2. Apophyse mastoïde. — 3. Apophyse zygomatique. — 4. Tubercule zygomatique. — 5. Apophyse styloïde. — 6. Cercle tympanal. — 7. Membrane du tympan. — 8. Tête du marteau. — 9. Son manche. En avant du manche et en bas, on voit le triangle lumineux de Wilde. — 10. Enclume. — 11. Sommet du rocher et canal carotidien.

Membrane du tympan. — La membrane du tympan sépare la caisse du tympan du conduit auditif externe Elle est à peu près circulaire et présente un centimètre dans tous ses diamètres.

Sa *face externe* est un peu concave et regarde en bas, en avant et en dehors. Sa *face interne* est convexe et donne attache au manche du marteau. La circonférence de cette membrane s'insère dans une rainure osseuse du cercle tympanal, comme un verre de montre dans sa rainure métallique, excepté à la partie supérieure, où le cercle tympanal n'existe pas. Dans ce point, la membrane du tympan se confond avec le périoste du conduit auditif externe. Cette membrane présente un épaississement fibro-cartilagineux au niveau de son insertion sur l'os tympanal.

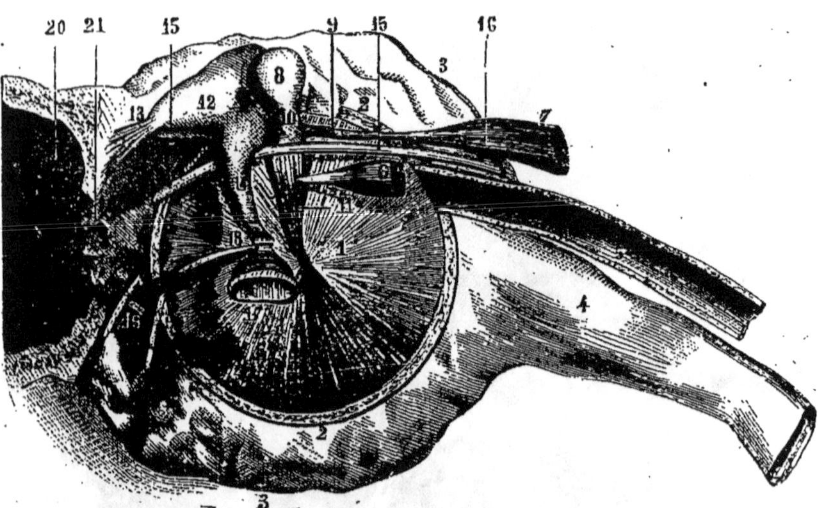

Fig. 331. — Membrane du tympan du côté gauche, vue par sa face interne (paroi externe de la caisse du tympan).

1. Membrane du tympan. — 2, 2. Cercle tympanal sur lequel elle s'insère. — 3, 3. Portion osseuse formant les limites de la caisse du tympan. — 4. Trompe d'Eustache. — 5. Conduit du muscle interne du marteau. — 6. Muscle interne du marteau divisé avant son entrée dans le conduit. — 7. Muscle externe du marteau. — 8. Tête du marteau. — 9. Apophyse grêle du marteau. — 10. Col du marteau. — 11. Manche du marteau inséré dans la membrane du tympan. — 12. Enclume. — 13. Ligament qui unit l'enclume à la partie supérieure de la caisse du tympan. — 14. Grande branche de l'enclume. — 15, 15. Corde du tympan. — 16. Extrémité antérieure de la corde du tympan. — 17. Base de l'étrier. — 18. Tendon du muscle de l'étrier. — 19. Conduit du muscle de l'étrier (pyramide). — 20. Cellules mastoïdiennes. — 21. Orifice faisant communiquer la caisse du tympan avec les cellules mastoïdiennes.

Le manche du marteau est situé dans l'épaisseur même de la couche fibreuse de la membrane du tympan. La corde du tympan, branche du facial, décrit une courbe à concavité inférieure vers le tiers supérieur de la membrane du tympan ; ce nerf est situé entre la couche fibreuse et la couche muqueuse de cette membrane.

Cette membrane fibreuse offre deux plans, deux couches de

fibres : une couche externe, recouverte par le prolongement épidermique de la peau du conduit auditif externe, et une couche interne en rapport avec la muqueuse de la caisse du tympan.

Les *fibres externes* offrent une direction radiée ; elles convergent de la circonférence au centre, et adhèrent au manche et au sommet du manche du marteau.

Les *fibres internes* sont circulaires, peu marquées vers le centre, mais très accusées à la périphérie, où elles constituent un épaississement qui a les apparences du fibro-cartilage.

Le tissu fibreux de la membrane du tympan se confond avec le périoste du fond du conduit auditif, très manifestement surtout à la partie supérieure, où le *cercle tympanal* fait défaut dans une petite étendue.

Les minces faisceaux de tissu conjonctif qui constituent la membrane du tympan contiennent des cellules fusiformes conjonctives.

La couche mince d'épiderme qui double la membrane du tympan en dehors serait renforcée, en certains points, d'une mince couche en continuité avec le derme de la peau (Tröltsch).

Les *artères* de la membrane du tympan viennent de l'artère tympanique, et principalement d'un rameau de l'artère stylomastoïdienne, qui accompagne la corde du tympan jusqu'à son entrée dans la caisse.

Les *veines* s'anastomosent en plexus dans l'épaisseur de cette membrane.

Les *lymphatiques* ne sont pas connus.

Les *nerfs* viennent du rameau auriculaire du pneumogastrique ; on ne sait pas comment ils se terminent. Ni la corde du tympan, appliquée sur la face interne de la membrane fibreuse, ni le rameau de Jacobson, ne donnent de nerfs à la membrane fibreuse du tympan.

Il existe, à la partie supérieure de la membrane du tympan, près de la base du manche du marteau, un petit orifice, que les uns regardent comme un produit accidentel, que les autres décrivent comme normal sous le nom de *foramen de Rivinus*.

Le *triangle lumineux* de Wilde n'offre aucune particularité en rapport avec la structure de la membrane ; ce triangle, dont le sommet regarde l'extrémité du manche du marteau, est dû à la réflexion de la lumière sur la partie antérieure et inférieure du tympan, qui est concave sur sa face externe.

Cercle tympanal. — Le cercle tympanal est un cercle osseux, séparable du rocher chez le fœtus, inséparable chez l'adulte. Ce cercle osseux est interrompu à sa partie supérieure dans une étendue de 2 millimètres environ. Sur sa face interne, il est creusé d'une rainure circulaire dans laquelle s'insère la membrane du tympan.

Paroi interne.

Cette face présente, comme l'externe, une convexité centrale qui regarde celle de la membrane du tympan et réduit à 2 millimètres le diamètre transversal de la caisse du tympan. La saillie centrale qu'on y trouve s'appelle *promontoire*. Au-dessus du promontoire, on trouve un orifice allongé, auquel on donne le nom

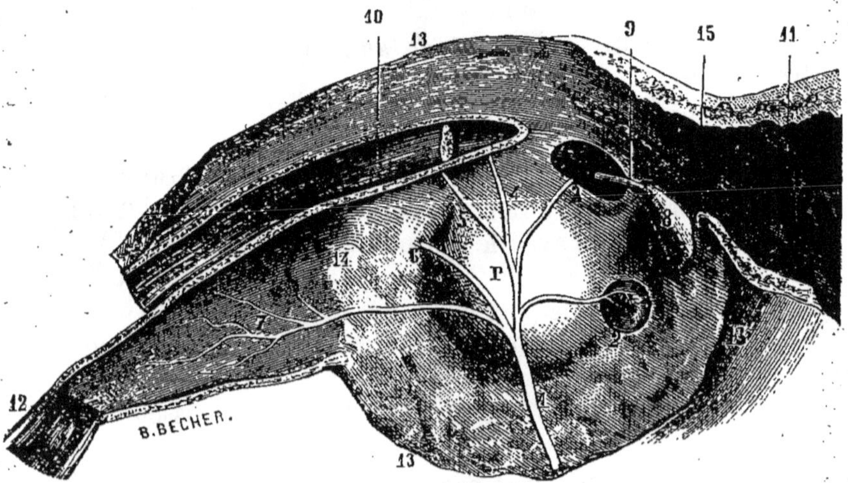

FIG. 332. — Paroi interne de la caisse du tympan du côté gauche (grossissement, 4).

1. Nerf de Jacobson. — 2. Fenêtre ronde et son rameau nerveux. — 3. Fenêtre ovale et son rameau nerveux. — 4. Petit pétreux profond externe. — 5. Petit pétreux profond interne. — 6. Nerf carotico-tympanique. — 7. Nerf de la trompe d'Eustache. — 8. Pyramide. — 9. Tendon du muscle de l'étrier. — 10. Muscle interne du marteau. — 11. Cellules mastoïdiennes. — 12. Trompe d'Eustache. — 13, 13. Circonférence de la caisse du tympan. — 14. Orifice tympanique de la trompe d'Eustache. — 15. Orifice de communication entre la caisse du tympan et les cellules mastoïdiennes. — P. Promontoire.

de *fenêtre ovale*. Au-dessous et en arrière, un orifice arrondi connu sous le nom de *fenêtre ronde*. En arrière, une saillie appelée *pyramide*. En avant, une autre saillie qui forme la terminaison du *conduit du muscle interne du marteau*.

Promontoire. — Il correspond à la face externe de l'oreille interne. On trouve sur cette saillie une gouttière dirigée de bas en haut et ramifiée pour loger les divisions du nerf de Jacobson (voy. *Nerf glosso-pharyngien*).

Fenêtre ovale. — Cette ouverture est située sur la paroi qui sépare l'oreille interne de la caisse du tympan. Elle est allongée d'avant en arrière, et présente 2 millimètres de longueur sur 1 de largeur ; son bord supérieur est concave en bas, l'inférieur est droit. La base de l'étrier ferme la fenêtre ovale, et cette occlusion est rendue plus parfaite par des fibres ligamenteuses qui unissent la base de l'étrier au pourtour de la fenêtre ovale.

Fenêtre ronde. — Orifice arrondi d'un millimètre et demi de diamètre environ. La fenêtre ronde est située en arrière et au-dessous du promontoire, sur la paroi qui sépare la caisse du tympan de l'oreille interne. Elle est complètement fermée par une

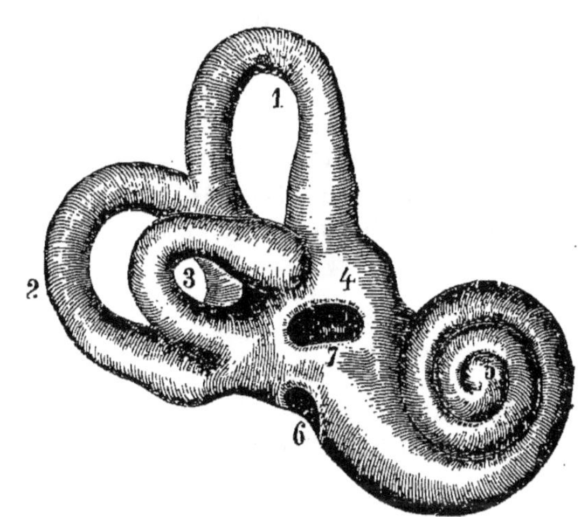

Fig. 333. — Paroi interne de la caisse du tympan formée par les parois osseuses de l'oreille interne (côté droit).

1. Canal demi-circulaire supérieur. — 2. Canal demi-circulaire postérieur. — 3. Canal demi-circulaire externe. — 4. Fenêtre ovale. — 5. Limaçon. — 6. Fenêtre ronde. — 7. Promontoire.

membrane fibreuse qu'on connaît depuis Scarpa sous le nom de *tympan secondaire*. Sa face externe est recouverte par la muqueuse de la caisse du tympan ; sa face interne est en contact avec le liquide de la rampe tympanique du limaçon.

Pyramide. — La pyramide forme une saillie dirigée en haut, en avant et en dehors. Son extrémité postérieure s'insère sur la partie inférieure et postérieure de la paroi interne de la caisse du tympan. Son extrémité antérieure libre décrit une courbe à concavité externe. La pyramide est creusée d'un canal qui se continue dans l'épaisseur du rocher jusqu'à la face inférieure de cet os et qui contient le muscle de l'étrier.

Conduit du muscle interne du marteau. — Ce conduit est situé en avant du promontoire. Il est analogue à la pyramide, et se porte en arrière, en haut et en dehors. Il se continue au-dessus de la portion osseuse de la trompe d'Eustache, jusqu'à l'angle rentrant qui réunit la portion écailleuse et la portion pierreuse du temporal. Le muscle interne du marteau y est contenu. Sur les os préparés, la portion libre de ce conduit est détruite du côté externe, de sorte qu'elle représente, au lieu d'un canal, une gouttière à concavité externe. C'est cette portion de conduit qu'on appelle *bec de cuiller*.

Circonférence.

La circonférence de la caisse du tympan est plus large que la partie centrale. Elle est anfractueuse et se trouve en rapport : en haut, avec la partie supérieure de la base du rocher qui est criblée de trous ; en bas, avec une lame osseuse qui la sépare du golfe de la veine jugulaire interne ; en avant, avec la paroi du canal carotidien et l'orifice de sortie de la corde du tympan, au-dessus de la scissure de Glaser. En avant, on trouve aussi l'orifice qui fait communiquer la caisse du tympan avec la trompe d'Eustache. En arrière, on voit l'orifice d'entrée de la corde du tympan, en dedans du cercle tympanal, et l'orifice qui conduit dans les cellules mastoïdiennes (voy. *Temporal*).

Osselets de l'ouïe.

On donne ce nom à quatre petits os situés dans la caisse du tympan et formant une chaîne non interrompue, s'étendant de la paroi externe à la paroi interne de cette cavité, c'est-à-dire de

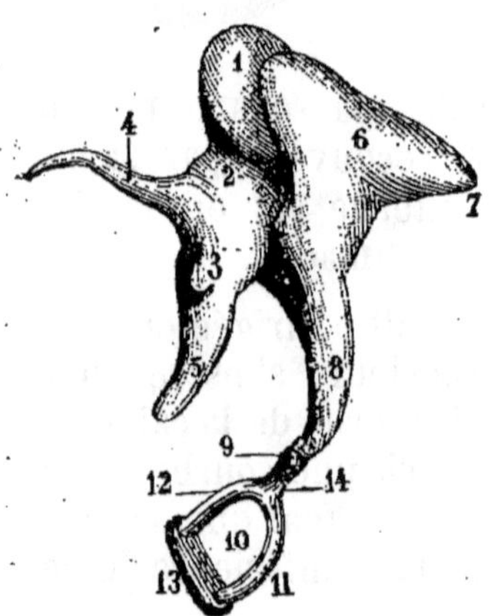

Fig. 334. — Osselets de la caisse du tympan du côté droit (grossis cinq fois). Ces os sont vus par leur partie supérieure et interne.

1. Tête du marteau. — 2. Col. — 3. Apophyse courte. — 4. Apophyse grêle. — 5. Manche du marteau. — 6. Corps de l'enclume. — 7. Petite branche. — 8. Grande branche. — 9. Os lenticulaire. — 10. Etrier. — 11. Branche postérieure. — 12. Branche antérieure. — 13. Base. — 14. Col.

la membrane du tympan à la fenêtre ovale. Ces os sont solidement articulés entre eux, de sorte que le mouvement imprimé à l'os le plus externe de la chaîne se communique aux autres.

De dehors en dedans, ces osselets sont : le marteau, l'enclume, l'os lenticulaire et l'étrier.

Marteau. — Ce petit os a la forme que son nom indique. Il est dirigé verticalement et situé à la face interne de la membrane du tympan. Il a une longueur de 6 à 7 millimètres, et présente : une partie arrondie, supérieure, ou tête; au-dessous de la tête, un point rétréci, ou col ; au-dessous, une tige amincie ou manche. A la partie antérieure du manche, près du col, est une longue pointe osseuse, apophyse grêle ou longue; à la partie interne du col, un petit prolongement osseux qu'on appelle apophyse courte.

La *tête* est située au-dessus du cercle tympanal, et déborde, par conséquent, la partie supérieure de la membrane du tympan. Elle présente en arrière une surface articulaire qui s'articule avec l'enclume. Le *col* est en rapport avec le cercle tympanal. Le *manche* est implanté dans la couche moyenne, fibreuse de la membrane du tympan, au niveau de sa convexité; cette insertion est très solide. L'*apophyse longue* se porte dans la scissure de Glaser. Elle donne attache au tendon du muscle externe du marteau; on l'appelle aussi apophyse grêle de Raw. L'*apophyse courte* donne insertion au tendon du muscle antérieur du marteau.

Enclume. — L'enclume présente la forme que son nom indique. Cet os est dirigé verticalement comme le marteau, et situé, comme lui, à la face interne du cercle tympanal et de la membrane du tympan, dont il est séparé par un petit espace.

L'enclume présente un corps, une courte branche et une longue branche.

Le *corps*, quadrilatère, de 2 millimètres de diamètre environ, présente en avant une surface articulaire concave pour s'articuler avec la tête du marteau, une face externe en contact avec le cercle tympanal, et une face interne recouverte par la muqueuse de la cavité du tympan. C'est en arrière du corps que se trouvent les deux branches.

La *courte branche* adhère à la partie supérieure de la caisse du tympan au moyen d'un ligament.

La *longue branche* se porte en bas et se renverse vers la paroi interne de la caisse, en décrivant une courbe à concavité interne et supérieure. Elle s'articule à son sommet avec l'os lenticulaire.

Os lenticulaire. — Ce petit os a la forme d'un disque; il atteint à peine un demi-millimètre de diamètre, comme la grande branche de l'enclume avec laquelle il est articulé, et un quart de millimètre transversalement. La face externe, articulaire, s'articule avec l'enclume ; sa face interne, articulaire aussi, s'articule avec le sommet de l'étrier.

Etrier. — L'étrier est l'os le plus interne de la chaîne des osselets. Il a une grande analogie avec l'étrier des cavaliers. Il est articulé par son col avec l'os lenticulaire, et par sa base avec l'ouverture de la fenêtre ovale, où il est en contact avec le liquide du vestibule ; le col donne insertion par sa partie postérieure au muscle de l'étrier. Sa position est telle que ses branches sont antérieure et postérieure ; cette dernière est un peu plus longue que l'autre.

L'*étrier* est entouré, à sa base, par un petit bourrelet fibreux adhérant au périoste du vestibule (Henle).

Articulations des osselets.

Ces osselets sont tous articulés entre eux. Ils présentent pour ces articulations des surfaces articulaires revêtues de cartilage, et forment des arthrodies. Autour des surfaces articulaires sont disséminés des faisceaux irréguliers de tissu fibreux. Des ligaments, au nombre de quatre, unissent la chaîne des osselets aux parois de la caisse du tympan. L'un d'eux s'étend de la circonférence de la base de l'étrier à celle de la fenêtre ovale ; un autre s'étend de la petite branche de l'enclume à la partie supérieure et postérieure de la caisse du tympan. Un troisième s'insère, en haut, à la partie supérieure de la caisse du tympan, et en bas au sommet de la tête du marteau. Un quatrième, décrit vers le milieu du dix-septième siècle par Cassérius, qui le prit pour un muscle, s'étend de la base du manche du marteau à la partie supérieure et postérieure du cercle tympanal.

Muscles intérieurs de l'oreille.

Ces muscles, uniquement destinés aux mouvements de la chaîne des osselets, sont au nombre de trois : le muscle antérieur du marteau, le muscle externe du marteau et le muscle de l'étrier.

Muscle interne ou antérieur du marteau. — Ce muscle, très mince et allongé, s'insère au sommet du rocher près de sa face inférieure, et à la portion cartilagineuse de la trompe d'Eustache. Il se porte ensuite dans un conduit parallèle et supérieur à la portion osseuse de la trompe d'Eustache, et s'amincit en arrivant vers la caisse du tympan. A ce niveau, il forme un tendon mince qui se réfléchit sur l'orifice libre de l'extrémité du conduit, et se dirige en dehors pour s'insérer sur l'apophyse courte du marteau. Il glisse dans la portion libre ou intra-tympanique du conduit au moyen d'une synoviale.

Par sa contraction, ce muscle porte le manche du marteau vers la cavité de la caisse du tympan ; or, le manche de cet os entraîne la membrane du tympan, dont la tension et la convexité augmentent. Il est donc *tenseur de la membrane du tympan*. Il a une autre action. Pendant que le manche se porte en dedans, la tête se porte en dehors par un mouvement de bascule, et elle entraîne le corps de l'enclume. Le corps de cet os s'inclinant en dehors, sa longue branche se relève et se porte en dedans en repoussant l'os lenticulaire et l'étrier vers la fenêtre ovale. Mais nous avons vu que la base de l'étrier est en contact avec le liquide du vestibule. Ce muscle agit donc aussi en *ébranlant le liquide de l'oreille interne*.

Muscle externe du marteau. — Ce muscle, extrêmement grêle, s'insère en dedans à l'épine du sphénoïde. De ce point, il se porte en dehors et en arrière, passe dans la scissure de Glaser, et s'insère à l'apophyse longue du marteau.

Lorsqu'il se contracte, il tire en avant et un peu en dedans l'apophyse longue du marteau, et par conséquent le manche de cet os avec la membrane du tympan dont la convexité tend à augmenter. Il est donc aussi *tenseur de la membrane du tympan*, et il ne la relâche pas, comme les auteurs le disent.

Muscle de l'étrier. — Vertical et parallèle à l'aqueduc de Fallope, ce muscle s'insère à la partie inférieure du conduit, dans lequel il est contenu. Son extrémité supérieure est située dans la pyramide, de la cavité de laquelle elle se dégage pour s'insérer sur le col de l'étrier. La portion charnue est verticale ; la portion tendineuse, en haut, oblique en dehors et en avant comme la pyramide, est pourvue d'une synoviale.

Ce muscle a pour fonction de tirer en arrière le col de l'étrier. Il imprime à l'étrier un mouvement tel que sa branche postérieure se porte en dedans et refoule vers le vestibule la partie postérieure de sa base qui *ébranle le liquide de l'oreille interne*. De plus, il tire en arrière et en bas la grande branche de l'enclume et renverse le corps en dehors. Or, ce mouvement ne peut s'opérer sans que la tête du marteau accompagne l'enclume, et que son manche se porte en dedans, en augmentant la tension et la convexité de la membrane du tympan. Il est donc aussi *tenseur de la membrane du tympan*.

Les trois muscles des osselets sont des muscles striés, soumis à l'influence de la volonté. Ils se contractent pour tendre la membrane du tympan, lorsque l'oreille est tendue vers un bruit quelconque. Contrairement à l'opinion d'un grand nombre d'auteurs, je crois que tous ces muscles sont tenseurs, et qu'aucun ne relâche la membrane du tympan, dont le relâchement existe par le seul fait du repos des muscles.

Tous ces muscles sont animés par le facial. Le muscle de l'étrier reçoit un filet qui vient directement du facial dans l'aqueduc de Fallope, et qui traverse la paroi de son conduit osseux. Les deux autres muscles sont animés par les branches efférentes du ganglion otique, qui sont la continuation du petit nerf pétreux superficiel.

Les muscles des osselets de l'ouïe sont entourés dans toute leur étendue par des gaines fibreuses. Dans la caisse du tympan, on voit ces gaines fibreuses accompagner leurs tendons jusqu'à leur insertion mobile et former autant de ligaments.

Trompe d'Eustache.

La trompe d'Eustache est un conduit qui fait communiquer la caisse du tympan avec l'arrière-cavité des fosses nasales.

Ce conduit est dirigé obliquement en avant, en bas et en dedans.

Rétrécie à sa partie moyenne, la trompe d'Eustache est dilatée à ses deux extrémités. Sa longueur varie entre 3 centimètres et demi et 4 centimètres.

Ce conduit n'est pas direct ; il est formé de deux cônes se réunissant par leur sommet, et formant un angle à peine marqué, ouvert en bas. Le cône postérieur s'ouvre dans la caisse du tympan. On l'appelle *cône tympanique ;* le cône antérieur, ou *cône guttural,* s'ouvre dans le pharynx. La longueur des deux cônes n'est pas la même. Celui qui regarde la caisse du tympan par sa base, ou portion osseuse de la trompe d'Eustache, a une longueur de 10 à 14 millimètres. Le cône qui regarde le pharynx, ou cône guttural, est long de 24 à 28 millimètres.

La trompe d'Eustache est aplatie de dehors en dedans, de sorte que le diamètre transversal est un peu plus petit que le vertical.

Portion rétrécie, diamètre transv.,	2 mill.;	diamètre vertic.,	3 mill.
Orifice guttural,	—	5 à 6 mill.,	—	6 à 8 mill.
Orifice tympanique,	—	4 mill.,	—	5 mill.

Le *canal* de la trompe d'Eustache est quelquefois obstrué par du mucus ou un boursouflement de la membrane muqueuse qui la tapisse, d'où bourdonnement et quelquefois surdité.

Les *rapports* de la trompe d'Eustache sont les suivants : au niveau du cône tympanique, la trompe est formée par une paroi osseuse, et ce cône est situé au-dessous du conduit du muscle interne du marteau. Le cône guttural est en rapport : 1° par sa face externe, avec le muscle péristaphylin externe, le ptérygoïdien interne et avec la base de l'apophyse ptérygoïde, qui présente quelquefois une échancrure sur son aile interne pour le recevoir ; 2° par sa face interne avec le péristaphylin interne et la muqueuse du pharynx ; 3° par son bord supérieur, avec l'épine du sphénoïde, l'union de la grande aile du même os avec le sommet du rocher et la base de l'apophyse ptérygoïde ; 4° par son bord inférieur, avec l'interstice celluleux qui sépare les deux muscles péristaphylins. Son orifice, appelé aussi pavillon de la trompe, se trouve situé un peu au-dessus du milieu d'une ligne étendue du voile du palais au pharynx, à 3 millimètres en arrière de la paroi externe des fosses nasales, et au niveau du bord supérieur du cornet inférieur (Sappey). Cet orifice peut être perçu par le doigt, qui trouve à ce niveau un bord résistant formé par le cartilage de la trompe d'Eustache.

Si nous étudions sa *structure*, nous voyons que ce conduit est composé : 1° d'une paroi osseuse, cartilagineuse et fibreuse ; 2° d'une muqueuse qui recouvre ses parois ; 3° de vaisseaux et de nerfs.

La paroi est osseuse au niveau du cône tympanique, fibreuse et cartilagineuse au niveau du cône guttural. Ici ces deux portions présentent la plus grande analogie avec la portion cartilagineuse et fibreuse du conduit auditif externe ; seulement, la portion fibreuse est inférieure, tandis qu'elle est supérieure dans le conduit auditif.

La portion fibreuse a la forme d'une gouttière étendue du point de réunion des deux cônes à l'orifice guttural. Les bords se confondent avec les bords de la portion cartilagineuse, qui a aussi la forme d'une gouttière à concavité inférieure, de même étendue que la portion fibreuse. Ajoutons que la portion cartilagineuse empiète sur la portion fibreuse au niveau de l'orifice guttural, tandis que c'est le contraire au point de réunion des deux cônes. (Voy. plus loin pour la muqueuse.)

Cellules mastoïdiennes.

Les cellules mastoïdiennes sont des espaces limités par des cloisons osseuses, communiquant entre eux et avec la caisse du tympan, et situés au centre de l'apophyse mastoïde. Ces cellules augmentent de volume à mesure que l'homme avance en âge, de telle sorte que chez les vieillards on trouve quelquefois l'apophyse mastoïde creusée d'une seule cavité. Au début de la vie, elles ne communiquent pas avec la caisse du tympan. Cette communication n'a lieu que vers l'âge de dix-sept ans, par l'intermédiaire d'un orifice appelé *pétro-mastoïdien*. Ces cellules présentent à leur surface interne un prolongement de la membrane muqueuse de la caisse du tympan, et sont remplies d'air comme la caisse du tympan et la trompe d'Eustache.

Membrane muqueuse de l'oreille moyenne.

La muqueuse de l'arrière-cavité des fosses nasales se prolonge dans la trompe d'Eustache, dans la caisse du tympan et dans les cellules mastoïdiennes. Elle adhère intimement à toutes ces parties : 1° au niveau de la trompe, elle est très adhérente aux trois portions cartilagineuse, fibreuse et osseuse ; 2° au niveau de la caisse, elle recouvre les deux parois et la circonférence, se prolonge à la surface des osselets qu'elle entoure, forme le feuillet interne de la membrane du tympan en recouvrant la corde du tympan qui passe entre le manche du marteau et la grande branche de l'enclume, et décrit une courbe à concavité inférieure ; 3° au niveau des cellules mastoïdiennes, elle se continue pour revêtir leur surface.

La membrane muqueuse de la caisse du tympan est très mince, d'un blanc rosé, tellement adhérente au périoste de l'oreille moyenne qu'on ne peut la détacher sans enlever, en même temps, le périoste. Elle recouvre toutes les parois de la caisse, la membrane du tympan contre laquelle elle applique la corde du tympan, la trompe d'Eustache, les osselets de l'ouïe et les tendons des muscles qui s'insèrent sur ces osselets.

La *couche profonde* de cette muqueuse est presque uniquement formée de tissu conjonctif, dans lequel on rencontre quelques fibres élastiques. Elle est recouverte d'un *épithélium* que l'on a dit pavimenteux. Kölliker a constaté, sur un supplicité, que les cellules épithéliales, cylindriques, se rapprochent beaucoup de la forme pavimenteuse, et que les plus superficielles sont recouvertes de cils vibratiles, excepté sur la membrane du tympan, où l'on trouve un épithélium pavimenteux. Les cellules épithéliales sont disposées sur une seule couche ou sur deux couches. La vérité est que cet épithélium s'altère facilement après la mort.

Au niveau de la *trompe d'Eustache*, la muqueuse offre une plus grande épaisseur. L'épithélium qui la recouvre est un épithélium cylindrique stratifié, dont les cellules superficielles sont pourvues de cils vibratiles.

Dans les *cellules mastoïdiennes*, la muqueuse offre les mêmes caractères que dans la caisse du tympan ; seulement elle est plus mince.

Il n'y a pas de *glandes* dans cette muqueuse, excepté dans la moitié antérieure ou pharyngienne de la trompe. Ce sont des glandes muqueuses, ou mucipares, offrant la même structure que les glandules en grappe du pharynx.

Les *artères* de la muqueuse de la caisse du tympan sont : 1° la *stylo-mastoïdienne*, dont un rameau se rend à la muqueuse en passant par le conduit de la corde du tympan ; 2° la *carotidienne*,

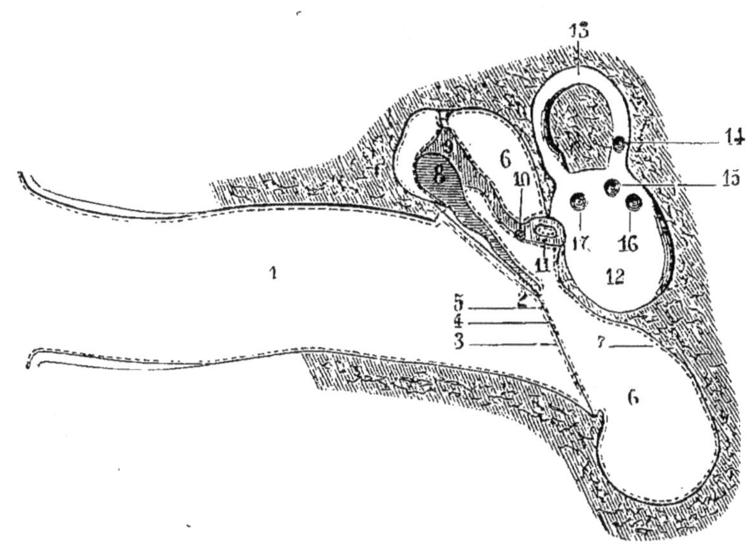

Fig. 335. — Coupe transversale et verticale de l'appareil de l'audition.

1. Conduit auditif externe. — 2. Face concave de la membrane du tympan. — 3. Epiderme de la peau formant la paroi externe de la membrane du tympan. — 4. Couche fibreuse. — 5. Couche muqueuse. — 6, 6. Cavité de la caisse du tympan. — 7. Membrane muqueuse de la caisse. — 8. Marteau. — 9. Enclume. — 10. Os lenticulaire. — 11. Etrier. — 12. Cavité du vestibule. — 13. Canal demi-circulaire supérieur. — 14, 15, 16, 17. Orifices des canaux demi-circulaires.

que la carotide interne fournit dans le canal carotidien et qui traverse sa paroi postérieure pour se rendre à la muqueuse ; 3° la *tympanique*, branche de la maxillaire interne qui pénètre par la scissure de Glaser ; 4° les *rameaux tympaniques* de la méningée moyenne, qui traversent les nombreux orifices qui sont situés à la partie supérieure de la caisse du tympan. Toutes ces artères se ramifient dans la muqueuse et dans la membrane du tympan.

Les veines suivent un trajet irrégulier. Elles vont se jeter pour la plupart dans le golfe de la veine jugulaire interne, en traversant un orifice situé à la partie antérieure et inférieure de la caisse.

Les *lymphatiques* n'ont pu être injectés que dans la moitié antérieure de la trompe; ils se continuent avec ceux du voile du palais et avec ceux du pharynx (Sappey).

Les *nerfs* ne sont pas connus d'une manière précise. On sait que le rameau auriculaire du pneumogastrique se porte au tympan, qu'un filet du grand sympathique, *nerf carotico-tympanique*, se porte du canal carotidien à l'oreille moyenne, et que le rameau de Jacobson se ramifie sur la paroi interne de l'oreille moyenne, où il fournit ses six divisions bien connues. La question est de savoir si ces branches abandonnent des filaments à la muqueuse avant de sortir de la caisse du tympan.

ARTICLE TROISIÈME

OREILLE INTERNE

L'oreille interne, ou *labyrinthe*, est la partie essentielle de l'appareil de l'audition. C'est un ensemble de cavités osseuses communiquant toutes les unes avec les autres et contenant un liquide transparent dans lequel les divisions terminales du nerf auditif sont en suspension.

Ces cavités osseuses sont complètement séparées de la caisse du tympan, en dedans de laquelle elles sont situées. La séparation qui existe entre l'oreille moyenne et l'oreille interne est formée par le promontoire et présente deux orifices, la *fenêtre ronde* et la *fenêtre ovale*, fermées l'une par une membrane fibreuse ou tympan secondaire, l'autre par la base de l'étrier.

Le labyrinthe est situé vers la partie moyenne du rocher, en dedans de la caisse du tympan. Son axe est oblique d'arrière en avant et de dehors en dedans. Sa surface externe est en contact avec le tissu osseux du rocher, dont elle est facilement séparable chez le fœtus et très difficilement chez l'adulte, car à cet âge le labyrinthe et le tissu osseux du rocher sont confondus.

La partie centrale du labyrinthe est creusée de cavités communiquant toutes entre elles. L'une est centrale et unique, c'est le *vestibule ;* en arrière du vestibule, on voit des cavités en forme de tubes qu'on appelle *canaux demi-circulaires ;* en avant, se trouve une cavité contournée en spirale comme la coquille d'un limaçon : on lui donne le nom de *limaçon*.

Nous verrons qu'à l'intérieur de l'oreille interne, on trouve des sacs membraneux qui représentent la configuration de la portion osseuse. Aussi décrit-on deux labyrinthes : le labyrinthe osseux et le labyrinthe membraneux.

§ 1er. — Labyrinthe osseux.

Les diverses cavités du labyrinthe sont : 1° une petite dilatation centrale, appelée *vestibule* ; 2° trois canaux qui s'ouvrent dans le vestibule par cinq ouvertures, *canaux demi-circulaires* ; 3° un tube contourné en hélice, *limaçon*. Toutes ces cavités communiquent ; la fenêtre ovale et la fenêtre ronde sont situées sur la paroi externe du vestibule qui sépare cette cavité de la caisse du tympan.

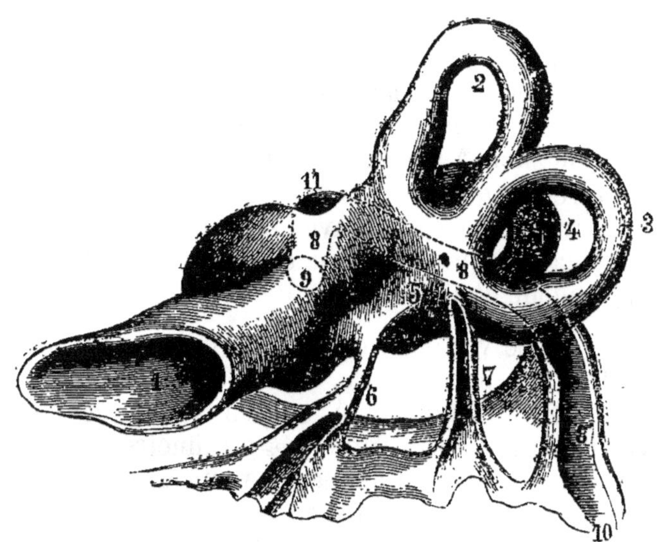

Fig. 336. — Labyrinthe osseux du côté droit vu en arrière.

1. Conduit auditif interne. — 2. Canal demi-circulaire vertical supérieur. — 3. Canal vertical postérieur. — 4. Canal demi-circulaire externe. — 5. Vestibule. — 6. Aqueduc du limaçon. — 7. Aqueduc du vestibule. — 8, 8. Aqueduc de Fallope. — 8'. Portion descendante de cet aqueduc. — 9. Ouverture interne de l'aqueduc de Fallope. — 10. Ouverture externe ou trou mastoïdien. — 11. Hiatus de Fallope.

La surface interne du labyrinthe osseux est séparée du liquide qu'elle renferme, périlymphe, par une mince couche de tissu conjonctif fibrillaire, véritable *périoste*, dans lequel on trouve une quantité considérable de noyaux et de corpuscules étoilés de tissu conjonctif anastomosés entre eux.

Dans la région du limaçon, ce périoste offre des granulations pigmentaires, infiltrées au milieu des éléments qui le constituent, et une couche simple d'épithélium pavimenteux, ou plutôt polyédrique, formée de cellules délicates, de 18 μ environ.

Dans le vestibule et les canaux demi-circulaires, les anatomistes ne s'accordent pas au sujet de l'existence même de l'épithélium ;

les uns le nient, les autres doutent, quelques-uns, comme Corti, l'admettent, en faisant observer qu'il est très délicat et facilement altérable.

Jusqu'ici, il n'est question que de la paroi même du labyrinthe. Avant de pénétrer dans la cavité, nous devons dire quelques mots des fenêtres.

Dans la *fenêtre ovale*, la base de l'étrier, entourée d'un petit cercle de tissu conjonctif, adhère au périoste du vestibule qui passe sur cette base sous forme de couche très mince.

Dans la *fenêtre ronde*, le tympan secondaire, qui ferme cette fenêtre, est une membrane fibreuse renfermant des vaisseaux et des nerfs, et revêtue, à sa face externe, d'une couche d'épithélium pavimenteux. Le périoste du labyrinthe double la face interne du tympan secondaire ; la membrane muqueuse de la caisse du tympan adhère intimement à sa face externe.

On voit, d'après ce qui précède, que, en aucun point, la périlymphe ne se trouve en contact avec la substance osseuse ; elle en est séparée partout par une lame de tissu conjonctif, pourvue ou non d'une couche épithéliale.

Vestibule. — Le vestibule de l'oreille interne est une cavité située en dedans du promontoire, entre les canaux demi-circulaires et le limaçon. Cette cavité, un peu aplatie de dehors en dedans, présenterait, d'après Sappey, 4 millimètres dans son diamètre transversal, 5 dans son diamètre vertical, et 6 d'avant en arrière. Sur les parois du vestibule, on trouve sept grands orifices, trois dépressions, une crête et de nombreux pertuis osseux.

L'un des sept *orifices* est la *fenêtre ovale*, fermée par la base de l'étrier et située sur la paroi externe.

Un autre orifice est situé à la partie antérieure et inférieure du vestibule : c'est l'embouchure de la cavité du limaçon appelée *orifice de la rampe vestibulaire du limaçon*.

Les cinq derniers orifices sont tous situés sur la paroi postérieure du vestibule ; ils constituent les embouchures des trois canaux demi-circulaires. Il n'y a que cinq embouchures au lieu de six, parce que deux des trois canaux demi-circulaires se réunissent par l'une de leurs extrémités avant d'arriver au vestibule.

Il semble que la fenêtre ronde devrait aussi être apparente dans le vestibule. Elle en est séparée par une cloison osseuse qui prend naissance au-dessus d'elle, et qui se porte dans l'intérieur du limaçon, de sorte que cette cloison limite par sa face supérieure le vestibule, et par sa face inférieure un conduit spécial ou rampe tympanique du limaçon. C'est à l'extrémité postérieure de cette rampe qu'est placée la fenêtre ronde. En d'autres termes, le vestibule forme une cavité au-dessous de laquelle est un aqueduc; la cavité et l'aqueduc se continuent vers le limaçon.

Les *dépressions* sont situées, toutes les trois, sur la paroi interne : l'une est supérieure, une autre inférieure, la troisième

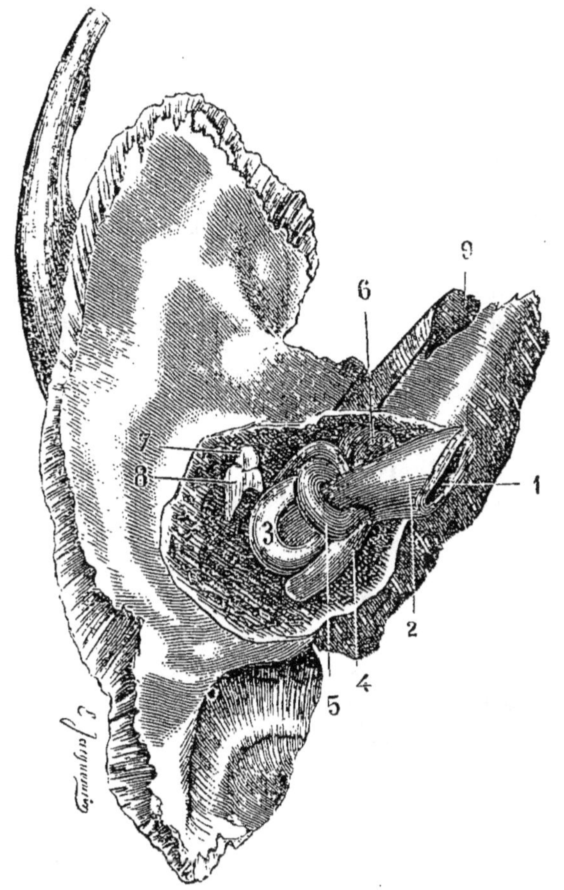

FIG. 337. — Oreille interne, labyrinthe osseux, côté gauche.

1. Conduit auditif interne. — 2. Sa paroi. — 3. Canal demi-circulaire externe. — 4. Canal demi-circulaire postérieur. — 5. Canal demi-circulaire supérieur. — 6. Limaçon. — 7. Marteau. — 8. Enclume. — 9. Canal carotidien.

postérieure. La supérieure est appelée *fossette semi-ovoïde* l'inférieure est connue sous le nom de *fossette hémisphérique*, et la postérieure a reçu celui de *fossette sulciforme*. La première est en rapport avec l'utricule du labyrinthe membraneux, la deuxième avec le saccule.

La *crête* est une saillie osseuse dirigée d'arrière en avant entre les fossettes hémisphérique et semi-ovoïde, et terminée à sa partie antérieure par un petit renflement : c'est la *pyramide* du vestibule.

De nombreux *pertuis* s'observent sur la paroi du vestibule. L'un d'eux, isolé, est situé au fond de la fossette sulciforme : c'est l'orifice vestibulaire de l'aqueduc du vestibule, qu'on étudie en ostéologie sur la face postérieure du rocher. L'artère du vestibule le traverse.

Les autres pertuis sont extrêmement nombreux et forment trois groupes ou portions criblées. Un groupe se trouve placé en partie sur la pyramide, en partie dans la fossette semi-ovoïde ; on l'appelle *tache criblée antérieure*. Un groupe moyen est situé au fond de la fossette hémisphérique et constitue la *tache criblée moyenne*. Enfin, en arrière de la fossette sulciforme et au niveau de l'orifice ampullaire du canal demi-circulaire postérieur, on voit un troisième groupe qui constitue la *tache criblée postérieure*. Ces taches criblées sont percées de trous qui donnent passage aux branches terminales du nerf auditif. (Voy. *Nerf auditif*.)

Canaux demi-circulaires. — Ces canaux sont au nombre de trois ; ils sont situés en arrière et un peu en dehors du vestibule. Chacun décrit un demi-cercle et présente une partie moyenne et deux extrémités. La partie moyenne de ces canaux est située au milieu du tissu osseux du rocher, et détermine sur le bord supérieur de cet os une saillie visible du côté du crâne et avoisinant la base du rocher. Les extrémités s'ouvrent toutes dans le vestibule par des orifices distincts, excepté deux d'entre elles qui se confondent avant d'y arriver.

De ces trois canaux, l'un est horizontal et les deux autres verticaux. On appelle le premier *canal demi-circulaire externe*, à cause de sa situation. Les deux autres, pour la même raison, ont reçu les noms de *canal demi-circulaire supérieur* et *demi-circulaire postérieur*. Ces deux derniers se confondent par leur extrémité voisine pour arriver dans le vestibule et former un orifice commun.

Ces canaux ont une paroi interne lisse, polie, et revêtue d'un périoste très mince.

Leur longueur moyenne est de 15 à 16 millimètres. Cependant, l'externe est ordinairement le plus court, et le postérieur le plus long. Le diamètre intérieur de ces canaux est de 1 millimètre à 1 millimètre et demi. Chaque canal demi-circulaire présente deux extrémités, dont l'une a le diamètre du canal, tandis que l'autre est renflée. Cette dernière constitue l'*extré-*

mité ampullaire du canal, et l'autre *l'extrémité non ampullaire*. La dilatation est appelée *ampoule*.

L'*ampoule* du canal supérieur est placée à son extrémité antérieure, celle du canal postérieur à son extrémité inférieure, et celle du canal externe à son extrémité antérieure.

Limaçon. — Le limaçon, appelé aussi *cochlée*, forme la partie antérieure du labyrinthe osseux. Il a la forme d'une coquille d'escargot, et affecte avec le tissu osseux du rocher les mêmes rapports que les autres parties du labyrinthe. Il offre à l'étude : 1° une paroi osseuse ou écorce du limaçon, appelée *lame des contours* : 2° un *noyau* central, étendu de la base au sommet du limaçon ; 3° une lame intérieure qui divise la cavité du limaçon en deux parties, c'est la *lame spirale* ; 4° les deux parties de la cavité séparées par cette lame, ou *rampes du limaçon*.

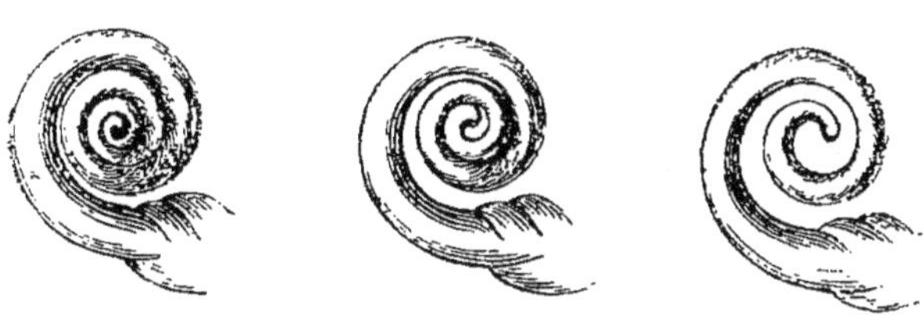

FIG. 338. — Variétés de limaçons (d'après Auzoux).

Lame des contours. — On donne ce nom à la paroi du limaçon. Si l'on considère sa surface extérieure, on voit qu'elle décrit une spirale, qui diminue d'étendue à mesure qu'on se rapproche du sommet du limaçon. Les tours qu'elle décrit sont variables ; on trouve des limaçons dont la lame des contours décrit seulement un tour et demi, tandis que d'autres peuvent atteindre trois tours complets. Le plus souvent, on trouve deux tours et demi. La lame des contours n'est pas réduite à sa paroi, comme la coquille d'un limaçon. *Elle est formée par un tube qui s'enroule autour de l'axe ou noyau*, de sorte qu'il existe une paroi interne amincie, en contact avec le noyau, et une paroi externe plus épaisse, surtout au niveau du sillon qui réunit les tours de spire. Le tube se rétrécit à mesure qu'il se rapproche du sommet du limaçon, et, à ce niveau, son dernier tour présente une disposition particulière. La paroi interne du dernier demi-tour cesse d'exister, et la paroi externe est réduite à une gouttière dont la concavité regarde le noyau. Cette gouttière est différente dans sa moitié antérieure et dans sa moitié postérieure ; sa moitié antérieure termine le sommet du limaçon, sans se confondre avec le noyau, et forme, à ce niveau, une sorte de lamelle, appelée *coupole du limaçon;* la moitié postérieure, plus mince, s'enroule au-dessus de la partie terminale du noyau, auquel elle adhère, et porte le nom d'*infundibulum.*

Pour bien comprendre les détails qui précèdent, il importe de jeter les yeux sur les autres parties constituantes du limaçon, et de bien placer le limaçon dans sa direction.

Axe ou noyau. — Le noyau du limaçon est une tige osseuse, autour de laquelle s'enroule la lame des contours. Il est dirigé de dedans en dehors et d'arrière en avant, c'est-à-dire de la base au sommet du limaçon. Cet axe présente une épaisseur de 3 millimètres au niveau de sa base, puis il se rétrécit jusqu'au sommet, où il atteint à peine 1 millimètre.

Le noyau est traversé de la base au sommet par un canal central. Autour de ce canal, on voit une foule de conduits beaucoup plus étroits. Ces conduits naissent à la base du noyau qui correspond au fond du conduit auditif interne ; ils se dirigent parallèlement au conduit central, dans une certaine étendue, et s'inclinent vers la lame des contours, au niveau du bord interne de la lame spirale. Les orifices de ces conduits forment, à leur origine, une spirale, dont l'orifice du conduit central représente le sommet. Cette spirale s'appelle *lame criblée spiroïde.* Chacun des trous livre passage à un filament nerveux du nerf auditif.

Lame spirale. — On donne ce nom à une cloison qui divise en deux parties la cavité du tube enroulé, que nous avons étudié sous le nom de lame des contours. La lame spirale prend naissance sur la paroi externe du vestibule, au-dessus de la fenêtre ronde, se porte en bas et en avant, et décrit une spirale dans la cavité du limaçon. Elle présente un bord interne concave, confondu avec la paroi interne de la lame des contours ; et un bord externe convexe, inséré sur la paroi externe de la lame des contours. La face postérieure regarde la rampe tympanique, l'autre la rampe vestibulaire. Son sommet, effilé, se confond avec le sommet du noyau du limaçon, mais il n'atteint pas le sommet de la lame des contours, de sorte qu'il existe à ce niveau un orifice qui fait communiquer entre elles les deux rampes du limaçon.

Le bord interne ou concave de la lame spirale s'insère précisément sur la ligne spirale que décrivent les orifices terminaux des canaux de l'axe du limaçon. Les nerfs qui sortent de ces trous se portent entre les deux feuillets osseux de la lame spirale.

Rampes. — Les rampes sont séparées par la lame spirale ; elles communiquent au moyen d'un orifice situé au sommet du limaçon et formé par l'échancrure que présente cette lame à sa terminaison.

La rampe, qui est située en avant de la lame spirale, s'ouvre par un large orifice ovalaire dans la cavité du vestibule ; on l'appelle *rampe vestibulaire ;* celle qui est placée en arrière se termine à la membrane fibreuse qui ferme la fenêtre ronde, et qui la sépare de la caisse du tympan : c'est la *rampe tympanique.* A l'origine de la rampe tympanique, on voit un petit orifice, situé un peu en avant de la fenêtre ronde ; cet orifice est l'extrémité antérieure de l'aqueduc du limaçon, dont l'orifice postérieur est situé au milieu du bord postérieur du rocher.

§ 2. — Labyrinthe membraneux.

On appelle labyrinthe membraneux un ensemble de cavités membraneuses contenues dans le labyrinthe osseux, dont elles représentent la forme.

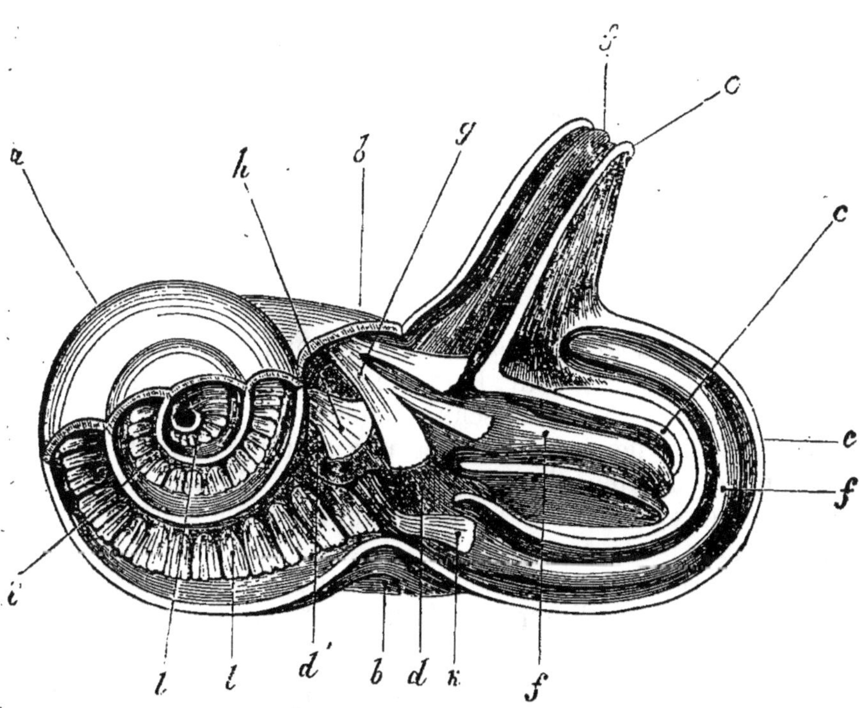

Fig. 339. — Labyrinthe membraneux.

a Limaçon. — *b*, *b*. Vestibule osseux. — *c*, *c*, *c*. Canaux demi-circulaires osseux. — *d*, *d'*. Vestibule membraneux. — *f*, *f*, *f*. Canaux demi-circulaires membraneux. — *g*. Branches nerveuses du vestibule membraneux allant à l'utricule et aux ampoules des canaux demi-circulaires supérieur et postérieur. — *h*. Nerf du saccule. — *k*. Nerf de l'ampoule du canal externe. — *l*, *l*, *l*. Nerfs du limaçon.

On distingue, comme dans le labyrinthe osseux, un vestibule membraneux et trois canaux demi-circulaires membraneux. La structure de la lame spirale sera décrite ici à cause des connexions qu'elle offre avec le labyrinthe membraneux.

Contenu dans le vestibule osseux, le *vestibule membraneux* se compose de deux vésicules superposées, et communiquant entre elles. L'inférieure, ou *saccule*, est en rapport avec la fossette hémisphérique ; la supérieure, plus volumineuse, ou *utricule*, est en rapport avec la fossette semi-ovoïde ; elle présente 3 millimètres d'avant en arrière, et 2 transversalement. Le vestibule membraneux est pourvu de cinq orifices, qui sont les embouchures des canaux demi-circulaires.

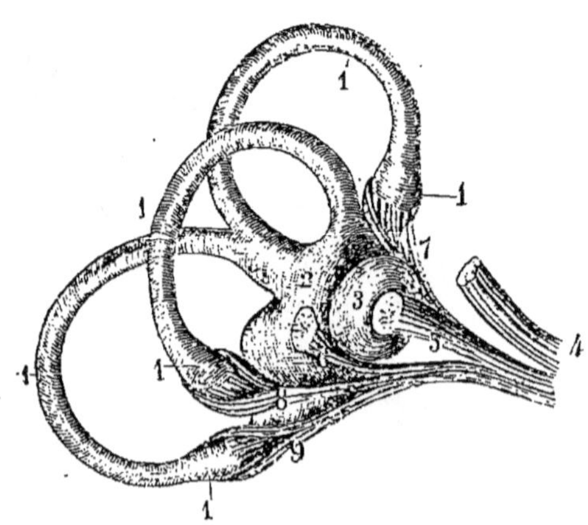

Fig. 340. — Vestibule membraneux et nerf auditif.

1, 1, 1. Canaux demi-circulaires membraneux. — 2. Utricule. — 3. Saccule. — 4. Branche cochléenne du nerf auditif. — 5. Nerf sacculaire. — 6. Nerf utriculaire. — 7. Nerf ampullaire supérieur. — 8. Nerf ampullaire externe. — 9. Nerf ampullaire postérieur.

Les *canaux demi-circulaires* sont au nombre de trois ; ils présentent la même longueur, la même direction et la même conformation que les canaux osseux. Comme ceux-ci, ils présentent une extrémité non ampullaire et une extrémité ampullaire correspondant à l'ampoule des canaux osseux. Ces canaux sont un peu flexueux ; ils ont un diamètre qui n'est que le tiers ou la moitié des canaux osseux.

Leur surface externe donne naissance à quelques prolongements fibreux qui s'insèrent à la face interne des canaux demi-circulaires osseux.

Structure des canaux demi-circulaires, du saccule et de l'utricule. — L'épaisseur des parois est de 30 μ en moyenne ; elle est un peu plus considérable (35 μ) dans le saccule et l'utricule.

1° La membrane qui constitue les parois est transparente, résistante. Elle est composée de tissu conjonctif et de cellules pigmentaires.

2° Une couche d'*épithélium pavimenteux simple*, dont les cellules, polyédriques, ont de 12 à 15 μ en moyenne, revêt la surface interne des parois. La couche épithéliale est partout continue et baignée, du côté de sa surface libre, par l'endolymphe.

3° Entre la paroi de tissu conjonctif et la couche d'épithélium, on trouve une lamelle transparente, hyaline, de **12** à **15** μ en moyenne ; on la désigne par le nom de membrane hyaline.

Il ne faudrait pas croire que le labyrinthe membraneux soit complètement flottant dans la périlymphe; ses parois offrent quelques adhérences qui les unissent aux parois du labyrinthe osseux. Le saccule, l'utricule et les trois ampoules des canaux demi-circulaires présentent des adhérences au niveau des points où ils sont traversés par les nerfs.

Des *vaisseaux* arrivent avec les nerfs au labyrinthe membraneux; on peut constater l'existence d'un riche réseau capillaire dans toute l'épaisseur de la paroi, excepté dans la couche épithéliale.

Les *nerfs* sacculaire, utriculaire et ampullaires se terminent de la même manière.

Taches auditives. Terminaison des nerfs dans le vestibule. — On voit, à la face interne de la paroi du vestibule membraneux, au niveau des points traversés par les nerfs, une tache blanche, *tache auditive.* Cette tache est due à la présence de petits corpuscules calcaires microscopiques, dont l'ensemble constitue la *poussière auditive,* encore appelée *otoconie,* ou *sable auditif.* Il existe deux taches auditives : l'une sur le saccule, l'autre sur l'utricule. Ces grains calcaires sont de petits prismes de carbonate de chaux, à six pans, terminés par des pyramides à six faces. (Chez les poissons osseux, on ne rencontre pas ces petits cristaux, mais des masses blanches, dures et cassantes comme du marbre, *pierres auditives, otolithes* de Breschet.)

Chez l'homme, l'épaisseur des taches auditives atteint presque 1/2 millimètre. Les cristaux sont plongés au milieu d'une substance homogène.

Une couche épithéliale revêt les taches auditives. Les cellules qui la constituent sont de deux espèces : les cellules de soutènement et les cellules auditives.

Les cellules de soutènement sont des cellules cylindriques ordinaires.

Les *cellules auditives* sont allongées en forme de fuseau, et présentent un long prolongement en forme de *cil.* Leurs extrémités profondes sont en rapport avec des tubes nerveux.

Crêtes auditives. Terminaison des nerfs dans les ampoules. — Chacune des trois ampoules offre une crête auditive. On nomme ainsi une petite saillie de la paroi de l'ampoule, perpendiculaire à l'axe du canal ; elle proémine dans la cavité ; son épaississement est d'un demi-millimètre environ.

On trouve, dans la crête auditive, une substance conjonctive simple, des corpuscules calcaires et la même couche épithéliale que nous avons vue dans les taches auditives.

Les nerfs se ramifient et constituent un réseau dans la paroi fibreuse de l'ampoule ; puis ils traversent la substance de la crête auditive, et passent entre les cellules épithéliales. Ils se terminent de la même manière que ceux du vestibule.

Structure de la lame spirale. — La partie interne de la lame spirale, celle qui est placée du côté du noyau du limaçon, est formée de substance osseuse : on lui donne le nom de *portion osseuse* de la lame spirale. La partie externe, qui s'insère en dedans de la paroi extérieure du limaçon, ne renferme pas de substance osseuse : c'est la *portion membraneuse* de la lame spirale.

Il est indispensable de bien saisir la position de ces deux portions de la lame spirale pour comprendre les détails qui vont suivre.

A la base du limaçon, la portion osseuse est plus large que l'autre, mais elle diminue insensiblement de largeur jusqu'à la fin du second tour du limaçon, où son sommet se confond avec le sommet du noyau. Le sommet, en forme de pointe curviligne, porte le nom de *rostrum*, de *bec*. La portion membraneuse, au contraire, étroite à la base du limaçon, est plus large que la première vers le deuxième tour, et se prolonge jusqu'au sommet du limaçon.

Portion osseuse de la lame spirale.

La portion osseuse de la lame spirale offre un millimètre et demi de largeur à son origine, et un demi-millimètre à sa terminaison. Elle est formée de deux lames de substance osseuse compacte, entre lesquelles on observe un peu de substance spongieuse. Les deux lames compactes sont séparées de la périlymphe par une mince couche de périoste; elles se confondent, du côté de l'axe du limaçon, avec la paroi osseuse du tube du limaçon. La substance spongieuse de la lame spirale, correspondant au canal spiral de Rosenthal [1], et par conséquent au ganglion de Corti [2], reçoit les fibres du nerf du limaçon, ou branches afférentes

1. Le canal de Rosenthal est situé à l'union du noyau et du bord interne de la lame spirale.

2. Le ganglion de Corti est formé par la réunion des cellules nerveuses qui sont situées dans le canal de Rosenthal.

du ganglion de Corti. Ces branches parcourent la portion osseuse de la lame spirale, de son bord interne vers son bord externe, pour se terminer dans la portion membraneuse de la même lame.

Portion membraneuse de la lame spirale.

La portion membraneuse de la lame spirale du limaçon est certainement le point le plus compliqué, mais aussi le plus curieux de l'anatomie. La plupart des détails de structure de cette région

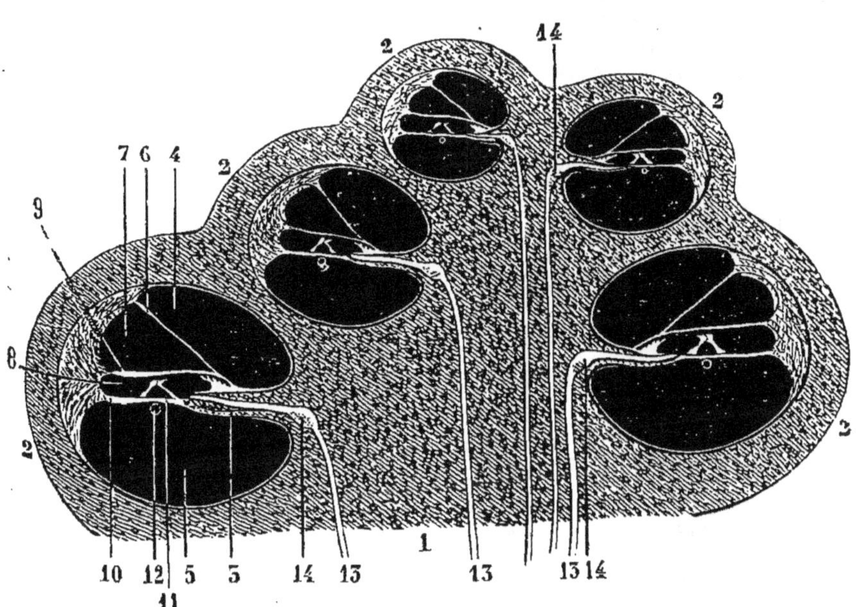

FIG. 341. — Coupe du limaçon de la base au sommet ; on voit cinq coupes de la lame des contours, qui décrit deux tours et demi de spirale.

1. Axe ou noyau du limaçon. — 2, 2, 2, 2. Coupe de la lame des contours. — 3. Coupe de la portion osseuse de la lame spirale. — 4. Coupe de la rampe vestibulaire du limaçon. — 5. Rampe tympanique. — 6 Membrane de Reissner, paroi antérieure du canal cochléaire. — 7. Canal cochléaire. — 8. Canal de Corti. — 9. Membrane de Corti. — 10. Paroi postérieure du canal de Corti et membrane basilaire. — 11. Organe de Corti. — 12. Coupe du *vas spirale*. — 13, 13, 13. Filets du nerf auditif traversant le noyau du limaçon. — 14, 14, 14. Cellules du ganglion spiral de Corti.

ont été découverts par Corti ; Hensen, Kölliker, Schultze, Reissner, ont contribué à leur étude, et si nous ne connaissons pas encore le dernier mot de cette structure, nous pouvons dire que nous sommes bien près de la solution.

La portion membraneuse de la lame spirale offre un épaississement assez accusé à son point d'insertion sur la paroi osseuse du limaçon. Elle a donc la forme d'un prisme triangulaire, dont l'une des faces se confond avec cette paroi, les deux autres limitant les rampes et étant en rapport avec la périlymphe. Deux bords du prisme sont appliqués contre la paroi osseuse du limaçon; l'autre bord se continue avec la portion osseuse de la lame spirale. C'est donc un petit prisme triangulaire, décrivant une spirale, que nous avons à étudier.

Si l'on divise la lame spirale perpendiculairement à sa longueur, on peut voir, sur la surface de section de la portion membraneuse, un orifice triangulaire et un orifice quadrilatère, séparés par une cloison très mince. L'orifice triangulaire est situé du côté de la rampe vestibulaire, dont il est séparé par une membrane très mince. L'orifice quadrilatère est également séparé de la rampe tympanique par une cloison membraneuse. Enfin, on voit une troisième cloison qui sépare les deux ouvertures. Ces orifices, et les cloisons qui les limitent, ne sont autre chose que la coupe de deux canaux spiraux et de leurs parois. Le canal antérieur est appelé *canal cochléaire*, le postérieur est le *canal de Corti*. Nous avons donc à étudier ces deux canaux, ainsi que leurs parois.

1° *Canal cochléaire*[1] (*canal spiral antérieur de la lame spirale membraneuse*).

Le canal cochléaire parcourt, en spirale, toute l'étendue du tube qui forme le limaçon. Il se termine, vers la coupole, par un cul-de sac; du côté du vestibule, il offre également un cul-de-sac terminal au-dessous du saccule; mais, en examinant attentivement cette extrémité, on en voit partir un *canal de communication* fort étroit, qui établit une continuité entre la cavité du canal cochléaire et celle du saccule. Il en résulte que le canal cochléaire est plein d'endolymphe, comme le saccule.

Ce canal offre partout le même diamètre; chez un embryon de veau, Reichert a constaté qu'il dépasse de fort peu un demi-millimètre.

Le canal cochléaire a trois parois : une antérieure, qui le sépare de la rampe vestibulaire ; une postérieure, qui le sépare du canal de Corti ; une externe, constituée par la paroi osseuse du limaçon.

Paroi antérieure, ou membrane de Reissner. — Découverte par Reissner en 1851, mieux appréciée et bien décrite en 1868 par Leewenberg, cette membrane, qui a la même étendue que le

1. On l'appelle aussi *canal de Reissner, canal de Leewenberg.*

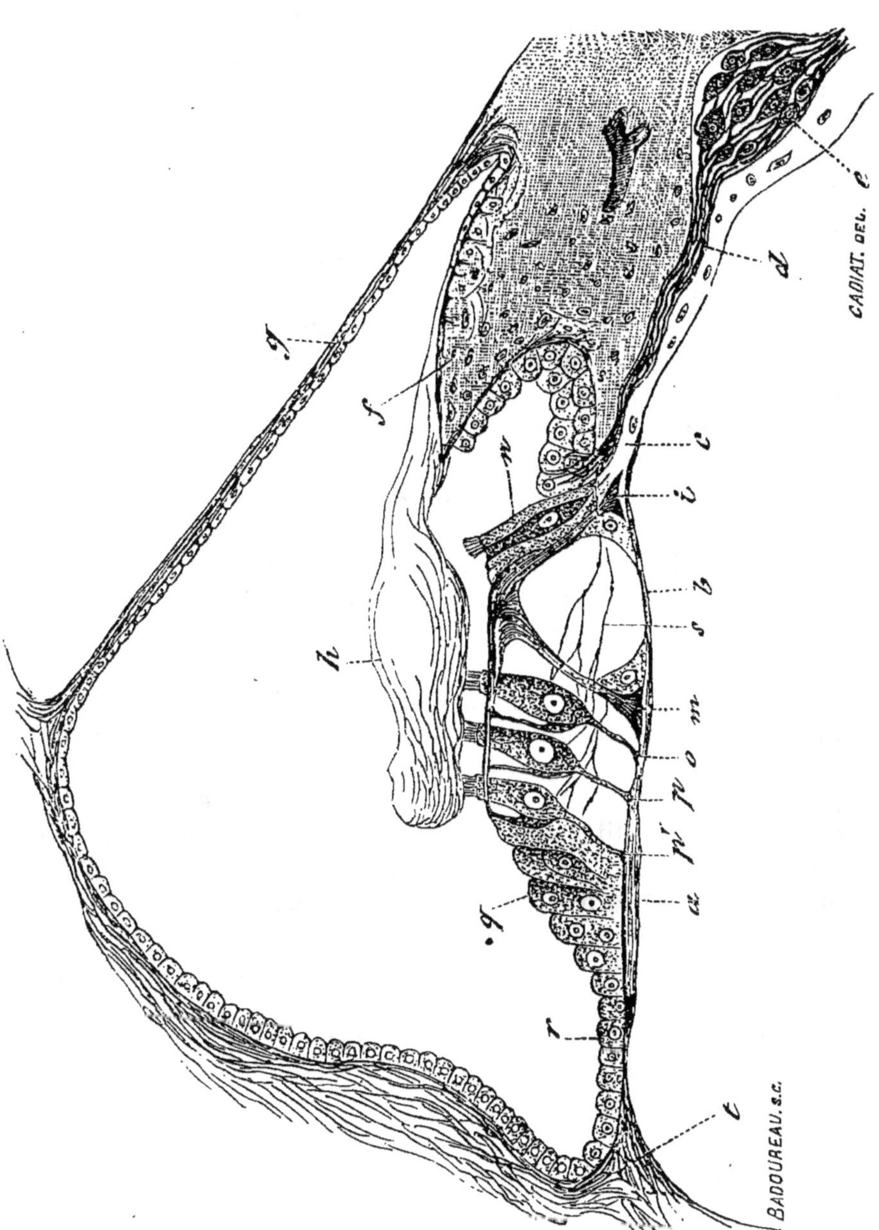

FIG. 342. — Coupe du canal cochléaire (d'après Lavdowsky).

a. Membrane basilaire, zone striée. — *b*. Membrane basilaire, zone pectinée. — *c*. Membrane basilaire, zone perforée. — *d*. Faisceaux des nerfs émanant du ganglion de Rosenthal. — *e*. Ganglion de Rosenthal. — *f*. Crête auditive. — *g*. Membrane de Reissner. — *h*. Membrane de Corti. — *i*. Pilier interne de Corti. — *m*. Pilier externe. — *o*, *p*, *p'*. Cellules jumelles recevant des terminaisons nerveuses. — *q*. Cellules épithéliales recouvrant la membrane basilaire. — *s*. Fibres nerveuses. — *t*. Ligament spiral.

canal cochléaire, s'insère, par ses deux bords, sur le bord libre de la portion osseuse de la lame spirale et sur la paroi osseuse du limaçon.

La membrane de Reissner est très tendue ; elle est formée d'une lamelle de tissu conjonctif renfermant de nombreux capillaires, et se confondant avec le périoste qui tapisse la lame spirale osseuse et la paroi interne du limaçon. Elle est recouverte, sur sa face postérieure ou cochléaire, par une couche d'épithélium pavimenteux simple.

Paroi externe ou osseuse. — Elle est formée par la paroi osseuse du tube du limaçon ou lame des contours, recouverte de périoste. Cette couche périostique est très vasculaire ; elle fait partie du ligament spiral. Quelques auteurs décrivent une lame cartilagineuse très mince, sous-jacente à ce périoste.

Paroi postérieure, ou membrane de Corti. — Cette membrane, qui sépare le canal cochléaire du canal de Corti, se confond en dedans avec le bord interne de la membrane de Reissner ; en dehors, elle s'insère sur une petite crête en spirale, nommée *bourrelet du ligament spiral.* On appelle encore la membrane de Corti, *membrane réticulaire.*

Le *ligament spiral* n'est autre chose qu'un épaississement du périoste interne du tube du limaçon, suivant la paroi externe du canal de Corti. Ce ligament spiral offre une partie plus épaissie, plus saillante par conséquent. Sur cette partie épaissie, on observe deux petites crêtes décrivant deux spirales parallèles : une crête antérieure qui donne attache à la membrane de Corti, et une crête postérieure pour l'insertion de la paroi postérieure du canal de Corti.

La membrane de Corti est épaisse à sa partie moyenne, mince sur ses deux bords.

Kölliker fait insérer son bord interne sur la membrane basilaire, tandis que, pour Sappey, elle se fixerait à la crête antérieure du ligament spiral.

Le canal cochléaire est tapissé par une couche d'épithélium pavimenteux simple ; il est rempli par l'endolymphe.

2° *Canal de Corti (canal spiral postérieur de la lame spirale membraneuse).*

Ce canal forme une spirale située en arrière de la spirale décrite par le canal cochléaire. Il est beaucoup plus petit, et il se termine aussi par deux culs-de-sac, au même niveau que le canal cochléaire. De même que ce dernier, il communique avec le saccule par un petit conduit rétréci ; il est donc rempli également par l'endolymphe.

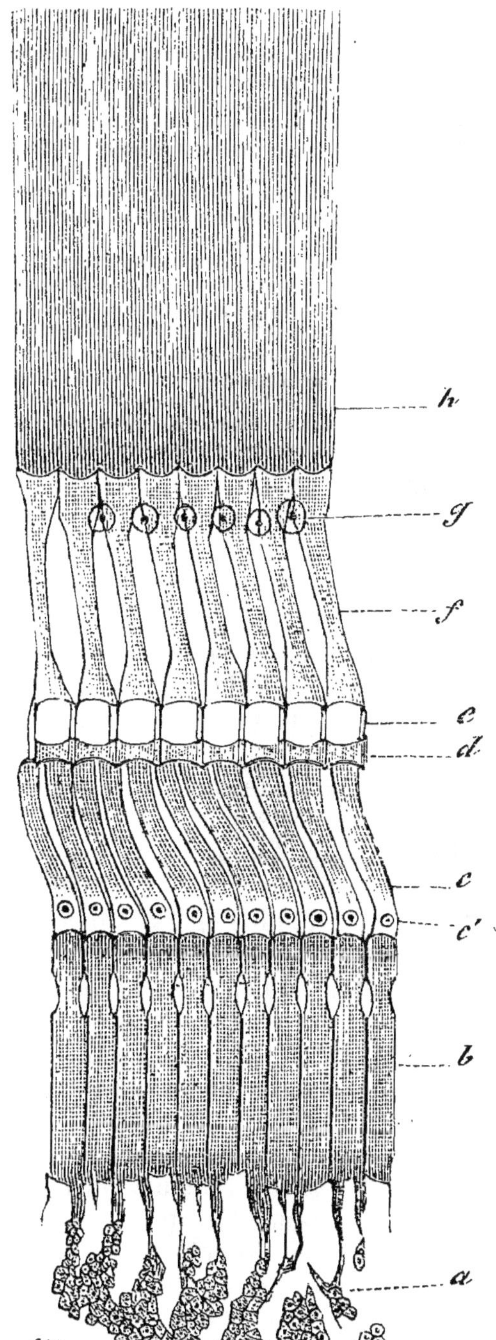

FIG. 343. — Membrane basilaire et organe de Corti (d'après Lavdowsky).

a. Bandelette sillonnée. — *b*. Zone perforée. — *c*. Piliers internes. — *d*. Tête des piliers internes. — *e*. Tête des piliers externes. — *f*. Piliers externes. — *g*. Noyaux de cellules des piliers externes. — *h*. Fibres radiales.

Il offre quatre parois : l'antérieure est la membrane de Corti, qui le sépare du canal cochléaire ; la postérieure est la *membrane basilaire*, qui le sépare de la rampe tympanique du limaçon ; l'externe, étroite, est formée par la concavité du ligament spiral, qui sépare les deux crêtes ; l'interne correspond au bord de la lame spirale osseuse : c'est là qu'on rencontre la *bandelette sillonnée*.

Nous trouvons dans ce canal la *bandelette sillonnée* et l'*organe de Corti*, que nous décrirons après les parois.

La *paroi antérieure* et la *paroi externe* nous sont déjà connues. (Voy. plus haut la *Membrane de Corti* et le *Ligament spiral.*)

Paroi postérieure, ou membrane basilaire. — La membrane basilaire sépare le canal de Corti de la rampe tympanique. Son bord externe s'insère sur la saillie postérieure du ligament spiral ; son bord interne se fixe sur la zone osseuse ; sa face postérieure est en rapport avec le *vaisseau spiral*, qui est appliqué contre la partie interne de cette face. Quant à la face antérieure, elle est en contact avec l'endolymphe, et présente une couche d'épithélium pavimenteux simple. Sur cette face se trouve la partie la plus importante de l'oreille, celle dans laquelle les nerfs se terminent, c'est-à-dire l'organe de Corti.

En dedans de l'organe de Corti, entre cet organe et le bord externe de la lame spirale osseuse, on trouve une série de trous décrivant une spirale parallèle à celle des deux parties que nous venons de nommer. Ces trous laissent passer les ramifications du nerf auditif, qui y arrivent après avoir traversé le ganglion spiral, situé dans le canal de Rosenthal et la portion spongieuse de la lame spirale osseuse.

On divise la membrane basilaire en trois parties : une partie interne, *zone perforée ;* une partie moyenne, *zone lisse ;* une partie externe, plus épaisse, striée, *zone striée.*

Si nous passons dans la cavité du canal de Corti, nous trouvons l'endolymphe, un épithélium qui tapisse les parois, la *bandelette sillonnée* et l'*organe de Corti.*

A. *Bandelette sillonnée.* — La bandelette sillonnée était connue autrefois sous le nom de zone cartilagineuse de la lame spirale. Elle est située au bord externe de la lame spirale osseuse, à la partie interne du canal de Corti. Elle décrit une spirale comme ce canal, qu'elle parcourt depuis la base du limaçon jusqu'à la coupole.

Elle a la forme d'un prisme triangulaire, dont l'épaisseur est d'un quart de millimètre à son origine, et de 150 μ environ vers la coupole du limaçon. En raison de sa forme, on peut lui considérer trois faces et trois bords.

Sa *face postérieure* est confondue avec la membrane basilaire.

Sa *face externe*, baignée par l'endolymphe contenue dans le canal de Corti, est creusée d'une gouttière appelée *sillon spiral interne*, et formant la paroi interne du canal de Corti.

Sa *face antérieure*, convexe, est en rapport avec le bord interne de la membrane de Corti. On y trouve une multitude de saillies disposées en séries linéaires, saillies dont le nombre est évalué à

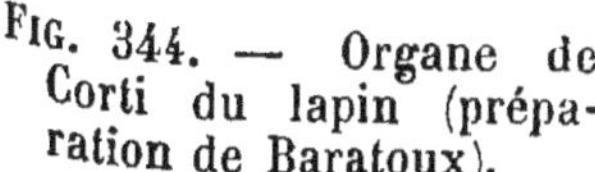

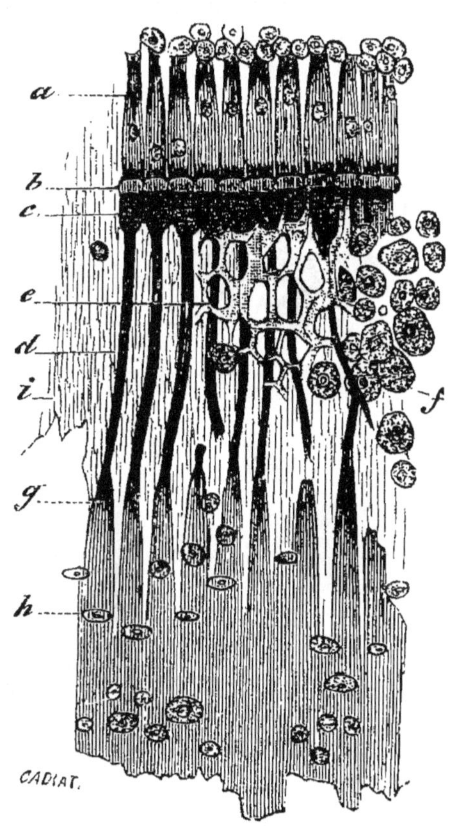

FIG. 344. — Organe de Corti du lapin (préparation de Baratoux).

a. Piliers internes. — *b*. Tête des piliers internes. — *c*. Tête des piliers externes. — *d*. Tige des piliers externes. — *e*. Membrane réticulée faisant suite à la tête des piliers. — *f*. Grosses cellules de soutien. — *g*. Fibres radiales aboutissant aux piliers externes. — *h*. Cellules épithéliales appartenant à la couche de revêtement de la membrane basilaire. — *i*. Couche profonde de la membrane basilaire.

2,500 environ, et dont la forme rappelle un peu celle des dents : c'est pour cela qu'on les appelle *dents auditives*. A l'origine de la bandelette, ces dents ont une longueur de 45 μ; dans le second tour de la spirale, elles ne mesurent plus que 33 μ.

Le *bord interne* de la bandelette sillonnée est confondu avec la lame spirale osseuse ; le *bord antérieur*, dentelé, est formé par la rangée la plus externe des dents auditives ; il est en rapport avec la membrane de Corti. Le *bord postérieur* se confond avec la membrane basilaire.

La bandelette sillonnée est formée de tissu conjonctif dense : elle a une consistance presque cartilagineuse. On y trouve beaucoup de corpuscules étoilés.

B. *Organe de Corti*.— L'organe de Corti décrit une spirale, comme tous les organes du limaçon. Il est étendu de la base au sommet du limaçon. Il a la forme d'une gouttière dont les bords seraient adhérents à la membrane basilaire, gouttière limitant un espace entre sa propre concavité et la membrane basilaire elle-même. La partie convexe, ou saillante, de cette gouttière arrive au contact de la membrane de Corti, d'où il résulte que le canal de Corti paraît divisé en deux canaux plus petits par l'organe de Corti.

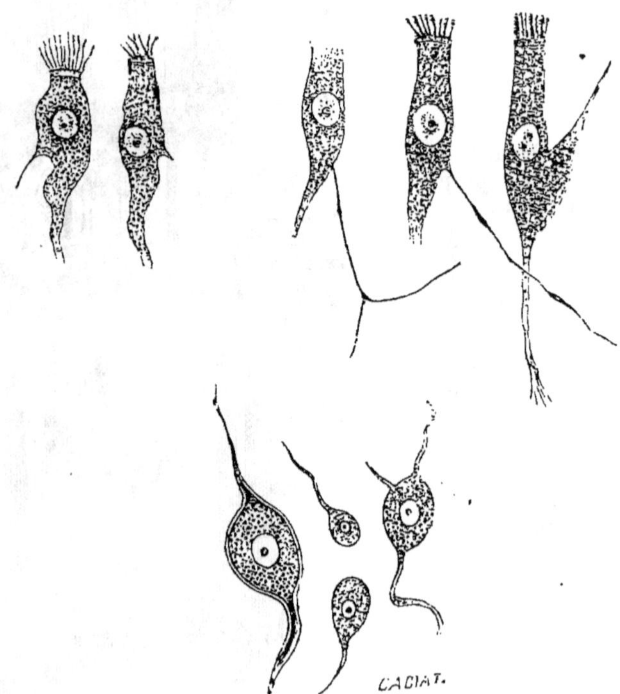

Fig. 345. — Cellules jumelles des piliers internes et des piliers externes avec le filet nerveux. Cellules nerveuses du ganglion de Rosenthal (d'après Lavdowsky).

La configuration et les rapports de l'organe de Corti étant connus, passons à sa structure.

Il est constitué par une série d'arcades juxtaposées, au nombre de 3,000 environ.

Vers le sommet de la gouttière, ces arcades sont adhérentes : vers les bords, elles s'écartent de manière à limiter de petites fentes. Les fentes qui séparent la partie interne des arcades sont plus minces que celles du côté opposé.

Chaque arcade résulte de la réunion de deux éléments distincts, qui constituent chacun la moitié de l'arcade. La moitié interne est formée par le *pilier interne*, l'autre moitié par le *pilier externe*.

L'ensemble des arcades formées par ces piliers s'appelle encore *tunnel de Corti*.

Les piliers s'appellent aussi *bâtonnets auditifs* [1]. Chaque bâtonnet est étroit au milieu, renflé à ses deux extrémités et un peu contourné comme un S. Les bâtonnets auditifs internes et les bâtonnets externes s'insèrent sur la membrane basilaire par leur extrémité postérieure ; ils se rapprochent insensiblement pour constituer la gouttière, et ils se réunissent par leur extrémité antérieure, de telle sorte que la concavité de l'un adhère à la convexité de l'autre. Autrement dit, la partie supérieure des deux S, représentés par les deux bâtonnets d'une même arcade, est disposée de telle manière que la concavité de l'une embrasse la convexité de l'autre. Au sommet de l'arcade, on voit deux prolongements appartenant à l'extrémité antérieure des deux piliers ; ces prolongements se portent en dehors, sous forme d'apophyses, et se confondent avec la membrane de Corti. Chez les animaux, la longueur des piliers internes est de 30 μ, celle des piliers externes est de 45 μ (Corti) [2].

Le long de l'organe de Corti, on trouve *plusieurs rangées de cellules* :

1° Du côté de la concavité de la gouttière, on observe deux rangées de cellules, à noyau très apparent, les *cellules internes*. Ces cellules sont situées contre le pied des piliers ou bâtonnets ; autrement dit, il existe sur les bâtonnets une série de cellules, étendue d'un bout à l'autre du canal de Corti et située en dedans des deux bords de la gouttière formée par l'organe de Corti. Elles sont ciliées et présentent, au point opposé à l'implantation des cils, un long prolongement, qui va se mettre en contact avec une fibre nerveuse.

2° En dehors de la gouttière, on trouve des cellules étendues la membrane basilaire à la membrane de Corti. Ce sont les cellules *externes ou jumelles*. Les unes sont cylindriques et ciliées, les autres coniques ; mais elles sont intimement unies à leur partie moyenne. Elles sont en rapport, par deux prolongements, avec la membrane basilaire.

1. Les bâtonnets ou piliers sont les mêmes que les *fibres de Corti* internes et externes. Les arcades sont les mêmes que les *arcs de Corti*. Hensen les appelle *fibres arquées*.

Kölliker regarde les bâtonnets auditifs comme des cellules épithéliales métamorphosées.

2. L'eau gonfle les piliers ou fibres de Corti ; l'alcool et l'éther les ratatinent. L'acide acétique les gonfle et les rend grenus. Ils se dissolvent dans les alcalis caustiques et dans l'acide chlorhydrique un peu dilué.

Liquide de l'oreille interne. — L'oreille interne est pleine d'un liquide transparent au milieu duquel flotte, pour ainsi dire, le labyrinthe membraneux. Dans la cavité de celui-ci, on trouve aussi un liquide. On donne au premier le nom de *périlymphe,* ou *humeur de Valsalva ;* l'autre est l'*endolymphe*, ou *humeur de Scarpa.* Ces deux liquides sont parfaitement limpides et transparents. L'endolymphe est contenue dans le labyrinthe membraneux, dont elle remplit complètement la cavité. La périlymphe, située en dehors du labyrinthe membraneux, remplit complètement le labyrinthe osseux. On appelle encore ces liquides *liquide de Cotugno.*

La périlymphe fut découverte en 1684 par Valsalva, tandis que l'endolymphe fut découverte par Scarpa, en 1794.

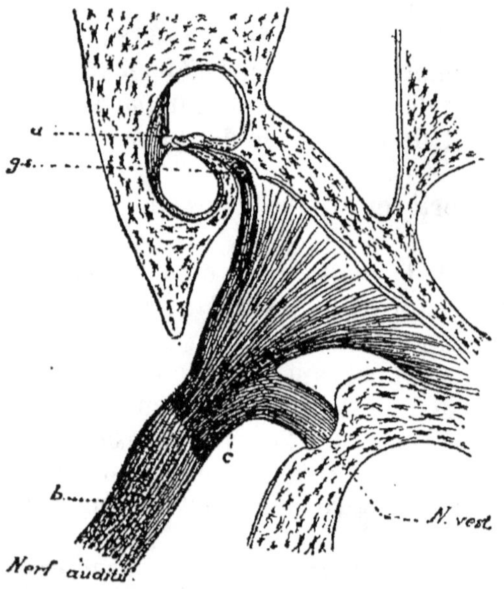

FIG. 346. — Distribution du nerf acoustique, d'après Coyne.

a. Organe de Corti. — *g, s*. Ganglion spiral de Rosenthal. — *b, c*. Amas ganglionnaires du nerf acoustique et de la branche vestibulaire.

Vaisseaux et nerfs de l'oreille interne. — *Artères.* — Elles sont au nombre de quatre. L'une, venue de la méningée moyenne, passe par un petit conduit osseux étendu du bord supérieur du rocher aux canaux demi-circulaires. Deux petites artères viennent de la méningée postérieure et pénètrent, l'une par l'aqueduc du limaçon, l'autre par l'aqueduc du vestibule. La première arrive à l'origine de la rampe tympanique du limaçon et se distribue à la membrane de la fenêtre ronde, aux parois des rampes et à la lame spirale par un vaisseau appelé *vas spirale.* La deuxième pénètre au fond de la fossette sulciforme pour se distribuer au vestibule membraneux. Une quatrième artère vient de la vertébrale, passe par le conduit auditif interne, et donne de nombreux rameaux qui pénètrent avec le nerf dans les conduits du noyau du limaçon, pour venir s'anastomoser avec les ramifications du vas spirale. Les divisions de cette branche sont extrêmement multipliées ; elles accompagnent celles du nerf auditif jusqu'au sommet du limaçon.

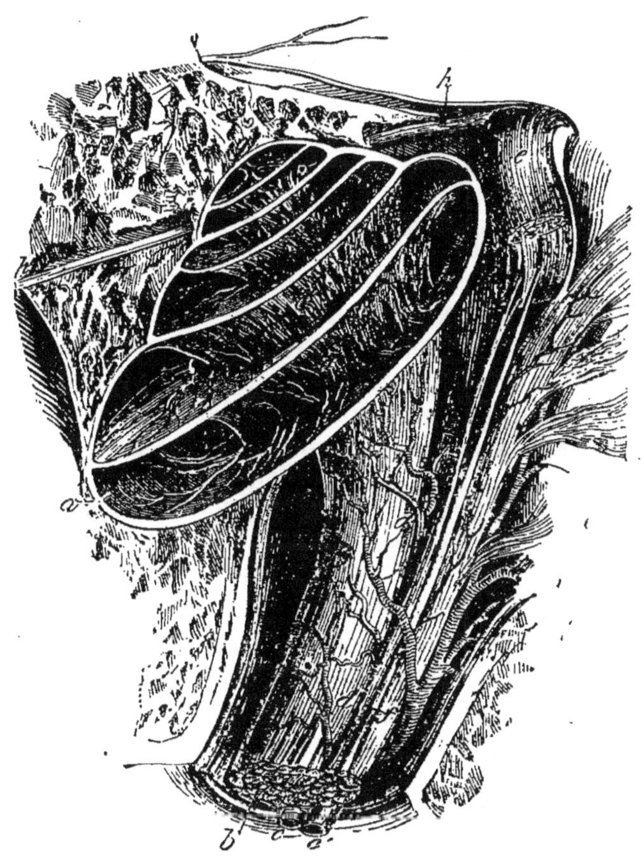

FIG. 347. — Nerf auditif et limaçon dont on a enlevé une portion de la paroi osseuse pour montrer l'intérieur des rampes.

a. Limaçon. — *b*. Nerf auditif à son entrée dans le conduit auditif interne. — *c*, *c'*. Vaisseaux auditifs internes. — *d*, *d*. Leurs ramifications suivant celles du nerf auditif jusqu'au sommet du limaçon. — *e*. Tronc du nerf facial. — *f*. Nerf intermédiaire de Wrisberg. — *g*. Sommet du limaçon. — *h*, *h*. Nerfs pétreux venus du facial.

Veines. — Les veines suivent le trajet des artères. Les unes se jettent dans le sinus pétreux supérieur, et les autres dans le sinus pétreux inférieur.

Nerfs. — Le nerf auditif, au fond du conduit auditif interne, se divise en deux branches : une branche *vestibulaire* pour le vestibule, et une branche *cochléenne*, pour le limaçon.

La *branche vestibulaire* donne trois rameaux, qui pénètrent dans le labyrinthe osseux par les trois *taches criblées*.

Les rameaux qui traversent la tache criblée antérieure se divisent en trois groupes qui constituent les nerfs *utriculaire, ampullaire supérieur* et *ampullaire externe*, pour les dilatations membraneuses de même nom.

Le rameau qui traverse la tache criblée moyenne forme le *nerf sacculaire*, qui se rend au saccule.

Le rameau qui traverse la tache criblée postérieure va à l'ampoule du canal postérieur ; il est connu sous le nom de *nerf ampullaire postérieur*.

Nous avons étudié plus haut la terminaison des nerfs dans le labyrinthe membraneux.

La *branche cochléenne* pénètre dans la base de l'axe du limaçon ; ses filets nerveux parcourent les canaux osseux innombrables dont cet axe est percé, et ils arrivent à la surface, d'où on les voit sortir par une série de trous décrivant une ligne spirale correspondant au bord interne de la lame spirale.

Les filets nerveux ont la structure des fibres à myéline ; ils ont de 5 à 10 μ, et ils sont très altérables. Leur enveloppe conjonctive est fort mince. On rencontre, entre les tubes nerveux, des cellules nerveuses unipolaires ou bipolaires, analogues à celles du ganglion spiral de Corti.

Après avoir dépassé l'axe du limaçon, les filets nerveux du nerf cochléen pénètrent dans le *canal spiral de Rosenthal*, et traversent les cellules du *ganglion spiral de Corti*. Ce ganglion est formé de cellules nerveuses juxtaposées, constituant un cordon en spirale, cordon qui offre vers la base du limaçon un quart de millimètre de largeur. Les cellules dont il est composé sont presque toutes bipolaires, de 30 μ de longueur en moyenne.

Dès que les fibres ont traversé le ganglion spiral, elles s'inclinent un peu en avant et s'introduisent dans la substance spongieuse de la lame spirale osseuse, où elles s'anastomosent pour former un réseau. Elles continuent à suivre le même trajet de dedans en dehors ; elles quittent la lame spirale osseuse et passent en arrière de la bandelette sillonnée, entre cette bandelette et le périoste situé du côté de la rampe tympanique. Après avoir dépassé la bandelette sillonnée, les fibres s'introduisent dans une série de petits trous, décrivant une ligne spirale en dedans de l'organe de Corti, puis elles vont se terminer dans cette espèce de piano à trois mille cordes, qu'on appelle organe de Corti.

On ne sait pas encore comment ces nerfs se terminent ; on a

constaté cependant que, vers leur terminaison, ils perdent leur myéline, deviennent très fins, pénètrent dans le canal de Corti, et se dirigent vers l'organe de Corti. Selon ce savant, la terminaison ultime se ferait par des extrémités libres.

Physiologie.

Je suppose que le lecteur a appris en acoustique les notions nécessaires pour l'étude de l'audition ; aussi ne m'occuperai-je point du son, mais seulement du rôle que remplissent les diverses parties constituantes de l'appareil auditif.

Oreille externe. — L'oreille externe sert à recueillir les ondes sonores et à les porter vers la membrane du tympan. Elles déterminent la vibration de cette membrane. Celle-ci communique, par son ébranlement, des mouvements vibratoires à la chaîne des osselets. La chaîne des osselets est terminée par l'étrier, dont la base s'enfonce dans le liquide du labyrinthe et lui communique le mouvement qui lui a été transmis par la membrane du tympan et la chaîne des osselets. Le liquide de l'oreille interne détermine l'oscillation des extrémités nerveuses du nerf auditif, qui portent au cerveau les impressions qu'elles ont reçues.

On peut dire que l'oreille externe est destinée à recueillir les ondes sonores, que l'oreille moyenne remplie d'air est un petit appareil de perfectionnement qui complète l'appareil auditif, et que la partie essentielle de l'appareil de l'audition est l'oreille interne. Déterminons l'usage de chaque partie, en procédant de dehors en dedans et en commençant par la membrane du tympan.

Membrane du tympan. — Elle a pour usage de recevoir les ondes sonores et de vibrer sous leur influence, pour ébranler indirectement le liquide de l'oreille interne. Nous possédons tout un petit arsenal de muscles destinés à graduer la tension de cette membrane et à la mettre en harmonie avec l'intensité du son. Plus le son est intense, plus nous prêtons l'attention, et plus nos muscles de l'oreille moyenne se contractent pour tendre cette membrane ; car, si elle n'était pas tendue, ses vibrations trop fortes impressionneraient désagréablement le nerf auditif. Ceci est si vrai, que Landouzy cite les observations de plusieurs malades affectés de paralysie faciale, qui ne pouvaient supporter le moindre bruit sans éprouver d'atroces douleurs. L'un d'eux entendait un bruit formidable lorsqu'on lui parlait bas à l'oreille malade. Dans ces cas, l'appareil moteur du tympan étant paralysé, cette membrane n'est plus tendue et vibre avec force.

De fortes vibrations de l'air peuvent déchirer le tympan. Beau coup d'artilleurs présentent cette déchirure, qui n'empêche pas d'entendre, mais qui altère la finesse de l'ouïe. Il est reconnu aujourd'hui qu'on peut pratiquer des opérations sur cette membrane sans exposer le malade à la surdité.

Caisse du tympan. — La caisse du tympan n'est qu'un diverticulum des voies respiratoires, dans lequel l'air se renouvelle plus ou moins complètement à chaque inspiration. L'air de la caisse du tympan est destiné à faire équilibre à la pression que l'air extérieur exerce sur la face externe de la membrane du tympan. Il faut, pour que cette membrane fonctionne régulièrement, que la pression intérieure et la pression extérieure se fassent équilibre. Sans cette condition, l'ouïe peut s'altérer.

Aussi, lorsque la trompe d'Eustache est oblitérée par du mucus ou par l'inflammation de la membrane muqueuse, l'air intérieur n'étant pas renouvelé mais probablement absorbé, il en résulte une pression plus grande de l'air, qui tend à déprimer la membrane du tympan, et des *bourdonnements.*

Le même phénomène se produit, mais en sens inverse, lorsqu'on passe quelques instants dans la cloche à plongeur, ou qu'on s'élève rapidement dans un ballon jusqu'aux couches d'air raréfié.

Chaîne des osselets. — Étendue comme un trait d'union entre la membrane du tympan et la fenêtre ovale, la chaîne des osselets transmet au liquide du labyrinthe les vibrations de la membrane du tympan. Elle est aussi mise en mouvement par les muscles du marteau et de l'étrier, qui tendent à enfoncer l'étrier dans la fenêtre ovale, en même temps qu'ils déterminent la tension de la membrane du tympan.

Oreille interne. — C'est dans l'oreille interne que siège la partie essentielle de l'audition. Les canaux demi-circulaires membraneux et le vestibule membraneux sont destinés à servir de support aux divisions nerveuses du nerf auditif. Le liquide, situé à l'intérieur et à l'extérieur du vestibule membraneux, a pour usage de rendre l'oscillation plus uniforme et d'adoucir l'ébranlement des extrémités nerveuses produit par l'appareil des osselets et de la membrane du tympan en mouvement.

Quels sont les usages de la fenêtre ronde ? — Jusqu'à ce jour, on a dit que cette membrane avait à transmettre au liquide labyrinthique les vibrations de l'air contenu dans la caisse du tympan. Auzoux a fait connaître son véritable usage. Nous savons que l'étrier imprime des mouvements au liquide de l'oreille interne, et que ce liquide remplit complètement ces cavités osseuses.

Les liquides, dit cet auteur, sont incompressibles ; or, il est évident que l'étrier, qui pénètre par sa base dans le liquide du labyrinthe, comprime ce liquide ; donc, un point des parois de l'oreille interne doit céder. C'est précisément là le rôle de la membrane qui ferme la fenêtre ronde : lorsque l'étrier s'enfonce dans le vestibule, le liquide du vestibule est mis en mouvement ; de proche en proche, les ondulations du liquide sont transmises au liquide des canaux demi-circulaires, d'une part, et au liquide de la rampe vestibulaire du limaçon, d'autre part. Les ondulations se rapprochent insensiblement de l'orifice de communication des deux rampes et pénètrent dans la rampe tympanique, qu'elles ébranlent aussi, jusqu'au *tympan secondaire* de la fenêtre ronde, qui est déprimée du côté de la caisse du tympan. En somme, le liquide est comprimé, et la membrane de la fenêtre ronde se laisse refouler. Cette membrane étant élastique revient sur elle-même, et, en repoussant le liquide, fait revenir à sa place la base de l'étrier. Son rôle est, par conséquent, de permettre le refoulement du liquide labyrinthique par l'étrier.

Pour l'étude des *Maladies des oreilles,* je renvoie le lecteur à la deuxième édition de ma *Pathologie et Clinique chirurgicales,* où il trouvera une bonne description de ces maladies par le Dr Menière.

CHAPITRE V

APPAREIL DE LA VISION ET SENS DE LA VUE.

L'appareil de la vision, destiné au sens de la vue, est composé d'une partie essentielle, le globe oculaire, et de parties accessoires.

ARTICLE PREMIER

GLOBE OCULAIRE.

L'*œil*, ou *globe oculaire,* est une sphère presque régulière, présentant une légère saillie à sa partie antérieure.

Il est situé au milieu de la cavité orbitaire, un peu plus rapproché de la paroi inférieure et de la paroi interne.

Ses mouvements s'exécutent sur place ; ils ont lieu autour des divers diamètres de l'œil. Pendant ses mouvements, il roule dans la portion oculaire de l'aponévrose orbito-oculaire, c'est-à-dire dans la capsule de Ténon, au moyen d'un tissu cellulaire lâche et sous l'influence de la contraction des divers muscles qui se fixent sur lui.

Le globe oculaire est un peu moins volumineux chez la femme. Il présente de particulier que son accroissement est très rapide, et que l'œil de l'enfant nouveau-né présente un volume qui diffère peu de celui de l'adulte.

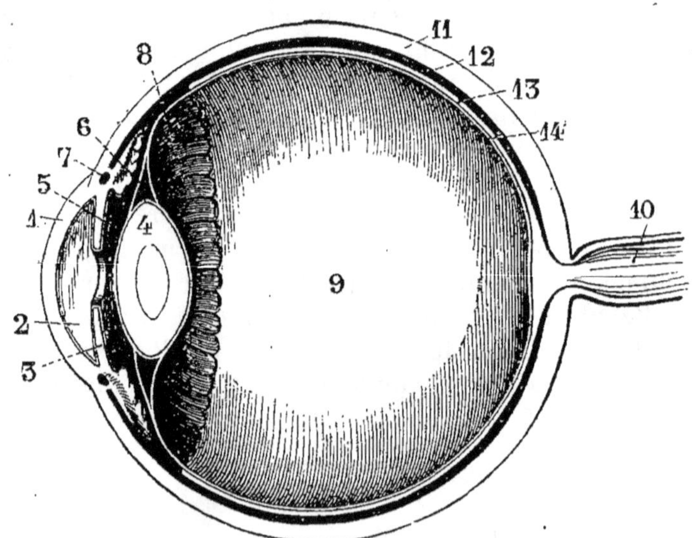

Fig. 348. — Coupe antéro-postérieure du globe oculaire. (Pour que cette figure soit exacte, il faut par la pensée porter le cristallin contre l'iris, de façon à effacer la chambre postérieure.)

1. Cornée. — 2. Chambre antérieure. — 3. Iris. — 4. Cristallin. — 5. Chambre postérieure qui n'existe pas. — 6. Canal de Petit, limité en avant par la zone de Zinn. — 7. Plexus veineux situé dans l'épaisseur de la sclérotique et appelé canal de Schlemm. — 8. Procès ciliaire. — 9. Corps vitré. — 10. Nerf optique. — 11. Sclérotique. — 12. Choroïde. — 13. Rétine. — 14. Membrane hyaloïde.

Les dimensions de l'œil ont été étudiées avec un soin extrême par Sappey sur un très grand nombre d'yeux. Cet auteur indique :

Diamètre antéro-postérieur.	24 millim.	6
— transverse.	23 —	9
— vertical.	23 —	5

Ces diamètres peuvent varier selon les individus, mais les différences dépassent rarement 1 millimètre. La prédominance du diamètre antéro-postérieur est due à la convexité de la cornée.

Le poids de chaque œil est, en moyenne, de 7 grammes et demi.

Examinons les parties constituantes du globe oculaire.

L'œil est composé de membranes superposées et de parties centrales. On les désigne ordinairement sous les noms de *membranes* et *milieux* de l'œil.

Les membranes, au nombre de trois, sont ainsi disposées de dehors en dedans :

1° Membrane fibreuse, ou *sclérotique* et *cornée ;*

2° Membrane vasculaire et musculaire, ou *choroïde* et *iris ;*

3° Membrane nerveuse, ou *rétine.*

A cette division je préfère certainement la division physiologique du professeur Rouget, de la Faculté de Montpellier. Il considère l'appareil oculaire comme composé de trois appareils :

1° L'appareil de protection, constitué par la sclérotique et la cornée ;

2° L'appareil d'adaptation, formé par la choroïde et l'iris ;

3° L'appareil de perception, représenté par la rétine.

Les milieux de l'œil sont liquides ou solides ; si l'on traverse le globe avec une aiguille d'avant en arrière, on trouve derrière la cornée :

1° La *chambre antérieure,* remplie par l'*humeur aqueuse ;*

2° La pupille et la *prétendue* chambre postérieure qui n'existe pas ;

3° Le *cristallin ;*

4° Le *corps vitré,* derrière lequel on voit la rétine.

Indépendamment de ces membranes et milieux, on trouve dans le globe oculaire d'autres parties qui ont reçu des noms particuliers, et qui sont dépendantes des membranes ou des milieux. Nous trouverons, par exemple, avec la cornée, la *membrane de Descemet ;* avec la sclérotique, la *lamina fusca ;* avec la choroïde, le *muscle ciliaire* et les *procès ciliaires ;* avec l'iris, l'*uvée.* Nous décrirons avec le cristallin la *capsule cristalline,* et avec le corps vitré la *membrane hyaloïde* et la *zone de Zinn* [1].

§ 1er. — Sclérotique.

La plus extérieure des membranes qui constituent le globe oculaire porte le nom de cornée ; elle prend, en avant, le nom de *cornée transparente* ou cornée proprement dite, tandis qu'en arrière elle s'appelle *cornée opaque* ou *sclérotique.*

1. Les commençants se serviront avec avantage de l'œil artificiel très fidèlement exécuté par le Dr Auzoux.

La sclérotique, membrane fibreuse, presque inextensible, est d'une couleur blanche. Chez quelques personnes, surtout chez les enfants, elle présente dans sa partie antérieure une certaine transparence et une teinte d'un bleu azuré.

Elle présente un peu plus d'un millimètre d'épaisseur en arrière, un peu moins en avant ; vers sa partie moyenne, elle ne possède guère qu'un demi-millimètre.

Elle offre à l'étude deux surfaces, une ouverture et sa structure.

Surface extérieure. — La surface extérieure de la sclérotique est en rapport en arrière avec l'aponévrose orbito-oculaire, *capsule de Ténon*, sur laquelle elle glisse au moyen d'un tissu cellulaire lâche, qui constitue la *séreuse de l'œil*. A sa partie antérieure, elle est en rapport avec la portion scléroticale de la conjonctive, et vers sa partie moyenne, elle donne insertion aux tendons des muscles de l'œil (voy. ces muscles).

Surface intérieure. — Elle est séparée de la choroïde par une mince couche de tissu cellulaire appartenant à la choroïde, et à laquelle Zinn et Haller ont donné le nom de *lamina fusca*. Elle est adhérente à la choroïde dans sa partie postérieure et dans sa partie antérieure, au moyen des nombreux vaisseaux qui traversent la sclérotique pour se porter à la choroïde. A sa partie moyenne, elle est moins adhérente, et l'on peut, à ce niveau, couper avec des ciseaux un pli de la sclérotique sans blesser la choroïde.

Ouverture. — En avant, la sclérotique est ouverte pour recevoir la cornée, qui, *dit-on*, s'insère dans l'ouverture de la sclérotique comme un verre de montre dans la rainure métallique de la montre. Pour cette insertion, on a donc admis que cette ouverture est creusée d'une rainure, d'un sillon. La lèvre postérieure de cette rainure, correspondant à la face postérieure de la cornée, est régulièrement circulaire ; elle mesure 13 millimètres de diamètre. La lèvre antérieure, correspondant à la face antérieure de la cornée, empiète un peu sur cette membrane, de sorte que le diamètre de la circonférence qu'elle forme est moindre que celui de la lèvre postérieure ; son diamètre transverse se réduit à 12 millimètres, et le vertical à 11.

La sclérotique est percée d'un grand nombre de trous qui donnent passage à toutes les artères, à tous les nerfs qui se portent dans le globe oculaire, ainsi qu'aux *vasa vorticosa*. Parmi ces orifices, le principal est celui qui laisse passer le nerf optique. Il n'est pas situé exactement au centre de la sclérotique, mais à 3 millimètres en dedans et à 1 millimètre au-dessous de ce centre.

Cet orifice a la forme d'un cône présentant 3 millimètres de diamètre à la face extérieure de la sclérotique, et 1 millimètre 1/2 à sa face inférieure, de sorte que le nerf optique se rétrécit considérablement en pénétrant dans ce trou.

Structure. — Cette membrane comprend un tissu fondamental, *tissu conjonctif*, et des *vaisseaux*. On n'y a pas encore trouvé de *nerfs*.

1° *Tissu conjonctif.* — C'est un véritable tissu conjonctif, dont les *fibres* sont presque rectilignes. Celles-ci se montrent sous forme de *faisceaux* réunis en *lamelles* minces et allongées qui parcourent la sclérotique. Leur direction est irrégulière ; cependant on peut y reconnaître des lamelles antéro-postérieures et d'autres transversales. Ces lamelles s'entre-croisent dans tous les sens et s'anastomosent entre elles au moyen de fibres qu'elles s'envoient. Vers la face interne de la sclérotique et un peu à la face externe, les fibres longitudinales sont prédominantes.

Dans certaines régions, on trouve des *fibres élastiques*, mélangées aux fibres conjonctives, et des *granulations pigmentaires*.

Les fibres de tissu conjonctif de la sclérotique *se continuent directement avec celles de la cornée et avec celles des tendons* des muscles droits et obliques de l'œil. En arrière, elles sont en continuité avec celles de la *gaine fibreuse du nerf optique*. Quelques-unes, surtout vers la face interne de la sclérotique, se confondent avec le *névrilème du nerf optique* et avec la *lame criblée*, sorte de grillage fibreux, à travers les ouvertures duquel passent les faisceaux des fibres nerveuses du nerf optique, au moment où celui-ci forme la papille. Un *tissu conjonctif très lâche* unit ce tissu à la capsule de Ténon en dehors. En dedans, il est uni à la choroïde par la *lamina fusca*, mince couche de tissu conjonctif lâche contenant quelques cellules pigmentaires.

Des *cellules étoilées*, anastomosées entre elles, se rencontrent dans l'épaisseur de la sclérotique. Vers la face interne de la sclérotique, ces cellules contiennent des granulations pigmentaires. Lorsqu'on examine des fragments de sclérotique desséchés, on trouve de l'air dans les cavités des cellules étoilées, ce qui a fait admettre des corpuscules blancs à certains auteurs.

Une petite quantité de *matière amorphe* unit entre eux les corpuscules et les faisceaux de tissu conjonctif, qui sont très serrés.

2° *Vaisseaux.* — Le *réseau capillaire* de la sclérotique offre de larges mailles (Brücke) ; il communique en avant avec celui de la choroïde et de la conjonctive. Il est formé en avant par des branches des *artères ciliaires antérieures*, et en arrière par des branches des *ciliaires courtes postérieures*.

Les *veines* de la partie antérieure se jettent dans les veines ciliaires antérieures ; celles de la partie postérieure se réunissent aux veines ciliaires postérieures, qui n'ont aucune connexion avec les vaisseaux choroïdiens.

On appelle *canal de Schlemm* un réseau de veines très serré, en forme de sinus circulaire, situé au bord antérieur de la sclérotique, près de la cornée, contre la face interne de la sclérotique. Les artères de la sclérotique décrivent des flexuosités à la surface externe de cette membrane ; vers le nerf optique, quelques ramifications forment un *cercle* artériel qui perfore la gaine du nerf optique, pour s'anastomoser dans l'épaisseur du nerf avec l'artère centrale de la rétine.

Les *nerfs* paraissent ne pas exister dans la sclérotique. Il n'y a pas de *lymphatiques*.

§ 2. — Cornée.

La cornée est une membrane transparente, placée en avant de la sclérotique, et présentant une épaisseur d'environ un millimètre. Elle offre à l'étude une face antérieure, une face postérieure, une circonférence et sa structure.

Face antérieure. — Convexe et lisse, cette face a les mêmes dimensions que l'ouverture ovale de la sclérotique ; elle présente, par conséquent, un diamètre vertical de 11 millimètres et un diamètre transversal de 12 millimètres. Cette face est humectée sans cesse par les larmes.

Face postérieure. — Cette face est concave. Elle appartient à une sphère qui aurait 14 millimètres de diamètre ou bien 7 millimètres de rayon, ce qui veut dire que la cornée est un segment de sphère de petite dimension surajouté à une sphère de plus grande dimension. Cette face forme la paroi antérieure de la chambre antérieure de l'œil. Elle est baignée par l'humeur aqueuse. Tous ses diamètres sont de 13 millimètres.

Circonférence. — La circonférence s'adapte à l'ouverture antérieure de la sclérotique. A ce niveau, *les fibres de la cornée se continuent avec celles de la sclérotique.*

A l'union de la cornée et de la sclérotique, il n'existe aucun canal circulaire, comme l'ont avancé quelques auteurs. Ce qu'ils ont pris pour un canal est un plexus veineux (*canal de Schlemm*) situé dans l'épaisseur de la sclérotique, un peu en arrière de la circonférence de la cornée.

Structure de la cornée.

Cinq couches bien distinctes et superposées constituent la cornée. Celle du milieu, la plus importante, forme la cornée proprement dite, le *tissu cornéen*. En avant de cette couche, on trouve un épithélium reposant sur une couche amorphe ; en arrière, du côté de l'humeur aqueuse, il existe aussi un épithélium, séparé du tissu cornéen par une couche également amorphe.

Nous étudierons : 1° le tissu cornéen ; 2° la couche amorphe antérieure appelée *lame élastique antérieure* ou de Bowmann ; 3° l'épithélium superficiel ; 4° la couche amorphe postérieure ou *lame élastique postérieure,* membrane de Descemet ou de Demours ; 5° l'épithélium profond.

1° Tissu cornéen. — Le tissu cornéen est un tissu spécial, ayant tous les caractères objectifs du *tissu conjonctif*, se rapprochant du tissu cartilagineux en ce qu'il donne une substance analogue à la chondrine par l'ébullition (Müller). On y trouve une substance fondamentale et des cellules.

Substance fondamentale de la cornée. — Cette substance consiste en cordons, ou faisceaux, aplatis d'avant en arrière et anastomosés entre eux, de telle manière qu'il semble que le tissu cornéen soit formé de couches de lamelles que l'on peut réussir à séparer ; c'est ce qui fait dire que la cornée a une structure lamelleuse. Les *lames* de la cornée forment des couches superposées de telle façon qu'une lame transversale se trouve en rapport avec des lames qui lui sont perpendiculaires et la rattachent à une autre lame transversale. On a ainsi une superposition de lames perpendiculaires les unes aux autres, qui sont réunies entre elles par des fibres de tissu cornéen, qui transversent toute l'épaisseur de la membrane et qu'on appelle les *fibres suturales.* Les lames de la cornée limitent ainsi des fentes dans lesquelles se placent les cellules cornéennes.

Quelle est la nature de la substance fondamentale de la cornée ? On admet aujourd'hui que le tissu cornéen présente une nature spéciale, et n'est pas de nature conjonctive. D'après ses réactions chimiques, le *tissu cornéen* est intermédiaire au tissu conjonctif lâche et au tissu cartilagineux.

Cellules de la cornée. — Encore appelées *corpuscules cornéens*, ces cellules sont fusiformes ou étoilées, situées dans les mailles du réseau que nous venons de décrire. Elles ont été décrites en 1841 par Toynbee, et bien étudiées par Virchow.

Ces cellules sont aplaties d'avant en arrière comme les lamelles, et renferment un noyau très apparent. Elles émettent de tous côtés un grand nombre de prolongements qui s'anastomosent, de sorte qu'il existe, au milieu du réseau formé par les faisceaux fibreux de la substance fondamentale, un réseau de cellules anastomosées.

Lorsqu'on traite la cornée par l'acide acétique, on voit, sur les coupes transversales, des séries de cellules cornéennes séparées par des lignes transparentes appartenant aux faisceaux conjonctifs de la cornée.

Le réseau formé par ces cellules rappelle l'aspect des ostéoplastes vus au microscope. Si l'acide acétique que l'on emploie est trop concentré et qu'on n'ait pas eu la précaution de prendre une solution très étendue, les prolongements des cellules pâlissent, et le corps cellulaire est seul apparent (Morel).

His a découvert un moyen sûr pour observer les corpuscules cornéens. En traitant la préparation par une solution très étendue de nitrate d'argent, l'argent se précipite sur les faisceaux fibreux de la cornée et les cellules se montrent sous forme de belles étoiles blanches et transparentes. Une autre expérience sert, pour ainsi dire, de contre-épreuve : si l'on met cette même préparation dans une solution de chlorure de sodium, il se produit un phénomène curieux : l'argent se dépose dans les cellules mêmes, et la substance fibreuse devient claire, de sorte qu'on voit alors des étoiles obscures sur un fond clair.

On peut encore séparer des cellules cornéennes avec leurs prolongements anastomosés au moyen de l'acide sulfurique concentré (His et Recklinghausen).

Sur leurs faces, les cellules cornéennes présentent des *crêtes d'empreinte*, qui se mettent en rapport avec les lames de la cornée.

Outre les *cellules cornéennes*, on trouve encore, dans les fentes, limitées par les lames de la cornée, des *cellules migratrices*, qui ont tous les caractères des *cellules lymphatiques*.

2° **Lame élastique antérieure.** — Découverte par Richert et par Bowmann en 1845, cette lame est une *lamelle de substance amorphe*, mesurant de 6 à 9 μ d'épaisseur.

L'épithélium repose sur sa face antérieure ; sa face postérieure se confond avec le tissu cornéen, sans qu'il soit facile d'établir une limite entre ces deux parties. Elle est soluble dans l'eau bouillante.

La lame élastique antérieure peut être considérée comme un vestige de la couche vasculaire qui existait dans la cornée du fœtus, ou bien comme une condensation de la substance fondamentale du tissu cornéen, ou bien encore comme une *basement membrane* sous-épithéliale. Bowmann a décrit de petits filaments d'apparence conjonctive, étendus de cette lamelle au tissu cornéen.

La circonférence de cette membrane est vasculaire ; elle se confond avec le derme de la conjonctive.

Certains auteurs regardent cette membrane comme étant de nature conjonctive, et ils la désignent par le simple nom de *couche limitante antérieure*.

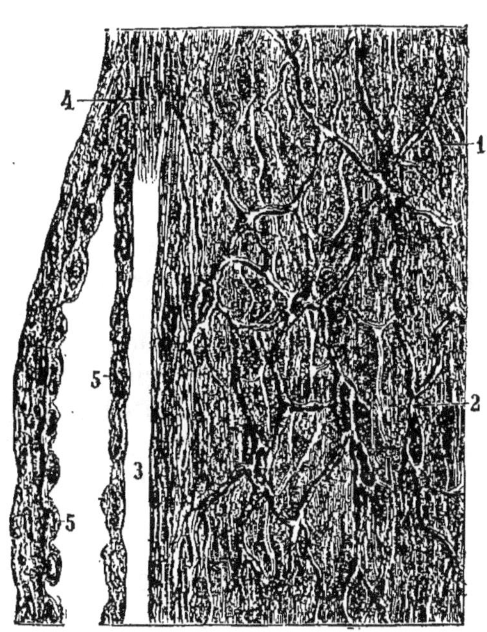

Fig. 349. — Coupe de la partie supérieure de la cornée, de l'iris et de la chambre antérieure.

1. Substance fondamentale des couches profondes de la cornée. — 2. Espaces renfermant les corpuscules cornéens ; on voit leurs anastomoses. — 3. Coupe de la membrane élastique postérieure ou de Demours. — 4. Fibres qui font suite à cette membrane amorphe. — 5, 5. Cellules épithéliales de la face postérieure de la cornée se réfléchissant sur la face antérieure de l'iris (grossissement, 360). Morel et Villemin.

3° Épithélium superficiel. — La couche épithéliale fait suite à celle de la conjonctive ; elle appartient à cette membrane et constitue un *épithélium pavimenteux stratifié* d'épaisseur variable, de 30 à 100 μ. Les cellules épithéliales sont molles ; elles rappellent, par leur disposition, celles de l'épiderme. Les plus superficielles sont des lamelles aplaties, à noyau, de 25 μ de largeur environ ; elles sont superposées et forment une sorte de couche cornée de 20 μ d'épaisseur. Les cellules de la couche moyenne sont généralement polyédriques. Les plus profondes sont un peu allongées, prismatiques, perpendiculaires à la lame élastique antérieure, et présentent un plateau extrêmement mince, qui repose sur la membrane de Bowmann.

4° Lame élastique postérieure. — On l'appelle encore *membrane de Descemet* ou *membrane de Demours*, et quelquefois on donne ces noms à la réunion de cette couche et de la couche épithéliale profonde. Cette membrane est située entre la face postérieure du tissu cornéen et l'épithélium qui le sépare de l'humeur aqueuse.

Elle est complètement transparente et résistante, *membrane anhiste* de quelques auteurs. Elle offre une telle élasticité, que ses bords s'enroulent lorsqu'on la déchire. Son épaisseur est de 15 μ en moyenne, un peu moindre au milieu. Selon Müller, cette épaisseur serait un peu plus grande chez les vieillards.

La coction décompose la membrane de Descemet en un nombre assez considérable de lamelles. Ces lamelles seraient formées, d'après Ranvier, par des fibres assez fines, anastomosées entre elles. Il distingue dans ces fibres : 1° un *axe central fibrillaire*; 2° une *écorce*, plus ou moins épaisse, striée et formée de couches concentriques ; 3° un *revêtement épithélial*, formé par des cellules lamellaires.

5° **Épithélium profond**. — C'est une couche d'*épithélium pavimenteux simple*, dont les cellules, extrêmement régulières, forment une belle mosaïque : cellules parfaitement transparentes, avec leur noyau arrondi et de très fines granulations. La largeur des cellules est de 20 μ ; celle des noyaux est de 8. Cette couche épithéliale sépare la lame élastique postérieure de l'humeur aqueuse.

Telles sont les cinq couches de la cornée; on peut dire que la cornée est une membrane spéciale, revêtue sur ses deux faces d'un épithélium qui est séparé du tissu cornéen proprement dit par une membrane amorphe. Il nous reste à examiner les limites de ces diverses couches.

De la continuité des cinq couches de la cornée avec les parties voisines. — a. *Tissu cornéen.* Nous avons vu que les fibres de tissu conjonctif du tissu cornéen se continuent sans ligne de démarcation avec celles de la sclérotique ; ces deux membranes ne peuvent pas être séparées. Si les espaces qui renferment les corpuscules cornéens ont des communications avec les vaisseaux lymphatiques, c'est à la périphérie qu'il faut les chercher, car les deux faces de la cornée sont cimentées par une couche élastique qui empêche toute communication.

b. *Lame élastique antérieure.* — Chez l'embryon et le fœtus, cette lame est une couche vasculaire. A la fin de la vie fœtale, les vaisseaux se détruisent au centre, la membrane prend les caractères que nous avons décrits, mais elle n'occupe pas la même étendue que la cornée. Sur la périphérie, elle se continue avec le derme de la conjonctive, qui empiète un peu sur la cornée pour former l'*anneau conjonctival*. Cet anneau conjonctival est une zone de 1 à 2 millimètres, contenant des vaisseaux, les seuls vaisseaux que la cornée possède.

c. *Epithélium superficiel*. — Il appartient à l'épithélium de la conjonctive, avec lequel il se continue directement, de sorte qu'on doit considérer la lame élastique antérieure et la couche épithéliale comme une portion de la conjonctive modifiée recouvrant la cornée.

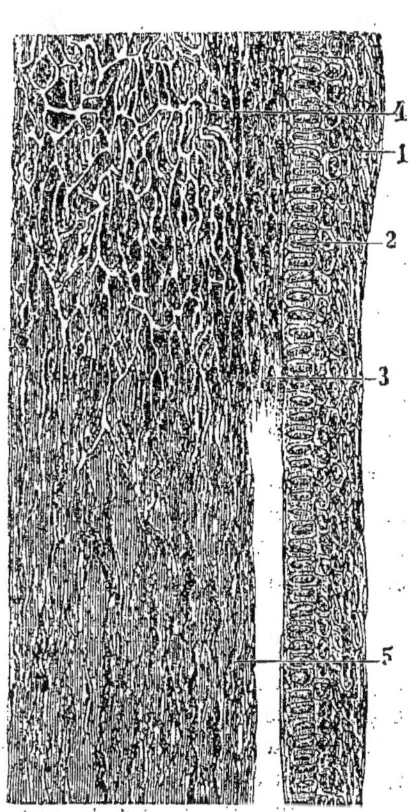

Fig. 350. — Coupe du bord supérieur de la cornée, à son point de réunion avec la sclérotique.

1. Cellules superficielles aplaties de la conjonctive. — 2. Cellules profondes allongées. — 3. Point où le derme de la conjonctive se continue avec la lame élastique antérieure représentée par l'espace clair. C'est là que se trouve l'anneau conjonctival, la zone vasculaire de la cornée. — 4. Tissu de la sclérotique. — 5. Tissu cornéen (grossissement, 360). Morel et Villemin.

d. *Lame élastique postérieure ou membrane de Descemet*. — A la périphérie de la cornée, on voit des fibrilles analogues à des fibres élastiques fines se montrer sur la face de la membrane de Demours qui touche le tissu cornéen ; on commence à les rencontrer à un millimètre en dedans de la circonférence de la cornée. Un peu plus loin, ces fibres occupent toute l'épaisseur de la membrane de Demours; elles deviennent plus volumineuses et forment de véritables faisceaux.

Ce tissu fibreux, qui continue la membrane de Descemet, se divise en trois portions :

1° Une certaine quantité de faisceaux fibreux s'arrête à la paroi postérieure du *canal de Schlémm,* qu'elles constituent en grande partie, et forment là une petite épaisseur que Döllinger a désignée sous le nom d'*annulus tendinosus ;*

2° D'autres fibres se portent plus loin sur la face interne de la sclérotique ; elles traversent les insertions de l'iris, pour se perdre dans le muscle ciliaire ;

3° Un grand nombre de faisceaux fibreux se séparent des autres et se portent en arrière, en traversant l'humeur aqueuse, pour se perdre sur la face antérieure de l'iris. L'ensemble de ces faisceaux constitue le *ligament pectiné de Hueck.* Ils sont séparés par des espaces à travers lesquels l'humeur aqueuse de la chambre de l'œil communique avec la cavité du *canal de Hueck,* canal limité en avant par la paroi postérieure du canal de Schlemm, en arrière par la circonférence de l'iris, et en dedans par le ligament pectiné.

e. *Épithélium profond.* — Vers la circonférence de la cornée, les cellules épithéliales deviennent plus petites ; elles se continuent sur les faisceaux fibreux du ligament pectiné et sur la face antérieure de l'iris jusqu'à la pupille. Au niveau du ligament pectiné, les cellules pavimenteuses deviennent fusiformes.

Vaisseaux et nerfs de la cornée. — Éliminons d'abord les *lymphatiques,* qu'on ne connaît pas ; mentionnons cependant une seule observation de Kölliker, qui *croit avoir vu* quelques vaisseaux lymphatiques dans une cornée de chat, au niveau de la zone nommée *anneau conjonctival.* Rappelons aussi que Recklinghausen croit à une communication des vaisseaux lymphatiques avec les espaces du tissu cornéen, et qu'il considère ces espaces comme l'une des origines du système lymphatique.

Vaisseaux sanguins. — On les trouve dans l'anneau conjonctival, c'est-à-dire sur les limites de la lame élastique antérieure, entre l'épithélium superficiel et le tissu cornéen, sur une étendue de 1 à 2 millimètres. Ils forment une ou plusieurs séries d'anses dont la convexité regarde le centre de la cornée. Ce sont des capillaires fins de 4 à 9 μ.

La zone vasculaire est beaucoup plus étendue chez la plupart des animaux ; elle occupe généralement le quart du diamètre total de la cornée.

Chez l'homme adulte, la cornée est presque absolument dépourvue de vaisseaux.

Chez le fœtus (homme et animaux), J. Müller et Henle ont constaté que la lame élastique antérieure est occupée, excepté à son point le plus central, par un réseau vasculaire ; celui-ci, s'atrophiant plus ou moins, se retire vers la périphérie, un peu plus loin chez l'homme que chez les animaux, et constitue les anses que nous avons indiquées plus haut.

Des vaisseaux capillaires ont été découverts récemment *dans le tissu cornéen* proprement dit ; ils accompagnent les petits troncs nerveux, pénètrent dans l'épaisseur de la cornée par sa circonférence, et forment une anse ou plusieurs anses dans l'épaisseur du tronc nerveux. Ces anses capillaires, dont les vaisseaux n'ont que 4 μ, sont moins nombreuses chez l'homme que chez les animaux ; elles n'existent que sur la circonférence même de la cornée.

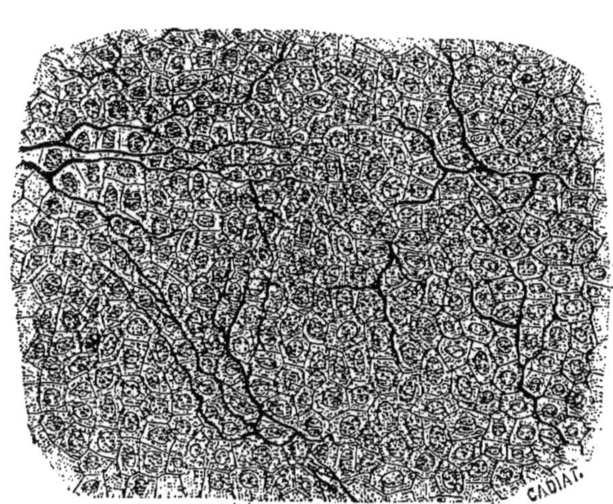

FIG. 351. — Nerfs de la cornée, réseau nerveux intra-épithélial (Cadiat).

Nerfs. — Les *nerfs ciliaires*, venus du ganglion ophthalmique, fournissent les rameaux cornéens. Ceux-ci se détachent des nerfs ciliaires au niveau du muscle ciliaire, pénètrent dans la partie antérieure de la sclérotique et abordent la cornée par la périphérie de la couche cornéenne, au nombre de 30 en moyenne.

Au moment où les nerfs cornéens pénètrent dans la cornée, ils forment de petits faisceaux de tubes de 45 μ d'épaisseur environ. Chaque faisceau est composé de tubes très fins, de 2 à 5 μ de diamètre.

Les tubes nerveux, dans une étendue de 1 à 2 millimètres, c'est-à-dire dans une zone correspondant à l'anneau conjonctival, sont des tubes à myéline, à contours foncés ; mais, au delà de ce point, ils perdent leur myéline et se ramifient sous forme de fibres pâles, qui *s'anastomosent en plexus dans l'épaisseur de la cornée.*

Ces fibres, en raison de leur transparence, ne troublent nullement la marche des rayons lumineux ; elles ont de 1 à 2 μ de diamètre, et sont difficiles à apercevoir au microscope.

Les fibres nerveuses, quand elles ont pénétré dans la cornée, forment dans le tissu cornéen un plexus fondamental duquel partent des filets nerveux qui vont former en divers points de la membrane des *plexus accessoires*. De plus, les mêmes filets nerveux viennent former au niveau de l'épithélium antérieur de la cornée un *plexus intra-épithélial* et un *plexus sous-épithélial*, situés tous les deux immédiatement en avant de la membrane de Bowmann. Les cellules lamellaires superficielles recouvrent toujours les extrémités des filets nerveux.

Quelques filets nerveux ont été vus par Kölliker sur la face postérieure du tissu cornéen et dans la membrane de Demours, dans la cornée d'un lapin. Il serait important de savoir si ces nerfs existent chez l'homme, et si cette observation n'est point un fait exceptionnel [1].

Usages. — De même que la sclérotique, la cornée protège les parties profondes de l'œil. De plus, elle se laisse traverser par les rayons lumineux, auxquels elle fait éprouver un certain degré de réfraction.

La cornée, bien qu'elle ne contienne presque pas de vaisseaux, jouit de propriétés vitales très énergiques, et ses plaies se cicatrisent avec la plus grande facilité, par prolifération des cellules cornéennes.

Cette membrane se laisse facilement traverser par les liquides. Gosselin a prouvé que la solution de sulfate d'atropine, placée sur le globe oculaire, agit directement sur l'iris, en pénétrant dans l'humeur aqueuse, et non par l'intermédiaire du système nerveux.

« Dans l'œil droit de deux chiens, on instille une solution de sulfate d'atropine ; l'humeur aqueuse, retirée séparément de ces deux yeux, est instillée dans l'œil droit de deux chats, la dilatation se produit ; si l'on retire l'humeur aqueuse de l'œil gauche des deux chiens (œil non soumis à l'atropine), et qu'on l'instille dans l'œil gauche de deux chats, point de dilatation [2]. »

1. Il est rare qu'on puisse constater, auss nettement que sur la cornée les nerfs des épithéliums. C'est Cohnheim qui a le mérite d'avoir démontré, en 1866, la terminaison de ces nerfs au moyen d'une solution de chlorure d'or, 1 : 200. Déjà en 1865, Hoyer avait fait connaître les nerfs de l'épithélium, mais il n'avait pas pu constater leur mode de terminaison. On savait depuis longtemps qu'il existait des nerfs dans la cornée ; ils avaient été découverts par Schlemm.

2. Gosselin, *Sur le trajet intra-oculaire des liquides absorbés à la surface de l'œil*. *Gazette hebdomadaire*, 1855.

§ 3. — Choroïde.

La choroïde, membrane vasculaire, de couleur noire, est traversée en arrière, en bas et en dedans, par le nerf optique; elle est située entre la sclérotique et la rétine, et elle offre la même forme que la sclérotique. Elle n'arrive pas jusqu'à la cornée; à une petite distance de cette membrane, elle se confond avec l'iris. Dans ses trois quarts postérieurs, elle est uniforme et mince, et n'atteint pas un quart de millimètre; dans son quart antérieur, elle s'épaissit et mesure un millimètre. Au niveau du nerf optique, elle adhère au névrilème, et son tissu conjonctif concourt, avec celui de la sclérotique, à la formation de la *lamina cribrosa*.

Face scléroticale ou externe. — Cette face est en rapport avec la sclérotique, à laquelle elle adhère, à sa partie antérieure et à sa partie postérieure, au moyen des vaisseaux, des nerfs et de la couche celluleuse, ou *lamina fusca*, que nous avons vue à la face interne de la sclérotique. Elle est recouverte par les nerfs ciliaires et les artères ciliaires postérieures.

Face rétinienne ou interne. — La face rétinienne ou interne est en contact avec la rétine, avec laquelle elle ne contracte aucune adhérence. Elle est très lisse et d'un beau noir foncé, tandis que sa face scléroticale est tomenteuse, et pourvue de petits prolongements de tissu cellulaire.

A sa partie postérieure, la choroïde est percée d'un trou pour laisser passer le nerf optique. Ce trou, comme celui de la sclérotique, est situé à 1 millimètre au-dessous et à 3 millimètres en dedans du centre de la membrane.

Extrémité antérieure. — L'extrémité antérieure est épaissie; à ce niveau, la choroïde est moins foncée du côté de la face scléroticale. Cette portion antérieure ou épaissie de la choroïde se divise en deux parties ou feuillets : l'un qui s'applique à la face interne de la sclérotique et à la face postérieure de l'iris, c'est le *muscle ciliaire* ou *tenseur de la choroïde;* et l'autre qui se plisse de manière à former de nombreux replis ou *procès ciliaires,* entourant la circonférence du cristallin et la zone de Zinn, et s'adossant, par leur extrémité antérieure, à la face postérieure de l'iris. L'ensemble de ces replis autour du cristallin constitue la *couronne ciliaire.*

Structure de la choroïde.

Dans les trois quarts postérieurs de la choroïde, on peut distinguer quatre couches ainsi superposées de dehors en dedans :

couche pigmentaire externe, couche vasculaire, couche élastique, couche pigmentaire interne.

1° Couche pigmentaire externe. — Cette couche n'est autre chose qu'un peu de stroma de la choroïde avec quelques cellules pigmentaires analogues à celles qu'on trouve dans l'épaisseur de la choroïde. Elle est parcourue par les nerfs ciliaires. Lorsqu'on sépare la choroïde et la sclérotique, cette couche reste adhérente à la sclérotique. On lui donne le nom de *lamina fusca* ou *supra-choroïdea ;* elle fait réellement partie de la choroïde.

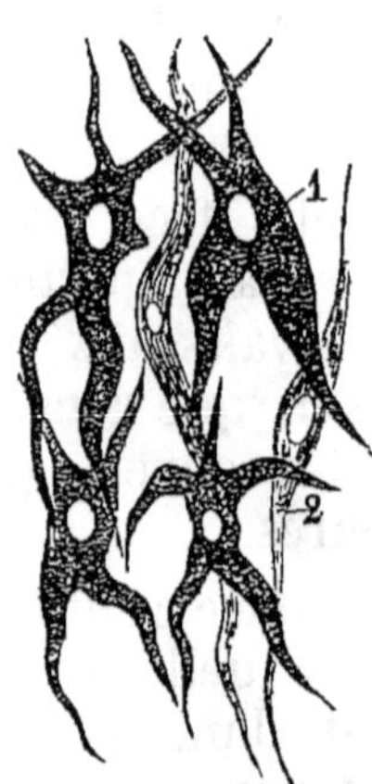

Fig. 352. — Cellules conjonctives étoilées et pigmentées de la choroïde.

2° Couche vasculaire. — La couche vasculaire la plus épaisse, indépendamment du grand nombre de vaisseaux qu'elle renferme, est formée d'un tissu spécial, *stroma choroïdien,* qui réunit tous les vaisseaux et qui se confond avec les deux couches les plus voisines.

Le stroma de la choroïde est formé par des fibres conjonctives, des fibres élastiques et des cellules conjonctives étoilées.

Les *cellules* sont pourvues d'un noyau ; leur longueur, fort variable, est en moyenne de 25 à 35 μ ; elles sont très irrégulières, mais elles se montrent le plus généralement avec un aspect *fusiforme* ou *étoilé.* Elles s'anastomosent entre elles par des prolongements de 1 à 3 μ, et constituent un *réseau de cellules* entourant les vaisseaux, occupant toute l'épaisseur de la couche vasculaire et se continuant avec les cellules étoilées de la lamina fusca. Parmi ces cellules, les unes sont incolores et constituent de vrais corpuscules de tissu conjonctif ; les autres sont plus ou moins remplies de granulations pigmentaires et prennent le nom de *cellules pigmentaires.*

Les *fibres de tissu conjonctif* s'anastomosent entre elles ; elles sont très développées chez les animaux. Chez l'homme, on en trouve une grande quantité dans le muscle ciliaire.

Les *fibres musculaires lisses* se montrent, d'après H. Müller, à la partie postérieure de la choroïde, où elles forment un réseau ; mais on les trouve surtout en faisceaux le long des artères, qu'elles accompagnent.

Les *vaisseaux*, extrêmement nombreux, sont disposés sur deux plans :

1° Le plan superficiel, voisin de la lamina fusca, est constitué par les *veines choroïdiennes*, dépourvues de valvules et contournées en tourbillon, ce qui leur a valu le nom de *vasa vorticosa*. Ces vaisseaux donnent naissance à quatre troncs veineux qui traversent la sclérotique à peu près au niveau de l'équateur de l'œil, à égale distance les uns des autres.

2° Le plan vasculaire profond, sous-jacent au précédent, est constitué par les *artères ciliaires courtes postérieures*, qui pénètrent à travers la sclérotique, autour du nerf optique.

Les capillaires qui unissent les artères et les veines sont situés plus profondément que les veines et les artères, et constituent une partie de la couche suivante, la *membrane chorio-capillaire* de Ruysch. (Voy. plus loin, *Vaisseaux de l'œil.*)

3° Couche élastique. — La couche élastique semble être une condensation du stroma choroïdien. A mesure qu'on se rapproche du centre de l'œil, on constate que le nombre des cellules pigmentaires diminue, et que le stroma prend une consistance plus homogène. Enfin, il n'y a plus trace d'éléments, et il se forme une couche limite ayant tous les caractères des membranes élastiques : elle est à peine attaquée par les alcalis et les acides. Telle est la couche élastique. C'est dans cette couche que se ramifient les capillaires de la choroïde ; on dirait des canaux veineux analogues aux sinus de la dure-mère, des espaces creusés au centre de la substance élastique ; l'ensemble de ces capillaires et de la substance qui les loge est connu sous le nom de *membrane chorio-capillaire* de Ruysch ou de *membrane Ruyschienne*. Tout à fait en dedans, sur la limite de la membrane, on peut constater une lamelle élastique, sans capillaires, de 3 μ d'épaisseur. Certains auteurs regardent cette couche comme formée par du tissu conjonctif amorphe.

4° Couche pigmentaire interne. — Cette couche est constituée par des cellules régulièrement hexagonales, *cellules pigmentaires, pigment choroïdien*. Celles-ci sont régulièrement juxtaposées par leurs bords ; elles offrent l'aspect d'une belle mosaïque. Dans les trois quarts postérieurs de la choroïde, on trouve un seul plan de cellules ; mais dans le quart antérieur, en avant de l'*ora serrata*, on en rencontre deux ou trois. En ce point, les cellules ne sont plus hexagonales, elles offrent une forme arrondie.

Les cellules constituent une couche régulière, sans aucune substance intermédiaire ; elles sont juxtaposées. On peut les comparer à des cellules épithéliales remplies de granulations pigmentaires. Elles existent, du reste, chez les albinos et dans la portion verdâtre, appelée *tapis*, du fond de l'œil des ruminants et autres animaux.

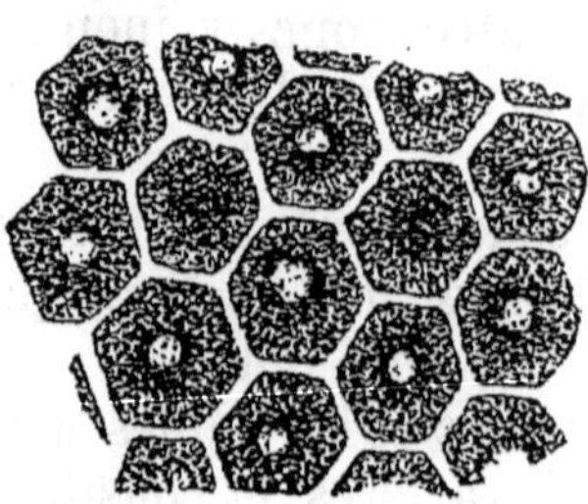

Fig. 353. — Epithélium pigmenté de la choroïde vu de face (grossissement 500) (Cadiat).

Les cellules ont une largeur de 15 μ en moyenne et une épaisseur de 9 μ. Elles ont une paroi délicate et fragile. Leur contenu liquide renferme un noyau et des granulations pigmentaires ; le noyau occupe le côté adhérent, le fond de la cellule ; les granulations sont plus abondantes du côté qui regarde la pupille et, par conséquent, la lumière. Les cellules pigmentaires arrondies du quart antérieur de l'œil tapissent les procès ciliaires, et sont complètement remplies de granulations pigmentaires. Le noyau offre 4 μ d'épaisseur ; les granulations, douées d'un mouvement brownien très énergique, surtout hors des cellules, sont ovalaires ou arrondies et mesurent 1 μ en moyenne.

Le pigment se montre au commencement du cinquième mois de la vie intra-utérine ; on l'observe d'abord sur les procès ciliaires, puis il gagne le fond de l'œil d'avant en arrière. Le fond de l'œil n'est pigmenté qu'à la fin du septième mois. Chez les vieillards, les granulations s'atrophient en partie, et cette couche offre une couleur moins foncée.

La couche pigmentaire est très peu adhérente à la rétine dans ses trois quarts postérieurs, et cependant la surface rétinienne des cellules est creusée de petites facettes destinées à loger l'extrémité des bâtonnets de la rétine. Dans son quart antérieur, cette couche adhère intimement avec la partie antérieure de la rétine, avec la membrane hyaloïde et avec la zone de Zinn, dont on ne peut les séparer sans déchirures.

[Parmi les quatre couches que nous venons de décrire, la dernière seule se continue jusqu'à l'iris : les trois autres semblent interrompues par la présence du muscle ciliaire et du corps ciliaire; la limite de ces parties, autrement dit le point où la choroïde s'épaissit, est indiquée par un bord festonné. C'est au niveau de ce bord festonné que se terminent les éléments nerveux de la rétine, appartenant au bord postérieur du muscle ciliaire, et connus sous le nom d'*ora serrata*. L'ora serrata est situé à 6 millimètres en arrière de la circonférence de la cornée.]

5° **Muscle ciliaire** [1]. — Le *muscle ciliaire* de Bowmann, ou *muscle tenseur de la choroïde* de Brücke, muscle lisse, découvert à peu près à la même époque par ces deux anatomistes, termine la choroïde en avant. Il a la forme d'un anneau, d'une zone de trois millimètres de largeur, dont la surface externe répond à la sclérotique (le canal de Fontana est une bourse séreuse circulaire située autour de ce muscle, entre le muscle et la sclérotique). Il est en rapport avec le corps ciliaire par sa face interne. Son bord antérieur se termine sur la paroi postérieure ou interne du canal de Schlemm, sur un mince ruban formé de tissu fibreux, et surtout des fibres venues de la membrane de Descemet, en un mot sur ce cercle auquel Döllinger a donné le nom d'*anneau tendineux*. Son bord postérieur se continue avec la choroïde.

Des fibres antéro-postérieures, ou radiées, et des fibres circulaires constituent ce muscle. Les *fibres radiées*, de beaucoup les plus nombreuses, se fixent, en avant, à l'anneau tendineux, et se portent vers la partie postérieure de l'œil, pour se confondre avec le tissu de la choroïde. Les fibres *circulaires*, signalées en même temps par H. Müller et Rouget, sont situées en dedans des fibres radiées et à leur partie antérieure ; elles s'entre-croisent en partie avec les précédentes. On désigne, en Allemagne, les fibres circulaires sous le nom de *muscle de Müller ;* nous l'appellerons, en France, *muscle de Rouget*.

Les fibres musculaires du muscle ciliaire sont très altérables et difficiles à préparer chez l'homme ; elles sont courtes ; les plus volumineuses ont 45 μ de longueur sur 7 de largeur.

On trouve dans le muscle ciliaire un grand nombre de nerfs, sur le trajet desquels Krause et H. Müller ont décrit de petits ganglions.

Les contractions du muscle ciliaire sont involontaires; elles ont pour effet de comprimer le cristallin et d'augmenter son diamètre antéro-postérieur, lorsque l'œil fixe un objet rapproché.

1. Ce muscle a été appelé *anneau ciliaire*, *cercle ciliaire*, *ganglion ciliaire* : ces expressions ne sont plus usitées.

Le muscle, en augmentant l'épaisseur du cristallin, déplace son foyer, et accommode ainsi l'œil à la vision des objets rapprochés. C'est pourquoi on l'appelle encore *muscle de l'accommodation*.

Procès ciliaires. — Ces replis sont situés à la face interne du muscle ciliaire. Il semble qu'à ce niveau la face interne de la choroïde ait été plissée. Ces procès sont au nombre de 70 à 80. Par leur réunion, ces replis forment autour du cristallin une couronne, *couronne ciliaire* ou corps ciliaire ; ils augmentent

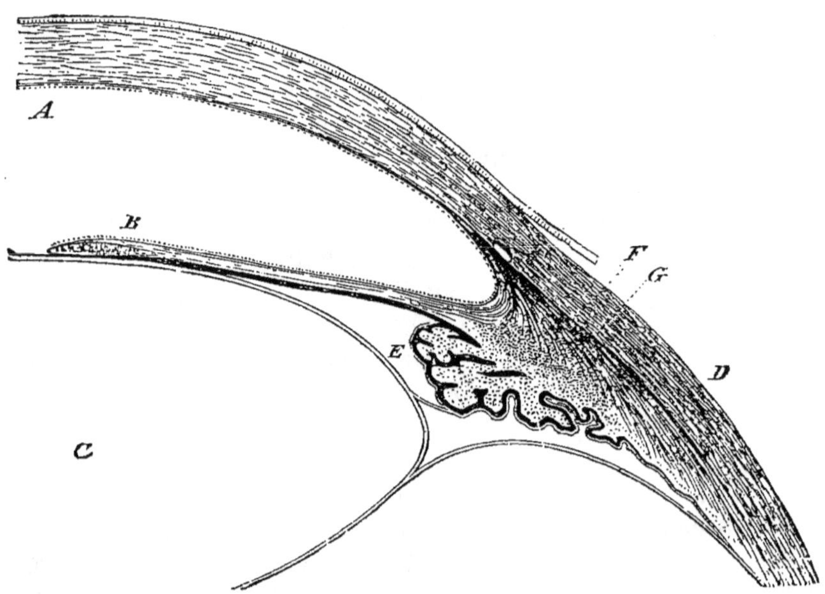

FIG. 354. — Coupe horizontale du point de réunion de la cornée et de la sclérotique, du muscle ciliaire et de l'iris.

A. Cornée. — B. Iris. — C. Cristallin. — D. Sclérotique. — E. Procès ciliaire. — F. Portion circulaire du muscle ciliaire. — G. Portion radiée du muscle ciliaire.
Le point blanc que l'on observe à l'union de la cornée et de la sclérotique est le canal de Schlemm ; on voit en arrière de lui l'anneau tendineux et des fibres du ligament pectiné.

de largeur à mesure qu'ils se rapprochent de l'iris, et ils présentent une longueur de près d'un centimètre. Chaque procès ciliaire a la forme d'une pyramide triangulaire dont la base est adossée et adhérente à la face postérieure de l'iris, tandis que son sommet se perd en arrière sur la face interne de la choroïde. L'une des faces de cette pyramide est en rapport avec la face interne du muscle ciliaire, et les deux autres faces, qui regardent l'intérieur de l'œil, sont en rapport avec des plis analogues qui s'engrènent avec eux autour du cristallin. (Voy. *Zone de Zinn.*)

Les procès ciliaires forment autour du cristallin une couronne régulière analogue à celle que forment les griffes d'une bague autour d'un diamant enchatonné. Lorsque le muscle ciliaire se contracte autour de la circonférence du cristallin, les procès ciliaires font l'office d'un coussinet qui rend plus douce et plus régulière cette compression.

La base ou extrémité antérieure des procès ciliaires remplit l'espace situé entre l'iris et le cristallin, et comble ainsi tout ce qui aurait pu exister, à la rigueur, de chambre postérieure.

Les procès ciliaires sont remplis surtout de vaisseaux veineux; leur trame est formée de substance conjonctive homogène, avec un grand nombre de cellules étoilées. A leur surface interne, ils sont revêtus par la couche pigmentaire déjà décrite, et ils se moulent, à ce niveau, sur la face externe de la zone de Zinn, avec laquelle ils s'engrènent, pour ainsi dire.

§ 4. — Iris.

L'iris est une membrane musculaire et vasculaire, située en avant du cristallin, et destinée à régler la quantité de rayons lumineux qui doivent traverser cette lentille.

Il présente à étudier deux faces, deux circonférences et sa structure.

Face antérieure. — Un peu convexe, cette face forme la paroi postérieure de la chambre antérieure. Elle est diversement colorée, selon les sujets, et sa coloration dépend toujours de la quantité de pigment qui est situé sur sa face postérieure et dans son épaisseur. Sur cette face, on trouve autour de la pupille une portion annulaire plus foncée, qu'on apelle *anneau coloré interne*, et en dehors de cet anneau une portion plus claire, apelée *anneau coloré externe*. On voit quelquefois sur cette face de petites taches noires qui sont formées par l'accumulation de quelques cellules de pigment. On trouve les prolongements élastiques qui constituent le ligament pectiné.

Face postérieure. — La face postérieure de l'iris, un peu concave, est recouverte d'une couche de cellules pigmentaires dont la réunion constitue ce que les anciens appelaient membrane *uvée*. Les cellules qui la constituent arrivent jusqu'à la pupille, dont elles foncent le bord. Cette face est en rapport, aux environs de la pupille, avec le cristallin, contre lequel elle est appliquée, et tout autour du cristallin avec la base des procès ciliaires et le muscle ciliaire. Il n'y a pas simplement, à ce niveau, adossement des procès ciliaires et du muscle ciliaire à la face postérieure de l'iris, mais adhérence. En effet, l'iris présente à sa face postérieure des plis qui s'engrènent avec la base des procès ciliaires, et l'on voit manifestement à ce niveau (Rouget, Giraldès) des vaisseaux et des fibres musculaires se porter de l'iris aux procès ciliaires et au muscle ciliaire. Par ces rapports, on comprend qu'il n'existe point de cavité entre l'iris et le cristallin ; encore une fois, il n'y a point de chambre postérieure.

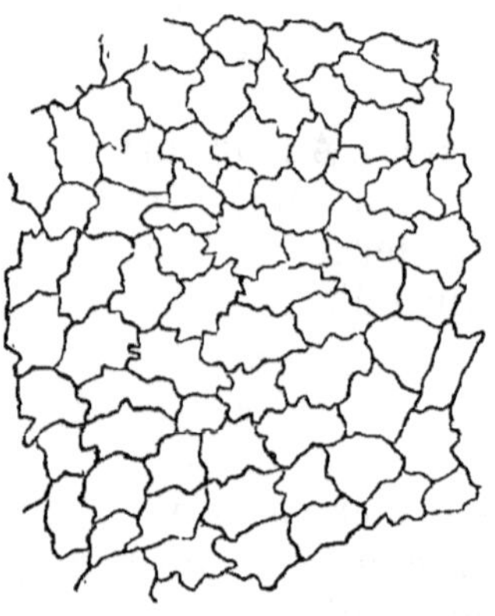

Fig. 355. — Epithélium de la face antérieure de l'iris mis en évidence par le nitrate d'argent (grossissement, 350) (Cadiat).

Petite circonférence, ou pupille. — La pupille n'occupe pas exactement le centre de l'iris : elle est située un peu en dedans et en bas. On la voit à chaque instant se dilater ou se rétrécir. La dilatation est causée par des agents physiques, *obscurité*, par des agents médicamenteux, *belladone*, etc., et par l'amaurose ou paralysie de la rétine. Le rétrécissement de la pupille se montre à la *lumière vive*, sous l'influence de la *strychnine*, de la fève de Calabar, etc.

Grande circonférence. — La grande circonférence de l'iris ne s'insère point, comme le disent quelques auteurs, à l'union de la cornée et de la sclérotique, mais bien sur la sclérotique même, à 1 millimètre ou 1 millimètre 1/2 en arrière de la cornée. L'adhérence se fait par les fibres radiées de l'iris, qui vont s'insérer sur l'anneau tendineux qui forme la paroi postérieure du canal de Schlemm, et se confondre en partie avec les fibres musculaires du muscle ciliaire. Cette adhérence est consolidée par les organes vasculaires et nerveux qui viennent de la choroïde, c'est-à-dire du muscle ciliaire et des procès ciliaires. Elle est consolidée encore par le ligament pectiné de Hueck, qui s'étend de la paroi postérieure du canal de Schlemm à la partie antérieure de la circonférence de l'iris.

Structure de l'iris.

Uvée. — Une *couche de pigment* à cellules superposées forme une membrane en arrière de l'iris ; c'est *l'uvée* proprement dite. Une *couche irrégulière de cellules polyédriques* plus ou moins arrondies se trouve sur la face antérieure de l'iris : elles se continuent avec l'épithélium de la membrane de Descemet.

Tissu propre de l'iris. — Entre ces deux couches, on observe le tissu propre de l'iris, formé d'un stroma, de fibres musculaires, de vaisseaux et de nerfs.

Le *stroma iridien* ressemble beaucoup à celui de la choroïde. C'est une substance conjonctive renfermant un grand nombre de cellules conjonctives étoilées. Ces corpuscules sont incolores chez les albinos, peu colorés dans les yeux bleus, et chargés de granulations de pigment dans les yeux bruns ou noirs. Dans ces derniers, on trouve souvent des granulations pigmentaires entre les éléments. Y a-t-il des fibres musculaires lisses dans le stroma iridien ? On n'est pas bien fixé à cet égard.

Fibres musculaires. — Les fibres musculaires sont des fibres lisses. Chez les oiseaux, elles sont striées. Ces fibres lisses sont : les unes circulaires, les autres radiées. Elles sont extrêmement difficiles à étudier chez l'homme.

Les fibres circulaires constituent le *sphincter pupillaire.* Ce muscle occupe le bord de la pupille ; il a un millimètre de largeur ; ses fibres s'entre-croisent à angle aigu. Le nerf moteur oculaire commun préside à sa contraction.

Les fibres radiées forment le *dilatateur de la pupille.* Ces fibres convergent de la grande circonférence de l'iris vers la petite. Elles s'entre-croisent avec les vaisseaux, qui ont la même direction, et leur extrémité interne se perd soit vers le bord externe du sphincter pupillaire, soit sur sa face postérieure. Le grand sympathique anime ce muscle.

Des *artères* nombreuses se rencontrent dans l'iris ; elles sont fournies en partie par la terminaison des ciliaires courtes postérieures, et surtout par les ciliaires longues postérieures et les ciliaires antérieures. (Voy. *Vaisseaux de l'œil.*) Ces artères se portent du grand cercle artériel de l'iris à la pupille, en s'anastomosant entre elles pour former le petit cercle artériel de l'iris. Au niveau de la pupille, chez le fœtus, elles forment, dans la membrane pupillaire, un réseau qui communique avec la branche que l'artère centrale de la rétine donne au cristallin. Selon Rouget, le petit cercle artériel de l'iris serait déterminé par le retrait des vaisseaux de la membrane pupillaire, lorsque celle-ci se détruit.

(On appelle membrane pupillaire une lamelle très mince qui ferme la pupille chez le fœtus. Découverte par Wachendorf en 1740, cette membrane se détruit au septième mois de la vie intra-utérine pour former la pupille.)

Il y a, dans l'iris, des *veines* très nombreuses qui se jettent dans les veines choroïdiennes.

Les *nerfs* de l'iris viennent des nerfs ciliaires ; ils sont très nombreux. Leur trajet et leur terminaison n'ont pas encore été bien étudiés.

Usages. — L'iris sert à régler la quantité de rayons lumineux qui doit impressionner la rétine. C'est pour cela que la pupille est contractée à la lumière et dilatée à l'obscurité. Deux nerfs président à ces mouvements de la pupille ; le nerf moteur oculaire commun anime le sphincter pupillaire, tandis que le grand sympathique anime le dilatateur. Il est facile de se rendre compte, par l'expérience, de l'action de ces deux nerfs sur l'iris.

Certains agents médicamenteux exercent un curieux effet sur les fibres musculaires de l'iris, et il semble que chaque agent agisse de préférence sur tel ou tel ordre de fibres. Si nous prenons la belladone pour exemple, nous voyons que son principe actif a une action élective sur les fibres radiées de l'iris, qui se contractent. La dilatation pupillaire est donc due ici à une contraction du dilatateur, et non, comme quelques auteurs l'ont dit, à une paralysie du sphincter pupillaire.

L'*atropine*, principe actif de la belladone, a une action plus profonde ; elle agit sur les vaisseaux de l'œil, qu'elle dilate. Le hasard a fait découvrir un agent qui a sur l'iris une action inverse : je veux parler de la fève de Calabar et de son principe actif, l'*ésérine.* En effet, l'instillation de cette substance sur la cornée détermine, au bout de 10 à 15 minutes, un rétrécissement manifeste de la pupille, même après que celle-ci a été dilatée par la belladone. Warthon Jones a montré que cette action s'étend jusqu'aux vaisseaux des membranes de l'œil en les contractant. On utilise les propriétés opposées de l'atropine et de l'ésérine, qu'on emploie alternativement, pour modifier l'état d'inflammation de certaines parties de l'œil.

§ 5. — Rétine.

La rétine est une membrane grisâtre, mince, très délicate, et la plus interne des membranes du globe oculaire. Elle embrasse le corps vitré, et se trouve située entre ce corps vitré et la choroïde, à laquelle elle adhère légèrement par contact, mais sans aucune espèce de continuité. Presque transparente et hyaline chez le vivant, la rétine s'altère rapidement après la mort et devient opaque sur le cadavre. Son épaisseur est de 400 μ à son origine ; puis elle n'est plus que de 200 μ, pour n'atteindre que 100 μ environ au niveau de sa terminaison. Lâchement unie aux parties voisines par ses deux faces, ayant une circulation indépendante, cette membrane offre certaines particularités anatomiques.

Elle offre à étudier deux surfaces, un bord antérieur et sa structure.

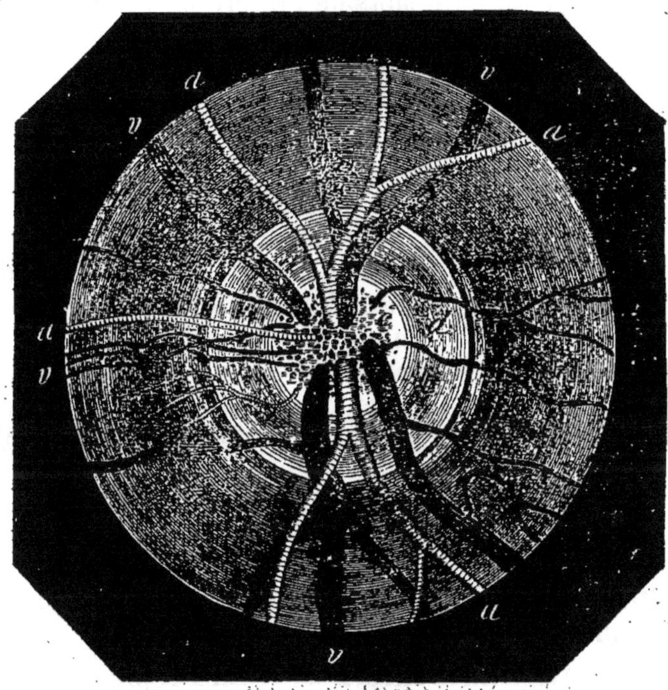

Fig. 356. — Aspect de la papille au fond de l'œil. Elle est quatre fois plus large que celle qu'on aperçoit avec l'ophthalmoscope.

a, a, a. Artère centrale de la rétine. — *v, v.* Veines centrales de la rétine. — *c.* Lame criblée. — *d.* Zone claire formant la périphérie de la papille (d'après Follin).

Surface choroïdienne ou externe. — La face externe ou convexe s'applique sur le pigment de la choroïde sans lui adhérer. Elle présente au niveau de l'axe antéro-postérieur de l'œil une dépression transversale de peu d'étendue, correspondant à un pli situé au même point sur la surface opposée.

Surface hyaloïdienne ou interne. — La face interne ou concave est en contact avec la membrane hyaloïde, qui entoure le corps vitré, et ne contracte avec elle aucune adhérence. Au niveau du point correspondant à l'entrée du nerf optique, c'est-à-dire un peu au-dessous et en dedans de l'axe visuel, on aperçoit sur cette face une tache blanche circulaire de 1 millimètre 1/2 de diamètre, faisant une légère saillie, un peu déprimée au centre, qu'on appelle en anatomie *papille*, et en physiologie *punctum cœcum*.

On aperçoit, avec l'ophthalmoscope, les vaisseaux de la rétine émerger de cette dépression pour se répandre dans cette membrane.

On trouve aussi, en dehors de l'insertion du nerf optique, un pli transversal n'existant pas probablement sur le vivant, et situé sur le trajet de l'axe antéro-postérieur de l'œil.

Ce pli a 3 millimètres de longueur et 1 millimètre de hauteur. Il correspond à la dépression que nous avons signalée sur la face postérieure.

On observe sur sa partie la plus saillante une tache jaune (*lutea centralis, fovea centralis*) occupant le centre optique de l'œil, de forme ovalaire, à grand axe transversal. Son centre est déprimé, et cette dépression (*fosse centrale*) a été, à tort, considérée comme un trou véritable (*foramen centrale Sœmmeringii*).

Terminaison de la rétine. — La rétine se termine en avant, en deux points : 1° à l'ora serrata, où tous les éléments nerveux s'arrêtent ; 2° à la circonférence de l'iris, jusqu'où s'étendent les éléments conjonctifs.

Structure de la rétine.

La rétine se compose de dix couches que nous allons étudier successivement de dedans en dehors.

1° Couche limitante interne. — Elle représente la limite postérieure des fibres conjonctives, ou fibres de Müller, qui forment par leur réunion le stroma rétinien.

2° Couche des fibres du nerf optique. — Les fibres nerveuses du nerf optique s'épanouissent pour former cette couche. Elles perdent leur myéline au niveau de la papille et divergent alors dans tous les sens. La tache jaune en est absolument dépourvue.

3° Couche des cellules multipolaires. — Elle est formée par des cellules nerveuses absolument dépourvues de pigment, qui s'anastomosent, par leurs prolongements, avec les fibres nerveuses.

4° Couche granuleuse interne. — Elle est exclusivement formée par de la *névroglie*.

5° **Couche interne à noyaux.** — On y trouve : à la partie externe, des *cellules bipolaires ;* à la partie interne, des *cellules unipolaires.* Toutes ces cellules sont entourées par des cellules de soutènement dont le noyau est très apparent.

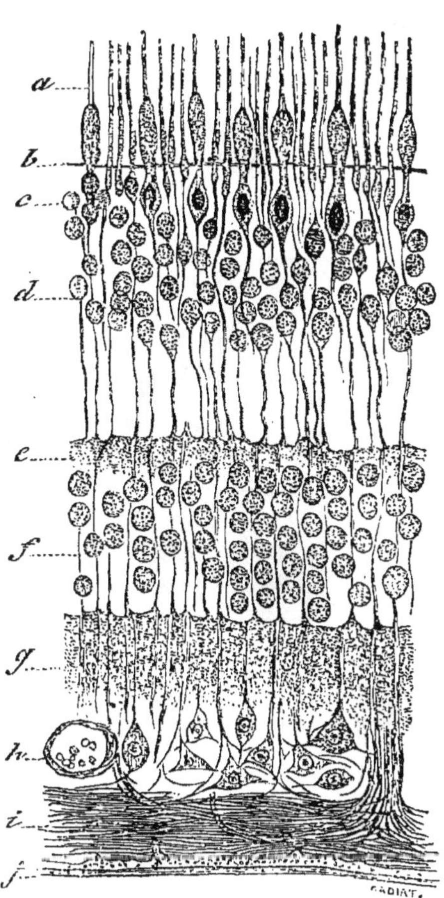

FIG. 357. — Couches de la rétine.

a. Couche des cônes et des bâtonnets. — *b.* Couche limitante externe. — *c, d.* Couche externe à noyaux. — *e.* Couche granuleuse externe. — *f.* Couche interne à noyaux. — *g.* Couche granuleuse interne. — *h.* Couche des cellules multipolaires. — *i.* Couche des fibres du nerf optique. — *j.* Couche limitante interne.

6° **Couche granuleuse externe.** — On y trouve des fibres nerveuses entre-croisées dans tous les sens et baignées dans une trame granuleuse.

7° **Couche externe à noyaux.** — Au milieu des prolongements ramifiés des cellules de soutènement, on trouve des gros noyaux appartenant aux cellules des cônes et des bâtonnets.

8° **Couche limitante externe.** — Elle apparait comme une bordure mince, de laquelle partent des cils qui entourent les cônes et les bâtonnets.

9° Couche des cônes et des bâtonnets. — Cette couche s'appelle encore membrane de Jacob. Elle est la plus superficielle; elle est en rapport avec les cellules pigmentaires de la choroïde, qui offrent quelquefois de petites fossettes correspondant à ces éléments. La couche des cônes et des bâtonnets est formée uniquement d'éléments particuliers, allongés, de 45 μ de longueur environ, implantés perpendiculairement à la surface de la rétine. L'extrémité interne de ces éléments est unie aux grains de la couche granuleuse; l'extrémité externe forme la surface même de la rétine. Tous ces éléments sont juxtaposés; les cônes sont moins nombreux, excepté dans la tache jaune, où ils existent seuls (fig. 359). Étudions-les séparément.

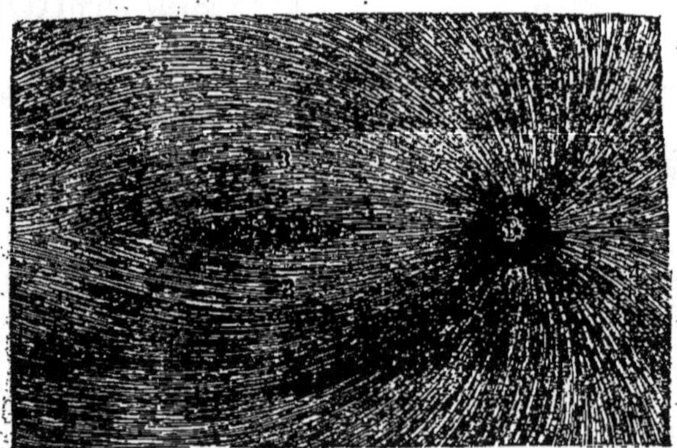

FIG. 358. — Trajet des fibres nerveuses dans le fond de l'œil (côté droit).

1. Papille. — 2. Tache jaune. — 3, 3. Fibres nerveuses décrivant des courbes autour de la tache jaune et quelques-unes s'y terminant. — 4. Fibres radiées en dehors de la papille.

Les *bâtonnets* ont 45 μ de longueur, ainsi que nous venons de le voir, et près de 2 μ de largeur. La substance qui les constitue est transparente et brillante comme de la matière grasse; elle est molle et cassante dès que la rétine n'est pas très fraîche.

On considère aux bâtonnets deux moitiés : la moitié externe, *segment externe*, est très brillante, un peu visqueuse, et souvent légèrement striée en longueur; la moitié interne, *segment interne*, est un peu plus pâle, plus large et quelquefois granuleuse.

Les *réactifs les altèrent* facilement. La potasse et la soude les gonflent et les rendent jaunes; ils deviennent rouges dans l'acide sulfurique et dans une solution saturée de sucre. Ils sont gonflés dans les acides chlorhydrique, sulfurique et acétique étendus. Ils se dissolvent dans l'acide acétique concentré, dans les acides minéraux et dans les alcalis.

Les *cônes* sont des bâtonnets dont le segment interne est renflé, ce qui leur donne l'aspect d'un cône ou d'une bouteille (fig. 360). La partie la plus large a de 4 à 7 μ ; l'autre portion mesure de 1 à 2 μ. Ils s'altèrent comme les bâtonnets, mais ils sont plus transparents.

L'*union des cônes et des bâtonnets avec les noyaux de la couche externe à noyaux* se fait de la manière suivante : les noyaux appartenant aux cellules des cônes sont appliqués contre la

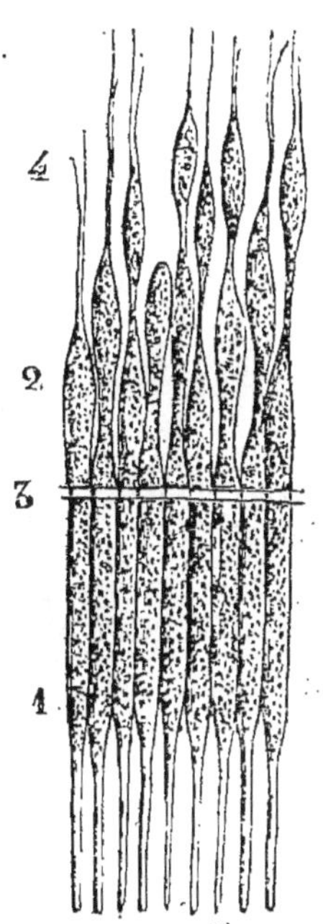

FIG. 359. — Cônes de la rétine pris au niveau de la fossette centrale.

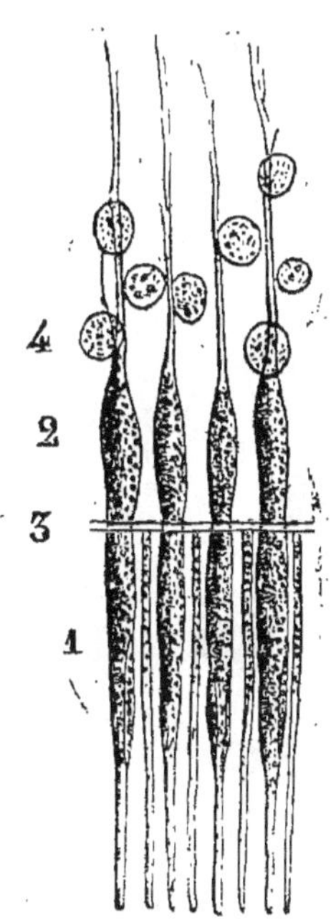

FIG. 360. — Cônes et bâtonnets de la superficie de la rétine ; leur union avec les parties profondes.

membrane limitante externe, les cellules qui les constituent s'aplatissent du côté des cônes et se soudent avec la base de ces éléments; les noyaux appartenant aux cellules des bâtonnets sont moins externes; ils sont un peu plus profonds que les autres; ils s'unissent aux bâtonnets par un petit filament.

10° Couche pigmentaire. — Elle est formée par des cellules hexagonales pigmentées, analogues à celles que nous avons décrites dans la choroïde.

Vaisseaux. — L'*artère centrale de la rétine*, branche de l'ophthalmique, traverse la papille et se divise en deux branches principales, quelquefois en trois ou quatre. Ces branches se ramifient au-dessous de la membrane limitante interne et forment un réseau capillaire dont les vaisseaux fins, de 4 à 7 μ, limitent des mailles arrondies. Le réseau capillaire siège dans la couche des fibres nerveuses, et surtout dans celle des cellules nerveuses. Les deux couches externes sont à peu près complètement dépourvues de vaisseaux. La partie la plus fine du réseau se trouve à la partie antérieure de la rétine. De ce réseau naissent les veines, qui accompagnent les artères; elles donnent naissance à la *veine centrale de la rétine*, qui traverse la papille avec l'artère. Il n'y a pas de valvules dans ces veines.

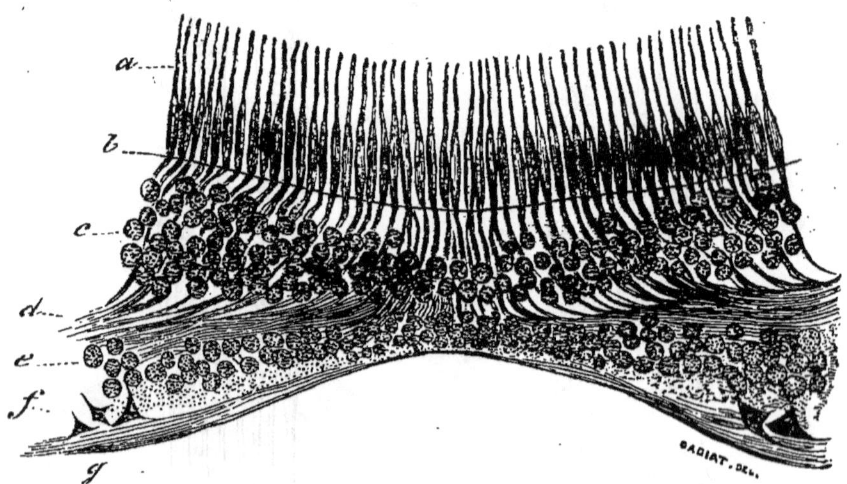

FIG. 361. — Coupe de la rétine au niveau de la fovea.

a. Cônes. — *b*. Limitante externe. — *c*. Couche externe à noyaux. — *d*. Couche granuleuse externe. — *e*. Couche interne à noyaux. — *f*. Couche des cellules multipolaires. — *g*. Couche des fibres nerveuses.

Telle est la structure générale de la rétine. Il nous reste maintenant à examiner plusieurs points particuliers, tels que la *tache jaune* et la *portion ciliaire de la rétine*. Nous ajouterons quelques mots sur les *fonctions* de cette membrane.

Tache jaune. — Sur les bords de la tache jaune, on voit les fibres nerveuses de la couche fibreuse s'unir aux prolongements des cellules de la tache jaune. Ces cellules, de même que les éléments de la couche granuleuse, diminuent de nombre et de volume à mesure qu'on se rapproche de la fossette centrale. Cependant, on y trouve encore trois couches de cellules, d'après H. Müller.

Il n'y a pas un seul bâtonnet au niveau de la tache jaune, comme l'a montré Henle ; on n'y trouve que des cônes, mais des cônes qui se modifient au niveau de la fossette centrale. A ce niveau, leur partie large offre la moitié de la largeur ordinaire; leur longueur est plus considérable (fig. 361).

En résumé, la fossette centrale serait constituée presque uniquement par des cônes; toutes les autres couches sont comme comprimées, très amincies à son niveau. Sur une coupe de la fossette

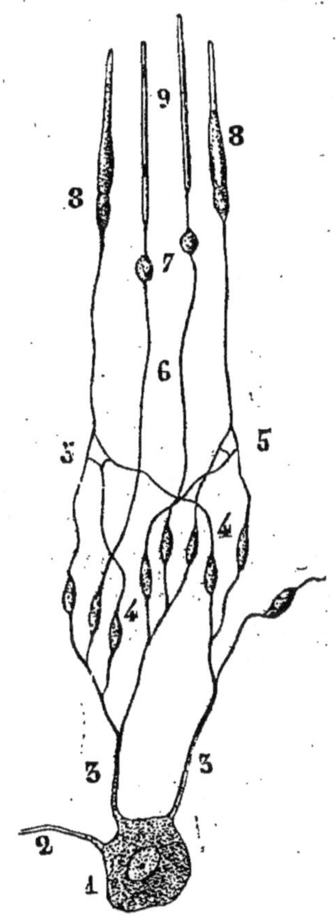

FIG. 362 — Figure schématique, pour montrer la connexion des éléments des différentes couches de la rétine.

1. Cellule nerveuse multipolaire de la couche des cellules. — 2. Prolongement se continuant avec une fibre nerveuse de la couche fibreuse. — 3, 3. Prolongement de la cellule nerveuse vers les grains du plan interne de la couche granuleuse. — 4, 4. Grains du plan interne ou couche granuleuse interne. — 5, 5. Sortes de renflements formés par la réunion des prolongements de ces grains. — 6. Prolongements étendus entre les grains internes et les grains externes. — 7. Grains des bâtonnets. — 8, 8. Deux cônes et deux grains de cônes. — 9. Deux bâtonnets.

centrale, on voit les fibres des cônes, c'est-à-dire les prolongements qui partent des grains de cônes, s'incliner et se rendre aux cellules des parties avoisinantes. Il est utile de se souvenir de ces détails pour comprendre le mécanisme des impressions lumineuses.

Portion ciliaire de la rétine. — Nous avons vu que les éléments nerveux de la rétine s'arrêtent à l'ora serrata. La rétine se prolonge cependant jusqu'à la grande circonférence de l'iris, sous forme d'une pellicule mince qui sépare les replis du corps ciliaire et la zone de Zinn. Il est difficile de démêler, à ce niveau, ce qui appartient à cette pellicule et à la zone de Zinn.

Selon Kölliker, cette pellicule aurait de 40 à 45 μ d'épaisseur. Sur des préparations à l'acide chromique, on reconnaîtrait que cette couche se compose de cellules cylindriques longues, contenant un noyau et rappelant l'aspect de cellules épithéliales. Elle serait la continuation de la membrane limitante interne. H. Müller prolonge cette pellicule jusqu'à la pupille, sur la face postérieure de l'iris.

Fonctions de la rétine. — La rétine est sensible aux impressions lumineuses. Les rayons lumineux la traversent, l'impressionnent, puis ils sont absorbés par le pigment choroïdien. L'absence de pigment entraîne un trouble considérable de la vision. On comprend, d'après cela, que la papille du nerf optique ne soit pas sensible à la lumière ; c'est là le *punctum cæcum* des physiologistes.

On peut affirmer que ce ne sont pas les fibres nerveuses qui sont sensibles, puisqu'elles manquent dans la *tache jaune* (*macula lutea*), le seul point où se peignent les images. D'autre part, en considérant la situation de la tache jaune et de sa fossette centrale dans la direction antéro-postérieure de l'œil, on ne pourrait chercher ailleurs le point sensible de la rétine.

La tache jaune est donc le siège des images rétiniennes. Comment l'impression lumineuse est-elle perçue ? En ayant égard aux conditions de structure dont nous venons de parler et aux liens qui unissent les divers éléments de la rétine, on en est arrivé à supposer que les impressions sont perçues par la couche des cônes et des bâtonnets, par les cônes principalement, puisqu'il n'y a que des cônes dans la tache jaune (H. Müller, Kölliker).

Ces éléments, étant impressionnés, transmettent leur impression à la couche des cellules nerveuses, qu'on peut considérer comme un ganglion nerveux étalé en membrane. Du ganglion, l'impression est portée au cerveau par le nerf optique. Les conducteurs entre les cellules nerveuses de la rétine et le cerveau sont les fibres de la rétine ; celles qui vont de la couche des cônes et des bâtonnets aux cellules sont les filaments découverts par H. Müller, et qui portent sur leur trajet les grains de cônes et de bâtonnets et les grains du plan interne de la couche granuleuse. Nous avons vu, en effet, que les éléments de toutes les couches sont en continuité.

Schultze a exprimé cette hypothèse, que les bâtonnets reçoivent l'impression de la lumière, tandis que les cônes sont chargés de la perception des couleurs. D'après cet auteur, les animaux nocturnes ne possèdent pas de cônes, même au niveau de la tache jaune.

M. Ranvier distingue, dans la rétine, une portion *externe* qui est presque dépourvue de vaisseaux, et une portion *interne* qui est très vasculaire. Nous donnons sa classification, en la comparant à celle que nous venons de donner des couches de la rétine.

Classification de Ranvier.	Classification classique.
1. *Partie neuro-épithéliale ou externe.*	
Couche pigmentée.	Couche pigmentée.
Cônes et bâtonnets.	Couche de Jacob.
Limitante externe.	Limitante externe.
Corps des cellules visuelles.	Couche externe à noyaux.
Plexus basal. Cellules basales.	Couche granuleuse externe.
2. *Partie cérébrale ou interne.*	
Couche des cellules unipolaires. Couche des cellules bipolaires.	Couche interne à noyaux.
Plexus cérébral.	Couche granuleuse interne.
Cellules multipolaires.	Cellules multipolaires.
Fibres du nerf optique.	Fibres du nerf optique.
Limitante interne.	Limitante interne.

§ 6. — Chambre antérieure et humeur aqueuse.

On donne le nom de chambre antérieure de l'œil à l'espace qui sépare la cornée de l'iris. Elle est remplie par l'humeur aqueuse, liquide transparent, très fluide, dont la quantité correspond à 8 gouttes d'eau. L'humeur aqueuse est exhalée par les vaisseaux de l'iris et des procès ciliaires; elle présente ceci de particulier qu'elle se renouvelle immédiatement après que le liquide a été évacué par une plaie de la cornée. On peut s'en assurer en faisant abaisser la paupière supérieure du malade après la formation du lambeau cornéen, que l'on taille dans le premier temps de l'opération de la kératotomie.

La chambre antérieure est tapissée par la membrane de Descemet, qui se réfléchit tout autour de la cornée pour se jeter sur la face antérieure de l'iris et constituer le ligament pectiné de Hueck (voy. *Cornée*).

Le diamètre antéro-postérieur de cette cavité est de 2 millimètres à 2 millimètres 1/2.

§ 7. — Chambre postérieure.

La chambre postérieure n'existe que dans quelques livres et dans l'esprit de certains chirurgiens. Ceux qui l'admettent disent que cette chambre, remplie par l'humeur aqueuse, est limitée par l'iris en avant, le cristallin en arrière, les procès ciliaires et la zone de Zinn sur la circonférence. Aujourd'hui on est à peu près d'accord pour rejeter la chambre postérieure. En effet, *pendant la vie,* alors que les vaisseaux choroïdiens et iriens sont pleins de sang, la face postérieure de l'iris se moule sur la face antérieure du cristallin, et la base des procès ciliaires entoure la partie antérieure de la circonférence de cette lentille, de façon à faire disparaître tout espace qui pourrait séparer le cristallin de l'iris. De l'absence de chambre postérieure, il résulte que la pupille est appliquée contre le cristallin et qu'il ne sera plus utile de dire *chambre antérieure,* mais bien *chambre de l'œil.*

§ 8. — Cristallin.

Le cristallin est un corps transparent solide, en forme de lentille biconvexe, situé entre l'iris et le corps vitré.

Le cristallin de l'adulte présente, en moyenne, de 8 à 9 millimètres de diamètre. Son axe mesure, d'avant en arrière, de 4 à 5 millimètres. Sa face postérieure est plus convexe que l'antérieure. Chez le fœtus, les diamètres du cristallin sont les mêmes que ceux de l'adulte; mais l'axe est beaucoup plus long, de sorte qu'à cet âge le cristallin est à peu près sphérique. A mesure que l'enfant se développe, cet organe s'aplatit un peu d'avant en arrière.

Le cristallin est en rapport, par sa face postérieure, avec la membrane hyaloïde et le corps vitré, creusé d'une dépression pour le recevoir. Par sa face antérieure, le cristallin est en rapport avec la pupille et l'iris. Sur les limites de cette face, le cristallin est recouvert par la zone de Zinn. Au niveau de sa circonférence, on voit la zone de Zinn et la membrane hyaloïde se séparer pour passer, la première en avant et la seconde en arrière, en formant un canal prismatique et triangulaire entourant la circonférence cristalline : c'est le *canal godronné de Petit*.

Autour de la circonférence du cristallin on trouve encore, en dehors de la zone de Zinn, la couronne ciliaire, et plus en dehors le muscle ciliaire.

Structure du cristallin.

Le cristallin est formé par la lentille proprement dite et par sa capsule.

1° Capsule du cristallin. — Elle est mince, transparente, sans apparence d'organisation. Elle présente une certaine élasticité. Celle qui recouvre la face antérieure s'appelle *cristalloïde antérieure,* et la postérieure est connue sous le nom de *cristalloïde postérieure.*

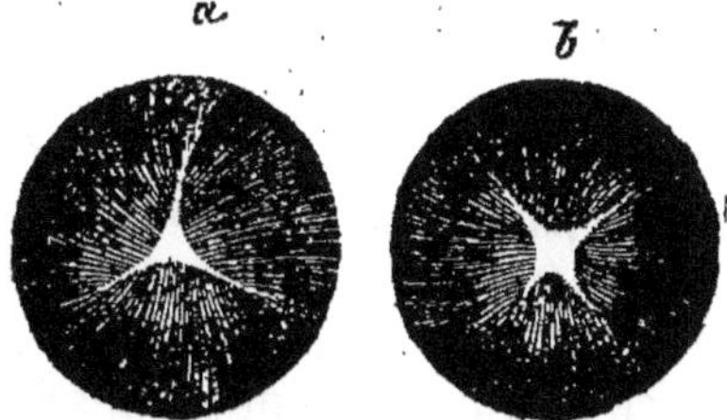

FIG. 363. — Cristallin d'un nouveau-né.

a. Face antérieure. — *b.* Face postérieure.

Cette membrane est formée d'une *substance amorphe,* homogène par conséquent, parfaitement transparente. Elle semble être de même nature que les cuticules des cellules. La cristalloïde antérieure offre 15 μ d'épaisseur en moyenne ; mais sur les bords du cristallin, au point d'insertion de la zone de Zinn, cette membrane s'amincit, de même que la cristalloïde postérieure; autrement dit, elle est plus mince de 2 à 4 μ au niveau des points où elle est en contact avec les éléments de la membrane hyaloïde et de la zone de Zinn. On ne peut pas la séparer de la membrane hyaloïde en arrière.

Sur la face postérieure de la cristalloïde antérieure, on trouve une couche de cellules polygonales, qu'on regarde comme étant des cellules épidermiques.

2° Cristallin proprement dit. — Dépourvu de vaisseaux et de nerfs, transparent comme sa capsule, le cristallin est formé par des fibres spéciales, les *fibres cristalliniennes,* qui sont diversement agencées.

Les *fibres cristalliniennes* sont réunies entre elles, de manière à former des lames superposées. En s'entre-croisant, elles limitent à la face antérieure de l'organe une sorte d'étoile à trois branches, tandis qu'à la face postérieure l'étoile qu'elles forment a quatre branches (fig. 363). Ces étoiles répondent aux extrémités des fibres cristalliniennes les plus superficielles. A la partie centrale, ou noyau du cristallin, les fibres se dirigent directement d'avant en arrière. Par les étoiles, que nous venons de décrire, le cristallin se trouve décomposé en un certain nombre de segments.

Les fibres du cristallin sont complètement transparentes; leur consistance est molle et un peu visqueuse. Elles ont une forme spéciale, et représentent de petites colonnes aplaties, prismatiques, à six pans. Comme elles sont juxtaposées, il en résulte que chaque fibre est en contact avec six fibres voisines.

Ces fibres offrent 8 μ de largeur et 3 μ d'épaisseur en moyenne. Leur longueur est fort variable, selon qu'elles appartiennent à la surface du cristallin ou aux parties profondes. Chaque fibre appartient aux deux faces du cristallin; autrement dit, les fibres partent de la partie antérieure du cristallin, et contournent la circonférence pour arriver à la face postérieure.

Si l'on étudie la *structure des fibres*, on voit que ce sont des *tubes* à paroi homogène et transparente, contenant une matière albumineuse qu'on peut faire sortir sous forme de gouttelettes transparentes. Vers les parties centrales du cristallin, la substance liquide contenue dans les tubes se voit plus difficilement, les fibres sont plus étroites et plus résistantes. Le *noyau* du cristallin est formé par ces fibres profondes; il ne diffère, du reste, du cristallin que par une consistance un peu plus grande [1].

La surface des fibres du cristallin n'est pas toujours régulière; on la trouve quelquefois hérissée de dentelures, plus marquées sur les bords. Il en résulte un véritable engrènement des fibres les unes dans les autres.

Au niveau de leur partie moyenne, qui correspond à la circonférence, ou mieux à l'équateur du cristallin, on observe un *noyau* sur beaucoup de fibres.

Ces noyaux ne se correspondent pas exactement sur toutes les fibres; ils occupent une certaine étendue qui constitue la *zone des noyaux*.

Les fibres du cristallin peuvent être divisées en fibres *superficielles* et en fibres *profondes*. Les fibres *superficielles* répondent surtout à la description que nous venons de donner. Les fibres *profondes* sont plus larges, dentelées sur leurs bords, et possèdent des noyaux peu apparents.

Les *alcalis caustiques* dissolvent les fibres du cristallin; toutes les substances qui coagulent l'albumine rendent les tubes plus foncés et plus solides : *alcool*, *acide chromique*, *créosote*, etc.

1. A la surface du cristallin proprement dit, on trouve, après la mort, une couche liquide qu'on appelait autrefois *humeur de Morgagni ;* elle résulte de la liquéfaction des cellules épithéliales de la cristalloïde antérieure, et de la pénétration d'un peu d'humeur aqueuse.

La *direction* des fibres du cristallin est extrêmement compliquée. On peut affirmer : 1° qu'aucune fibre ne traverse les étoiles ; 2° que les fibres d'un segment ne se continuent pas avec celles d'un segment voisin ; 3° qu'elles s'élargissent un peu en forme

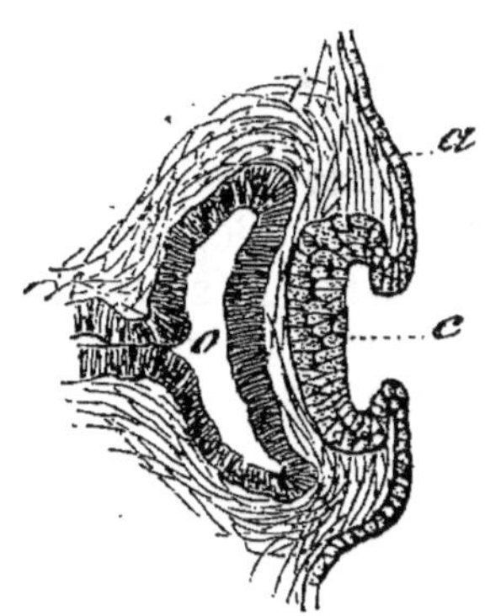

FIG. 364. — Coupe de l'incubation cristalline, au troisième jour de l'incubation.

a. Epiderme. — *c*. Epaississement de l'épiderme devant former le cristallin. — *o*. Moitié antérieure de la vésicule oculaire refoulée dans la moitié postérieure pour former la rétine (Cadiat).

de massue à leurs extrémités ; 4° que celles-ci s'arrêtent à la surface des étoiles ; 5° qu'aucune fibre ne s'étend d'un pôle à l'autre, les extrémités s'arrêtant le plus souvent sur les branches des étoiles, si ce n'est pour les fibres les plus profondes.

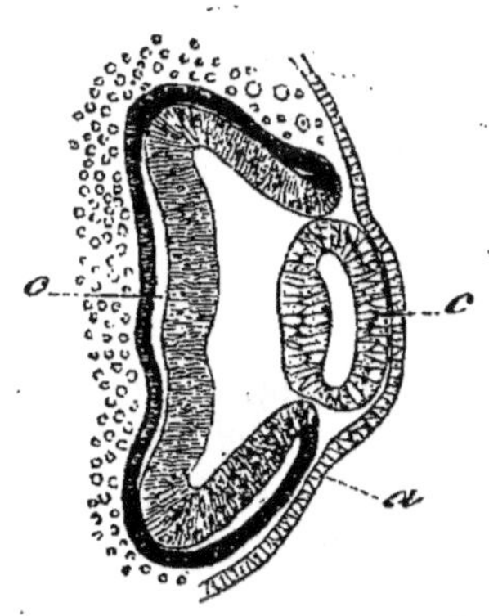

FIG. 365. — Coupe de l'incubation cristalline, le quatrième jour de l'incubation. Le cristallin est séparé de l'épiblaste, feuillet externe ou épidermique.

a. Epiblaste. — *c*. Cristallin. — *o*. Vésicule oculaire refoulée. On voit déjà le feuillet pigmentaire et le feuillet nerveux de la rétine (Cadiat).

D'après cette disposition, on doit comprendre que, sous l'influence des réactifs, le cristallin peut être séparé, au niveau des branches de l'étoile, en segments, comme une orange partagée en plusieurs parties. De plus, chaque segment se sépare en feuillets, comme s'il était composé de squames imbriquées à la manière d'un oignon. La séparation en feuillets se comprend, car les fibres se superposent par leurs faces ; en un mot, les faces des fibres sont antérieures et postérieures, et leurs bords sont latéraux.

Chez le fœtus, le cristallin est entouré par les ramifications vasculaires de l'artère capsulaire, branche de la centrale de la rétine. Ces artères, après avoir entouré la capsule cristalline, se confondent avec les vaisseaux iriens, au niveau de la membrane pupillaire. Elles s'atrophient au moment où la membrane pupillaire disparaît (septième mois).

Développement. — Il a été déjà question du développement du cristallin (voy. T. Ier, p. 54).

Le cristallin est formé par une portion de l'épiblaste, ou ectoderme, qui s'épaissit, refoule la *vésicule optique* et se sépare de l'épiblaste, de sorte que, dans le principe, le cristallin n'est autre chose qu'un amas de cellules du feuillet externe du blastoderme.

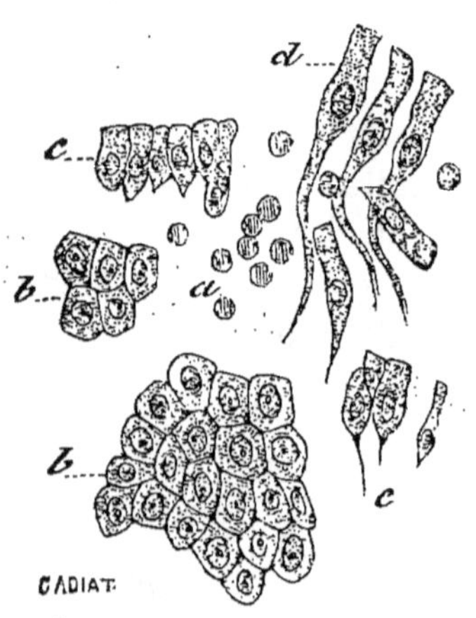

Fig. 366. — Cellules de l'humeur de Morgagni.

a. Petits noyaux libres. — *b.* Cellules polyédriques de la partie centrale. — *c.* Les mêmes cellules de profil. — *d.* Cellules commençant à s'allonger pour former des fibres au voisinage de la circonférence (Cadiat).

Vers le quatrième jour, les cellules devant former le cristallin se séparent de l'épiblaste ; elles forment une sorte de globe (fig. 365) aplati, ayant par conséquent une paroi interne ou postérieure et une paroi externe ou antérieure.

Les *cellules de la paroi postérieure* s'allongent progressivement et forment les fibres du cristallin ; celles du milieu de la paroi se développent plus rapidement que les autres.

Les *cellules de la paroi antérieure* ne subissent aucun changement ; elles restent à l'état de cellules sur la face postérieure de la cristalloïde antérieure.

Voilà pourquoi on ne trouve pas des cellules épithéliales sous la cristalloïde postérieure.

Les cellules sous-jacentes à la cristalloïde antérieure sont baignées par une mince couche de liquide que l'on rencontre après la mort sous le nom d'*humeur de Morgagni.*

§ 9. — Corps vitré.

On appelle corps vitré la substance demi-liquide qui remplit la plus grande partie de la cavité du globe oculaire.

Le corps vitré remplit tout l'espace qui sépare la rétine du cristallin. Sa surface est en rapport avec la face interne de la rétine en arrière, et avec la face postérieure du cristallin en avant. Entre le cristallin et la rétine, il existe une portion de la surface du corps vitré recouverte par une membrane connue sous le nom de zone de Zinn.

Le corps vitré a une consistance analogue à celle d'un blanc d'œuf. Il est parfaitement transparent. Chez le fœtus, il est traversé d'arrière en avant par l'*artère capsulaire*, branche de l'artère centrale de la rétine. Cette artère s'oblitère après la naissance, et le *canal hyaloïdien*, imaginé par quelques anatomistes pour loger l'artère, n'existe pas.

Le corps vitré est formé d'un liquide, l'*humeur vitrée*, et d'une membrane qui l'entoure et qui envoie de nombreux prolongements dans l'épaisseur de ce liquide : c'est la *membrane hyaloïde*.

Cette membrane, excessivement mince, limite l'humeur vitrée; elle est en rapport par sa face externe avec la rétine en arrière, le cristallin et la zone de Zinn en avant; par sa face interne, elle envoie de nombreuses cloisons qui s'entre-croisent et qui limitent des aréoles communiquant les unes avec les autres.

La membrane hyaloïde et ses prolongements offrent, chez l'embryon, la structure du tissu muqueux ou gélatineux. Ce tissu perd ses caractères dans le cours du développement, les cellules disparaissent, et la substance intercellulaire persiste seule. Cette substance est homogène selon les uns, fibroïde selon les autres ; quelques-uns, comme Robin, en nient l'existence. A la surface externe du corps vitré, on trouve quelques cellules étoilées anastomosées entre elles. Il existe des vaisseaux à l'intérieur du corps vitré de l'embryon.

La figure 367 est une section de l'œil gauche coupant sur la ligne médiane la partie antérieure du globe oculaire et s'inclinant en dedans, à la partie postérieure, pour rencontrer l'insertion du nerf optique situé en dedans et au-dessous de l'axe antéro-postérieur de l'œil. Cette coupe diffère de celle que l'on trouve ordinairement dans les ouvrages d'anatomie, où l'on voit le nerf optique sur une section antéro-postérieure. Le croissant foncé, limitant ce dessin en arrière et traversé par le nerf optique, indique la surface même du globe oculaire. On voit ensuite la section de toutes les membranes qui sont soulevées à la partie inférieure, où l'on peut apercevoir leur surface interne.

1, 1, représente la section de la *sclérotique*, plus épaisse en arrière, et offrant un orifice conique au nerf optique, qui la traverse en se rétrécissant. Immédiatement en dedans, on voit une mince membrane formée de tissu conjonctif lâche, la *lamina fusca* de Haller, 2, 2. Les chiffres 3, 3,

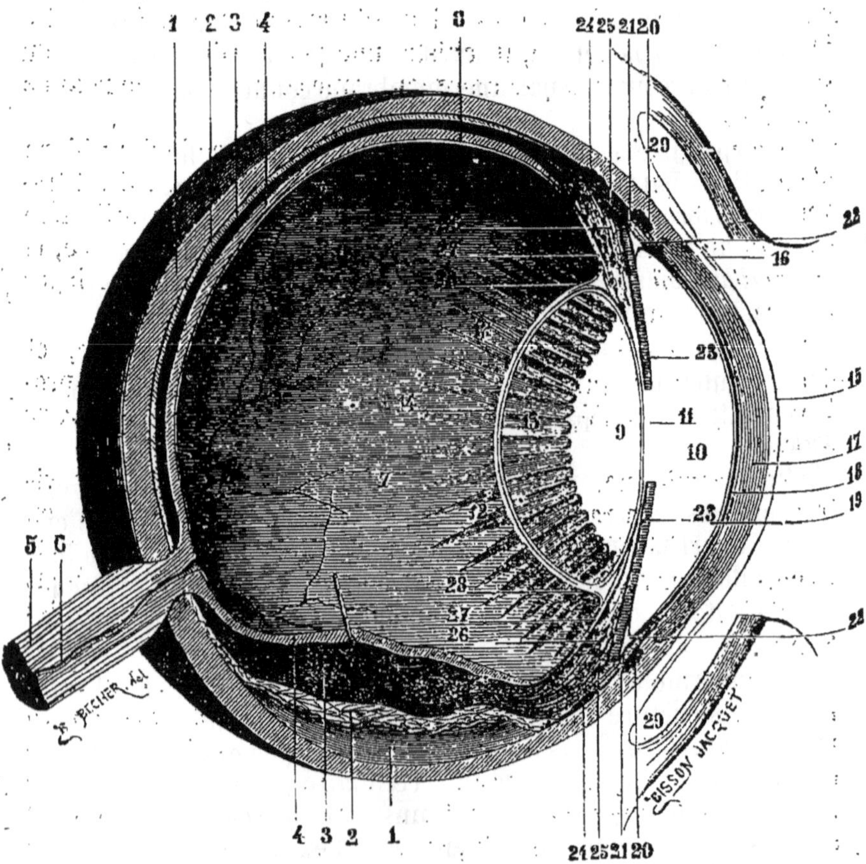

Fig. 367.

indiquent la coupe de la *choroïde*, dont on voit les cellules épithéliales fortement grossies à la partie inférieure, 4, 4. La section de la rétine, membrane de perception du globe oculaire, est relevée en bas par un crochet et continue en arrière avec le nerf optique, 5. Le *nerf optique*, qui traverse les membranes de l'œil, est lui-même coupé longitudinalement ; il renferme l'*artère centrale de la rétine*, 6, qui se ramifie à la face interne de cette membrane.

L'intérieur de l'œil est en grande partie rempli par une substance demi-liquide, ayant la consistance du blanc d'œuf : c'est le *corps vitré*, 7, placé entre la concavité de la rétine qui le limite en arrière, le cristallin, 9, et la zone de Zinn, 27, 27, qui forment sa limite antérieure. Une membrane, sorte de pellicule mince, *membrane hyaloïde*, 8, constitue une enveloppe au corps vitré ; elle est appliquée sur la rétine en arrière ; elle passe en arrière de la cristalloïde postérieure et de la zone de Zinn, avec laquelle elle contracte des adhérences.

Le *cristallin*, 9, plus convexe en arrière, est entouré par une mince membrane exactement appliquée à sa surface, *cristalloïde*. Sa transparence permet d'apercevoir les procès ciliaires, 12, 12, 13, situés plus profondément.

La *chambre antérieure*, 10, renferme l'*humeur aqueuse*, qui remplit aussi le canal de Hueck, 22, 22.

11, *pupille*, 12, 12, pointe des *procès ciliaires* au moment où ils commencent à se détacher de la surface interne de la choroïde pour se porter en avant sur la face postérieure de l'iris, où ils forment la *couronne ciliaire*, 13, qui entoure le cristallin comme les griffes métalliques embrassent, dans un bijou, la circonférence de la pierre fine. 14, concavité du corps vitré recevant le cristallin. 15, *lamelle épithéliale* recouvrant la cornée. 16, *lame élastique antérieure* de la cornée formant une zone étroite autour de cette membrane et contenant quelques anses vasculaires. 17, *tissu cornéen* se continuant avec le tissu de la sclérotique. 18, *lame élastique postérieure*. 19, *membrane de Descemet* ou *de Demours*. 20, *canal veineux de Schlemm* dans l'épaisseur de la sclérotique, en avant de l'*annulus tendinosus* de Döllinger, 21, qui forme sa paroi postérieure. 22, *canal de Hueck*. 23, 23, *iris*. 24, 24, *canal de Fontana*, véritable bourse séreuse située entre le muscle ciliaire et la sclérotique. 25, 25, coupe du *muscle ciliaire*. 26, 26, deux *procès ciliaires*, vus de profil sur la coupe de l'œil. 27, 27, coupe de la *zone de Zinn*, membrane qui recouvre par sa face postérieure la circonférence du cristallin et le canal de Petit. 28, 28, le corps vitré ; sa face antérieure est en rapport avec les procès ciliaires, entre lesquels elle envoie des plis. La circonférence externe, adhérente, paraît se continuer avec la membrane hyaloïde et avec les couches internes de la rétine. 28, 28, *canal godronné de Petit*, situé entre la zone de Zinn, la membrane hyaloïde et le cristallin. 29, 29, cul-de-sac de la conjonctive ou oculo-palpébral.

On trouve dans la substance du corps vitré des cellules arrondies que Robin dit être des leucocytes.

L'humeur vitrée, qui remplit les mailles de la membrane hyaloïde, est un liquide parfaitement transparent, d'apparence sirupeuse. Elle est formée, d'après Berzélius, par 98 parties d'eau, 0,16 d'albumine, 1,42 de chlorure de sodium, et 0,02 d'une substance soluble dans l'eau, pour 100 parties.

§ 10. — Zone de Zinn.

On donne ce nom à une membrane fibreuse que quelques auteurs considèrent comme un épaississement de la membrane hyaloïde, et que d'autres prennent pour la continuation d'une partie de la rétine. La zone de Zinn est une membrane indépendante, qu'on peut comparer à l'iris pour sa forme et sa position. En effet, cette membrane présente un orifice central ou petite circonférence en arrière de la pupille, et une grande circonférence. Elle présente aussi une face postérieure, et une face antérieure en arrière de l'iris.

La *petite circonférence* est placée sur les limites de la face antérieure du cristallin, qu'elle recouvre, de sorte que l'orifice qu'elle forme est rempli par le cristallin. Cette circonférence est parallèle et en contact avec la pupille, lorsque celle-ci est fortement dilatée. Son diamètre est de 8 millimètres environ.

La *grande circonférence* se continue directement avec la rétine au niveau de l'*ora serrata*.

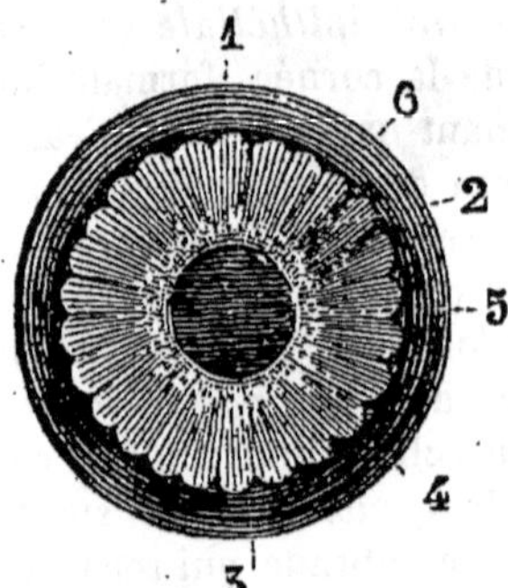

FIG. 368. — Zone de Zinn.

Le point central est le cristallin. La zone périphérique noire représente le corps vitré. La zone blanche représente la face antérieure de la zone de Zinn.

La *face postérieure* de la zone de Zinn est très adhérente à la membrane hyaloïde, qu'elle recouvre dans toute la portion qui sépare le cristallin de l'extrémité antérieure de la rétine. Elle est en rapport avec la membrane hyaloïde et avec la circonférence du cristallin. En quittant la membrane hyaloïde pour rejoindre le cristallin, la zone de Zinn forme la paroi antérieure d'un canal prismatique et triangulaire qui décrit un cercle autour du cristallin. Ce canal, appelé *canal de Petit*, est limité par la membrane hyaloïde en arrière et par le cristallin en dedans.

C'est la zone de Zinn adhérente au corps vitré et la cristalloïde postérieure qui retiennent le corps vitré dans le fond de l'œil au moment où le chirurgien exerce une pression lente et graduelle sur le globe oculaire pour extraire le cristallin.

La *face antérieure* de la zone de Zinn est en rapport, de la petite circonférence avec la grande : 1° avec la face postérieure de l'iris, à laquelle elle est contiguë ; 2° avec les procès ciliaires. Elle présente des replis qui s'engrènent avec les parois ciliaires. Ces replis portent le nom de *procès ciliaires* de la zone de Zinn, par opposition aux autres, qu'on appelle procès ciliaires de la choroïde.

Cette face forme la paroi postérieure de la chambre postérieure, pour ceux qui admettent cette chambre.

Des fibres de tissu conjonctif constituent la zone de Zinn. Ces fibres naissent insensiblement sur la membrane hyaloïde ; elles se portent, en convergeant, vers le cristallin ; elles se condensent et se multiplient de plus en plus jusqu'à la partie antérieure de la circonférence du cristallin, où elles se confondent avec la cristalloïde antérieure. On n'y trouve ni vaisseaux ni nerfs.

§ 11. — Vaisseaux de l'œil.

Les vaisseaux de l'œil affectent une disposition spéciale. Je crois qu'il est préférable de décrire tous les vaisseaux dans un même article, au lieu de décrire séparément les vaisseaux de l'iris, de la choroïde, de la rétine, de la cornée, etc. L'étude de ces vaisseaux dans les diverses parties de l'œil est difficile, mais l'expérience de tous les jours m'a appris que cette difficulté est bien moins grande lorsqu'on envisage la circulation de l'œil dans son ensemble.

Le sang arrive au globe oculaire par les artères, comme dans tous les organes de l'économie. Les artères donnent naissance à des capillaires, d'où partent les veines.

Toutes les artères de l'œil viennent de l'artère ophthalmique ou de ses branches; *toutes les veines* se rendent dans la veine ophthalmique ou dans quelques-unes de ses branches. Ces vaisseaux appartiennent presque tous à l'appareil d'adaptation, c'est-à-dire à la choroïde et à l'iris.

Artères. — Les artères du globe oculaire sont la centrale de la rétine, les ciliaires courtes postérieures, les ciliaires longues postérieures, et les ciliaires courtes antérieures. Les trois premières sont fournies par le tronc de l'ophthalmique; les dernières viennent des musculaires, branches de l'ophthalmique.

1° *Artère centrale de la rétine.* — Née du tronc de l'ophthalmique, cette artère se place d'abord entre le nerf optique et sa gaine, puis au centre du nerf optique, creusé d'un canal pour la recevoir. Dans son trajet, elle serait accompagnée, selon Tiedmann, d'un filet nerveux venu du grand sympathique. Arrivée au centre de la papille du nerf optique, elle se divise en trois branches qui se portent en divergeant à la face interne de la rétine, où elles forment un réseau à mailles serrées.

Chez le fœtus, cette artère donne un petit rameau qui traverse le corps vitré d'arrière en avant, dans un prétendu canal appelé *canal hyaloïdien*. Ce rameau hyaloïdien, arrivé à la face postérieure du cristallin, se distribue à la capsule cristalline dans toute son étendue et s'anastomose à la face antérieure de la capsule cristalline, avec les vaisseaux de la membrane pupillaire (Robin). Après la naissance, ces vaisseaux s'atrophient, et il ne reste plus que les artères de la rétine.

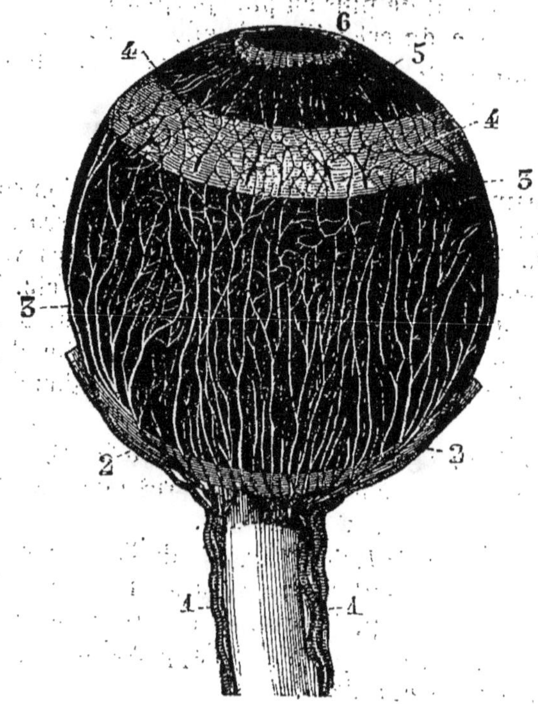

FIG. 369. — Vaisseaux de l'œil.

1, 1. Artères ciliaires courtes postérieures. — 2, 2. Artères ciliaires longues postérieures. — 3, 3. Les mêmes artères se bifurquant en arrière de l'iris. — 4, 4. Artères ciliaires antérieures. — 5. Iris et vaisseaux de l'iris. — 6. Pupille.

2° *Artères ciliaires courtes postérieures.* — Ces artères, au nombre de quinze à vingt, sont fournies par le tronc de l'ophthalmique. Elles traversent la sclérotique autour du nerf optique, et traversent ensuite la choroïde, pour se distribuer uniquement à cette membrane.

On pourrait encore les désigner sous le nom d'artères *de la choroïde*. Ces artères forment, comme nous l'avons vu plus haut, un plan sous-jacent au plan veineux. Elles se ramifient dans la choroïde et dans les deux anneaux qui la terminent, le muscle ciliaire et le corps ciliaire. Les *capillaires*, plus profonds, sillonnent la substance élastique qui sépare le pigment et les vaisseaux ; le réseau constitué par ces vaisseaux est très serré, et il offre des mailles arrondies.

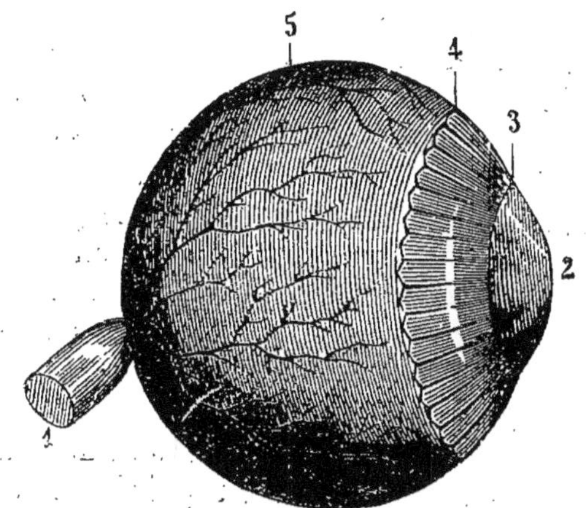

Fig. 370. — Rétine, zone de Zinn, cristallin et artère centrale de la rétine.

1. Nerf optique. — 2. Cristallin. — 3. Bord interne de la zone de Zinn. — 4. Bord externe de la même zone.

3° *Artères ciliaires longues postérieures.* — Ces artères sont au nombre de deux. Elles traversent la sclérotique de chaque côté du nerf optique, en dehors du point où cette membrane

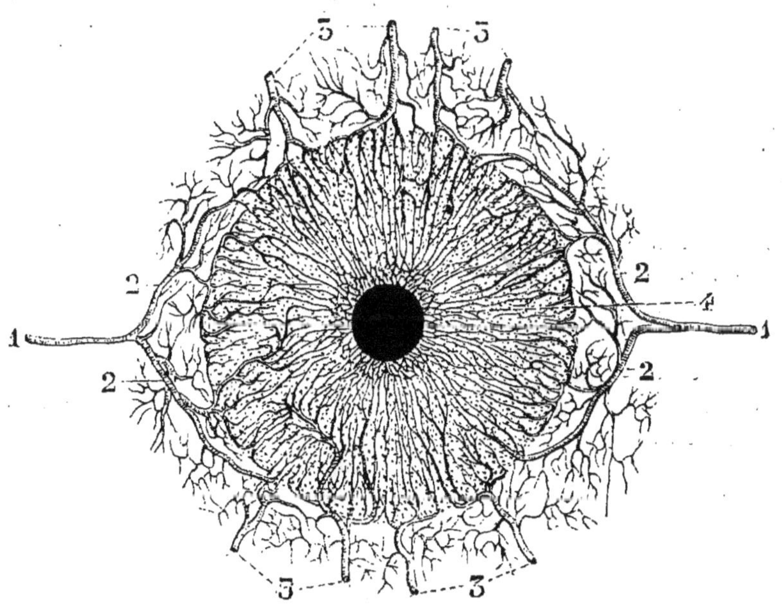

Fig. 371. — Vaisseaux de l'iris.

1, 1. Artères ciliaires longues postérieures. — 2, 2. Leurs branches de bifurcation. — 3, 3. Artères ciliaires antérieures, formant avec les autres le grand cercle artériel de l'iris. — 4. Petit cercle artériel de l'iris.

laisse passer les ciliaires courtes. Elles se placent ensuite à la face externe de la choroïde, entre cette membrane et la sclérotique, et se dirigent en avant en suivant exactement le diamètre transversal du globe oculaire. Elles se bifurquent en arrière du muscle ciliaire, et leurs deux branches de bifurcation se portent en haut et en bas, vers celles du côté opposé, pour concourir à la formation du grand cercle artériel de l'iris, qui est complété par les ciliaires courtes antérieures.

C'est pour éviter la blessure de cette artère qu'on a soin, dans l'opération de la cataracte par abaissement, d'introduire l'aiguille à 3 ou 4 millimètres en arrière de la cornée et au niveau du diamètre transversal du globe oculaire. On est sûr, en procédant ainsi, d'introduire l'aiguille en avant de la bifurcation artérielle.

Les artères ciliaires longues postérieures *sont destinées à l'iris*, tandis que les courtes sont destinées uniquement à la choroïde, comme nous l'avons vu précédemment.

4o *Artères ciliaires antérieures.* — Parties des musculaires, les artères ciliaires antérieures pénètrent la sclérotique à la partie supérieure et à la partie inférieure, au niveau des tendons des muscles droits supérieur et inférieur. Elles sont au nombre de trois ou quatre de chaque côté. Après avoir traversé la sclérotique, elles s'anastomosent au niveau du muscle ciliaire, à la grande circonférence de l'iris, avec les branches de bifurcation des artères ciliaires longues postérieures, et forment avec elles le *grand cercle artériel de l'iris.* Du grand cercle artériel naissent une grande quantité de rameaux se portant vers la pupille, où ils s'anastomosent en formant des anses qui embrassent le bord pupillaire. Ces anses artérielles forment à ce niveau, par leurs anastomoses, le *petit cercle artériel de l'iris.* Le petit cercle artériel est le résultat de la rétraction des vaisseaux de la membrane pupillaire après l'atrophie de cette membrane. Chez le fœtus, c'est au niveau de la membrane pupillaire que les vaisseaux de l'iris s'anastomosent avec la branche centrale de la rétine, qui se porte à la capsule du cristallin.

Capillaires. — Dans la rétine et dans l'appareil d'adaptation de l'œil, iris et choroïde, les capillaires sont intermédiaires aux artères et aux veines. Ils méritent cependant une mention au niveau de la choroïde. Les capillaires paraissent comme creusés dans l'épaisseur de la couche anhyste ou élastique. Ce plan de capillaires est situé à la face interne du plan artériel, en dehors du pigment. C'est cette couche capillaire qu'on a désignée sous le nom de membrane *chorio-capillaire* ou de *membrane Ruyschienne.*

Veines. — Les veines qui rapportent à la veine ophthalmique le sang du globe oculaire viennent de la rétine et de l'appareil d'adaptation de l'œil, choroïde et iris. Celles qui naissent de l'iris (*veines iriennes*) vont se jeter *toutes, sans exception,* dans les veines de la choroïde, pour former les origines des *vasa vorticosa.* Sur des pièces fort bien préparées, Rouget a démontré cette terminaison des veines de l'iris, qu'il importe de noter, à cause de la terminaison différente que leur assignent d'autres auteurs. Ces veines sont *très faciles à injecter* du côté de la veine ophthalmique comme du côté de l'artère. Elles possèdent peu de valvules (Rouget).

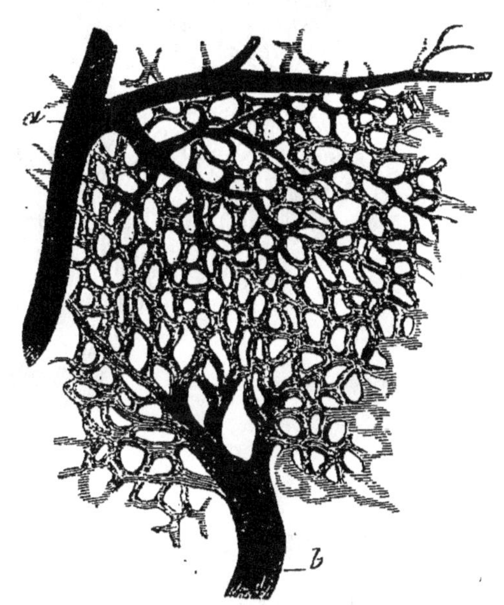

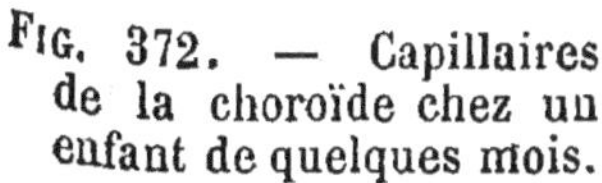
FIG. 372. — Capillaires de la choroïde chez un enfant de quelques mois.

a. Artère. — *b.* Veine (Cadiat).

Les *veines choroïdiennes* sont formées à leur origine par les veines qui viennent de l'iris et par de petits plexus veineux venus des procès ciliaires. Elles se divisent en une foule de petits groupes qui forment comme des étoiles. De ces étoiles partent des troncs qui se réunissent en tourbillonnant pour donner naissance à quatre veines connues sous le nom de *vasa vorticosa.* Toutes ces veines forment le plan externe de la couche vasculaire. Les *vasa vorticosa,* au nombre de quatre, traversent la sclérotique sur l'équateur de l'œil, aux extrémités des deux diamètres transverse et oblique du globe oculaire.

La *veine centrale de la rétine* suit la direction de l'artère de même nom.

Les veines de l'iris se comportent différemment. Elles se portent, d'une part, dans les procès ciliaires, et, d'autre part, dans les veines musculaires, en traversant la partie antérieure de la sclérotique. Ce sont ces veines injectées et dirigées à la manière de rayons qui constituent, dans l'iritis, le *réseau sclérotidien*, bien différent du réseau vasculaire qu'on rencontre dans la conjonctivite.

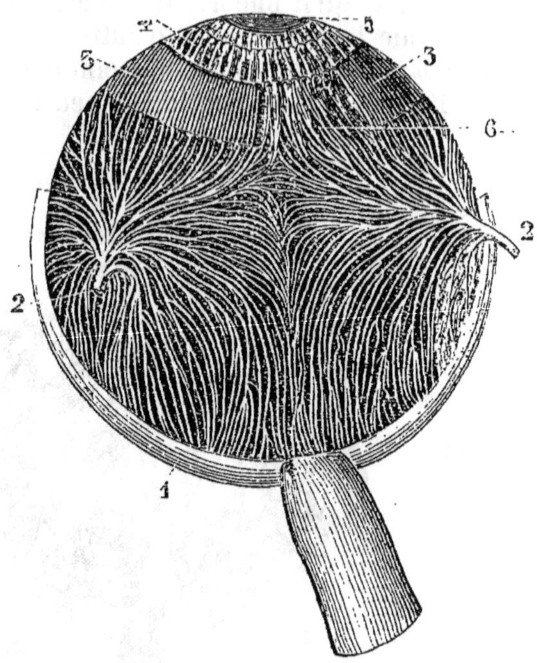

Fig. 373. — Veines iriennes et choroïdiennes.

1. Sclérotique. — 2, 2. Vasa vorticosa. — 3, 3. Fibres du muscle ciliaire. — 4. Iris. — 5. Pupille. — 6. Veines des procès ciliaires allant se jeter dans les vasa vorticosa.

§ 12. — Des nerfs de l'œil.

Les nerfs du globe oculaire traversent la sclérotique, tout autour du nerf optique, et se placent, entre cette membrane et la choroïde, dans l'épaisseur de la couche celluleuse qu'on appelle *lamina fusca*. Ces nerfs, connus sous le nom de *nerfs ciliaires*, proviennent des branches efférentes du ganglion ophthalmique et de deux ou trois filets ciliaires venus directement du nerf nasal; ils arrivent au muscle ciliaire après avoir cheminé d'arrière en avant entre la choroïde et la sclérotique.

Au niveau du muscle ciliaire, ces nerfs s'anastomosent fréquemment entre eux et forment un plexus, à tel point que quelques anatomistes ont considéré le muscle tenseur de la choroïde comme un ganglion nerveux. De ce plexus partent de nombreux filets nerveux, qui se portent à l'iris, à la cornée et à la conjonctive, à travers la sclérotique.

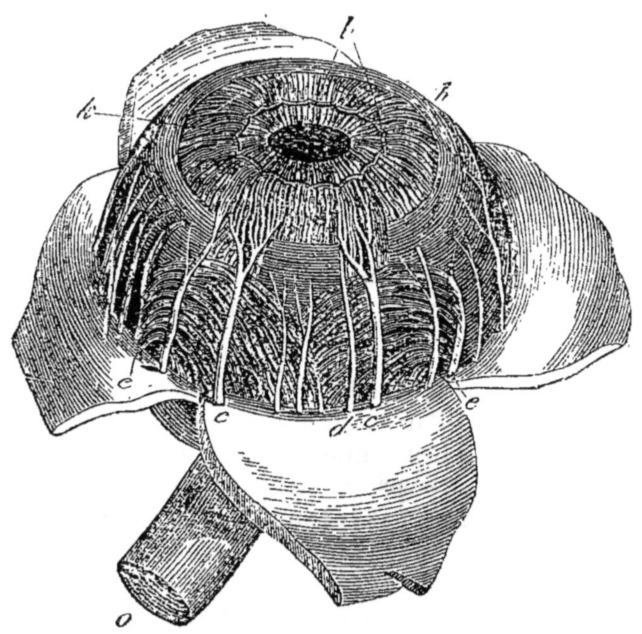

Fig. 374. — Œil dont on a fendu la sclérotique. Les lambeaux de cette membrane sont renversés pour laisser voir la choroïde, l'iris et les nerfs ciliaires.

Tous ces nerfs contiennent : des filets sensitifs fournis par le

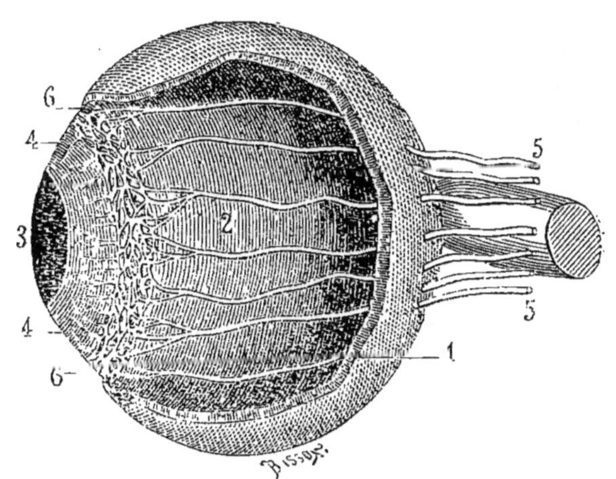

Fig. 375. — Nerfs du globe oculaire.

1. Sclérotique incisée. — 2. Surface externe de la choroïde. — 3. Pupille. — 4, 4. Iris. — 5, 5. Nerfs ciliaires. — 6, 6. Plexus nerveux formé par les nerfs ciliaires.

nerf nasal ; des filets moteurs fournis par le nerf moteur oculaire commun, et des filets végétatifs fournis par le grand sympathique. Ces trois nerfs donnent, en effet, une racine au ganglion ophthalmique, d'où partent les nerfs ciliaires.

§ 13. — Canaux de l'œil.

Si jamais un point d'anatomie a été entouré de ténèbres, c'est assurément celui-ci. Peu d'auteurs s'accordent non seulement sur les dimensions de ces canaux, mais encore sur leur situation, et même sur leur existence.

Les canaux qui ont été décrits dans l'œil sont : le canal godronné de Petit, le canal de Fontana, le canal de Schlemm et le canal d'Hovius.

1° Canal godronné de Petit. — Ce canal est circulaire. Il entoure la circonférence du cristallin. La coupe de ce canal est triangulaire. Il a trois parois : interne, antérieure et postérieure. La paroi interne est formée par la circonférence du cristallin. La paroi intérieure est formée par la zone de Zinn, et la paroi postérieure par la membrane hyaloïde, qui, à ce niveau, se sépare de la zone de Zinn pour passer en arrière du cristallin.

Le canal de Petit ne contient aucun liquide, il est simplement humecté de sérosité.

On l'appelle godronné parce que, lorsqu'on l'insuffle, on détermine à sa surface des bosselures comparables à celles qu'on voit dans les vases godronnés de nos églises.

2° Canal de Fontana. — D'après Sappey, rien de plus commode que l'étude de ce canal. Pour lui, les canaux de Fontana, d'Hovius et de Schlemm ne sont qu'un seul et même canal, décrit, à diverses époques, par ces anatomistes sous un nom différent. Sappey lui donne le nom de canal circulaire de l'iris, ou grand cercle veineux.

Rouget et Giraldès s'élèvent contre une telle confusion. Pour eux, ces canaux seraient distincts ; celui d'Hovius n'existerait pas chez l'homme.

J'ai voulu fixer mes idées à ce sujet, et voici les résultats auxquels je suis arrivé, résultats qui se rapprochent beaucoup de ceux de Rouget.

Voici d'abord ce que j'ai appris sur le canal de Fontana. J'ai lu avec attention le *Traité du venin de la vipère*, que Félix Fontana publia en 1781. Dans cet ouvrage, j'ai trouvé, entre autres, une lettre que Fontana écrivit, en 1778, à Adolphe Murray, professeur d'anatomie à Upsal sur la demande de celui-ci. Fontana dit avoir trouvé chez le bœuf un *canal circulaire,* qu'il a pu remplir de mercure et insuffler. Il place ce canal, et le texte ne laisse aucun doute à ce sujet, entre le ligament ciliaire, aujourd'hui muscle ciliaire, et la face interne de la sclérotique. Les parois du canal sont enduites d'un liquide séreux. Fontana déclare qu'il ignore les usages de ce canal. D'après ce que nous savons aujourd'hui sur le muscle ciliaire et sur ses mouvements, n'est-il pas naturel d'admettre que le canal de Fontana, qui existe chez l'homme, mais moins considérable que chez le bœuf, est tout simplement une bourse séreuse circulaire, déterminée par les frottements du muscle ciliaire contre la sclérotique ?

Selon Rouget, le canal de Fontana serait limité, sur son bord antérieur et interne, par le ligament pectiné, de sorte que le canal de Fontana se remplirait d'humeur aqueuse.

Je ne crois pas que cette communication ait lieu, et j'ai pu constater que la bourse séreuse circulaire, ou canal de Fontana, est séparée de ce canal prismatique et triangulaire, situé entre la sclérotique, l'iris et le ligament pectiné.

3° Canal de Schlemm. — Le canal de Schlemm est un canal circulaire rempli de sang veineux. Ce canal est placé autour de la circonférence de la cornée, dans l'épaisseur de la sclérotique. Sa paroi antérieure est formée par la sclérotique, et sa paroi postérieure, par l'anneau tendineux de Döllinger. Au moyen d'injections, Rouget a fait voir que ce prétendu canal de Schlemm n'est qu'un *plexus veineux* situé dans l'épaisseur de la sclérotique, à sa partie antérieure.

Les anatomistes qui décrivent un canal de Fontana antérieur et un postérieur appellent canal de Fontana antérieur celui de Schlemm, et postérieur celui de Fontana proprement dit.

4° Canal d'Hovius. — Comme Fontana, Hovius a étudié ce canal chez le bœuf et le chien. Il n'est pas certain que ce canal existe chez l'homme. C'est un cercle veineux, situé en arrière du muscle ciliaire, au niveau de l'*ora serrata.* Il est formé par la réunion de quelques veines de la choroïde (voy. Jacobi Hovii, *Tractatus de circulari humorum motu in oculis,* 1716).

ARTICLE SECOND

PARTIES ACCESSOIRES DE L'APPAREIL DE LA VISION.

Considérées dans leur ensemble, les parties accessoires de l'appareil de la vision sont désignées sous le nom de *tutamina oculi.*

Ces parties sont les suivantes ; leur description sera faite dans le même ordre que leur énumération : 1° l'aponévrose orbitaire, 2° le tissu cellulo-graisseux de l'orbite, 3° les muscles de l'orbite, 4° la conjonctive, 5° les paupières, 6° les sourcils, 7° l'appareil lacrymal.

§ 1er. — Capsule de Ténon, ou aponévrose orbitaire.

Dissection. — Pour préparer la capsule de Ténon, il faut enlever le globe oculaire de la manière suivante. Faites un pli à la conjonctive, à quelques millimètres en dehors de la cornée ; refoulez le tissu cellulaire sous-jacent de tous côtés ; cherchez avec le bout des pinces ou avec un crochet le tendon du muscle droit externe, situé à 6 millimètres 1/2 en dehors de la cornée. Incisez ce tendon, ce qui vous permettra d'attirer davantage l'œil hors de l'orbite. Cherchez alors les autres tendons en faisant rouler le globe oculaire sur place, divisez-les avec des ciseaux courbes, et finissez par la section du nerf optique. Le globe de l'œil sera enlevé alors de la cavité orbitaire, et la capsule de Ténon, masquant complètement les parties molles profondes de l'orbite, se montrera avec sa couleur blanche.

Cette aponévrose est décrite par les auteurs sous des noms différents : *aponévrose orbito-oculaire*, *aponévrose oculo-palpébrale*, *aponévrose orbitaire, capsule de Ténon*. Cette dernière expression est celle qui est le plus souvent employée par les ophthalmologistes, et à juste raison, puisque Ténon l'a décrite le premier avec exactitude.

Le globe oculaire est entouré par la capsule de Ténon dans ses neuf-dixièmes postérieurs, comme un jeune gland de chêne est entouré par la capsule qui le reçoit. Cette membrane est traversée, vers le milieu, par le nerf optique ; elle offre donc à étudier : une face concave, une face convexe, une ouverture postérieure et une ouverture antérieure.

La *face concave*, ou antérieure, est en rapport avec la sclérotique, dont elle est séparée par une mince couche de tissu conjonctif très lâche. A l'union de l'hémisphère antérieur et de l'hémisphère postérieur du globe oculaire, la capsule de Ténon est traversée, de l'extérieur vers l'intérieur, par les muscles de l'œil, qui s'insèrent par leurs extrémités antérieures sur la sclérotique au voisinage de la cornée. Il résulte de cette disposition qu'on peut préparer facilement la face antérieure de la capsule de Ténon.

La *face convexe*, ou postérieure, est en rapport avec le tissu cellulo-graisseux de l'orbite et avec la partie charnue des quatre muscles droits, qui s'appliquent sur cette face avant de traverser la capsule de Ténon.

L'*ouverture postérieure* se laisse traverser par le nerf optique, dont la gaine se confond avec la capsule de Ténon. A ce niveau, cette capsule est très mince et réduite à une lame celluleuse.

L'*ouverture antérieure* est un peu plus large que la cornée ; elle est située entre la conjonctive et la sclérotique, et elle vient se terminer, en s'amincissant, à une très petite distance du bord de la cornée.

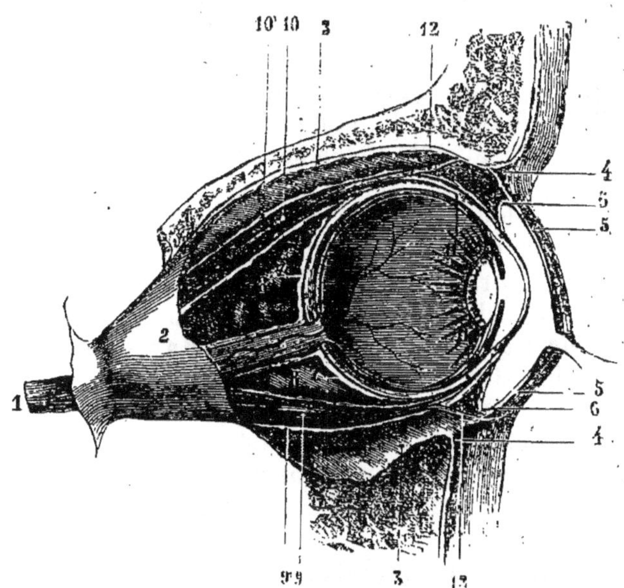

Fig. 376. — Aponévrose orbitaire, ou capsule de Ténon (coupe verticale antéro-postérieure).

1. Nerf optique. — 2. Partie postérieure du périoste orbitaire se continuant avec la dure-mère. — 3, 3. Périoste orbitaire. — 4, 4. Continuité de ce périoste avec celui de la face. — 5, 5. Continuité du périoste orbitaire avec le ligament large des paupières. — 6, 6. Cul-de-sac conjonctival. — 7, 7. Aponévrose orbitaire. — 8, 8. Tissu graisseux compris entre l'aponévrose et les parois de l'orbite. — 9. Muscle droit inférieur. — 9'. Sa gaine formée par un prolongement de la capsule de Ténon. — 10. Muscle droit supérieur. — 10'. Sa gaine formée également par l'aponévrose. — 11, 11. Tendons oculaires de ces deux muscles, dépourvus de gaine et s'insérant sur la sclérotique. — 12. Tendon d'arrêt du droit supérieur. — 13. Expansion du tendon du droit inférieur se portant dans l'épaisseur de la paupière inférieure.

Au niveau de l'ouverture antérieure, la capsule, très mince, forme le tissu désigné en ophthalmologie sous le nom de *tissu épiscléral*. C'est dans l'épaisseur de ce tissu que rampent les artères et les veines ciliaires antérieures.

Les *adhérences* de la capsule de Ténon ont lieu avec le globe oculaire d'une part, avec le tissu celluló-graisseux de l'orbite, avec les muscles de l'œil et avec la base de la cavité orbitaire, d'autre part.

Elle est adhérente au globe oculaire au niveau de son ouverture antérieure, où elle se confond avec la conjonctive près du bord de la cornée. Dans le reste de son étendue, elle est séparée du globe de l'œil par un tissu conjonctif extrêmement lâche.

Sa face postérieure adhère au tissu cellulo-graisseux de l'orbite, et surtout aux muscles droits et obliques. Elle envoie sur chacun des muscles qui la traversent un prolongement qui s'étend en arrière sur la portion charnue du muscle. Ce prolongement, véritable gaine du muscle, devient de plus en plus mince à mesure qu'on se rapproche du point d'insertion fixe du muscle. Celui qui se porte sur le grand oblique enveloppe seulement le tendon réfléchi de ce muscle, et ne s'étend pas au delà de la poulie cartilagineuse sur laquelle ce tendon se réfléchit.

La capsule de Ténon s'insère à la base de l'orbite par plusieurs prolongements, dont les uns se fixent aux os et les autres dans l'épaisseur des paupières. Ces prolongements partent de la gaine que la capsule fournit aux muscles, de telle sorte qu'on peut aussi bien les rattacher aux muscles sous le nom de *tendons orbitaires* ou *tendons d'arrêt*. Nous les décrirons avec les muscles.

La disposition des adhérences de l'aponévrose orbitaire à la base de l'orbite est telle que l'œil ne peut jamais être porté en arrière par la contraction des muscles droits ; les mouvements du globe oculaire se font nécessairement sur place, autour de ses différents diamètres, sans aucune espèce de translation.

§ 2. — Tissu graisseux de l'orbite.

Le tissu graisseux de l'orbite est situé entre les parois de l'orbite et l'aponévrose oculaire. Il forme un coussin sur lequel repose l'œil : c'est la diminution de ce tissu cellulo-graisseux qui détermine le retrait du globe oculaire au fond de l'orbite, dans les maladies où l'amaigrissement est considérable, dans le choléra, par exemple. Le tissu graisseux de l'orbite est traversé par les muscles, les vaisseaux et les nerfs.

§ 3. — Muscles de l'orbite.

Ces muscles sont au nombre de sept : un pour la paupière supérieure, *releveur*, les six autres pour le globe oculaire. On divise ces derniers en *muscles droits* et *muscles obliques*.

A. — Releveur de la paupière supérieure.

Dissection. — 1° Enlevez avec la scie la voûte du crâne, en rasant autant que possible la paroi supérieure de l'orbite. 2° Pratiquez un trait de scie antéro-postérieur, de la partie interne de l'arcade orbitaire au trou optique ; il faut que la section tombe en dehors de la poulie du grand oblique, afin de conserver le point de réflexion de ce muscle. 3° Un troisième trait de scie, fait dans la direction de la paroi externe de l'orbite, viendra rejoindre le précédent sur le trou optique ; la voûte orbitaire pourra s'enlever alors avec les trois quarts externes de l'arcade orbitaire. 4° Otez de la cavité orbitaire tous les organes, à l'exception du globe oculaire et des muscles : vaisseaux, nerfs et tissu cellulo-graisseux. 5° Isolez les muscles avec soin. 6° Pour préparer l'*anneau de Zinn*, enlevez ensuite la paroi supérieure du trou optique dans toute son étendue et soulevez le nerf optique, que vous renverserez en haut et en avant. 7° Placez au-dessous de chaque muscle un petit fragment de bois, de liège, ou un objet quelconque, afin de séparer ces organes.

Cette préparation permet de conserver tous les muscles, même le releveur de la paupière supérieure, dont on conserve les points d'attache aux parties latérales de la base de l'orbite. Si l'on veut préparer seulement les muscles du globe de l'œil, on fera la préparation plus facilement en faisant sauter la paroi externe de l'orbite, après avoir pratiqué les traits de scie dont j'ai parlé plus haut. On se procure ainsi un plus grand espace pour la dissection.

Ce muscle s'insère par son *point fixe* sur la partie supérieure de la gaine fibreuse du nerf optique, immédiatement en avant du trou optique, et par quelques fibres à la face inférieure de la petite aile du sphénoïde.

Ce muscle, aplati de haut en bas, se porte en avant entre le périoste de la voûte de l'orbite et le muscle droit supérieur. Arrivé à la base de l'orbite, il se termine par un très large tendon, aplati d'avant en arrière, qui occupe toute la *largeur* de la paupière supérieure, *point mobile*.

L'insertion de ce tendon se fait sur la paupière de la manière suivante. Il s'insère sur toute la longueur du bord supérieur du cartilage tarse et des ligaments palpébraux, interne et externe, et de plus aux parties interne et externe de la base de l'orbite : en dehors, il se fixe sur une hauteur de quelques millimètres, 6 à 8, un peu en arrière de la base de l'orbite ; en dedans, sur le sac lacrymal et l'apophyse orbitaire interne du frontal.

Rapports. — La portion charnue du muscle est en rapport en haut avec la paroi orbitaire et le nerf frontal, en bas avec le droit supérieur. La portion tendineuse est en rapport en avant avec le ligament large de la paupière supérieure, et en arrière avec la conjonctive. Ce tendon et le ligament large se confondent au voisinage du cartilage tarse ; mais en haut, vers la base de l'orbite, ils sont séparés par une petite quantité de tissu cellulo-graisseux. Le releveur de la paupière supérieure affecte des rapports particuliers avec la glande lacrymale. La portion orbitaire de celle-ci recouvre la face supérieure du muscle, tandis que sa portion palpébrale est située au-dessous du tendon, de telle sorte que le bord externe du muscle passe dans l'angle qui sépare les deux portions de la glande lacrymale.

Action. — Ce muscle élève le milieu de la paupière supérieure. Selon son degré de contraction, il met à découvert la pupille, la cornée et même une portion de la sclérotique au-dessus

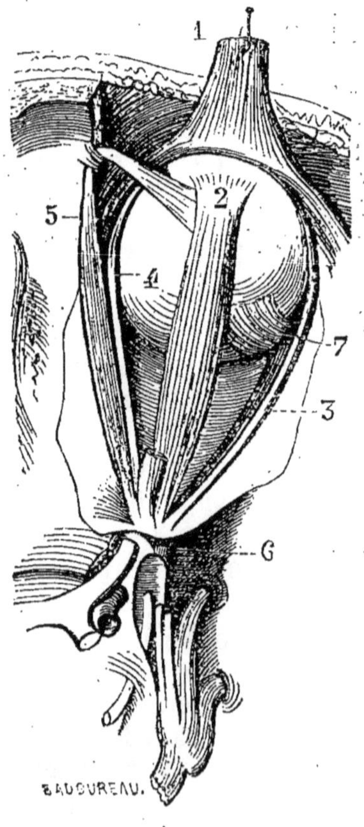

Fig. 377. — Muscles de l'œil.

1. Releveur de la paupière supérieure renversé en avant. — 2. Droit supérieur. — 3. Droit externe. — 4. Droit interne. — 5. Grand oblique. — 6. Anneau de Zinn. — 7. Muscle petit oblique.

de la cornée. Lorsqu'il est dans le repos, l'orbiculaire des paupières détermine l'occlusion de l'œil par sa tonicité, de telle sorte que le clignement est produit par un relâchement momentané du releveur de la paupière supérieure.

Sappey décrit l'aponévrose, le tendon épanoui du muscle orbiculaire, sous le nom de *muscle orbito-palpébral.* Pour cet auteur, ce muscle serait un muscle à fibres lisses faisant suite à un muscle strié.

B. — Muscles droits de l'œil.

Ces muscles, au nombre de quatre, sont situés aux extrémités des deux diamètres vertical et transversal du globe oculaire ; ils prennent le nom de la situation qu'ils occupent : par conséquent celui qui est situé en haut s'appelle *droit supérieur ;* le *droit inférieur* lui est opposé ; en dehors se trouve le *droit externe*, en dedans le *droit interne.*

Ces muscles offrent des caractères communs, et des caractères propres à chacun d'eux. Après avoir étudié les uns et les autres, nous examinerons quelle est leur action.

1° *Caractères communs aux quatre muscles droits.*

Forme. — Les quatre muscles droits sont de petits muscles aplatis étendus du sommet de la cavité orbitaire à la partie antérieure de la sclérotique, sur laquelle ils s'insèrent à une distance moyenne de 6 millimètres. Ces muscles ont une face profonde du côté du nerf optique, et une face superficielle qui regarde la paroi orbitaire correspondante.

Rapports. — Les muscles droits de l'œil traversent la capsule de Ténon à peu près au niveau de l'équateur de l'œil ; on peut donc leur considérer une portion antérieure, ou intra-capsulaire, très courte, et une portion postérieure, ou extra-capsulaire, qui comprend presque toute la portion charnue du muscle.

La portion intra-capsulaire est située entre la sclérotique et la capsule de Ténon ; elle est entourée d'une gaine fort mince de tissu cellulaire qui se confond avec les gaines des autres muscles droits au niveau du point où les tendons s'insèrent sur la sclérotique.

La portion extra-capsulaire est située au milieu du tissu cellulo-graisseux de l'orbite, dont elle est séparée par la gaine cellulo-fibreuse que la capsule de Ténon fournit à la portion charnue de ces muscles. En étudiant cette capsule, c'est-à-dire l'aponévrose orbitaire, nous avons vu que ces gaines sont très accusées au point où le muscle traverse l'aponévrose, et qu'elles diminuent d'épaisseur et de consistance à mesure qu'on se rapproche de l'extrémité postérieure du muscle.

Insertions et structure. — Tous ces muscles s'insèrent par leur extrémité postérieure autour du nerf optique et du trou optique, sur la gaine du nerf, sur la surface osseuse et sur l'anneau de Zinn ; ces insertions seront précisées lorsque nous parlerons de chaque muscle en particulier. L'extrémité antérieure de ces muscles se comporte de la manière suivante : à l'extrémité antérieure de la portion charnue, le muscle se divise en deux faisceaux ou tendons, le tendon interne ou oculaire et le tendon externe ou orbitaire.

Le *tendon oculaire* traverse la capsule de Ténon, s'aplatit à la manière d'une aponévrose, et vient s'insérer par un tendon de 5 à 8 millimètres de largeur, à fibres parallèles, à la surface de la sclérotique, à quelques millimètres en arrière de la cornée. L'extrémité de ces tendons sur la sclérotique décrit une spirale qui part du tendon du droit interne pour passer par le droit inférieur, le droit externe, et finir au droit supérieur, en s'éloignant de plus en plus de la cornée. Cette ligne spirale est séparée de la cornée par un intervalle de 5 millimètres pour le tendon du droit interne, de 6 pour celui du droit inférieur, de 6 1/2 pour le droit externe et de 7 pour le droit supérieur.

L'autre tendon, *tendon orbitaire*, est situé en dehors de la capsule de Ténon. Ce n'est pas un tendon, à proprement parler, mais un prolongement de la gaine du muscle qui se détache de celui-ci au moment où il traverse la capsule de Ténon, de sorte qu'on peut le décrire comme un prolongement de cette aponévrose. Ce prolongement, décrit par quelques auteurs sous le nom d'*ailerons de l'aponévrose orbitaire*, et par Ténon sous celui de *tendon d'arrêt*, expression qui laisse deviner son usage, se dirige vers la base de l'orbite, où il se fixe d'une manière différente pour chaque muscle droit.

Longueur et direction. — La direction de l'axe du globe oculaire n'est pas la même que celle de la cavité orbitaire : le premier est antéro-postérieur, parallèle à celui du côté opposé ; l'autre oblique, en arrière et en dedans, se confond au niveau de la fosse pituitaire avec celui du côté opposé ; un angle de 20°, ouvert en arrière, sépare ces deux axes. Nous verrons plus loin combien il importe de se souvenir de cet angle pour comprendre l'action des muscles de l'œil, qui suivent dans leur direction l'axe de la cavité orbitaire et non celui du globe oculaire.

Il résulte de la direction des quatre muscles droits, que le droit interne sera plus court que le droit externe, quoiqu'il s'insère plus près de la cornée ; le droit externe, devant contourner la face externe du globe oculaire, est beaucoup plus long et décrit une courbe plus considérable autour du globe oculaire, comme on le voit dans la figure 378.

Action. — Lorsqu'on étudie l'action des muscles de l'œil, on a pour habitude de fixer son attention sur la pupille. Connaissant le sens de la déviation de la pupille, on comprend aisément dans quel sens se portent les autres parties du globe oculaire. Il ne faut point oublier, toutefois, que l'œil se meut sur place autour de son centre ; ainsi, quand la pupille s'abaisse, la macula lutea s'élève, et *vice versa* ; quand elle se porte en dedans, la macula lutea se porte

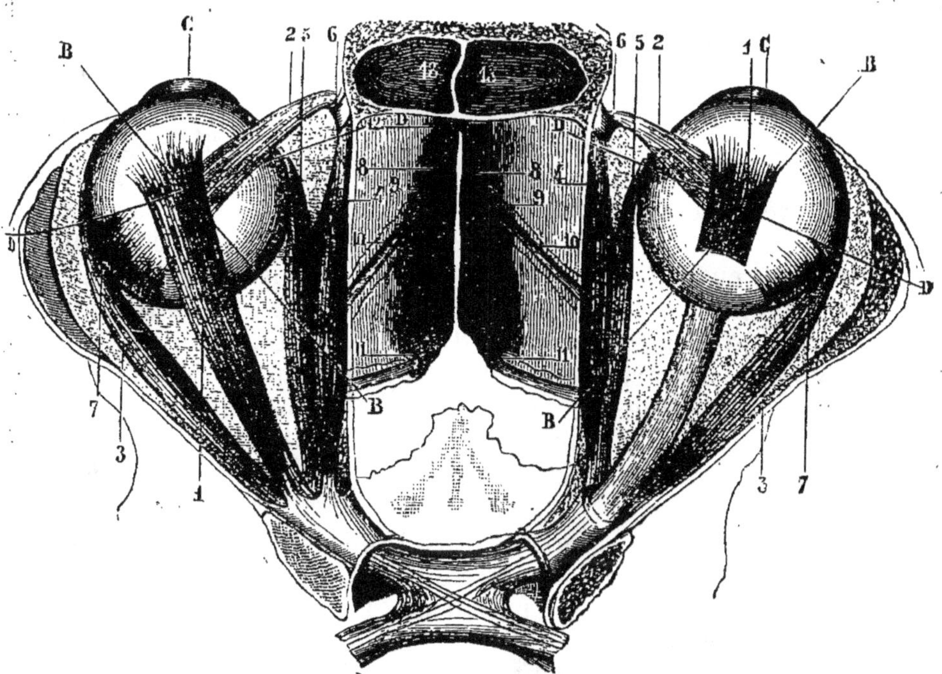

FIG. 378. — Muscles de l'œil.

1, 1. Droit supérieur ; celui du côté droit est coupé pour laisser voir le nerf optique. — 2, 2. Tendon du grand oblique après sa réflexion sur la poulie, 6. — 3, 3. Droit externe. — 4, 4. Partie charnue du grand oblique. — 5, 5. Droit interne. — 7, 7. Insertion du petit oblique sur la sclerotique. — 8, 8. Fente ethmoïdale. — 9, 9. Orifice interne du canal orbitaire interne antérieur. — 10, 10. Artère ethmoïdale antérieure passant par ce canal. — 11, 11 Trou orbitaire interne postérieur. — 12. Trou borgne du frontal. — 13, 13. Sinus frontaux séparés par une cloison. — B, B. Axe de rotation des globes oculaires pendant la contraction des muscles obliques. — D, D. Axe de rotation pendant la contraction du droit supérieur et du droit inférieur. — C. Cornée.

en dehors. Il ne peut en être autrement, puisque la macula lutea est le point de la rétine sur lequel les images viennent se produire, et que la pupille, traversée par les rayons lumineux, doit former avec la macula lutea et l'objet que l'on regarde une ligne parfaitement droite.

2° *Caractères propres à chacun des muscles droits.*

Droit interne. — Ce muscle est parallèle à l'axe antéro-postérieur de l'œil et à la paroi interne de l'orbite ; sa direction est donc antéro-postérieure. Pour cette raison, il est le plus court, mais il est aussi le plus fort.

Insertions. — En arrière, le droit interne s'insère sur le faisceau interne du tendon de Zinn [1] et sur la partie interne de la gaine du nerf optique.

En avant, il se divise en deux parties : la partie principale, véritable continuation du muscle, traverse la capsule de Ténon pour venir se fixer sous le nom de *tendon oculaire* à la sclérotique, à 4 ou 5 millimètres de la cornée ; l'autre portion, *tendon orbitaire* ou *tendon d'arrêt*, est une sorte de ligament qui part de la gaine fibreuse du muscle avant le point où celui-ci traverse la capsule de Ténon. Ce tendon d'arrêt va s'attacher à la crête de l'os unguis, en arrière du sac lacrymal. Sappey décrit ce faisceau comme une dépendance de l'aponévrose orbitaire ; d'après cet anatomiste, la moitié antérieure de ce tendon serait formée de fibres lisses auxquelles il donne le nom de *muscle orbitaire interne*.

Action. — Que le tendon d'arrêt soit un véritable tendon, ou une dépendance de l'aponévrose orbitaire, il n'en est pas moins vrai qu'il joue le rôle d'un tendon. Le muscle droit interne se trouve donc maintenu par deux points fixes au sommet et à la base de l'orbite. Lorsqu'il se contracte, le tendon oculaire tire la partie antérieure du globe oculaire en dedans et en arrière ; celui-ci tourne sur son diamètre vertical, et la pupille est dirigée en dedans : ce muscle s'appelle pour cette raison *adducteur de la pupille*. Le rôle du tendon d'arrêt est d'empêcher le muscle de tirer le globe oculaire directement en arrière et de le comprimer pendant sa contraction.

Droit externe. — Ce muscle est dirigé obliquement d'arrière en avant et de dedans en dehors ; vers sa partie antérieure, il décrit une courbe autour du globe oculaire pour arriver à son

1. On appelle *tendon de Zinn, ligament de Zinn, anneau de Zinn*, un tendon commun à plusieurs muscles de l'œil. Ce tendon s'insère en arrière dans une petite fossette située au-dessous et en dehors du trou optique, près de la partie large de la fente sphénoïdale. Le tendon se divise ensuite en trois faisceaux qui donnent insertion, l'interne au muscle droit interne, le moyen au droit inférieur, et l'externe au droit externe. Le faisceau du droit externe est bifurqué, et l'espace qui sépare les deux branches de bifurcation s'appelle plus particulièrement *anneau de Zinn*.

insertion sur la sclérotique. C'est le plus long des muscles droits; il est mince en arrière, large en avant, de sorte qu'il offre une forme triangulaire. Il regarde directement en dehors par sa face externe en rapport avec la paroi de l'orbite et la glande lacrymale, et directement en dedans par sa face interne.

Insertions. — En arrière, il s'insère sur le faisceau externe du tendon de Zinn, tendon bifurqué en forme d'anneau, dans lequel passent les nerfs moteur oculaire commun, moteur oculaire externe et nasal.

En avant, il se divise en deux parties : la partie principale continue le muscle et traverse la capsule de Ténon sous le nom de *tendon oculaire*, pour venir s'insérer sur la sclérotique, à 6 millimètres en arrière de la cornée, par un tendon aplati; l'autre portion, *tendon orbitaire*, *tendon d'arrêt*, se porte à la base de l'orbite, sur laquelle il se fixe en arrière du ligament palpébral externe. Ce tendon est un prolongement de la gaine fibro-celluleuse du muscle, qui part du muscle immédiatement en arrière de la capsule de Ténon. Sappey décrit sous le nom de *muscle orbitaire externe* la moitié antérieure de ce tendon, dans lequel il aurait trouvé des fibres musculaires lisses.

Action.—Ce muscle dirige la pupille en dehors; aussi est-il appelé *abducteur de la pupille*. Son tendon d'arrêt a pour action, comme celui du droit interne, de corriger la direction de l'action du muscle lorsqu'il se contracte, et d'empêcher la compression du globe oculaire.

Droit supérieur. — Ce muscle sépare le globe oculaire et le tendon réfléchi du grand oblique de l'élévateur de la paupière supérieure.

Insertions. — En arrière, il s'insère à la partie supérieure de la gaine du nerf optique, près du trou optique, et à la partie supérieure et un peu externe du trou optique, où il se confond un peu avec le droit externe.

En avant, il se divise en deux parties, comme le droit interne et le droit externe : un tendon oculaire et un tendon d'arrêt; le *tendon oculaire*, après avoir traversé la capsule de Ténon, s'insère sur la sclérotique, à 7 millimètres en arrière de la cornée. Le *tendon d'arrêt* ne se porte pas aux parois de l'orbite, comme celui des muscles précédents; parti de la gaine fibreuse du muscle, immédiatement en arrière de la capsule de Ténon, il se porte en avant et en haut, glisse entre le cul-de-sac supérieur de la conjonctive et le releveur de la paupière supérieure, pour se confondre avec la moitié inférieure du tendon du releveur, et s'insérer comme lui au cartilage tarse.

Action. — Ce muscle est *élévateur de la pupille;* mais comme son axe n'est pas parallèle à l'axe antéro-postérieur du globe oculaire, il ne peut porter la pupille directement en haut qu'avec le secours d'autres muscles, comme nous le verrons plus loin. Le prolongement qu'il fournit à la paupière joue le rôle de tendon d'arrêt et force le muscle à tirer en arrière et en haut. Le tendon d'arrêt s'insérant à des parties un peu mobiles, il en résulte que la paupière est légèrement relevée lorsque la pupille se porte en haut; il est facile de se convaincre de cette action sur soi-même.

Droit inférieur. — Ce muscle est situé entre le globe oculaire et le plancher de l'orbite, dont il est séparé par le muscle petit oblique.

Insertions. — En arrière, il s'insère au faisceau moyen du tendon de Zinn; en avant, il se divise comme les autres muscles droits : son *tendon oculaire*, après avoir traversé la capsule de Ténon, s'insère sur la sclérotique, à 6 millimètres de la cornée. Quant au *tendon d'arrêt*, expansion de la gaine fibreuse du muscle, elle est analogue à celle du droit supérieur; elle passe sur la face profonde du cul-de-sac inférieur de la conjonctive, pour aller se fixer au ligament large de la paupière inférieure.

Action. — Il est *abaisseur de la pupille;* mais, pour l'abaisser directement, il lui faut l'aide d'autres muscles, comme nous le verrons plus loin. Le tendon d'arrêt force le muscle à tirer l'œil en bas et en arrière; par ce même tendon d'arrêt, il abaisse la paupière inférieure; il est, en effet, impossible de diriger le regard en bas sans déterminer l'abaissement de la paupière inférieure.

C. — Muscles obliques de l'œil.

Il y a deux muscles obliques, le grand oblique ou oblique supérieur, et le petit oblique ou oblique inférieur. Ces deux muscles s'enroulent autour du globe oculaire, d'avant en arrière et de dedans en dehors; ils s'insèrent tous les deux à la partie postérieure et externe de la sclérotique, de sorte que, par leur réunion, ils représentent une sorte de sangle musculaire embrassant obliquement le globe de l'œil.

Grand oblique. — Quoique ce muscle s'insère au fond, au sommet de l'orbite, il agit sur le globe oculaire comme s'il s'insérait à la partie interne de l'arcade orbitaire. C'est là que son tendon se réfléchit, et l'on sait que lorsque les muscles réfléchis se contractent, ils portent le point mobile vers le point de réflexion.

Le grand oblique, le plus long des muscles de l'œil, offre une portion directe ou charnue, et une portion réfléchie ou tendineuse.

Insertions. — Il s'insère, en arrière, à la partie interne du trou optique et à la partie interne de la gaine du nerf optique, au voisinage du trou. Son tendon antérieur, après s'être réfléchi sur la poulie, vient s'insérer en s'élargissant, à la partie postérieure et externe du globe oculaire, à quelques millimètres en dehors du nerf optique.

Direction. — La portion charnue du grand oblique se dirige d'arrière en avant, parallèlement au droit interne, au-dessus duquel elle est située. Sa portion tendineuse forme avec la précédente un angle de 45° environ, pour se porter en arrière, en dehors et en bas, jusqu'à son insertion mobile ; la poulie de réflexion forme naturellement le sommet de cet angle.

Rapports. — La portion charnue du grand oblique est située entre le droit supérieur et le droit interne, contre le périoste de l'orbite, à la partie la plus interne de la paroi supérieure de cette cavité.

La portion tendineuse traverse la capsule de Ténon et s'insinue entre le droit supérieur et la partie supérieure du globe oculaire autour duquel elle s'enroule en se dirigeant en dehors, en arrière et en bas. Au niveau de la poulie de réflexion, une petite bourse séreuse facilite le glissement du tendon. Cette poulie, de nature fibro-cartilagineuse, est une sorte d'arc situé à la partie interne du rebord orbitaire, à quelques millimètres en arrière de ce bord. Réunie au frontal, la poulie forme un trou dans lequel s'engage le tendon.

Structure. — La portion charnue est dépourvue de gaine fibro-celluleuse. La portion tendineuse reçoit une gaine, véritable prolongement tubulé de la capsule de Ténon ; cette gaine s'étend de cette capsule à la poulie cartilagineuse, avec laquelle elle se confond.

Action. — Le grand oblique porte la partie postérieure et externe du globe de l'œil en haut et en dedans, vers la poulie de réflexion ; or, le globe de l'œil tournant sur lui-même et ne se déplaçant pas, la pupille doit être portée en sens inverse, c'est-à-dire en bas et en dehors. Telle est l'action du grand oblique.

Petit oblique. — Le petit oblique est situé tout entier à la partie antérieure de l'orbite, sur le plancher de cette cavité, au-dessous du globe oculaire. C'est le plus court des muscles de l'œil.

Insertions. — Ce muscle prend son point d'insertion fixe sur la partie antérieure et interne du plancher de l'orbite, près du sac lacrymal.

Les fibres de ce muscle se portent en arrière, en dehors et en haut, pour s'insérer à la partie postérieure et externe du globe oculaire, à quelques millimètres en dehors du nerf optique.

Rapports. — Le petit oblique, situé à son origine entre le plancher de l'orbite et le droit inférieur, traverse ensuite la capsule de Ténon, et se confond par un tendon assez large, avec la sclérotique.

Ce muscle est pourvu, dans sa portion charnue, d'une gaine fibro-celluleuse fournie par l'aponévrose orbitaire, comme celles des muscles droits.

Action. — Le petit oblique porte la partie postérieure et externe du globe de l'œil en bas et en dedans, vers la région du sac lacrymal; comme le globe de l'œil tourne sur lui-même et ne se déplace pas, la pupille est dirigée en sens inverse, c'est-à-dire en haut et en dehors.

Action des muscles de l'œil dans les divers mouvements du globe oculaire.

Nous connaissons l'action isolée de chaque muscle ; il s'agit maintenant d'étudier quelle est la part de chaque muscle dans les divers mouvements du globe oculaire.

Faisons observer d'abord que l'œil ne subit jamais aucune pression de la part des muscles qui se contractent autour de lui.

Lorsqu'un muscle se contracte, le muscle antagoniste, c'est-à-dire le muscle opposé, s'allonge d'une longueur équivalente. La présence du tendon d'arrêt a pour résultat d'empêcher la compression du globe oculaire par les muscles droits. On croyait autrefois que les quatre muscles droits pouvaient se contracter simultanément, attirer l'œil en arrière et allonger son axe antéro-postérieur par la compression, allongement qui expliquait le phénomène de l'accommodation. Aujourd'hui que l'on connait mieux l'anatomie et la physiologie de ces organes, on n'admet plus ni la projection en arrière du globe de l'œil, ni sa compression ; la capsule de Ténon s'oppose au premier de ces mouvements, les tendons d'arrêt des muscles empêchent la compression.

Répétons encore que, dans les mouvements qu'il exécute, l'œil tourne sur lui-même, autour de ses divers diamètres, sans changer de place. Voyons maintenant les divers mouvements du globe de l'œil.

1° Lorsque l'œil *regarde directement en avant,* aucun muscle ne se contracte, ils se font tous équilibre par leur force tonique. Les deux axes antéro-postérieurs sont parallèles, c'est-à-dire que l'intervalle qui sépare les centres des deux *pupilles* est égal à celui qui sépare les deux *taches jaunes* sur les rétines.

2° Si l'œil *regarde directement en dedans ou en dehors*, un seul muscle se contracte ; le droit interne porte la pupille en dedans, le droit externe la porte en dehors. Dans ces mouvements, l'œil tourne autour de son axe vertical. Un seul muscle est nécessaire pour chacun de ces mouvements, parce qu'ils se trouvent tous les deux sur le trajet d'un plan horizontal qui diviserait le globe oculaire en deux hémisphères égaux.

3° Si l'on *regarde directement en haut*, le droit supérieur se contracte évidemment. Mais s'il se contractait seul, il ferait dévier la pupille un peu en dedans, parce que le plan vertical passant par ce muscle est situé en dedans du plan vertical qui passerait par l'axe antéro-postérieur de l'œil ; il suffit de se rappeler les insertions de ce muscle et sa direction pour comprendre cette action. Pour porter la pupille directement en haut, le droit supérieur doit donc combiner son action avec celle d'un muscle qui porte la pupille en haut et en dehors. L'action combinée de ces deux muscles dirigera la pupille en haut. Ce muscle antagoniste est le petit oblique. Par conséquent, lorsque l'œil regarde en haut, deux muscles se contractent pour chaque œil, le droit supérieur et le petit oblique.

4° Lorsque l'œil *regarde directement en bas*, le droit inférieur se contracte ; mais comme il est situé en dedans de l'axe antéro-postérieur du globe oculaire, comme le précédent, il fait dévier la pupille un peu en dedans. Il associe son action à celle du muscle antagoniste qui porte la pupille en bas et en dehors, c'est-à-dire du grand oblique. Par conséquent, lorsque l'œil regarde en bas, deux muscles entrent en action dans chaque orbite, le droit inférieur et le grand oblique.

5° Lorsque l'œil *regarde dans les positions intermédiaires aux précédentes*, c'est-à-dire obliquement en haut et en dehors, en haut et en dedans, en bas et en dehors, en bas et en dedans, on observe la contraction simultanée de plusieurs muscles, faciles à déterminer dans ces divers mouvements. Trois muscles se contractent dans chacun des orbites. Ainsi, pour porter la pupille *en haut et en dehors*, il faut le concours de l'élévateur de la pupille et de l'adducteur, et de plus celui du petit oblique corrigeant l'action du droit supérieur qui tend à faire dévier la pupille en dedans.

§ 4. — Conjonctive.

On appelle conjonctive, ou *tunica adunata*, une membrane muqueuse qui couvre la face postérieure des paupières et qui se réfléchit sur la partie antérieure du globe oculaire. Lorsque les paupières sont fermées, la conjonctive représente une membrane séreuse dont le feuillet viscéral serait appliqué sur le globe oculaire et dont le feuillet pariétal serait adossé aux paupières.

Cette disposition existe chez l'embryon jusqu'au moment où la fente palpébrale s'établit.

Confondue avec la peau au niveau du bord libre des paupières, elle se porte sur la face postérieure de ces voiles membraneux pour se réfléchir sur le globe oculaire, en formant un cul-de-sac circulaire appelé cul-de-sac *oculo-palpébral*, et interrompu seulement à la commissure interne des paupières. On a l'habitude de lui décrire plusieurs parties, selon les régions qu'elle occupe. Nous étudierons par conséquent : 1° la conjonctive palpébrale ; 2° la conjonctive du cul-de-sac ; 3° la conjonctive de la commissure interne des paupières ; 4° la conjonctive oculaire.

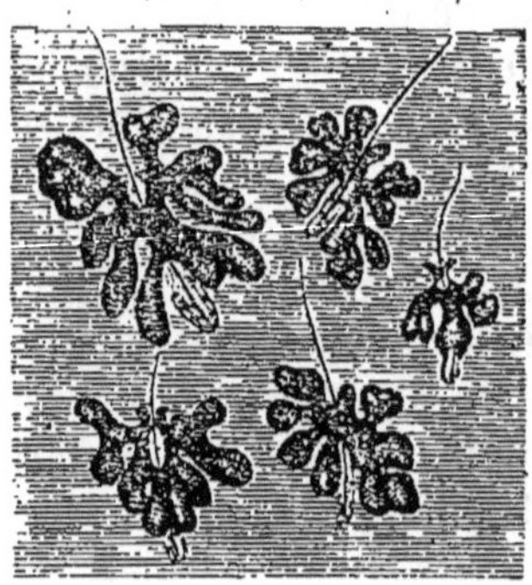

Fig. 379. — Glandes sébacées et follicules pileux de la caroncule lacrymale, grossis 7 fois.

1° La *conjonctive palpébrale* est très adhérente aux paupières et très vasculaire ; elle présente de petites papilles qui s'hypertrophient, sous l'influence de l'inflammation, pour former des granulations.

2° La *conjonctive du cul-de-sac* forme le cul-de-sac oculo-palpébral, qui occupe la partie supérieure, inférieure et externe du globe oculaire. Ce cul-de-sac est plus profond à la partie supérieure qu'à la partie inférieure, et plus à la partie inférieure qu'à la partie externe. En haut et en bas, il correspond au sillon orbito-palpébral, de sorte qu'on peut introduire un bistouri dans ce sillon sans ouvrir le cul-de-sac. A ce niveau, elle est moins adhérente qu'aux paupières, et doublée par l'aponévrose orbito-oculaire. C'est à la partie supérieure et externe du cul-de-sac oculo-palpébral que s'ouvrent les conduits excréteurs de la glande lacrymale.

3° La *conjonctive de la commissure interne* des paupières forme la caroncule lacrymale et le repli semi-lunaire. La *caroncule* est une saillie de la conjonctive, de couleur rougeâtre, et située au grand angle de l'œil. Cette saillie muqueuse est due à la présence de dix à douze follicules pileux et de quelques glandes sébacées situés à ce niveau. A la surface de la caroncule, on voit sortir l'extrémité de petits poils situés dans ces follicules pileux. Le *repli semi-lunaire* est situé en dehors de la caroncule ; il est formé par la conjonctive qui s'adosse à elle-même. Ce repli forme un croissant vertical dont la concavité regarde en dehors. Lorsque la pupille se porte en dedans, le croissant diminue en surface ; lorsqu'elle se porte en dehors, sa surface augmente. Ce repli est le rudiment de la membrane clignotante de quelques animaux.

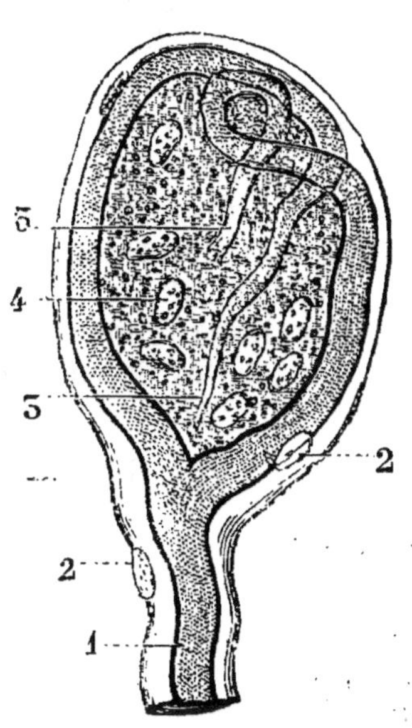

FIG. 380. — Corpuscule de Krause, avec bifurcation du filament nerveux terminal (d'après Rouget).

1. Tube nerveux à myéline. — 2, 2. Gaine de Schwann avec ses noyaux. — 3, 3. Terminaison du tube nerveux dépouillé de sa myéline. — 4. Substance nerveuse du corpuscule avec ses noyaux.

4° La *conjonctive oculaire* ou *bulbaire* se comporte différemment sur la cornée et sur la sclérotique. Au niveau de la sclérotique, elle glisse sur cette membrane au moyen d'un tissu cellulaire lâche, et recouvre à ce niveau l'extrémité antérieure des tendons des muscles de l'œil. Au niveau de la cornée, la conjonctive se réduit à son feuillet épithélial, qui passe seul sur la face antérieure de la cornée.

Structure. — La conjonctive est formée de deux couches superposées, de vaisseaux, de nerfs et de glandes.

La *couche profonde*, ou derme, est mince ; des éléments de

tissu cellulaire et élastique la constituent. Elle présente des papilles très nombreuses sur la conjonctive palpébrale, moins abondantes au niveau de la sclérotique et diminuant insensiblement à mesure qu'on se rapproche de la cornée. On trouve aussi, au voisinage de la cornée, de petits follicules clos qui s'hypertrophient quelquefois et constituent alors les granulations folliculaires de la conjonctive. La *couche superficielle* est formée de couches épithéliales : cellules qui sont pavimenteuses et forment une seule couche sur la cornée ; pavimenteuses et polyédriques mélangées sur le reste de la conjonctive, où elles forment plusieurs couches superposées.

Les *artères* viennent des branches de l'ophthalmique les plus voisines.

Les *nerfs* viennent des nerfs ciliaires et des nerfs nasal externe, frontal, lacrymal et sous-orbitaire. On trouve un certain nombre de filets nerveux se terminant dans les corpuscules de Krause, assez abondants dans la conjonctive.

Les *glandes* de la conjonctive sont de petits lobules pourvus d'un canal excréteur qui traverse l'épaisseur de la muqueuse. Ces lobules sont disséminés dans le tissu cellulaire sous-conjonctival, à la moitié interne des culs-de-sac oculo-palpébraux supérieur et inférieur. Ils représentent la glande de Harder, qu'on trouve chez les ruminants, avec cette différence que chez l'homme les lobules de cette glande en grappe sont disséminés.

§ 5. — **Paupières.**

Les paupières sont deux voiles membraneux situés au-devant du globe oculaire, qu'ils protègent, et sur lequel ils se moulent.

Ces voiles sont transparents, et lorsque les paupières sont fermées, on entrevoit parfaitement la lumière et l'obscurité. La paupière supérieure est agitée de mouvements fréquents d'élévation et d'abaissement. L'abaissement constitue le clignement ; celui-ci est produit par la tonicité de l'orbiculaire des paupières et la fatigue du releveur. Pendant le clignement, la paupière inférieure est immobile.

Les deux paupières n'ont pas la même hauteur, celle de la paupière supérieure est double de l'inférieure.

Les paupières offrent à l'étude deux faces, deux bords et deux extrémités.

Face antérieure. — Convexe, cette face est formée par la peau ; elle présente des rides transversales plus marquées chez le vieillard. Cette face, régulièrement convexe, se déprime par le bord adhérent de la paupière pour former un sillon très profond à la paupière supérieure. Ce sillon est connu sous le nom d'*orbito-palpébral*. Il est situé en face du sillon oculo-palpébral de la conjonctive. Chez quelques personnes, ce sillon est remplacé par une saillie qui leur donne un cachet tout particulier ; cette saillie est déterminée par un amas de tissu graisseux.

Face postérieure. — La face postérieure ou muqueuse est formée par la conjonctive : elle est exactement appliquée sur le globe oculaire et se continue avec le cul-de-sac oculo-palpébral. (Voy. *Conjonctive.*) On y voit, vers le bord libre, des lignes jaunes verticales qui indiquent la présence des glandes de Meibomius.

Bord adhérent. — Ce bord est situé au niveau de la base de l'orbite. Il est beaucoup plus épais que le bord libre, car, à son niveau, les diverses couches qui entrent dans la composition des paupières se séparent pour se porter : les unes, comme la peau, vers la région du front ; les autres, comme la conjonctive, vers la cavité de l'orbite. Ce bord adhérent sera mieux compris avec la structure des paupières.

Bord libre. — Le bord libre est la partie de la paupière qui mérite le plus de fixer l'attention. Ce bord libre est divisé en deux parties par une saillie appelée *tubercule lacrymal*. La portion du bord située en dedans du tubercule a reçu le nom de *portion lacrymale* du bord libre des paupières ; le reste de ce bord, en dehors du tubercule lacrymal, forme la *portion oculaire* ou *ciliaire*.

Le *tubercule lacrymal* est une saillie située près du grand angle de l'œil, sur le bord libre de la paupière. Celui de la paupière supérieure est un peu plus interne que l'autre. Au sommet de ce tubercule, on voit un point noir qui occupe la lèvre postérieure du sommet, ou, en d'autres termes, qui regarde en arrière pour se mettre en contact avec le globe oculaire. Ce point, appelé *point lacrymal*, est l'orifice béant d'un conduit qui prend les larmes à la surface de la conjonctive pour les porter dans le sac lacrymal.

La *portion lacrymale* du bord libre des paupières est arrondie et se réunit à celle de la paupière opposée pour former l'angle interne de l'œil. Cette portion est complètement dépourvue de cils. A son niveau, on voit une ligne blanche à travers la peau transparente ; cette ligne est formée par le conduit lacrymal et le ligament des cartilages tarses.

La *portion oculaire* ou *ciliaire* présente une surface de 1 mill. de largeur, à laquelle on peut considérer deux lèvres et un interstice. La lèvre postérieure, en contact avec le globe oculaire, présente les orifices des glandes de Meibomius ; sur la lèvre antérieure on trouve l'implantation des cils, et l'interstice vient au contact de celui du côté opposé pendant l'occlusion des paupières. Des auteurs ont dit que ce bord libre est taillé en biseau aux dépens de sa face postérieure et que, dans l'occlusion des paupières, il existe un canal prismatique et triangulaire destiné à porter les

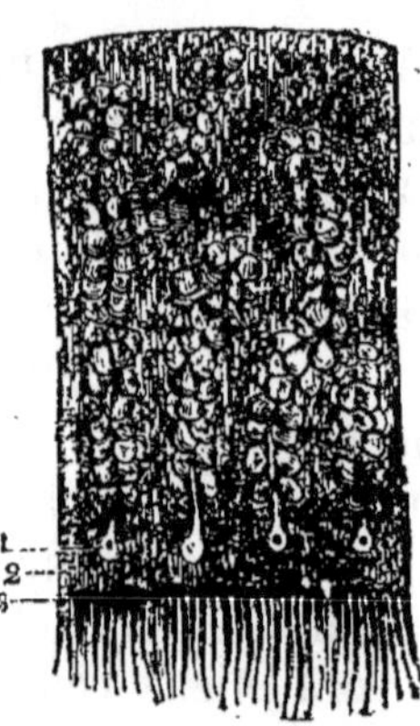

FIG. 381. — Glandes de Meibomius sur la face muqueuse de la paupière.

1. Orifice d'une glande de Meibomius. — 2. Surface du bord libre de la paupière. — 3. Lèvre antérieure ou ciliaire du même bord.

larmes vers l'angle interne de l'œil. Ce canal n'existe pas, et les larmes glissent entre la face postérieure des paupières et le globe oculaire.

La rigidité du bord libre des paupières et leur accolement constant au globe oculaire sont dus à la présence d'un cartilage situé au niveau de leur bord libre.

Structure.

Les paupières se composent de plusieurs couches superposées, de glandes, de vaisseaux et de nerfs.

D'avant en arrière, les couches sont superposées dans l'ordre suivant, pour les deux paupières :

1° Couche cutanée ; 2° couche celluleuse sous-cutanée ; 3° couche musculaire ; 4° couche fibreuse et cartilaginiforme ; 5° couche muqueuse. Nous suivrons le même ordre dans leur étude.

1° Couche cutanée. — La peau des paupières est excessivement mince et ne diffère pas de la peau du reste du corps. Elle est recouverte d'un nombre considérable de poils de duvet excessivement petits.

2° Couche cellulaire sous-cutanée. — Le tissu sous-cutané des paupières est mince et très lâche. Jamais la graisse ne s'y accumule, et l'on y trouve à peine quelques vésicules graisseuses éparses. Cette couche s'infiltre avec la plus grande facilité, d'où le volume énorme qu'acquièrent les paupières dans les hydropisies, dans l'érisypèle, dans les contusions, etc.

3° Couche musculaire. — La couche musculaire est formée par l'orbiculaire des paupières. Au niveau du bord libre, elle constitue la portion *ciliaire* du muscle ; plus loin, sur les paupières mêmes, elle forme la portion *palpébrale*. Cette couche est pâle et mince, elle sépare le tissu cellulaire sous-cutané de la couche fibreuse et cartilagineuse (voy. *Muscles de la face*).

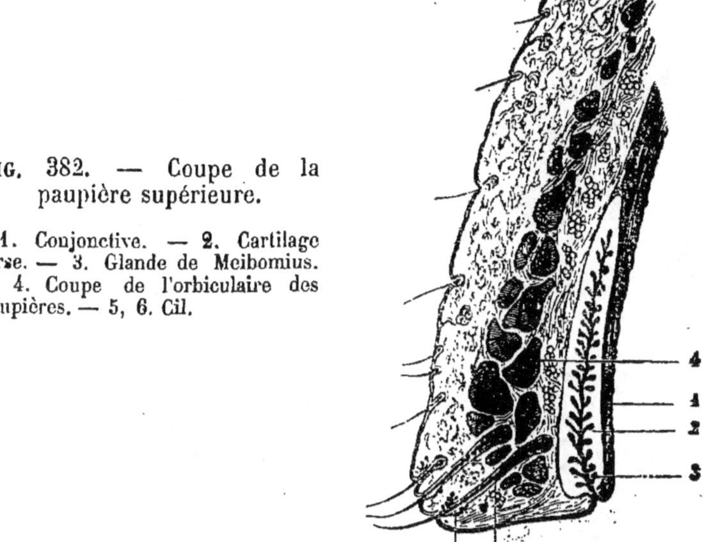

FIG. 382. — Coupe de la paupière supérieure.

1. Conjonctive. — 2. Cartilage tarse. — 3. Glande de Meibomius. — 4. Coupe de l'orbiculaire des paupières. — 5, 6. Cil.

4° Couche fibreuse et cartilaginiforme. — Nous disons qu'une portion de cette couche est cartilaginiforme et non pas cartilagineuse, parce que les cartilages tarses ne possèdent que la consistance du cartilage sans en avoir la structure.

Le cartilage tarse est une lamelle fibreuse de près de 1 millimètre d'épaisseur, occupant presque toute la longueur de la portion ciliaire du bord libre des paupières.

Le cartilage tarse de la paupière supérieure est plus grand que celui de la paupière inférieure. Il a la même longueur, mais il présente une hauteur plus considérable ; son bord adhérent est convexe ; celui de la paupière nférieure est horizontal et parallèle au bord libre.

Il présente : une face postérieure en rapport avec la muqueuse, qui lui adhère; une face antérieure en rapport avec la couche musculaire; un bord libre, formant le bord libre des paupières, et recouvert par la muqueuse qui se continue avec la peau, et un bord adhérent donnant insertion à la portion fibreuse.

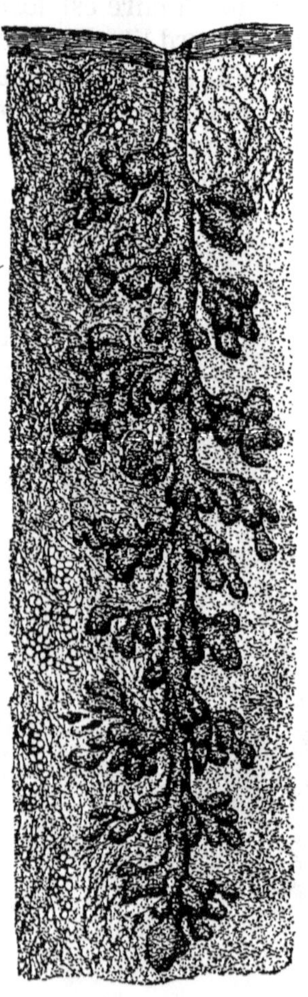

Fig. 383. — Une glande de Meibomius.

La portion fibreuse de cette couche est formée par un prolongement du périoste du rebord orbitaire. Connu sous le nom de *ligament large*, ce prolongement fibreux occupe les deux paupières et s'insère sur le bord adhérent du cartilage tarse et de chaque côté de ce cartilage sur les ligaments interne et externe des commissures. Ces ligaments sont disposés de manière à fermer complètement la base de l'orbite avec les cartilages tarses, pendant l'occlusion des paupières.

En arrière de ce ligament large, on trouve le tendon aplati du muscle releveur de la paupière supérieure. En arrière de celui de la paupière inférieure, on voit l'expansion tendineuse du muscle droit inférieur de l'œil.

5° Couche muqueuse. — La couche muqueuse est formée par la conjonctive (voy. *Conjonctive*).

Glandes. — Les glandes des paupières sont assez nombreuses. On y trouve celles qui se rencontrent dans toutes les régions de la peau, celles de la conjonctive, et en outre deux rangées de glandes en grappe au niveau du bord libre. Ces glandes sont les glandes de Meibomius et les glandes ciliaires.

Glandes de Meibomius. — Ces glandes, situées dans l'épaisseur des cartilages tarses, sur la face postérieure desquels on les aperçoit sous forme de lignes jaunes, sont des glandes en grappe, allongées, dont le canal excréteur, à peu près rectiligne, s'ouvre sur la lèvre postérieure du bord libre des paupières.

Le canal offre de 100 à 200 μ de largeur ; sa paroi est formée de fibres de tissu conjonctif et d'éléments élastiques assez rares ; les culs-de-sac, arrondis ou allongés, se jettent dans le canal excréteur commun, isolément ou réunis avec ceux du voisinage pour former un acinus (fig. 383). Les culs-de-sac ont de 100 à 200 μ ; ils offrent exactement la même structure que les glandes sébacées. Dans leur cavité, il se fait une production incessante de cellules d'apparence graisseuse, remplies de granulations et de gouttelettes graisseuses qui ne s'agglomèrent pas. Ces cellules, en se détruisant, forment un liquide qui humecte le bord libre des paupières et empêche l'écoulement des larmes sur la peau. Pour la plupart des auteurs allemands, la chassie serait fournie par ces glandes ; Sappey la fait venir des glandes ciliaires.

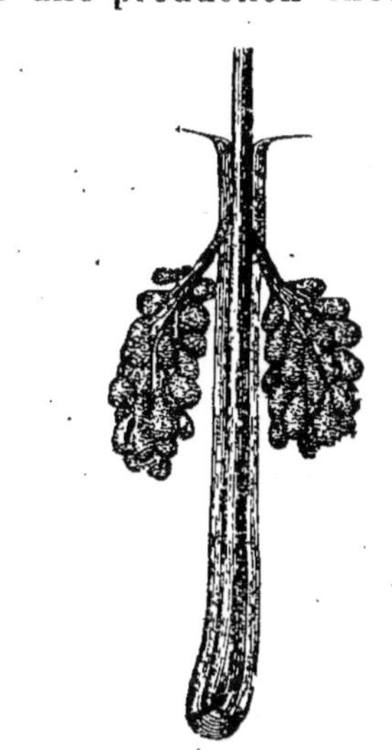

Fig. 384. — Un cil avec son follicule pileux et ses glandes ciliaires.

Glandes ciliaires. — On donne le nom de glandes ciliaires à des glandes sébacées situées dans l'épaisseur du bord libre des paupières et s'ouvrant dans le follicule pileux des cils. Ces glandes sont nombreuses ; on en trouve, en moyenne, 125 environ pour chaque paupière.

Muscles palpébraux. — H. Müller a découvert des fibres musculaires lisses étalées au-dessous de la conjonctive palpébrale, chez l'homme et les mammifères. Le palpébral supérieur est étendu du bord supérieur du cartilage tarse au muscle releveur de la paupière, avec lequel il semble se continuer ; le palpébral inférieur se porte du bord inférieur du cartilage tarse au tissu conjonctif qui entoure le petit oblique. Ces deux muscles sont situés au-dessous de la conjonctive, et leurs faisceaux s'anastomosent en réseau. Sappey a décrit plus tard des fibres musculaires lisses dans la même région ; il leur a donné le nom de *muscle orbito-palpébral.*

Vaisseaux et nerfs. — Les paupières reçoivent deux *artères* principales, les palpébrales, et plusieurs accessoires qui sont fournies par les artères voisines, telles que : artères sous-orbitaire, sus-orbitaire, temporale, faciale. Les palpébrales viennent de l'ophthalmique ; elles se portent en bas et en dehors dans l'épaisseur des paupières. Elles sont situées entre le cartilage tarse et le muscle orbiculaire, à 3 millimètres du bord libre des paupières, qu'elles accompagnent dans toute son étendue en donnant des rameaux aux parties constituantes des paupières.

Les *veines* sont irrégulières dans leur trajet ; elles se jettent en partie dans la veine ophthalmique, et en partie dans la faciale.

Les *lymphatiques* se portent en bas et en dehors, et se rendent aux ganglions sous-maxillaires postérieurs.

Les *nerfs* proviennent de deux sources. Le nerf facial donne le mouvement, et le trijumeau fournit aux parties sensibles.

§ 6. — Sourcils.

On appelle sourcil une région très limitée, située au-devant de l'arcade orbitaire et surmontant les paupières.

On trouve dans cette région, de la profondeur vers la superficie : l'arcade orbitaire revêtue de son périoste ; les fibres entrecroisées des muscles sourcilier, frontal et orbiculaire des paupières ; enfin la peau, à la face profonde de laquelle adhèrent les fibres du sourcilier et du frontal. Dans l'épaisseur de la peau on trouve des glandes sébacées nombreuses et très développées, et des poils qui se dirigent obliquement en bas et en dehors. Les artères du sourcil viennent de l'artère sus-orbitaire et de la temporale ; les veines vont dans l'ophthalmique et la temporale ; les lymphatiques se jettent dans les ganglions sous-maxillaires postérieurs ; les nerfs sont fournis par le facial qui anime les muscles, et par le trijumeau qui se rend à la peau.

§ 7. — Appareil lacrymal.

L'*appareil lacrymal* est un appareil de sécrétion. Il est situé au-devant du globe oculaire, en partie dans l'épaisseur des paupières.

On donne le nom de *voies lacrymales* aux divers organes qui sont en contact avec les larmes, depuis le point de leur sécrétion jusqu'aux fosses nasales.

A l'état normal, les larmes sont sécrétées sans cesse par la glande lacrymale ; elles lubrifient la surface de la conjonctive et s'écoulent, par des conduits particuliers, dans le méat inférieur des fosses nasales. Dès que la sécrétion devient plus abondante, les larmes ne peuvent plus passer en totalité dans les conduits, elles s'accumulent sur le bord libre des paupières et s'écoulent ensuite sur les joues. On les appelle alors *pleurs*.

L'appareil lacrymal se compose : 1° d'un organe sécréteur, la *glande lacrymale*, qui occupe la partie externe de l'orbite ; 2° de conduits vecteurs qui portent les larmes dans le cul-de-sac conjonctival, les *canaux de la glande lacrymale ;* 3° de la surface de la conjonctive sur laquelle les larmes s'étalent ; 4° du *lac lacrymal*, espace dans lequel les larmes séjournent ; 5° des *conduits*

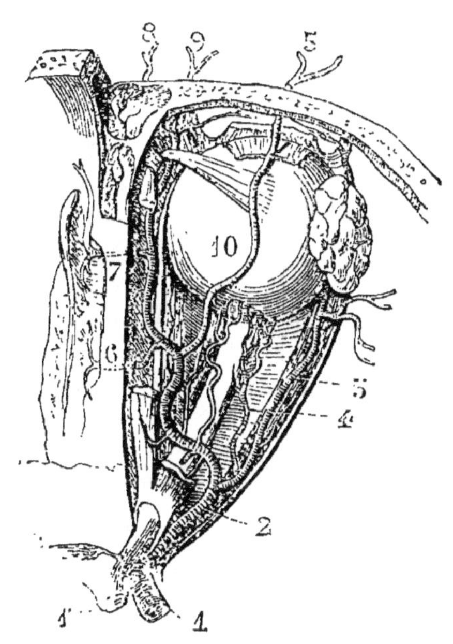

FIG. 385. — Montrant les artères de l'orbite et la glande lacrymale.

1. Artère carotide interne. — 2. Artère ophthalmique. — 3. Artère lacrymale. — 4. Artères ciliaires postérieures. — 5. Artère sus-orbitaire. — 6. Artère ethmoïdale postérieure. — 7. Artère ethmoïdale antérieure. — 8 et 9. Terminaison de la nasale. — 10. Globe oculaire.

lacrymaux, étendus du lac lacrymal au sac lacrymal ; 6° du *sac lacrymal*, réservoir des larmes ; 7° enfin du *canal nasal* qui conduit les larmes dans le méat inférieur.

Dans ce singulier appareil de sécrétion, les larmes, après avoir été formées par la glande lacrymale, suivent un trajet très accidenté avant leur arrivée aux fosses nasales. Elles sont versées sur la conjonctive par de petits conduits, s'étalent à la surface de cette muqueuse qu'elles lubrifient, et s'accumulent ensuite dans le lac lacrymal, à l'angle interne de l'œil. Là, elles sont prises par un système particulier de conduits, qui les portent dans les fosses nasales, où elles arrivent après avoir traversé les conduits lacrymaux, le sac lacrymal et le canal nasal. Étudions ces parties dans leur ordre physiologique.

Glande lacrymale. — La glande lacrymale est une glande en grappe située à la partie externe et supérieure de la base de l'orbite, dans la fossette lacrymale. Cette glande présente deux portions : l'une principale, ou *portion orbitaire ;* l'autre accessoire, ou *portion palpébrale.* Celle-ci est formée par un petit groupe de glandules isolées, situé à la partie externe de la paupière supérieure, entre la conjonctive et le tendon du muscle releveur de la paupière. Elle présente le volume d'une lentille et fait saillie sur la muqueuse.

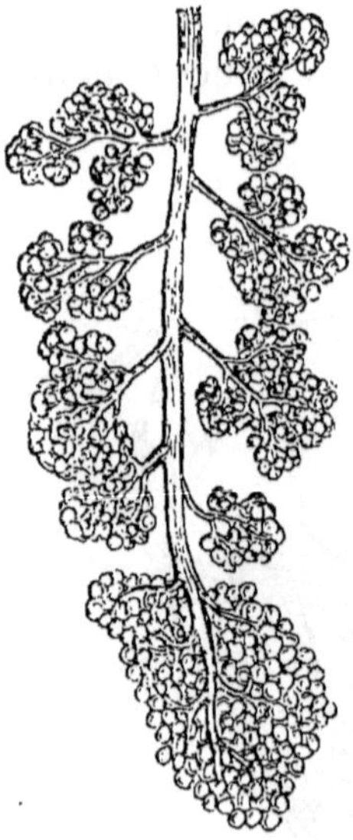

Fig. 386. — Un lobule de la glande lacrymale, avec un conduit excréteur.

La *portion orbitaire,* ou glande lacrymale proprement dite, présente le volume d'une petite noisette aplatie de haut en bas. Elle est contenue dans un dédoublement du feuillet périostique qui tapisse la voûte orbitaire. Sa face supérieure est en rapport avec l'os frontal ; sa face inférieure avec le releveur de la paupière supérieure, et un peu avec le droit externe de l'œil. Son bord postérieur reçoit les vaisseaux et les nerfs ; son bord antérieur déborde souvent l'arcade orbitaire et soulève légèrement l'orbiculaire des paupières.

La glande lacrymale est une glande en grappe composée, dont la portion orbitaire et la portion palpébrale offrent la même structure. Les culs-de-sac glandulaires, qui mesurent de 50 à 100 μ, sont arrondis et constitués par une paroi propre et par un *épithélium pavimenteux simple.* Les conduits excréteurs, en nombre variable, de 5 à 10 μ, s'ouvrent dans la moitié externe et supérieure du cul-de-sac oculo-palpébral. La paroi de ces conduits est formée de tissu conjonctif et de fibres élastiques. L'épithélium qui en tapisse l'intérieur est un *épithélium cylindrique.*

Les vaisseaux capillaires, fournis par l'*artère lacrymale,* branche de l'ophthalmique, donnent naissance, à la surface des culs-de-sac, à un réseau capillaire qui ne diffère pas de celui des glandes salivaires. Les *lymphatiques* sont inconnus.

On ne sait pas comment s'y terminent les *nerfs.* Ils viennent du *lacrymal,* branche du trijumeau.

Lac lacrymal. — On nomme ainsi l'espace qui sépare les deux paupières, à l'angle interne de l'œil. On voit les deux points lacrymaux plonger dans le lac lacrymal pour y puiser les larmes. La caroncule lacrymale est située au milieu du lac.

Points lacrymaux. — On donne ce nom aux orifices des conduits lacrymaux.

A l'union de la portion ciliaire et de la portion lacrymale du bord libre des paupières, on trouve une saillie qui s'accuse beaucoup plus au moment où les paupières se rapprochent dans l'occlusion de l'œil; cette saillie est le *tubercule lacrymal.* Celui de la paupière supérieure est un peu plus interne que l'autre, de sorte qu'ils ne se rencontrent pas dans le rapprochement des paupières.

Les *points lacrymaux,* distingués en supérieur et inférieur, sont situés sur la partie la plus saillante des tubercules lacrymaux. Ils occupent la lèvre postérieure du bord de la paupière, de sorte que leur ouverture est immédiatement appliquée contre la conjonctive oculaire. On ne peut les apercevoir qu'à la condition de renverser légèrement la paupière en avant.

Le point lacrymal est béant, il mesure un quart de millimètre de diamètre environ. L'inférieur est un peu plus large que le supérieur, mais ils sont tous les deux dilatables.

Conduits lacrymaux. — Les conduits lacrymaux s'étendent des points lacrymaux au sac lacrymal. Il existe un conduit pour chaque paupière. Le supérieur, parti du point lacrymal supérieur, se porte en haut, dans une étendue de 2 millimètres, pour s'incliner ensuite en bas et en dedans, dans l'épaisseur du bord libre de la paupière supérieure, jusqu'à la commissure interne des paupières. Leur direction et leur forme rappellent celle d'une botte (Foltz).

L'inférieur, parti du point lacrymal inférieur, se porte en bas. Après un trajet de 2 millimètres, il s'incline en dedans, vers le conduit supérieur, auquel il se réunit, comme le fait observer Foltz (de Lyon), à 4 ou 5 millimètres en dedans de la commissure interne des paupières. Ces deux conduits confondus se portent horizontalement en dedans jusqu'au sac lacrymal, sur la paroi externe duquel ils s'ouvrent par un orifice commun.

Des points lacrymaux au sac lacrymal, ces conduits mesurent une longueur de 8 à 10 millimètres. La portion commune est un peu plus courte que les autres portions. Les conduits lacrymaux sont toujours béants et font communiquer la conjonctive avec la muqueuse du sac lacrymal.

Les conduits lacrymaux sont formés de deux couches : une couche interne épithéliale, *épithélium pavimenteux stratifié,* et une couche externe celluleuse ; cette dernière renferme un grand nombre de fibres élastiques. Vers le point lacrymal, ces fibres se multiplient, de sorte que cette ouverture est toujours béante.

Sac lacrymal. — On donne ce nom à une poche fibreuse située dans la gouttière lacrymale, au-dessus du canal nasal, dans lequel elle s'ouvre par sa petite extrémité.

Ce sac présente de 12 à 15 millimètres environ de longueur, et de 3 à 4 de largeur. Le fond est placé en haut ; le sommet, ouvert, se continue avec le canal nasal.

Il est en rapport, en dedans, avec la gouttière lacrymale ; en dehors, avec la portion commune des deux conduits lacrymaux, qui s'ouvre à la réunion du tiers supérieur et des deux tiers inférieurs ; et avec des fibres supérieures et inférieures de l'orbiculaire qui s'insèrent sur sa paroi ; en avant, avec le tendon direct de l'orbiculaire des paupières qui le divise en deux parties. (Ce tendon se voit, sous la forme d'une ligne blanchâtre et transversale, à travers la peau transparente.) Au-dessus du tendon, on voit le tiers supérieur du sac lacrymal en rapport avec la peau et les fibres musculaires, et au-dessous les deux tiers inférieurs du sac[1]. En arrière du sac lacrymal, on trouve la portion réfléchie du tendon de l'orbiculaire.

Le sac lacrymal est formé d'une tunique fibreuse et d'une muqueuse. La muqueuse se continue avec celle des conduits lacrymaux et du canal nasal.

La *tunique fibreuse* est formée de tissu conjonctif renfermant quelques fibres élastiques. La *muqueuse* est tapissée par une couche d'*épithélium cylindrique simple à cils vibratiles*.

Les auteurs ne s'accordent pas sur l'existence des glandes; les uns les admettent, les autres les rejettent.

Canal nasal. — Formé par les os maxillaire supérieur, unguis et cornet inférieur, le canal nasal s'étend du sac lacrymal au méat inférieur des fosses nasales (voy. *Os de la face*). Une membrane muqueuse le tapisse et établit une continuité entre la muqueuse pituitaire et celle du sac lacrymal, et de plus avec la conjonctive, par l'intermédiaire du sac et des conduits lacrymaux. L'orifice inférieur présente beaucoup de variétés. En effet, ce canal s'ouvre tantôt sur la paroi externe du méat, sous forme de fente; quelquefois, enfin, à la paroi inférieure de ce sinus, sur le plancher des fosses nasales (Sappey). La muqueuse qui recouvre les parois du canal nasal présente souvent des replis, mais ils ne sont pas constants, et n'occupent pas toujours la même place. C'est pour cela qu'on décrit aujourd'hui des valvules, avec autant de noms qui s'y rattachent. Mais ces valvules n'existent pas; ce sont des replis de la membrane muqueuse,

1. C'est en ce point que se pratique la ponction du sac lacrymal.

comme on en trouve sur d'autres muqueuses ; je dirai cependant que ces replis, quelquefois très développés, peuvent oblitérer le canal nasal. On appelle *valvule de Cruveilhier* un repli de la muqueuse situé, chez quelques sujets, à l'orifice inférieur du canal nasal ; *valvule de Taillefer*, un repli de la partie moyenne du canal nasal ; *valvule de Béraud*, un repli muqueux au point où le canal nasal et le sac lacrymal se continuent. Enfin, la *valvule de Huschke* serait un repli de la muqueuse vers la partie moyenne du sac lacrymal.

Le canal nasal est tapissé par le périoste ; sa face interne est recouverte par une muqueuse ayant la même structure que celle du sac lacrymal. Quelques auteurs y admettent de petites glandes analogues à celles de la pituitaire.

Les *vaisseaux* du sac lacrymal et du canal nasal viennent de l'artère nasale et de l'artère sous-orbitaire, branches de l'ophthalmique. Les *nerfs* du sac sont fournis par le nasal externe ; ceux du canal nasal viennent du dentaire antérieur.

Le canal nasal est quelquefois le siège de rétrécissements. Lorsque ce conduit est rétréci, il apporte obstacle au cours des larmes ; celles-ci s'accumulent dans le sac lacrymal (*tumeur lacrymale*). Lorsque le sac lacrymal est plein, les larmes ne pénètrent plus dans les points lacrymaux et s'écoulent sur la joue (*épiphora*).

Le Dr Gorecki combat ces rétrécissements par l'électrolyse, avec un succès égal à celui que nous obtenons dans la cure des rétrécissements de l'urèthre.

FIN DU TOME TROISIÈME ET DERNIER.

TABLE DES MATIÈRES

DU TROISIÈME VOLUME

PREMIÈRE PARTIE

SPLANCHNOLOGIE

CHAPITRE Ier.

APPAREIL DE LA RESPIRATION.

CHAPITRE II.

APPAREIL DE LA DIGESTION.

CHAPITRE III.

APPAREIL URINAIRE.

CHAPITRE IV.

APPAREIL GÉNITAL DE L'HOMME.

CHAPITRE V.

APPAREIL GÉNITAL DE LA FEMME.

CHAPITRE VI.

PÉRITOINE.

DEUXIÈME PARTIE

ORGANES DES SENS

CHAPITRE Ier.

PEAU ET SENS DU TOUCHER.

CHAPITRE II.

MUQUEUSE PITUITAIRE ET SENS DE L'ODORAT.

CHAPITRE III.

LANGUE ET SENS DU GOUT.

CHAPITRE IV.

APPAREIL DE L'AUDITION ET SENS DE L'OUÏE.

CHAPITRE V.

APPAREIL DE LA VISION ET SENS DE LA VUE.

FIN DE LA TABLE DU TOME TROISIÈME.

POITIERS. — TYPOGRAPHIE OUDIN ET Cie.

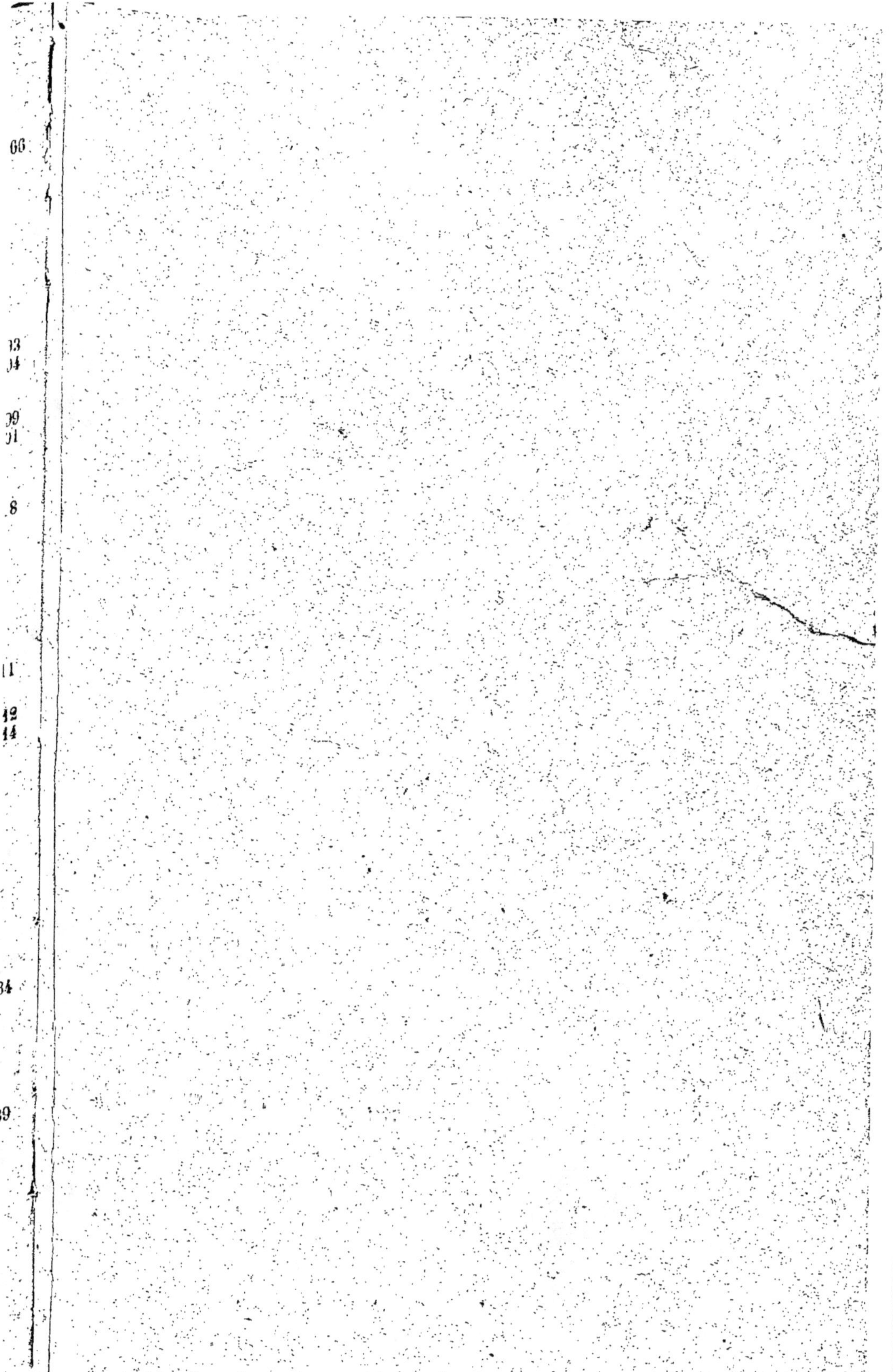

[illegible] **[illegible]icales**, par le [illegible] texte. 2ᵉ édition. [illegible] 35 fr.

[illegible] planches, grandeur [illegible] humain, avec l'expli[illegible] [illegible] 25 fr. [illegible] 35 fr.

[Libr]airie DOIN, 8, place de l'Odéon

[KLEIN] (E.), professeur adjoint d'anatomie générale et de physiologie à l'École médicale de Saint-Bartholomew's Hospital, Londres. — **Nouveaux éléments d'histologie**, traduits sur la 5ᵉ édition anglaise et annotés par [illegible] VARIOT, préparateur des travaux pratiques d'Histologie à la Faculté de [méde]cine de Paris, chef de clinique à l'hôpital des Enfants-Malades, et précé[dés d']une préface de M. le professeur CH. ROBIN. 1 vol. in-18 jésus, cartonné [illegible] de 540 pages, avec 185 figures dans le texte. 2ᵉ édition française [illegible] et augmentée. 8 fr.

[LEE] ET HENNEGUY. — **Traité des méthodes techniques de l'anatomie microscopique**, avec une préface de M. le professeur [R]ANVIER. 1 vol. in-8, de 500 pages. 12 fr.

[T]ESTUT (A.), professeur d'anatomie à la Faculté de médecine de Lyon, avec la collaboration de H. Ferré, agrégé à la Faculté de Bordeaux, et de M. VIALLETON, agrégé à la Faculté de Lyon. — **Traité d'anatomie humaine**. 3 vol. grand in-8, formant 2,400 pages, avec 1,200 figures, presque toutes originales, dessinées spécialement pour cet ouvrage et tirées pour la plupart en trois ou quatre couleurs dans le texte.

En vente, tome I. **Locomotion**, 770 p., avec 470 fig. 16 fr.

Tome II. **Angéiologie et Névrologie**, 900 p., avec 504 fig. [illegible]

VIAULT ET JOLYET, professeurs à la Faculté de médecine de Bordeaux. — **Traité de physiologie humaine**. 1 beau vol. gr. in-8 de 920 pages, avec plus de [illegible] figures dans le texte. [illegible]

[illegible] (P.), professeur agrégé à la Faculté de médecine de Paris. — **[illegible]** Recherches expérimentales et cliniques. 1 beau [illegible] in-8 de 720 p., avec 101 fig. dans le texte et 31 pl. lithographiées [illegible] hors texte. [illegible]

[illegible] — **[illegible] de l'accouchement [illegible]** [illegible] recherches sur l'insertion vicieuse du placenta [illegible] par J. Mathews DUNCAN, président de la Société [illegible] Traduit de l'anglais. In-8 de 520 pages, avec 110 figures intercalées dans le texte.

Broché. 12 fr.

Cartonné. 13 fr.

[illegible] (P.), et CROUZAT, professeur de clinique obstétricale à la Faculté de médecine de Toulouse. — **La Pratique des Accouchements**, à l'usage des sages-femmes. 1 vol. in-18 de 740 pages, avec 116 figures.

Broché. [illegible]

Cartonné toile, tête dorée. [illegible]

[illegible] — **Leçons de clinique obstétricale**, 1 vol. [illegible] avec 116 figures dont 81 [illegible] dans le texte. [illegible]

[illegible] (Michel), chirurgien de l'[illegible] — **Guide [illegible] de petite chirurgie** [illegible] infirmiers et infirmières des [hôpit]aux et hospices civils. 1 vol. in-12 de [illegible] pages, avec [illegible] planches. [illegible]

POITIERS. — TYPOGRAPHIE OUDIN ET Cie.

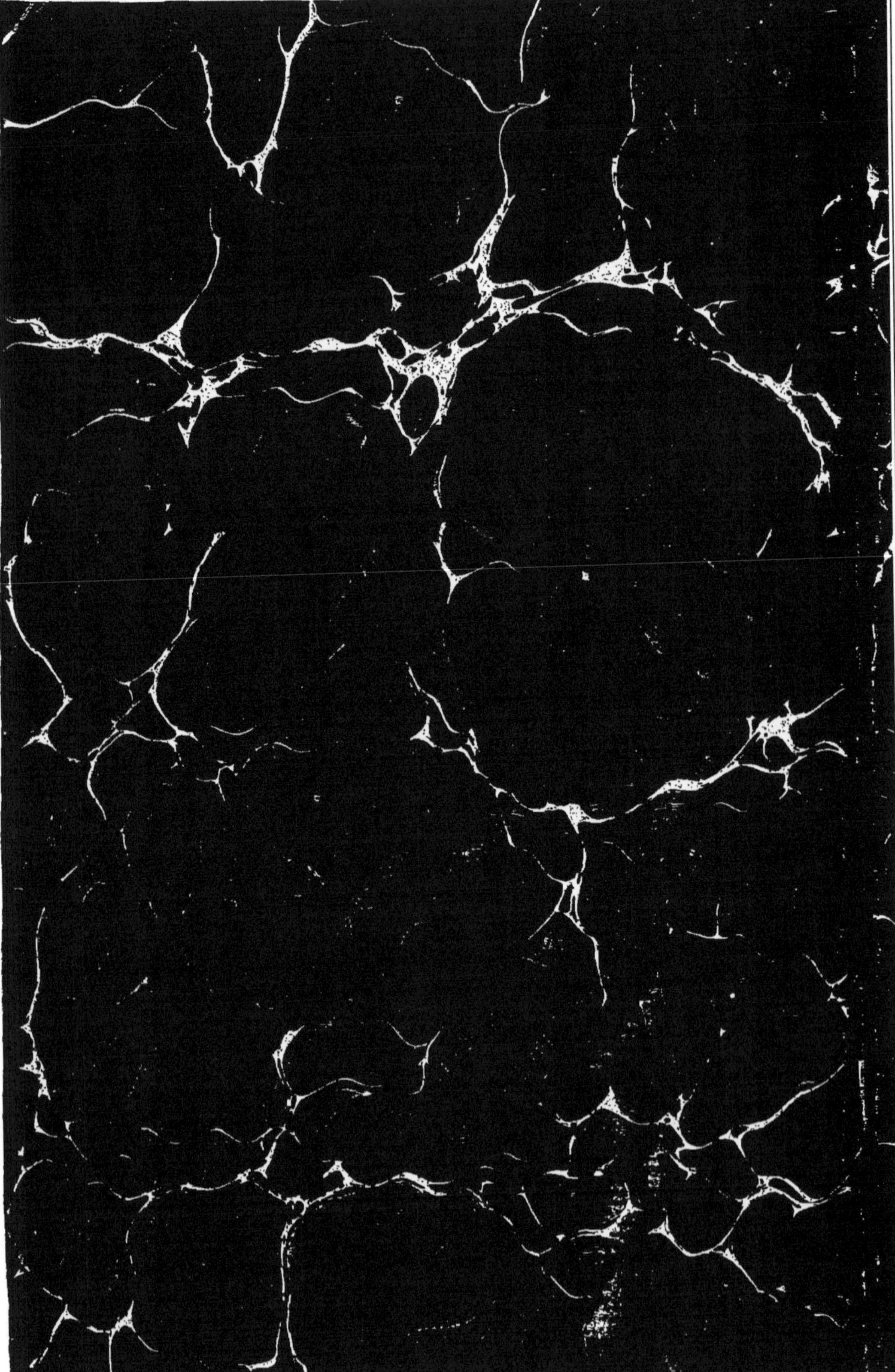

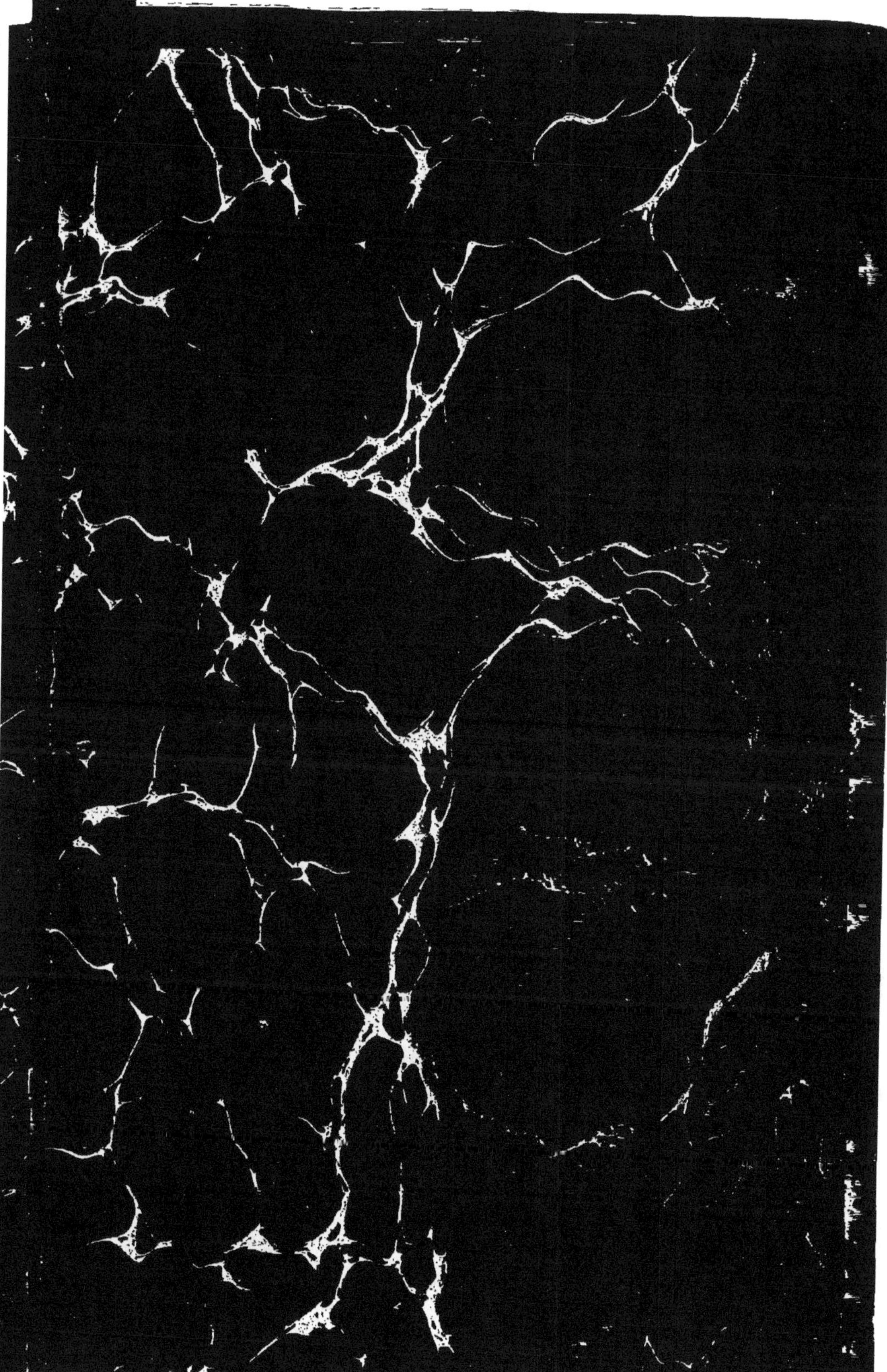